Das Blutstasesyndrom

Chinas klassisches Konzept in der modernen Medizin

Gunter R. Neeb

Das Blutstasesyndrom

Chinas klassisches Konzept in der modernen Medizin

Mit einer Übersetzung des Schlüsselwerks von Wang Qing-Ren

„Korrekturen der Fehler in der medizinischen Welt“

Verlag für Ganzheitliche Medizin
Dr. Erich Wühr GmbH Kötzting / Bayer. Wald

Die Deutsche Bibliothek – CIP Einheitsaufnahme

Ein Titeldatensatz für diese Publikation ist bei der Deutschen Bibliothek erhältlich.

Haftung: Sämtliche Angaben in diesem Buch sind nach bestem wissenschaftlichen Können des Autors gemacht. Eine Gewähr übernehmen der Verlag und der Autor nicht, insbesondere die Behandlung betreffend. Es bleibt in der alleinigen Verantwortung des Lesers, diese Angaben einer eigenen Prüfung zu unterziehen. Wenn er die Methoden, die in diesem Buch beschrieben sind, an Patienten anwenden will, so tut er dies auf eigene Verantwortung und Haftung.

ISBN 3-927344-36-2

Produktion: Satz Gestaltung Grafik Kühn, Markusweg 2, D-93167 Falkenstein
Druck: Druckhaus Oberpfalz, Wernherr-von-Braun-Str.1, D-92224 Amberg

„PANTA RHEI!"

Heraklit

„Nach drei Jahren Studium gab es für mich keine Krankheit unter dem Himmel mehr, die ich nicht heilen konnte. Nach drei Jahren Praxis dagegen, waren für mich alle Rezepturen unter dem Himmel nicht genug, um all die Krankheiten zu heilen, denen ich begegnete."

Sun Si-Miao

Widmung und Danksagung

Dieses Buch ist allen Morgenlandfahrern gewidmet, die etwas von dem edlen Geist des Ostens nach Hause bringen und allen Teilnehmern der *Xi You Ji* (Reise in den Westen), die etwas von den Schätzen des Westens erforschen kommen sowie all jenen Brücken, die die Pfade der beiden Wanderer in beide Richtungen miteinander verbinden und so die Welt wieder etwas kleiner machen.

Ich danke von ganzem Herzen meinen Eltern Hartmut und Erika Neeb, meiner Frau Bi-Hsia, meinen Schwiegereltern sowie meinen Lehrern und Professoren, ohne deren Förderung und Unterstützung meine eigene Morgenlandfahrt nicht möglich gewesen wäre.

G. N.

Überblick

Inhaltsverzeichnis

ANHANG

Geleitwort von Prof. Dr. med. et med. sin. Zhang Bo-Li

Blutstase, eine heutzutage häufig gestellte Diagnose in China, ist ein Konzept der Chinesischen Medizin, das sich durch eine Abweichung des Blutflusses in den Gefäßen auszeichnet. Die erfolgreiche Behandlung dieser Krankheit beruht auf einer reichhaltigen Erfahrung, die im Laufe von mehr als 2000 Jahren gewonnen wurde. In den letzten 30 Jahren wurde die Theorie und Behandlung der Blutstase durch Chinas Förderung der pharmakologischen Forschung in Hinsicht blutbelebender Arzneien und die praktischen Beiträge der Hämorheologie weiter ergänzt und erweitert.

Ein weiterer Fortschritt im Verständnis der Ätiologie, des Krankheitsprozesses und dem klinischen Krankheitsbild der Blutstase sowie der indizierten Therapie von Blutbelebung mit chinesischen Arzneimitteln und schließlich der Erforschung der Wesensart der Blutstase wurde durch die Methoden der integrierten westlichen und Chinesischen Medizin erzielt. Durch diese Kombination der Medizinsysteme wurde die Erforschung der Blutstase eines der interessantesten Gebiete in der Medizin Chinas. Die hieraus resultierenden Forschungsergebnisse erregten das Interesse von Gelehrten aus Japan, Korea, USA, Südostasien und Europa.

Obwohl Blutstase und hohe Blutviskosität aus zwei verschiedenen Wissenschaften kommen, haben beide in ihrer inhaltlichen und pathologischen Bedeutung sehr viel gemeinsam; beide sind die Ursachen und Mechanismen für ischämische Krankheiten des Herzens und Gehirns sowie geriatrischer Krankheiten, Tumorbildung und vieler anderer Erkrankungen. Durch den Vergleich und die wechselseitige Ergänzung des traditionellen Wissens über Blutstase und den modernen Erkenntnissen über hohe Blutviskosität entstehen große Fortschritte in der medizinischen Wissenschaft.

Der Autor TCM-Master und Doktorand Gunter R. Neeb (chinesisch Nei Long-Dao) ist ein deutscher Forschungsstudent, der sich stark für Chinesische Medizin und Arzneimittelkunde interessiert und weder Entfernung noch Zeitaufwand scheute, um zielstrebig und beharrlich die klassische Sprache und Philosophie und später die Medizin Chinas systematisch und umfassend für mehr als ein Jahrzehnt zu erforschen. Dabei entwickelte er ein tiefes Verständnis für die Theorie und Praxis der Chinesischen Medizin. Er ist sehr belesen, besitzt einen regen Forschungsgeist und erzielte einen guten Notendurchschnitt.

Als sein Doktorvater schätze ich besonders seine offene Einstellung und seinen scharfen Verstand, mit dem er erfolgreich vergleichende Analysen zwischen Chinesischer und westlicher Medizin sowie westlicher Phytotherapie und Chinesischen Arzneimitteln anstellt. Obwohl er damit erst am Anfang einer noch tieferen Integration steht, halte ich diese Forschungsrichtung für unbedingt richtig, so daß bei einem weiteren Fortschreiten dieses Weges mit Sicherheit ein großer Erfolg erzielt wird.

Daneben finde ich es bewundernswert zu sehen, wie er die Zeit, die ihm nach Studium und klinischer Arbeit noch übrigblieb, für die umfassende Verarbeitung und Systematisierung von Blutstase, ihrer Theorie, Diagnose, klinischem Bild, Therapie und die Übersetzung der mit ihr verbundenen klassischen Texte verwendet und zu einem Buch integriert hat. Ein solcher Beitrag ist von größtem Wert. Das von ihm verwendete Material ist passend ausgewählt und exakt wiedergegeben, seine Erklärungen sind folgerichtig und genau, so daß hierdurch eine authentische Wiedergabe der Bedeutung von Blutstase gewährleistet wird.

Ich hoffe, daß dieses Buch zu einem besseren kulturellen und medizinischen Verständnis zwischen Deutschland und China beitragen kann, und daß die Chinesische Medizin so einen Beitrag zur Verbesserung der Gesundheit der gesamten Menschheit leisten kann.

Prof. Dr. med. et med. sin. Zhang Bo-Li,

Sommer 1997, Internationale Hochschule für Traditionelle Chinesische Medizin Tianjin, Forschungsinstitut der Stadt Tianjin

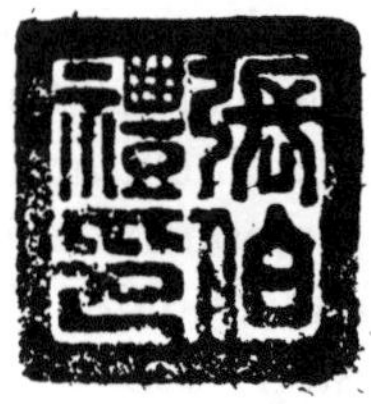

张伯礼

Abkürzungsverzeichnis

A/G	=	Albumin/Glutamin
ALT	=	Alaninaminotransferase, GPT (Glutamat-Pyruvat-Transaminase)
Anti-HBc	=	Hepatitis B core (Kern) Antikörper
Anti-HBcIgM	=	Hepatitis B core Immunglobulin M Antikörper
Anti-HBs negativ	=	Hepatitis B Antikörper gegen Oberfläche negativ
AST	=	Aspartataminotransferase, GOT (Glutamat-Oxalacetat-Transaminase)
Bil	=	Bilirubin
BSG	=	Blutsenkungsgeschwindigkeit
CT	=	Computertomogramm
DIC	=	Disseminated intravascular coagulation (Verbrauchskoagulopathie)
GGT	=	Gamma-Glutamyl-Transpeptidase
HBe negativ	=	Hepatitis B envelope (Hepatitis Hüllen Antigen) negativ
HBsAg	=	Hepatitis B surface Antigen (Hepatitis B Oberflächen Antigen)
HBsAg positiv	=	Hepatitis B Oberflächenantigen positiv
KHK	=	Koronare Herzkrankheiten (Angina Pectoris, Myocardinfarkt, koronare Herzinsuffizienz, koronar bedingte Herzrhytmusstörungen)
LLT (+)	=	Limulus Test positiv
MRI	=	Magnetic Resonance Imaging (Kernspintomographie, Magnetic Resonance Tomography)
Pt/Pa	=	Prothrombin time/Prothrombin agglutination
RR	=	Riva-Rocci (Blutdruck nach mm/Hg)
SOD	=	Superoxid Dismutase
STB	=	Stercobillin
TCM	=	Traditionelle Chinesische Medizin, in diesem Buch wörtlich gemeint, d. h. die gesamte nichtwestliche Medizin Chinas vom Altertum bis in die Gegenwart
TIA	=	Transcient ischemic attack, vorübergehende Durchblutungsstörung des Gehirns, wie beim Apoplex jedoch ohne Gewebsuntergang
TTT	=	Thymol Turbidity Test

VORWORT

Wang Qing-Ren und die Chaostheorie

– Gedanken zu Ziel und Inhalt dieses Buches –

Dieses Buch soll dem in Chinesischer Medizin interessierten Therapeuten einen umfassenden Einblick sowohl in das alte klassische Konzept der Blutstase geben als auch in deren moderne wissenschaftliche Aspekte, die sich oft weitgehend mit Konzepten der westlichen Medizin wie z. B. hohe Blutviskosität, verminderte Verformbarkeit der Blutzellen, verschlechterte Fließeigenschaften und erhöhte Aggregation der Blutzellen überschneiden.

Die mit ihr in unmittelbarem Zusammenhang stehenden Krankheiten sind z. B. Arteriosklerose, apoplektische Insulte, Herzinfarkt, Herzinsuffizienz und Angina pectoris, Cor pulmonale, akutes Nierenversagen, Atemversagen, chronische Hepatitis, Diabetes, viele Hautkrankheiten sowie Gedächtnisstörungen, senile Demenz, Hämorrhagien aller Art, Menstruationsstörungen aller Art, Tinnitus und Taubheit, Schlaflosigkeit, Immunschwäche und Tumorbildungen, rheumatisch-arthritische Krankheiten u.v.a.Obwohl dies eine recht umfangreiche Liste scheint, ist es wohl offensichtlich, daß durch chronisch schlechte Blutversorgung und den daraus entstehenden Folgen noch weit mehr Probleme entstehen können. Die funktionelle Beeinträchtigung und die Pathomorphologie der durch chronische Blutstase entstehenden Schäden auf Herz, Gehirn, Gefäße, Leber, Niere u. a. Organe war durch klinische Untersuchung schon früher absehbar und wurde erstmals experimentell nachgewiesen in meiner eigenen Forschung am Forschungsinstitut der TCM Universität Tianjin 1998, veröffentlicht in meiner Dissertation „Experimentelle Langzeitstudie der chronischen Blutstase/Hyperviskositätssyndrom – Pathomorphologie und funktionelle Störungen der inneren Organe".

In diesem Buch wird zunächst eine Beschreibung des Konzeptes der Blutstase, seiner Hintergründe, Ursachen und seiner Diagnose aus der Sicht sowohl der Chinesischen wie auch der Schulmedizin vorgenommen. Nach der Verdeutlichung durch konkrete Krankenberichte folgt die Auflistung der zur Behandlung notwendigen Einzelarzneimittel, ihre Kombination, die Therapie durch Akupunktur und Rezeptur und die Aufschlüsselung der Therapieprinzipien. Schließlich folgen wichtige klassische chinesische Texte zum Thema, die dem Leser einen praktischen Einblick in die Denkweise und Therapieansätze in China geben sollen.

Als Ergänzung findet sich im Anhang noch ein umfassendes Glossarium in welchem die Fachtermini erklärt werden, eine Referenzbibliographie, nützliche vergleichende Listen und der umfangreiche Index. Dabei wird das Konzept der Blutstase sowohl von der Seite der Traditionellen Chinesischen Medizin beleuchtet als auch aus der Sicht der modernen Wissenschaften.

Man mag sich fragen: Weshalb nach China schauen, wo doch die heutige Schulmedizin eine Menge aufzubieten hat, was die Behandlung der oben genannten Krankheiten angeht?

Der Grund liegt darin, daß die **Ursachenforschung** dieser Krankheiten bei uns noch in den Kinderschuhen steckt und wir im Westen meist erst mit der Behandlung anfangen können, wenn bereits organische Schäden vorliegen. Die Traditionelle Chinesische Medizin (TCM) hingegen, deren System stärker auf funktionelle Störungen ausgerichtet ist, hat aus ihrer Sicht eine jahrhundertelange Erfahrung was die Behandlung der Ursachen der obigen Krankheiten angeht. Wir können zwar nun durch die noch junge Wissenschaft der Hämorheologie viele der unter Blutstase fallenden Anzeichen wissenschaftlich verifizierbar diagnostizieren, doch was die Behandlung des Zustandes angeht, so liegt noch ein weiter Weg vor uns.

Hier nun kommt die Chinesische Medizin ins Spiel: Sie gibt uns bereits jahrhundertelang am Menschen erprobte und bewährte Arzneimittel und Rezepturen in die Hand, die zudem noch (für die Zweifler unter uns, die alles wissenschaftlich belegbar wollen) durch die methodische Arzneimittelforschung der letzten 30 Jahre analysiert und auf ihre pharmakologische Wirkung geprüft worden sind.

Was dieses Material angeht, so liegen in China tonnenweise ungehobene Schätze, die nur aufgrund der Sprachbarriere unbekannt geblieben sind. Umgekehrt aber hat man sich in China das medizinische Wissen des Westens vollständig zugänglich gemacht und die klinische Medizin in der Volksrepublik steht uns, was ihr wissenschaftliches Wissen angeht, in nichts nach.

Es ist auch zu beklagen, daß wir im Gegensatz zu den Amerikanern nur wenig über Akupunktur hinausgekommen sind, obwohl doch das Interesse an Chinesischer Medizin schon vor Jahrzehnten bei uns in der Alten Welt seinen Ursprung genommen hatte. So gibt es z. B. in Deutschland erst seit wenigen Jahren chinesische Heilpflanzen und Arzneimittel, die jedoch keinerlei gesetzlichen Status haben und weitaus teuerer verkauft werden, als notwendig wäre.

Vielleicht ist daran die eher konservative Haltung der Europäer schuld oder auch die in den USA größere Zugänglichkeit der Traditionellen Chinesischen Medizin (TCM) durch chinesische Einwanderer. Wie auch immer, **Wissen ist heutzutage jedem zugänglich, der danach sucht.**

Daher soll auch dieses Buch eine weitere Brücke schlagen zwischen den medizinischen Welten des Westens und des Ostens. Es versucht das Konzept der Blutstase umfassend darzustellen, einschließlich aller wichtigen klassischen und modernen Quellen. Dabei ist es sehr wohl möglich, daß sich ein eingefleischter Schulmediziner an den namentlich ähnlichen, doch inhaltlich völlig anders orientierten und daher für ihn verwirrenden Termini der TCM stört; andererseits wird sich vielleicht ein Purist der alternativen Heilmedizin an den vielen wissenschaftlichen Verknüpfungen und Begriffen stören, die sich gewöhnlich in den zeitgenössischen Werken über TCM kaum finden.

Ich setze also von beiden Seiten ein wenig Toleranz voraus, die aber jedem Lernwilligen zu eigen sein sollte. Denn wenn man mit Vorurteilen oder vorgefertigten Konzepten im Kopf an etwas Neues herangeht, dann kann man daraus nichts lernen, was man nicht schon vorher gewußt hätte.

Toleranz und Flexibilität – zwei unerläßliche Eigenschaften beim TCM-Studium

Was die notwendige Toleranz angeht, so kamen auch mir beim Übersetzen des Buches von Wang Qing-Ren im Abschnitt über Anatomie oftmals und immer wieder Zweifel, ob es der Mühe denn wert sei, in Anbetracht der vielen Unrichtigkeiten und Unklarheiten jener Zeit. Da glaubt er z. B., Speisen und Getränke würden getrennt verdaut, weil ja sonst der Stuhl dünnflüssig sei und – wenn der Urin aus dem Speisebrei des Dünndarms herausgefiltert werde, wie es die klassischen chinesischen Werke behaupten, so müsse er ja übelriechend wie die Fäkalien sein. Also „stellt der die Fehler richtig“ – und damit die Wahrheit auf den Kopf.

Auch daß das Herz kein Blut enthalte, habe ich anfangs nur widerwillig übersetzt, in Anbetracht dessen, daß uns die „richtige“ Anatomie heute völlig selbstverständlich ist. Doch gerade die Selbstverständlichkeit der Anatomie seiner Zeit war es, die er im 18. Jahrhundert an den Klassikern bemängelte und daß sie keiner in Frage zu stellen wagte.

Wang aber zweifelte an den klassischen chinesischen Theorien und versuchte sie an Hand von anatomischen Studien zu korrigieren. Ein Unterfangen, das dem Zweifel Einsteins an der etablierten Äthertheorie gleichkam, hatten doch beide den Rest ihrer zeitgenössischen Wissenschaft gegen sich.

Wang war jedoch so klug, zu erklären, daß er nur einen Anfang mache, der ebenfalls nicht perfekt sein könne, und bittet die Nachwelt darum, seine Studien weiterzuführen und wo nötig zu korrigieren.

Dieses und die Tatsache, daß auch unsere Anatomiebücher des Jahres 1830 noch allerhand Mängel aufweisen, lassen uns ihm seine Fehler vergeben, einschließlich des größten, nämlich daß er zwei Systeme, die im Westen übliche konkrete Anatomie und die abstrakten Modelle der Chinesischen Medizin, miteinander zu vermischen versucht hat!

Um einem westlichen Leser den Unterschied der beiden Modelle darzustellen, kam mir die Idee, den Körper als gemeinsames Zielobjekt der TCM und der westlichen Medizin mit der Zeit zu vergleichen, die ja auch ein schwer begreifliches Objekt zu sein scheint:

Während man bei uns den Tag in 24 Stunden und das Jahr in 12 Monate teilte, war es in China umgekehrt: Es gab 12 Stunden pro Tag und das Jahr wurde in 24 Monate à 14 Tage geteilt. Das heißt, in China war das Jahr präziser und in Europa der Tag. Beide Systeme funktionierten bestens am gleichen Objekt, der Zeit. Man könnte sie heute sicher auch in Dezimaleinheiten teilen, was auch nur einer Gewöhnung bedürfte.

Jedes System hat seine Vor- und Nachteile: Die langfristige Wetterbeurteilung war für die Bauern in China sicher wichtiger als die des Tages, so daß die jährlichen Einheiten kleiner und damit die Präzision des Jahres größer wurde. Die größere Tagespräzision im Westen hatte ebenfalls ihre Vorteile, so daß beide Zeitsysteme nebeneinander existieren konnten, ohne sich gegenseitig auszuschließen.

Einer meiner Professoren in Tianjin meinte hierzu, daß an diesem Beispiel das Prinzip verschiedener Denkmodelle am gleichen Objekt damit zwar gut dargestellt werde, daß aber der Vergleich nicht so gut sei in der Hinsicht, daß es sich ja bei der Zeit um etwas Abstraktes, beim menschlichen Körper aber um etwas Konkretes handele. Aber ist das wirklich so?

Das brachte mich dazu, über unser Konzept des Körpers nachzudenken, der ja nun so konkret und faßbar scheint. Wie lautet eigentlich die Definition für Körper? Wo genau beginnt er und wo hört er auf? Wann wird die geatmete Luft, die gegessene Nahrung zu einem Teil des Körpers? Sind die Grenzen des Körpers die, die man optisch wahrnimmt oder die, die man taktil wahrnimmt? Und was ist mit meiner Stimme? Gehört sie zu meinem Körper oder zur Luft?

Ist z. B. meine Körperwärme ein Teil meines Körpers? Wie Infrarotaufnahmen zeigen, ist der taktil als Wärme wahrnehmbare Bereich des Körpers weitaus größer als der im optischen Wellenbereich sichtbare Körper; und auch die anderen Sinne lassen uns den Körper anders definieren. Wollen wir uns nicht auf die Sinne verlassen, sondern auf die Technik, so wird es durch die hohe Präzision noch schwieriger: Messen wir nun die Grenze eines Körpers einschließlich der toten, abgestoßenen Hautzellen, oder ohne sie? Gehören abgestoßene, tote Zellen meines Darms noch zu mir oder nicht mehr? Und wie ist es mit Haaren, Exkrementen, befruchteten Eizellen, von Freßzellen absorbierten FREMD-Körpern und so weiter. Kürzlich hat man sogar Teile von Rinder- und Schweine-DNS im menschlichen Körper gefunden, die offenbar nicht (wie immer angenommen) zu 100 % in neutrale Aminosäuren zerlegt werden. Ein ganz neuer Aspekt des „Du bist, was du ißt"-Mottos.

Wo beginnt also der Körper und wo hört er auf?

Das scheinbar so selbstverständliche „Mein Körper und der Rest der Welt"-Denken, scheint sich durch zunehmende Präzision wie auch in anderen Wissenschaften (Quantenphysik, non-lineare Biochemie, komplexe Mathematik) immer mehr in Richtung eines ganzheitlichen, an chinesische Philosophie erinnernden Konzepts zu wandeln.

Je mehr ich darüber nachdachte, desto verschwommener wurde also die Definition des scheinbar so faßbaren konkreten Körpers, den ich als konkretes Objekt zwei verschiedener Denkmodelle als so selbstverständlich vorausgesetzt hatte. Um so schwieriger wird es dann bei seiner Physiologie und gar Pathologie, wo wir keinerlei perfekte Daten erwarten können, sondern nur statistische Wahrscheinlichkeiten (z. B. wahrscheinlichste Lage des Appendix, Anzahl der Rückenwirbel, Symmetrie der Nieren etc.). Ich ging also wie Wang Qing-Rens Zeitgenossen von „selbstverständlichen" Fakten aus und landete bei Fuzzy Logik, Chaostheorie und Co.

So kam ich mir allmählich wie der Jäger in Zhuang-Zis Geschichte vor, der eine jagende Gottesanbeterin beobachtet, die von einem Vogel belauert wird, den er schließlich jagen will, und dabei selbst vom Parkhüter ertappt und verjagt wird.

Während ich großzügig über Wangs Fehler urteilte, der die Selbstverständlichkeiten der Medizintheorie seiner Zeit verbessern wollte, stolperte ich selbst über die Selbstverständlichkeiten der Denkgewohnheiten meiner Zeit. Was man daraus lernen kann, ist sicher für jeden Forscher zu jeder Zeit ein guter Rat: **Zweifel am Gewohnten ist nie fehl am Platz!**

So wie der Austausch der Denkweisen zweier Kulturen meist für die Nachwelt fruchtbar war, so können auch die mehr funktionell orientierten Denkmodelle der Chinesischen Medizin eine Erweiterung unserer substantiell orientierten Medizin sein.

Wir können heute, fast zweihundert Jahre später, aus Wang Qing-Rens Fehlern lernen und beide Modelle getrennt am gleichen Objekt anwenden, jede nach ihren Vorteilen; so wie wir

Newtons Modelle auf der Erde und Einsteins im Kosmos verwenden: Jedes Konzept hat seine Berechtigung, ohne daß sie einander ausschließen.

Im Gegenteil, die gegenseitige Ergänzung wird sowohl für den Patienten eine individuellere Behandlung wie auch für den Behandler eine breitere Auswahl an Therapiemöglichkeiten mit sich bringen. In dieser Hinsicht ist uns die Volksrepublik voraus. Dort gibt es neben der traditionellen Chinesischen und der westlichen Medizin eine dritte: die sogenannte integrierte Medizin, die das Beste aus beiden Welten zu vereinen sucht.

So verwendet z. B. die integrierte Medizin in China beim klassisch definierten Konzept der Blutstase die komplette Diagnostik der Hämorheologie und des Blutlabors, kombiniert mit den traditionellen Diagnosen und wo nötig aber auch CT, MRI u. a. moderne Methoden, in der Behandlung schließlich werden dann aber Arzneimittel der traditionellen Medizin verwendet[1], die nicht nur die Zusammensetzung, sondern auch die Fließeigenschaften des Blutes verbessern können. Dies spiegelt die pragmatische Einstellung der integrierten Medizin wieder, die keinen Widerspruch in der gleichzeitigen Anwendung der modernen und traditionellen Medizin sieht.

Doch zurück zu Wang: Der zweite und dritte Teil von Wangs Buch sind für uns heute noch wichtiger als seine anatomischen Studien, die eher eine historische und methodologische Bedeutung haben und vom rein praktisch orientierten Leser durchaus übersprungen werden können. Wangs Rezepturen und Indikationen nämlich lassen sich unverändert praktisch anwenden und erfreuen sich auch im heutigen China noch hoher Popularität und zwar in so wichtigen Bereichen wie der Behandlung und Vorbeugung von Apoplexien, seniler Dementia, Arteriosklerose, Herzinfarkt, koronaren Herzkrankheiten, Diabetes, Schlafstörungen, Hypertonie und vielen Krankheiten mehr.

Was klinische Anwendung betrifft, so habe ich noch zusätzlich Übersetzungen aller relevanten klassischen Werke oder Passagen über Blutstase beigefügt, ebenso wie eine Analyse und Erklärung der in Wangs Buch verwendeten Rezepturen und Arzneimitteln, einschließlich ihrer pharmakologischen Wirkung, um dem Leser ein umfassenderes Bild des *Yu Xue* (Blutstase) Syndroms in der Chinesischen Medizin zu geben.

Da chinesische Arzneimittel seit einigen Jahren in Deutschland erhältlich sind[2], ist es jedem Behandler möglich, die Wirkung der hier vorgestellten Rezepturen selbst zu ermessen. Dabei darf aber – wie in der Akupunktur – nicht vergessen werden, daß eine Therapie mit Chinesischer Medizin ebenso die Kenntnis ihrer Grundlagen voraussetzt, wie die ihr eigene Diagnose und spezifische (d. h. nicht symptomatische) Syndromdifferenzierung (*Bian Zheng*).

Die WHO fordert für das 21. Jahrhundert eine individualistische Medizin, eine Bedingung, die gerade die Chinesische Medizin besonders erfüllt: Nicht nur, daß sie die rein funktionellen Störungen, die sich oft als subjektiv vom Patienten wahrgenommen zeigen, lange vor den schulmedizinisch feststellbaren organischen Schäden im Gewebe einordnen und bewerten kann, sie bietet auch eine „maßgeschneiderte" Therapie an, die für jeden Patienten die individuelle Behandlung seiner Version der Krankheit verwendet.

Doch während die TCM das Individuum berücksichtigt, vergißt sie auch das Gegenteil nicht, nämlich die Stellung des Individuums im gesamten System:

Außer der geistigen und körperlichen Situation[3], des sozialen und gesellschaftlichen Hintergrunds werden auch klimatische Unterschiede, sowie solche, die durch Ernährungs-

und Lebensgewohnheiten (z. B. Schlaf, Sex, körperliche Bewegung etc.), d. h. das Individuum und sein Lebensnetzwerk, bei der Diagnose berücksichtigt. Eine solche non-lineare oder vernetzte Sichtweise ist es genau, was die modernen Naturwissenschaften wie komplexe Mathematik, Chaostheorie, Quantenphysik, nicht homöostatische Biochemie, Kybernetik etc. der Medizin voraus haben: Die vernetzte Denkweise.

Diesen Paradigmensprung haben fast alle Naturwissenschaften vollzogen, außer der Medizin, die weiterhin in den molekularbiologischen Sackgassen nach Lösungen sucht.

Dabei muß man die alten Paradigmen nicht aufgeben, um neue hinzuzunehmen: In China versucht man eine Integration der beiden Systeme, und auch in Australien und den USA findet das TCM-Modell eine vermehrte Verbreitung, doch bei uns scheint die Medizin noch im Dornröschenschlaf zu liegen, was sich fragen läßt, ob der Pioniergeist der alten Welt mit den Pionieren in die neue Welt ausgewandert ist.

In der Hoffnung, daß dies nicht so ist, indem wir also Vorurteile über die scheinbare Unterlegenheit fremder Medizintheorien beiseite lassen können und statt dessen offen sind für ungewohnte Perspektiven, neue Paradigmen und eine systemische Denkweise können wir unser Wissen vergrößern und einen Schritt weiter tun in eine bessere, noch umfassendere Medizin der Zukunft.

Gunter Ralf Neeb
Tianjin, Feng He Yuan
im Sommer '97
TCM@TCMinter.net

Anmerkungen zur Übersetzungsweise

Dieses Buch richtet sich in erster Linie an interessierte Fachleute oder alle Anwender von Akupunktur und Chinesischer Medizin mit guten Vorkenntnissen. Ein Wissen über Grundlagen der Chinesischen Medizin wird also vorausgesetzt. Ich habe dennoch, zumindest bei der ersten Erwähnung, viele Termini kurz erklärt und auch im Glossarium aufgelistet, um einem Einsteiger das Verständnis so leicht wie möglich zu machen. Ferner folgt eine kurze Einführung in die Besonderheiten der Chinesischen Medizin.

Auch soll die Übersetzung in erster Linie dem Anwender und Lernenden der Chinesischen Medizin von Nutzen sein. Sie ist daher so flüssig und leicht lesbar wie möglich geschrieben. Für den Übersetzenden heißt das, daß er bei der Wahl zwischen wortgetreuer oder sinngemäßer Übersetzung das Schwergewicht auf letzteres legen muß. Aus diesem Grunde habe ich auch zugunsten der Lesbarkeit weitgehend auf einen Übersetzungsstil verzichtet, der jedes nicht im Original vorgegebene Wort in Klammern setzt und so als Einfügung des Übersetzers kennzeichnet. Sätze wie z. B. bei Bob Flaws

> „... and (therefore, this disease) cannot be treated in one and the same way. (We) should follow (Liu) He-Jian, who is unquestionably right in ascribing (this disease) to inappropriate nursing and (inadequate) rest with water unable to restrain fire. According to (the cases) available (to me) so far, (although) there is indeed external wind stroke...“ usw.[4]

sind zugegeben im Detail zweifellos korrekter übersetzt als mein eigener, ungezwungener Stil. Sie lesen sich aber wie Poesie mit Schluckauf und aus der Erfahrung, die ich als Übersetzer während meiner ersten Studienjahre auf Taiwan gesammelt habe, weiß ich, daß es dem Leser einer Übersetzung vor allem auf Klarheit und leichte Verständlichkeit in seiner Muttersprache ankommt. Ich bitte daher alle Fachwissenschaftler um Vergebung, wenn ihnen mein Stil gelegentlich als zu salopp erscheint, was aber unvermeidbar ist, da auch meine beabsichtigte Zielgruppe vorwiegend aus klinischen Anwendern der TCM besteht.

Was häufige Termini der Chinesischen Medizin angeht, so ist zu berücksichtigen, daß diese ihren Schwerpunkt frühzeitig auf die Interpretation von funktionellen Beziehungen gesetzt hat, handelt es sich bei den an konkrete Substrate angelehnten Termini (z. B. WIND, FEUER, NÄSSE) nur extrem selten um eben diese Substrate, sondern statt dessen ebenso wie bei *Yin* und *Yang* um Abstraktionen, unter welchen bestimmte Eigenschaften als Denkmodelle zusammengefaßt werden. Die Anlehnung an konkrete, z. B. meteorologische Phänomene ist also als „Eselsbrücke“ gedacht, d. h. als Gedächtnisstütze, die keinesfalls wörtlich genommen werden darf (auch in der Schulmedizin wird niemand nach Kreisen zu suchen anfangen, wenn vom „Rheumatischen Formenkreis“ die Rede ist oder gar den Feuerlöscher einsetzen, wenn sich etwas „entzündet“ hat). Diese Tatsache wird zwar immer wieder von Fachleuten wie Porkert, Wiseman[5] und anderen ausdrücklich betont, kann aber nicht oft genug erwähnt werden, da es immer noch zu Mißverständnissen bei Laien und Neulingen der Chinesischen Medizin kommt.

Hinsichtlich der Arzneimittelnamen hat sich ja international die Verwendung der lateinischen bzw. botanischen Namen eingebürgert, die auch in (fast) allen fremdsprachigen Texten Chinas verwendet werden. Ich habe mich ebenfalls daran gehalten und bin jeweils entweder von der an Umfang unschlagbaren „Klinischen Chinesischen Pharmakologie“

Porkerts ausgegangen oder gelegentlich auch von Bensky/Gambles „Materia Medica", die jedoch leider beide keine aktuellen Forschungen hinsichtlich der Pharmakologie und Wirkungsweise der Arzneimittel enthalten. Die Forschungen auch der neuesten Edition ('93) von Benskys „Materia Medica" basieren auf jenen der „Enzyklopädie der traditionellen chinesischen Substanzen" (*Zhong Yao Da Ci Dian*, Shanghai), die 1977 herausgegeben wurde. Seither wurde viel, **viel** Neues entdeckt.

Das gleiche gilt auch für Paulus/Dings „Handbuch der traditionellen chinesischen Heilpflanzen", das ich jedoch wegen seiner etwas unpraktischen botanischen Gliederung kaum konsultiere.

Ich habe daher in meiner kurzen Beschreibung der im Buch verwendeten Arzneimittel die neuesten mir zugänglichen Resourcen in China zu Rate gezogen, die vorwiegend aus den Jahren 1993 bis 1998 stammen (siehe Literaturverzeichnis).

Was die Rezepturnamen angeht, so bereitet dieses Thema einem aus der chinesischen Sprache Übersetzenden ebenso einiges Kopfzerbrechen, da die Namen durch die Monosyllabität des Chinesischen meist kurz und prägnant sind, im Deutschen aber, bei korrekter Übersetzung meist zu überlangen, oft sinnlosen Wortwusten oder Zungenbrechern werden, die dem Anwender derselben beim Erlernen genauso viel Mühe machen wie das Chinesische selbst.

Die meisten Namen der Rezepturen bestehen im Chinesischen aus drei bis fünf Silben, welche vorwiegend chinesische Arzneimittelnamen enthalten. Einer der längsten Namen ist sicherlich die ***Dang Gui Si Ni Jia Wu Zhu Yu Sheng Jiang Tang***[6] mit 11 Silben, die beispielsweise bei Porkert zum latinisierten **Decoctum quatuor Contravectionum cum Angelica sinensis, Evodia et Zingiberi augmentato** (32 Silben) übersetzt wird, oder gar die bekannte ***Bu Zhong Yi Qi Tang*** (5 Silben) hat Stefan Hager zwar sinngemäß völlig richtig eingedeutscht, doch der Name **Dekokt zur Kräftigung des mittleren Erwärmers und zur Unterstützung des Qi** (21 Silben) wird damit viermal so lang wie das Original.

Hier gilt sicher das gleiche Prinzip wie auch schon bei der Einführung der Akupunktur in den westlichen Sprachraum: Obwohl ich meine, daß das Erlernen der Bedeutung der Akupunkturnamen von großem Nutzen ist (da diese meist auf Lage oder Wirkungsweise hinweisen), beginnt der westliche Akupunkteur doch oft erst einmal nur mit dem Auswendiglernen der Nummern (z. B. Di 4 statt *He Gu* bzw. Vereinte Täler), um die Masse an Information überhaupt verarbeiten zu können.

Gerade bei der noch größeren Menge an Arzneimitteln und Rezepturen kommt eine vereinfachte Namensgebung dem Novizen der TCM zugute. Eine je nach Autor verschiedene und zudem noch langatmig oder komplizierte Namensgebung erschwert hingegen den Einstieg beträchtlich und ist eher entmutigend.

Andererseits bin ich mir natürlich darüber im klaren, daß nicht jeder für Jahrzehnte nach China fahren und dort zunächst die Sprache, dann die Medizin lernen kann. Ich habe daher nach langer Erwägung folgende Vorgehensweise beschlossen:

Chinesische Termini, die häufig vorkommen, werden in *Pinyin* („Lautschrift", bzw. chinesischer Romanisierungsstandard) geschrieben und ihre Bedeutung bzw. westliches Äquivalent davor oder auch in Klammern dahinter, wenn es dem Lesefluß zugute kommt. Rezepturen und Arzneimittel werden in *Pinyin* mit ihrem kurzen deutschen Namen angegeben. Die ausführliche Bedeutung des Namens der Rezepturen folgt darunter.

Auch über das, was bei Übersetzungen vorhanden sein sollte und was nicht, ist viel geschrieben worden, dennoch haben sich trotz vielfacher Bemühungen von allen Seiten (vielleicht aber auch gerade deswegen) noch keine Standardtermini bei Übersetzungen durchgesetzt und jeder Autor kocht weiterhin mehr oder weniger sein eigenes Süppchen. Ich bin daher zu folgendem Entschluß gekommen:

Ich halte mich weiterhin an die Regel der Einfachheit und Einprägsamkeit bei den Übersetzungen von Fachtermini, ergänze diese aber mit den chinesischen Termini in *Pinyin* (Lautschrift), die bisher den einzigen internationalen Standard darstellen und auch für den mit Chinesen kommunizierenden Therapeuten einen leichteren Einstieg darstellen. Diese Methode, neben den eigenen Übersetzungen den Originalbegriff beizufügen, wird praktisch von allen namhaften angelsächsischen Autoren angewandt[7].

Ein weiter gefaßtes Ziel wäre es, da bin ich mit Steven Clavey völlig einer Meinung[8], die Fachtermini in *Pinyin* zu belassen oder zur Standardergänzung des übersetzten Terminus zu machen und zwar mit der Begründung, daß sich auch ein Studierender der westlichen Medizin mit Fachtermini aus anderen Sprachen, wie Latein oder Englisch bekannt machen und deren Bedeutung kennen muß, egal ob er nun „Appendizitis" oder „Blinddarmentzündung" sagt, er muß wissen, daß es sich um eine Entzündung des Wurmfortsatzes handelt.

Eine reine *Pinyin*-Nomenklatur ohne Übersetzung, wie sie z. B. Jeremy Ross in seinen älteren Büchern verwendet, vermeidet zwar eine dem TCM-Einsteiger noch mögliche Verwechslung von beispielsweise Leberfunktionskreis mit dem Organ Leber, erschwert aber die Erkenntnis einer letztlich doch bestehenden Beziehung zwischen beiden.

Aber andererseits halte ich auch eine völlige Eindeutschung für nicht notwendig: Daß eine klare Grenze bei der Gewöhnung an *Pinyin*-Wörter besteht, wie Wiseman sagt[9], mag sein, doch wenn diese Grenze bei 30 Wörtern endet, dann empfiehlt es sich eben nicht, Chinesische Medizin studieren zu wollen. Man kann genausowenig von seinen Dozenten und Lehrbüchern den ausschließlichen Gebrauch der Muttersprache verlangen, nur weil man auch ohne das kleine Latinum Abitur machen durfte.

Die Begründung, mit der Wiseman die Verwendung chinesischer Termini ablehnt, entfällt somit durch die Verwendung der Übersetzung mit dem Originalbegriff in Klammern[10].

Ferner befindet sich im Anhang ein Glossarium, in welchem die Begriffe erklärt und in *Pinyin* genannt werden.

Ausnahmen dazu sind nur bereits fest eingebürgerte Begriffe wie *Yin, Yang, Qi,* Leere und Fülle. Diese Verfahrensweise findet sich u. a. auch bei Maciocia.

Ferner gilt bei Symptomen einer Krankheit die gleiche Bedeutung wie in unserer Medizin. Heißt es jedoch „Syndrom", so ist ein Symptomenkomplex aus der Chinesischen Medizin (*Zheng)* gemeint.

Wenn es wirklich einmal auf den Extremfall ankam, entweder Konsistenz oder Klarheit zu opfern, d. h. ein einmal gewähltes Wort immer gleich zu übersetzen, oder es je nach Kontext auch einmal neu zu interpretieren, dann habe ich mich immer für das Aufgeben der

„geheiligten" Konsistenz entschieden (siehe Fußnote 10), da die Klarheit für mich die oberste Maxime ist.

Ich bin mir bewußt, daß dieses Verfahren nicht jedermann gerecht werden kann und werde auch nötige Modifikationen in späteren Veröffentlichungen vornehmen, sofern sie von Nutzen sind. Für Anregungen des Lesers bin ich jederzeit offen und dankbar. Alle Übersetzungen aus chinesischen Quellen stammen von mir selbst, eventuelle Abweichungen von anderen Übersetzungen sind alle begründbar.

Anmerkungen zur Terminologie dieses Buches

Schon bei Konfuzius (*Lun Yu,* Kap. 13.3) heißt es: „Man muß mit dem Richtigstellen der Namen beginnen". Dies erweist sich aber als nicht einfach, wie hier gezeigt werden wird.

In der Etymologie zu dem Wort „*Yu*" erhalten wir folgende Antworten:

Yu (1. Ton) wird von dem nicht immer so richtig liegenden alten Sinologen Wiegert als „extravasales Blut" bezeichnet. Diese Deutung stammt aus neuerer Zeit von Tang Zong-Hai (Qing-Dynastie). Im *Shuo Wen* (Han-Dynastie) heißt es: *Yu* bedeutet Ansammeln (*Ji*) von Blut in einer Krankheit. *Zhì* heißt Zusammenziehen (*Ning*) und *Yù* heißt Behinderung oder Dickicht.

Wir können also *Yu* und *Zhi* frei mit Stase und Stagnation übersetzen, die Frage ist nur, wann welcher Begriff verwendet wird.

Der chinesische Terminus „*Yu Xue*" (*Yu* im 1. Ton) wird im angelsächsischen als Bloodstasis (Maciocia, Wiseman und Ou Yang's Dictionary), Blood-Stasis (Bensky), stagnant blood (Xie Zhufan) und Blood-Stagnation (auch Bensky, selten) bezeichnet, im deutschen als Blut-Stagnation (Unschuld, Kirschbaum, Wühr), Blutstau (Geng Junying, Wühr) und Blut-Stase (Hager, Wiesmann, Wühr) und Stase des *Xue* (Porkert). Die Frage ist nun, welchen Begriff soll man wählen?

Während die Bedeutung der Blutstase schon seit dem „*Nei Jing*" schriftlich festgehalten wurde, war man sich auch in China über die Namensgebung des Blutstasesyndroms nicht immer einig. Im „*Nei Jing*" ist von „schlechtem Blut" (*Bei Xue*), verstopften Gefäßen, verklebten Adern, koaguliertem Blut etc. die Rede.

Ein genaueres Konzept mit Diagnose und Therapie der Blutstase wurde im 3. Jh. (Han-Dynastie) von Zhang Zhong-Jing entwickelt: Er verwendete als erster das Wort „*Yu Xue*" (Blutstase), aber auch unter „*Xu Xue*" (Blutakkumulation, entspricht Blutstase mit Hitze). Es heißt dort zum Beispiel im *Shang Han Lun,* Vers 237: „Wenn der Patient vergeßlich ist, dann muß Blutstase vorliegen". Dieser Hinweis wurde in diesem Jahrhundert zum Anlaß der erfolgreichen Behandlung von Altersdemenz und Apoplexfolgen mit blutbelebenden Arzneimitteln. Nach Zhang sollte es allerdings 1500 Jahre dauern bis der Name *Yu Xue,* also Blutstase, wieder offiziell als Bezeichnung eines Syndroms geführt wurde.

Doch auch im heutigen China findet man mal „*Yu Xue*" und mal „*Xue Yu*" in den Büchern, was 1989 vom nationalen Forschungsausschuß für Blutstase in China als „Blutstase" und „statisches Blut" differenziert wurde, also in ein Syndrom und einen Zustand des Blutes.

Muß sich denn der normale praktische Anwender der TCM überhaupt um diese scheinbaren „Wortklaubereien" bekümmern? Leider ja, denn sind die Begriffe erst einmal verwirrt, so wird es immer schwieriger, sich einen Weg durch den Wort-Dschungel zu bahnen.

Das Problem entsteht dadurch, daß es noch andere Stagnationen im Körper gibt:

Das *Qi* kann sich anstauen und auch das emotional relevante Leber-*Qi,* für das es die Begriffe *Qi-Zhi* und *Qi-Yù* (im 4. Ton, anderes Zeichen) gibt; die Nahrung kann stagnieren und ganz selten ist auch von einer Stagnation des Blutes „*Xue Zhi*" als Vorform der Blutstase die Rede, wie schon Bensky (Formulas, S. 311) schreibt. Es handelt sich also im Chinesischen um verschiedene Begriffe, die entsprechend im Deutschen nicht mit dem gleichen Wort übersetzt werden dürfen. Dennoch wird in chinesischen Standardwerken immer nur „*Yu*" im Zusammenhang mit Blut verwendet, d. h. Blut-Stase oder Blutstase, wohingegen „*Zhi*" sowohl bei *Qi* als auch Nahrung verwendet wird. Wenn wir nun also *„Zhi"* mit Stagnation übersetzen, dann muß für *„Yu"* zwangsläufig ein anderer Begriff verwendet werden, i. d. F. Stase.

Aufgrund der obigen etymologischen, semantischen und logischen Gründe sowie der sich eingebürgerten Sprachgewohnheiten schlage ich also folgende Gliederung vor:

1. Blutstase: (*Yu Xue, Yu* = 1. Ton)

Verlangsamung oder Anhalten des Blutflusses. Dieses kann sowohl durch exogene Einflüsse wie Traumen, pathogene Kälte und Hitze entstehen wie auch durch interne Leere-Syndrome wie Blut-Leere durch Blutverlust, *Qi*-Leere, *Yang*-Leere, Erschöpfung durch lange Krankheit, Schwäche nach Verausgabung und durch interne Fülle Syndrome wie *Qi*-Stagnation, emotionale Ausbrüche und körperliche Überanstrengung.

Das Blut kann sich in den Blutgefäßen stauen und dadurch unzählige pathogene Einflüsse auf den Körper und die Organe nehmen, es kann auch die Blutgefäße verlassen und entweder als hämorrhagische Diathese in Form von Unterhautblutungen usw. auftreten oder als Blutung den Körper verlassen. Aus der Sicht westlicher Medizin deckt sich Blutstase größtenteils mit dem Bluthyperviskositätssyndrom.

2. Stagnation: (*Zhì*)

Verlangsamung der Fließbewegung bis hin zum Stillstand. Im Gegensatz zu „Stase", die eher blutspezifisch bezogen ist, wird dieser Begriff in China für Speisebrei (Verdauungsstagnation, *Shi Zhi)* und *Qi* (*Qi*-Stagnation, *Qi Zhi)* verwendet.

3. Blutakkumulation: (*Xù Xue*)

Dieser Begriff wurde zuerst von Zhang Zhong-Jing im *Shang Han Za Bing Lun* (dem heutigen *„Shang Han Lun"*) gebraucht und zwar für eine Blutstase durch pathogene Hitze im Unteren Erwärmer mit Symptomen wie Schmerzen im unteren Abdomen und teilweise psychische Störungen (siehe Übersetzung *Jin Kui*, Kap. 16 und *Shang Han*, Vers 124).

Später wurde der Begriff generalisiert und stand als Oberbegriff sowohl für alle Arten von **Blutstase** als auch für **Blut-Stauung**. Erst nach Wang Qing-Ren und Tang Zhong-Hai wurde der Begriff wieder mehr in seiner ursprünglichen Bedeutung gebraucht.

4. Stauung: (*Yù*) (4. Ton)

Da es sich bei Verdauungsbrei, Blut, *Qi* und Körperflüssigkeiten um fließende Substanzen handelt, läuft jede Art von Behinderung dieses Flusses den physiologischen Prozessen entgegen. Das *Qi*, verantwortlich für die Beförderung aller anderen Substanzen ist als gestautes *Qi* (z. B. bei Stauung des Leber-*Qi)* demnach auch Grundlage für alle anderen Stauungen und sollte daher immer gleichzeitig mitbehandelt werden. Andere Formen der Stauung sind **Blut-Stauung** (*Yù-Xue*, eine Form der Blutstase, die durch *Qi*-Stauung entstand), Nässe-Stauung, Hitze-Stauung, Schleim-Stauung und Verdauungs-Stauung, eine durch emotionale *Qi*-Stauung ausgelöste Form der Verdauungsstagnation.

5. Blockaden: (*Bu Tong*)

Blockaden sind generell alle Fließstörungen der normalerweise fließenden Körperanteile, wie *Qi*, Blut, Körperflüssigkeiten (*Jin* und *Ye*). Letztere produzieren durch Eindicken Schleim

(*Tan*) und mukösen Schleim (*Tan Yin*). Die Blockade einer vormals fließenden Substanz vermag auf Dauer auch die anderen Substanzen zum Stillstand bringen, wie z. B. Blutstase und *Qi*-Stagnation gegenseitig sowohl Ursache als auch Folge sein können. Wenn von Blockade der Netzgefäße oder Leitbahnen die Rede ist, so ist dies meist auf das *Qi* bezogen. Dennoch gibt man hier oft blutbelebende Arzneien.

Im Deutschen sind natürlich die Begriffe statisch, stagnieren und stauen alle verwandt. Man mag sich nun fragen, warum gerade „*Yu*" mit Stase, „*Zhi*" mit Stagnation und „*Yù*" mit Stauung übersetzen statt vielleicht umgekehrt. Einmal halte ich Maciocia und Bensky für zwei der bekanntesten praktisch orientierten Autoren in der TCM, Wiseman für einen der besten linguistisch orientierten Autoren und Hager, Höll und Wiesmann für renommierte und korrekte Übersetzer innerhalb der deutschen TCM-Welt. Dies alleine setzt schon fast einen Quasi-Standard. Hinzu kommt, daß bei den o. g. Autoren die genannten Begriffe immer gleich und kohärent verwendet wurden. Leider fand sich aber bisher nirgendwo ein genauer Vergleich in der Terminologie, was nun hier an dieser Stelle geschehen ist. Schließlich kommt hinzu, daß es sich bei diesem Buch um das erste nicht-chinesische Fachbuch zum Thema Blutstase handelt, in welchem die Begriffe direkt vom Autor aus dem in 13 Jahren gründlicher Kenntnis und Sprachgefühl für die gesprochene und Schriftsprache des Chinesischen heraus verwendet werden. Dennoch wird es sicher Leser geben, die sich bereits an eine andere Übersetzung gewöhnt haben. Diese bitten wir, die hier genannte Terminologie zur Kenntnis zu nehmen, und wir hoffen, diese für alle Leser so klar wie möglich und so kohärent wie nötig dargestellt zu haben.

Zusammenfassung:

Wir sprechen in diesem Buch also

- ⇨ von Stase, insbesondere Blutstase bei Fließstörungen des Blutes,
- ⇨ von Stagnation bei Fließstörungen des *Qi* und des Verdauungsbreis,
- ➡ von Stauungen bei Fließstörungen im Zusammenhang mit Emotionen und Leber *Qi*,
- ⇨ von Blut-Akkumulation bei Blutstase mit Hitze, wie im „*Shang Han Lun*" beschrieben,
- ⇨ von Blockaden bei nicht näher spezifizierten Fließstörungen, wie Blockade der Leitbahnen, *Bi*-Syndrom der Brust, etc.

Weitere verwandte Termini finden sich im umfangreichen Glossarium am Ende des Buches.

Zum Terminus TCM

Wenn wir die Abkürzung „TCM" verwenden, dann ist damit die gesamte Traditionelle Chinesische Medizin gemeint. Der Mythos von der TCM als neue Schule innerhalb der Chinesischen Medizin den Flaws et al. ins Leben gerufen haben, entbehrt jeder Grundlage. Durch die in den Fünfziger Jahren vorgenommene Eingliederung der Chinesischen Medizin ins chinesische universitäre System wurden die teils widersprüchlichen Theorien zwar zu einem System vereint und strukturiert, doch wenn man genau hinschaut ist alles noch so vorhanden wie vor vielen Jahrhunderten. Es wird nun logischer dargeboten, um es dem Studenten besser nachvollziehbar zu machen, während man früher alles per „Nürnberger Trichter" wild durcheinander lernte und sich auf die Intuition verließ, die Informationen spontan im Geiste zu vernetzen.

Die letztere Methode wird noch immer in vielen Privatpraxen auf Taiwan verwendet. Sie funktioniert auch, wenn man genug Zeit hat, kann aber nur eine elitäre Lernmethode für wenige Auserwählte sein. Erst eine „Aufbereitung für die große Klasse", wie in der VR China üblich, macht die Medizin Chinas zu einem systematisch erlernbaren Fach für alle Interessierten. Da ich beide Systeme in beiden Ländern für jeweils mehr als fünf Jahre kennengelernt habe, darf ich mir die Einschätzung erlauben, daß es sich bei der o. g. TCM nicht um eine moderne Variante oder Schule innerhalb der Chinesischen Medizin handelt, sondern um die universitär gelehrte Traditionelle Chinesische Medizin, im Gegensatz zur TCM, die im Meister-Lehrlingsverhältnis gelehrt wird. Wenngleich die Methodik sich unterscheidet, so sind die Inhalte dieser beiden „TCMs" dennoch die gleichen.

Wenn hier also die Abkürzung TCM verwendet wird, dann ist damit nicht der Mythos von der „neuen" Richtung innerhalb der Chinesischen Medizin gemeint, sondern die gesamte Traditionelle Chinesische Medizin, sei es in Taipei, in Tianjin oder im Taunus.

Fußnoten

1 Material hierzu findet sich in meiner Magisterarbeit sowie (in chinesisch) in den Veröffentlichungen meines Doktorvaters Professor Zhang Bo Li.

2 Adressen siehe z. B. in meiner Internet-Site: www.TCMinter.net (siehe Anhang)

3 Aufgrund des vom Westen verschiedenen philosophischen Hintergrunds trennt die TCM Geist und Körper nicht, sondern sieht sie bestenfalls als zwei Aspekte des Körpers.

4 Übersetzung aus *Dan Xi Zhi Fa Xin Yao* by Yang Shou Zhong und Bob Flaws, Blue Poppy Press

5 M. Porkert: Lehrbuch der Chinesischen Diagnostik und fast alle anderen Werke sowie

N. Wiseman/A. Ellis: „Translators Foreword" in Fundamentals of Chinese Medicine, SMC, Taiwan

6 Das chinesische Wort *Tang* bedeutet in der TCM Abkochung, Dekokt, volksmundlich „Suppe". Bei uns im Westen im Volkmund sagt man auch „Tee" für jedes Dekokt, auch wenn es keine Blätter von Thea Sinensis enthält. Ich empfehle, sich *Tang* einzuprägen, dann kennt man schon zumindest ein Wort, welches in der Chinesischen Arzneimittel-Therapie ebenso häufig auftaucht, wie *Luo* (*Lo*-Gefäß) in der Akupunktur.

7 Clavey, Barolet, Bensky, Gamble, Hsu, Kaptchuk, Maciocia, Vangermeersch et. al.

8 Siehe Vorwort in Claveys „Fluid Physiology"

9 Nigel Wiseman: English-Chinese, Chinese-English Dictionary of Chinese Medicine, Introduction, *Pinyin loans*, S. 72

10 Die reine Verwendung chinesischer Begriffe, wie sie z. B. Ross anwendet, wird von Wiseman aus folgendem Grunde abgelehnt: (Wiseman, ibid. Introduction, Applicability of methods, S. 60 unten) „The Pinyin rendering obscures for the foreign reader the only definite thing about the nature of the Chinese concept." Dies gilt jedoch nur, wenn der Terminus ausschließlich in *Pinyin* wiedergegeben wird. Ich kann aber durchaus schreiben „Durch Wind verursachter verursachtes Tränenfluß-Syndrom", wenn ich den klimatischen Einfluß Wind meine, und andererseits „Abneigung gegen Wind (*Feng*)", wenn ich den pathogenen Faktor Wind meine, der dann z. B. im Glossarium erklärt wird. Daß durch unterschiedliche Übersetzung des gleichen Wortes die Kohärenz der Übersetzung durchbrochen wird, tut dem keinen Abbruch: Ich muß ohnehin gelegentlich die im Kontext verborgene Information ergänzend hinzufügen, um eine Verständlichkeit zu erreichen, die der Leser erwartet: Ich kann die chinesischen Wörter „la" (scharf), „re" (heiß) und „tang" (heiß anfühlen) nicht immer gleich mit dem angelsächsischen Wort „hot" übersetzen, sondern muß der Verständlichkeit halber etwas hinzufügen oder verändern wie „spicy-hot" oder „acrid", „hot" oder „heat" und „scalding hot", oder „scorching". Umgekehrt muß ich das chinesische Wort „shang" je nach Kontext mal mit „oben", „auf", „an" oder „über" übersetzen, was der ursprünglichen Information nicht nur etwas über die horizontale oder vertikale Lage (an der Wand, auf dem Tisch) hinzufügt, sondern auch unterscheidet, ob das Objekt mit einem anderen Kontakt hat oder nicht (auf dem Tisch – über dem Tisch). Es ist zwar eine Grundregel beim Übersetzen, sowenig wie möglich an eigener Interpretation hinzuzufügen und einen einmal gewählten Begriff durchgehend zu verwenden, aber dies gilt nur, wenn dadurch eine *größere* Klarheit erreicht werden kann. Nimmt der Informationswert dadurch aber ab, dann ist eine interpretierende Übersetzung angebrachter.

TEIL EINS

THEORIE UND HINTERGRÜNDE

Dieser Teil des Buches enthält eine Einführung in die Denkweise und Modelle der Traditionellen Chinesischen Medizin, eine Darstellung des Konzeptes Blutstase aus der Sicht der westlichen Medizin sowie eine gründliche Darstellung der Blutstase aus der Sicht der Traditionellen Chinesischen Medizin (TCM) einschließlich der Funktion und Pathologie des Blutes, Ätiologie und Diagnose der Blutstase und deren historischen Hintergründe. Ferner sind als Fallbeispiele Krankenberichte aus moderner und klassischer Zeit beigefügt, um dem Leser einen praktischen Einblick zu geben.

Die wichtigsten Abschnitte enthalten die Zusammenfassungen des vorangegangenen Inhalts.

KAPITEL I

Einführung: Denkweise und Denkmodelle in der Chinesischen Medizin

Als ich beschloß, Chinesisch zu lernen – eine Sprache von der ich wußte, daß sie sich von unseren europäischen Sprachen völlig unterschied – fragte ich mich, ob ich mich wohl anders verhalten würde, eventuell in meinen Aktionen mehr „chinesisch“ sein würde, wenn ich Tag für Tag in dieser Sprache denken könne. Denn ich wollte ja Chinesisch lernen, um mich besser in die Philosophie und Denkweise der TCM „einfühlen“ zu können.

Bis heute – 13 Jahre später – habe ich noch immer keine Antwort auf meine Frage, obwohl ich nun schon seit Jahren täglich Chinesisch denke, rede oder lese und schreibe. Ich werde sie auch wohl nie erhalten. Das Problem besteht einfach darin, daß ich nicht in zwei Sprachen gleichzeitig denken oder in zwei Bewußtseinszuständen zugleich sein kann, genausowenig wie an zwei Orten zur gleichen Zeit. Ich kann also nur bewußt erfahren, wie das Wetter gerade in Peking *oder* in Frankfurt ist, aber nicht gleichzeitig an beiden Orten sein oder daneben stehen, um den Unterschied festzustellen.

Daß das soziale und zwischenmenschliche Verhalten in Ost und West unterschiedlich ist, dürfte jedermann klar sein. Inwieweit die kulturelle Prägung dies beeinflußt und welchen Einfluß der sprachliche Aspekt dabei hat, bleibt noch zu klären, vielleicht von Seiten der Ethnologen oder Kulturanthropologen.

Mein eigener Eindruck ist der, daß man im Westen mehr nach den Gründen fragt (also kausalanalytisch, wie es bei Porkert heißt), d. h. *nach der Vergangenheit eines Geschehens* forscht, und in China mehr nach dem aktuellen Geschehen und vor allem den Beziehungen seiner Bestandteile zueinander:

Etwas scheinbar offensichtliches zu sagen erscheint uns im Westen eher seltsam oder sogar komisch (Riff-Raff: „You are wet.“ Brad: „Yes. It's raining.“) und ich habe schon viele Westler in China amüsiert sagen hören: „Why do Chinese always state the obvious?“

Auf der anderen Seite (der Welt, d. h. in China) bekommt man als Antwort oft zu hören: „Das ist eben so. Gib dich damit zufrieden. Du kannst nicht immer den Grund für alles wissen.“ Tatsächlich wird uns eben dies im Westen immer dann klar, wenn wir einem Kind in seiner „Warum“-Phase antworten müssen: Irgendwann läuft die Antwort ins Unendliche und wir landen bei Gott, dem großen Knall, den Quarks oder versickern sonstwo im Sande des Infinitiven.

Die Frage nach dem „Was“ und dessen Beziehungen ist hingegen fast immer zur vollen Zufriedenheit zu beantworten: „Was ist auf dem Bild?“ Ein Junge und sein Hund und die Hundeleine des Hundes. „Was noch?“ Die Kleider des Jungen, die Haare des Hundes ... etc. Irgendwann haben wir alles Wichtige und Unwichtige deklariert und die Beziehungen der

Objekte untereinander alle klargelegt. Man beachte: Wir brauchen dabei nicht soweit zu abstrahieren, um „unsichtbare" Geschehnisse der Vergangenheit als Erklärung herbeizuziehen. Die Fragen finden ein Ende. Der Kreis hat sich geschlossen.

Jemand hat einmal geschrieben, daß die niemals zur vollen Zufriedenheit führende Frage nach den Gründen, dem großen Warum, eben genau der Grund sei für das ewig „Faustische Forschen" der Westler. Und umgekehrt hat Joseph Needham, der große englische Sinologe, in seinem „Science and Civilisation" die These aufgestellt, daß das leichte und den Frager zufriedenstellende Einordnen aller Objekte in das System des I-King (Yi-jing) jahrhundertelang den größten Hinderungsgrund dafür darstellte, daß die chinesische Kultur keine forschende Wissenschaft wie der Westen entwickelte.[11]

Tatsächlich taucht in klassischen Texten das Fragewort „*He-Gu*" d. h. „aus welchem Grund" vergleichsweise seltener auf als andere Fragewörter.

Die „Warum"-Frage, die *wir* uns nun aber stellen müssen, ist die, aus welchem Grund die Analyse des gegenwärtig Vorhandenen der Analyse des aus der Vergangenheit Resultierenden unterlegen sein soll. Wenn auch möglicherweise der unterschiedliche Gebrauch bestimmter Denkweisen zu anderen Ergebnissen geführt hat, welche jede auf anderen Gebieten andere Ergebnisse erbracht hat, so glaube ich keinesfalls, daß die westliche kausale Denkweise der chinesischen überlegen ist[12].

Die Reformen in der TCM, die sie entmystifiziert haben und nun viele ihrer Wirkweisen mit Laborversuchen und Statistiken bewiesen werden können, haben sicher ihre Richtigkeit in der Hinsicht, daß sie dem westlichen Wissenschaftler entgegenkommen, und zwar in seinem Denken und seiner Arbeitsweise und so zu einem besseren Verständnis beitragen – doch andererseits wird die Struktur der TCM damit nicht verändert. Würde die TCM nämlich versuchen, der westlichen Medizin in ihrer kausalanalytischen Denkweise nachzueifern, dann würde sie wohl immer nur eine „Medizin zweiter Klasse" sein können.

Was ihre Wissenschaftlichkeit angeht, so sind in der TCM schon unendlich viele Erklärungen über ihre Funktionsweise veröffentlicht worden – nur leider in Chinesisch. Ein Bereich aber, der noch eine weitgehende Terra incognita ist, ist die Funktionsweise der chinesischen Arzneimittel. In den letzten Jahrzehnten wurde viel pharmakologische Forschung betrieben, so daß die wichtigsten Wirkstoffe bekannt sind. Doch wenn ein chinesischer Arzt einem Patienten einen Dekokt aus verschiedenen Pflanzen verabreicht, der aus mehreren tausend chemischen Bestandteilen besteht, muß er diese ja weder alle kennen und auch nicht genau wissen, was nun biochemisch im Körper geschieht, solange er weiß, *daß* der Dekokt im Körper einen Effekt hat, der zur Gesundung führt.

Und Hand aufs Herz: Weiß denn sein westlicher Kollege, wenn er im Krankenhaus eine Mischung aus 5–10 Medikamenten verabreicht, welche Wechsel- und Nebenwirkungen, ja gar welche genauen biochemischen Funktionen dieser Medikamentencocktail hat, oder verläßt er sich ebenfalls auf die Erfahrung und das Wissen seines Standes?

Es ist nicht zuletzt eine Frage der Ethik, ob ich dem Patienten die empirisch erwiesenermaßen beste Therapie empfehle oder es nur deshalb unterlasse, weil ich nicht genau weiß, welches Prinzip ihr zugrunde liegt oder schlicht warum sie wirkt.

Und damit kommen wir zum nächsten Punkt, der Frage nach dem Zusammenhang von Geschehnissen, den Beziehungen der vorhandenen Objekte zueinander.

Die Wissenschaft, und damit meine ich *jede* Wissenschaft, arbeitet mit Erklärungsmodellen, die das Verstehen eines Prozesses erleichtern sollen. Manchmal werden solche Modelle durch bessere ersetzt, die nach den neuesten Erkenntnissen als noch zutreffender angesehen werden. So wurde die Existenz des Äthers als Trägermedium für Wellen in diesem als überflüssig erklärt, das Bohr'sche Atomschalenmodell wurde zugunsten des Rutherford'-schen Atomwolkenmodelles abgeschafft, usw.

Dabei ist den meisten Forschungswissenschaftlern klar, daß es sich hierbei oft um „Eselsbrücken" handelt, die das Verständnis erleichtern, jedoch nicht um unumstößliche Dogmen. Es geht also hier nicht darum, wer recht hat, sondern wie man etwas begreift.

Als ich in der Schule im Physikunterricht zu hören bekam, daß der Strom von Plus nach Minus fließe, protestierte ich, hatte mir doch mein Chemielehrer beigebracht, daß der elektrische Ionenaustausch immer von minus nach plus vonstatten ginge. Doch ich wurde belehrt, daß man in der Physik mit diesem Konzept als Arbeitsgrundlage besser weiterkäme. Auch später in der Mathematik und Geometrie erfuhr ich, daß es verschiedene Konzepte (Euler, Einstein, Euklid usw.) gibt, die je nach Anwendung mal im normalen Leben, mal im Berechnen von kosmischen Maßstäben besser geeignet seien.

Wenn wir uns nun im nächsten Kapitel den Einzelheiten der Chinesischen Medizin zuwenden, die vor allem geeignet ist, das „Wie", also die Zusammenhänge zwischen körperlichen Funktionen und Dysfunktionen zu verstehen, dann dürfen wir nicht vergessen, daß es sich auch hier um ein gut funktionierendes Denkmodell handelt und nicht ausschließlich um reale Objekte, obwohl diese z.T. auch hinzugehören. Bei den *Zang Fu*-Organen z. B. ist das anatomisch vorhandene reale Organ ein Teil des Funktionskreises, der aber noch weit mehr umfaßt als dieses.

Wie es aber schon bei Korbinsky heißt: „Die Landkarte ist nicht das gleiche wie die Landschaft." In der TCM ist aber die Landkarte, die man in der Hand hält, auch ein Teil der Landschaft, in der man steht. Wer sich nun also beim Lesen an Begriffen wie FEUER im Herz, WIND in der Leber stört, der hat nicht verstanden, daß wir hier ein Modell anwenden, welches auf eine andere (Denk-)Weise arbeitet, als die gewohnte kausal-analytische.

Wenn man also die Chinesische Medizin verstehen will, muß man nicht in Chinesisch denken können, aber ein bißchen weniger Dogmatismus und dafür etwas mehr Flexibilität in der Denkweise hilft schon recht viel. Dies sei sowohl den Vertretern der esoterisch-antitechnischen Fraktion, wie auch jenen der wissenschaftlich-antimystischen TCM mit einem Augenzwinkern ans Herz gelegt.

Die Besonderheiten der Traditionellen Chinesischen Medizin

Die Chinesische Medizin unterscheidet sich vor allem in drei Punkten von der westlichen Schulmedizin. Diese sind:

1. Ganzheitliche Sichtweise von Mensch und Natur (systemisch)
2. Syndromdifferenzierung „*Bian Zheng Lun Zhi*" (individuell)
3. Einbeziehung permanenter Wandelzustände (dynamisch)

Hier bedeuten im Einzelnen:

1. Ganzheitliche Sichtweise von Mensch und Natur

Der menschliche Körper wird als komplexes, verwobenes System betrachtet, welches wiederum mit seiner Umgebung (Wohnraum, Arbeitsraum, soziale und natürliche Umgebung) durch Interaktionen vernetzt ist.

So ist in der TCM z. B. klar, daß jemand witterungsbedingt eher zu bestimmten Krankheiten neigt, oder auch anderen klimatischen Einflüssen (Föhn, Feuchtigkeit, Meereswind etc., je nach Wohnort) unterliegt. Auch unterschiedliche Jahreszeiten haben verschiedene Auswirkungen. So ist z. B. die Chronobiologie ebenfalls zu Schlüssen gekommen, daß rhythmische Schwankungen im Immunsystem, Schlaf, Körpertemperatur und anderen Zyklen je nach Jahreszeit unterschiedlich gesteuert werden.[13]

Schließlich bleibt auch die innere emotionale Lage nicht unberücksichtigt; sie wird ebenfalls in die Analyse des momentanen Körperzustandes mit eingeschlossen. Auch das soziale Umfeld als Teil des Netzwerks Mensch gehört ebenso hinzu: Der Arzt in China fragt fast immer nach familiären Problemen oder solchen am Arbeitsplatz, da ja Ärger, Streß usw. erwiesenermaßen einen Einfluß auf körperliche Krankheitsgeschehen haben. All dies fließt ein, in die erste Stufe der TCM, die Diagnose.

Eine solche non-lineare und stattdessen vernetzte und systemische Sichtweise findet sich seit einigen Jahrzehnten in den neuesten Fronten der Naturwissenschaften: Angefangen von „Nicht-Newtonscher"-Physik und Quantenphysik, über dissipative Strukturen in der Biochemie, bis hin zur Chaostheorie und dynamischen Systemtheorie in der komplexen Mathematik. Doch während im Westen die Medizin schon immer das häßliche, sprich „unzuverlässige" Entlein der exakten Naturwissenschaften war, hat sie es ironischerweise nun zu einer detailversessenen Präzision gebracht und hinkt nun wieder als cartesianisch starre, lineare Wissenschaft der neuen Flexibilität ihrer non-linearen Geschwister hinterher. Obwohl bereits Ansätze systemischer Medizin existieren, wie z. B. in der Geomedizin, der chronobiologischen Medizin und systemübergreifenden Randgebieten, finden diese im Mainstream der Schulmedizin kaum Beachtung und noch weniger Förderung, weil die grundlegende Struktur der heutigen Medizin die Schranken der cartesianischen Denkweise immer noch nicht hinter sich bringen konnte. Die integrierte Chinesische Medizin ist uns in dieser Hinsicht einen Schritt voraus.

2. Syndromdifferenzierung (*Bian Zheng Lun Zhi*)

Bian Zheng Lun Zhi oder Syndromdifferenzierung bedeutet eine Diskussion der Syndrome zwecks Ausarbeitung des Therapiekonzeptes. Die bei der Diagnose gesammelte Fülle von Informationen wird hier solcherart geordnet, daß sich ein klares Bild von der, im Körper herrschenden, Situation ergibt. Zu diesem wird dann ein passendes Therapiekonzept gefunden, welches geeignet ist, die aus der Balance geratenen Funktionen wieder in einen Zustand der Ausgeglichenheit zurückzuversetzen. Syndromdifferenzierung ist die **zweite Stufe** der TCM, wer sie nicht beherrscht, kann leider nur rein symptomatisch behandeln (Rezeptakupunktur) und erzielt bei weitem nicht so gute Therapieergebnisse, da es an Präzision mangelt. Die Anwendung der Syndromdifferenzierung beruht **nicht nur** auf dem in der normalen westlichen Denkweise angewandten Ursache-Wirkungsprinzip (Kausalanalyse), sondern zum größten Teil auf einer systemvernetzenden Denkweise, die man mit dem Porkert'schen Begriff „Induktivsynthese"[11] bezeichnen kann.

Ihre Anwendung ermöglicht es, *nicht nur jede Erkrankung, sondern jeden Erkrankten zu behandeln*, d. h. die Therapie wird individualspezifisch an jeden Menschen und seine gegenwärtige Krankheitssituation angepaßt.

3. Einbeziehung permanenter Wandelzustände

Wenn ein Patient in China zum Arzt kommt, wird jedesmal (wenn auch nicht so ausführlich) eine neue Anamnese erstellt. Danach richtet sich dann die jeweils gegenwärtige Therapie. Das erscheint eigentlich selbstverständlich, denn wenn man (erfolgreich) therapiert hat, muß ja beim nächsten Mal im Körper eine Veränderung vonstatten gegangen sein. Die **dritte Stufe** sowohl der Diagnose als auch der Therapie ist demnach die Einbeziehung des gegenwärtigen Zustandes.

Leider bekommt der Patient vom Hausarzt im allgemeinen immer wieder das gleiche Medikament in der gleichen Dosis verschrieben, was jedoch eher verzeihlich ist, da die Schulmedizin gar nicht die Intention hat, den gesamten funktionellen Zustand des Körpers zu beeinflussen, sondern meist in erster Linie symptomatische Ergebnisse erzielen will. Wenn hingegen ein TCM-Therapeut glaubt, er könne, mit nur *einer* Akupunkturpunktkombination oder *einem* Rezept den Patienten aus einer komplexen Krankheitssituation zur Gesundung führen, dann hat er das Konzept der TCM nicht verstanden.

So wurde mir z. B. von einem meiner Professoren aus Tianjin erzählt, er habe bei seinem einjährigen Aufenthalt in Deutschland u. a. auch einen Therapeuten kennengelernt, in dessen Praxis er für eine Weile Patienten therapiert habe. Der Kollege habe sich bei jedem Patienten Notizen über die Punktkombination gemacht und nicht weiter nach den Gründen für die Punktwahl gefragt. Bei der nächsten Behandlung habe er den Chinesen erstaunt gefragt, ob dieser sich nicht irre, denn er habe doch beim letzten Mal teilweise ganz andere Punkte gestochen, woraufhin der amüsierte TCM-Arzt antwortete: „Aber natürlich. Das war ja auch *letzte Woche* !"

Diese Anekdote ist typisch für die weit verbreitete Haltung der TCM gegenüber: Traditionelle Chinesische Medizin *kann* nicht korrekt angewendet werden, wenn man ihre theoretischen Konzepte und Grundlagen nicht verstanden hat.

Es geht ja nicht darum, der westlichen Schulmedizin noch ein paar neue Rezepte und Kunststückchen beizubringen, die ihren Therapieschatz ergänzt, sondern es soll ein von ihr unabhängiges Medizinsystem vorgestellt werden, welches der westlichen Medizin in genau den Gebieten überlegen ist, wo diese sich durch ihren konzeptuellen Modus selbst behindert. Es steht außer Zweifel, daß beide Systeme auf ihrem Gebiet erfolgreich sind. Das ist aber nur dann der Fall, wenn sie auch nach der ihnen zugrundeliegenden Logik angewendet werden.

Die Einstellung auf dynamische Aspekte der Erkrankung, die jeweils eine neue Syndromdifferenzierung erfordert, ermöglicht es, nicht nur die Therapie hochspezifisch auf Individuum und seine eigene gegenwärtige Ausprägung der Krankheit einzustellen, sondern sogar der Krankheitsentwicklung einen Schritt voraus zu sein und ihr Fortschreiten zu verhindern.

Aus diesem Grund ist dieses Buch auch systematisch nach der Vorgehensweise der heutigen TCM aufgebaut. Nach der Einführung und Vorgeschichte folgen westliche Diagnose (mit der der Patient meist schon zu uns kommt), chinesische Ätiologie und Diagnose, Syndromdifferenzierung, Therapieprinzipien und Therapieanwendung.

Fußnoten

[11] Was übrigens nicht minder ethnozentrisch ist, wie die Frage: Warum können die Chinesen bloß nicht deutsch miteinander reden wie wir auch?

[12] Ich sehe derzeit manchmal in China, daß unerfahrene jüngere TCM-Ärzte unter einem Minderwertigkeitskomplex der westlichen Medizin gegenüber zu leiden scheinen, da diese sich ja nun weltweit als führender Standard durchgesetzt hat und alles schön wissenschaftlich beweisen kann. Ist sie also der TCM überlegen? Wenn ja, worin? Natürlich im „Heimspiel“: Wenn man nach den Spielregeln spielt, die der Spielgegner aufstellt und verändern darf, dann wird man wohl immer verlieren müssen. Diesem Irrtum unterliegen im Westen aber weit mehr Therapeuten, da die Verschlossenheit gegenüber dem Unbekannten, auch dem geringsten nötigen Energieaufwand entspricht:
Der Xenophobiker und der faule Student befinden sich so zumindest im Einklang mit der Thermodynamik.

[13] Moore-Ede: „Clocks that time us“, Meier Knoll: „Chronobiologie“, Reiter: „Melantonin“, Orlock: „Inner Time“ sowie Artikel von Wagner, Emslie, Levy, Zawilska u. v. m. siehe Literaturverzeichnis

[14] M. Porkert: Sämtliche Werke, besonders „Theoretische Grundlagen der Chinesischen Medizin“, Stuttgart 1982

KAPITEL II

Die Entwicklung und Geschichte des Blutstasekonzeptes und dessen Krankheitsmechanismen

Die Idee der Blutstase existiert nicht erst seit Wang Qing-Ren, obwohl dieser mit seinem Werk – hier nun erstmals übersetzt und veröffentlicht in einer westlichen Sprache – mit Sicherheit den größten Beitrag zur Entwicklung des Blutstasekonzeptes geleistet hat:

Funde aus der Steinzeit zeigen, daß die ersten aus Knochen und Steinsplittern gefertigten Akupunkturnadeln teilweise zu Aderlaß und zum Entfernen von geronnenem Blut verwendet wurden, was eine Vorstufe zur Blutstasetherapie darstellt. Schriftliche Aufzeichnungen finden sich ebenfalls sehr früh, nämlich im Klassiker des Gelben Kaisers, dem *„Nei Jing"*, das aus der Zeit der Streitenden Reiche (475–221 v. Chr.) stammt. Im *„Nei Jing Su Wen"* ist von „schlechtem Blut", verstopften Gefäßen, verklebten Adern, koaguliertem Blut etc. die Rede. Ätiologisch wird es dort nach vier Ursachen gegliedert: Traumen, kältebedingte Koagulationen, emotionale Ursachen, namentlich Wutanfälle und langwierige auszehrende Erkrankungen. Wörtlich heißt es dort: „Wenn man sich durch Hinfallen verletzt, so entsteht schlechtes Blut im Inneren, das nicht weggeht." (Kap. 58 *„Ling Shu"*: Diebischer Wind). Dieses Zitat weist auf eine akute Blutstase mit Hämatomen hin, doch auch über Durchblutungs- und Gerinnungsstörung wie die chronische Blutstase wird berichtet (Kap. 81: Abszesse): „Wenn *Ying-Qi* und *Wei-Qi* (Nähr- und Bauenergie) sich in Meridianen und Adern[15] staut, dann gerinnt das Blut und bewegt sich nicht mehr. Wenn sich dies nicht bewegt, dann kann das („Yanghafte", also warme) *Wei-Qi* nicht mehr hindurchfließen und ballt sich zusammen, was zu Hitze führt."

Ein genaueres Konzept mit Diagnose und Therapie der Blutstase wurde im 3. Jh. (Han-Dynastie) von Zhang Zhong-Jing entwickelt: Er verwendete in seinem Buch *„Shang Han Za Bing Lun"* (heute *„Shang Han Lun"* und *„Jin Kui Yao Lüe"*) als erster das Wort *„Yu Xue"* (Blutstase), aber auch unter *„Xu Xue"* (Blutakkumulation, entspricht Blutstase mit Hitze) schreibt er zum Thema behinderter Blutfluß. Es heißt dort zum Beispiel: „Wenn der Patient vergeßlich ist, dann muß Blutstase vorliegen" (*„Shang Han Lun"*, Vers 237). Dieser Hinweis wurde in diesem Jahrhundert zum Anlaß der erfolgreichen Behandlung von Altersdemenz und Apoplexfolgen mit blutbelebenden Arzneimitteln. Nach Zhang sollte es allerdings 1500 Jahre dauern bis der Name *Yu Xue*, also Blutstase wieder offiziell als Bezeichnung eines Syndromes geführt wurde. (Alle relevanten Stellen übersetzt im Kapitel 10 dieses Buches.)

Erste Hinweise des Zusammenhangs von Blutstase mit gynäkologischen Erkrankungen finden sich in der Sui-Dynastie bei Chao Yuan-Fang, der Dysmenorrhö auf „gestautes Blut" (*Ji Xue*) und „zusammenfließendes Blut" (*Liu Xue*) zurückführte.

Auch in der nachfolgenden Tang-Dynastie (7–10. Jh.) wurde die Blutstase unter verschiedenen Namen geführt: Der berühmte taoistische Arzt Sun Si-Miao entwickelte neue blutbelebende Rezepturen gegen Blutstauung (*Xu Xue*) und Blut, das sich nicht bewegt (*Xue Bu Xing*), und Wang Tao, der Autor des *„Wai Tai Mi Yao"* (Medizinische Geheimnisse eines Beamten), entwickelte blutbelebende Rezepturen gegen innere und äußere Verletzungen.

In den Dynastien um die erste Jahrtausendwende, in der die Chinesische Medizin viele neue Theorien und Schulen entwickelte und sich die Spezialisierungen auf Gebieten wie Gynäkologie, Pädiatrie usw. stärker herauskristallisierten, wurden weitere Fortschritte in der Diagnose und Behandlung der Blutstase gemacht.

Chen Wu-Ze, der in seinem großen Werk *„San Yin Ji Yi Bing Fang Lun"* (Abhandlung über drei Kategorien von Krankheitsursachen, 1174) erstmals eine ätiologische Gliederung der Erkrankungen vornahm, hielt sich an Zhang Zhong-Jins Konzept (*„Shang Han Lun"*) und beschrieb die Behandlung von Blutakkumulation noch genauer. (Übersetzung in Teil 3 dieses Buches.)

Li Dong-Yuan (Jin-Dynastie, 12./13. Jh.) verwendete *Dang Gui* (Angelica Sinensis) und andere blutbelebende Arzneimittel in seinen Rezepturen. Sein später Zeitgenosse Zhu Dan-Xi in der mongolisch regierten Yuan-Dynastie (13./14. Jh.) nannte die Blutstase „totes Blut" (*Si Xue*) und entwickelte die Theorie der Stauung (*Yù*, im 4. Ton[16]) weiter, die oft zu Blutstase führt. Er schrieb daher: „Solange *Qi* und Blut harmonisch zusammen fließen, bleiben die zehntausend Krankheiten fern. Doch sobald eine Stauung entsteht, so geht die Krankheit daraus hervor. Aus diesem Grunde gehen viele Krankheiten des Menschen aus der Stauung hervor." Er verwendete dann blutbelebende Arzneien wie z. B. *Chuan Xiong* (Ligusticum) zur Behandlung der Stauungen des Blutes.

In der mandschurisch regierten Qing-Dynastie (17. Jh.) schließlich gelangen die größten Fortschritte hinsichtlich der Blutstaseforschung: In Wang Ken-Tangs enzyklopädischem Werk *„Zheng Zhi Zhung Sheng"* (Standardwerk der Diagnose und Behandlung, 1602) wird der Blutakkumulation (*Xu Xue*) ein eigenes Kapitel zugeordnet, in dem auch die Blutstasebehandlung beschrieben wird. (Übersetzung im letzten Teil dieses Buches.)

Auch sein Zeitgenosse, der große Gelehrte Zhang Jing-Yue, der 20 Jahre später ebenfalls ein monumentales Gesamtwerk veröffentlichte, schrieb ausführlich über die Behandlung der drei Schweregrade der Blutstase im Kapitel Zusammenballungen (*Ji*): „Wenn das Blut akkumuliert oder ‚verknotet' ist, dann sollte man (die Stase) aufbrechen oder verteilen, und zwar mit *Tao Ren* (Persica), *Hong Hua* (Carthamus), *Su Mu* (Sappan) usw. (...). Wenn das Blut sich schlecht bewegt (wörtl. ‚rauh ist'), dann sollte man es bewegen mit *Niu Xi* (Achyranthis), *Yi Mu Cao* (Leonuri) etc. (...). Wenn das Blut in Leere und Stagnation ist, dann sollte man es am besten beleben und tonisieren, mit *Dang Gui* (Angelica), *Chuan Xiong* (Ligusticum), *Niu Xi* (Achyranthis), *Shou Di* (Rehmannia Praeparata) usw."

Die letzte Dynastie Chinas war auch die Zeit der Fortschritte in der Erforschung von Infektionen, die von der Schule der „febrilen Krankheiten" (*Wen Bing Xue*) vorangetrieben wurde. Einer ihrer Protagonisten, der große Ye Tian-Shi (18. Jh.), der auch ein exzellenter Kliniker war wie seine Fallaufzeichnungen zeigen, entwickelte die Blutstasetheorie weiter, indem er die Violettönung der Zunge bei Stase aufzeigte und das Konzept des *„Nei Jing"*, daß chronische Erkrankungen immer zu Blutflußstörungen führen, ausführlich untersuchte und Behandlungskonzepte entwickelte. (Einige Blutstasefälle von Ye Tian-Shi im Teil 9 unter den Fallbeispielen.)

Im 19. Jahrhundert trat endlich Wang Qing Ren auf die Bühne, der nach dem Studium der Klassiker zu dem Schluß kam, daß die dato verpönte ärztliche Obduktion einen Schritt weiter in der Wissensfindung führen würde. Nach der Untersuchung von vielen Leichen, deren Blut an jeder Stelle zu finden war, kam er zu dem Schluß, daß krankes Blut an jeder Stelle zu Krankheiten führen kann und spezialisierte sich auf die Behandlung von Blutstase und deren Folgen. Seine gesammelten anatomischen und klinischen Erfahrungen legte er schließlich in seinem Werk „*Yi Lin Gai Cuo*“ (Korrekturen der Fehler in der medizinischen Welt) nieder, das wie kein anderes Werk zur Theorie und Praxis der Blutstase beitrug. Wenngleich seine anatomischen Forschungen längst überholt sind, finden hingegen seine Rezepturen und Beiträge zur Behandlung des Schlaganfalles noch heute breite Verwendung. (Vollständig übersetzt im letzten Teil.)

Wangs Zeitgenosse Lin Pei-Qin, ein belesener Praktiker, der die klinische Erfahrung in den Vordergrund stellte, beschrieb fast alle seinerzeit bekannten Methoden der Blutstasebehandlung. (Auszüge ebenfalls im Abschnitt „Klassische Texte“). Etwas später, Ende des letzten Jahrhunderts, widmete sich Tang Zhong-Hai der speziellen Behandlung von Blutungen und blutrelevanten Krankheiten. Einige Kapitel darunter waren speziell der Blutstase gewidmet. (Alle relevanten Abschnitte übersetzt.)

In der Neuzeit trug schließlich noch Zang Xi-Chun, der bis 1933 lebte, zur Behandlung bei, indem er vor allem die blutbelebende Wirkung von *San Qi* (Notoginseng) und die Kombination von *E Zhu* und *San Leng* (Curcuma und Spargani) hevorhob und zur Behandlung von Schlaganfällen berühmte Rezepte wie „*Huo Luo Xiao Ling Dan*“ (Wundersame Gefäßbelebende Pille) entwickelte. (Einige seiner Fallbeschreibungen an verschiedenen Stellen in diesem Buch.)

Seit den sechziger Jahren wurde die wissenschaftlich Erforschung der Blutstase, ihrer Diagnose und Behandlung vorangetrieben, insbesondere in der Pharmakologie, Hämorheologie, Onkologie und im Bereich der Gefäßkrankheiten. Es gibt jedoch noch immer verschiedene Konzepte die Ätiologie der Blutstase zu gliedern. Dabei ist allerdings zu beachten, daß – wie schon in der Einführung erwähnt – die Ätiologie im Sinne der TCM keine strikt kausalanlytische ist, d. h. eine exakte Trennung zwischen Ursache und Folge ist hier nicht immer möglich. Dies wird bei der Blutstase besonders klar: Viele ihrer Ursachen treten mit der Blutstase zugleich auf oder sind sogar manchmal deren Folge, d. h. Blutstase kann auf Dauer beispielsweise zu *Qi*-Leere führen, sie kann aber auch durch *Qi*-Leere verursacht sein. Für den Therapeuten ist jedoch in erster Linie wichtig, zu wissen, ob die *Qi*-Leere noch oder schon vorhanden ist, damit sie mitbehandelt werden kann.

Fußnoten

[15] Ich ziehe absichtlich das allgemeinere Wort Ader den anatomischen Begriffen Gefäß, Vene, Arterie etc. vor, wenn in den chinesischen Originaltexten meist keine Unterscheidung zwischen Meridianen (*Qi*-Adern) und Blutgefäßen (Blutadern) gemacht wird. Eine in der Ausgangssprache nicht vorhandene Information durch einen klar definierten Begriff mit anderen Informationen zu übersetzen, ist eine Interpretation, die meiner Meinung nach schon an Verfälschung grenzt.

[16] Einzelheiten und Unterschiede siehe im Glossarium unter Blut-Stauung, Blutstase und Blut-Akkumulation.

KAPITEL III

Verständnis und Diagnose der Blutstase in der modernen Medizin

Blutstase aus der Sicht der westlichen Medizin

Achtung: Die in diesem Abschnitt genannten Organe, wie Herz, Leber usw. beziehen sich anders als im Rest des Buches ausschließlich auf das schulmedizinisch definierte, anatomische Organ im engeren Sinne.

„Blutstase" – auf den einfachsten möglichen Punkt gebracht – bedeutet eine Verlangsamung des Blutflusses bis hin zum Stillstand.

Wenn wir uns die physiologische Funktion des Blutes, des Kreislaufs und der Mikrozirkulation ansehen, dann wird sofort klar, daß aus dieser einfachen Störung vielfältige Konsequenzen ergeben: eine mangelnde Nähr- und Sauerstoffversorgung **allen** Gewebes, Veränderung des Drucks und somit auch der Blutgefäße selbst, Behinderung der im Blut transportierten Hormone, Botenstoffe sowie der durch das Blut auszuscheidenden Abfallstoffe und somit also des endokrinen und des Immunsystems, des Wärmehaushalts, der Gerinnung und des gesamten Stoffwechsels – was es wohl einfacher macht, die davon nicht betroffenen Regionen und Systeme aufzuzählen.

Zum größten Erstaunen der Chinesen, die Blutstase schon jahrhundertelang als Krankheitsursache kennen, hat man im Westen erst in den letzen Jahrzehnten Forschungen betrieben, die sich – ausgehend von Physik und Physiologie – mit dem Fließen des Blutes und seiner Störungen befassen, nämlich in der Hämorheologie.

Rheologie ist ursprünglich ein Zweig der Mechanik in der Physik, der sich mit der Veränderung von Fließeigenschaften verschiedener Substanzen befaßt. In der Hämorheologie, also einem Zweig der biologischen Medizin, werden speziell die Fließeigenschaften des Blutes und die Formveränderung der Blutzellen untersucht.

Forschungsergebnisse in den letzten Jahren zeigen, daß die Veränderungen des Blutes und seiner Bestandteile, wie z. B. Blutviskosität, Blutvisoelastizität, Blutplasmaviskosität, Erythrozytenaggregation (Zusammenballung der roten Blutzellen), die Verformbarkeit der Blutzellen, Thixotropie, Fließeigenschaften der weißen Blutzellen und Thrombozytenaggregation und -adhäsion (Zusammenballung und gegenseitige Anziehung und Abstoßung der Blutplättchen) eine enorm wichtige Rolle spielen in der Entstehung und Entwicklung der meisten gefährlichen und chronischen Krankheiten, die mit der Mikrozirkulation in Verbindung stehen, darunter Apoplex, Diabetes, Herzinfarkt, akutes Nierenversagen, Atemversagen, Cor pulmonale etc., etc.

Die Reichweite der hämorheologischen Veränderungen steht in direktem Zusammenhang mit der Schwere der meisten kritischen Erkrankungen und ihrer Prognose. Ein Verständnis der pathophysiologischen Rolle und therapeutischen Implikation der Hämorheologie kann die Prognose und somit den Ausgang dieser Krankheiten definitiv verändern.

In der Volksrepublik China werden jährlich Millionen von Mark in Arzneimittelforschung und klinische Forschung investiert. Die drei Hauptforschungsrichtungen in der Medizin wurden bereits vor 40 Jahren von der Regierung als gleichwertig etabliert:

1. Die Traditionelle Chinesische Medizin, deren Wirkungsweise mit modernen wissenschaftlichen Methoden nach und nach erklärt werden kann, was sowohl Akupunktur wie auch Arzneimittel angeht.
2. Die westliche Schulmedizin, deren Forschung sich anders als bei uns, oftmals mit den anderen beiden Medizinrichtungen deckt oder überschneidet.
3. Die integrierte Medizin (*Zhong Xi Yi Jie He*), die vorurteilslos Methoden aus den beiden zuvor genannten Richtungen verwendet, um so die idealste Behandlungsmethode für den individuellen Krankheitstyp zu finden. Sie ist im wahrsten Sinne des Wortes eine „holistische" Medizin, da sie keine Behandlungsmethode ausklammert und undogmatisch den jeweils pragmatischsten Weg wählt.

Beispiel Apoplexforschung und Therapie: Die diagnostischen Methoden der Hämorheologie (s. o.) und des Blutlabors werden herangezogen, um eine Neigung zu oder Gefahr eines drohenden Schlaganfalls aufzuzeigen. Dann werden traditionelle Arzneimittel verabreicht, um diese Gefahr abzuwenden und ein weiterer Bluttest zeigt den Erfolg.

Ist aber schon ein Schlaganfall präsent, so wird ein Computertomogramm oder Kernspintomogramm gemacht, um sich über Art und Schaden des Schlaganfalles klar zu werden. Anschließend werden wieder traditionelle und ggf. auch moderne Arzneimittel eingesetzt, um den Blutfluß der Ischämie zu verbessern, den Thrombus schneller aufzulösen und einer weiteren Verschlimmerung vorzubeugen. Im Falle einer Hemiplegie wird gleichzeitig Akupunktur eingesetzt, um die Lähmungserscheinungen so gering wie möglich zu halten bzw. so schnell wie möglich zu beheben. Hier arbeiten also westliche Schulmedizin und TCM Hand in Hand zum Wohle des Patienten.

Zwei der Gebiete, die in den letzten 20 Jahren von allen drei Arten der Medizin in China Zuwendung fanden, sind die diagnostische Hämorheologie und die therapeutische Blutstaseforschung.

China ist daher, was hämorheologische Forschung angeht, das führende Land in Asien; in Europa ist es die Bundesrepublik Deutschland. Beide Länder stehen weltweit an der Spitze der hämorheologischen Forschung.

Unglücklicherweise wird jedoch in den meisten medizinischen Fakultäten Deutschlands die Hämorheologie nur am Rande, wenn überhaupt, erwähnt, vielleicht weil sie noch eine junge Fachrichtung ist. Auch ich kann hier nur eine kurze Einführung geben und muß den interessierten Leser auf den neuesten Schmidt/Thews[17] verweisen oder – wer einen tieferen Einblick in die hämorheologische Forschung wünscht – auf das erstklassige Journal „Clinical Hemorheology" oder auf A.M. Ehrlys „Therapeutic Hemorheology" (Springer, 1991). Außerdem findet sich im Glossarium dieses Buches ein Abschnitt über die wichtigsten Termini der Hämorheologie.

Blutstase aus der Sicht der Hämatologie

Hohe Viskosität: Viskosität, also die Reibung in einer Flüssigkeit, wird durch verschiedene Faktoren beeinflußt. Der erste ist natürlich die Dichte einer Flüssigkeit, die bei einem höheren Anteil an Blutzellen, Blutfett und Blutplättchen (Thrombozyten) ansteigt und bei einem geringeren Anteil an Blutplasma abnimmt, was z. B. durch ein „Durchsickern" durch undichte Gefäßwände entstehen kann. Ein weiterer Faktor ist die Beschaffenheit der Blutgefäße, die intakt eine geringere Reibung verursachen als wenn sie durch Krankheiten vernarbt und geschädigt sind. Im Labor dient die Bestimmung des Hämatokrits und des Blutfettspiegels (Cholesterin, HDL und LDL) zur Feststellung der Anteile des Blutes an hochviskosen Bestandteilen.

Mikrozirkulation: Durch Diagnose an Nagelbettkapillaren oder Augenhintergrundspiegelungen wird die Geschwindigkeit und Durchgängigkeit der feinsten Gefäßbahnen bestimmt. Ein hoher Druck durch unzureichenden Blutabfluß erzeugt stark gewundene und schleifenförmige Gefäße, außerdem lassen sich Hämorrhagien im Gewebe oder Mikrothrombosen erkennen, wenn eine Blutstase-Situation vorliegt. Bei der Augenhintergrundspiegelung ist auch eine Stauungspapille ein Hinweis für Störungen der zerebralen Blutzirkulation und der Permeabilität des Gefäßsystems, was ebenfalls auf Blutstase hinweist. Dabei finden sich ischämische ödematische Veränderungen, papillennahe Blutungen ebenso wie Venenverschlüsse, Sklerose, geschlängelte Venolen, Hämorrhagien um die Gefäße oder helle Arterien. Ferner sind vermehrte Schlingenbildung und Krümmung der Kapillaren feststellbar, die Durchflußgeschwindigkeit ist deutlich verringert. Auch Exsudationen und Blutungen um die Gefäße kommen häufig vor.

Gerinnungsneigung: Die Blutgerinnung ist ein hochkomplizierter Prozeß, der durch viele Faktoren beeinflußt und ausgelöst wird. Bei einer normalen traumatischen Situation ist eine rasche Blutgerinnung sinnvoll und nützlich, durch Verengung der lokalen Gefäße und Zusammenballung der Blutplättchen werden Blutungen abgedichtet und ein Blutverlust vermieden. Pathologisch ist die Situation aber dann, wenn eine erhöhte Neigungzur Blutgerinnung und Thrombusbildung entsteht. Eine solche Abweichung läßt sich durch Bestimmung der Gerinnungszeit sowie durch Länge und Schwere eines Thrombus ermitteln, der aus dem entnommenen Blut im Labor erzeugt wird.

Verformbarkeit der Blutzellen: Erythrozyten haben normalerweise eine Lebensdauer von 120 Tagen und werden aus dem System gefiltert, wenn sie zu alt sind und sich nicht mehr genug verformen können, um durch die feinen Milzgefäße und somit auch andere Kapillaren ungehindert passieren können.

Auch eine Verlangsamung der Sedimentationsrate und ein Anstieg ihres K-Wertes sind Hinweise auf Blutstase. Man kann also vereinfacht sagen, egal ob durch Bestandteile des Blutes oder durch die Blutgefäße, jede Art von Behinderung oder Verlangsamung der physiologisch notwendigen Menge und Geschwindigkeit des Blutflusses, stellt eine Situation dar, die im Sinne der TCM als Blutstase definiert werden kann.

Wie neuestes Forschungmaterial[18] ergab, lassen sich blutpathologisch folgende Veränderungen nachweisen.

Syndromdifferenzierung nach der TCM:	**Hämorheologische Veränderungen:**
Blutstase mit *Qi*-Leere	Intrazellulare Viskosität d. Erythrozyten ⇧, Erythrozytenverformbarkeit ⇩
Blutstase mit *Yang*-Leere	Gesamtblutviskosität ⇧, Gerinnung in vitro ⇧, Plasmaviskosität ⇧, Fibrinogen ⇧, Hämatokrit ⇧
Blutstase mit *Yin*-Leere	Plasmaviskosität ⇧, Hämatokrit ⇧, K-Wert (h/R) Erythrozytenagglutination ⇧, Thrombozytenaggregation ⇧, Erythozytenelektrophorese ⇩
Blutstase mit Schleim	Gesamtblutviskosität ⇧, Gerinnung in vitro ⇧, Gesamtblut- und Plasmaviskosität ⇧, Fibrinogen ⇧, Hämatokrit ⇧, Gerinnung in vitro ⇧, Thrombozytenaggregation ⇧
Blutstase generell	Geschwindigkeitsgradient (Shear-Rate) ⇧, Gesamtblutviskosität ⇧, reduzierte Viskosität ⇧, Gesamthämatokrit ⇧

Grundlagenforschung auf dem Gebiet der Blutstase

In den letzten Jahrzehnten wurden verschiedene Forschungen zur experimentellen Erzeugung der Blutstase unternommen, die jedoch entweder nur eine akute, aggressive und zeitlich begrenzte Blutstase durch Verletzung (Hitze, Kälte, chemische Agenzien, physikalische Einwirkungen etc.) erzeugten und daneben einen klinisch kaum anzutreffenden Idealfall mit nur einer Noxe in hoher Dosis zum Modell nahmen.

Die von mir 1998 durchgeführte Studie am Tier (siehe Anhang) zeichnet sich daher sowohl durch ihre Länge (112 Tage) aus als auch durch den Gebrauch von drei verschiedenen Faktoren (d. h. Blutviskosität, Vasokonstriktion und immunologische Einflüsse) in niedriger Dosierung zur Erzeugung einer chronischen, multiplen Blutstase im Sinne der TCM. Sie entspricht damit weitgehend der in der humanmedizinischen klinischen Praxis häufig anzutreffenden Form der Blutstase wie z. B. bei Diabetes mellitus, chronischer Hepatitis, koronaren Herzkrankheiten (KHK), ischämischen Apoplexien usw.

Die Studie wies nach, daß Blutstase zunächst funktionelle Veränderungen im Organismus erzeugt, die sich anhand der über 70 untersuchten Parameter in Blut und Gefäßen nachwiesen ließen. Insbesondere Stoffwechselfunktionen – vor allem der Leber und des Myokards – und hämorheologische und immunologische Veränderungen waren zu beobachten, was den Zusammenhang der Blutstase mit Hepatitiden, KHK und kanzerogenen Prozessen nachwies.

Ferner zeigte sich im Ergebnis, daß eine schwere chronische Blutstase pathomorphologische Veränderungen an Leber, Niere und Herz und sekundär auch an Milz und Lunge erzeugt. Obwohl die Versuchsgruppe ein weit geringeres Endgewicht aufwies, war das Gewicht von Herz, Leber, Milz und Gehirn höher als in der Kontrollgruppe, was sich mikroskopisch durch

Herzwandverdickung, Hepatosplenomegalie und Hirnödem verifizieren ließ. Ferner ergab die in der TCM stark gewichtete Untersuchung der Zunge eine Verminderung der Zungengefäße und der Gefäßdichte (= violett-zyanotischer Zungenkörper, häufig bei Blutstase). Die Ergebnisse der Studie zeigen klar auf, daß das Blutstasesyndrom nicht nur als Hintergrundserkrankung und Begleitphänomen eine Rolle spielt, sondern auch an der weiteren Entstehung von sowohl funktionellen Störungen der inneren Organe als auch ursächlich an der Entstehung von organischen, pathomorphologisch sichtbaren Läsionen des gesamten Organismus in seinen wichtigsten Organen beteiligt ist. Dies erklärt auch das breite Spektrum des Blutstasephänomens und seine Verbindung mit vielen schweren Erkrankungen.

Symptomatik der Blutstase

Krankheitsvorgeschichte

Nach Wang Qing-Rens These und den heutigen Erkenntnissen der TCM tritt Blutstase häufig nach langwierigen chronischen Erkrankungen auf. Auch nach Operationen oder äußeren Verletzungen ist sie häufig zu beobachten. Auch Gelbsucht muß hier genannt werden, besonders wenn eine chronische Leberentzündung vorliegt.

Bei weiblichen Patienten liegt oft eine langjährige Menstruationsstörung (Amenorrhö, Dysmenorrhö oder übermäßige unregelmäßige Menses) vor, oft mit dunklem oder klumpigem Blut. Aber auch Menopause, starke Lochien oder Metrorrhagie sowie Unfruchtbarkeit beider Geschlechter kann im Zusammenhang mit Blutstase stehen.

Was die Lebensweise der Patienten angeht, so sind starke Raucher, Trinker und Freunde von süßen und fetten Speisen und solche mit aufbrausendem oder ängstlichen Temperament ebenfalls prädisponiert.

Ferner findet sich manchmal noch eine Vorgeschichte von Epilepsie und psychischen Erkrankungen.

Klinische Symptomatik

Die untenstehende Liste ist insofern vollständig, als daß sie alle im Idealfall vorliegenden Zeichen auflistet. Einen solchen „idealen, typischen Patienten", der ausnahmslos alle Zeichen hat, gibt es aber in der Chinesischen Medizin genauso wenig wie bei uns.

Temperatur

Es findet sich oftmals eine persistierende erhöhte Körpertemperatur oder Fieber oder eine nur zu bestimmten Zeiten steigende Temperatur.

Manchmal empfindet der Betroffene mit Kälte abwechselnde Hitze oder Hitzegefühle an lokalen Stellen wie Handflächen, Brust, Abdomen, Genitalien und Fußsohlen.

Schmerz

Der typische Schmerz bei Blutstase ist stechend und immer an der gleichen Stelle, die auch druckempfindlich ist. Er wird oft als stechend wie mit Nadeln oder Messer beschrieben und ist nicht leicht oder schnell wegzubekommen.

Sensorische Irritationen

Manchmal wird ein durch Kratzen nicht zu beseitigendes Jucken unter der Haut beschrieben oder ein Ameisenkribbeln.

Auch lokale Taubheitsgefühle bis hin zur Unempfindlichkeit gegenüber Wärme-Kälte-Unterschieden kommen häufig vor.

Druck

Von einem Druck- oder Spannungsgefühl in Kopf, Augen, Brust, Rippenbögen oder Gliedern, aber auch Völlegefühl in Epigastrium, Abdomen und Rücken wird oft berichtet. Typisch dabei ist, daß diese Gefühle täglich auftreten und eher stärker als schwächer werden.

Steifheit

Glieder und Hals sind oft steif und schwer zu bewegen oder zu strecken. Der Kopf ist oft nur mit Mühe drehbar.

Blutungen

Alle Arten von Blutverlust, sowohl blaue Flecken und schlecht stoppende Verletzungen, als auch Blut in Stuhl, Urin, Nasenbluten, Bluterbrechen und übermäßig starke Menstruation können auf Dauer zu Blutstase führen. Oft findet sich dabei dunkles oder klumpiges Blut.

Trockenheit

Da Blut eine *Yin*-Flüssigkeit ist, finden sich bei Blutstase oft Anzeichen für Mangel an nährenden Flüssigkeiten: Ein trockener Mund mit Abneigung gegen das Schlucken größerer Mengen an Flüssigkeiten ist ebenso typisch wie trockene, manchmal schuppige Haut und sprödes, glanzloses Haar, das leicht ausfällt ohne nachzuwachsen.

Schlaf und Gedächtnis

Schlafstörungen und leichtes Erwachen oder Aufschrecken mit vielen Träumen kommen, wie Wang schon beschreibt, ebenso häufig vor wie ein schlechtes Gedächtnis, die Unfähigkeit sich zu konzentrieren und in Extremfällen auch Halluzinationen.

Kopf

Die Gesichtsfarbe hat eine dunkle Färbung, manchmal mit Neigung zu dunkelrotem, violettem oder gar schwärzlichem Teint. Man findet häufig Spider Naevi oder rötliche Adern in Gesicht, Wangen und an der Nase.

Die Skleren der Augen haben manchmal eine gelbliche Färbung mit vielen sichtbaren Blutäderchen. Auch finden sich dunkle Ränder unter den Augen.

Die Lippen sind typischerweise dunkel, also mit violettem, bläulich-zyanotischem oder dunkelrotem Teint. Der Zungenkörper ist violett und dunkel und leicht vergrößert. Die Seiten haben oft bläuliche Flecken oder Punkte wie von lokalen Blutungen. Die Venen unter der Zunge sind oft dunkel, geschwollen, gewunden und treten stark hervor.

Im Genick finden sich häufig bläuliche, hervorgetretene Venen, die Farbe des Genicks ist oft rötlich wie von gekochten Krustentieren (Krebsen, Krabben).

Rumpf

In der Brust werden manchmal klopfende oder pochende Empfindungen verspürt, die Haut ist dunkelrot. Die Hals- und Brustwirbelsäule ist oft deutlich hervorgetreten und druckschmerzhaft.

Der Bauchraum ist typischerweise angeschwollen, manchmal trommelartig, so daß der Nabel hervortritt. Auch zeichnen sich meist gewundene Venen unter der Haut ab. Ein weiteres Zeichen für Blutstase ist die Anwesenheit von abdominalen Massen (Resistenzen), die fühlbar und druckschmerzhaft sind.

Glieder

Die unteren Glieder sind manchmal geschwollen oder dunkel und schmerzhaft. Es finden sich auch Trommelfinger und Zehen.

Noch typischer ist die Blässe der Hände und Füße, die sich eiskalt anfühlen und bläuliche Nägel aufweisen.

Systematische Symptomatik

Nervensystem/Psyche

Leichte Reizbarkeit und andere übermäßig starke Emotionen (z. B. Eifersucht etc.) sowie Verwirrung, Depression und Manie haben oft wechelseitige Beziehungen zur Blutstase. Auch nervös bedingtes plötzliches Herzklopfen ist damit verbunden.

Verdauungsystem

Druck-Schmerz und Völlegefühl wurden oben schon als typische abdominale Symptome beschrieben. Ferner kommen noch häufiger Durchfall oder Verstopfung sowie Appetitmangel, Übelkeit, Magenbrennen, trockener Rachen und Schluckauf vor.

Respiratorisches System

Alle andauernden Atemwegskrankheiten wie langwieriger Husten, Asthma, aber auch Kurzatmigkeit und Abhusten von blutigem Schleim werden mit Blutstase in Verbindung gebracht.

Urogenitales System

Schwellung und Spannungsgefühl des Unterbauches wurden hier schon genannt, ebenso wie Unfruchtbarkeit beider Geschlechter. Ferner ist noch trüber oder viel Urin, schmerzhaftes oder unterbrochenes Urinieren als möglicher Hinweis auf Blutstase zu deuten.

Kreislauf

Grundloses Herzklopfen oder Herzjagen, Atemnot, Ödeme der unteren Extremitäten sind ebenso wie Herzstechen oder Herzschmerzen ein Hinweis auf Blutstase.

Klinische Diagnostik und Laboranalyse

Blutlabor

Hämorheologische Untersuchungen stehen natürlich an erster Stelle: Hier sind als nahezu absolut sicherer Hinweis für Blutstase eine erhöhte Blut- und Blutplasmaviskosität zu nennen, aber auch eine Verlangsamung der Sedimentationsrate und ein Anstieg ihres K-Wertes sowie erhöhte Agglutination aller Blutzellen und des Fibrinogengehaltes weisen auf Blutstase.

Mikrozirkulation

Bei einer in China früher häufig angewendeten Untersuchung des Nagelbettes, aber auch bei der Augenhintergrunduntersuchung findet sich oft ein Anstieg an Kapillarschlingen, eine lokale Exsudation und eine Verlangsamung des Blutflusses als Hinweis.

Hyperlipidämie, ein hoher Cholesterin- und Bilirubinspiegel und ein Anstieg der Blutzellen und Blutplättchen finden sich ebenfalls oft bei Blutstasepatienten.

Sekundäre Zeichen sind Erhöhungen des Albuminspiegels, erhöhte Blutsenkungsrate sowie Vorkommen von positiven Rheumafaktoren, Antistreptolysin O und Lupus-Zellen im Blut.

Bildgebende Diagnoseverfahren

CT und MRI zeigen oft Thromben, Hämatome, Ischämien und Tumoren in Gehirn und inneren Organen. EMG und Sonogramme zeigen gelegentlich Hepatosplenomegalie, Hydronephrose und Hypertrophie des Herzens. Röntgenologisch finden sich Lungenentzündungen oder Tumore, aber auch Divertikel und Polypen. Diese sind jedoch weniger eindeutig als die Ergebnisse des Blutlabors und vor allem der Hämorheologie.

Zusammenfassung

Aus der Sicht der konventionellen Medizin ist die Blutstase durch eine Verschlechterung des Blutflusses, bis hin zum Stillstand des Blutflusses gekennzeichnet. Im einzelnen sind folgende Veränderungen feststellbar:

In den Kapillaren kommt es vielfach zum Stillstand des Blutflusses, wie bei Nagelbettuntersuchungen deutlich sichtbar. Das Blut neigt stärker zur Thrombosebildung was sich durch die Untersuchung im Blutlabor (s.u.) deutlich zeigt.

Der Stoffwechsel weist pathologische Veränderungen auf: Hierzu zählen in erster Linie Veränderungen der Haut und des inneren Gewebes wie Skleratosen und andere Hautkrankheiten, Verklebungen nach OP, Hämorrhagien aller Art. Auch endokrinologische Veränderungen oder Verminderung von Körpersäften im Flüssigkeitshaushalt, des Insulins und Hormonspiegels, insbesondere der Sexualhormone sind häufige Folgen der Blutstase.

Zu den immunologischen Veränderungen zählen erhöhte Entzündungsneigung und Allergiebereitschaft ebenso wie geschwächte Abwehr und erhöhte Neoplasmenbildung.

Im Labor feststellbar sind dann eine hohe Blut- oder Blutplasmaviskosität, eine Verlangsamung der Blutsenkungsgeschwindigkeit und Erhöhung des K-Wertes und der Blutzellenagglutination, ein Anstieg des Fibrinogens und der Blutplättchen sowie häufig auch der roten und weißen Blutzellen. Ferner besteht häufig Hyperlipidämie.

Auf dem internationalen Kongreß für Blutstaseforschung in Beijing 1988 wurden von der Forschungsgesellschaft für integrierte westliche und Chinesische Medizin die folgenden Standardkriterien zur Beurteilung der Blutstase festgelegt, von welchen schon eines genügt, um den Verdacht auf Blutstase nahezulegen:

1. Dunkler oder violetter Zungenkörper mit typischen Blutstaseflecken oder Streifen
2. Typischer rauher Puls oder kein Puls
3. Schmerz mit fixer Lokalisierung (oder auch stechend, druckempfindlich und chronisch)
4. Typische abdominale Blutstasesymptome
5. Palpativ feststellbare abdominale Massen (Resistenzen)
6. Blut außerhalb der Gefäße (auch durch Wunden oder innere Blutungen)
7. Gefäßveränderungen (gekrümmt, verdickt) und Blutstasezeichen der Haut (Petechien, Spider Naevi, dunkelblaue Flecken in der Unterhaut etc.)
8. Dysmenorrhö mit dunklem, klumpigen Blut oder Amenorrhö
9. Trockene, geschuppte oder rissige Haut
10. Lähmungen und Taubheitsgefühl
11. Reizbarkeit bis hin zu manischen Psychosen

Schulmedizinisch definierte Krankheiten in Verbindung mit Blutstase

Eine chronische Blutstase steht in engstem Zusammenhang mit folgenden Krankheiten:

Kardiologie: Herzinfarkte, Herzinsuffizienz und Angina pectoris, Cor pulmonale, Herzrhythmusstörungen

Gefäße und Kreislauf: Arteriosklerose, Thrombosen, DIC, Hämorrhagien aller Art

Neurologie und Gehirn: TIA, apoplektische Insulte (sowohl ischämischer als auch hämorrhagischer Art) sowie Gedächtnisstörungen und senile Demenz durch vaskulare Ischämie und Multiinfarktdemenz, Tinnitus und Gehörstürze mit Taubheit

Dermatologie: Psoriasis, Neurodermitis, Seborrhö, Ichthyosis, Chloasma, u. v. m.

Gynäkologie: Menstruationsstörungen aller Art, Metrorrhagien, Lochien, postpartale Störungen

Onkologie: Tumorbildungen aller Art, insbesondere im Bauchraum

Immunologie: Immunschwäche und rheumatisch-arthritische Krankheiten

Urogenitalbereich: akutes Nierenversagen, Störungen beim Urinieren wie Dysurie, Prostatitis

Lunge, Atemtrakt: Atemversagen, Asthma und Husten mit Blutauswurf

Psyche: Depressionen, Manie, Psychosen, Insomnia, Altersdemenz

Leber, Stoffwechsel: chronische Hepatitis, Leberzirrhose, Diabetes

Außerdem überall dort, wo eine schlechte Blutversorgung und eine daraus entstehende Veränderung des Gewebes zu pathologischen Störungen führen kann.

Fußnoten

[17] Schmidt/Thews: Physiologie des Menschen, 26. Auflage, S. 498 ff. und Clinical Hemorheology, Pergamon Press - Elsevier Publishing

[18] Xu Zhong-Pei, Zhang Bo-Li et al.: *Gao Nian Zhi Xue Zheng de Zhong Yi Bian Zheng Gui Lü Yan Jiu*, 1997 Tianjin

KAPITEL IV

Die Ätiologie der Blutstase in der Chinesischen Medizin

Grundlagen der TCM – Blut und *Qi*

Der chinesische Begriff „*Xue*,“ hier mit Blut übersetzt, wird in seiner Definition in China viel weiter gefaßt als bei uns.

Blut im Sinne der TCM entsteht aus der verfeinerten Essenz der Nahrungsmittel, welche vom Funktionskreis[19] Milz nach der Destillation nach oben in den Funktionskreis Lunge geschickt wird, dort von dem aus der Atemluft gewonnen *Qi* zum Funktionskreis Herzen geschickt, wo es mittels Nieren-*Qi* und *Yuan-Qi* (Ursprungs-*Qi*) in rotes Blut verwandelt wird.

Danach sind das *Ying* (nährendes *Qi*) und das Blut für immer untrennbar verbunden. Das rote Blut ist der substantiellere, gröbere Anteil, das *Qi* der feinstoffliche energetische Anteil. Blut nährt das *Qi* aller Organe und *Qi* verleiht dem Blut seine wärmende, bewegliche Energie. Wo *Qi* hinfließt, folgt das Blut. Daher heißt es auch „*Qi* ist der Heerführer des Blutes, Blut ist die Mutter des *Qi*.“

Schon im „*Huang Di Nei Jing*“ (Klassiker des Gelben Kaisers) im „*Ling Shu*“, Kap. 18 heißt es:

„Blut (Xue) und Qi haben verschiedene Namen, gehören jedoch zur gleichen Art. Wie ist das zu verstehen? Qi Bo (der Arzt des Gelben Kaisers) antwortet: „Ying und Wei (nährendes und protektives Qi) gehören zum JING (Essenz-Qi), Blut aber zum Shen (Geist-Qi).“ Zhang Zhi-Cong erklärt dies so: „Ying-Qi und Wei-Qi stammen aus der Nahrungsessenz, Blut (Xue) entsteht auch aus den purifizierten Säften des Mittleren Erwärmers, benötigt aber die feinstoffliche Energie des Herzens (Geist-Shen), um zu dem Blut (Xue) verwandelt zu werden. Blut, Ying und Wei entstehen alle aus dem JING (Essenz), daher ist der Name verschieden, doch die Art ist die Gleiche.“[20]

Die Aufgaben des Blutes sind vielfältig: Es soll als *Yin*-Flüssigkeit den ganzen Körper und seine Organe einschließlich des Geistes befeuchten und ernähren und eine Balance zu den *Yang*-Eigenschaften des *Qi* herstellen. Durch seine Rolle bei der Menstruation und Geburt spielt es auch in der Frauenheilkunde eine wichtige Rolle.

Blut und *Qi* sind wie *Yin* und *Yang*; das *Qi* liefert die Energie zur Produktion der Bewegung des Blutes durch die Adern und hält das Blut vom Verlassen der Blutgefäße ab. Umgekehrt ist das Blut die Voraussetzung für die Entstehung des *Qi* und stellt ein Transportmedium für das *Qi* in alle Körperbereiche dar. Daher schreibt Zhang Jing-Yue:

„Der Mensch hat Yin und Yang, Qi und Blut. Das Yang regiert das Qi. Daher ist der Geist mächtig, wenn das Qi ausreichend ist. Das Yin regiert das Blut. Wenn also das Blut ausreichend vorhanden ist, so ist der Körper stark.“

TCM-Pathologie des Blutes

Krankheiten des Blutes können sich nach der Definition der Chinesischen Medizin im Prinzip auf vier verschiedene Weisen manifestieren, nämlich:

1. Blutverlust durch das Fülle-Syndrom Hitze oder durch *Qi*-Leere (*Xu*), *Yin*-Leere und schließlich als Folge von Blutstase (*Yu Xue*) und Traumen
2. Hitze des Blutes mit Symptomen wie beschleunigter Puls, rote Zunge, Entzündungszeichen, Trockenheit und Hitzegefühl. Je nach Organ manifestiert sich Bluthitze auf verschiedene Weise
3. Leere[21] (*Xu*) des Blutes, meist resultierend aus Leere des Milz-*Qi* mit Auswirkungen meist auf Leber und Herz, aber auch auf Menstruation und Psyche und schließlich
4. Stase des Blutes *(**Yu Xue**)*, die Verlangsamung oder Behinderung des Blutes, auf die wir nun genauer zu sprechen kommen werden.

Die 10 Hauptsyndrome und Ursachen der Blutstase

1. Blutstase durch *Qi*-Stagnation

In der TCM sagt man: „Wenn stagniertes *Qi* nicht durchgeht – staut sich das Blut und fließt nicht." Diese Ursache der Blutstase ist mit hoher Blutviskosität absolut identisch, da das Blut sich zu langsam durch die Gefäße bewegt oder in den Kapillaren teilweise völlig stockt. Umgekehrt kann aber auch Blutstase eine *Qi*-Stagnation verursachen, da das Blut ja das *Qi* transportiert. Gestautes Leber-*Qi*, z. B. durch häufigen oder unterdrückten Ärger, ist hier einer der häufigsten Krankheitsmechanismen.

2. Blutstase durch *Qi*-Leere

„*Qi* ist der Heerführer des Blutes" wie es im *„Nei Jing"* heißt. Wenn es also dem *Qi* an Kraft fehlt, das Blut durch die Adern zu treiben, dann stagniert dieses. Auch langwierige auszehrende Krankheiten schwächen zunächst das *Qi* und später entsteht daraus die Blutstase. Chronische Hepatitis, Neurasthenie und Erschöpfung, die sich alle durch Müdigkeit und geistige oder körperliche Schwäche auszeichnen, stehen oft mit dieser Art von Blutstase ursächlich in Verbindung.

3. Blutstase durch *Yang*-Leere bedingte Kälte

Das wärmende *Yang-Qi* der Nieren, der Milz und des Herzens, sorgt auch u. a. für die nötige Wärme im Körper. Ist ein Mangel an *Yang* oder an *Qi* vorhanden, dann kann nicht nur pathogene Kälte den Körper leichter befallen, sondern auch dem Körper selbst mangelt es an Wärme, so daß das gleiche geschieht wie im nächsten Fall: Das Blut wird dickflüssig wie gefrierendes Wasser und die Folge ist Blutstase. Krankheiten des Verdauungstraktes und Frauenkrankheiten stehen oft im Zusammenhang mit diesem Mechanismus.

4. Blutstase durch exogene pathogene Kälte

In der TCM heißt es: Wenn das Blut durch das *Wei-Qi* erwärmt wird, dann fließt es. Wenn es aber kalt wird, dann zieht es sich zusammen. Dies kann durch den Einfluß von äußerer pathogener Kälte herrühren, aber auch durch den Mangel an wärmendem *Yang-Qi*. In jedem Falle „gefriert" das Blut, d. h. sein Fließen wird langsamer oder stoppt gänzlich. Krankheiten des rheumatischen Formenkreises sind oft hiervon betroffen.

5. Blutstase durch pathogene Hitze

Da die pathogene Hitze die Körperflüssigkeiten verbraucht, dickt das Blut bei Hitze gewissermaßen ein und verklumpt bei weiterer Hitze. Dies ist eine der schon im *„Nei Jing"* und *„Shang Han Lun"* bekannten Ursachen der Blutstase. Fiebrige Infektionskrankheiten und Blutungsneigung durch Hitze im Blut stehen mit dieser Ursache ebenso in engem Zusammenhang wie auch viele Hautkrankheiten.

6. Blutstase durch Verletzungen

Bei Traumen aller Art mit inneren oder äußeren Blutungen entsteht immer eine akute Blutstase, die sich z. B. durch Hämatome zeigt. Das koagulierte Blut wird aber manchmal nicht völlig resorbiert wie z. B. noch jahrelang sichtbar zurückbleibende Hautfärbungen über großen Hämatomen zeigen. Solche, aus Traumen hervorgegangene, oft nur funktionelle, aber subjektiv vorhandene Störungen werden in der Chinesischen Medizin ebenfalls der Blutstase zugerechnet. Die moderne Chinesische Medizin nennt diese Art der Blutstase eine „akute Blutstase", während die oft weniger offensichtlichen Blutflußstörungen der „chronischen Blutstase" zugerechnet werden.

7. Blutstase durch Blut-Leere (z. B. bei Blut-Verlust)

Hiervon sind Traumatologie und Gynäkologie häufig betroffen: Traumen aller Art erzeugen eine eher akute Blutstase, bei der das Blut die Gefäße verläßt und entweder durch die Wunde austritt, was zu Blut-Leere führen kann, oder sich als Hämatom unter der Haut zusammenballt. Auch innere Blutungen und Regelblutungen sind hier zu nennen. Je nach Schwere kann daraus auch eine chronische Blutstase entstehen.

8. Blutstase durch exogene Trockenheit oder *Yin*-Leere

Unter dieser Rubrik finden sich häufig Hautkrankheiten und Altersdemenz: *Yin*-Leere oder ein Mangel an Körperflüssigkeiten durch das im Alter nachlassende Durstgefühl führen zu einer hohen Blutviskosität mit all ihren Folgen wie z. B. Arteriosklerose usw. Da Blut ein Teil des Gesamt-*Yin* ist, führt eine langfristige *Yin*-Leere auch zur Trockenheit des Blutes, da sein Anteil an dünnflüssigen Bestandteilen vermindert ist. Hier sind Ursache und Folge der Blutstase kaum zu trennen, da sie sich gegenseitig bedingen.

9. Schleim in Verbindung mit Blutstase

Wang Qing-Ren sagt, der Schleim werde im Hals produziert, statt wie im Altertum behauptet, in der Lunge. Man darf aber nicht vergessen, daß „Schleim" eine gewöhnliche Bedeutung hatte, nämlich jener Schleim, der fortwährend räuspernd ausgespuckt wurde, und eine medizinische Bedeutung, nämlich Schleim als Oberbegriff für alle zähen, dickflüssigen Substanzen, die im Körper physiologische Flüsse hemmen, in diesem Sinne z. B. auch LDL und Cholesterin. Viele Folgen der Arteriosklerose gehören also hierzu, wie z. B. Herz- und Gefäßkrankheiten.

10. Verausgabung als Ursache der Blutstase

Wird eine bestimmte Bewegung oder Körperhaltung ständig fortgesetzt (bei bestimmten Berufskrankheiten) oder besteht überhaupt zu wenig Bewegung, dann wird der Blutfluß eingeschränkt und somit eine Blutstase erzeugt. Letztere Ursache tritt oft bei dickleibigen und bettlägerigen Patienten auf und ist auch an der Entstehung von Blutstase bei langwierigen Krankheiten beteiligt.

Weitere, indirekte Einflüsse im Zusammenhang mit Blutstase:

Unterdrückte Emotionen

Während emotionale Ursachen, besonders Ärger, leicht zu *Qi*-Stagnation führen können indem sie den freien Fluß des Leber-*Qi* affizieren, kann einerseits die *Qi*-Stagnation wieder Blutstase verursachen, andererseits ist die Leber auch von allen *Zang*-Organen am leichtesten betroffen. Diese Ursache steht in Zusammenhang mit *Qi*-Stagnation. Magenschmerzen, abdominale Massen (Resistenzen)[22], Globusgefühl im Hals und Menstruationsstörungen stehen oft mit einer emotional bedingten Blutstase in Verbindung.

Ernährungsgewohnheiten

Rohes und kaltes Essen im Übermaß erschöpft das wärmende *Yang-Qi* der Milz, was dann also als *Qi*-Leere in Kombination mit Kälte leicht zu Blutstase führen kann. Aber auch üppiges, fettes und süßes Essen (einschließlich Alkohol und Nikotin) führen zur Bildung von Schleim und innerer Hitze, so daß auch hier die Blutstase eine Folge ist. Koronare Herzkrankheiten, Angina pectoris, usw. können auch hier die Folgen sein.

Hier nun eine tabellarische Zusammenfassung der Blutstaseursachen einschließlich der zu Blutstase führenden Syndrome:

Qi	Kälte / Hitze	Blut / *Yin*	Andere Ursachen
Qi-Leere	Kälte durch Yang-*Qi*-Leere	Blut-Leere (Blutverlust, Blutarmut)	Verausgabung (Erschöpfung)
Qi-Leere durch lange Krankheit	Pathogene Kälte	Traumen (akute Blutstase)	Schleim (ernährungsbedingt)
Qi-Stagnation	Pathogene Hitze	Trockenheit, *Yin*-Leere (ernährungsbedingt oder exogen)	Emotionale Ursachen (Ärger, Depression)

Fallbeispiele aus der Praxis nach der Ätiologie geordnet

Die nun folgenden Krankenberichte stammen sowohl aus klassischen als auch modernen Quellen und beschreiben den Fall teils nur aus der Sicht der TCM oder auch aus der Sicht der integrierten Chinesischen Medizin. Sie korrespondieren mit den weiter oben genannten 10 Hauptsyndromen und Ursachen der Blutstase und sollen diese verdeutlichen:

1. Blutstase durch *Qi*-Stagnation

hier: Ischämische Herzkrankheit, Sick-Sinus-Syndrom)

Ye Tian-Shi: „Wenn das *Qi* blockiert ist, staut sich auch das Blut, so daß allmählich eine Blutstase mit *Bi*-Syndromen entstehen kann und bei noch längerer Dauer auch abdominale Massen (Resistenzen)."

Aus den Krankenberichten des Ersten Universitätskrankenhauses der Hua Xi Medizinischen Universität in Chengdu:

Frau Mao M., 51 Jahre alt, Arbeiterin, verheiratet, hospitalisiert am 3.12.83

Anamnese:

Vor dreizehn Jahren wurde die Patientin plötzlich bewußtlos, durch EKG stellte man eine extrem bradykarde Rhythmusstörung fest, die sich nach 2 Minuten wieder normalisierte. Allgemeinzustand danach: gut. Vor vier Jahren verspürte die Patientin einen plötzlichen Schmerz in der Herzgegend, wonach Herz- und Atemstillstand eintraten, nach 18-minütiger Wiederbelebung begann das Herz wieder zu schlagen und auch die Atmung, Pulswellen und Blutdruck normalisierten sich. Das EKG zeigte eine Arrhythmie im atrioventrikularen Grenzbereich, ventrikulare Extrasystolen und Zeichen eines akuten Infarktes.

Zungenkörper war blaß, Puls schwach und fein, Syndromdifferenzierung war *Shao Yin* Herzsynkope, Therapie war „*Qi* stärken und *Yang* zurückbringen" mittels 1x täglich eine Verschreibung *Shen Fu Tang* (Ginseng Aconit Dekokt) bis schließlich 5 Monate später eine Rekonvaleszenz vorhanden war.

Vor drei Jahren wiederholt auftretende Adam-Stokes-Anfälle wurden mit Herzschrittmacher-Implantation beseitigt. Durch ein Problem des Schrittmachers vor 2 Jahren wurde Atropin und Isopropylnoradrenalin zur Aufrechterhaltung des Normalzustandes verschrieben.

Einen Monat vor Einlieferung plötzliche schwere Synkope durch erneutes Versagen des Schrittmachers. Verabreichung von chinesischen Arzneimitteln direkt nach der Einlieferung.

Zungenkörper blaß, mit dickem weißen Belag, Puls tief und fein.

Weitere Resultate der Diagnose: Pulsrate 42/min., RR 100/70 mm/Hg.

Herzkontur leicht nach links vergrößert, kein Sinusgeräusch feststellbar. Lunge ohne Befund, Leber und Milz nicht tastbar. Plasmacholesterin normal. Röntgenologisch zeigte sich eine Vergrößerung des linken Herzrandes über die mittlere li. Clavicularlinie hinaus. Das EKG zeigte eine Arrhythmie im atrioventrikularen Grenzbereich, ventrikulare Extrasystolen und eine extensive myocardiale Ischämie.

Diagnose der westlichen Medizin: Ischämische Herzkrankheit, Sick-Sinus-Syndrom.

Diagnose der Chinesischen Medizin: Schwäche, Zusammenbruch des Herz-*Yang*, *Qi*-Stagnation und Blutstase.

Therapiekonzept: Gleichzeitige Kräftigung von *Yang* und *Qi*, Blutbelebung, Beseitigung der Blutstase.

Grundrezeptur: [23]

Dang Shen 30 g Rx. Codonopsitis	*Fu Pian* 15 g Rx. Aconiti	*Huang Qi* 30 g Rx. Astragali	*Gui Zhi* 12 g Ra. Cinnamomi
Chuan Xiong 12 g Rx. Ligustici	*San Qi* (pulv.) 9 g Rx. Notoginseng	*Dan Shen* 15 g Rx. Salviae	*Chi Shao Yao* 15 g Rx. Paeoniae Rubrae
Bai Mu Tong[24] 12 g Caulis Akebiae Mutong			

Ergänzende Arzneien:

1. Bei Reizbarkeit und Schlaflosigkeit: *Fu Shen* 12 g, *Suan Zao Ren* 12 g, *Yuan Zhi* 12 g
2. Bei Husten mit Schleim, Übelkeit, Erbrechen: *Chen Pi* 12 g, *Fa Xia* 12 g, *Fu Ling* (Poria) 12 g, *Zhu Ru* 12 g
3. Bei Völlegefühl und Appetitlosigkeit: *Hou Po* 20 g, *Bai Zhu* 14 g, *Zhi Ke* 12 g, *Sha Ren* 6 g, *Kou Ren* 6 g, *Sheng Jiang* 12 g
4. Bei atrioventrikulären Reizleitungsstörungen: *Sheng Mai Zhu She Ye* (pulserzeugende Injektion, eine in China erhältliche Zubereitung des „*Sheng Mai Tang*" pulserzeugendes Dekokt), täglich 2 mal sowie 10 mg Isopropylnoradrenalin Lutschtabletten, täglich 1 – 3 mal, bis sich Herzfrequenz auf 60 – 70 pro Min. einstellt, dann absetzen.

Zwei Wochen nach Beginn der Therapie wurden das Herzklopfen der Patientin weniger und leichter und es traten keine Synkopen mehr auf. Die Herzfrequenz pendelte sich auf 65 – 68 pro Min. ein. Das EKG zeigte Arrhythmien im atrioventrikularen Grenzbereich und myocardiale Ischämie.

Nach drei Monaten Behandlungsdauer waren keine Beschwerden der Patientin mehr vorhanden, sie konnte aufstehen und normale Tätigkeiten verrichten. Eine erneute EKG Diagnose erbrachte, daß keine myocardiale Ischämie mehr vorhanden war. Die Patientin bestand darauf, weiterhin chinesische Arzneimittel zur Behandlung verschrieben zu bekommen und regelmäßig untersucht zu werden. Sie ist seither bei guter Gesundheit.

2. *Qi*-Leere bedingte Blutstase

(hier: Erschöpfung und Atrophie nach langer Krankheit)

Wang Qing-Ren („*Yi Lin Gai Cuo*"): „Ist das *Yuan-Qi* derartig leer, daß es die Blutgefäße nicht ausreichend versorgen kann, dann fehlt dem Blut das es vorantreibende *Qi*, so gerät es ins Stocken und die Blutstase entsteht."

Aus dem „*Yi Lin Gai Cuo*":

Im Anfangsstadium fand man Gliederschwere und muskelkaterähnliche Beschwerden, allmähliche Muskelatrophie. Durst und Appetit lassen nach, Gesichtsfarbe gelblich-weiß, schaumiger Husten, erhöhte Nervosiät und Reizbarkeit, Nachmittagsfieber und Nachtschweiß.

Es wurden Ärzte konsultiert, um die Situation zu korrigieren. Diese gaben anfangs *Yin*-nährende, später *Yang*-stärkende Mittel, jedoch ohne Erfolg. Schließlich hieß es: „Das ist ein Leere-Syndrom mit Unfähigkeit die Tonisierung anzunehmen (*Xu Bu Shou Bu*). Woher kommt das nur?"

Bei Patienten, deren Konstitution ursprünglich *Qi*- und Blut-Schwächesyndrome erzeugen, gibt man tonisierende Drogen, um die Leere zu füllen und sie werden gesunden.

Jedoch bei Patienten mit keinem Leere-Zustand wird die Schwäche durch die lange Krankheit verursacht. Wenn also die Krankheit bekämpft wird, kehrt das *Yuan-Qi* von selbst zurück.

Sucht man nun aber nach der Krankheit, so lassen sich weder OBERFLÄCHEN- noch INNERE Syndrome feststellen. Alles was sich feststellen läßt sind Blutstase-Syndrome. Ich behandle oft solche Fälle: Bei leichten Fällen gibt man neun Verschreibungen, um die Gesundheit wiederherzustellen, bei schweren achtzehn.

Rezeptur: *Tong Qiao Huo Xue Tang* (Sensorien öffnendes blutbelebendes Dekokt)

Tong Qiao Huo Xue Tang (Sensorien öffnendes blutbelebendes Dekokt)

3 g	Radix Paeoniae Rubrae (*Chi Shao Yao*)
3 g	Radix Ligustici Wallichii (*Chuan Xiong*)
9 g	Semen Persicae (*Tao Ren*)
9 g	Flos Carthami (*Hong Hua*)
3 g	Herba Allii Fistulosum (*Lao Cong*)
5 g	Fructus Zizyphi Jujubae (*Da Zao*)
0,15 g	Moschus (*She Xiang*)
250 ml	Wein (*Huang Jiu*)

Diese Rezeptur sollte als warmes Dekokt getrunken werden. Die sechs ersten Arzneien werden zunächst gekocht und gefiltert. Dann kommt der in warmen Wein gelöste Moschus dazu.

Wenn nach drei Verschreibungen noch eine ausgeprägte *Qi*-Leere (Schwäche) besteht, gibt man ca. 30 g Astragalus, schluckweise über den Tag verteilt getrunken. Besteht keine *Qi*-Leere, so kann man auf Astragalus verzichten. Sobald die Krankheit beseitigt ist, kehrt das *Yuan-Qi* (die ursprüngliche Vitalität) von selbst zurück.

3. Blutstase durch Yang-Leere bedingte Kälte

(hier: Skleroderma)

Ye Tian-Shi: „Körperliche Überanstrengung, Kälte, Sommerhitze und Verausgabung schaden alle dem *Yang Qi.*"

Fall aus dem Forschungsinstitut für Hautkrankheiten der integrierten Medizin in Tianjins Chang Zhen Krankenhaus für Hautkrankheiten.

Patient Zhang M., männlich, 39 Jahre alt, Arbeiter, verheiratet, hospitalisiert am 6.9.1978

Hauptbeschwerden: Kaltwerden der Hände und Füße und eine Verhornung der Gesichts- und Gliederhaut seit einem halben Jahr.

Krankheitsvorgeschichte: Im Winter '76 begannen Hände und Füße kalt zu werden. Bei Kälteeinfluß färbte sich die Haut kalkweiß oder zyanotisch und die Glieder schmerzten. Danach begannen Gesichtshaut und die Haut der Glieder allmählich anzuschwellen und sich zu verhärten. Die Bewegungsfähigkeit der Hände wurde dadurch eingeschränkt. Auch die Haut am Hals, den Schultern und der Brust verhärtete sich und schwoll an, so daß das tiefe Einatmen ebenfalls erschwert wurde. Eine Besserung trat im Sommer ein. Beim Schlucken von Nahrung und Flüssigkeit bestand kein Problem, Appetit und Allgemeinzustand waren gut.

Zuvor wurden schon 20 Verschreibungen reiner blutbelebender Arzneimittel eingesetzt, doch ohne Erfolg.

Keine besondere Vorgeschichte außer Zigarettenrauchen, Patient lebt in der inneren Mongolei, wo im Winter tiefe Temperaturen herrschen, etwa um minus 10 Grad Celsius.

Zungenkörper blaß, dünner Belag, Puls schlüpfrig.

Untersuchungsergebnis: Normale Konstitution und Ernährung, Gesichtshaut geschwollen, glänzend und verhärtet, keine Lachfalten sichtbar, Nasenspitze erhöht, Lippen geschrumpft, daher Schwierigkeiten beim Öffnen des Mundes.

Hände, Füße, obere und vordere Schulterregion, Unterschenkel und Brust zeigen alle eine vollständige Schwellung, Glanz und Verhärtung, wobei Hand und vordere Schulter am deutlichsten betroffen sind. Keine ödematische Druckstelle feststellbar, schmerzlos. Einschränkung der Fingerbeweglichkeit und des Faustballens.

Herz, Lunge ohne Befund. Abdomen weich, keine Leber- oder Milzvergrößerung. Blut: Hämoglobin 13 g%, RBK 5,2 Mill./mm^3, WBK 8000/mm^3, Neutrophile 70%, Lymphozyten 30%. Urin ohne Befund. Blutsenkung 7mm/std. Bruströntgenaufnahme, Untersuchung des oberen Verdauungstraktes und der Magen-Darmschleimhaut o.B., EKG ebenfalls negativ.

Diagnose nach westlicher Medizin: Generelle Verhornung der Haut (systemische Sklerodermatose).

Diagnose nach Chinesischer Medizin: Blutstase durch *Yang*-Leere von Milz- und Nierenfunktionskreis.

Therapiekonzept: Stärken und Wärmen von Milz und Nieren, Blut beleben und Stase beseitigen.

Rezeptur, täglich eine Verabreichung:

Huang Qi 30 g Rx. Astragali	*Rou Gui* 10 g Cort. Cinnamomi	*Gui Zhi* 10 g Ra. Cinnamomi	*Fu Zi* 9 g Rx. Aconiti Praep.	
Shou Wu 16 g Rx. Polygoni Multiflori	*Ji Xue Teng* 24 g Rx./Caulis Jixueteng	*Yuan Hu* 12 g Rx. Corydalis	*Ru Xiang* 6 g Olibanum	*Mo Yao* 6 g Myrrha
Ze Lan 24 g Herba Lycopi	*Jin Yin Hua* 24 g Flos Lonicerae	*Dan Shen* 21 g Rx. Salviae	*Xia Ku Cao* 15 g Spica Prunellae vulg.	*Yuan Shen* 21 g Rx. Scrophulariae
Yu Jin 12 g Tuber Curcumae				

1x täglich 2 ml *Mao Dong Qing* (Ilex Pubescens) intramuskulär

Zwei Wochen nach dem Verabreichen der Arzneimittel begannen sich die Glieder bereits warm anzufühlen und die Raynaud-artigen Attacken hörten auf. Auch wurde die verhärtete Haut langsam etwas weicher und ein leichter Schweiß war erkennbar. Nachdem die Therapie für ein halbes Jahr fortgesetzt wurde, war die Haut im Grunde normal und der Patient konnte entlassen werden. Danach wurde das gleiche Rezept für mehrere Monate als fertige Arzneipille eingenommen. Seit dieser Zeit ist die Erkrankung nicht mehr aufgetreten.

Diskussion: Die meisten Patienten mit generalisierter Verhärtung der Haut sind kälteempfindlich, haben ein Morbus Raynaud-Symptom, Haut an Händen und Füßen ist geschwollen und verhärtet usw. Schlüpfriger Puls und geschwollener Zungenkörper mit wenig Belag gehörten alle zum Syndrom Milz- und Nieren-*Yang*-Leere bedingte Blutstase, so daß diese Rezeptur mit Erfolgt eingesetzt werden kann.

Dennoch ist es auch möglich, daß der Patient Hitze-Syndrome, *Qi*- und Blut-Leere Syndrome, Milz-Leere-Syndrom mit Schleim und Nässe u.ä. aufweist, so daß immer entsprechend der Syndromdifferenzierung behandelt werden muß.

4. Blutstase durch exogene pathogene Kälte

(hier: Akuter Schmerzzustand)

Huang Di Nei Jing, Su Wen: „Wenn starke Kälte andauert, dann gerinnt das Blut und hernach sind die Adern undurchlässig, so daß der Puls groß und rauh wird, was dann auf den Schaden durch die Kälte schließen läßt."

Aus: Zhang Xi-Chuns *„Yi Xue Zhong Zhong Can Xi Lu"* (Essentielle Aufzeichungen über Chinesische und Westliche Medizin).

Herr Gao L.-Q. aus einem Nachbardorf, knapp 50 Jahre alt, von leicht schwächlicher Konstitution, besuchte an einem Tag seine Freunde im Nachbardorf. Man plauderte und trank Alkohol bis in die späte Winternacht. Auf dem Nachhauseweg setzte er sich der Kälte des frühen Morgens aus, als er plötzlich mitten auf halbem Wege ein unangenehmes Taubheitsgefühl in den Beinen empfand und in Schweiß ausbrach, so daß er nicht weitergehen konnte. Er setzte sich auf den kalten Boden um zu rasten. Als er später zu Hause ankam, schmerzten seine Beine so, daß er sie mit heißen Backsteinen wärmte, was den Schmerz aber noch verschlimmerte.

Da er ein wenig von Medizin versteht, nahm er einige schweißtreibende Rezepturen ein, worauf aber die Krankheit sich noch weiter verschlimmerte. Da die Arzneien in ihrer Natur zu heiß waren, erbrach er einige mundvoll Blut, hatte trockenen, harten Stuhl und kam schließlich zur Diagnose zu mir.

Er lag mit angezogenen Beinen auf dem Rücken, so daß ich zwei Helfer bitten mußte, die Beine zu stützen. Sein Schmerz drückte sich so aus, daß er mal weinte und mal schrie. Es schien ihm sehr schlecht zu gehen.

Der Puls war saitenförmig und fein und leicht beschleunigt.

Ich dachte mir, daß der Schmerz durch Hitze verschlimmert wird, ist ein Zeichen dafür, daß die pathogene Kälte weiter ins Innere des Körpers getrieben wird. Schweißtreibende Arzneien verschlimmern, weil damit nur die Kälte der Körperoberfläche vertrieben werden kann, nicht aber aus den Knochen und inneren Bereichen. Außerdem wird durch übermässiges Schwitzen das *Qi* und Blut gemindert. Ist dies einmal der Fall, so wird die Gesundung noch unwahrscheinlicher.

Daher benutze ich *Huo Luo Xiao Ling Dan* (Wundersame Gefäßbelebende Pille) plus 4 *qian* gelöstes *Jing Lu Jiao Jiao* (Gelatinum Cornu) und 2 *qian Ming Tian Ma* (Gastrodia), die mit den Pillen eingenommen werden.

Nach der Verabreichung empfand der das linke Bein haltende Helfer ein kaltes Gefühl in der Hand, wonach das Bein sofort schmerzfrei wurde; das rechte Bein besserte sich nicht. Da fiel mir plötzlich folgendes ein: Der Körper eines Menschen ist links *Yang* und rechts *Yin* und *Jing Lu Jiao Jiao* (Gelatinum Cornu) ist ein absolutes *Yang*-Arzneimittel, das also stark nach links (*Yang*) wirkt und nicht nach rechts. Daher verschrieb ich nochmals das gleiche Rezept, setzte aber statt *Lu Jiao Jiao* (Gelatinum Cornu) einfach *Hu Gu Jiao* (Gelatinum Os Tigri) ein. Daraufhin geschah die gleiche Gesundung wie mit dem rechten Bein.

5. Blutstase durch exogene pathogene Hitze

(hier: chronisch aggressive B-Hepatitis)

Zhang Zhong-Jing: „Wenn seit sieben, acht Tagen bestehender Hitze (...) noch immer kein Stuhlgang erfolgt, dann ist Blutstase vorhanden."

Ye Tian-Shi: „Es erscheint mir so, daß wenn ein Hitze-Syndrom schon seit zwei Wochen besteht, ohne sich zu bessern, dann ist nicht länger nur der Bereich des *Qi* von der Krankheit affiziert. Wenn die körperliche Konstitution dann schwach ist und Leere zeigt, wie z. B. eine blasse Gesichtsfarbe, dann steht zu befürchten, daß der pathogene Faktor bis in den *Jue Yin*-Doppelmeridian (i. d. F. Leber-Meridian) eindringt."

Aus den Krankenberichten des Dreihundertundzweiten Krankenhauses Beijing, Dr. Wang:

Patient Wang, männlich, 15 Jahre, ledig, Schüler, hospitalisiert am 6.6.1984

Hauptbeschwerden: Schwäche und Übelkeit seit über einem Jahr, untere Extremitäten seit sechs Wochen angeschwollen.

begann die Übelkeit, Appetitlosigkeit, Abneigung gegen
l, tiefgelber Urin. Im Labor wurde ein GPT-Wert von
l und STB 4,4 mg/%. Nach der Hospitalisierung im XXX-
Ling (leberstärkendes Mittel) u. a. Arzneimittel bis der
auf TTT 9 U/l, GPT 628 U/l, so daß der Patient entlassen
erschriebenen Arzneimittel einnahm. Im gleichen Jahr,
T von 680 U/l, TTT 20 U/l, HBsAg (+) und eine chronisch
llt, so daß wieder eine Einweisung erfolgte. Als Therapie
n eingesetzt, bis bei der Entlassung die Werte auf GPT
en. Die Arznei wurde weiter verordnet.

ler Beine festgestellt, im Mai betrug der STB 3,1 mg/%,
rankenhaus erfolgte.

der ersten Diagnose am 8.6.1984 beschrieb der Patient
Taubheit im rechten Bein, Durst bei Abneigung gegen
tze (ca. 38 °C), Schwellungsgefühl in den Beinen, eine
hwere Aszites) und Furunkel der Haut des Brustraumes.
ollen, von roter Farbe und mit schildkrötenpanzerartigen
Furchen, der Belag war dünn und weiß, der Puls saitenförmig.

Diagnose bei Einlieferung in das Krankenhaus: RR 100/60 mmHg, geistig klar und kooperativ, keine ikterische Gelbfärbung der Haut feststellbar, jedoch Spider Naevi und typisches Palmarerythem, Furunkulose, Petechien am ganzen Körper, die unteren Extremitäten weisen hämorrhagische Unterhautblutungen auf, gelbliche Skleren feststellbar. Herz und Lunge normal, Abdomen geschwollen, positives Perkussionsgeräusch mit verschieblicher Flankendämpfung, Leber und Milzgrenzen unbefriedigend, Perkussionsschmerz im Leberbereich.

Labor: Leukozythen 2800/mm^3, Neutrophile 61 %, Leukozythen 36 %, Monozythen 2 %, Eosinophile 1 %, Thrombozythen 42.000 mm^3, Hematochrom 7 g/%, Erythrozythen 1,79 Mill./mm^3, BSG: 16 mm/1 Std., HB_sAg 1:64, Anti-HB_c Inhibitionsrate 91 %, Anti-HB_cIgM 4,5, Anti-HB_s negativ, HB_sAg positiv, Hb_e negativ; LLT positiv.

Diagnose der westlichen Medizin: Chronisch aggressive B-Hepatitis, dekompensierte Leberzirrhose, Endotoxämie.

Diagnose der Chinesischen Medizin: Blutstase bei Blutleeresyndrom und Ansammlung von Hitzetoxinen.

Therapiekonzept: Kühlung und Belebung des Blutes, klären der Hitze und beseitigen der Toxine.

Rezeptur 2x täglich als Dekokt einzunehmen:

Chi Shao 60 g Rx. Paeoniae Rubrae	*Ge Gen* 30 g Rx. Puerariae	*Shuang Yin Hua* 30 g Flos Lonicerae	*Lian Qiao* 30 g Fruct. Forsythiae	*Bai Mao Gen* 15 g Rhiz. Imperatae
Mu Dan Pi 15 g Cort. Moutan	*Qian Cao* 15 g Rx. Rubiae	*Dang Gui* 15 g Rx. Angelicae Sin.	*Sheng Ma* 6 g Rhiz. Cimicifugae	
Xian He Cao 15 g Herb. Agrimoniae	*Ze Xie* 60 g Rhiz. Alismatis	*San Qi* (pulv.) 1,5 g Rx. Notginseng	*Shui Niu Jiao* (pulv.) 1,5 g Corn Bubali	

Begleitende Therapie: Hydrochlorothiazid 25 mg/d, Antisteron 20 mg/d, Vit. K_1 10 mg/d, per Infusio.

Bluttransfusion 1000 ml, davor und danach Albumin 380 g, Prothrombinkomplex 25 ml.

Nach Einlieferung bestand eine erhöhte Temperaturkontinua, mit einer hohen Fieberspitze, die alle 4 – 8 Tage auftrat und 2 – 3 Tage andauerte, insgesamt 10 mal, so daß außerdem 8 Tage lang täglich 240 000 Einheiten Gentamycin verabreicht wurden, was aber die Temperatur nicht beeinflußte bis schließlich nach dem 13.11. kein Fieber mehr auftrat.

Zweite Diagnose am 18.6.1984 ergab: Bil 9,3/3,9 mg/%, GPT 216 U/l, TTT 16 U/l, A/G 2,5/3,46 g%, Pt/Pa 33 sec./15% (Tiefstwert 8,9%).

Die Schwellung der Beine war nicht mehr vorhanden, der Patient hatte Durst mit Blutgeschmack im Mund, Zunge und Puls wie bei der ersten Konsultation. Es wurde die gleiche Rezeptur verschrieben, jedoch *Bai Mao Gen* wurde von 15 g auf 30 g erhöht.

Dritte Diagnose am 27.9.1984 ergab: Bil 5,5/2,2 mg%, GPT 334, GOT 304 U/l, Pt/Pa 23 sec./23.8%, A/G 2,38/3,16 g%, LLT (+), 30 min. (+++), 24 std. (+++), Endotoxinbestimmung größer gleich 10 ng%.

Puls saitenförmig, Zungenkörper rot mit schildkrötenpanzerartigen Furchen, der Belag war leicht gelblich, so daß eine Modifizierung des Rezeptes vorgenommen wurde:

Rezeptur 2x täglich als Dekokt einzunehmen:

Chi Shao 80 g Rx. Paeoniae	*Pu Gong Ying* 15 g Herba Taraxacum	*San Leng* 5 g Rhiz. Sparganii	*E Zhu* 15 g Rhiz. Curcumae Ezhu	
Sheng Shan Zha 30 g Fruct. Crategi	*Ku Shen* 15 g Rx. Sophorae	*Ge Gen* 30 g Rx. Puerariae	*Shuang Hua* 15 g Flos Lonicerae	*Lian Qiao* 15 g Fruct. Forsythiae
Zhi Huang Qi 15 g Rx. Astragali Praep.	*Sheng Di Huang* 15 g Rx. Rehmanniae	*Niu Xi* 15 g Rx. Achyrantis bid.	*Gui Ban* 15 g Plastrum testudnis	
Bie Jia 15 g Carapax Amydae	*Chuan Shan Jia* 15 g Squama Manitis	*San Qi* (pulv.) 1,5 g Rx. Notoginseng	*Shui Niu Jiao* (pulv.) 1,5 g Cornu Bubalis	

Vierte Diagnose am 18.4.1985 ergab: Bil 2 3/1 0 mg/%, GPT 130 U/l (normal), GOT 112 U/l (normal), TTT 5 U/l, A/G 3,27/1,85 g%, Pt/Pa 24 sec./28,1%.

Patient hatte keine Beschwerden, Aszites nicht mehr vorhanden, Zungenkörper blaßrot mit Furchen.

Modifizierung des Rezeptes:

Chi Shao 30 g Rx. Paeoniae	*Ge Gen* 30 g Rx. Puerariae	*Sheng Ma* 30 g Rhiz. Cimicifugae	*E Zhu* 15 g Rhiz. Curcumae Ezhu
San Leng 15 g Rhiz. Sparganii	*Sheng Shan Zha* 30 g Fruct. Crategi	*Lian Qiao* 15 g Fruct. Forsythiae	*Zhi Huang Qi* 15 g Rx. Astragali Praep.
Niu Xi 15 g Rx. Achyrantis bid.	*Gui Ban* 15 g Plastrum testudnis	*Chuan Shan Jia* 15 g Squama Manitis	

Fünfte Diagnose am 4.8.1985 ergab: Bil 2,5/1,4 mg/%, GPT, GOT, TTT alle Werte normal, A/G 3,38/2,55 g%, Pt/Pa 24 sec./28,1 %, HBeAg neg., Anti HBc Inhibitionsrate 99 %, Anti-HBcIgM negativ, Hematochrom 10,5 %.

Die obige Rezeptur wurde nach Entlassung aus dem Krankenhaus weiter verschrieben bis zum Ende des Jahres 1985, bis alle biochemischen Laborwerte vollständig normalisiert waren, danach wurde die Zubereitungsform der Rezeptur von Dekokt in Honigpillen geändert und weiterhin für ein Jahr eingenommen. Danach wurde sie abgesetzt. Bis heute, zu Beginn des Jahres 1988, war der Gesundheitszustand des Patienten unverändert gut.

6. Verletzungsbedingte Blutstase

(chronische Blutstase als Folge akuter Blutstase)

(hier: chronischer Kopfschmerz nach Commotio cerebralis)

Huang Di Nei Jing Ling Shu (Abschnitt *„Zei Feng"* Räuberischer Wind):

„Wenn nach einer Fallververletzung das schlechte Blut im Inneren nicht weggeht, (...) dann sind *Qi* und Blut geronnen und zusammengeballt."

Aus: Chang Gui-Zhi und Chen Xing-Cais Krankenberichten:

Patient Chen, männlich, 22 Jahre alt, kam am 5.6.1981 zur Behandlung.

Der Kranke wurde vor 6 Monaten aus Unvorsichtigkeit durch einen starken Holzbalken am Kopf verletzt. Damals bestand eine tiefe Ohnmacht, aus der der Kranke nach 10 Minuten wieder erwachte.

Nach dieser Zeit empfand der Kranke häufig Kopfschmerz und Schwindel, so daß er sich im Krankenhaus untersuchen ließ, wo die Diagnose auf Nachwirkungen einer Commotio cerebralis gestellt wurde. Die verabreichten Medikamente wie Beruhigungs- und Schmerzmittel hatten keine Besserung zur Folge. Es wurde langfristige Ruhe verordnet.

Der Schmerz wird als reißender Kopfschmerz beschrieben, der auf einen fixen Punkt lokalisierbar ist. Auch besteht eine einseitige Schwindelneigung und ein Druckgefühl.

Der Patient verspürt Hitze und Unruhe, bitteren Mundgeschmack und Appetitlosigkeit. Es besteht eine Abmagerung, dunkle Gesichtsfarbe, der Zungenkörper ist dunkelviolett mit Blutstaseflecken an der Seite. Der Belag ist dünn und gelblich, der Puls saitenförmig und rauh (*Xuan, Se*).

Syndromdifferenzierung: Blutstase in den *Luo*-Gefäßen des Gehirns, der *Qi*-Fluß ist behindert.

Therapie: Blutbelebung und Stasebeseitigung, Gefäße durchgängig machen und den Schmerz vertreiben.

Rezeptur: Variation der ***Xue Fu Zhu Yu Tang*** **(Antistasisches Brustraum Dekokt)**
täglich eine Verschreibung als Dekokt

1. Semen Persicae (*Tao Ren*)	10 g
2. Flos Carthami (*Hong Hua*)	10 g
3. Radix Rehmanniae (*Sheng Di Huang*)	15 g
4. Radix Angelicae Sinensis (*Dang Gui*)	10 g
5. Radix Paeoniae Rubrae (*Chi Shao Yao*)	10 g
6. Radix Ligustici Wallichii (*Chuan Xiong*)	25 g
7. Radix Glycyrrhizae (*Gan Cao*)	6 g
8. Radix Bupleuri (*Chai Hu*)	10 g
9. Fructus Citri Aurantii (*Zhi Ke*)	10 g
10. Ram Cinnamomi (*Gui Zhi*)	6 g
11. Radix Achyranthis Bidentatae (*Niu Xi*)	10 g
12. Semen Vaccaria (*Wang Bu Liu Xing*)	10 g
13. Vascularis Luffae (*Si Gua Luo*)	10 g
14. Radix/Caulis Jixueteng (*Ji Xue Teng*)	30 g

Nach 40 Tagen war eine vollständige Genesung eingetreten, der Körper kräftigte sich wieder, so daß der Patient die Arbeit wieder aufnehmen konnte. Ein Jahr später kam er zur Routineuntersuchung, aber es waren keine Beschwerden mehr vorhanden.

Diskussion: Die Bestandteile der *Xue Fu Zhu Yu Tang* (Antistasisches Brustraum Dekokt) *Tao Ren, Hong Hua, Chuan Xiong* und *Chi Shao* (1, 2, 6, 5) beleben das Blut und beseitigen die Blutstase. *Dang Gui* und *Sheng Di* (4, 3) beleben und ernähren das Blut, *Chai Hu* (8) treibt die Arzneimittelwirkung nach oben, *Gan Cao* (7) beruhigt akute Symptome und wirkt gegen den Schmerz, ferner wurde noch *Wang Bu Liu Xing* (12) und *Ji Xue Teng* (14) hinzugefügt, um die Blutstase beseitigende Wirkung, das Durchgängigmachen der Gefäße und die analgetische Wirkung zu verstärken, so daß nach der Verabreichung der Schmerz aufhörte und das Syndrom beseitigt wurde.

7. Blutstase durch Blutverlust (Blut- und *Yin*-Leere)

(hier: Funktionale Uterusblutungen, Anämie)

Li Chan („*Yi Xue Ru Men*“ Einführung in die Medizin) sagt: „Hunderte von Krankheiten der Meridiane entstehen durch die Blutstagnation. Bei Frauen regiert das Blut. Wenn die Zeit gekommen ist, setzen die Himmelszyklen (*Tian Gui*) ein. Ist das *Qi* der Nieren genügend vorhanden, dann fließt das Blut in den Adern über. Daher tritt die Menses alle dreißig Tage ein, genau wie das Zu- und Abnehmen des Mondes.“

Aus: Ha Li-Tians *Fu Ke Yi An Yi Hua Xuan* (Auswahl von Fallbeispielen und medizinischen Vorträgen der Gynäkologie)

Frl. Jia, ledig, 23 Jahre alt, kam im April 1977 zur ersten Untersuchung. Bereits seit einem Jahr kommt die Menstruation früher als normal und hält länger an.

Gynäkologische Untersuchung, rektal: Uterus verhältnismäßig klein, nach horizontal verschoben etc.

Diagnose: Funktionale Uterusblutungen, anämisch.

Vorausgegangene dreimonatige Hormontherapie und Therapie mit Arzneipflanzen ohne deutlichen Erfolg.

Letzter Mensesbeginn am 18. Februar, Dauer 40 Tage, Menstruation begann zwei Tage vor Konsultation mit übermäßig starken Blutungen. Blut rot mit Blutklumpen und leichten Schmerzen im Unterbauch, Hüfte und Rücken. Allgemeines Schwächegefühl und Kraftlosigkeit, Schwindel und Flimmern vor den Augen. Gegen Abend Unwohlsein und Hitzegefühle, trockener Mund mit Abneigung gegen Trinken von viel Flüssigkeit, Appetitlosigkeit und trockener Stuhl.

Feiner, beschleunigter Puls, Zungenbelag dünn und gelb.

TCM-Diagnose: *Yin*-Leere mit Hitze des Blutes und Blutstase.

Therapie: Nähren des *Yin*, Kühlen des Blutes und Verteilen der Blutstase.

Rezeptur: Drei Verschreibungen als Dekokt:

Nü Zhen Zhi 9 g Sem. Fruct. Ligustri	*Han Lian Cao* 9 g Herba Ecliptae prostatae	*Dang Gui Shen* 12 g Corpus Rx. Angelicae Sin.
Chuan Xu Duan 9 g Rx. Dipsaci	*Sang Ji Shen* 9 g Ramulus Sangjishen	*Dong Bai Wei* 12 g Rx. Cynanchi Baiwei
Cao Dan Pi 9 g Cort. Rx. Moutan	*Cao Huang Qing* 9 g Rhiz. Polygonati	*Cao Di Yu* 15 g Rx. Sanguisorbae Offic.
Chuan Qian Cao 9 g Rx. Cordifoliae	*Chi Shao Yao* 9 g Rx. Paeoniae Rubrae	*Liu Ji Nu* 15 g Herbae Artemisiae Anomalae
Xiang Fu Mi 9 g Rhiz. Cyperi	*Ling Xiao Hua* 4,5 g Flores Campsis Grandiflora	

2. Konsultation am 21.4.

Menge des Menstruationsblutes weniger, aber noch nicht angehalten. Abendliches Unwohlsein behoben, Mund nicht länger trocken, Rücken- und Hüftschmerz gebessert, aber weiterhin Müdigkeit und Kraftlosigkeit, Schwindel.

Puls: Fein und weich, Zungenbelag dünn, weiß.

Erklärung: Die Leere-bedingte Hitze ist gebessert, doch weiterhin noch Mangel an *Qi* und Flüssigkeiten.

Rezeptur: Sechs Verschreibungen der obigen Rezeptur plus *Qi*-suppletive Arzneien:

Chuan Xu Duan 9 g Rx. Dipsaci	*Sang Ji Shen* 9 g Ramulus Sangjishen	*Cao Du Zhong* 9 g Cort. Eucomniae	*Qing Dang Gui* 12 g Rx. Angelicae Sinensis Recens
Shan Yu Rou 18 g Fruct. Corni off.	*Wu Wei Zi* 6 g Semen Schisandrae	*Tai Zi Shen* 15 g Rx. Pseudostellariae	*Huang Qin Tan* 6 g Rx. Scutellariae Tostatae
Chuan Qian Cao 9 g Rx. Cordifoliae	*Cao Di Yu* 15 g Rx. Sanguisorbae	*Zhong Lü Tan* 9 g Stipula Trachycarpi Tostata	
Hai Piao Qiao 9 g Os sepiae seu sepiellae	*Liu Ji Nu* 12 g Herba Artemisiae anomalae		

3. Konsultation am 27.4.

Nach der Einnahme von drei Dosen der obigen Rezeptur kam die Blutung zum Stillstand. Dauer der Menstruation 8 Tage, Patientin sehr erfreut, da Menstruation so kurz. Schwindelgefühl nicht mehr vorhanden, Appetit gebessert, Stuhl und Urin normal. Kein Hitzegefühl mehr, dennoch ein wenig Hüftschmerz und Müdigkeit.

Puls und Zunge wie oben.

Daher nochmals Verwendung von *Qi*- und Blut-suppletiven Arzneien sowie verdauungsfördernden Arzneien zur Wiederherstellung der Funktionen von Magen/Milz und des Blutes.

Fünf Verschreibungen der folgenden Rezeptur:

Sheng Huang Qi 15 g Rx. Astragali	*Tai Zi Shen* 15 g Rx. Pseudostellariae	*San Yu Rou* 9 g Fruct. Corni	*Chuan Xu Duan* 9 g Rx. Dipsaci
Shang Ji Shen 9 g Ramulus Sangjishen	*Cao Du Zhong* 9 g Cort. Eucomniae	*Jin Gou Ji* 9 g Rhiz. Ciboti Barometz	*Guan Chen Pi* 6 g Pericarp. Citri Reticulatae
Cao Shen Qu 12 g Massa Fermentatae	*Cao Huang Qin* 4,5 g Rx. Scutellariae	*Sheng Ce Bai* 9 g Cacumen Biotae Orient.	*Chuan Qian Cao* 9 g Rx. Cordifoliae

Nach der Einnahme dieser fünf Verschreibungen trat vollständige Genesung ein. Ich verordnete 1x täglich morgens das Fertigarzneimittel *Gui Pi Wan* und nachmittags *Lui Wei Di Huang Wan* für 14 Tage. Außerdem riet ich der Patientin auf gute Ernährung zu achten und Streß usw. zu vermeiden. Bei den drei folgenden Kontrollen der Menstruation war die Dauer der Regel und die Menge des Blutes stets normal.

8. Trockenheit des Blutes in Verbindung mit Blutstase

(hier: Psoriasis)

Tang Zong-Hai (*Xue Zheng Lun*): „Bei Blutstase in den *Zang Fu*-Organen und den Meridianen dickt das erhitzte *Qi* die Blutstase zu trockenem Blut ein. ... Bei Schwäche des *Yin*, schlägt das *Yang* feurig nach oben, so daß sich sein heißes *Qi* mit dem Feuer des Herzens vereint und die *Qi*-Fülle so auch einen Überfluß an Feuer erzeugt.

Die gestaute Blut ist also durch feuriges *Qi* koaguliert und das Blut daher zu trocken. Aus diesem Grunde müssen bei diesem Syndrom fiebrige Erschöpfungszustände, trockene, spröde Haut oder schuppende Flechten auftreten, was dann als 'Erschöpfung durch Bluttrockenheit' (*Gan Xue Lao*) bezeichnet wird."

Aus: Dr. Zhous Krankenakten

Frau Ma, 42 Jahre alt, Arbeiterin, kam am 10.4.1987 zur Untersuchung

Die Patientin litt bereits seit 15 Jahren unter Psoriasis, mit Verschlimmerung im Winter und Besserung im Sommer. In den letzten sieben Jahren traten häufige Hautläsionen auf. Die Hautveränderungen waren dunkelviolett und traten am Rumpf am stärksten auf, mit oberflächlichen, überlappenden, weißgrauen, muschelförmigen Schuppen. Am Kopf hatten die Hautläsionen eine plattenförmige, die obere Schädeldecke bedeckende, Form. Sie waren dort weiß, hart und extrem juckend mit darunterliegenden unscheinbaren Blutungen beim Aufkratzen.

Die meisten zuvor konsultieren Krankenhäuser diagnostizierten Psoriasis. Trotz der Verschreibung vieler Arten von extern und intern verwendeten Arzneimitteln trat keine Gesundung auf, sondern im Gegenteil eine Verschlimmerung des Zustandes im Laufe der Jahre.

Während der Menstruation traten gleichzeitig Schmerzen auf, die Blutungen waren klumpenförmig und von dunkler Farbe. Nach dem Abgehen der Blutklumpen ließen die Schmerzen nach. Die Zungendiagnose ergab einen dunkelroten, leicht zyanotischen Zungenkörper mit seitlichen Staseflecken. Der Puls war tief und rauh (*Chen, Se*).

Die TCM-Diagnose lautete daher auf Schädigung der Haut durch pathogene Faktoren mit Verlust der *Ying*- und *Wei*-Balance, Eindringen der Toxine in die *Luo*-Gefäße und Blutstase durch langandauernden Stagnationszustand.

Als Therapieprinzipien wurden „Blutstaseumwandlung und Durchgängigmachen der *Luo*-Gefäße" sowie „Blutbelebung und Vertreiben des pathogenen Windes" verwendet. Die verwendete Rezeptur war eine Modifikation des BLUTSTASE-UMWANDELNDEN PSORIASIS-DEKOKTS[25].

E Zhu 20 g Rhiz. Curcumae Ezhu	*Ji Xue Teng* 50 g Rx./Caulis Jixueteng	*Hong Hua* 10 g Flos. Carthami	*Dan Shen* 15 g Rx. Salviae
Chuan Xiong 10 g Rx. Ligustici W.	*Wei Ling Xian* 15 g Rx. Clematidis	*Chan Tui* 10 g Periostracum Cicadae	*Quan Xie* 10 g Buthus Martensi
Ci Ji Li 40 g Fruct. Tribuli Terr.	*Bai Xian Pi* 30 g Cort. Dictamni Dasyscarpi Radicis		

Von dieser Rezeptur wurden 20 Verschreibungen verordnet, worauf der Juckreiz nachließ und die Verhornungen der Hautläsionen am Kopf weicher wurden. Die Rezeptur wurde mit Modifikationen weiter verschrieben, wobei mehr Blutstase umwandelnde, Verhärtungen aufweichende und Trockenheit befeuchtende Arzneien hinzugefügt wurden, nämlich 20 g *Wu Shao She* (Zaocys Dhumnades) und drei pulverisierten *Wu Gong* (Scolopendra Subspinipes), 30 g *Mu Li* (Concha Ostrae) sowie 20 g *Huang Jing* (Rhizoma Polygonati).

Nach 24 Verschreibungen dieser Kombination waren die Hautläsionen deutlich weniger und dünner geworden und der Juckreiz war beseitigt. Statt dessen machte sich eine allgemeine Schwäche und Kraftlosigkeit mit Inappetenz bemerkbar. Diese war einmal auf die durch die lange Krankheit entstandene Erschöpfung, aber auch auf die wiederholte Einnahme von attackierenden und auflösenden Rezepturen zurückzuführen, welche zu Milz-Leere und *Qi*-Schwäche Syndromen geführt hatten, so daß nun die Anwendung des Therapieprinzips „Gleichzeitiges Attackieren und Tonisieren" indiziert war.

Daher wurden aus der obigen Verschreibung *Wei Ling Xian* (Radix Clematidis), *Bai Xian Pi* (Cortex Dictamni) und *Mu Li* (Concha Ostrae) entfernt und statt dessen 25 g *Dang Shen* (Radix Codonopsitis), 20 g *Huang Qi* (Radix Astragali), 15 g *Bai Zhu* (Rhizoma Atractylodis Macrocephalae Praeparatae) und 10 g *Ji Nei Jin* (Endothel. Corneum Galli) hinzugefügt.

Von dieser Kombination wurden 16 Verschreibungen verabreicht. Danach normalisierte sich der Appetit wieder, auch eine gesamte Kräftigung des Körpers war feststellbar und die Hautveränderungen waren größtenteils abgeheilt. Danach wurde zur Rekonvaleszenz für weitere zwei Monate eine Modifikation des oben beschriebenen Blutstase-umwandelnden Psoriasis-Dekokts unter Hinzufügung von *Huang Qi* (Radix Astragali) und *He Shou Wu* (Radix Polygoni Multiflori) als Arzneipille verabreicht. Eine Folgeuntersuchung ein Jahr danach ergab eine völlige Gesundung einschließlich klinischer Bestätigung einer Rekonvaleszenz. Die Krankheit ist auch seither nicht mehr aufgetreten.

9. Schleim in Verbindung mit Blutstase

(hier: chronisches Asthma bronchiale)

Huang Di Nei Jing, Su Wen: „Die Ursache für Hemiplegie ist die Verbindung von *Qi*-Stagnation und Blutstase. Oder aber Hitze im Magen verursacht Schleim, der in die Meridiane und Gefäße fließt und deren Durchfluß verstopft. Dann können *Qi* und Blut weder vor- noch zurückfließen."

Aus Liu Shang Guis Krankenberichten

Frau Li, 28 Jahre alt, wurde am 28.12.1984 eingeliefert.

Nach eigenen Angaben hatte sie mit zwei Jahren eine fieberhafte Erkältung mit Husten und pfeifendem Geräusch im Rachen, die mit normalen Pharmazeutika behandelt wurde. In den letzten fünf Jahren wurde ihre Krankheit mal besser mal schlechter, so daß sie dreimal stationär behandelt werden mußte. Die Diagnose lautete auf Brochialasthma.

Es wurde immer mit spasmolytischen, antiinfektiven und verschiedenen chinesischen Arzneien behandelt, wonach sich der Zustand besserte und sie aus dem Krankenhaus entlassen werden konnte.

Vor einem Monat entstand nach einer Erkältung eine erneute Verschlimmerung, so daß sie in das Berufskrankenhaus kam und mit Theophyllin und Antibiotika (Kantamycin, Amoxicillin) behandelt wurde, was aber keine merkliche Besserung erzeugte. Als sie bei uns eingeliefert wurde hatte sie außer Husten mit dickem, gelbgrünem Sputum, Kopf- und Gliederschmerzen noch zusätzlich einen deutlichen Erschöpfungszustand, erschwerte Atmung mit Hochziehen der Schultern und Luftschnappen, Mundtrockenheit, Appetitlosigkeit, geringen tiefgelben Urin und trockenen Stuhl. Die Zungenspitze war rot, der Belag dünn und gelb aber teigartig (*Ni)*, der Puls war schlüpfrig und beschleunigt.

Die Lunge erzeugte beidseitig deutliche Pfeifgeräusche, am Lungengrund war ein feuchtes Giemen (*Luo-Shen*) vernehmbar. Die Leukozyten lagen bei 18700, Neutrophile bei 87 %. Als Diagnose lautete Schleim-Hitze der Lunge mit Asthma, so daß die aus Sun Si-Miaos Buch *„Qian Jin Fang“* (Tausend Goldstücke Rezepturen) stammende Rezeptur *Wei Jing Tang* mit Zusätzen verwendet wurde:

Lu Gen 30 g Rhiz. Phragmitis	*Dong Gua Ren* 30 g Sem. Benincasae Hisp.	*Yi Yi Ren* 20 g, Sem. Coicis Lachr.	*Tao Ren* 10 g Sem. Persicae
Zhe Bei 10 g Bulb. Fritillariae	*Fa Ban Xia* 10 g Rhiz. Pinelliae Tern.	*Gua Lou* 10 g Fruct. Trichosanthis	*Xing Ren* 10 g Sem. Pruni Armeniacae
Ge Gen 10 g Rx. Puerariae	*Ma Huang* 5 g Herba Ephedrae	*Zhi Gan Cao* 3 g Rx. Glycyrrhizae Praep.	

Nach der Verabreichung von 2 Verschreibungen wurden Kopf- und Gliederschmerz beseitigt und auch der asthmatische Husten besserte sich. Nach weiteren 8 Verschreibungen verging das Husten und die Kurzatmigkeit, nur die Appetitlosigkeit, Schwächegefühl und Hüftschmerz waren noch vorhanden. Danach nahmen wir *Ge Gen* aus der Rezeptur und fügten *Dang Shen* (Radix Codonopsitis), *Bai Zhu* (Rhizoma Atractylodis Macrocephalae), *Fu Ling* (Sclerotum Poria), *Dang Gui* (Angelica Sinensis) und *Shou Di (Rehmannia Praeparata)* hinzu, so daß die Patientin am 12.2.1985 als beschwerdefrei entlassen werden konnte. Eine Routineuntersuchung nach 18 Monaten ergab, daß die Krankheit danach nicht mehr aufgetreten war.

Diskussion: Die Kranke wurde von einem exogenen Pathogen betroffen, das ins Innere gelangte und sich dort in Hitze umwandelte, mit dem vorhandenen Schleim vereinigte und die Lunge angriff. Die *Wei Jing Tang* hat die Wirkung, die Lunge zu kühlen und Schleim aufzulösen, sowie Blutstase zu beseitigen und Eiter auszuscheiden.

Da die Krankheit schon seit mehr als zwanzig Jahren bestand, waren auch Milz und Niere von der Krankheit affiziert. Daher wurden zur Stärkung bei der zweiten Verschreibung Milz- und Nieren-tonisierende Arzneien hinzugefügt, damit auch das tiefe Atmen und die Beruhigung des Asthmas erreicht wurden.

Andere Ursachen der Blutstase

10. Blutstase durch Verausgabung

Wang Ken-Tang („*Zheng Zhi Zhun Sheng*“): „Egal ob durch Essen, Trinken oder Wohnen, wenn die alltäglichen Lebensgewohnheiten unverhältnismäßig sind, so kann dies alles zur fehlenden Bewegung des Blutes und Blutstase führen. Aus diesem Grunde ist schlechtes Blut für eine Unmenge von Krankheiten verantwortlich.“

Aus: Zhang Xi-Chuns „*Yi Xue Zhong Zhong Can Xi Lu*“ (Essentielle Aufzeichungen über Chinesische und Westliche Medizin)

Liu S. L. aus einem Dorf bei Yanshan, 25 Jahre alt, Fliesenleger, litt unter Blutstase mit Kurzatmigkeit.

Ätiologie: Beim Reparieren, während angestrengtem Heben schwerer Gegenstände, fühlte er plötzlich einen Schmerz unter dem Rippenbogen, der aber nach einigen Tagen besser wurde. Zurück blieb dort ein Gefühl, als stecke etwas unter den Rippen, das das Atmen behindern würde.

Allgemeinzustand: Der Körper des Patienten war ursprünglich stark und kräftig, doch während des folgenden halben Jahres, nachdem er sich die Krankheit zugezogen hatte, wurde er immer schwächer und empfand oft das Gefühl, daß etwas unter dem rechten Rippenbogen stecke, das ihn beim Atmen behinderte. Wenn er mit den Leuten sprach, mußte er oft nach einem halben Satz abbrechen und Luft schnappen, bevor er weitersprechen konnte. Dieser Zustand verschlimmerte sich, wenn er ärgerlich war.

Sein Puls war normal, nur etwas schwach (*Ruo*).

Diagnose: Durch die überstarke Verausgabung entstand eine Blutstase durch nicht zurückgeflossenes Blut in den Meridianen und *Luo*-Gefäßen des Leber-Meridians, das den Durchgang des beim Atmen auf- und absteigenden *Qi* behinderte. Aufgrund des positiven Hinweises, daß der Puls, obwohl geschwächt, dennoch weiterhin spürbar war, läßt sich *San Qi* (Radix Notoginseng) als Einzelmittel einsetzen, welches die Blutstase allmählich auflösen wird, so daß sich danach das *Qi* wieder von selbst regulieren kann.

Rezeptur: *San Qi* 4 *liang* (~135 g), pulverisiert, täglich 1,5 *qian* mit 3 *qian* Weizenkeimen als Suppe einnehmen.

Wirkung: Nach vier Tagen der Einnahme kam ein rotvioletter Blutpfropf aus der Nase und das Atmen wurde etwas besser. Nach dem weiteren Einnehmen der Rezeptur bis zum Aufbrauchen der Arznei, war die Rekonvaleszenz vollständig.

Diese zehn Fälle sollen als Beispiel die verschiedenen Blustase-Ursachen illustrieren. Zwanzig weitere gemischte Fälle aus der modernen und klassischen Praxis finden sich im dritten Teil des Buches.

Zusammenfassung

Blut und *Qi* sollten beide ungehindert durch den Körper fließen und sich gegenseitig ergänzen. Andererseits können sie sich auch gegenseitig pathologisch beeinflussen. Wird nämlich der Fluß des Blutes oder des *Qi* langsamer oder blockiert, dann entsteht Blutstase. Wenn auch nur eines der beiden gestört ist, entsteht eine Unausgeglichenheit, die beide beeinflußt. Stagniertes Blut verhindert, daß frisches Blut an die blockierte Stelle gelangt und seine natürlichen nährenden und aufbauenden Funktionen ausübt. Daraus entstehen die Verminderung und Schwächung vieler physiologischer Funktionen und die metabolischen Folgen der Blutstase erzeugen wieder andere Störungen wie z. B. Schleimbildung. Umgekehrt kommt Blutstase auch oft in Verbindung mit anderen Syndromen vor, die ihre Ursache sein können. Dazu gehören z. B. *Qi*-Stagnation, Blut- und *Qi*-Leere und pathogene Faktoren wie Hitze und Kälte aber auch Blutverluste aller Art, Verausgabung und beständiger Ärger.

Fußnoten

[19] Die Idee eines Funktionskreises ist in China ebenfalls viel weiter gefaßt als die bloße anatomische Entsprechung. Aus historischen Gründen werden die mehr oder weniger mit diesem Organ in Zusammenhang stehenden Funktionen zusammengefaßt. Bei Porkert heißen diese Funktionskreise Orbi (Sing. Der Orbis) und bei vielen anderen Autoren wird auf eine Zusatzbezeichnung wie Funktionskreis mit der Begründung verzichtet, daß jeder über die fundamentalen Konzepte der TCM Hinausgekommene wissen muß, daß das Herz in der TCM eben **nicht nur** dem Herzen der Anatomie entspricht. Da dieses Buch für den fortgeschrittenen Anwender geschrieben wurde, habe ich im nachfolgenden Text meist auf eine Hervorhebung des chinesischen Konzeptes verzichtet.

[20] Weitere Einzelheiten würden den Rahmen dieser Einführung sprengen, ich empfehle dem interessierten Leser daher, sich mit den Grundlagen der Chinesischen Medizin vertraut zu machen, z. B. in Werken von Giovanni Maciocia oder Wiseman/Ellis in englisch bzw. M. Porkert oder C. C. Schnorrenberger in deutsch. Für den Kliniker empfehle ich noch immer Maciocia, der ebenso detailliert wie praktisch orientiert ist.

[21] Leere und Fülle (*Xu* und *Shi*, gesprochen etwa „chü", mit „ch" wie in Gicht und „schr" wie in Schreck) heißen je nach Autor Inanitas/Depletion und Repletio/Repletion (Porkert), Deficiency and Excess (Maciocia, Bensky), Vacuity and Repletion (Wiseman), Stenic and Asthenic (Ou, et al.). Da sich seit Schnorrenberger unter deutschen Therapeuten die Begriffe „Leere und Fülle" weitgehend durchgesetzt haben, verzichte ich auf weitere etymologische Feinheiten und bleibe bei diesen, ergänze sie jedoch in Klammern mit ihrem chinesischen Äquivalent, da seit der Umstellung der Schreibweise von Wade-Giles auf das internationale Pinyin die chinesischen Termini die einzigen, durchgehend konstanten Schreibweisen sind.

[22] siehe Glossarium

[23] Traditionell wurden Rezepturen wie hier im Querformat geschrieben, meist in 4 Reihen, um die vier Arzneitypen (Kaiser, Minister, Assistent und Bote) besser zu erkennen. Heute werden aber auch viele Rezepturen in Hochformat geschrieben, die eine solche Unterscheidung nicht mehr deutlich machen können. Ich halte mich in diesem Buch jeweils an die Anordnung im Original, um keine Information zu verändern.

[24] Nicht zu verwechseln mit dem in Verruf geratenen „*Ghan Mu Tong*", der Aristolochiasäure enthält.

[25] Hierbei handelt es sich um eine vorwiegend von Dr. Zhou angewandte Rezeptur. Sie wird daher in der Liste der häufigen Blutstaserezepturen nicht aufgelistet. Die oben abgewandelte Originalrezeptur enthält *Dang Gui* 15 g, *Sheng Di* 30 g, *Shou Di* 20 g, *Ji Xue Teng* 50 g, *Xuan Shen* 20 g, *Dan Shen* 20 g, *Wei Ling Xian* 15 g, *Ci Ji Li* 20 g, *Feng Fang* 15 g, *Bai Xian Pi* 20 g und *Gan Cao* 10 g.

KAPITEL V

Traditionelle Diagnose und Syndromdifferenzierung der Blutstase

Die Chinesische Diagnose besteht aus vier großen Bestandteilen:

1. Optische Diagnose, einschließlich Zungendiagnose,
2. Olfaktorisch/auskultatorische Diagnose (bei der Blutstase von minderer Bedeutung),
3. Befragung und schließlich
4. Palpatorische Diagnose, einschließlich Pulsdiagnose.

Die Diagnose der Blutstase muß vor der Syndromdifferenzierung gemacht werden, wobei die mündliche Anamnese und die Inaugenscheinnahme des Patienten und seiner Zunge, Haut, Haare, Lippen usw. von besonderer Wichtigkeit sind.

Die Inaugenscheinnahme und Befragung kann nach den üblichen acht Leitkriterien (*Ba Gang*) vorgenommen werden, die an dieser Stelle – geordnet nach den *Zang Fu*-Organen – aufgeführt werden. Die *Zang Fu*-Organe, auch Funktionskreise genannt, sind Konzeptsysteme, die das anatomische Organ, dessen Funktion und verschiedene andere Eigenschaften zusammenfassen. Sie stimmen also nicht völlig mit den anatomischen Organen überein:

Spezielle Symptome in den *Zang Fu*-Organen

Leber[26]

Das am häufigsten von Blutstase betroffene *Zang Fu*-Organ ist die Leber. Typische Zeichen für Blutstase im Zusammenhang mit der Leber sind:

Stechende Schmerzen im unteren Rippenbereich, zyanotische Fingernägel und Lippen, dunkler Teint, schmerzhafte Menses mit dunklen Blutklumpen, violettbläuliche Zungenseiten oder dunkle Blutstaseflecken an der Seite, saitenförmiger oder fester Puls tastbar.

Herz

Bläuliche oder dunkelrote Lippen, Herzklopfen oder Herzjagen, stechender Schmerz und Engegefühl im Brustraum, die Zungenspitze ist violettbläulich oder dunkle Blutstaseflecke an der Spitze, die Unterzungenvenen sind dunkel oder gekrümmt und dick, der Puls ist rauh oder hängend.

Lunge

Druckgefühl oder Schmerz im Brustraum, Bluthusten von dunklem, klumpigem Blut. Die Zunge ist an den vorderen Seiten bläulich (siehe Bild) oder weist dort die für Blutstase typischen schwarzen oder dunklen Flecken auf. Die Unterzungenvenen sind dunkel oder gekrümmt und dick (sublinguale Varizen).

Mittlerer Erwärmer

Schmerzen im Magenbereich, Bluterbrechen oder Blutstuhl (dunkles Blut), gelegentlich Heißhunger. Das Zungenzentrum weist hier die typischen Blutstasezeichen auf.

Unterer Erwärmer

Abdominalschmerz oder Schmerz im Unterbauch, abdominale Massen (Resistenzen), Zungenzeichen im hinteren Zungenbereich. Bei Frauen außerdem Dysmenorrhö, Amenorrhö, Metrorrhargie, Metrostaxis, Prämenstruationsschmerz und dunkles, klumpiges Blut.

In der Blutstase lassen sich durch die Inaugenscheinnahme und Beobachtung der obigen Merkmale der Haut etc. die ersten wichtigen Informationen sammeln. Riechen und Hören erbringt bei diesem Syndrom nur wenig Ergebnisse, doch da noch andere Begleitsyndrome wie z. B. Schleim vorliegen können, darf man diesen Teil der traditionellen Diagnose nicht völlig ignorieren. Zur Inaugenscheinnahme gehört als wichtiges Kriterium die Zungendiagnose, die in der Blutstasediagnose eine ganz besondere Stellung einnimmt.

Zungendiagnose

Obwohl als Ursache der Blutstase auch Leere-Syndrome wie *Qi-* oder Blut-/*Yin*-Leere in Frage kommen, ist die Blutstase selbst immer ein Fülle-Syndrom. Der Zungenkörper ist ein verläßlicher Anhaltspunkt bei Blutstase und muß daher immer zu Rate gezogen werden.

Bei violett-bläulicher Färbung des Zungenkörpers muß immer zuerst an Blutstase gedacht werden. Doch was genau heißt „violett-bläulich"? Für einen Diagnostiker, der noch keine Gelegenheit hatte, tausende von Zungenbildern zu vergleichen, ist es nicht immer leicht, eine solche typische Farbe zu erkennen. Man muß sich daher klar machen, daß die sowohl in der Diagnose des Hautteints als auch der Zunge beschriebene typische Farbe einer mangelnden Durchblutung entspricht, d. h. eine Tendenz zur Zyanose aufweist. Man weiß durch chinesische Forschungen mittlerweile, daß eine hohe Blutviskosität, wie sie auch künstlich durch Injektionen hochmolekularer (Molekulargewicht 100.000 – 400.000 Dalton) Dextranlösungen hervorgerufen werden kann, u.a. auch genau diese typische Haut- und Zungenfarbe entstehen läßt, da die feinen Blutgefäße weniger sauerstoffreiche und damit rötlich erscheinende Blutzellen transportieren können. Es wurde auch festgestellt, daß ein hoher Blutfettspiegel und ein hoher Anteil an Immunglobulinen zu einer Verlangsamung des Blutflusses führt, was sich durch die geringere Sauerstoffsättigung in den Kapillaren der Zunge besonders deutlich zeigt. Daneben wurde bei chronischer Blutstase auch eine Verminderung der Kapillaren selbst festgestellt.

Zungendiagnose

1. Vergleich zwischen Ober- und Unterzunge

Hier jeweils die Ober- und Unterzunge des gleichen Patienten:

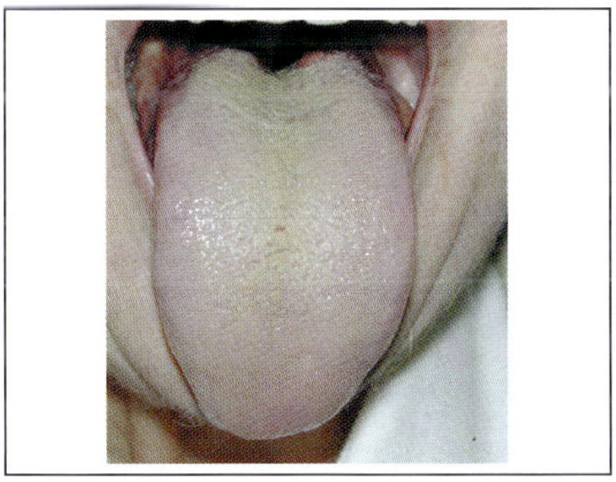

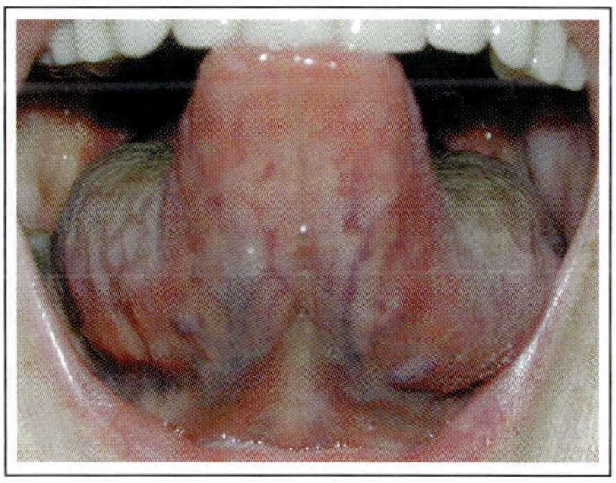

Bei einer violetten Zunge (hier links zu sehen) erwartet man auch Stasezeichen der Unterzunge (rechts: mit Staseflecken).

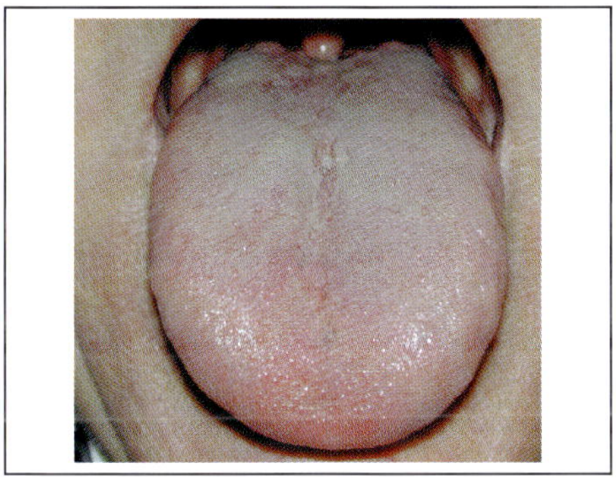

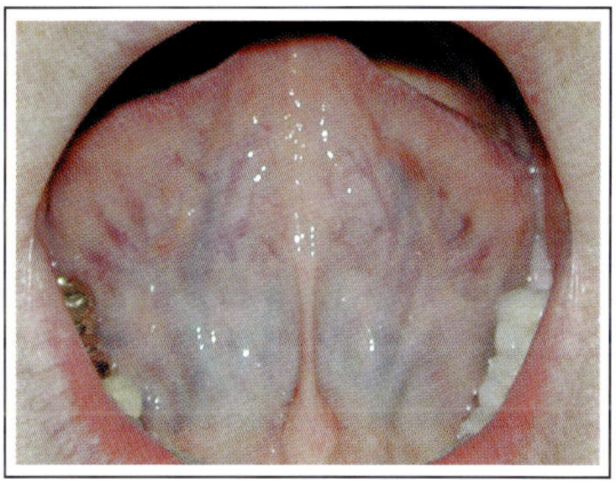

Auch können unter einer roten oder rot-violetten Zunge – wie in diesem Beispiel – Stasezeichen versteckt sein.

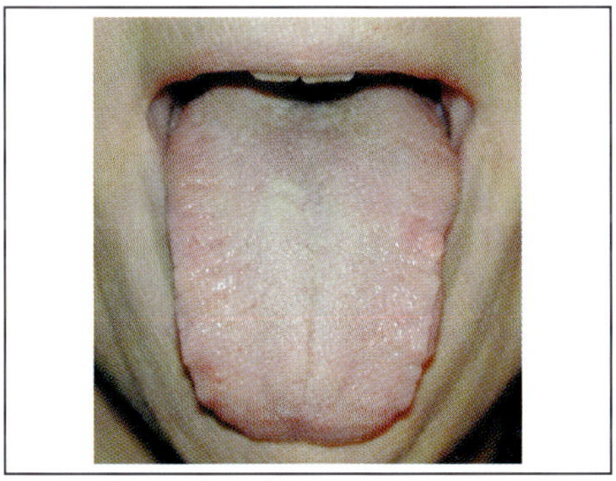

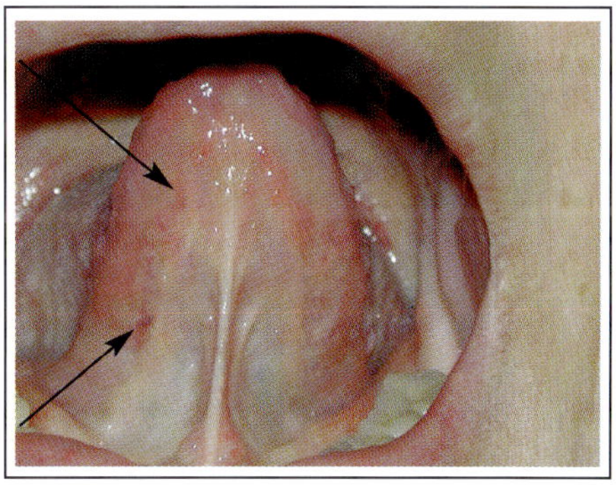

Doch selbst blaß erscheinende Zungen können auf Stase hinweisen (siehe Pfeil), wie dieses Beispiel zeigt.

2. Vergleich verschiedener violetter Zungen

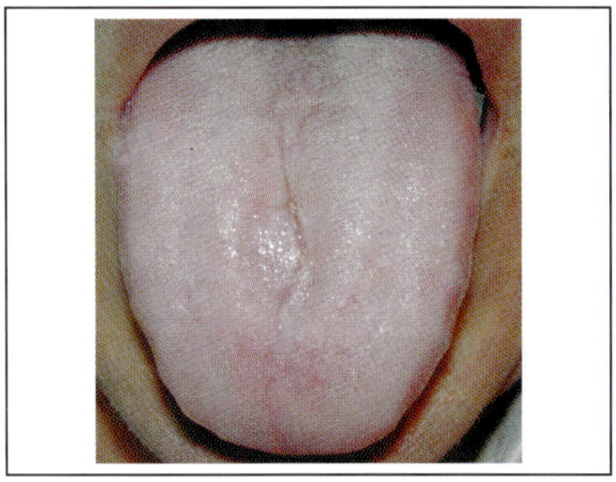

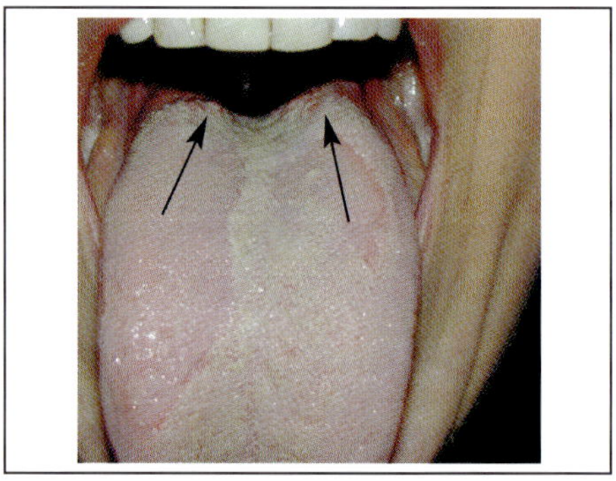

Links eine rot-violette Zunge mit vernarbter Mittelfurche, rechts mit belaglosen Stellen und konvexen napfförmigen Papillen hinter dem Sulcus terminalis, wie es oft bei Pilzbefall der Nasenhöhle zu finden ist.

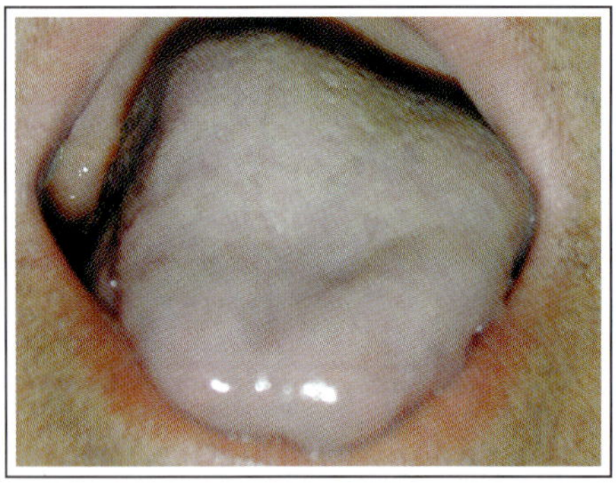

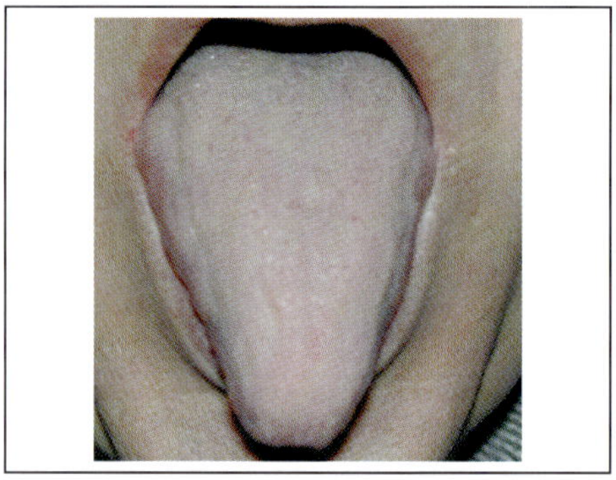

Links eine schlaffe, blaßviolette Zunge mit schlüpfrigem Belag wie oft bei *Qi*-Leere mit Nässe und Blutstase, rechts dagegen eine steife, trockene, violette Zunge wie bei *Yin*-Leere-Blutstase.

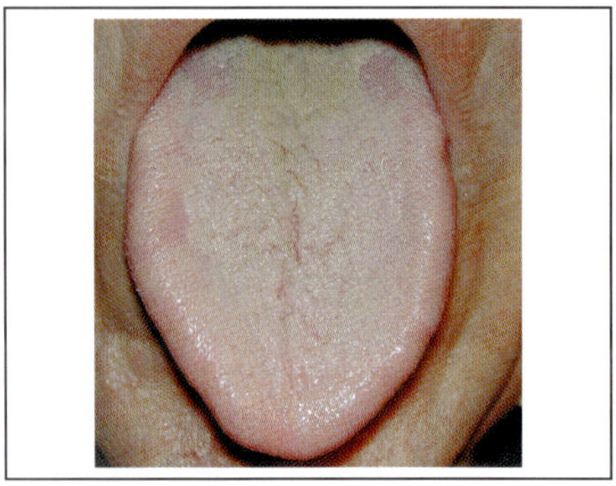

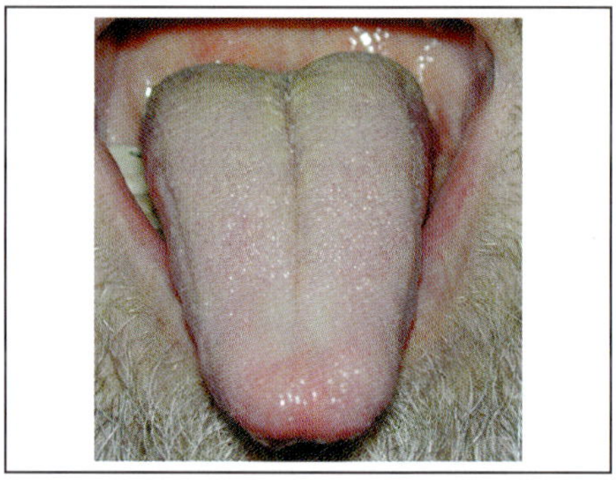

Links eine vorne blaßrote, hinten – unter den belaglosen Stellen – violette Zunge, rechts eine dunkelrot-violette Zunge mit roter Spitze, vom dicken Belag fast verdeckt.

3. Verschiedene Unterzungenvenen

Unten verschiedene Formen der Unterzungenvenen:

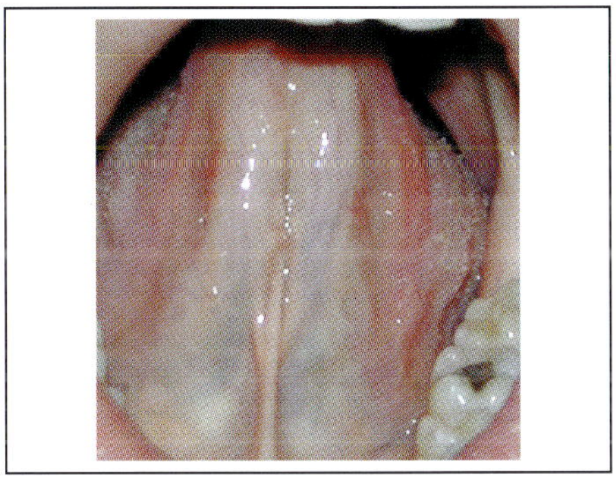

Blasse Unterzungenvene mit verdickter Mucosa („cellophan“ oder „duschvorhangartig“) sind oft Zeichen für Nässe oder Schleim.

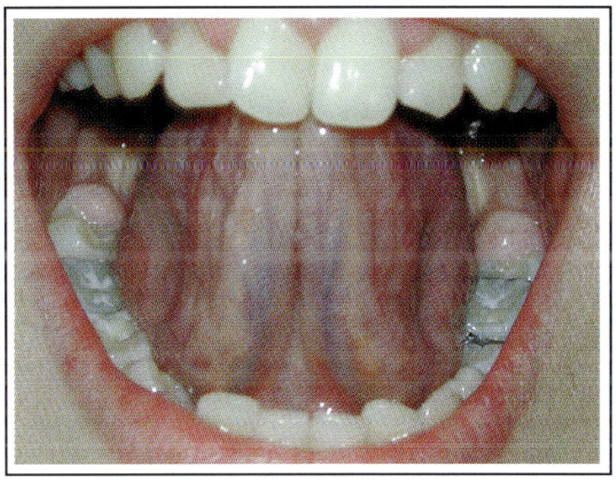

Sind die Unterzungenvenen rötlich oder haben rötliche Ausläufer so ist eher Hitze indiziert.

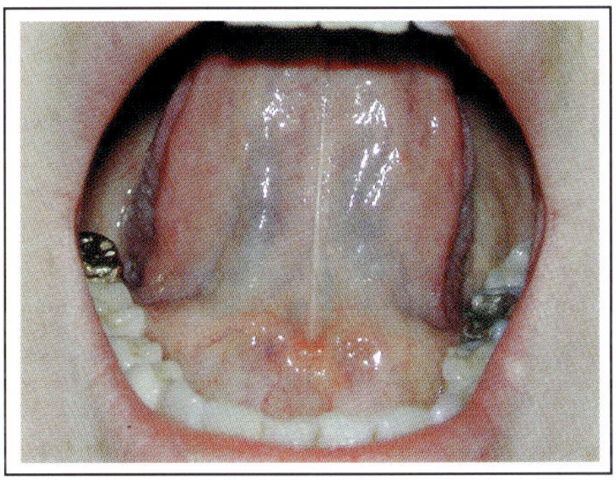

Jede Erweiterung der Venolen/Kapillaren weist auf Hitze oder fiebrige Infekte.

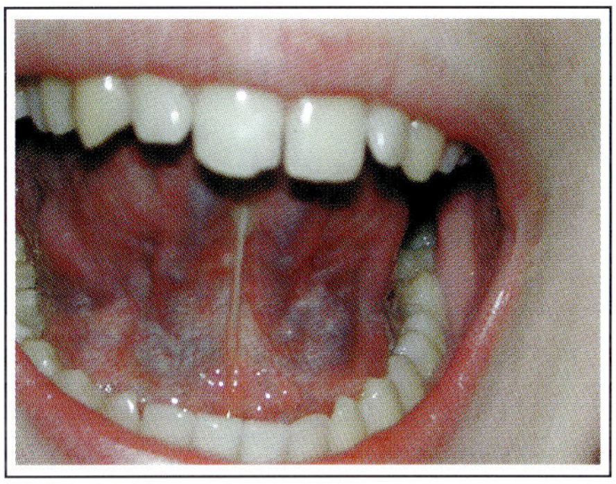

Hierzu muß auch der Zungengrund beobachtet werden.

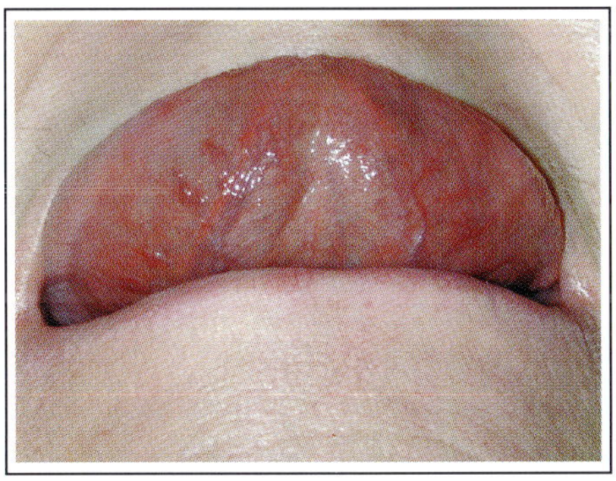

Starke Hitze mit Stase ist dagegen auch in den Gefäßen der gesamten Unterzunge zu erkennen (links). Ist die Stase stärker als die Hitze, so geht die Rotfärbung der

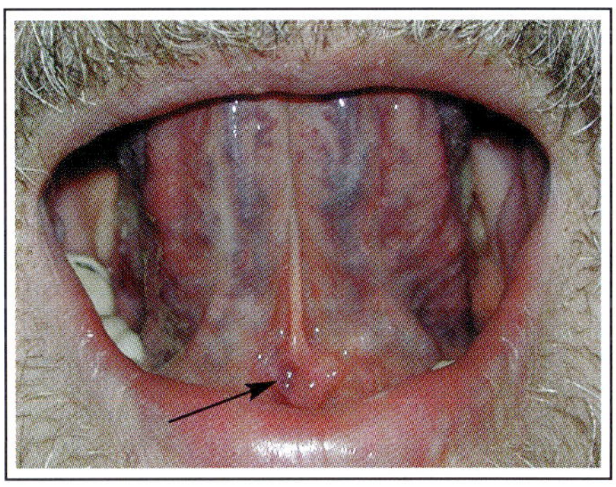

Unterzunge in Blaufärbung über. Staseflecken auf einem verdickten Knoten des Bändchens (rechts, unten) können auf Tumorbildung hinweisen.

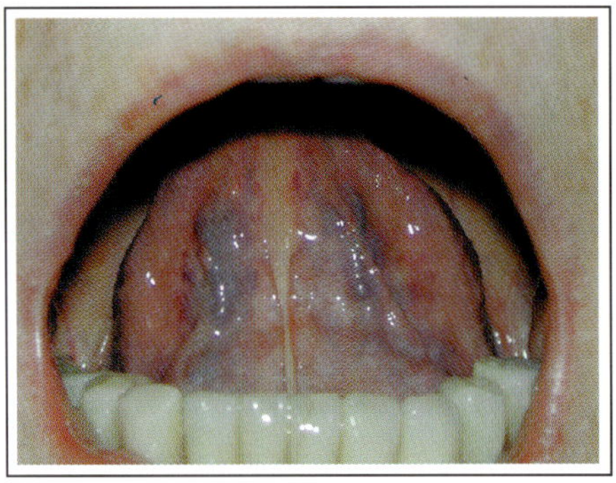

Bei Kälte-Stase findet sich eher eine dunkelblaue oder schwärzliche Färbung.

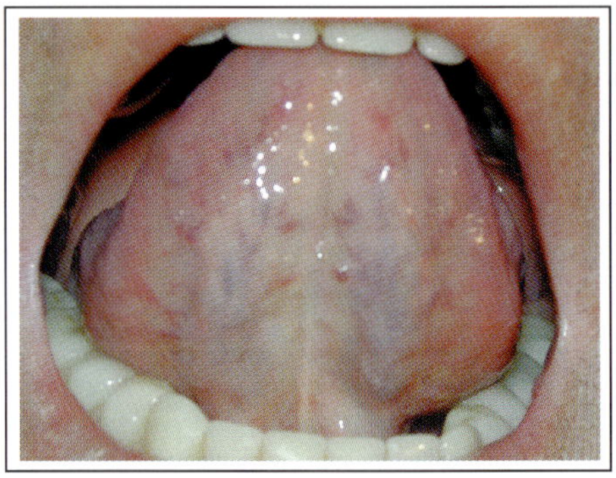

Sind die Unterzungenvenen kaum sichtbar und die Flecken rot, so überwiegt die Hitze-Trockenheit vor der Blutstase.

4. Indikationen zur Unterzungendiagnose

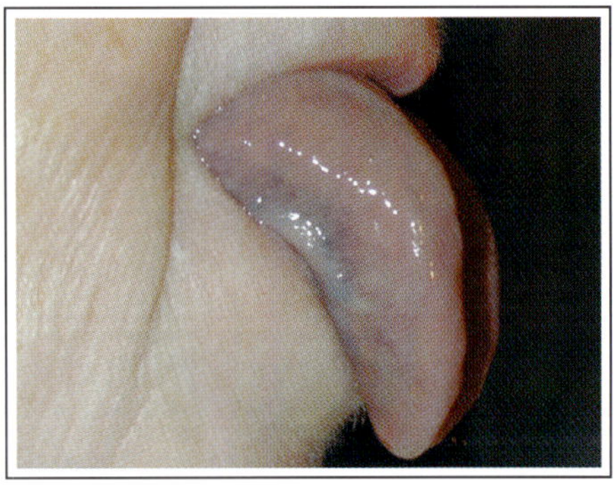

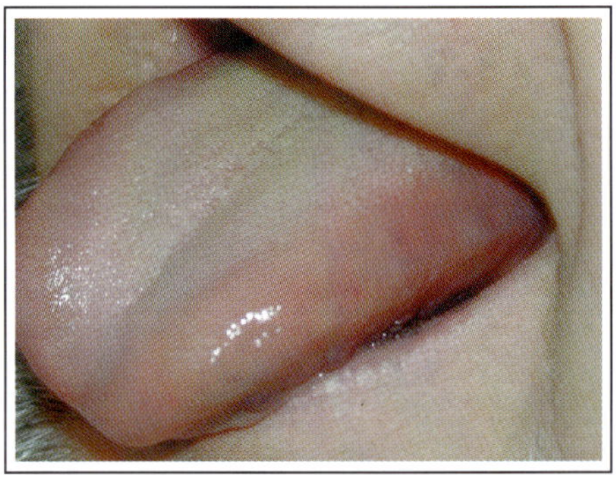

Sind die Seiten deutlich gefleckt (links), so muß man an Leberzeichen denken, daher sind die Unterzungenvenen besonders wichtig zum Vergleich, denn oft sind die Flecken seitlich nur unscheinbar zu erkennen (rechts: anderer Patient).

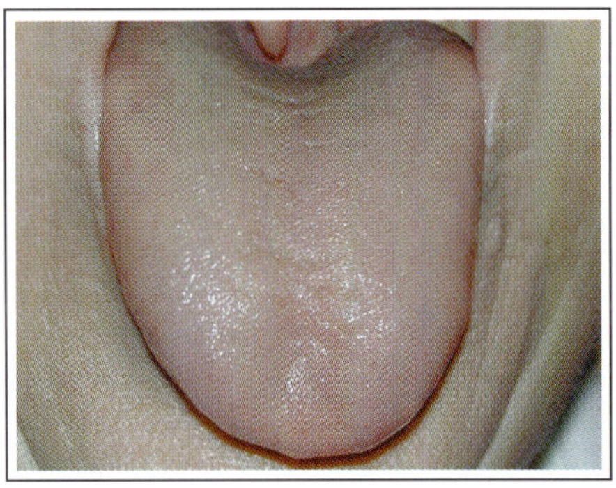

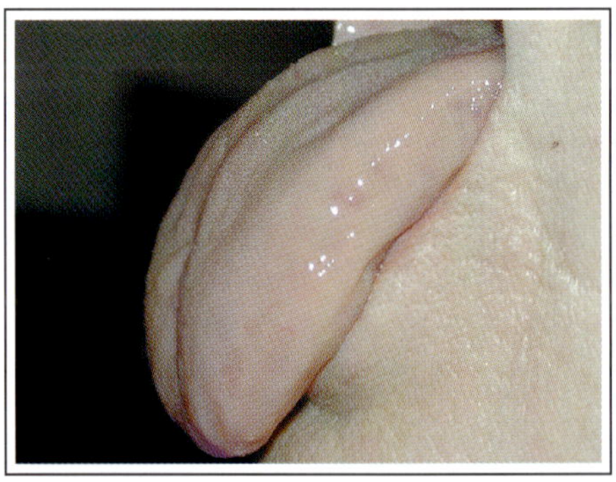

Hier (links) sind die Staseflecken von vorne kaum zu erkennen, aber an der Seite erscheinen sie deutlich (rechts: gleicher Patient, Seite).

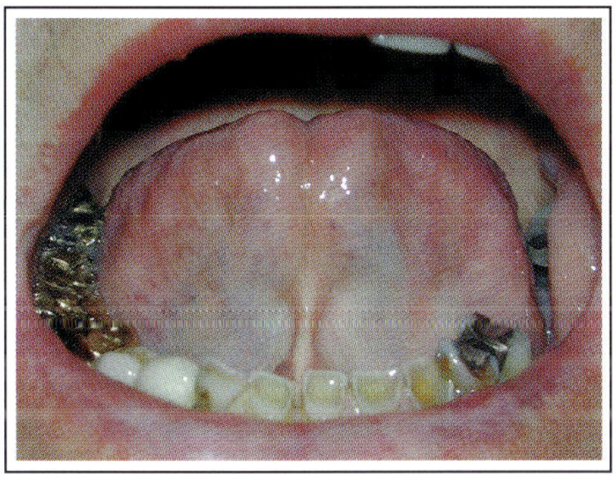

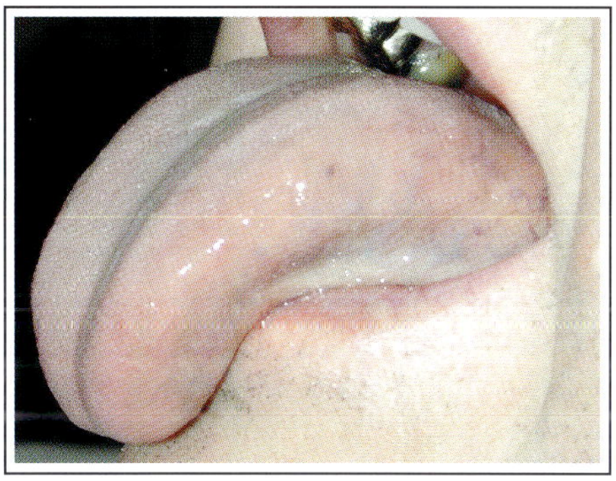

Wichtige Ausnahmen: Auch eine kaum zu erkennende Stase der Unterzunge (links), kann sich seitlich deutlich zeigen (rechts, gleicher Patient). Daher sollte immer die Seite mit begutachtet werden.

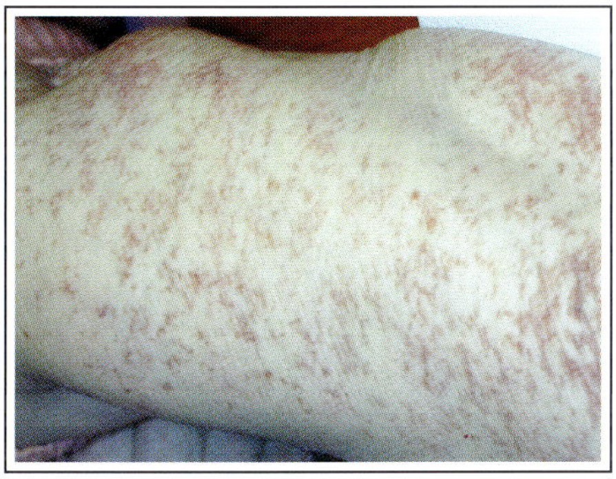

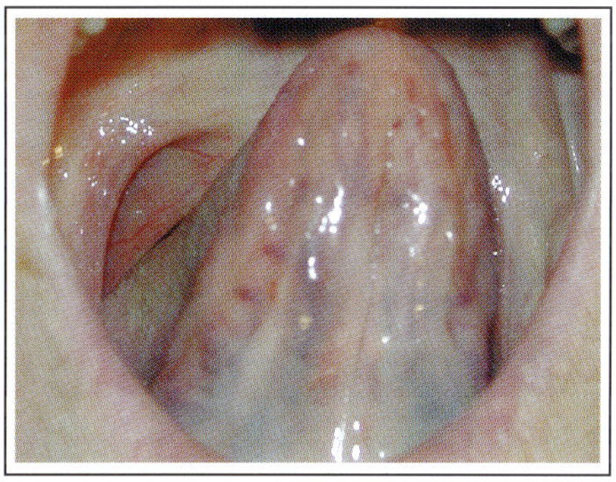

Bei Stase-Hautzeichen (oft auch hinter den Ohren), hier durch Medikamente ausgelöst, finden sich auch immer Staseflecken auf der Zunge (gleicher Patient, Zunge).

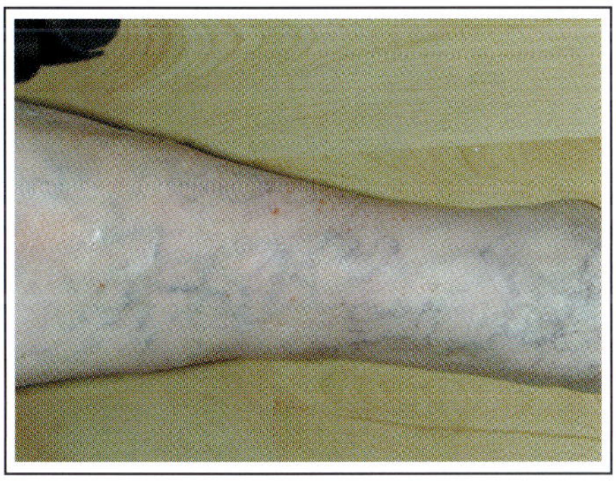

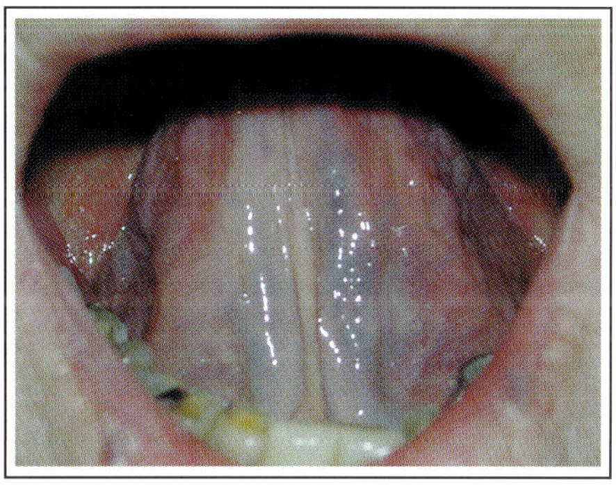

Auch bei schlechter Zirkulation, Krampfadern oder Arteriosklerose muß die (Unter-)Zunge begutachtet werden.

Gleiche Patientin, Zunge: Dicke, aber schlaffe Unterzungenvenen findet man gehäuft bei Arteriosklerose und im hohen Lebensalter.

5. Vergleich der Zunge vor und nach der Behandlung

Hier jeweils die gleiche Zunge, links vor und rechts nach der Behandlung

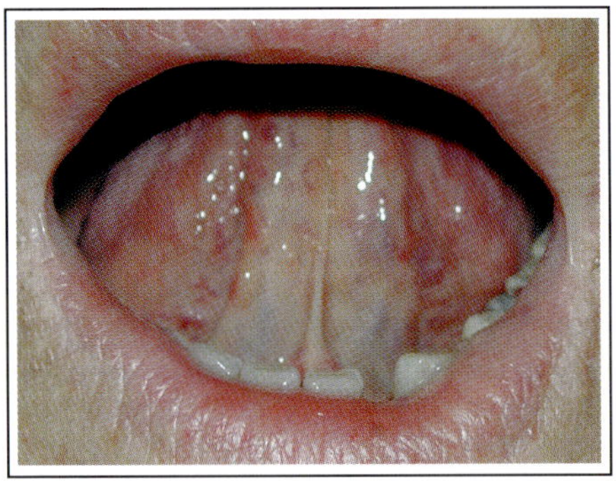

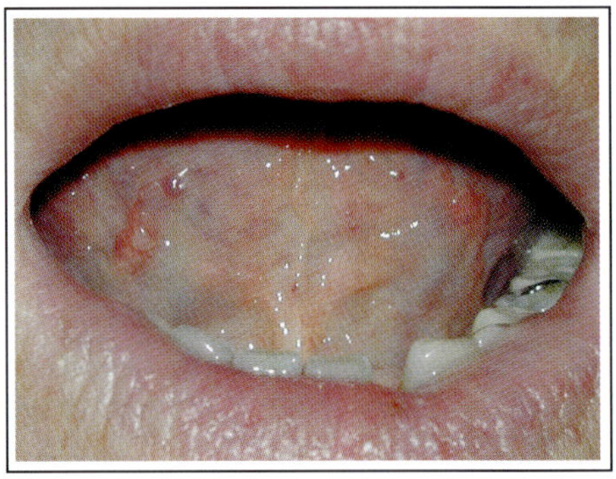

Schon nach kurzer Zeit der Behandlung (ca. nach zwei Wochen) beginnen sich Blutstaseflecken aufzulösen.

Links: vorher, rechts: nach zwei Wochen blutbelebender Rezeptur.

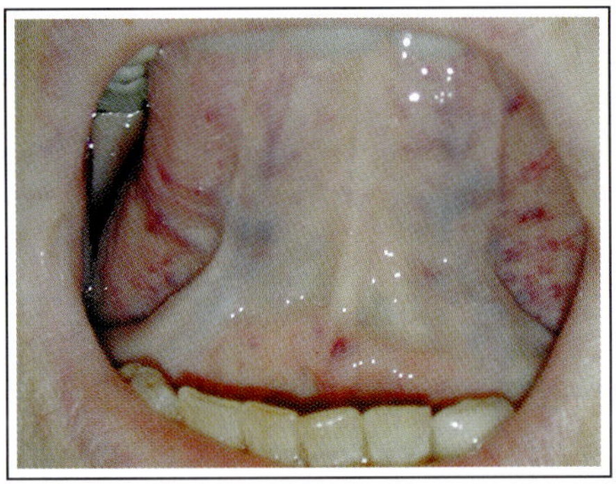

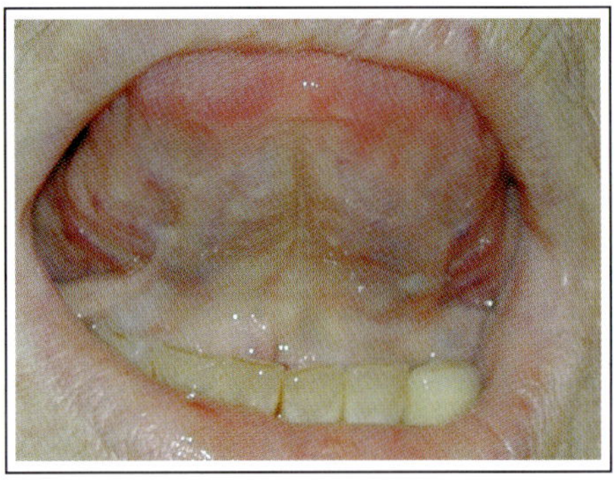

Blutstasearznei kann Flecken der Zunge in wenigen Wochen vollkommen auflösen.

Links: vorher, rechts: nach ca. sechs Wochen.

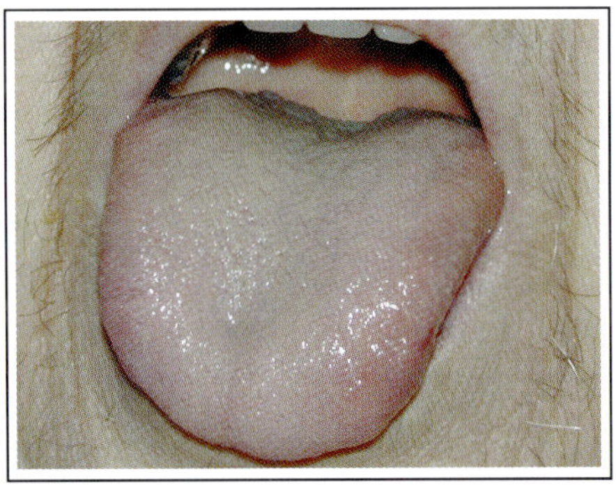

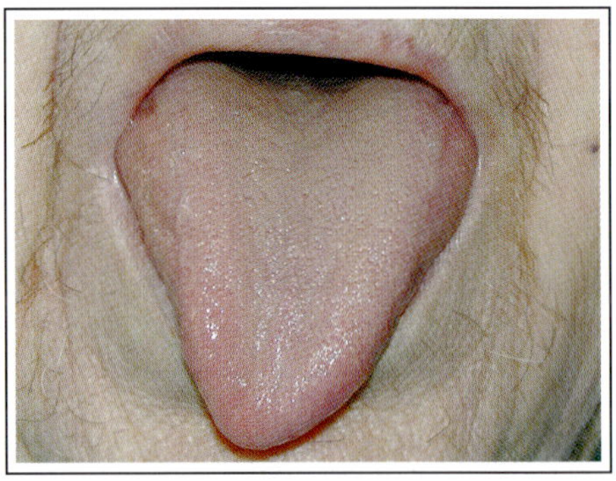

Auch die Zungenfarbe geht bei der Behandlung von blaßviolett wieder zurück ins Blaßrote (gleiche Patientin wie in Mitte, links: vorher, rechts: nachher).

6. Vergleich verschiedener Stasegrade der Unterzunge

Jeweils verschiedene Patienten, oben =1. Grad, Mitte = 2. Grad und unten= 3. Grad Blutstase

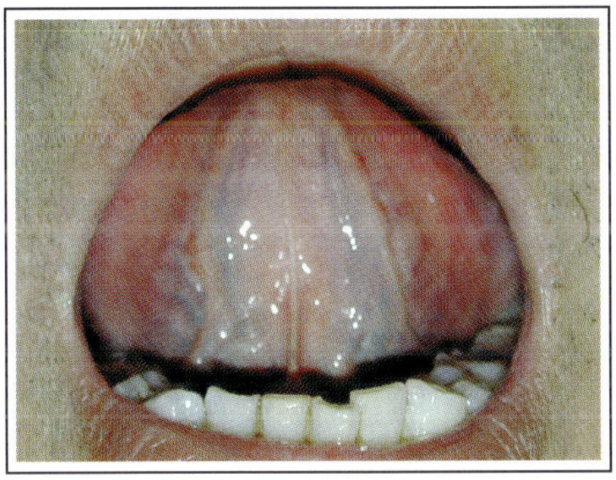

1. Grad: Fast normale Zunge mit drei Ausbrechern der Unterzungenvenen (links im Bild) in die zweite Zone.

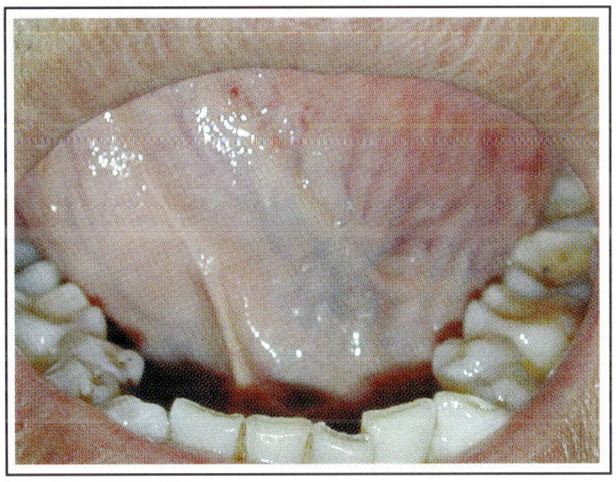

Auch an der linken Zungenseite geringe Verlängerung der Venen mit bis zu 3 Staseflecken, also etwa 1. Grad.

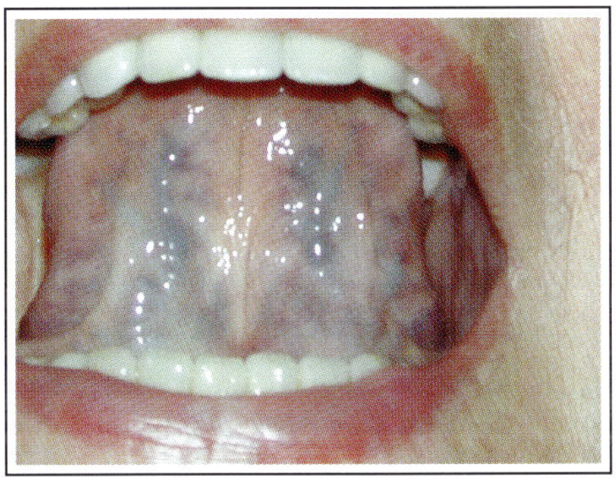

2. Grad: Verlängerung über das Frenulum und in dritte Zone hinein.

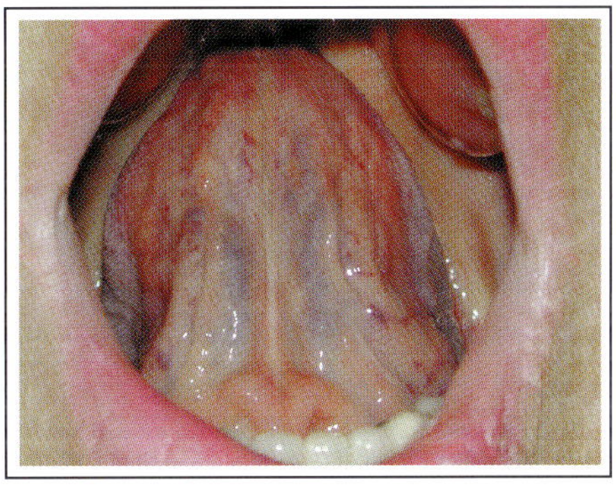

Obwohl keine Venenverlängerung ebenfalls 2. Grad, dazwischen 3-10 Staseflecken.

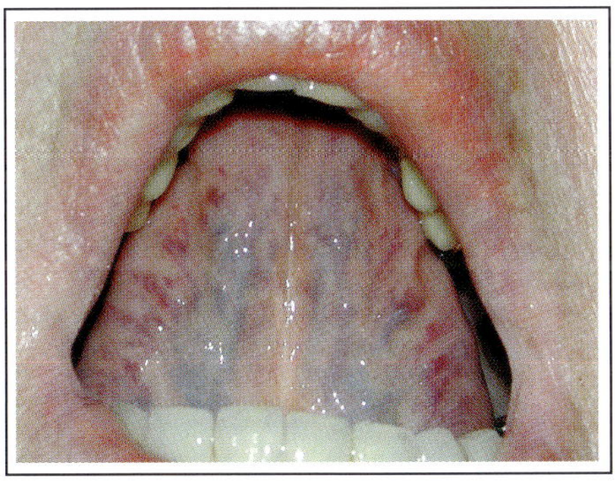

3. Grad: Mehr als 10 Flecken bei verlängerten Unterzungenvenen.

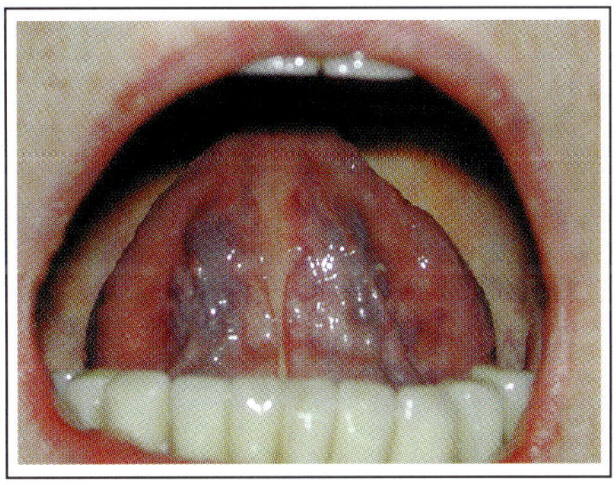

3. Grad aufgrund der dunklen Farbe und der gewundenen dicken Unterzungenvenen trotz der geringen Blutstaseflecken.

7. Vergleich verschiedener Unterzungenvenen

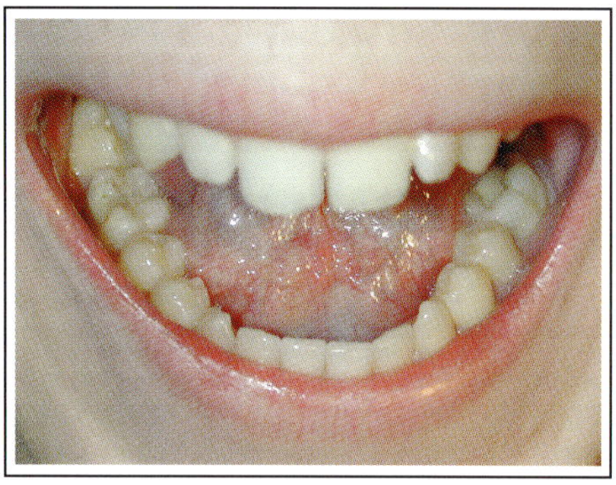

Unterzungenvenen müssen nicht immer auf Blutstase hinweisen, eine Erweiterung der Kapillaren mit Rottönung kann auch auf Fieber oder Hitze hinweisen

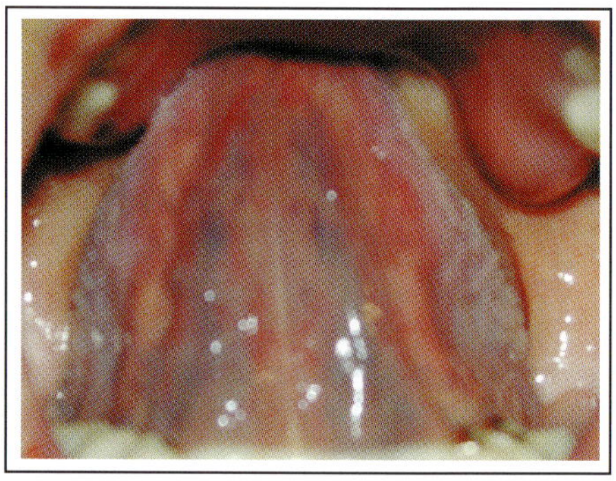

(links), kommt jedoch eine Dunkelfärbung der Unterzungenvenen hinzu (rechts), dann ist Blutstase mit Hitze vorhanden.

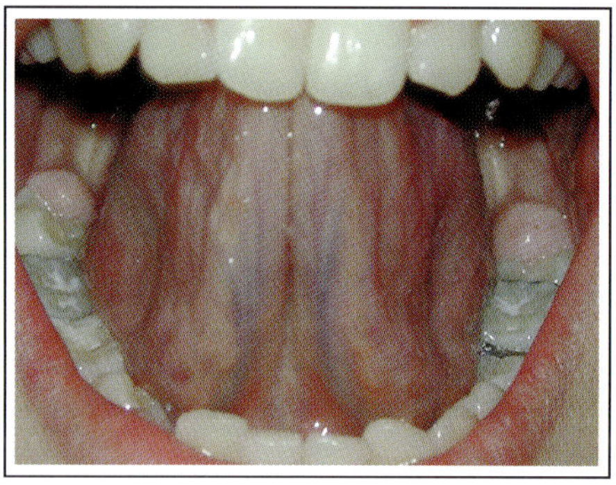

Wenn Schleim oder starke Nässe die Unterzungenvenen verdeckt, so sind immer noch die Staseflecken ein deutliches Zeichen.

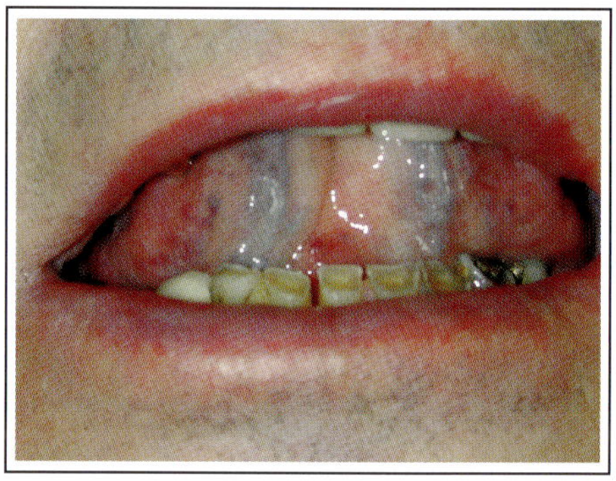

Links: chronisches Asthma,
rechts: chronische Hepatitis.

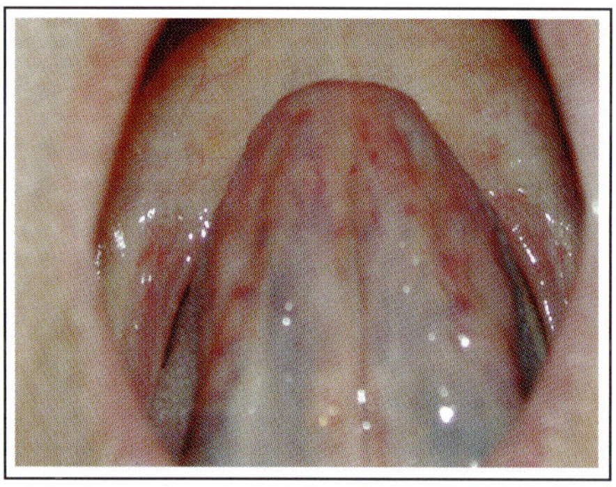

Kleine, feinverteilte Stasepunkte, vor allem an der Zungenspitze, deuten häufig auf Herzerkrankungen wie KHK.

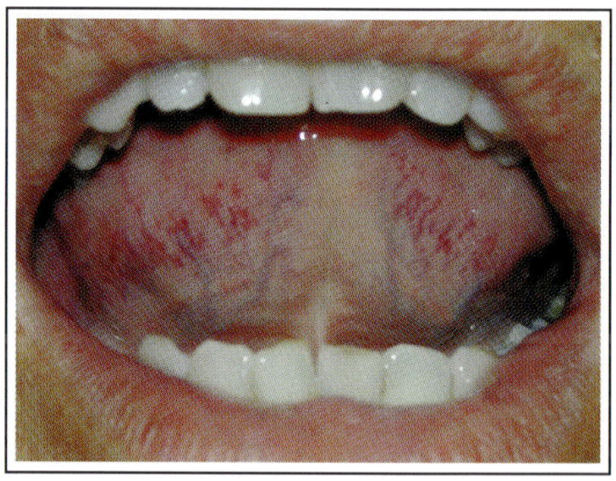

Links: Anfangsstadium,
rechts: anderer Patient, fortgeschritten.

8. Vergleich verschiedener Unterzungenvenen (II)

Vergleich zwischen Stasepunkten, Staseflecken und Staseflächen (Vergrößerung)

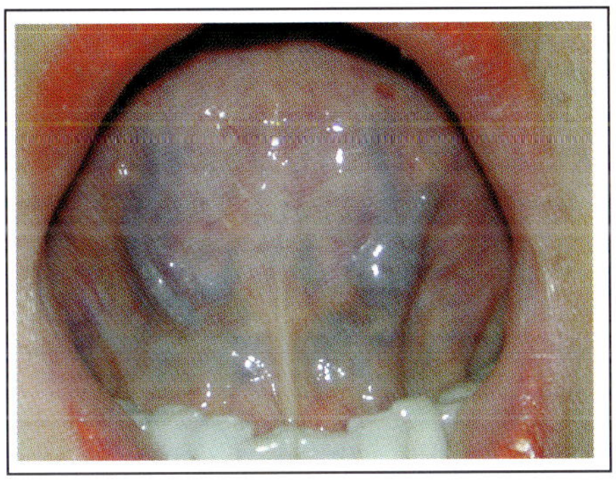

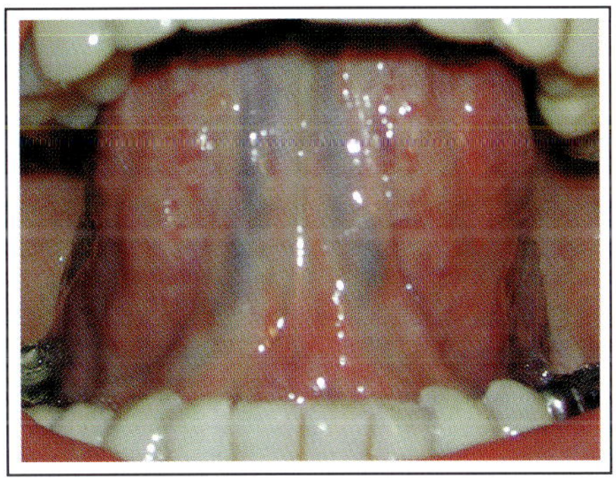

Stasepunkte flach, daher nicht wegdrückbar, häufig bei *Qi*-Leere; einzeln (links) und flächig (rechts)

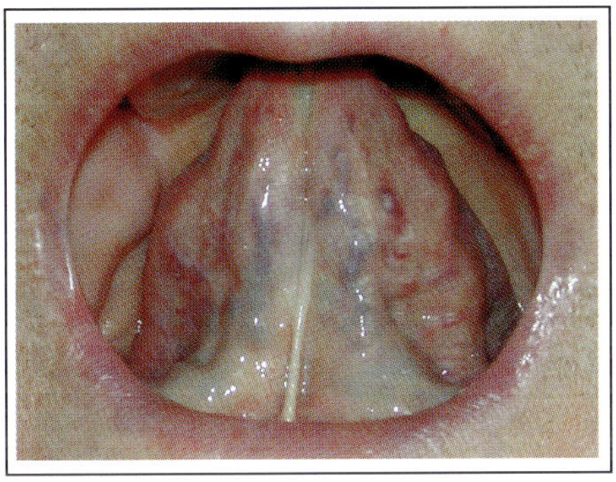

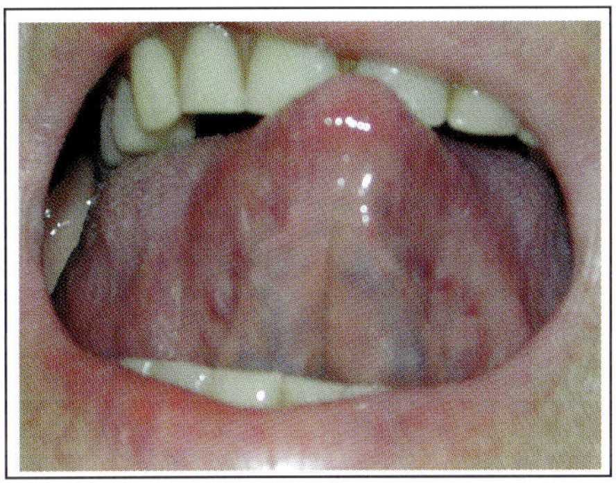

Übergang zwischen wegdrückbaren Stasepunkten und protruhierenden Staseflecken (links), die – wenn flächig vorhanden – auf starke Stase wie bei Hypertonie, KHK oder Leberzirrhose hinweisen und flächig (rechts).

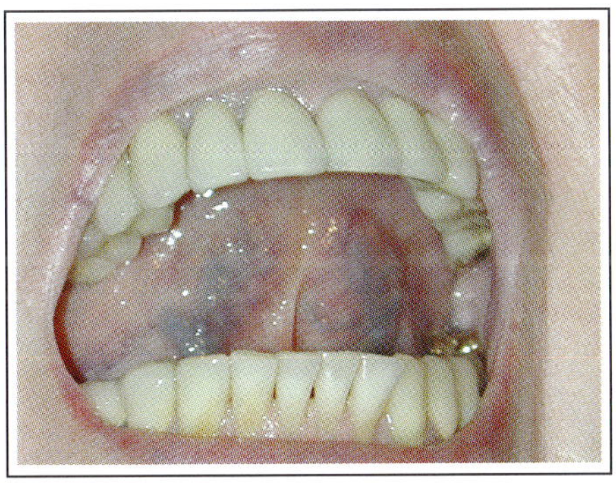

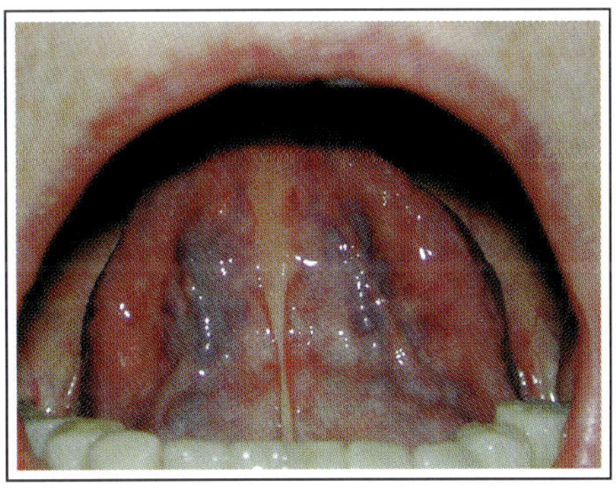

Bei Staseflächen konfluieren die Staseflecken zu dunklen Streifen, einzeln (links) und flächig (rechts), hier ist oft Kälte vorhanden oder ein Verlust des *Zheng-Qi* mit Blutstase.

9. Fallbeispiele (I)

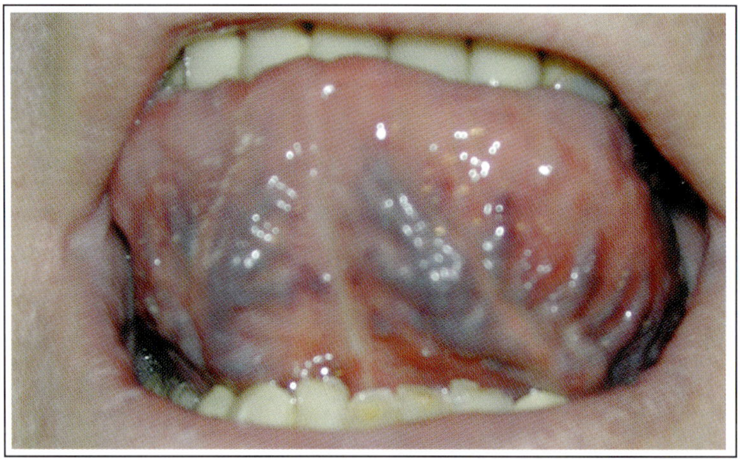

Fall mit KHK, Hypertonie und Arteriosklerose:

Typische Schwellvenen verdecken Staseflecken.

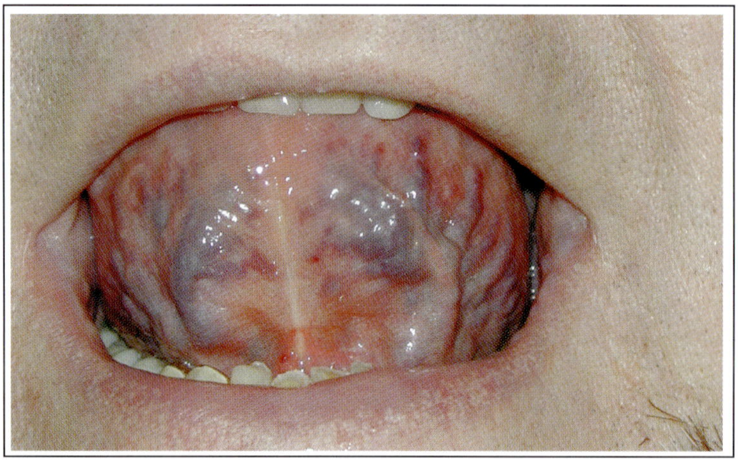

Nach der Behandlung geben die normotonen Venen den Blick frei auf die Flecken (Mitte), die durch die Behandlung allmählich verblassen (unten).

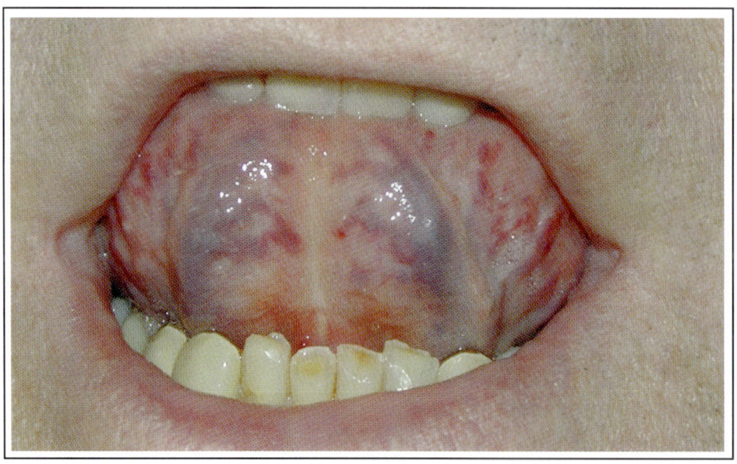

10. Fallbeispiele (II)

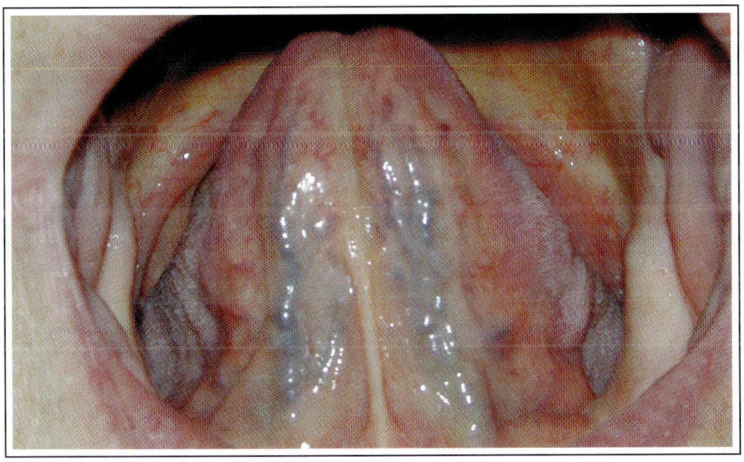

Typische Sublingualvarikose wie oft bei Arteriosklerose mit gekrümmten dunkelblauen Unterzungenvenen und Staseflecken ersten Grades.

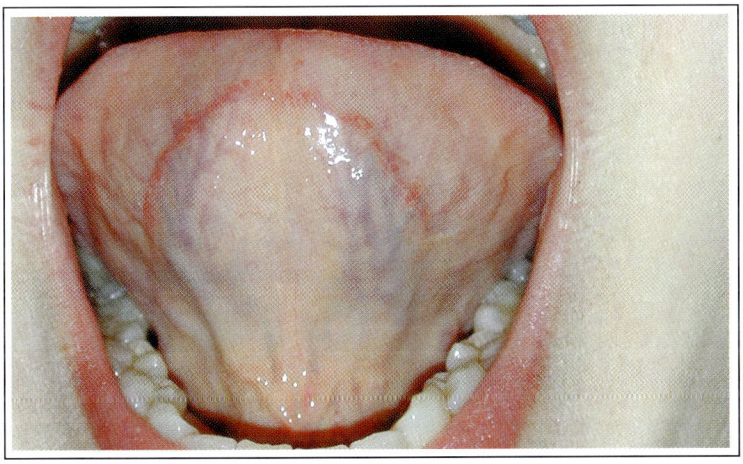

Bei dieser Patientin (Myome) wird durch Durchstrecken der Zunge deutlich, daß sich rote Hitzefleckchen am Hautfaltenkranz oberhalb der über das Zungenbändchen hinausragenden dunklen Unterzungenvenolen gebildet haben: geringfügige Blutstase mit Hitze.

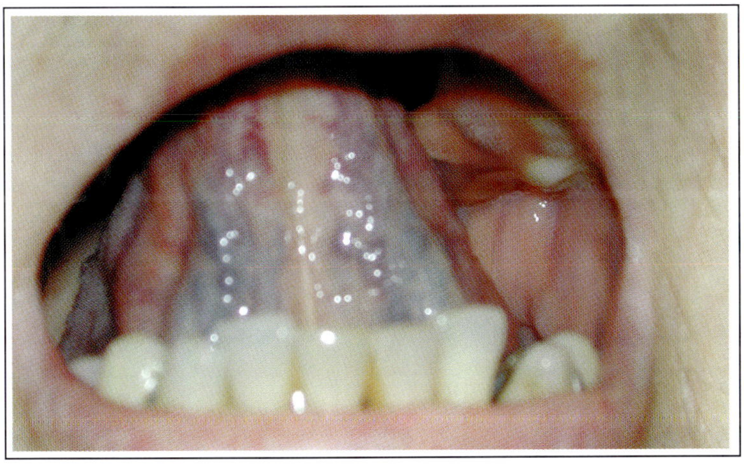

Bei dieser älteren Patientin mit Schmerz und Durchblutungsstörungen sieht man eine fortgeschrittene Blutstase mit Unterzungenvenen-Verdickung und dunkler Stasefläche.

11. Fallbeispiele (III)

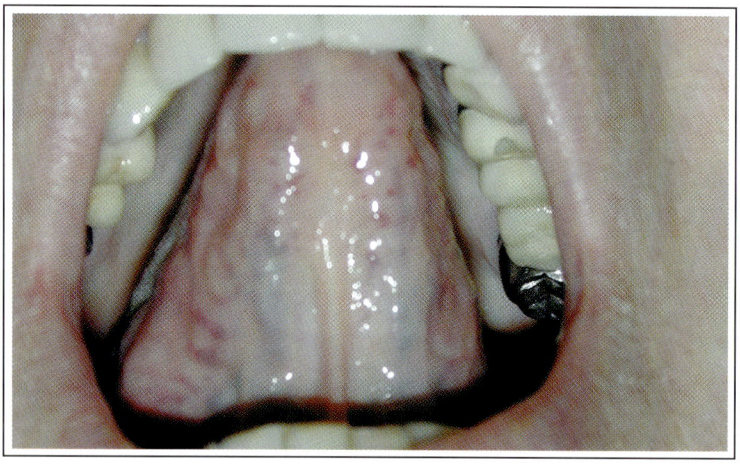

Während der obere Bereich fast frei ist, sammeln sich die Staseflecken bei diesem Hepatitis-Patienten fast nur im seitlichen Bereich.

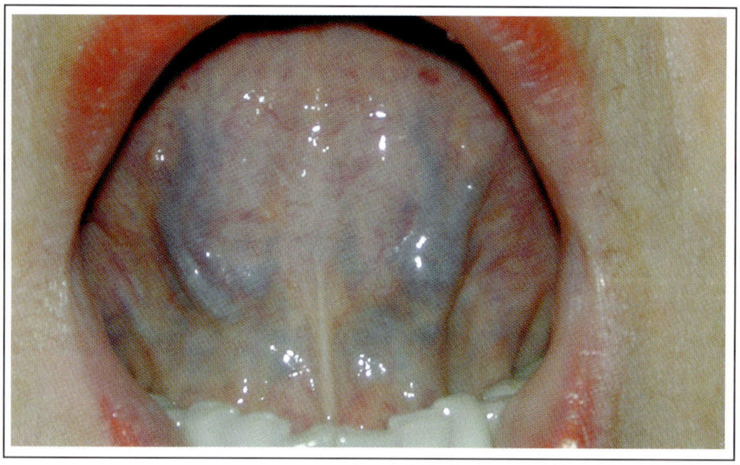

Bei dieser Patientin mit rheumatischen Schmerzen nach Borreliose sind außer einer generalisierten Erweiterung der Kapillaren (Hitze) nur ein Stasefleck und über das Zungenbändchen verlängerte Unterzungenvenen zu erkennen. Dennoch sprach sie gut auf die Hitze-Blutstase-Rezeptur an.

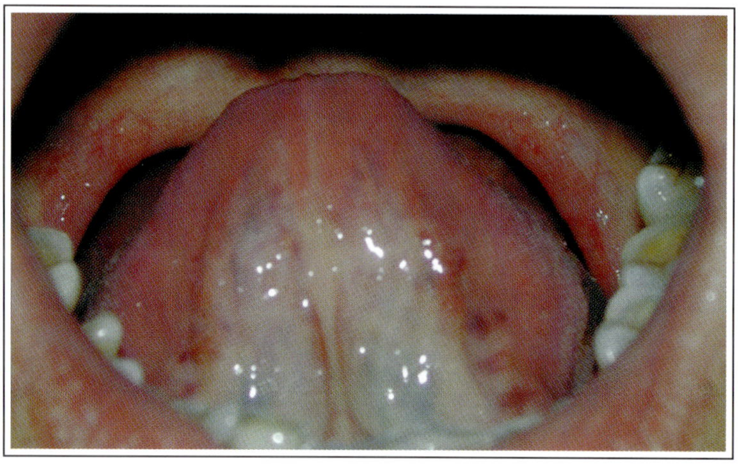

Bei diesem chinesischen Patienten mit KHK bei *Qi*-Leere Blutstase sind die Unterzungenvenen kaum sichtbar, jedoch sieht man hier deutlich die dreidimensionale Verdickung der Gefäße, die in mit dem Spatel vorübergehend wegdrückbaren Staseflekken resultiert.

Dem geschulten Auge wird der Unterschied daher so deutlich wie z. B. der Farbunterschied zwischen einem Stück rohen Muskelfleisch und einer rohen Leber, wenn beide nebeneinander in der Fleischtheke ausgelegt sind. Doch die durch den Vergleich der Zungenbilder gewonnene Erfahrung läßt sich durch nichts ersetzen – wie auch die durch viele Pulsvergleiche gewonnene Erfahrung.

Dunkelblaue oder violette Punkte an der Zunge bei violetter Schattierung des Zungenkörpers weisen generell auf Blutstase. Der Sitz derselben läßt sich dadurch bestimmen, daß man die zugehörige Zone der Zunge aufgrund der Chinesischen Zungendiagnose bestimmt.

Erscheinen die Punkte oder Striche an einer oder beiden Zungenseiten der vorderen Zunge, so ist die Herz- und Lungenzone betroffen, was wiederum auf Brustschmerz oder Brust-*Bi* -Syndrom hinweisen kann. Weiter hinten an der Zungenseite ist die Leber- und Gallenzone, was auf Syndrome wie Leber-*Qi*-Stagnation u. ä. hinweisen kann.

Treten die Punkte nur einseitig statt symmetrisch auf, so ist nur eine Körperseite betroffen.

Diese Einteilung der Zungenoberfläche läßt sich in jedem einschlägigen TCM-Grundlagenwerk nachlesen. Ich möchte statt dessen hier die Inspektion der Zungenunterseite ausführlicher erläutern, da sie besonders zur Diagnose der Blutstase von Bedeutung ist:

Ein untrügliches Zeichen für Blutstase in der Zungendiagnose ist das Anschwellen und bucklig werden (sublinguale Varikose) sowie die Farbe der beiden Unterzungenvenen: Sind diese dunkelblau oder tiefviolett oder gekrümmt und sehen – wie die Chinesen sagen – „zornig" aus, dann liegt meist eine Blutstase vor. Diese hervorgetretenen Venen bilden dann meist auch ein verschlängeltes „Nest" am Zungengrund. Auch wenn sich an den Enden der Venen feinere Venolen gebildet haben, ist dies meist ein Zeichen von Blutstase. Die Häufung der Staseflecken oder -punkte und die Länge und Farbe der Unterzungenvenen entscheiden dabei über den Grad der Blutstase (siehe Abbildung).

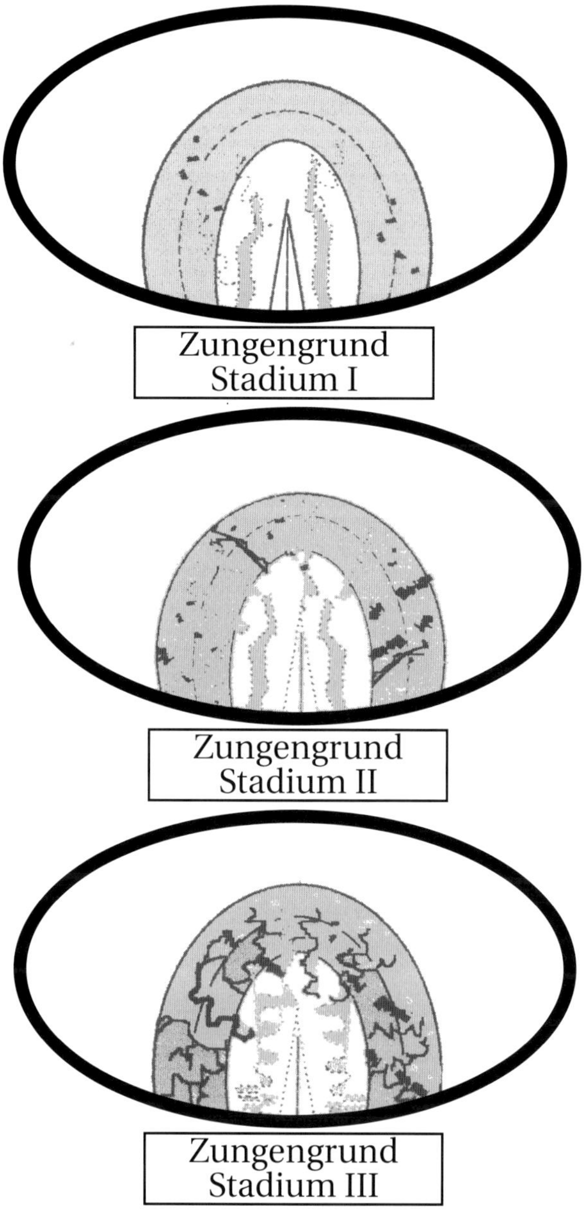
Zungengrund
Stadium I
Zungengrund
Stadium II
Zungengrund
Stadium III

Abbildung 1

Wie wir in dieser Abbildung sehen, läßt sich die Zungenunterseite in neun Zonen einteilen. Zunächst horizontal in oberhalb des oberen Endes des Zungenbändchens (Frenulum lingua), also das oberste Drittel, und unterhalb des Zungenbändchens in das mittlere und untere Drittel. Außerdem vertikal in drei halbkreisförmige Zonen: die innere Zone, die – anatomisch abgegrenzt – innerhalb des links und rechts von den Unterzungenvenen vorhandenen weißlichen Saums liegt (Hautfalten) und das erste Segment bildet, die mittlere Zone und die äußere Zone, welche beide außerhalb dieses Saums liegen und bis zum Zungenrand gehen. Eine gedachte Trennlinie in der Hälfte dieses Raums teilt das mittlere vom äußeren Segment.

Neue Gefäßbildungen oder Erweiterungen der Venolen werden danach beurteilt, bis in welches Segment sie herausragen. Auch wenn die Unterzungenvenen die Mittellinie am Ende des Frenulums überschreiten, gilt dies als Blutstasezeichen.

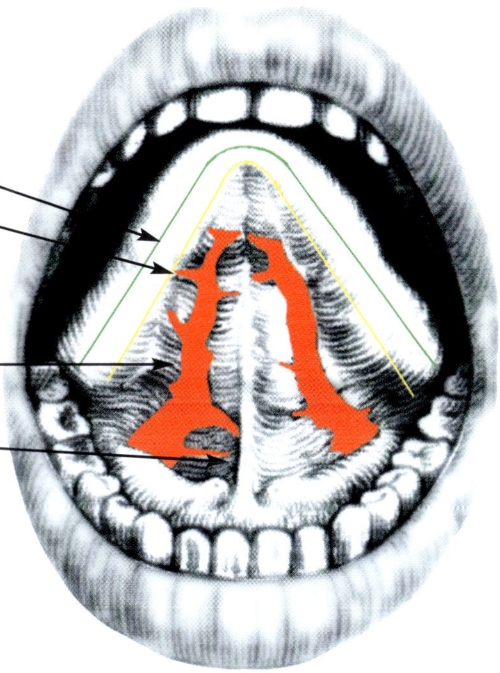

Abbildung 2

Die Inspektion der Unterzunge ist ein extrem wichtiges und unerläßliches Diagnostikum zur Bestimmung der Blutstase. Ich habe oft Patienten mit normaler Zungenoberfläche, aber deutlichen Staseflecken oder anderen Indikatoren am Zungenuntergrund gesehen, daher sollte sie bei jedem Patienten vorgenommen werden.

Es muß noch erwähnt werden, daß auch häufig gemischte Zungenbilder vorkommen, bei welchen zwischen Blutstase und dem anderen pathogenen Zustand differenziert werden muß. So ist z. B. bei einer durch Kälte hervorgerufenen Blutstase die violett-bläuliche Farbe des Zungenkörpers oft durch einen dichten weißen Zungenbelag verdeckt, so daß man die eigentliche Farbe der Zunge nur an den Seiten genau erkennen kann.

Untenstehende Tabelle zeigt eine genauere Differenzierung auch der Unterzungenvenen, wie sie in vielen Kliniken Chinas derzeit üblich ist. Die Tabelle stammt aus dem Standardfragebogen des Institutes für medizinische Forschung und Technologie der Universität für Traditionelle Chinesische Medizin, Tianjin.

Zunge oben	Beschaffenheit	normal, dick, steif, Zahnabdrücke, Furchen (seicht, mittel, tief), Zittern, Schrägstellung	
	Zungenkörper Farbe	weiß-blaß, leicht blaß, blaßrot, rot, dunkelrot, tiefrot, blaßviolett, violett, dunkelviolett, tiefviolett, zyanotisch, Seiten rot, Spitze rot	
	Zungenkörper Staseflecken	Staseflecken (seitlich, Mitte, an Spitze, sublingual, verteilt)	
	Zungenbelag Beschaffenheit	dünn, dünn-klebrig, klebrig, dick-klebrig, schlüpfrig, trocken, tofuartig, Spiegelzunge, Landkartenzunge, belaglose Stellen, abwesend	
	Zungenbelag Farbe	weiß, grauweiß, weiß-gelb, gelb, dunkelgelb, gelb-braun, braun-grau, grau-schwarz, schwarz, verbrannt, verfärbt, andere	
Zunge unten	Form Vv.subling. Stamm	unverzweigt, doppelt verzweigt, mehrfach verzweigt, weit verteilt gekrümmt, verdickt, unterbrochen	
	Länge Vv.subling.	Über die Spitze des Frenulums hinausgehend: Ja/Nein	
	Form Vv.subling.	undeutlich, wurzelwärts verdickt oben fein, verdickt und leicht gekrümmt, deutlich verdickt und gekrümmt	
	Farbe Vv.subling.	blaßblau, blaßrot, rotviolett, zyanotisch violett, schwarz-violett	
Aderlänge und Stase-Zeichen (Grad)	0°	Keine, oder keine überlangen Venen	Keine Stasepunkte oder Staseflecken
	I°	Kleine Vv. verlängert bis ins Außenfeld	unter drei Stasepunkten
	II°	Kleine Vv. verdickt und gewunden bis ins Außenfeld	unter 10 Stasepunkte/einzelne Staseflecken
	III°	Kl. Vv. deutlich verdickt, seilartig gewunden bis ins Außenfeld	dichte Stasepunkte/ viele Staseflecken

Auf weitere Einzelheiten der Sublingualdiagnose wird nochmals im Anhang des Buches eingegangen.

Bedingungen der Unterzungendiagnose

Der Patient sollte vor der Unterzungendiagnose nichts gegessen, getrunken und wenig gesprochen haben (am besten also vor der mündlichen Anamnese). Sein Gesicht sollte – wie auch bei der Oberzungendiagnose – in Richtung der hellsten natürlichen Lichtquelle gedreht sein. Der Lichteinfalls winkel sollte so sein, daß auch die Zungenwurzel deutlich zu sehen ist. Als Lichtquelle sollte unreflecktiertes Tageslicht von mindesten 10.000 Lux oder (bei photografischen Aufzeichnungen) eine Standard-Weißlicht Lampe von 4200° Kelvin und 10.000 Lux oder eine D65-Standardlichtquelle mit 6500° Kelvin (für Europa) verwendet werden. Auch ein Blitz mit einer Kamera mit Weißlichtabgleich ist möglich.

Die Zunge sollte zwar so weit wie möglich, aber dennoch entspannt zur Gaumenmitte gestreckt werden, um eine Verfärbung durch Blutanstauung (Violettönung) zu vermeiden. Aus dem gleichen Grund sollte auch die „Zeigezeit" 3–5 Sekunden nicht übersteigen. Danach einige Sekunden warten, bevor ein erneutes Zungenzeigen stattfindet, da sich sonst die Zunge dunkler verfärbt und die Sublingualvenen stärker hervortreten. Man sollte es dem Patienten beim ersten Mal am besten vormachen. Dennoch gibt es Patienten mit sehr kurzen Zungenbändchen, die die Zunge nur leicht nach oben wölben können.[26a]

Details der Unterzungendiagnose

Beurteilt wird bei der Unterzungendiagnose

- Farbe und Feuchtigkeit des Zungenkörpers,
- Länge und Dicke, sowie Form und Farbe der Sublingualvenen.
- Länge, Verteilung, Lokalisation und Farbe der kleien Venolen und
- Größe, Farbe und Lokalisation der hämorrhagischen Stasezeichen (Punkte, Flecken, Flächen).

Farbe: Die violette Farbe der Unterzunge ist bei der Blutstase mit Nieren-*Qi*-Leere und Herz-*Qi*-Leere am deutlichsten abweichend von der Oberzunge. Diese beiden Syndrome erteugen auch die meisten Blutstaseflecken.

Feuchtigkeit: Normalerweise ist die Unterzunge feuchter und blasser als die Oberzunge (Unterschied 60%), jedoch nimmt bei älteren Patienten die Dunkelheit zu und die Feuchtigkeit ab. Auch wird die Schleimhaut im Alter gröber.

Eine relativ trockene Unterzunge im mittleren Lebensalter ist ein Zeichen für Mangel an Körpersäften, wie es z. B. durch *Yin*-Leere verursacht werden kann. Eine zu feuchte Unterzunge mit viel Speichel hingegen ist – vor allem wenn außerdem die Schleimhaut dicker ist und die Unterzungenvenen nebelartig verdeckt sind – ein Zeichen für Nieren-Milz-*Yang* Leere mit Nässe oder Wasserretension.

Sublingualvenen: Normal sind etwa eine Länge bis 3/5 der Zungenlänge und ca. 2,5 mm Dicke.

Die Sublingualvenen deuten umso mehr auf pathologische Veränderungen hin, je weiter sie sich zur Zungenspitze hin verlängern. Solche Veränderungen deuten auf Hitze und Infektionen.

Eine Erschlaffung durch verminderte Gefäßelastizität entsteht meist durch eine chronische Hyperviskosität des Blutes, wie sie z. B. durch hohe Blutfettwerte oder schleichende Exsikose entsteht.

Die daraus resultierende Verbreiterung der Venen bei straffer Füllung, die sie deutlich hervortreten läßt, deutet auf Schmerz, Tumorbildung, Dys- und Amenorrhö bei *Qi*-Stagnation und Blutstase.

Hingegen deutet eine schlaffe Verbreiteung der Venen, d. h. verdickt, aber unscharf abgegrenzt, auf Blutstase mit Schleim wie bei Arteriosklerose.

Klare, blaßblaue, kurze und dünne Venen ohne Stasepunkte weisen auf *Qi*-Leere oder Blut-Leere.

Nur einseitig (L oder R) deutlich gefüllte Venen können kongenital auftreten, weisen aber bei späterem Auftreten auf Aneurismen oder Durchblutungsstörungen der Karottisarterien.

Weitere Merkmale: schwarze, dunkle Venen deuten auf Kälte oder Schmerz und rote auf Hitze, Fieber und Infektionen.

Kleine Gefäße: Normalerweise sind die Venolen und Seitenäste der Unterzungenhauptvenen nicht zu sehen. Je weiter sie sich jedoch verlängern, desto ausgeprägter ist die Blustase. Die Verlängerung der Venolen wird in vier Grade von 0–III eingeteilt.

Weitere Zeichen:

Breit gefächert, rot	Hitze, Hypertonie, Infekte
Blaß, violett, geschwollen	*Yin*-Leere mit falscher Hitze oder Hitze des Blutes, bei Kopfschmerzen, Migräne und Spätstadien von *Wen-Bing*-Erkrankungen
Blaß, klar	*Qi*-Leere und Blutstase
Schlauchartig geschwollen, verlängert bis zur Spitze, dunkelrot oder blaßviolett	Schwere Blutstase z. B. bei Apoplexien, Angina pectoris, chronischem Asthma

Stasepunkte: Es gibt drei Grade von Stasepunkten, die kleineren Punkte, die etwa reiskorngroßen Staseflecken, die glatt oder an der Oberfläche erhaben sein können, und die konfluierenden Staseflächen. Glatte, unerhabene Flecken deuten auf *Qi*-Leere hin.

Auch das Auftreten der hämorrhagischen Stasezeichen wird in vier Grade eingeteilt, hierbei stehen unter drei Punkte/Flecken für den ersten Grad, unter zehn für den zweiten und konfluierende Flächen oder über zehn Flecken für den dritten Grad.

Obwohl bei älteren Patienten vereinzelte Stasepunkte vor allem am Zungenboden im normalen Rahmen vorkommen können, deuten sie bei jüngeren Patienten auf Verdauungsstörungen, wie z. B. Magengeschwüre durch „Leber attakiert Milz-Magen"-Syndrom. Dann jedoch sind sie deutlich abgegrenzt und meist erhaben.

Dunkelrote oder dunkelviolette Staseflecken, vor allem wenn sie erhaben und mit einem Wattestäbchen nicht wegdrückbar sind, weisen auf Blutstase bei Hypertonie, KHK (Koronare Herzkrankheiten), Leberzirrhose und Asthma hin.

Dunkelviolette oder dunkelrote Staseflächen, z. T. bohnengroß, deutlich umrissen oder hart, weisen auf Myokardinfarkt oder Tumorbildung hin durch Verlust des *Zheng-Qi* mit Blutstase.

Typische Krankheiten bei Blutstase, die sich in der Unterzungendiagnose besonders deutlich zeigen, sind Koronare Herzkrankheiten, Hypertonie, Lungenemphysem, Cor Pulmonale, chronische Hepatitis und Tumorbildungen.

Die höchsten Grade (III. Grad) der Unterzungendiagnose finden sich meist bei KHK, die niedrigsten bei Hepatitis (I.–II. Grad). Hypertonie äußert sich vorwiegend im Auftreten von fein verteilten Gefäßen und vielen Flecken. Letztere treten bei Herzkrankheiten vor allem an der Spitze der Unterzunge auf. Beim Cor Pulmonale sind die Sublingualvenen durch den Druck in der Pulmonalarterie prall gefüllt und es zeigen sich harte, nicht wegdrückbare Staseflecken. Bei viele Tumoren hingegen treten noch größere, harte Staseflecken am unteren Ende der Unterzunge auf. Bei Hepatitis dagegen sind vor allem die Venolen deutlich sichtbar und verlängert und sehen fein und rötlich aus. Flecken treten hierbei manchmal nur an den Seiten der Zunge auf.

Der letzte Teil der tradtionellen Diagnose ist die Palpation. Die Tastung nach schmerzhaften, festen oder deutlich spürbaren abdominalen Massen (Resistenzen)[27] als Teil dieses diagnostischen Abschnitts ist hier ebenfalls von Wichtigkeit. Hierbei wird zwischen ortsfesten und permanent vorhandenen Resistenzen und nicht immer tastbaren, den Ort wechselnden Resistenzen unterschieden. Erstere weisen auf Blutstase, letztere auf *Qi*-Stagnation hin. Außerdem gehört auch die im folgenden dargestellte Pulsdiagnose in diesen Bereich.

Pulsdiagnose

Der typische Puls der Blutstase ist der rauhe, aber kraftvolle Puls, der durch die schwere Beweglichkeit des Blutes oder dessen Mangel an dünnflüssigen Substanzen entsteht. Bei Li Shi-Zhen im Pulsklassiker *„Ping Hu Mai Xue“* heißt es dazu:

„Wenn sich stagniertes Blut im Inneren ansammelt, dann ist der entsprechende Puls fest und groß. Ist er aber (bei vorhandener Blutstase) tief, klein, rauh oder schwach, so ist dies eine ungünstige Prognose“.

Xu Da-Chun beschreibt den *Se Mai* (rauhen Puls) folgendermaßen:

„Der rauhe Puls ist stockend und uneben, genau umgekehrt wie der schlüpfrige Puls, wie ein Messer, das über Bambus schabt, also nicht glatt und eben darüber gleiten kann. Er ist wie gebremst, aber nicht in der Anzahl der Schläge wie der verlangsamte Puls und vorne und hinten schwach wie der kurze Puls. Diese beiden, wie auch der rauhe Puls, deuten auf unzureichendes *Qi* im Puls hin.“

„Ein rauher Puls fühlt sich beim Tasten nicht gleitend an und hinterläßt ein unbefriedigendes Gefühl[28]. Er ist rauh und stockend, ohne Harmonie, wie ein leichtes Messer, das über Bambus streicht. Er kommt und geht widerstrebend und fühlt sich an wie feiner Regen, der im Sand versickert. Regen, der auf glatte Yade trifft, fließt glatt auf dessen Oberfläche ab, trifft er aber auf Sand so versickert er kraftlos. Der rauhe Puls ist weder extrem fein noch extrem weich und auch nicht wie der (*Wei Mai)* verschwindende Puls. Dieser ist als wolle er verschwinden und tut es dann doch nicht. Der nachgiebige Puls (*Ru Mai)* ist oberflächlich, weich und fein, der weiche Puls (*Ruo Mai*) ist tief, weich und fein. Alle drei ähneln also dem rauhen Puls, man muß durch genaue Tastung unterscheiden und darf sie nicht miteinander verwechseln.“

Und weiter: „Ein rauher und kraftvoller Puls weist auf Stagnation von *Qi* oder Blutstase hin, ein kraftloser auf Leere-Syndrome und Schwächezustände. Zur Klärung des betroffenen Funktionskreises sollte die Pulsstelle verwendet werden. In jedem Falle ist der rauhe Puls ein Hinweis auf chronische oder langwierige Erkrankungen.“

Der rauhe Puls ist also der „Idealpuls“ bei Blutstase, doch da diese allzu häufig in Kombination mit anderen Syndromen auftritt, finden sich je nach koexistierendem Syndrom oder bei

Schmerz auch tiefe, saitenförmige und gespannte oder verlangsamte Pulse. Bei gleichzeitiger *Qi*-Stagnation findet man häufig rauhe, gespannte, saitenförmige und hängende oder intermittierende Pulse. Obwohl in den Klassikern nicht davon die Rede ist, kommt auch häufig ein nicht fühlbarer Puls vor, der z. B. durch Gefäßentzündungen und Gefäßverschluß entstehen kann. Hingegen kommt in der heutigen Praxis der „pure" rauhe Blutstasepuls meiner Erfahrung nach äußerst selten vor. Häufiger hingegen trifft man einen Puls, der – wie eine Schneide auf einem langen Bambusstock entlangfährt – tief, fein und gemächlich steigt und ebenso gemächlich abfällt ohne eine hohe Pulsamplitude zu erreichen.

Durch die mögliche Vielfalt des Pulsbildes bei Blutstase und deren meist koexistierende Syndrome ist die Diagnose durch den Puls nicht so leicht zu bestimmen wie durch Zungendiagnose, Inaugenscheinnahme und die mündliche Anamnese. Hier sollte nochmals betont werden, daß ein rauher aber kraftvoller Puls erst auf das Fülle-Syndrom Blutstase hinweist, wohingegen ein kraftloser rauher Puls auf Leere und zwar auf die Leere des Blutes hinweist. Besteht nun eine Blutstase in Kombination mit einer Leere des Blutes, so entscheidet der dominierende Faktor über das Pulsbild.

Zusammenfassung

In der Diagnose sollte beim Verdacht auf Blutstase auf folgende typische Zeichen geachtet werden:

Inaugenscheinnahme: Hauttrockenheit (rissig oder wie geschuppt), Petechien, Spider Naevi, dunkler Teint, zyanotische Fingernägel und Lippen, die Unterzungenvenen sind dunkel oder gekrümmt und dick (sublinguale Varizen) und verzweigen sich fein über den Rand des durch das Ende des Zungenbändchens gebildeten Bereichs hinaus. Auf der Zunge, häufig an den Seiten, befinden sich dunkle Blutstaseflecken oder Blutstasepunkte. Die Zunge ist violett oder leicht bläulich.

Olfaktion / Auskultation: Typische Blutstasezeichen, die durch Ohr und Nase feststellbar wären, gibt es nicht. Da jedoch häufig Kombinationen der Blutstase, z. B. mit Schleim, vorkommen, darf dieser diagnostische Teil nie ignoriert werden.

Befragung: Zu den allgemeinen Zeichen der Blutstase gehört ein chronischer ortsfester, stechender Schmerz, nächtliche Verschlimmerung der Symptome, Blutungen oder Blutverluste aller Art und Kribbeln oder Taubheit in den Gliedern. Spezielle auf die einzelnen

Zang Fu bezogenen Symptome sind z. B. Druckgefühl oder Schmerz im Brustraum, Bluthusten von dunklem, klumpigem Blut, schmerzhafte Menses mit dunklen Blutklumpen und viele andere Störungen aus der Gynäkologie. Psychisch kommen oft vor: Vergeßlichkeit, Reizbarkeit, Depressionen oder sogar Psychosen.

Palpation: Abdominale Resistenzen, in erster Linie ortsfest und hart, erhöhte Druckempfindlichkeit oder Abwehrschmerz des Abdomens und ein kraftvoller rauher, ein tiefer oder feiner Puls.

Blutstase in Verbindung mit anderen Symptomen

In der folgenden Tabelle sind zum Vergleich die typischen Anzeichen der Blut- und *Qi*-Syndrome angegeben, die jedoch bei Kombinationen von Blutstase mit den anderen angegebenen Komponenten auch zusammen vorkommen können. So kann z. B. eine Blutstase-*Qi*-Leere folgendermaßen aussehen:

Patient fühlt eine allgemeine Schwäche und gerät schnell außer Atem, Haut und Gesicht sind blaß, Zungenkörper ist dunkelviolett mit ein wenig weißem Belag, Stuhl ist breiig oder Defäkation erschwert, Urin klar. Patient hat permanente Schmerzen an einer druckempfindlichen Stelle am Unterbauch, usw.

In diesem Falle muß an eine Kombination zweier Syndrome gedacht werden, d. h. bei der Behandlung sollten „Wurzel" und „Zweige" zusammen behandelt werden. Die zweite Tabelle vergleicht daher verschiedene Kombinationen von Blutstase in Verbindung mit anderen Syndromen.

Differentialdiagnose verschiedener Blut- und *Qi*-Syndrome:

Anzeichen	**Blutstase**	***Qi*-Stagnation**	**Blut-Leere**	***Qi*-Leere**
Haut	trocken, rissig mit Petechien, Naevi	normal	bleich	blaß
Gesicht/Lippen	bläulich, zyanotisch	normal	grauweiß, blaß	blaß, weiß
Zunge	bläulich, violett mit Blutstasepunkten	normal, evtl. leicht dunkel	trocken, wenig Belag	blaß, gedunsen, Zahnabdrücke
typische Pulse	rauh, tief, fein	saitenförmig	fein, kraftlos	schwächlich
Psyche	Vergeßlichkeit, Tendenz zu Manie	Tendenz zur Depression	geistige Erschöpfung	abgeschlagen, müde, kraftlos
Schmerz/ Druckgefühl	punktförmig, druckempfindlich, nachts schlechter als tagsüber	stark, plötzlich	Taubheitsgefühl, Kälte der Extremitäten	Schmerz kommt und geht, Druck verbessert
Wie	stechend, drückend	attackenweise	kribbelnd	dumpf
Wo	immer am gleichen Ort	oft Abdomen, Brust, Kopf	an den Extremitäten	Lokalisation veränderbar
Menstruation	klumpiges, dunkles Blut, Schmerz	Druckgefühl in Brüsten, oft verlängerter Zyklus	dünnes, helles Blut, Zyklus verlängert oder Amenorrhö	verkürzter Zyklus, profuser Blutfluß, Blut ist dünn, hell

In der zweiten Tabelle sind nun die in der Praxis weit häufiger anzutreffenden Kombinationen der Blutstase mit anderen Syndromen verglichen.

Anzeichen	**Blutstase mit Schleim (Fülle)**	**Blutstase mit Hitze (Fülle)**	**Blutstase mit Kälte (Fülle)**	**Blutstase mit *Yang*-Leere**	**Blutstase mit *Yin*-Leere oder Bluttrockenheit**
Schmerz	wie typische Blutstase oder Gliedertaubheit, Völlegefühl	wie typische Blutstase	starker Schmerz besonders der Glieder und bei Bewegung	Schmerz wird besser durch Druck und z. T. durch Wärme	wie typische Blutstase
Zunge	dicker, weißer oder dicker klebriger Belag, dunkelvioletter Zungenkörper	trockener, gelber Belag, Zunge tiefrot oder dunkelviolett mit Staseflecken	dünner weißer Belag, Zunge dunkelviolett oder Staseflecken oder Stasepunkte	schlüpfriger, weißer Belag, blaßviolette Zunge, evtl. mit Staseflecken	kein oder kaum Belag, Zunge mit vielen Furchen, dunkelrot mit Staseflecken
Puls	schlüpfrig, fein oder fein, saitenförmig	beschleunigt, fein, evtl.rauh	fein, langsam oder saitenförmig	fein, schwach oder oder fein, tief	schwach, fein oder schwach, rauh
Haut/ Gesicht	gedunsen, z. T. fettig	gerötet, z. T. Erytheme	partielle Blässe oder Zyanose	zyanotische Lippen, Ödeme	trockene oder schuppende, glanzlose Haut
Verdauung	Borborygmus, Inappetenz, z. T. Übelkeit, wenig Urin	Stuhl trocken, Urin dunkel, evtl. mit Blut (Hämorrhagien)	Stuhl ist dünnflüssig, z. T. mit unverdauten Nahrungsresten	Stuhl ist breiig oder dünnflüssig, Urin wenig und ohne Druck	trockener Stuhl, oder Obstipation, Urin wenig und dunkel
Andere Zeichen	Patient oft dickleibig, Nebensymptome aller Art	Reizbarkeit oder Apathie (bei hohem Fieber)	kälte- oder zugempfindlich	kälteempfindlich, Ödeme, insbes. der Beine	trockener Mund und spröde Haare, Hautkrankheiten

Außer diesen Kombinationen gibt es noch andere, wie akute Blutstase durch Traumen, in Kombination mit chronischer Blutstase.

Zuletzt stellt sich aber die Frage: Wenn die Blutstase so häufig anzutreffen ist und meist in Verbindung mit anderen Syndromen, wie geht dann ein moderner Therapeut bei der Behandlung eines heutigen Patienten mit dem klassischen Konzept der Blutstase vor?

Nehmen wir einmal folgendes Beispiel, das beide – schulmedizinische und TCM – Sichtweisen zu integrieren versucht:

Fiktives Beispiel

Ein 60-jähriger Schlemmer, der durch den altersbedingt abnehmenden Durst zuwenig Flüssigkeit und statt dessen viele fette und schwere Speisen zu sich nimmt, erzeugt zum einen sowohl einen Mangel an Körperflüssigkeiten (≈ *YIN*-LEERE[29]) als auch eine endogene Hitze- oder Schleimbildung. Sein Blut enthält einen hohen Blutfettspiegel (≈ pathogener SCHLEIM) und das Verhältnis zwischen Zellen und Plasma ist zugunsten der festen Bestandteile, der Zellen, verschoben. Er hat also eine erhöhte Blutviskosität oder „dickes Blut" wie man im Volksmund sagt. Die damit verbundene schlechte Durchblutung der Kapillaren erzeugt im Gewebe eine verminderte Sauer- und Nährstoffversorgung und eine höhere Blutviskosität (≈ BLUTSTASE). Wenn diese über längere Zeit besteht, reagiert das am stärksten betroffene Gewebe mit einer Übersäuerung oder funktionellen Störungen, die schließlich zu organischen Veränderungen führen.

Kommt nun beispielsweise noch ein exogener pathogener Faktor wie z. B. WIND in Form einer Infektion oder TROCKENHEIT als witterungsbedingte Einwirkung hinzu, so könnte sich diese Kombination von endogenen und exogenen Faktoren beispielsweise als Blutstase mit Hitze als fiebrige Infektion oder Blutstase mit Trockenheit als Psoriasis in der Haut manifestieren. Im letzteren Falle ist es nun nicht möglich, genau zu bestimmen, inwieweit die endogene *Yin*-Leere (Wurzel) oder die exogene TROCKENHEIT oder die BLUTSTASE (Zweig) für die Psoriasis verantwortlich ist. Aber das ist auch nicht notwendig, da der Zustand des Patienten per se der Diagnose zugrunde gelegt wird: Je nach dem, welcher pathogene Faktor überwiegt, wird die Hauptwirkrichtung der Rezeptur bestimmt. Die anderen Faktoren werden aber in jedem Falle mittherapiert, da man sowohl endogene Wurzel und Zweige als auch exogene Noxen mitbehandelt.

Die Kenntnis des genauen Krankheitshergangs kommt zwar dem Behandler im Sinne eines tieferen Verständnisses zugute, doch für die erfolgreiche Therapie ist sie nicht absolut notwendig, solange eine genaue Diagnose des gesamten Krankheitszustandes durchgeführt wird. In diesem Sinne sind auch die obenstehenden Krankheitsmechanismen zu relativieren.

Nachdem wir nun die Blutstase aus der Sicht der beiden medizinischen Systeme kennengelernt haben und ihre historische Entwicklung und Diagnose sowie die Syndromdifferenzierung und die Kombination mit anderen Syndromen vorgestellt haben, kommen wir zur Behandlung der Blutstase mit den Therapien der Traditionellen Chinesischen Medizin.

Fußnoten

[26] Da dieses Buch überwiegend TCM zum Inhalt hat, handelt es sich bei den angegebenen Organen vorwiegend um *Zang Fu*-Organe (Funktionskreise). Wenn einmal die anatomischen Organe der Schulmedizin gemeint sind, so ist dies angegeben.

[26a] Bei photographischer Aufzeichnung und Archivierung sollten Digitalkameras mit Weißabgleich (z. B. Nikon Coolpix 990) verwendet werden, um Farbtönungen durch Film und Entwicklung zu vermeiden (s. u.).
Der Druck von Zungenphotos (Dias, Photos) in Büchern ist, im Gegensatz zur additiven Farbmischung am Monitor (RGB), auf die Farben der subtraktiven Farbmischung (CMYK) beschränkt und kann daher noch weniger genau die Farbtönungen der Zunge darstellen. Dies ist bei allen gedruckten Vorlagen zu beachten. Problematisch ist auch die Einstellung der Farbmischung bei der Laborentwicklung, weshalb Digitalkameras den herkömmlichen vorzuziehen sind: Genauere Farben ergeben sich erst durch additive Farbmischungen wie sie an Bildschirmen verwendet werden und direkt ohne Laboreinstellungen von der Digitalkamera weitergegeben werden können.
Doch auch der Monitor muß zunächst genormt werden: Beim Betrachten empfiehlt sich der Helligkeits-/Kontrast-Abgleich im Displaysystem auf 2,2 Gamma bei PC und 1,57 Gamma bei Apple Macintosh nach IEC Standard 61966 (Commission Internationale de l´Eclairage). Das z. Zt. meines Wissens beste Farbabgleichsystem für Computerbildschirme photographiert ein Farbspektrum und bildet dies auf dem Bildschirm ab (z. B. „Monaco Sensor Colorimeter und Software Monaco EZ Color Profiling Software incl. IT-8 Aufsichtsvorlage", „Heidelberg View-Open ICC 2,0" oder „X-Rite Color DTP92 und Color Monitor Optimizer"). Anschließend scannt man die Abbildung auf der Vorlage und dem Bildschirm mit einem Bildschirmscanner ein und stellt die Farbtemperatur des Bildschirms so ein, daß Original und photographierte Abbildung übereinstimmen.

[27] Siehe Glossarium

[28] Xu meint hier sicher, daß der Puls nicht deutlich genug kommt und geht, nur die Spitze ist deutlich zu fühlen: Er ist also spürbar, aber unbefriedigend zu tasten.

[29] Die hinter den Äquivalenzzeichen angegebenen Begriffe stehen für eine Überschneidung der beiden Medizinsysteme, die aber nicht immer in jedem Zusammenhang gegeben ist, d. h. Blutstase kann sich auch anders manifestieren als durch Hyperviskosität und nicht jeder hohe Blutfettspiegel erzeugt die in der TCM definierten typischen Symptome von pathogenem Schleim.

TEIL ZWEI

PRAKTISCHE ANWENDUNG

In diesem Teil nun wird der direkte Bezug der vorangegangenen Informationen zur klinischen Praxis hergestellt. Zunächst werden die zugrundeliegenden Behandlungsprinzipien nochmals gesondert vorgestellt und erklärt.

Dann werden hier sowohl die einzelnen blutstaserelevanten Arzneimittel und deren Kombinationen untereinander als auch andere häufig mit diesen kombinierte vorgestellt.

Weiterhin findet sich eine Auflistung der häufigsten Rezepturen einschließlich deren Wirkanalyse, Wirkprinzip, Kontraindikationen und begleitende Therapie mit Akupunktur.

KAPITEL VI

Beispiele für Behandlungsprinzipien bei Blutstase

Während in der Chinesischen Medizin auch gelegentlich paradoxe Therapieprinzipien Anwendung finden (z. B. warme Diaphoretika bei fiebrigen Hitzezuständen), beruhen die Therapieprinzipien der Blutstasetherapie ausschließlich auf konträrem (allopathischen) Einsatz der Arzneimittel (also Blut beleben und kühlen bei Blutstase mit Hitze, usw.). Untenstehend finden sich die häufigsten Behandlungsprinzipien, die aus der Syndromdifferenzierung abgeleitet wurden. Sie stellen einen wichtigen Baustein im ganzen Behandlungsprozess dar: Nach der Diagnose und Ursachenfindung für die Blutstase folgt das Behandlungsprinzip als nächster Schritt, aus welchem sich dann die Zusammenstellung und Modifikation der Rezeptur ergibt.

Da aber die Kenntnis der entsprechenden Arzneien und in Frage kommenden Rezepturen die Voraussetzung für das Behandlungsprinzip ist, wird dieses hier vor den Arzneimitteln und Rezepturen vorgestellt, um dem Leser die Möglichkeit zu geben, diesen Schritt gedanklich selbst nachzuvollziehen.

Es gibt außer den hier vorgestellten häufig vorkommenden elf Prinzipien natürlich auch noch andere, so kann sich pathogene Kälte z. B. nach der Geburt in der Gebärmutter manifestieren, was dann wie im Beispiel *Sheng Hua Tang* (Wandel gebärendes Dekokt) indizieren würde. Doch pathogene Kälte kann sich ebenso in den *Jing Luo*-Gefäßen als rheumatischer Schmerz manifestieren, wofür dann *Shen Tong Zhu Yu Tang* (Antistasisches Schmerzdekokt) notwendig wäre oder auch als Kälte im Brustbereich mit Herzschmerzen usw.

Die untenstehende Tabelle mit Beispielen kann also auf gar keinen Fall eine Syndromdifferenzierung und genaue Abstimmung der Rezeptur auf den Patienten ersetzen. Eine rein symptomatische Behandlung ist hier ebenso wie in der Akupunktur abzulehnen.

Ergebnis der Syndromdifferenzierung	**Beispiel für Therapieprinzip**	**Beispiel für Rezeptur (Chinesisch/Deutsch)**
Blutstase mit *Qi*-Stagnation	Blut beleben und *Qi* bewegen	*Xue Fu Zhu Yu Tang* Antistasisches Brustraum Dekokt
Blutstase mit *Qi*-Leere	Blut beleben und *Qi* stärken	*Bu Yang Huan Wu Tang* Fünf-Zehntel Dekokt[30]
Blutstase mit *Yin*-Leere	Blut beleben und *Yin* nähren	*Yang Yin Tong Bi Tang* *Yin* nährendes und *Bi* lösendes Dekokt
Blutstase mit Blut-Leere	Blut beleben und Blut nähren	*Huo Luo Ling Xiao Tang* Wundersame Gefäßbelebende Pille
Blutstase mit pathogener Kälte	Blut beleben und Kälte vertreiben	*Sheng Hua Tang* Wandel gebärendes Dekokt
Blutstase mit pathogener Hitze	Blut beleben und Hitze kühlen	*Tao Ren Cheng Qi Tang* *Qi* ordnendes Persica-Dekokt
Blutstase mit Schleim	Blut beleben und Schleim umwandeln	*Xi Huang Wan* Gelbe Rhino Pillen
Blutstase mit abdominalen Massen Konkretionen/ Kongelationen	Blut beleben und Verhärtungen aufweichen	*Da Huang Zhe Chong Wan* Rheum Eupolyphaga Pillen
Blutstase mit Nahrungsstagnation	Blut beleben und purgieren	*Di Dang Tang* Widerstand Dekokt
Blutstase mit Blutungen	Blut beleben und Blut stillen	*San Qi Shi Xiao San* Spontanes Lächeln Pulver mit Notoginseng
Blutstase mit Blockierung der *Luo*-Gefäße	Blut beleben und *Luo*-Gefäße durchgängig machen	*Shen Tong Zhu Yu Tang* Antistasisches Schmerzdekokt

Erklärung der Prinzipien im Einzelnen

1. Bei Blutstase mit *Qi*-Stagnation: Blut beleben – *Qi* bewegen

Typische Indikatoren: Stechende Schmerzen und Druckgefühl in Brust und im unteren Rippenraum, Herzklopfen, Depression, Schlaflosigkeit, häufiger Ärger oder andere emotionale Einflüsse. Häufig durch stagniertes Leber-*Qi*.

Verwandte Krankheiten: Leber- und Gallenstörungen, koronare Herzkrankheiten (KHK), nervöse Störungen.

Mögliche Rezepturen:

Xue Fu Zhu Yu Tang (Antistasisches Brustraum Dekokt), *Ge Xia Zhu Yu Tang* (Antistasisches Bauchraum Dekokt), *Fu Yuan Huo Xue Tang* (Blutbelebendes Rekonvaleszenz-Dekokt), *Guan Xin Tang* Nr. II (Koronardekokt Nr. 2).

2. Bei Blutstase mit *Qi*-Leere: Blut beleben – *Qi* stärken

Typische Indikatoren: Schwäche, Müdigkeit, Kurzatmigkeit, Lähmung, Schmerzen in der Brust, besonders bei Belastung, Appetitlosigkeit.

Verwandte Krankheiten: Koronare Herzkrankheiten (KHK), chronische Hepatitis, Folgen eines Schlaganfalls.

Mögliche Rezepturen:

Bu Yang Huan Wu Tang (*Yang* stärkendes Fünf-Zehntel Dekokt), *Huang Qi Si Wu Tang* (Astragalus Vier Bestandteile Dekokt), *Ba Zhen Tang* (Acht Schätze Dekokt)

3. Bei Blutstase mit *Yin*-Leere: Blut beleben und *Yin* nähren

Typische Indikatoren: Hitzegefühl in Handflächen und Fußsohlen, Abmagerung, Nachtschweiß, erhöhte Temperatur am Nachmittag oder Abend, Schwindel, trockene Augen und Haut, glanzloser Teint.

Verwandte Krankheiten: Leberzirrhose, Leukämie, Tuberkulose, Phlebitis, Diabetes, Immunschwäche.

Mögliche Rezepturen:

Xia Yu Xue Tang (Purgierendes Blutstase Dekokt), *Tao Hong Si Wu Tang* (Persica-Carthamus Vier Bestandteile Dekokt), *Liu Wei Di Huang Wan* (Rehmannia Sechser Pille)[31], *Qin Jiao San* (Gentiana Pulver).

4. Bei Blutstase mit Blut-Leere: Blut beleben und Blut nähren

Typische Indikatoren: Schwindelgefühl, Schlaflosigkeit, Herzklopfen, bleicher Teint, blasse Lippen und Nägel, trockener Stuhl, Ohrensausen.

Verwandte Krankheiten: Blutmangel, nach Blutverlust, Neurasthenie, Herzarrhythmien.

Mögliche Rezepturen:

Si Wu Tang (Vier Bestandteile Dekokt)[32], *Huo Luo Xiao Ling Dan* (Wundersame Gefäßbelebende Pille), *Tao Ren Shao Yao Tang* (Persica-Paeonia Dekokt)

5. Bei Blutstase mit Kälte: Blut beleben und Kälte vertreiben

Typische Indikatoren:

a. starke Schmerzen an einer bestimmten Stelle (z. B. in Brustraum, Rippenbereich, Abdomen), Kurzatmigkeit, Herzstechen, kalte Glieder

b. starke stechende Gliederschmerzen, wie entzündet, aber ohne Rötung und Hitze, evtl. steif, Taubheitsgefühl, keine Kraft in Armen und Beinen, kaltes Klima verschlimmert

c. Schmerzen im Unterbauch nach der Geburt, Frieren und Schwäche

Verwandte Krankheiten: Postpartale Infektionen, verzögerte Rückbildung des Uterus, mangelnde Milchsekretion, unvollständige Abstoßung der Nachgeburt, Unfruchtbarkeit.

Mögliche Rezepturen:
Guan Xin Fang Nr. II (Koronardekokt Nr. 2), *Zhi Shi Xie Bai Gui Zhi Tang* (Citrus-Allium-Cinnamom-Dekokt), *Shen Tong Zhu Yu Tang* (Antistasisches Schmerzdekokt), *Xiao Huo Luo Dan* (Kleine Gefäßbelebende Pille).

6. Blutstase mit pathogener Hitze: Blut beleben und Hitze kühlen

Typische Indikatoren: Brennender Schmerz in Brustraum oder Abdomen, Reizbarkeit, Nervosität, Durst, Blutungsneigung, Hitzegefühl, trockener, harter Stuhl, verstärkte Furunkelbildung.

Verwandte Krankheiten: Hämorrhagische Diathese (z. B. Nasenbluten durch Blut-Hitze), Bronchiektasie, Lungenabszess, akute Hepatitis B, Septikämie.

Mögliche Rezepturen:
Tao Hong Si Wu Tang (Persica-Carthamus Vier Bestandteile Dekokt), *Xi Jiao Di Huang Tang* (Rhino-Rehmannia-Dekokt), *Tao Ren Cheng Qi Tang* (*Qi* ordnendes Persica Dekokt), *Xian Fang Huo Ming Yin* (Belebender Trank der Unsterblichen), *Qing Re Xiao Du San* (Kühlendes Entgiftendes Pulver).

7. Blutstase mit Schleim: Blut beleben und Schleim umwandeln

Typische Indikatoren: Schleim im wörtlichen Sinn als ständiges Räuspern verursachender „Schleim im Hals" oder Husten mit Schleim, aber auch im weiteren Sinne als Lähmungserscheinung oder *Bi*-Syndrom des Brustraumes.

Verwandte Krankheiten: Bronchitis, koronare Herzkrankheiten, Hyperlipidämie, Hemiplegie, Epilepsie und viele Arten von „seltsamen" Krankheiten, die aus dem Rahmen des normalen fallen.

Mögliche Rezepturen:
Tao Hong Si Wu Tang (Persica-Carthamus Vier Bestandteile Dekokt), *Xi Huang Wan* (Gelbe Rhino Pillen).

8. Blutstase mit abdominalen Massen (Resistenzen): Blut beleben und Verhärtungen aufweichen

Typische Indikatoren: Abdominale Massen (Resistenzen) und Zusammenballungen, Kropf u. ä.

Verwandte Krankheiten: Myome, Overialzysten, Lymphdrüsenschwellungen, Tumore, besonders der Gefäße, Prostatahypertrophie.

Mögliche Rezepturen:
Da Huang Zhe Chong Wan (Rheum Eupolyphaga Pillen), *Gui Zhi Fu Ling Wan* (Cinnamom-Poria Pille).

9. Blutstase mit Stagnation von Nahrung: Blut beleben und purgieren

Typische Indikatoren: Völlegefühl, Druck und Stauung im Abdomen, Verdauungsprobleme, mit verzögerte Verdauung oder Verdauungsstillstand.

Verwandte Krankheiten: Pankreatitis, Cholelithiasis, akutes Abdomen mit Verdauungsstillstand.

Mögliche Rezepturen:

Di Dang Tang (Widerstand Dekokt), *Tao Hong Cheng Qi Tang* (*Qi* ordnendes Persica Carthamus Dekokt).

10. Blutstase mit Blutungen: Blut beleben und Blut stillen

Typische Indikatoren: Blut-Hitze Syndrome, Blutungsneigung, schlechte Blutgerinnung, alle Hämorrhagien, einschließlich Nasenbluten, Blut im Stuhl, übermäßige Monatsblutungen, starke Lochien oder Metrorrhagie usw.

Verwandte Krankheiten: Hämorrhagien aller Art.

Mögliche Rezepturen:
San Qi Shi Xiao San (Notoginseng Spontanes Lächeln Pulver)

11. Blutstase mit Blockierung der *Luo*-Gefäße: Blut beleben und *Luo*-Gefäße durchgängig machen

Typische Indikatoren: Schmerzen in den Gliedern mit Einschränkung der Bewegung, Verschlimmerung nachts.

Verwandte Krankheiten: Rheumatisches *Bi*-Syndrom (arthritisch), Schulterarthritis, Lumbago, Wirbelschiefstand der HWS

Mögliche Rezepturen:
Huo Luo Xiao Ling Dan (Wundersame Gefäßbelebende Pille), *Shen Tong Zhu Yu Tang* (Antistasisches Schmerzdekokt).

Auf die Zusammensetzung und Details der hier aufgelisteten blutstaserelevanten Rezepturen wird in Kapitel VI eingegangen.

Fußnoten

[30] Wörtlich: Dekokt, das das *Yang* tonisiert, um die Fünf (Zehntel) wiederherzustellen

[31] Wörtlich: Radix Rehmannia Pille der sechs Arzneien

[32] Diese hier genannten Rezepturen sind weiter hinten im Buch aufgelistet, sofern es sich um Blutstase-Rezepturen handelt. Andernfalls sind sie bei Bensky etc. zu finden.

KAPITEL VII

Blutstaserelevante Arzneimittel, ihre Anwendung und Kombination

Alphabetische Liste der blutstaserelevanten Arzneimittel

Schon vor über 2000 Jahren im *Shen Nong Ben Cao Jing* (Materia Medica Klassiker des Göttlichen Landmanns) wurden unter den 365 dort aufgeführten Heilarzneien über 30 eindeutig als blutbelebend, blutumwandelnd, blutstasebrechend und blutstaseauflösend beschrieben. Darunter waren schon damals *Mu Dan Pi* (Moutan), *Niu Xi* (Achyranthis), *Chi Shao* (Paeonia Rubra), *Tao Ren* (Persica), *Shui Zhi* (Hirudo), *Meng Chong* (Tabanus), *Pu Huang* (Pollen) u.v.a., die zeigen, daß Blutstase schon vor zweitausend Jahren in China erkannt und behandelt wurde. Die heutige Liste der Arzneimittel, die mit Blutstase in Zusammenhang stehen, ist natürlich weitaus größer.

Obwohl viele Arzneimittel traditionell teilweise anderen Gruppen zugeordnet werden, habe ich untenstehend alle Arzneimittel, die mit Blutstase in direktem Zusammenhang stehen, nach der neuesten Einteilung aufgelistet. Da die Einzelheiten dieser Mittel schon ausführlich und genau bei Porkert, Paulus und Bensky besprochen wurden, ist jedem nur eine kurze Zusammenfassung der TCM-Wirkungen beigefügt. Der Schwerpunkt liegt hier auf der heutigen Arzneimittelforschung, da diese leider bei allen obengenannten Autoren nicht berücksichtigt wurde.

Die Forschung in den letzten Jahrzehnten hat natürlich bestätigt, daß das Konzept Blutstase mit Zirkulationsstörungen in engstem Zusammenhang steht. Außerdem wurden Zusammenhänge mit metabolischen Störungen, Immunfunktionen und Gewebeveränderungen wie Neoplasmen festgestellt.

In der TCM verwendet man traditionell blutbelebende (*Huo Xue)* Arzneien. Dies macht vor allem Sinn, wenn man die wichtigsten allgemeinen physiologischen Veränderungen des Blutes bei Blutstase mit den Wirkungen der Arzneimittel vergleicht:

1. Hämorheologie: Die Blutveränderungen werden als „Konzentration, Zähe, Gerinnung, Verklumpung“ zusammengefaßt. Konzentration bedeutet eine Erhöhung des Blutfettspiegels und Albumingehaltes, auch erhöhtes Hämatokrit ist ein Zeichen dafür. Zähe bedeutet eine Erhöhung der Blut- und Plasmaviskosität, Gerinnung heißt eine Erhöhung des Fibrinogengehaltes und eine schnellere Blutgerinnungszeit und Verklumpung schließlich bedeutet erhöhte Thrombozytenaggregation.

2. Mikrozirkulation: Die Mikrozirkulation ist der Blutfluß zwischen den kleinsten Arteriolen und Venolen, d. h. der Blutfluß in den Kapillargefäßen. Hier zeigt sich Blutstase als Senkung der Durchflußgeschwindigkeit, teilweise Verstopfung des Durchflusses, erhöhtem Druck der sich durch Formveränderungen (Krümmung, Schlingenbildung der Gefäße) bemerkbar macht sowie durch Blutaustritt durch die Gefäßwand (Hämorrhagien).
3. Hämodynamik: Hier zeigt sich Blutstase als Zirkulationsstörung in einem Organ oder Gewebe, die durch Verschmälerung oder Blockierung des Gefäßes eine Verminderung der durchfließenden Blutmenge verursacht.

Die blutbelebenden und blutstasebeseitigenden Arzneimittel wirken nun genau in diesen drei Bereichen, jedoch in verschieden Organen und durch verschiedene Wirkungsweisen.

1. Wirkung auf Blutviskosität: Diese Arzneien wirken alle so, daß sie den Blutfluß in bestimmten Organen oder in peripheren Gefäßen verbessern, indem sie z. B. in den Koagulationsprozeß eingreifen, den Fibrinogengehalt senken und die thrombenauflösende Fibrinolysinwirkung (Plasmin) erhöhen und schließlich die Bildung der Thrombozytenaggregation erschweren (interessanterweise aber dennoch ohne eine erhöhte Blutungsneigung zu erzeugen, wie z. B. *San Qi* (Notoginseng). Außerdem wird der Blutfettspiegel gesenkt und die Funktionen des Immunsystems werden erhöht.
2. Wirkung auf Mikrozirkulation: Die Verformbarkeit der Erythrozyten wird erhöht, ein pathologisch verkleinerter Durchmesser der Gefäße wird vergrößert, die Gefäßwände werden dichter, so daß eine Hämorrhagie verhindert wird und schließlich wird die Geschwindigkeit des Blutflusses erhöht.
3. Der allgemeine Blutfluß wird verbessert, indem der Gefäßwiderstand gesenkt und die durchfließende Blutmenge erhöht wird, periphere und andere Gefäße werden erweitert, die Herzleistung und die Funktionen der arteriellen Gefäße werden verbessert. Hierbei gibt es spezifische Wirkorte für jede Arznei, wie z. B. zerebrale Gefäße, Koronargefäße und periphere Gefäße. Durch eine entzündungshemmende Wirkung in Gefäßen werden Gefäßentzündungen eingedämmt und somit eine Thrombenbildung und Plaquebildung in der Gefäßwand verhindert. Durch eine analgesische Wirkung wird außerdem eine spastische Verengung der Gefäße verhindert.

Außerdem wurde eine antineoplastische Wirkung bei vielen Arzneimitteln dieser Wirkrichtung festgestellt, was den, im Altertum oft genannten, Zusammenhang zwischen Blutstase und abdominalen Massen (Resistenzen) herstellt und eine weitere moderne Bestätigung für die Richtigkeit der traditionellen Methoden darstellt.

Nebenwirkungen, Kontraindikationen

Nach der Chinesischen Medizin kann durch die Anwendungung blutbelebender Arzneimittel (besonders Gruppe 2 und 3, s.u.) leicht *Qi* und Blut geschwächt werden, vor allem wenn man sie über einen ausgedehnten Zeitraum anwendet. Deshalb werden oft *Qi*- und blut-tonisierende Arzneimittel hinzugefügt; man schützt den Körper so vor möglichen Schäden in *Qi* und Blut.

Auch ein Stoppen von Blutungen kann leicht zu Blutstase im Innere führen. Deshalb werden manchmal blutstillenden Rezepturen blutbelebende Arzneimittel hinzugefügt, um einer Blutstase im Körper vorzubeugen. Dies gilt jedoch nicht für *San Qi* (Radix Notoginseng), das nachgewiesenermaßen sowohl blutbelebend als auch blutstillend wirkt.

Außerdem sollten blutbelebende Rezepturen bei schwangeren Frauen oder jenen mit Hypermenorrhö (übermäßig starken Monatsblutungen) mit Vorsicht benutzt werden, da diese Rezepturen einen blutlösenden Charakter haben. Bei allen Blutgerinnungsstörungen, einschließlich Hämophilie, sind die meisten blutbelebenden Arzneien kontraindiziert.

Da fast alle der blutbelebenden Arzneien, besonders aber die blutbewegenden (Gruppe 2) und die blutstasebrechenden Arzneien (Gruppe 3), durch verschiedene Mechanismen aktiv auf die Blutgerinnung und Thrombolyse wirken, sollte besonders die gleichzeitige Verschreibung westlicher Präparate, wie z. B. cumarinhaltiger, heparinhaltiger und hirudinhaltiger Mittel, vermieden werden. Das vor allem in Japan eingesetzte pharmazeutische Hirudin stammt z. B. aus dem chinesischen Arzneimittelschatz und steht den älteren Präparaten um nichts nach. Dennoch enthalten viele Arzneidrogen, wie z. B. das oben erwähnte *San Qi* (Notoginseng), zugleich blutstillende Bestandteile, die im Körper eine Überreaktion verhindern können und somit eine größere Sicherheit bieten als die herkömmlichen Mittel. Es ist also eine Überlegung wert, im klinischen Einsatz der blutbewegenden und blutstasebrechenden Mittel versuchsweise auf das gleichzeitige Verschreiben von anderen „Blutverdünnern" zu verzichten. Dies gilt auch besonders für langfristig eingesetzte Präparate wie z. B. alle acetylsalicylsäurehaltigen (ASS) Produkte.

Die nun folgende Liste ist alphabetisch geordnet nach chinesischen Bezeichnungen, weiter hinten findet sich zum Nachschlagen eine kurze Auflistung der lateinischen Bezeichnungen.

Die 42 wichtigsten Arzneimittel zum Beleben des Blutes und Beseitigen der Blutstase

Der chinesische Ausdruck „*Huo Xue Hua Yu*", mit dem diese Arzneimittel bezeichnet werden, bedeutet wörtlich „beleben-Blut-verwandeln-Blutstase", was auf letztlich zwei verschiedene Funktionen hinweist. Nach den neuesten pharmakologischen Forschungen wird in der TCM mittlerweile noch genauer unterschieden, nämlich zwischen drei verschiedenen Gruppen von blutbelebenden Arzneimitteln:

1. Blutharmonisierende Arzneien (Gruppe 1)
2. Blutbewegende Arzneien (Gruppe 2) und
3. Blutstasebrechende Arzneien (Gruppe 3)

Hierbei sind **blutharmonisierende Arzneien (*He Xue Yao*)** solche, die geringer blutbelebend wirken, aber zusätzlich das Blut nähren (*Dang Gui*) oder kühlen (*Mu Dan Pi*). **Blutbewegende Arzneien (*Huo Xue Hua Yu Yao*)** sind die „klassischen" blutbelebenden Arzneien, die das Blut stärker bewegen als die erste Gruppe, die Blutstase umwandeln und daher langfristig auch das Blut schwächen. Sie sollten immer kombiniert mit blutnährenden (*Sheng Di, Dang Gui*) Arzneien verwendet werden. Zu den blutbewegenden gehören typische blutbelebende

Mittel wie *Hong Hua*, *Yu Jin* und *Yi Mu Cao* (Leonurus). Die dritte und stärkste Gruppe sind die **blutstasebrechenden Arzneien (*Po Xue, Qu Yu*)**, die bei trockenem, langfristig gestautem Blut verwendet werden und auch meist die Gefäße freimachen. Sie sind die „Abflußfreimacher" bei Blutstase und sollten nie für lange Zeit oder ohne ausgleichende blutnährende Mittel verschrieben werden, da die das Blut leicht schwächen und starke Mittel wie die Insekten-Arzneien (*Chong Yao*) enthalten. Zu ihren typischen Vertretern gehören *Tu Bie Chong* (Eupolyphaga), *Mang Chong* (Tabanus), *Shui Zhi* (Hirudo) aber auch *Tao Ren* (Persica).

Weitere Einzelheiten zu jedem Mittel finden sich in Benskys hervorragendem Werk, das aber wie gesagt die meisten modernen Forschungsergebnisse noch nicht berücksichtigt. Ich bitte, die ausführlichen traditionellen Wirkungen dort nachzusehen; denn die hier etwas kurzgefaßte traditionelle Wirkung bedeutet keinesfalls, daß diese weniger wichtig wäre. Im Gegenteil: Ein guter Therapeut benutzt flexibel beide Arten von Wissen und setzt beide Gehirnhälften in der Therapiefindung ein.

Gruppe I: Zehn blutharmonisierende Arzneien

Die Arzneimittel dieser Gruppe wirken blutbildend und blutharmonisierend. Sie wirken milder als die Arzneimittel der zweiten und dritten Gruppe und haben außerdem noch blutkühlende oder -nährende Wirkungen.

Chi Shao, Radix Paeonia Rubrae

Geschmacksqualität: bitter   Dosis: 6-12 g   Temperaturqualität: leicht kalt

Funktionskreisspezifische Wirkung: Leber

In China verwenden wir es traditionell zur Beseitigung von stagniertem Blut und pathogener Hitze im Blut und für die Behandlung von Schmerzen durch Blutstase, Menorrhagie, Amenorrhö und akuten Entzündungen mit Rötung, Schwellung und Schmerz.

Neue pharmakologische Forschungsergebnisse:

Blut: Gegen Thrombosebildung und antiarteriosklerotisch

Herz: Wirkt protektiv auf Herzmuskel, erhöht die Herzleistung, senkt Druck in der Arteria pulmonalis

ZNS: Wirkt beruhigend, analgetisch und temperatursenkend

Ferner: Krampflösend auf glatte Organmuskulatur, antineoplastisch, entzündungshemmend und antimykotisch

Neue klinische Anwendungsweisen:

Koronare Herzkrankheiten, Cor pulmonale, akute Zerebralthrombose, akute ikterische Hepatitis, mykotische Dermatitis, akute traumatische Sepsis und Dermatitis

Dan Shen, Radix Salviae Miltiorrhizae

Geschmacksqualität: bitter Dosis: 6-18 g Temperaturqualität: leicht kalt

Funktionskreisspezifische Wirkung: Herz, Leber

In China verwenden wir es traditionell, um den Blutkreislauf zu fördern und zum Entfernen der Blutstase, besonders für die Behandlung von Dysmenorrhö, Amenorrhö, abdominaler Massen (Resistenzen) durch Stagnation von Blut, Karbunkel und Geschwüren; es kann auch als beruhigendes Mittel benutzt werden. Es wird heutzutage häufig für die Behandlung von koronaren Herzleiden gebraucht.

Neue pharmakologische Forschungsergebnisse:

Blut: Verbessert Mikrozirkulation und wirkt antiarteriosklerotisch und gegen Thrombozytenaggregation

Herz: Erhöht die Herzleistung und koronare Durchblutungskapazität

Ferner: Entzündungshemmend, antimykotisch antikarzinogen, beugt Leberschäden und ischämischen Nierenschäden und Lungenschäden vor, antiulzerativ, verhindert endotoxininduzierten Schock, bindet freie Radikale, wirkt östrogenartig, schützt vor Bronchialasthma und wirkt beruhigend

Neue klinische Anwendungsweisen:

Erkrankungen der Herzgefäße, bakterielle Myocarditis bei Kindern, hohe Blutviskosität, Hämorrhoiden, apoplektischer Insult, Hepatitis, Thrombose der Retinarvenen, Keuchhusten, Nephritis, Diabetes, hämorrhagisches Fieber, maligne Lymphome und Sklerodermie

Dang Gui, Radix Angelicae Sinensis

(traditionell den bluttonisierenden Arzneimitteln zugeordnet)

Geschmacksqualität: süß, scharf Dosis: 6-15 g Temperaturqualität: warm

Funktionskreisspezifische Wirkung: Lunge, Herz, Milz

Es wird angewendet als

(1) Blut nährendes und durchblutungsförderndes Mittel bei der Behandlung von Menstruationsstörungen und

(2) als ein Emollient und Laxativum bei chronischer Obstipation im Alter.

Neue pharmakologische Forschungsergebnisse:

Blut: Fördert die Blutbildung, besonders der Erythrozytenneubildung, wirkt antithrombotisch und gegen Thrombozytenaggregation, senkt Blutfettspiegel, erhöht Mikrozirkulation

Herz: Antiischämisch, antiarrhythmisch und blutdrucksenkend

Immunsystem: Erhöht zellulare und humorale Immunfunktionen

Ferner: Wirkt entspannend und schmerzstillend auf die glatte Muskulatur des Uterus, antibakteriell gegen viele Arten von Bakterien

Neue klinische Anwendungsweisen:

Ischämische zerebrale Apoplexie, Thrombophlebitis, Herzarrhythmien, infantile Pneumonie, Menstruationsstörungen, Uterusprolaps, chronische Beckenentzündung, Cor pulmonale, Hepatitis, Herpes zoster

Hong Jing Tian oder *Gao Shan Hong Jing Tian*, Herba Rhodiolae Sachalinensis

(traditionell z.T. auch den *Yang*-Tonika zugeordnet)

Geschmacksqualität: süß, adstringierend Dosis: 9-15 g Temperaturqualität: neutral

Funktionskreisspezifische Wirkung: Leber, Milz

In China verwenden wir es traditionell, um das Blut zu beleben und zu nähren, sowie das Nieren-*Yang* stark zu tonisieren. Bei Schwäche aller Art im Senium wie Herzschwäche, Blutarmut, Schwindel durch niederen Blutdruck und anderen Schwächezuständen wirkt *Hong Jing Tian* kräftigend und aufbauend.

Weniger wirksam auf die Gefäße, aber mehr auf die Blutbelebung ist auch die bittere und kalte Arzneipflanze *Xia Ye Hong Jing Tian*, Radix et Rhizoma Rhodiolae Kirilowii, deren Wirkungsschwerpunkt eher bei ischämischen Herzkrankheiten liegt. Sie wirkt auf den Lungenfunktionskreis, kühlt Hitze-Toxine, wirkt analgetisch bei Verletzungen und stillt Blut.

Neue pharmakologische Forschungsergebnisse:

ZNS: *Hong Jing Tian* ist wie Ginseng ein starkes Adaptogen und wirkt so streßmindernd und entspannend, zugleich aber gegen Ermüdungserscheinungen

Blut: Auf den Blutdruck und den Blutzuckerspiegel wirkt es in beide Richtungen. Auf Blutfette wirkt es antioxidativ

Herz: Es wirkt kräftigend auf die Kontraktionskraft des Herzens und verringert ischämische Schäden

Immunsystem: *Hong Jing Tian* wirkt entzündungshemmend, fiebersenkend und virustatisch

Ferner: Es wirkt Strahlenschäden vermindernd und dosisabhängig kontraktiv oder entspannend auf die glatte Muskulatur des Dünndarms

Neue klinische Anwendungsweisen:

Bei Herzinsuffizienz im Senium, vermindertem geistigen und körperlichen Leistungsvermögen, Blutarmut, Lungentuberkulose, Diabetes, Hypotonie und Geistestrübungen

Ji Xue Teng, Caulis Spatholobi

Geschmacksqualität: bitter Dosis: 9-15 g Temperaturqualität: leicht kalt

Funktionskreisspezifische Wirkung: Leber, Niere

In China verwenden wir es traditionell, um den Blutkreislauf zu stärken, die Kanäle und Netzgefäße (*Luo*-Gefäße) zu befreien und als blutnährendes Mittel für die Behandlung von abnormaler Menstruation durch Mangel an Blut zusammen mit Blutstase, Entzündung von peripheren Blutgefäßen oder Thrombose, Taubheit von Körper und Gliedern. Es ist auch wirksam bei Leukopenie, wenn durch Strahlentherapie induziert.

Neue pharmakologische Forschungsergebnisse:

Blut: *Ji Xue Teng* fördert die Blutbildung (Erythozyten, Thrombozyten, Interleukin-II und Hämoglobin), wirkt gegen Blutgerinnung und senkt den Blutfettspiegel

Herz: Senkt den Sauerstoffverbrauch des Herzmuskels und erhöht die Herzrate

Ferner: Erhöht den Phosphatmetabolismus in Nieren und Uterus und wirkt beruhigend

Neue klinische Anwendungsweisen:

Bei Thrombozytenmangel, Hyperplasie der Brustdrüsen

Mu Dan Pi, Dan Pi, Cortex Moutan Radicis

(traditionell den kühlenden Arzneien zugeordnet)

Geschmacksqualität: bitter Dosis: 6-12 g Temperaturqualität: leicht kalt

Funktionskreisspezifische Wirkung: Herz, Leber, Niere

Es wird angewendet als

(1) Hitze kühlendes Mittel des Blutes und bei der Behandlung von Blutungen bei hohem Fieber und

(2) zur Förderung der Durchblutung und Beseitigung von Blutstase bei Appendizitis, Furunkel, Karbunkel und Amenorrhö.

Neue pharmakologische Forschungsergebnisse:

Herz: Senkt den Blutdruck, verhindert Arrhythmien und Ischämien

Blut: Verhindert Sklerotisierung und Thrombosebildung, Hämorrhagie der Kapillaren

Ferner: Wirkt spasmolytisch bei Entzündungen, beruhigend, fiebersenkend, diuretisch, antibakteriell und kontrazeptiv.

Neue klinische Anwendungsweisen:

Gegen häufiges Auftreten blauer Flecken durch Thrombozytenmangel, Urtikaria, Hautjucken, Fieber durch Infektionen (Appendizitis, Cholezystitis, Pneumonie, Nephritis usw.), Hypertonie, allergische Rhinitis, Amenorrhö und Dysmenorrhö.

Shan Zha, Fructus Crategi, Weißdornfrüchte

(traditionell den verdauungsfördernden Arzneimitteln zugeordnet)

Geschmacksqualität: sauer, süß Dosis: 9-15-30 g Temperaturqualität: leicht warm

Funktionskreisspezifische Wirkung: Milz, Magen, Lunge

In China verwenden wir es traditionell, um die Verdauung von Fetten und Fleisch zu fördern (oft als Speisezusatz) oder um Völlegefühl oder Schmerzen im Brust- und Bauchraum zu lindern und um Blut zu beleben; hauptsächlich für die Behandlung von Verdauungsstokkung und Verdauungsbeschwerden, Diarrhö, Schmerzen im Brust und Bauchraum.

Neue pharmakologische Forschungsergebnisse:

Blut: Senkt deutlich den Blutfettspiegel und den Blutdruck

Herz: Erhöht den Blutfluß und die Blutmenge im Herzmuskel und bewahrt das Herz vor Schäden durch Ischämie und Hypoglykämie

Ferner: Wirkt antioxidativ, stärkt das Immunsystem (T-Lymphozyten) und wirkt antibakteriell

Neue klinische Anwendungsweisen:

Hyperlipidämie, Hypertonie, koronare Herzkrankheiten (KHK), Herzarrhythmien, akute Virushepatitis, Colitis infectiosa, bakterielle Enteritis, Verdauungsstörungen, Nieren- und Nierenbeckenentzündung

Sheng Di, Sheng Di Huang, Radix Rehmannia

(traditionell den blutkühlenden Arzneien zugeordnet)

Geschmacksqualität: bitter Dosis: 6-30 g Temperaturqualität: leicht kalt

Funktionskreisspezifische Wirkung: Herz, Leber, Niere

Die frischen Wurzeln werden verwendet bei der Behandlung von Durst, Exanthemen und Blutungen durch pathologische Hitze. Die getrocknete Wurzel (*Gan Di Huang*) hat einen ähnlichen Effekt und wird ebenfalls verwendet um *Qi*-Leere zu stärken.

Neue pharmakologische Forschungsergebnisse:

Blut: Senkt den Blutzucker, wirkt blutstillend, erhöht T-Lymphozytenbildungsrate

Herz: Erhöht die Kontraktionskraft

Ferner: Erhöht den Plasma cAMP-Gipfel, wirkt gegen Entzündungen, antibakteriell, leberprotektiv (schützt Leberzellen vor toxischen Schäden), leicht laxierend und diuretisch, erhöht die Resistenz gegen Sauerstoffmangel und senkt die Auswirkungen von Strahlungsschäden bei radioaktiver Bestrahlung

Neue klinische Anwendungsweisen:

Koronare Herzkrankheiten (KHK), Angina pectoris, Myocarditis, hypertonischem Apoplex, Diabetes, anaphylaktischer Schock, Hämorrhagien, Hepatitis, Neurodermitis, Masern, Verdickung des Ösophagusepithels, retinale Phlebitis, purulente Otitis media, Tonsillitis, äußerlich bei Geschwüren aller Art; schützt vor freien Radikalen

Wa Leng Zi, Concha Arcae

(traditionell z.T. auch den schleimumwandelnden Arzneien zugeordnet)

Geschmacksqualität: salzig, süß Dosis: 9-18 g Temperaturqualität: neutral

Funktionskreisspezifische Wirkung: Leber, Milz

In China verwenden wir es traditionell, um das Blut zu beleben, Schleim umzuwandeln und Knoten und abdominale Resistenzen (*Zheng* und *Jia*) zu behandeln. Bei Schmerzen im Magen mit saurem Aufstoßen und chronischem Schmerz in der Magengrube.

Neue pharmakologische Forschungsergebnisse:

Diese und verwandte Muschelarten erzeugen im Körper Acetylcholin, aktive alkalische Phosphatase und andere Enzyme. Ferner enthalten sie organisches Calcium und andere Mineralien und Spurenelemente

Magen: *Wa Leng Zi* wird und ihre erhitzte Form ‚*Duan Wa Leng Zi*' werden in China in Kombination mit *Gan Cao* (Glycyrrhiza) erfolgreich in der Behandlung von Ulcus Gaster und Ulcus Duodeni eingesetzt. Die Erfolgsraten liegen je nach Studie zwischen 86% und 92%

Ferner: Im Spätstadium beim Befall von Leberegeln und anderen blutsaugenden Parasiten bei Hepato- und Splenomegalie eingesetzt. Beide Organe gewinnen danach ihre normale Größe bei 80–93% der Fallstudien zurück

Neue klinische Anwendungsweisen:

Bei Magen- und Zwölffingerdarmgeschwüren, Leber- und Milzvergrößerung durch Leberegel und andere Parasiten

Yue Ji Hua, Flos Rosae Chinensis

Geschmacksqualität: süß	Dosis: 6-12 g	Temperaturqualität: warm

Funktionskreisspezifische Wirkung: Leber

In China verwenden wir es traditionell, um das Blut zu beleben, die Menses zu regulieren und zum Abschwellen. Es wird auch verwendet bei Leber-Stau (*Qi*-Stagnation emotionaler Genese), Amenorrhö, abdominalen Schmerzen und Druck im Unterbauch, sowie bei geschwürigen Schwellungen und Knoten vor der Ulzeration. Als Ersatz wird häufig statt der chinesischen Teerose die Blüte der echten Rose verwendet, die jedoch ganz andere Inhaltsstoffe enthält.

Neue pharmakologische Forschungsergebnisse:

Herz: Die ätherischen Öle der Teerose täglich als Tee getrunken wirken verbessernd auf stabile KHK und verringern die Anfallshäufigkeit

Neue klinische Anwendungsweisen:

Bei KHK, Leberzirrhose und Menstruationsstörungen aller Art

Gruppe II: 26 blutbewegende Arzneien

Die Arzneimittel dieser Gruppe bewegen und beleben das Blut und lösen die Blutstase auf. Im Vergleich zur ersten Gruppe wirken sie gezielter und stärker auf Blutstase.

Da Huang, Radix et Rhizoma Rhei

(traditionell den Purgativa zugeordnet)

Geschmacksqualität: bitter	Dosis: 6-12 g, wenn mitgekocht; 3-6 g als Purgativum

Temperaturqualität: leicht kalt

Funktionskreisspezifische Wirkung: Milz, Magen, Dickdarm, Leber, Perikardium

Es wird angewendet als Purgativum und Detoxicant und zur Kühlung von pathogener Hitze, stagnierter Verdauung und Blutstase, zur Behandlung von Fieber mit Obstipation und Völlegefühl im Abdomen, akuter Gelbsucht, akuter Appendizitis, Amenorrhö durch Blutstase, Hämatemesis und Epistaxis durch Hitze im Blut; äußerlich verwendet bei Verbrennungen, eiternden Hautkrankheiten, Karbunkel und Furunkel.

Der moderne Einsatz von *Da Huang* ist äußert vielfältig: Es wird bei vielen entzündlichen und infektiösen sowie auch bei ulzerativen und hämorrhagischen Krankheiten des Verdauungstraktes und anderer Organe eingesetzt.

Neue pharmakologische Forschungsergebnisse:

Verdauungssystem: Kurz gekochter *Da Huang* (Rheum) wirkt abführend durch Sennesoide und 20 verschiedene vorwiegend hitzempfindliche Wirkstoffe. Es erhöht die Peristaltik des gesamten Darms und die Wasserabsorption im Dickdarm. Es erhöht die Exkretion von Magensäure, Peptiden, Gallensaft, Pankreasenzymen, praktisch des gesamten Verdauungssystems

Blut: *Da Huang* (Rheum) wirkt blutstillend, senkt die Blutviskosität und den Blutfettspiegel und erhöht die Mikrozirkulation

Herz: *Da Huang* (Rheum) erhöht die Herzkontraktionskraft und senkt den Blutdruck

Infektionen/Abwehr: *Da Huang* (Rheum) wirkt nicht nur entzündungshemmend und antiulzerativ, sondern auch antibakteriell, antimykotisch und virustatisch. Außerdem wirkt es dem Wachstum bestimmter Krebszellen entgegen und senkt die Temperatur bei Fieber

Ferner: Es wirkt protektiv auf Leberzellen und diuretisch, hat eine östrogenartige Wirkung und verlängerte bei Versuchstieren die Lebensdauer um mehr als ein Viertel

Neue klinische Anwendungsweisen:

Verdauungssystem: Ösophagusblutungen durch Leberzirrhose, Magengeschwür mit bakterieller Genese, akute Magenblutungen, chronische Gastritis, akute Pankreatitis, akute Cholezystitis, akute Hepatitis, akute Colitis, Askaridenbefall der Gallenblase, Cholelithiasis, Blutungen des Ductus choledochus, Obstipation, Darmverschluß, toxische Enteroparalyse, Darmtyphus, purulente Appendizitis, postoperatives akutes Abdomen, Ruptur und Sepsis des Enddarms durch Hämorrhoiden

Sonstige: Lipidämie, Nierenversagen, Hämorrhagien der Blase und anderer Organe, infektiöses hämorrhagisches Fieber, purulente Tonsilitis, Parotitis, chronische Prostatitis, Vergiftungen mit Insektiziden, Amenorrhö, Zervikaltumore u. a.

Chuan Xiong, Radix Ligustici Wallichii

Geschmacksqualität: scharf | Dosis: 6-12-15 g | Temperaturqualität: warm

Funktionskreisspezifische Wirkung: Leber, Galle, Perikardium

(1) *Chuan Xiong* stärkt den Blutkreislauf und fördert den Fluß von *Qi* bei der Behandlung von abnormaler Menstruation, Dysmenorrhö, Amenorrhö,

(2) wirkt analgetisch bei der Behandlung von Kopfschmerzen und Schmerz im ganzen Körper durch Wind oder Kälte sowie Kopfschmerzen durch Gehirnerschütterung und Schmerzen nach der Geburt,

(3) wirkt trocknend bei pathogener Nässe.

Neue pharmakologische Forschungsergebnisse:

Herz: *Chuan Xiong* erweitert periphere Gefäße und Koronargefäße, senkt den Blutdruck und den Gefäßwiderstand, erhöht die Herzblutmenge und die Hypoxietoleranz und entlastet so das Herz.

Blut: Es erhöht die allgemeine Mikrozirkulation und die Durchblutung der Niere und des Gehirns, senkt die Gefahr eines Hirnödems, verhindert Thrombozytenaggregation und Thrombusbildung allgemein.

Ferner: *Chuan Xiong* wirkt krampflösend auf die glatte Muskulatur, beruhigend auf das Nervensystem, außerdem antibakteriell und gegen Strahlenschäden und Vitamin E-Mangel.

Neue klinische Anwendungsweisen:

Koronare Herzkrankheiten (KHK), Herzinsuffizienz, Herzarrhythmie, Angina pectoris, plötzlicher Herzstillstand, Cor pulmonale, zerebrale Ischämie, Hirnödem, Nierenversagen, DIC, Thrombophlebitis, Allergischer Schock (Arthusreaktion), Asthma, Diabetes, Magengeschwüre, Dysmenorrhö und Psoriasis

Chuan Shan Jia, Squama Manitis

Geschmacksqualität: salzig, scharf Dosis: 3-9 g pulv. Temperaturqualität: leicht kalt

Funktionskreisspezifische Wirkung: Leber, Magen

In China verwenden wir es traditionell

(1) als Emmenagogum und Galactagogum für die Behandlung von Amenorrhö, Laktationsmangel und Dysmenorrhö,

(2) bei rheumatischem *Bi*-Syndrom durch Wind und Nässe zur Reduzierung von Entzündungen; es löst Eiter bei akuten purulenten Geschwüren.

Neue pharmakologische Forschungsergebnisse:

Blut: *Chuan Shan Jia* senkt die Blutviskosität und wirkt der Blutgerinnung entgegen, es erhöht die Mikrozirkulation und senkt den Gefäßwiderstand.

Herz: Es erhöht die Blutmenge und die Kontraktionskraft des Herzmuskels und senkt den Sauerstoffverbrauch.

Ferner: *Chuan Shan Jia* wirkt entzündungshemmend.

Neue klinische Anwendungsweisen:

Furunkel und schlecht heilende chronische Geschwüre, Appendizitis, Harnsteine, mangelnde Laktation nach der Geburt

Gui Jian Yu, Euonymus Alatus (Thunberg) Dosis: 6-12 g

Gui Jian Yu wurde traditionell vorwiegend bei Frauenleiden wie Blutstase mit Menstruationsstörungen, starken Lochien oder Metrorrhagie, Schmerzen nach der Geburt sowie abdominalen Massen (Resistenzen) und Herzschmerzen gebraucht.

Neue pharmakologische Forschungsergebnisse:

Blut: Es senkt die Blutviskosität wie an der Senkung der Shear-Rate nachgewiesen wurde, erhöht die Verformbarkeit der Erythrozyten, erhöht die Gerinnungszeit und die Blutdurchflußgeschwindigkeit in den Kapillaren, es wirkt der Thrombusbildung entgegen, die in vitro gewonnenen Thromben waren schwerer und länger als normal, auch der Blutfettspiegel wurde deutlich gesenkt.

Herz: *Gui Jian Yu* erhöht die Auswurffraktion des Herzens, senkt den Sauerstoffverbrauch und erhöht die Hypoxietoleranz und die Kontraktionskraft

Ferner: Erhöht die Ischämietoleranz des Gewebes und wirkt beruhigend auf das ZNS

Neue klinische Anwendungsweisen:

Koronare Herzkrankheiten (KHK), Herzinsuffizienz, Herzrhythmusstörungen, Angina pectoris, Cor pulmonale sowie Blutungen und Schmerzen post partum

Hong Hua, Flos Carthami

Geschmacksqualität: scharf Dosis: 9-15 g Temperaturqualität: warm

Funktionskreisspezifische Wirkung: Leber, Herz

In China verwenden wir es traditionell, um den Blutfluß zu verbessern und Schmerzen durch Entfernen von stagniertem Blut zu lindern, und zwar für die Behandlung von

Amenorrhö, Schmerz im Brustraum und Abdomen, schmerzhafte Schwellungen, Hepatomegalie und Splenomegalie; ferner wird es benutzt für Schmerzen bei traumatischen Wunden.

Neue pharmakologische Forschungsergebnisse:

Herz: *Hong Hua* senkt den Blutdruck und den Blutfettspiegel und erhöht die Kontraktionskraft des Herzmuskels.

Blut: Es wirkt antithrombotisch, fördert die Reifung von T- und B-Lymphozyten und erhöht die Interleukin-II-Produktion.

Ferner: Es wirkt entzündungshemmend, beruhigend und schmerzstillend.

Neue klinische Anwendungsweisen:

Koronare Herzkrankheiten (KHK), Angina pectoris, Arrhythmien (besonders Frühsystolen), ischämische und thrombotische apoplektische Insulte, Arteriosklerose der zerebralen Arterien, Thrombophlebitis, Taubheit nach Gehörsturz, Nasenpolypen, Menstruationsstörungen, Traumen, hämorrhagisches Fieber, Kurzsichtigkeit bei Jugendlichen, Duodenalgeschwüre und Neurodermitis, Psoriasis, Flachwarzen, Solardermatitis, multiforme Erytheme, Lupus erythematosus und andere Hautkrankheiten

Ferner verwendbar: *Fan Hong Hua, Zang Hong Hua,* Safran, Stigma Krokus

Das Arzneimittel besteht aus den getrockneten Stigmen der Spitze vom Stiel des Safran-Krokus, Krokus sativus (Familie Iridaceae).

In China verwenden wir es traditionell wie *Hong Hua* (Carthamus) (s. o.) aber mit stärkerer blutbelebender Wirkung. Durch seinen höheren Preis wird es jedoch seltener benutzt.

Hu Zhang, Herba Polygonum Cuspidati

Geschmacksqualität: leicht bitter Dosis: 9-18 g Temperaturqualität: leicht kalt

Funktionskreisspezifische Wirkung: Leber, Gallenblase, Lunge

Traditionell eingesetzt gegen Wind- und Nässe-Pathogene, Blutstase und Schmerzen bei rheumatischem *Bi*-Syndrom, Gelbsucht durch Hitze-Nässe, Amenorrhö und abdominalen Massen (Resistenzen), außerdem gegen Husten mit Schleim und Traumen, besonders Verbrennungen.

Neue pharmakologische Forschungsergebnisse:

Blut: *Hu Zhang* senkt Blutdruck, Blutzucker und Blutfettspiegel. Ferner erhöht es die Mikrozirkulation und die Leukozyten- und Thrombozytenzahl und senkt die Thrombozytenaggregation.

Ferner: Es wirkt antibakteriell, virustatisch, tussostatisch, antioxidativ sowie gegen Tumorbildung und Hakenwürmer. Es entspannt die glatte Muskulatur des Verdauungstraktes und wirkt cholagog und protektiv auf Leberzellen.

Neue klinische Anwendungsweisen:

Infantile Pneumonie, Asthma, akute Virushepatitis, Neugeborenenikterus, Hyperlipidämie, Leukopenie, Hämorrhagie des Verdauungstraktes, Zervikalerosion, Colpomycose, Zahnschmerz, Stechwunden und Verbrennungen

Jiang Huang, Rhizoma Curcumae Longae

Geschmacksqualität: scharf, bitter Dosis: 6-12 g Temperaturqualität: kalt

Funktionskreisspezifische Wirkung: Leber, Magen

In China verwenden wir es traditionell um durch Regulation des *Qi*-Kreislaufs Schmerzen zu erleichtern sowie für Schmerzen im Brustraum und Abdomen, Dysmenorrhö durch Stagnation von *Qi* und Blutstase, ferner für Traumen und abdominale Massen (Resistenzen).

Neue pharmakologische Forschungsergebnisse:

Blut: *Jiang Huang* senkt den Blutfettspiegel und den Blutdruck, wirkt antiarteriosklerotisch und wirkt der Thrombozytenaggregation entgegen.

Ferner: Es wirkt leberzellenprotektiv, entzündungshemmend, antibakteriell, virustatisch, krebshemmend, abortiv, kontrazeptiv, antioxidativ und bindet freie Radikale.

Neue klinische Anwendungsweisen:

Dysmenorrhö, Schmerzen in der Brust, Hyperlipidämie, Angina pectoris, Entzündungen (besonders Zahn- und Zahnfleischentzündungen), extern bei Herpes zoster und Herpesinfektionen (mit 30% Curcumatinktur)

Liu Ji Nu, Herba Siphonosteglae

Geschmacksqualität: scharf, bitter Dosis: 6-12 g Temperaturqualität: warm

Funktionskreisspezifische Wirkung: Blase, Herz, Milz

In China verwenden wir es traditionell, um Schmerzen zu erleichtern und zum Entfernen von stagniertem Blut sowie für die Behandlung abdominaler Schmerzen durch Blutstase und bei schmerzhaften Schwellungen durch Verletzung.

Neue pharmakologische Forschungsergebnisse:

Liu Ji Nu erhöht die Hypoxietoleranz und die Mikrozirkulation und wirkt antiseptisch

Neue klinische Anwendungsweisen:

Amenorrhö, Schmerzen nach der Geburt, Speisestagnation mit Meteorismus und Schmerz, Colitis ulcerosa, senile Anurie, abdominale und andere Traumen, Verbrennungen

Lu Lu Tong, Fructus Liquidambaris

(traditionell auch den blutstillenden Arzneien zugeordnet)

Geschmacksqualität: bitter Dosis: 6-12 g Temperaturqualität: neutral

Funktionskreisspezifische Wirkung: Leber, Magen

In China verwenden wir es traditionell, um Blut zu stillen und zu bewegen, *Qi* zu bewegen, die Gefäße durchgängig zu machen und Schmerzen zu erleichtern. Es findet vor allem Einsatz in der Frauenheilkunde, bei Wind-Nässe *Bi*-Syndromen der unteren Extremitäten und erschwertem Urinieren bei Ödem.

Neue pharmakologische Forschungsergebnisse:

Lu Lu Tong wirkt antiallergisch und äußerlich antiparasitär.

Ma Bian Cao, Herba Verbenae

(traditionell den Antiparasitika zugeordnet)

Geschmacksqualität: bitter Dosis: 6-18 g Temperaturqualität: kühl

Funktionskreisspezifische Wirkung: Leber, Dickdarm

In China verwenden wir es traditionell

(1) bei Blutstase, zur Förderung der Menstruation bei Amenorrhö und Dysmenorrhö, bei abdominalen Massen (Resistenzen);

(2) als ein Antimalariamittel und für die Behandlung von malariabedingter Splenomegalie, bei Ödemen;

(3) als Antiparasitikum und entgiftendes Mittel bei Grippe und Diphterie.

Neue pharmakologische Forschungsergebnisse:

Ma Bian Cao wirkt gegen Amöben und andere fremde Mikroorganismen im Darm, gegen Entzündungen und Schmerzen, fördert die Blutgerinnung, stoppt Husten und wirkt milchfördernd auf die Brustdrüsen.

Neue klinische Anwendungsweisen:

Malaria, Amöbenruhr, blutige Durchfälle, Schistostomasis, Filariasis und andere Würmer, Colitis ulcerosa, infektiöse Hepatitis, Diphterie, Influenza, Scheideninfektionen und akute und chronische Beckenentzündung, Entzündungen des Mundraums und der Zähne

Mao Dong Qing, Radix Ilex Pubescens

Geschmacksqualität: scharf, bitter Dosis: 24-60 g Temperaturqualität: leicht kalt

Funktionskreisspezifische Wirkung: Herz, Lunge

In China verwenden wir es traditionell,

(1) blutbelebend und die Meridiane und Netzgefäße (*Luo*-Gefäße) befreiend, für die Behandlung von der Buerger'schen Krankheit (preseniles spontanes Gangrän), bei Angina pectoris;

(2) als fiebersenkendes Detoxicant und entzündungshemmendes Mittel bei akuter Mandelentzündung;

(3) als Antitussivum und Expectorant für akute Bronchitis;

(4) äußerlich bei Verbrennungen und Verbrühungen.

Neue pharmakologische Forschungsergebnisse:

Herz: *Mao Dong Qing* erweitert deutlich die Koronararterien und erhöht die Blutmenge des Herzens

Blut: Hemmt die Blutgerinnung.

Ferner: Senkt den Blutdruck in den Zerebralarterien, wirkt entzündungshemmend und antibakteriell.

Neue klinische Anwendungsweisen:

Koronare Herzkrankheiten (KHK), ischämischer apoplektischer Insult, Thrombophlebitis oberflächlicher Venen, Veränderungen der Netzhaut, Prostataentzündung, atrophierende Rhinitis, allergische Rhinitis, hämorrhagisches Fieber, Wundinfektion, lepröses Beingeschwür, Aphten

Mo Yao, Myrrhe, Resina Myrrhae

Geschmacksqualität: bitter Dosis: 3-12 g Temperaturqualität: neutral

Funktionskreisspezifische Wirkung: Leber

In China verwenden wir es traditionell für Schmerzen durch Blutstase, wie traumatische Schmerzen aller Art. *Mo Yao* (Myrrha) wirkt stark ausleitend, blutbelebend und Stase dispergierend, außerdem wirkt es abschwellend.

Neue pharmakologische Forschungsergebnisse:

Herz: *Mo Yao* erhöht die Kontraktionskraft des Herzmuskels und die Hypoxietoleranz

Blut: Senkt den Cholersterolspiegel des Blutes

Ferner: Wirkt erregend auf das Atemzentrum und hat eine antimykotische Wirkung

Neue klinische Anwendungsweisen:

Herzschmerzen, hoher Cholesterinspiegel, Lumbar- und Brustdrüsentuberkulose, Menstruationsstörungen, Hämorrhagien, Geschwüre und Traumen

Niu Xi, Huai Niu Xi, Radix Achyranthis Bidentatae

Geschmacksqualität: bitter, salzig Dosis: 9-18 g Temperaturqualität: neutral

Funktionskreisspezifische Wirkung: Leber, Magen

In China verwenden wir es traditionell, um den Blutkreislauf zu fördern und zur Beseitigung von Blutstase. Es wurde auch für Krankheiten oder Frakturen der Gelenke verwendet, ferner bei Amenorrhö und Hämaturie.

Neue pharmakologische Forschungsergebnisse:

Blut: *Niu Xi* wirkt gefäßerweiternd und blutdrucksenkend.

Ferner: Es fördert die Proteinsynthese (Wundheilung), wirkt diuretisch, entzündungshemmend, analgetisch, antibakteriell, abortiv und geburtseinleitend durch Erweiterung des Zervikalkanals.

Neue klinische Anwendungsweisen:

Epistaxis, infantile Pneumonie, Schmerzen beim Urinieren, Zahnschmerzen, funktionelle Uterusblutungen und Chylurie (Galakturie)

Pu Huang, Pollen Typhae

(traditionell auch den blutstillenden Arzneien zugeordnet)

Geschmacksqualität: süß Dosis: 6-12 g Temperaturqualität: neutral

Funktionskreisspezifische Wirkung: Leber, Perikardium

In China verwenden wir es traditionell, um das Blut zu beleben, zu stillen und zu kühlen und zur Schmerzstillung durch Beseitigung von Blutstase. Es wurde auch für die Behandlung von Dysmenorrhö, abdominalem Schmerz post partum und Gastralgie eingesetzt. Das carbonisierte Arzneimittel wird benutzt als Hämostatikum für alle Arten von Blutungen.

Neue pharmakologische Forschungsergebnisse:

Herz: *Pu Huang* steigert die Herzleistung und die Hypoxietoleranz, schützt das Herz vor Schäden durch Ischämie

Blut: Senkt den Blutfettspiegel (einschließlich Cholesterin) und die Blutviskosität, schützt die Zellen des Gefäßendothels, reguliert Blutgerinnung: es senkt die Thrombozytenaggregation und wirkt fibrinolytisch, aber erhöht die Gerinnungsgeschwindigkeit und die Mikrozirkulation, verhindert Arteriosklerose.

Ferner: Reguliert die Immunfunktion in beide Richtungen, erregt die Uterusmuskulatur, entspannt die Bronchialgefäße und steigert die Darmperistaltik.

Neue klinische Anwendungsweisen:

Koronare Herzkrankheiten (KHK), Hyperlipidämie, Colitis ulcerosa und Hämorrhagien aller Art, nässende Ekzeme, Geburtseinleitung, Fluor albus, ungenügende postpartale Uterusrückbildung, Menstruationsstörungen aller Art

Qí Cao, Holotrichia diomphalia

Geschmacksqualität: salzig Dosis: 0,5-2 g Temperaturqualität: leicht warm

Funktionskreisspezifische Wirkung: Leber, Milz

Es wird traditionell bei Blutstase mit stagniertem *Qi* und Schmerz eingesetzt, bei Amenorrhö, Epistaxis, Völlegefühl und Druck in der Brust, Frakturen, mangelnder Milchsekretion nach der Geburt, Herpes zoster, Augenentzündungen und Geschwüren am Mund.

Neue pharmakologische Forschungsergebnisse:

keine bekannt

Neue klinische Anwendungsweisen:

Hepatitis B, Tetanus, mykotische Stomatitis

Ru Xiang, Olibanum, Resina Olibani

Geschmacksqualität: scharf, bitter Dosis: 3-12 g Temperaturqualität: warm

Funktionskreisspezifische Wirkung: Herz, Leber, Milz

In China verwenden wir es traditionell um Schmerzen zu erleichtern und Schwellung zu reduzieren. *Ru Xiang* wirkt befeuchtend und bewegt das *Qi* des Blutes, lockert die Sehnen und belebt die *Luo*-Gefäße. Für die Behandlung von Schmerzen durch Blutstase, wie traumatischer Schmerz etc.

Neue pharmakologische Forschungsergebnisse:

Blut: *Ru Xiang* (Olibanum) beschleunigt die Blutgerinnungsgeschwindigkeit, aber senkt die Thrombozytenaggregation, außerdem erhöht es die Verformbarkeit der Erythrozyten.

Ferner: Es zeigt eine entzündungshemmende und antibakterielle Wirkung.

Neue klinische Anwendungsweisen:

Herzschmerzen, Singultus, Appendizitis, Traumen und rheumatisches *Bi*-Syndrom (arthritische Erkrankungen)

Rui Xiang, Flores/Folia Daphnae

Geschmacksqualität: scharf, süß, salzig Dosis: 3-6 g Temperaturqualität: warm

Funktionskreisspezifische Wirkung: Herz, Leber

Es wird traditionell zur Behandlung von Traumen und Schmerzen verwendet. Es vertreibt pathogenen Wind und Nässe, stillt Schmerzen und belebt das Blut. Nicht zu verwechseln mit *Ru Xiang* (Olibanum), s. o.

Neue pharmakologische Forschungsergebnisse:

Rui Xiang schützt das Herz vor Schaden durch Ischämie, wirkt beruhigend, entzündungshemmend, antithrombotisch, antibakteriell und lokalanästhetisch, außerdem verlangsamt es die Darmperistaltik.

Neue klinische Anwendungsweisen:

Koronare Herzkrankheiten (KHK), starke Schmerzen, Arthralgien, Thrombophlebitis und zur Lokalanästhesie

San Qi, Tian Qi, Radix Notoginseng, Radix Pseudoginseng

(traditionell den Hämostyptika zugeordnet)

Geschmacksqualität: süß, leicht bitter Dosis: 1,5-9 g pulv. Temperaturqualität: warm

Funktionskreisspezifische Wirkung: Leber, Magen

Es wird angewendet als Hämostyptikum und Schmerzmittel, zur Beseitigung von Blutstase und zum Abschwellen bei der Behandlung von Schwellungen mit Schmerzen durch Stauchungen, Wunden und Weichteilverletzungen sowie alle Arten von Blutungen.

San Qi ist ein regulierendes Mittel, das auf Blutgerinnung, Immunabwehr und Blutzucker in beide Richtungen wirken kann.

Neue pharmakologische Forschungsergebnisse:

Blut: *San Qi* (Notoginseng) fördert den Blutgerinnungsprozeß und die Gerinnungszeit sowie die lokale Gefäßkonstriktion bei Traumen. Wenn keine Gerinnung notwendig ist, wirkt es entgegen der Thrombozytenaggregation, senkt das Fibrin und erhöht die Fibrinolysezeit. Außerdem senkt es den Blutfettspiegel, erhöht den Anteil an Erythrozyten und Leukozyten in den peripheren Blutgefäßen, die es auch erweitert und so den Blutdruck senkt.

Herz: *San Qi* (Notoginseng) erhöht die Herzmuskelkontraktion, Blutmenge, Sauerstoffsättigung und Mikrozirkulation des Herzmuskels, gleichzeitig senkt es den Sauerstoffverbrauch und die Pulsrate und wirkt antiarrhythmisch.

Metabolismus/Immunsystem: *San Qi* (Notoginseng) erhöht oder senkt den Blutzucker und fördert sowohl die DNS-Synthese als auch die Proteinsynthese in Nieren und Hoden. Es erhöht die NK-Lymphozyten- und Makrophagenaktivität und wirkt als Immunmodulator auch hier in beide Richtungen.

Ferner: Es schützt die Gehirnzellen vor Schaden durch Ischämie und die Leberzellen vor toxischen Produkten. Es erregt die glatte Uterusmuskulatur und schützt vor Schockfolgen, Strahlenschäden und Krebs. Außerdem wirkt es virustatisch, antimykotisch, beruhigend, analgetisch und verlängerte beträchtlich die Lebensspanne bei Versuchstieren.

Neue klinische Anwendungsweisen:

Angina pectoris, koronare Herzkrankheiten (KHK), Herzarrhythmien, Hyperlipidämie, Hypertonie, apoplektische Insulte aller Art und Hirnblutungen, innere und äußere Traumen, Hämorrhagien aller Art, Krebs, Hepatitis, Leberzirrhose, akute Nephritis, Hautkrankheiten und Migräne

Su Mu, Lignum Sappan

Geschmacksqualität: scharf Dosis: 6-12 g Temperaturqualität: neutral

Funktionskreisspezifische Wirkung: Leber

In China verwenden wir es traditionell, um Schmerzen zu lindern und Blut zu beleben; hauptsächlich für die Behandlung von Quetschwunden u. a. Traumen, Dysmenorrhö und Amenorrhö mit abdominalen Schmerzen.

Neue pharmakologische Forschungsergebnisse:

Herz/Blut: *Su Mu* erhöht die Kontraktionskraft des Herzens, verengt die Gefäße und fördert die Blutgerinnung.

Ferner: *Su Mu* (Sappan) wirkt beruhigend, antimykotisch und entzündungshemmend. Außerdem wirkt es antikarzinogen, besonders gegen Leukämie.

Neue klinische Anwendungsweisen:

Tetanus, Asthma, Traumen, Vitiligo

Wang Bu Liu Xing, Semen Vaccariae

Geschmacksqualität: bitter Dosis: 6-12 g Temperaturqualität: neutral

Funktionskreisspezifische Wirkung: Leber, Magen

Es wird traditionell benutzt wie ein Emmenagogum und Galagtagogum für die Behandlung von Menstruationsstörungen wie Amenorrhö und mangelnde Laktation nach der Geburt. In der Akupressur werden die rohen Samen wie Ohrnadeln auf die Punkte der Ohrakupunktur geklebt, so daß Hautverletzungen nicht notwendig sind.

Neue pharmakologische Forschungsergebnisse:

Wang Bu Liu Xing (Vaccaria) wirkt erregend auf die Uterusmuskulatur, ferner wirkt es kontrazeptiv, blutdrucksenkend, schmerzstillend und gegen Tumorbildung.

Neue klinische Anwendungsweisen:

Hypertonie, rheumatisches *Bi*-Syndrom, Herpes Zoster, Husten, Schlaflosigkeit, Hämorrhoiden, Schmerzen beim Urinieren, Interkostalneuralgie, Dysmenorrhö, Amenorrhö, wehenfördernd bei schwerer Geburt, akute Mastitis und mangelnde Laktation nach der Geburt

Die Samen werden in der Ohrakupunktur zur Behandlung von juveniler Kurzsichtigkeit eingesetzt.

Wu Ling Zhi, Faeces Trogopteri

Geschmacksqualität: süß Dosis: 6-12 g Temperaturqualität: warm

Funktionskreisspezifische Wirkung: Leber

In China verwenden wir es traditionell, um Schmerzen zu erleichtern durch die Beseitigung von Blutstase und *Qi*-Stagnation, da es auch das *Qi* bewegt, und hauptsächlich für die Behandlung von gastrischem und abdominalem Schmerz durch Krämpfe der glatten Muskeln und bei Dysmenorrhö.

Neue pharmakologische Forschungsergebnisse:

Blut: *Wu Ling Zhi* senkt die Blutviskosität und erhöht eine verlangsamte Blutsenkungsgeschwindigkeit. Es hemmt die Thrombozytenaggregation und erhöht die Mikrozirkulation.

Herz: Es senkt den Sauerstoffverbrauch des Herzens.

Ferner: Es wirkt stark schmerzstillend und immunmodulatorisch (balancierend) auf das Immunsystem. Außerdem wirkt *Wu Ling Zhi* (Trogopterus) antibakteriell auf eine große Reihe von Hautbakterien sowie auf Tuberkulinbakterien.

Neue klinische Anwendungsweisen:

Alle akuten starken Schmerzzustände (Zahn-, Kopf-, Gliederschmerz usw.), Angina pectoris, Schlangenbiß, Ulcus duodeni und Ulcus gaster, chronische Bronchitis, verzögerte Uterusrückbildung nach der Geburt

Yi Mu Cao, Kun Cao, Herba Leonuri

Geschmacksqualität: scharf, bitter Dosis: 12-24-60 g Temperaturqualität: leicht kalt

Funktionskreisspezifische Wirkung: Perikardium, Leber

In China verwenden wir es traditionell, um den Blutkreislauf zu stärken und den Menstruationsrhythmus zu regeln, bei abnormaler Menstruation und Menstruationsschmerz; es wird auch benutzt wie ein Diuretikum bei nephritischem Ödem.

Neue pharmakologische Forschungsergebnisse:

Herz: *Yi Mu Cao* erhöht die Durchblutung und Mikrozirkulation des Herzens, wirkt protektiv auf Herzmuskelzellen und senkt den Blutdruck.

Blut: Es senkt die Blutviskosität, die Gerinnung und Thrombozytenaggregation und wirkt auch auf andere Weise einer Thrombusbildung entgegen. Es hemmt auch die Antikörperzusammenballung untereinander.

Ferner: Es wirkt kontrazeptiv und antiarteriosklerotisch.

Neue klinische Anwendungsweisen:

Koronare Herzkrankheiten (KHK), Angina pectoris, Cor pulmonale, ischämischer Apoplex, Hypertonie, Menstruationsstörungen, unvollständige Uterusrückbildung, akutes nephitisches Ödem, chronische Glomerulonephritis, Aszites durch Leberzirrhose, Diabetes, Prostataentzündung und Harnsteine

Yin Xing Ye, Ginkgoblätter, Folia Ginkgo

Geschmacksqualität: bitter, süß, adstringierend Dosis: 3-9 g Temperaturqualität: neutral

Funktionskreisspezifische Wirkung: Lunge, Herz

Es wird traditionell gegen Schmerz und Blutstase eingesetzt, außerdem gegen Husten, Brustschmerz und Kurzatmigkeit.

Neue pharmakologische Forschungsergebnisse:

Herz/Blut: Senkt Pulsfrequenz, Blutdruck und Plasmacholesterin, erweitert die Gefäße.

Ferner: Wirkt spasmolytisch auf Bronchien und glatte Muskulatur, erhöht die Atemfrequenz.

Neue klinische Anwendungsweisen:

Koronare Herzkrankheiten (KHK), Angina pectoris, hoher Cholesterinspiegel, chronische Bronchitis, Morbus Parkinson, senile Dementia

Yu Jin, Radix Curcumae

Geschmacksqualität: scharf, bitter Dosis: 6-12 g Temperaturqualität: kalt

Funktionskreisspezifische Wirkung: Herz, Leber, Lunge

In China verwenden wir es traditionell

(1) zum Lindern von Schmerzen durch Regulieren des stagnierten *Qi*; für die Behandlung von Schmerzen in Brustraum, Abdomen oder Rippenregion durch Stagnation von *Qi* und Blut sowie Schmerz im Lebergebiet durch Leberentzündung;

(2) wie ein Cholagogum zur Behandlung von hepatogenem Ikterus.

Neue pharmakologische Forschungsergebnisse:

Yu Jin steigert den cAMP-Gehalt im Organgewebe und hemmt die Lymphozytenreifung. Es wirkt antiarteriosklerotisch, antimykotisch, schützt vor toxischem Leberschaden und wirkt antiarrhythmisch auf das Herz.

Neue klinische Anwendungsweisen:

Epilepsie, Epistaxis, Hepatitis cholezystopathischer Genese, Herzschmerzen, Hämaturie, Hyperthidrosis und Psoriasis

Yuan Hu, Yan Hu Suo, Rhizoma Corydalis

Geschmacksqualität: scharf, bitter Dosis: 4,5-12 g Temperaturqualität: warm

Funktionskreisspezifische Wirkung: Herz, Leber, Milz

In China verwenden wir es traditionell, um Schmerzen durch Beleben des Blutkreislaufs zu erleichtern und um den Kreislauf des *Qi* zu regulieren. Es wird häufig gebraucht für die Behandlung von Schmerzen aller Art im Brustraum und Abdomen. Dieses Arzneimittel kann außerdem die Schmerzschwelle heben und erleichtert spastischen Schmerz; es hat auch eine beruhigende Wirkung.

Neue pharmakologische Forschungsergebnisse:

Herz: *Yuan Hu* schützt das Herz vor Ischämieschäden, senkt den Blutdruck und wirkt antiarrhythmisch.

Blut: Es senkt den Blutfettspiegel, wirkt antiarteriosklerotisch und durchblutungsfördernd.

Ferner: Es wirkt stark analgetisch und lokalanästhetisch, erhöht die Darmperistaltik und die Sekretion der Nebennierenrinde und ist antiulzerativ durch Verminderung der Magensekretion.

Neue klinische Anwendungsweisen:

Schmerzen und Neuralgien aller Art, Schlaflosigkeit, Hypertonie, koronare Herzkrankheiten (KHK), Herzarrhythmien, Angina pectoris, akuter Herzinfarkt, Gastritis, Magen- und Duodenalgeschwüre, akute Pankreatitis, akute Lumbalgie, Dysmenorrhö, zur Lokalanästhesie

Ze Lan, Herba Lycopi

Geschmacksqualität: scharf, bitter Dosis: 6-12 g Temperaturqualität: leicht warm

Funktionskreisspezifische Wirkung: Leber, Milz

In China verwenden wir es traditionell, um den Blutkreislauf zu stärken und den Menstruationszyklus zu normalisieren sowie bei Behandlung abnormaler Menstruation und abdominaler Schmerzen nach der Geburt.

Neue pharmakologische Forschungsergebnisse:

Ze Lan (Lycopus) hemmt die Blutgerinnung, das Fibrinogen und die Thrombozytenaggregation. Es erhöht außerdem die Verformbarkeit der Erythrozyten.

Neue klinische Anwendungsweisen:

Koronare Herzkrankheiten (KHK), Cor pulmonale, Lungenemphysem, chronische Bronchitis, ikterische Hepatitis, Parotitis, Hämorrhoiden, Schmerzen nach der Geburt, Brustdrüsenentzündung, weibliche Unfruchtbarkeit

Zi Ran Tong, Pyritum

Geschmacksqualität: scharf Dosis: Dekokte: 3-15 g; Pulver: 0,3-0,9 g

Temperaturqualität: neutral

Funktionskreisspezifische Wirkung: Leber

In China verwenden wir es traditionell, um Brüche zu behandeln oder Schmerzen durch Zerstreuen von stagniertem Blut zu lindern, außerdem für die Behandlung von traumatischen Verletzungen oder Frakturen mit Schmerz durch Blutstase.

Neue pharmakologische Forschungsergebnisse:

keine bekannt

Neue klinische Anwendungsweisen:

keine bekannt

Gruppe III: Neun blutstasebrechende Arzneien

Die Arzneimittel dieser Gruppe brechen und lösen Blutstase auf und attackieren Verhärtungen durch Blutstase. Sie wirken somit am energischsten.

E Zhu, Rhizoma Curcumae Ezhu, (früher) Curcumae Zedoriae

Geschmacksqualität: scharf, bitter Dosis: 6-12 g Temperaturqualität: warm

Funktionskreisspezifische Wirkung: Leber, Milz

In China verwenden wir es traditionell, um Schmerzen zu erleichtern und die Durchblutung zu stärken und zur Behandlung von Schmerzen im Brustraum, abdominalem Schmerz und Massen (Resistenzen), Amenorrhö etc. Es wird in starken Fällen von *Qi*-Stagnation und Blutstase verwendet und auch zur Krebsbekämpfung gebraucht, besonders bei Zervikal-Krebs.

Neue pharmakologische Forschungsergebnisse:

Blut: *E Zhu* verzögert deutlich die Agglutinationszeit der Thrombozyten, senkt die Gesamtblutviskosität, verbessert die Mikrozirkulation, erhöht GPT.

Krebs: *E Zhu* wirkt direkt auf DNS und RNS und verhindert die Entstehung verschiedener Krebszellen (Sarkom, Lymphom u. a.)

Infektionen: *E Zhu* wirkt antibakteriell auf viele Bakterienarten, viruzid auf den RS-Virus und stoppt Entzündungen und Ulzerationen des Magens.

Ferner: *E Zhu* wirkt kontrazeptiv, erhöht die durchfließende Blutmenge der Arteria femoralis, erregt die glatte Muskulatur von Magen und Darm.

Neue klinische Anwendungsweisen:

Krebs (besonders Zervikaltumore), koronare Herzkrankheiten (KHK), Tonsillitis und Pneumonie bei Kindern, Folgen von hohem Blutfettspiegel, Magengeschwüre, Hautgeschwüre und Neurodermitis

Gan Qi, Lacca Sinica Exsiccatae

Geschmacksqualität: scharf, bitter Dosis: Pulver: 0,05-0,1 g Temperaturqualität: warm

Funktionskreisspezifische Wirkung: Magen, Dickdarm, Dünndarm

Gan Qi ist getrockneter Lack, der aus dem Harz von Toxicodendron vernifluum St. (Lackbaum) gewonnen wird. Obwohl er schon im *Shen Nong Ben Cao Jing* (Arzneimittelklassiker des Göttlichen Landmanns) erwähnt wird, findet er heute nur noch selten Anwendung. Er ist gut gegen Blutstase, Hüftschmerz, Husten, abdominalen Druck und Massen (Resistenzen) sowie gegen Ascaridenbefall.

Neue pharmakologische Forschungsergebnisse:

Gan Qi wirkt spasmolytisch auf die glatte Muskulatur von Darm, Bronchien und Uterus, stärkt die Kontraktionskraft des Herzmuskels, kontrahiert die peripheren Gefäße und erhöht so den Blutdruck.

Neue klinische Anwendungsweisen:

Wurmbefall bei Kindern, Schmerzen des Bauchraums, Amenorrhö und Menstruationsstörungen

Mang Chong, Meng Chong, Tabanus

Geschmacksqualität: bitter Dosis: 1-3 g Temperaturqualität: leicht kalt

Funktionskreisspezifische Wirkung: Leber

Es wird traditionell zur Beseitigung von stagniertem Blut und Zerstreuen von Schwellungen benutzt, also für die Behandlung von starken Fällen von Blutstase mit Schmerz sowie Amenorrhö und abdominale Massen (Resistenzen). *Meng Chong* gehört nicht zu den häufig benutzten Arzneimitteln.

Neue pharmakologische Forschungsergebnisse:

Es erweitert die Blutgefäße, steigert die Hypoxietoleranz, aktiviert das fibrinolytische System

Neue klinische Anwendungsweisen:

Angina pectoris, Zervikaltumore, chronische Hepatitis, blutende innere Hämorrhoiden

San Leng, Rhizoma Sparganii

Geschmacksqualität: bitter Dosis: 6-12 g Temperaturqualität: neutral

Funktionskreisspezifische Wirkung: Leber, Milz

In China verwenden wir es traditionell zur Beseitigung von stagniertem Blut und für die Behandlung von Schmerzen und Druck in der Brust, Verdauungsstagnation mit Schmerz, abdominalen Massen (Resistenzen), Dysmenorrhö und Amenorrhö.

Neue pharmakologische Forschungsergebnisse:

Blut: *San Leng* verlängert die Gerinnungszeit, senkt die Blutviskosität, vermindert die Thrombozytenaggregation und verringert die Länge und Schwere eines Thrombus in vitro, erhöht die durchfließende Blutmenge und die Absorptionsrate von Blutgerinnseln im Bauchraum.

Ferner: Wirkt in vitro erregend und erhöht die Kontraktionskraft der glatten Muskulatur des Uterus, erweitert den Gefäßdurchmesser und wirkt antineoplastisch.

Neue klinische Anwendungsweisen:

Postapoplektische Hemiplegie, koronare Herzkrankheiten (KHK), chronische Beckenentzündung, extrauterine Schwangerschaft, Zervikaltumore, Nierensteine

Shui Zhi, Hirudo

Geschmacksqualität: scharf, salzig Dosis: 1,5-5 g Temperaturqualität: neutral

Funktionskreisspezifische Wirkung: Leber

In China verwenden wir es traditionell zur Beseitigung von stagniertem Blut und zum Zerstreuen von Schwellungen für die Behandlung von starken Fällen von Blutstase, wie starkem abdominalen Schmerz, Amenorrhö und Massen (Resistenzen) in Abdomen, Traumen, Quetschwunden etc.

Neue pharmakologische Forschungsergebnisse:

Blut: *Shui Zhi* wirkt entgegen der Thrombozytenaggregation, senkt den Blutfettspiegel, senkt die Blutviskosität, Thrombusabsorptions- und Fließgeschwindigkeit.

Herz: Erhöht die Rb^{86}-Assimilation des Herzmuskels und die versorgende Blutmenge und die gesamte Mikrozirkulation.

Ferner: Abortive Wirkung bei Schwangerschaft

Neue klinische Anwendungsweisen:

Ischämische und hämorrhagische Apoplexien, zerebrale Thrombosen, Angina pectoris, koronare Herzkrankheiten (KHK), Cor pulmonale, Hyperlipidämie, Thrombophlebitis, Leberzirrhose, Polycyämia vera, Augenkrankheiten und Ödeme durch Nierenfunktionstörungen

Si Gua Luo, Fasiculus Vascularis Luffa

Geschmacksqualität: süß Dosis: 6-18 g Temperaturqualität: neutral

Funktionskreisspezifische Wirkung: Lunge, Magen, Leber

Diese Arznei ist in ihrer blutbelebenden Wirkung nur sehr mild, obwohl sie die Leitbahnen durchgängig macht.

In China verwenden wir es traditionell

(1) zur Beseitigung von Wind- oder Nässe-*Bi* in den Muskeln und Gelenken, Blutstase durch Verletzung und Schmerzen unter den Rippenbögen,

(2) bei Brustabszessen

(3) bei zähem Schleim der Lunge und Husten mit Fieber und Brustschmerzen durch Hitze,

(4) diuretisch bei Sommerhitze mit Fieber und eingedicktem, dunklen Urin.

Neue pharmakologische Forschungsergebnisse:

Die Luffa wirkt laut neueren (1998) Untersuchungen tussostatisch, antiasthmatisch und schleimlösend im Atemtrakt und entzündungshemmend, schmerzstillend, beruhigend und antibakteriell im ganzen Körper. Die antibakteriellen Eigenschaften wurden bereits nachgewiesen für staphilococcus aureus, B-Streptokokken und andere Kokkenarten sowie besonders bei Pneumokokken.

Neue klinische Anwendungsweisen:

Früher wie heute wird *Si Gua Luo* bei akuter Mastitis eingesetzt und in Arzneimischungen auch bei Asthma bronchiale. Neuere Anwendungen umfassen den Einsatz bei Herpes Zoster sowie als Hauptbestandteil von Mischungen auch bei Penisinduration, chronischer Nephritis, Afterrissen, Epilepsie, Knoten der Schilddrüse und Gebärmuttersenkung.

Tao Ren, Semen Persicae

Geschmacksqualität: bitter, süß Dosis: 6-9 g Temperaturqualität: neutral

Funktionskreisspezifische Wirkung: Herz, Leber, Dickdarm

In China verwenden wir es traditionell

(1) zur Beseitigung von Blutstase für die Behandlung von Amenorrhö mit abdominalem Schmerz, traumatischem Schmerz durch Blutstase, Schmerzen unter den Rippenbögen sowie abdominalen Massen (Resistenzen) oder Schmerzen,

(2) zur Behandlung von Verstopfung im Alter und bei geschwächten Patienten oder solchen mit Blut-Leere-Syndrom.

Neue pharmakologische Forschungsergebnisse:

Blut: *Tao Ren* erhöht den Blutfluß in zerebralen und peripheren Gefäßen, wirkt antithrombotisch und gegen Blutgerinnung durch Erhöhung des cAMP-Spiegels und Senkung der ADP-Durchdringung der Thrombozyten.

Ferner: Wirkt antitussiv, antiphlogistisch, antiallergisch, antibakteriell, analgetisch, spasmolytisch, antifebril, antioxidativ und stuhlfördernd, jedoch gegen Durchfall durch Diuresesteigerung, erregend auf die glatte Uterusmuskulatur, Leberprotektiv, verlangsamt den Alterungsprozeß in vitro.

Neue klinische Anwendungsweisen:

Hepatitis, Leberzirrhose, koronare Herzkrankheiten (KHK), Husten, Diabetes, Hautkrankheiten, Traumen, Menstruationsstörungen, Augenentzündungen, chronische Laryngitis und Stimmverlust, Tonsillitis, epidemisches hämorrhagisches Fieber, akutes Nierenversagen, chronische Glomerulonephritis und Pyelonephritis, Bluthochdruck bei Schwangerschaft

Tu Bie Chong, Zhe Chong, Bie Chong, Eupolyphaga

Geschmacksqualität: bitter Dosis: 3-12 g Temperaturqualität: leicht kalt

Funktionskreisspezifische Wirkung: Leber

In China verwenden wir es traditionell, um Schmerzen durch Blutstase zu erleichtern sowie für die Behandlung von Hepatomegalie oder Splenomegalie, Hexenschuß und Verstauchung. Es wird auch benutzt für die Behandlung von Amenorrhö, abdominalen Massen (Resistenzen), Quetschwunden etc.

Neue pharmakologische Forschungsergebnisse:

Blut: *Tu Bie Chong* wirkt auf verschiedene Weise blutgerinnungshemmend und senkt den Blutfettspiegel.

Herz: Erhöht die Herzleistung und die Hypoxietoleranz.

Ferner: Es wirkt leberzellenprotektiv, absorbiert freie Radikale und wirkt Zellmutationen entgegen.

Neue klinische Anwendungsweisen:

Koronare Herzkrankheiten (KHK), Lungen- und Knochentuberkulose, Frakturen, Hypertonie, Brustschmerz durch Überanstrengung, akute Lumbalgie und Ischalgie, äußere Hämorrhoiden, Melanome, Nasenkrebs, chronische Hepatitis und Folgen von Commotio cerebralis

Xue Jie, Sanguis Draconis

Geschmacksqualität: süß, salzig Dosis: 0,5-2 g pulv. Temperaturqualität: neutral

Funktionskreisspezifische Wirkung: Perikardium, Leber

Es wird zur Behebung von Blutstase angewendet, zur Linderung von Schmerzen und zur Förderung der Wundheilung bei der Behandlung von Traumen, Wunden und Blutungen.

Neue pharmakologische Forschungsergebnisse:

Blut: *Xue Jie* senkt die Blutviskosität und senkt die Thrombozytenaggregation

Ferner: Es wirkt analgetisch, entzündungshemmend, antibakteriell und antimykotisch, erhöht das Plasma-cAMP und senkt den Plasma-cGMP-Wert, erhöht die Blutmenge in den Koronararterien.

Neue klinische Anwendungsweisen:

Innere und äußere Blutungen (einschließlich zerebrale und intestinale Blutungen), Traumen, chronische Geschwüre, Bluthusten, starke Monatsblutungen, koronare Herzkrankheiten (KHK) und Angina pectoris

Tabellen zu blutbelebenden chinesischen Arzneimitteln

Hier werden die klassischen Blutstasemittel in Tabellen zusammengefaßt und verglichen.

1. Klassifikation der obigen Arzneimittel nach ihrer blutbelebenden Gruppe

Achyranthis Bidentatae, Radix	**- Niu Xi, Huai Niu Xi**	(Gruppe 2: Blutbewegend)
Artemisia Annua, Herba	**- Liu Ji Nu**	(Gruppe 2: Blutbewegend)
Angelicae Sinensis, Radix	**- Dang Gui**	(Gruppe 1: Blutharmonisierend)
Carthamus, Flores	**- Hong Hua**	(Gruppe 2: Blutbewegend)
Corydalis, Rhizoma	**- Yuan Hu; Yan Hu Suo**	(Gruppe 2: Blutbewegend)
Crategus, Fructus	**- Shan Zha**	(Gruppe 1: Blutharmonisierend)
Curcumae Longae, Rhizoma	**- Jiang Huang**	(Gruppe 2: Blutbewegend)
Curcumae, Radix	**- Yu Jin**	(Gruppe 2: Blutbewegend)
Curcumae Ezhu, Rhizoma	**- E Zhu**	(Gruppe 3: Blutstasebrechend)
Daphnae, Curcumae Ezhu Alatus	**- Gui Jian Yu**	(Gruppe 2: Blutbewegend)
Eupolyphaga	**- Tu Bie Chong, Zhe Chong, Bie Chong**	(Gruppe 3: Blutstasebrechend)
Ginkgo, Folia; Ginkgoblätter	**- Yin Xing Ye**	(Gruppe 2: Blutbewegend)
Hirudo	**- Shui Zhi**	(Gruppe 3: Blutstasebrechend)
Holotrichia Diomphalia	**- Qí Cao**	(Gruppe 2: Blutbewegend)
Ilex Pubescens, Radix	**- Mao Dong Qing**	(Gruppe 2: Blutbewegend)
Lacca Sinica Exsiccatae	**- Gan Qi**	(Gruppe 3: Blutstasebrechend)
Leonuri, Herba	**- Yi Mu Cao; Kun Cao**	(Gruppe 2: Blutbewegend)
Ligustici Wallichii, Radix	**- Chuan Xiong**	(Gruppe 2: Blutbewegend)
Liquidambaris, Fructus	**- Lu Lu Tong**	(Gruppe 2: Blutbewegend)
Luffa, Fasiculus Vascularis	**- Si Gua Luo**	(Gruppe 3: Schwach blutstasebrechend)

Lycopus, Herba	**- Ze Lan**	(Gruppe 2: Blutbewegend)
Manitis, Squama	- ***Chuan Shan Jia***	(Gruppe 2: Blutbewegend)
Moutan Radicis, Cortex	- ***Mu Dan Pí, Dan Pi***	(Gruppe 1: Blutharmonisierend)
Myrrhe; Resina Myrrhae	- ***Mo Yao***	(Gruppe 2: Blutbewegend)
Notoginseng, Radix; Pseudoginseng, Radix	- ***San Qi, Tian Qi***	(Gruppe 2: Blutbewegend)
Olibanum, Resina Olibani	- ***Ru Xiang***	(Gruppe 2: Blutbewegend)
Paeoniae Rubrae, Radix	- ***Chi Shao Yao***	(Gruppe 1: Blutharmonisierend)
Persicae, Semen	- ***Tao Ren***	(Gruppe 3: Blutstasebrechend)
Polygonum Cuspidati, Herba	- ***Hu Zhang***	(Gruppe 2: Blutbewegend)
Pyritum	- ***Zi Ran Tong***	(Gruppe 2: Blutbewegend)
Rehmanniae, Radix	- ***Sheng Di; Sheng Di Huang***	(Gruppe 1: Blutharmonisierend)
Rheum Palmatum, Radix et Rhizoma	- ***Da Huang***	(Gruppe 2: Blutbewegend)
Safran; Stigma Krokus	- ***Fan Hong Hua, Zang Hong Hua***	(Gruppe 2: Blutbewegend)
Salviae Miltiorrhizae, Radix	- ***Dan Shen***	(Gruppe 1: Blutharmonisierend)
Sanguis Draconis	- ***Xue Jie***	(Gruppe 3: Blutstasebrechend)
Sappan, Lignum	- ***Su Mu***	(Gruppe 2: Blutbewegend)
Siphonosteglae, Herba, siehe Artemisia Annua		
Sparganii, Rhizoma	- ***San Leng***	(Gruppe 3: Blutstasebrechend)
Spatholobi, Caulis	- ***Ji Xue Teng***	(Gruppe 1: Blutharmonisierend)
Tabanus	- ***Meng Chong; Mang Chong***	(Gruppe 3: Blutstasebrechend)
Trogopteri, Faeces	- ***Wu Ling Zhi***	(Gruppe 2: Blutbewegend)
Typhae, Pollen	- ***Pu Huang***	(Gruppe 2: Blutbewegend)
Vaccariae, Semen	- ***Wang Bu Liu Xing***	(Gruppe 2: Blutbewegend)
Verbenae, Herba	- ***Ma Bian Cao***	(Gruppe 2: Blutbewegend)

2. Klassifikation der obigen Arzneimittel nach ihrem Wirkort (anatomisch)

Psyche: *Dan Shen* (Salvia Miltiorrhiza), *Chai Hu* (Bupleurum), *Yuan Hu* (Corydalis), *Su Mu* (Sappan), *Rui Xiang* (Daphna), *Hong Hua* (Carthamus), *Chuan Xiong* (Ligusticum Wallichii)	**Milchdrüsen, Brüste:** *Chuan Shan Jia* (Squama Manitis), *Hong Hua* (Carthamus), *Si Gua Luo* (Luffa), *Wang Bu Liu Xing* (Vaccaria)
Epigastrium: *Lu Lu Tong* (Liquidambaris), *Wu Ling Zhi* (Trogopterus), *Yan Hu Suo* (Corydalis)	**Abdomen:** *San Leng* (Spargani), *Tao Ren* (Persica), *Tu Bie Chong* (Eupolyphaga), *Yan Hu Suo* (Corydalis), *Liu Ji Nu* (Artemisia Anomalis), *Gan Qi* (Lacca)
Niere: *Chuan Niu Xi* (Cyathula), *Ji Xue Teng* (Jixueteng) **Blase:** *Yi Mu Cao* (Leonurus), *Ze Lan* (Lycopus), *Liu Ji Nu* (Artemisia Anomalis)	**Uterus:** *Chi Shao* (Paeonia Rubra), *Hong Hua* (Carthamus), *San Leng* (Spargani), *Su Mu* (Sappan), *Tao Ren* (Persica), *Tu Bie Chong* (Eupolyphaga), *Wu Ling Zhi* (Trogopterus), *Yan Hu Suo* (Corydalis), *Yi Mu Cao* (Leonurus), *Ze Lan* (Lycopus), *Liu Ji Nu* (Artemisia Anomalis)

3. Klassifikation nach ihrer Leitbahn (Tropismus zum Funktionskreis)

Leber: *Chuan Xiong* (Ligusticum), *Dan Shen* (Salvia Miltiorrhiza), *Yu Jin* (Curcuma), *Jiang Huang* (Curcuma Longa), *Tao Ren* (Persica), *Hong Hua* (Carthamus), *Niu Xi* (Achyranthis Bidentata), *Ze Lan* (Lycopus), *San Leng* (Spargani), *E Zhu* (Curcuma Ezhu), *Ru Xiang* (Olibanum), *Mo Yao* (Myrrha), *Wu Ling Zhi* (Trogopterus), *Chuan Sha Jia* (Squama Manitis), *Wang Bu Liu Xing* (Vaccaria), *Yue Ji Hua* (Rosa Chinensis), *Xue Jie* (Sanguis Draconis), *Su Mu* (Sappan), *Zi Ran Tong* (Pyritum), *Shui Zhi* (Hirudo), *Mang Chong* (Tabanus), *Tu Bie Chong* (Eupolyphaga), *Chi Shao* (Paeonia Rubra), *Hu Zhang* (Polygonum Cuspidati), *Qi Cao* (Holotrichia), *Rui Xiang* (Daphna), *Yuan Hu* (Corydalis)	**Herz:** *Chuan Xiong* (Ligusticum), *Dan Shen* (Salvia Miltiorrhiza), *Yu Jin* (Curcuma), *Tao Ren* (Persica), *Hong Hua* (Carthamus), *Ru Xiang* (Olibanum), *Mao Dong Qing* (Ilex Pubescens), *Gui Jian Yu* (Euonymus), *Liu Ji Nu* (Artemisia Anomalis), *Rui Xiang* (Daphna), *Yin Xing Ye* (Ginkgo), *Yan Hu Suo* (Corydalis) **Milz:** *Jiang Huang* (Curcuma Longa), *Ze Lan* (Lycopus), *San Leng* (Spargani), *Ru Xiang* (Olibanum), *Liu Ji Nu* (Artemisia Anomalis), *Qi Cao* (Holotrichia), *Yan Hu Suo* (Corydalis) **Dickdarm:** *Tao Ren* (Persica), *Gan Qi* (Lacca) **Niere:** *Huai Niu Xi* (Achyranthis Bidentata)
Lunge: *Yu Jin* (Curcuma), *Mao Dong Qing* (Ilex Pubescens), *Hu Zhang* (Polygonum Cuspidati), *Yin Xing Ye* (Ginkgo)	**Magen:** *Niu Xi* (Achyranthis Bidentata), *Chuan Shan Jia* (Squama Manitis), *Wang Bu Liu Xing* (Vaccaria), *Gan Qi* (Lacca)
Gallenblase: *Chuan Xiong* (Ligusticum), *Hu Zhang* (Polygonum Cuspidati)	**Perikard:** *Chuan Xiong* (Ligusticum), *Yi Mu Cao* (Leonurus), *Xue Jie* (Sanguis Draconis)

4. Klassifikation nach Temperaturverhalten

Neutral: *Tao Ren* (Persica), *Niu Xi* (Achyranthis Bidentata), *San Leng* (Spargani), *Mo Yao* (Myrrha), *Wang Bu Liu Xing* (Vaccaria), *Xue Jie* (Sanguis Draconis), *Su Mu* (Sappan), *Zi Ran Tong* (Pyritum), *Shui Zhi* (Hirudo), *Yin Xing Ye* (Ginkgo), *Hong Jing Tian* (Rhodiola)	**Warme Arzneien:** *Chuan Xiong* (Ligusticum), *Hong Hua* (Carthamus), *Ze Lan* (Lycopus), *E Zhu* (Curcuma Ezhu), *Ru Xiang* (Olibanum), *Wu Ling Zhi* (Trogopterus), *Yue Ji Hua* (Rosa Chinensis), *Liu Ji Nu* (Artemisia Anomalis), *Qi Cao* (Holotrichia), *Rui Xiang* (Daphna), *Yan Hu Suo* (Corydalis), *Gan Qi* (Lacca)
Kalte Arzneien: *Yu Jin* (Curcuma), *Jiang Huang* (Curcuma Longa), *Mao Dong Qing* (Ilex Pubescens), *Tu Bie Chong* (Eupolyphaga)	**Kühle Arzneien:** *Dan Shen* (Salvia Miltiorrhiza), *Yi Mu Cao* (Leonurus), *Chuan Shan Jia* (Squama Manitis), *Mang Chong* (Tabanus), *Chi Shao* (Paeonia Rubra), *Hu Zhang* (Polygonum Cuspidati)

5. Klassifikation nach Geschmack (Sapor)

Scharf: *Chuan Xiong* (Ligusticum), *Yu Jin* (Curcuma), *Jiang Huang* (Curcuma Longa), *Hong Hua* (Carthamus), *Yi Mu Cao* (Leonurus), *Ze Lan* (Lycopus), *E Zhu* (Curcuma Ezhu), *Ru Xiang* (Olibanum), *Mao Dong Qing* (Ilex Pubescens), *Su Mu* (Sappan), *Zi Ran Tong* (Pyritum), *Shui Zhi* (Hirudo), *Tu Bie Chong* (Eupolyphaga), *Liu Ji Nu* (Artemisia Anomalis), *Rui Xiang* (Daphna), *Yan Hu Suo* (Corydalis), *Gan Qi* (Lacca)	**Bitter:** *Dan Shen* (Salvia Miltiorrhiza), *Yu Jin* (Curcuma), *Jiang Huang* (Curcuma Longa), *Tao Ren* (Persica), *Niu Xi* (Achyranthis Bidentata), *Yi Mu Cao* (Leonurus), *San Leng* (Spargani), *E Zhu* (Curcuma Ezhu), *Ru Xiang* (Olibanum), *Mo Yao* (Myrrha), *Wang Bu Liu Xing* (Vaccaria), *Mao Dong Qing* (Ilex Pubescens), *Mang Chong* (Tabanus), *Chi Shao* (Paeonia Rubra), *Hu Zhang* (Polygonum Cuspidati), *Liu Ji Nu* (Artemisia Anomalis), *Yin Xing Ye* (Ginkgo), *Yan Hu Suo* (Corydalis), *Gan Qi* (Lacca)
Sauer/Adstringierend: *Niu Xi* (Achyranthis Bidentata), *Yin Xing Ye* (Ginkgo), *Hong Jing Tian* (Rhodiola)	**Salzig:** *Chuan Shan Jia* (Squama Manitis), *Xue Jie* (Sanguis Draconis), *Shui Zhi* (Hirudo), *Tu Bie Chong* (Eupolyphaga), *Qi Cao* (Holotrichia), *Rui Xiang* (Daphna)
Süß: *Tao Ren* (Persica), *Wu Ling Zhi* (Trogopterus), *Yue Ji Hua* (Rosa Chinensis), *Xue Jie* (Sanguis Draconis), *Rui Xiang* (Daphna), *Yin Xing Ye* (Ginkgo), *Hong Jing Tian* (Rhodiola)	

6. Tabelle der pharmakologischen Wirkung blutbelebender Arzneimittel

Arzneiname	Herz	Gefäße			Blut		Gynäkologie		Immunsystem		Nervensystem		Andere Wirkungen
	Blutdurchflußmenge der Koronararterien	gefäßerweiternde Wirkung	senkt Blutdruck	Verbesserung der Mikrozirkulation	hemmt Thrombozytenaggregation und Thrombose	senkt Blutfettspiegel	Uterusmuskulatur	andere	antiphlogistisch oder antiulzerativ	krebshemmend	beruhigend	stillt Schmerz	
Bie Chong					ja	ja							erhöht Herzleistung
Chi Shao (Paeonia Rubra)	ja	ja		ja	ja		entsp.		ja/ja		ja		entspannt glatte Muskeln von Magen und Darm
Chuan Shan Jia (Squama Manitis)	ja	ja		ja	ja								senkt Herzsauerstoffverbrauch und Blutviskosität
Chuan Xiong (Ligusticum)	ja	ja		ja	ja						ja		fördert Blutbildung des Knochenmarks
Da Huang (Rheum)	ja	ja	ja	ja	nein	ja			ja				blutstillend, senkt Viskosität, außerdem virustatisch, antimykotisch und antibakteriell
Dan Shen (Salvia Miltiorrhiza)	ja	ja		ja	ja				ja				antibakteriell
Dang Gui (Angelica Sinensis)	ja	ja		ja	ja	ja					ja	ja	senkt den Sauerstoffverbrauch des Herzens und die Antikörperbildung, erhöht Makrophagenphagozytose

entsp. = entspannende Wirkung auf glatte Uterusmuskulatur

DIE PHARMAKOLOGISCHE WIRKUNG BLUTBELEBENDER ARZNEIMITTEL (FORTS.)

Arzneiname	Herz	Gefäße		Blut			Gynäkologie		Immunsystem		Nervensystem		Andere Wirkungen
	Blutdurchflußmenge der Koronararterien	gefäßerweiternde Wirkung	senkt Blutdruck	Verbesserung der Mikrozirkulation	hemmt Thrombozytenaggregation und Thrombose	senkt Blutfettspiegel	Uterusmuskulatur	andere	antiphlogistisch oder antiulzerativ	krebshemmend	beruhigend	stillt Schmerz	
E Zhu (Curcuma Ezhu)								koz.		ja			
Gan Qi (Lacca)	ja		nein (erhöht)				entsp.						wirkt spasmolytisch auf glatte Muskulatur von Darm, Bronchien
Gui Jian Yu (Euonymus)	ja												senkt den Sauerstoffverbrauch und erhöht Hypoxietoleranz und Kontraktionskraft des Herzens
Hong Hua (Carthamus)	ja	ja		ja	ja	ja	kontr.						blockiert α-Rezeptoren
Hu Zhang (Polygonum Cuspidati))			ja	ja	ja	ja							senkt Blutzucker und Blutfettspiegel, wirkt antibakteriell, virustatisch, tussostatisch, antioxidativ
Ji Xue Teng (Jixueteng)	ja	ja			ja	ja					ja		fördert Blutbildung, erhöht Herzrate, aber senkt Sauerstoffverbrauch
Jiang Huang (Curcuma Longa)			ja		ja	ja	kontr.	koz., abort.		ja		ja	antiarteriosklerotisch, leberzellenprotektiv, virustatisch, antibakteriell, antioxidativ
Liu Ji Nu (Artemisia Anomalis)				ja									erhöht Hypoxietoleranz, wirkt antiseptisch

kontr. = kontrahierende Wirkung auf glatte Uterusmuskulatur   abort. = abortive Wirkung
entsp. = entspannende Wirkung auf glatte Uterusmuskulatur   koz. = kontrazeptive Wirkung

Die pharmakologische Wirkung blutbelebender Arzneimittel (Forts.)

Arzneiname	Herz	Gefäße			Blut		Gynäkologie		Immunsystem		Nervensystem		Andere Wirkungen
	Blutdurchflußmenge der Koronararterien	gefäßerweiternde Wirkung	senkt Blutdruck	Verbesserung der Mikrozirkulation	hemmt Throbozytenaggregation und Thrombose	senkt Blutfettspiegel	Uterusmuskulatur	andere	antphlogistisch oder antiulzerativ	krebshemmend	beruhigend	stillt Schmerz	
Ma Bian Cao (Verbena)					nein			lact.	ja			ja	antiamöbiell, antitussiv, laktagog
Mang Chong (Tabanus)		ja											steigert Hypoxietoleranz, aktiviert fibrinolytisches System
Mao Dong Qing (Ilex Pubescens)	ja	ja	nur in Zerebralarterien		ja				ja				antibakteriell, senkt den Blutdruck der Zerebralarterien
Mo Yao (Myrrha)		ja							ja			ja	
Mu Dan Pi (Moutan)			ja		ja		kontr.				ja		verhindert Herzarrhythmien und Ischämien, verhindert Hämorrhagie der Kapillaren, antikonvulsiv, fiebersenkend, diuretisch, antibakteriell
Niu Xi (Achyranthis Bidentata)		ja						koz., abort.	ja			ja	fördert Wundheilung, diuretisch, antibakteriell, weheneinleitend
Pu Huang (Typha)	ja	ja		ja	ja	ja	kontr.					ja	

kontr. = kontrahierende Wirkung auf glatte Uterusmuskulatur
entsp. = entspannende Wirkung auf glatte Uterusmuskulatur
lact. = latagoge Wirkung
koz. = kontrazeptive Wirkung
abort. = abortive Wirkung

DIE PHARMAKOLOGISCHE WIRKUNG BLUTBELEBENDER ARZNEIMITTEL (FORTS.)

Arzneiname	Herz	Gefäße			Blut		Gynäkologie		Immunsystem		Nervensystem		Andere Wirkungen
	Blutdurchflußmenge der Koronararterien	gefäßerweiternde Wirkung	senkt Blutdruck	Verbesserung der Mikrozirkulation	hemmt Thrombozytenaggregation und Thrombose	senkt Blutfettspiegel	Uterusmuskulatur	andere	antiphlogistisch oder antiulzerativ	krebshemmend	beruhigend	stillt Schmerz	
Ru Xiang (Olibanum)		ja											erhöht die Erythrozytenverformbarkeit
Rui Xiang (Daphna)					ja				ja		ja		antibakteriell, lokalanästhetisch
San Leng (Spargani)		ja			ja					ja			verlängert Gerinnungszeit, senkt Blutviskosität, erhöht die Absorptionsrate von Blutgerinnseln im Bauchraum
San Qi (Notoginseng)	ja			besonders im Herzen	ja								senkt den Herzsauerstoffverbrauch und die Pulsrate, antiarrhythmisch
Shan Zha (Crategus)	ja	ja				ja							stärkt das Herz, fördert die Verdauung, wirkt antiarrhythmisch auf das Herz
Shui Zhi (Hirudo)				ja	ja, stark	ja		abort.					erhöht Absorption des Herzmuskels
Su Mu (Sappan)	ja	nein, verengt			ja				ja	ja	ja		antimykotisch

abort. = abortive Wirkung

Die pharmakologische Wirkung blutbelebender Arzneimittel (Forts.)

Arzneiname	Herz	Gefäße			Blut		Gynäkologie		Immunsystem		Nervensystem		Andere Wirkungen
	Blutdurchflußmenge der Koronararterien	gefäßerweiternde Wirkung	senkt Blutdruck	Verbesserung der Mikrozirkulation	hemmt Thrombozytenaggregation und Thrombose	senkt Blutfettspiegel	Uterusmuskulatur	andere	antiphlogistisch oder antiulzerativ	krebshemmend	beruhigend	stillt Schmerz	
Tao Ren (Persica)							kontr.		ja				antiallergisch, antitussiv, stuhlfördernd, antidiarrhetisch
Wang Bu Liu Xing (Vaccaria)			ja				kontr.	koz.		ja		ja	
Wu Ling Zhi (Trogopterus)		ja			ja							ja	erhöht Gefäßpermeabilität
Xue Jie (Sanguis Draconis)		ja										ja	
Yan Hu Suo (Corydalis)	ja	ja			ja				ja, ja		ja		
Yi Mu Cao (Leonurus)	ja	ja	ja	ja	ja		kontr.						diuretisch
Yin Xing Ye (Ginkgo)		ja	ja										senkt Pulsfrequenz und Plasmacholesterin, erhöht Atemfrequenz, wirkt antikonvulsiv auf Bronchien
Yu Jin (Curcuma)		ja				ja	kontr.			ja			
Ze Lan (Lycopus)					ja								hemmt das Fibrinogen, erhöht die Verformbarkeit der Erythrozyten

kontr. = kontrahierende Wirkung auf glatte Uterusmuskulatur koz. = kontrazeptive Wirkung

PEI YAO: Die häufigsten Arzneimittelkombinationen von blutbelebenden Arzneien

A. Kombinationen verschiedener Blutstasemittel

Viele blutbelebende Arzneimittel werden erfolgreich kombiniert, um einen noch besseren Effekt zu erzielen. Diese Kombinationen, ihre zugrundeliegende Logik und ihre Hauptindikationen sollen hier aufgezeigt werden. Gelegentlich bildet eine solche Kombination bereits eine bekannte Rezeptur. In diesem Falle ist der Name derselben ebenfalls angegeben.

Die Kombination dieser Mittel steigert ihre Wirkung oder steigert die Effizienz der beabsichtigten Wirkrichtung:

1. *Dang Gui - Chuan Xiong*	(Radix Angelicae - Radix Ligustici)
2. *Tao Ren - Hong Hua*	(Semen Persicae - Flos Carthami)
3. *Pu Huang - Wu Ling Zhi*	(Pollen Typhae - Faeces Trogopteri)
4. *Ru Xiang - Mo Yao*	(Olibanum - Myrrha)
5. *San Leng - E Zhu*	(Rhizoma Sparganii - Rhizoma Curcumae Ezhu)
6. *Da Huang - Bie Chong*	(Radix et Rhizoma Rhei - Eupolyphaga)
7. *San Qi - Bai Ji*	(Radix Notoginseng - Rhizoma Bletillae)
8. *Dan Shen - Mu Dan Pi*	(Radix Salviae Miltiorrhizae - Cortex Moutan Radicis)

Dang Gui - Chuan Xiong (Radix Angelicae Sinensis - Radix Ligustici)

Dang Gui ist in seiner Natur eher sanft, wirkt befeuchtend, nährt und belebt das Blut. Es wirkt gegen Schmerzen und Schwellungen. *Chuan Xiong* ist scharf, warm und aromatisch, bewegt *Qi* und belebt Blut, wirkt ebenfalls gegen Schmerzen und vertreibt Wind-Pathogene. Zusammen ergänzen sie sich hervorragend: *Qi* und Blut werden beide bewegt, Blutstase wird beseitigt und das geschwächte Blut wird ernährt, von Schmerzen wird befreit. Im Altertum nannte man diese Kombination „Buddha-Hände-Pulver" aufgrund seiner wunderbaren Wirkung.

Dosis: *Dang Gui* (Angelica) und *Chuan Xiong* (Ligusticum) je 6–10 g

Hauptindikationen:

1. Menstruationsstörungen, besonders mit Schmerz, schwere Geburt und Blutstase nach der Geburt mit Schmerz und Blutfluß
2. Geschwüre mit Schwellung und Schmerz
3. Rheumatische-arthritische *Bi*-Syndrome durch Wind und Nässe
4. Kopfschmerz durch Blutstase oder Leere des Blutes, links stärker schmerzend; bei starkem Kopfschmerz die Dosis erhöhen: *Dang Gui* (Angelica Sinensis) 10–20 g, *Chuan Xiong* (Ligusticum) 15–30 g
5. Erbrechen von Blut

Tao Ren - Hong Hua (Semen Persicae - Flores Carthami)

Tao Ren (Persica) wirkt blutstasebrechend, Trockenheit befeuchtend und stuhlfördernd, *Hong Hua* (Carthamus) wirkt blutbelebend, blutstasevertreibend, die Gefäße durchgängigmachend und gegen Schmerzen. Zusammen ergänzen sie sich zu einem blutbelebenden, Blutstase stark vertreibenden und Gefäße freimachenden Mittel, das auch stark gegen Schmerz und Schwellung wirkt. Die blutbelebende Wirkung und der Name der *Tao Hong Si Wu Tang* (Persica-Carthamus Vier Bestandteile Dekokt) basiert auf dieser Kombination, die Wang Qing-Ren weiter zu *Xue Fu Zhu Yu Tang* (Antistasisches Brustraum Dekokt) ergänzte.

Dosis: *Tao Ren* (Persica) und *Hong Hua* (Carthamus) je 6–10 g

Hauptindikationen:

1. Blutstase des Herzens, Schmerzen im Brustraum (einschließlich Angina pectoris, koronare Herzkrankheit mit Schmerz und Magenschmerzen)
2. Amenorrhö, Dysmenorrhö
3. Jede Art von Schmerz und Schwellung bei Blutstase (einschließlich Traumen)

Pu Huang - Wu Ling Zhi (Pollen Typhae - Faeces Trogopteri)

Pu Huang (Typha) ist scharf, aromatisch und stark dispergierend. Es wirkt speziell auf das Blut, das es belebt, stillt und kühlt. *Wu Ling Zhi* (Trogopterus) ist süß, warm und wirkt ebenfalls speziell auf das Blut, nämlich belebend und stasevertreibend. Es bewegt aber auch das *Qi* und stillt Schmerzen. Diese beiden Arzneimittel werden kaum einzeln benutzt, da sie sich so gut ergänzen: Gefäße werden durchgängig gemacht, Blut belebt und Stase zerstreut, selbst starker Schmerz wird gestillt und Schwellungen lassen nach. Diese Kombination wurde „*Shi Xiao San*“ genannt, was sowohl „Verlorenes Lächeln-Pulver“, wie auch „Spontanes oder unerwartetes Lächeln-Pulver“ heißen kann. Erste Interpretation bezieht sich auf den Geschmack von *Wu Ling Zhi*; letztere ist ein Hinweis auf das unerwartete Nachlassen eines starken Schmerzes durch Blutstase und das Wiedererlangen eines frohen Gemütszustandes.

Dosis: *Pu Huang* (Typhae) 6–10 g und *Wu Ling Zhi* (Trogopterus) 6–12 g

Hauptindikationen:

1. Schmerz des Herzens oder Unterbauchs durch *Qi*-Stagnation oder Blutstase (einschließlich Angina pectoris und Magenschmerzen)
2. Menstruationsstörungen, Dysmenorrhö besonders mit Schmerzen im Unterbauch, starke Metrorrhagie mit Schmerz und Blutfluß, unvollständige Rückbildung der Gebärmutter nach der Geburt

Ru Xiang - Mo Yao (Olibanum - Myrrha)

Ru Xiang (Olibanum) ist von scharfer, aromatischer und warmer Natur, er wirkt befeuchtend und bewegt das *Qi* des Blutes, lockert die Sehnen und belebt die *Luo*-Gefäße. *Mo Yao* (Myrrha) ist neutral, bitter und wirkt stark ausleitend, blutbelebend und Stase dispergierend. Beide wirken abschwellend und analgetisch. Zusammen verstärkt sich diese Wirkung noch, wie sie auch gemeinsam blutbelebend und Blutstase vertreibend wirken; letzteres besonders in der Traumatologie und Gynäkologie. Wang Ken-Tangs „*Ru Xiang Zhi Tong San*“ (Analgetisches Olibanum-Pulver) besteht aus dieser Kombination und wird auch im „*Yi Lin Gai Cuo*“

erwähnt. Später erweiterte Zhang Xi-Chun es mit *Dan Shen* (Salvia Miltiorrhiza) und *Dang Gui* (Angelica Sinensis) zu seinem berühmten „*Huo Luo Xiao Ling Dan*" (Wundersame Gefäßbelebende Pille), das auch im Krankenbericht unter „Blutstase durch pathogene Kälte" am Anfang des Buches erwähnt wird.

Dosis: Beide jeweils 3–10 g

Hauptindikationen:

1. Schmerzen in Bauch oder Unterbauch durch *Qi*-Stagnation oder Blutstase, Störungen des Menstruationszyklus oder Schmerz bei der Menstruation oder nach der Geburt
2. Traumen, schmerzhafte, geschwollene Abszesse, rheumatisches *Bi*-Syndrom durch Wind und Nässe
3. Angina pectoris, extrauterine Schwangerschaft
4. Akute und subakute Nierenbeckenentzündung, auch purulent, schmerzhafte und geschwollene Genitalien und durch starke Feuer-Toxine verursachte Syndrome

San Leng - E Zhu (Rhizoma Sparganii – Rhizoma Curcumae Ezhu/Zedoeriae)

San Leng (Spargani) ist neutral, bitter, scharf und dispergierend. Es wirkt besonders auf das Blut im Funktionskreis Leber und Milz und gehört unter den blutstasebrechenden Arzneien zu jenen, die auch auf das *Qi* wirken. *E Zhu* ist warm, bitter, scharf und wirkt besonders auf das *Qi* im Funktionskreis Milz und Leber. Es gehört unter den *Qi*-bewegenden Arzneien zu jenen, die auch auf das Blut wirken. Es wirkt auch Kongelationen auflösend. Zusammen ergänzen sie sich vorzüglich, indem sie sowohl gestautes *Qi* als auch Blut in Bewegung bringen, Schmerzen stillen und Zusammenballungen auflösen.

Dosis: Beide jeweils 5–10 g

Hauptindikationen:

1. Amenorrhö durch Blutstase, Dysmenorrhö und Schmerzen nach der Geburt, abdominale Massen (Resistenzen) aller Art (Konkretionen und Kongelationen)
2. Hepatosplenomegalie
3. Schmerzen durch Verdauungsblockade
4. Geschwollene Neoplasmen (auch maligne)

Da Huang - Tu Bie Chong (Radix Et Rhizoma Rhei - Eupolyphaga)

Das bittere *Da Huang* löst Zusammenballungen auf, purgiert gestaute Nahrung, leitet durch seine kalte Natur Feuer aus und kühlt das Blut, bewegt Blutstasen und macht die Gefäße durchgängig. Das ebenfalls kalte und salzige Mittel *Bie Chong* gehört zu den *Chong*-Arzneien[33], die stark blutstasebrechend wirken, und wirkt wie *Da Huang* (Rheum) auch auf den Leber-Funktionskreis und löst Konkretionen und Kongelationen (*Zheng Jia*) auf. Zusammen verwendet verstärkt sich diese Wirkung noch, so daß sie auf Zusammenballungen aller Art stark auflösend und Blutstase zerstreuend wirken.

Diese Kombination wurde als erstes von Zhang Zhong-Jing im „*Jin Kui Yao Lüe*" als „*Da Huang Bie Chong Wan*" (Rheum-Eupolyphaga Pillen) aufgezeichnet.

Zu beachten ist beim Kochen, daß das *Da Huang* erst in den letzten Minuten ins kochende Wasser gegeben wird, sofern man seine abführende Wirkung betonen will. Wird er von Anfang an mitgekocht, wird seine blutbelebende, aber nicht seine abführende Wirkung betont.

Dosis: *Da Huang* (Rheum) 3–10 g, *Tu Bie Chong* - (Eupolyphaga) 3–6 g

Hauptindikationen:

1. Amenorrhö durch Blutstase, abdominale Massen (Resistenzen) auch durch Verdauungsstörungen
2. Trockene, rissige und schuppende Haut, Nachmittagsfieber
3. Schmerzen und Schwellungen mit Blutergüssen durch Traumen

San Qi - Bai Ji (Radix Notoginseng - Rhizoma Bletillae)

San Qi (Notoginseng) – mit süßer, leicht bitterer Natur – zeichnet sich durch seine blutbelebende und gleichzeitig blutstillende Wirkung aus. Ferner wirkt es abschwellend und analgetisch. *Bai Ji* mit bitterer, süßer und adstringierender Natur wirkt ebenfalls blutstillend und wundheilend; ferner wirkt es stärkend auf die Lunge. Man sagt in der TCM: „*San Qi* bewegt, aber sammelt nicht ein, *Bai Ji* sammelt ein, aber bewegt nicht“, wobei das Einsammeln für das Zusammenziehen der Wunde steht und das Bewegen für das Bewegen des Blutes, z. B. bei einem Hämatom. Diese Kombination ist also besonders für Blutungen und Thrombosen geeignet.

Dosis: Beide jeweils 3–10 g

Hauptindikationen:

1. Verletzungen der Lunge mit Blutungen wie z. B. durch Tuberkulose, Emphyseme usw.
2. Hämorrhagien aller Art, wie Hämatemesis, Hämaturie, Hämatochezia, Epistaxis usw.

Dan Shen - Mu Dan Pi (Radix Salviae Miltiorrhizae - Cortex Moutan Radicis)

Dan Shen (Salvia Miltiorrhiza) wirkt blutbelebend, blutnährend und staseumwandelnd, ferner abschwellend, analgetisch und beruhigend, *Dan Pi* (Moutan) wirkt Blut und Hitze kühlend, blutbelebend und stasezerstreuend. Außerdem kühlt es auch die Leber (Funktionskreis) und wirkt blutdrucksenkend, so daß es auch oft bei fiebrigen Hitze-Syndromen und zurückgebliebener Resthitze im Körper eingesetzt wird. Zusammen wirken sie blutkühlend und -belebend, stasevertreibend und wundheilend sowie pathogene Hitze kühlend, da beide von leicht kalter Natur sind.

Dosis: *Dan Pi* (Moutan) 6–10 g und *Dan Shen* (Salvia Miltiorrhiza) 10–15 g

Hauptindikationen:

1. Bei Wind-Hitze Pathogenen, die in den Bereich des Blutes vorgedrungen sind, also Hitze-Toxine mit Hauteffloreszenz, Hämorrhagien aller Art sowie Masern und anderen fiebrigen Infektionskrankheiten mit Hauterscheinungen
2. Blutstase mit Hitzesyndrom, Menstruationsstörungen, Dysmenorrhö, abdominalen Massen (Resistenzen), Schmerzen im Unterbauch, starken Metrorrhagien usw.
3. *Yin*-Leere-Syndrome mit falscher (durch *Yin*-Leere erzeugte) Hitze, niedrigem idiopathischem Fieberkontinua
4. Rheumatisches Hitze-*Bi*-Syndrom, typische Gelenkentzündungen (calor, rubor, dolor)

B. Andere häufig mit Blutstasemitteln kombinierte Arzneimittel

Bei Blutstase mit pathogenen Faktoren an der Oberfläche, aber auch bei Wind und Wind-*Bi* finden die **oberflächenbefreienden** Arzneimittel Anwendung.

Bei Blutstase mit Schleim oder Verhärtungen finden entweder **schleimlösende oder purgierende** Arzneimittel Verwendung. Darunter finden sich u. a. *Ban Xia, Jie Geng, Sang Bai Pi* und *Mang Xiao.*

Bei Blutstase durch Kälte als pathogener Faktor oder durch *Yang*-Leere werden **wärmende** Arzneien eingesetzt. Zu den häufig mit blutbelebenden Arzneimitteln kombinierten gehören *Gui Zhi, Gui Rou, Sheng Jiang, Gan Jiang* und *Fu Zi,* die solcherart bei Frauenkrankheiten und rheumatischen Krankheiten Verwendung finden.

Bei Blutstase durch *Qi*-Leere und -Stagnation werden oft ***Qi*-suppletive und *Qi*-bewegende** Arzneien in Kombination mit blutbelebenden Arzneien eingesetzt: *Xiang Fu, Wu Yao, Chuan Lian Zi, Qing Pi, Chen Pi* usw. sind *Qi*-bewegende Arzneien, *Huang Qi, Dang Shen, Gan Cao, Bai Zhu* usw. stärken das *Qi* und werden oft bei Leere-Syndrom eingesetzt, denn wenn das *Qi* sich bewegt, dann bewegt sich auch das Blut wieder.

Bei Blutstase mit pathogener Hitze im Blut und/oder Blutungsneigung finden **kühlende und blutstillende** Arzneien Verwendung. Hier werden z. B. *Ce Bai Ye, Xi Cao, Gui Hua, Di Yu, San Qi, Sheng Di Huang* usw. verwendet.

Bei Blutstase durch innere Hitze mit Hitze-Toxinen finden **blutkühlende** Arzneien wie *Pu Gong Ying, Ding Cao, Hong Teng, Ye Ju Hua* usw. Verwendung. Sie behandeln oft innere und äußere Geschwüre und Entzündungen.

1. Oberfläche (Aussen) befreiende Arzneimittel

Sheng Jiang, Rhizoma Zingiberis Recens

gehört zu den scharfen, warmen, Oberfläche befreienden Arzneien.

Es wird angewendet

(1) als Diaphoretikum bei Erkrankung durch Wind und Kälte und

(2) als Antiemetikum.

Neue pharmakologische Forschungsergebnisse und neue klinische Anwendungsweisen:

Frischer Ingwer wirkt fiebersenkend, schmerz- und entzündungshemmend, beruhigend, herzstärkend, blutdrucksenkend, antiemetisch, antiulzerativ, Magen-Darmmotilität erhöhend, Pepsin- und Magensäureausscheidung stimulierend, hepatoprotektiv, cholecystokinetisch, antioxidativ, antibakteriell und antimykotisch, antikoagulativ und antimutagen.

Außer den traditionellen Anwendungsweisen (s. o.) wird es heutzutage noch bei chronischer Gastritis und Ulzera, Diarrhö, Enteritis, rheumatischem Schmerz, Verbrennungen und Wurmbefall angewandt.

Verwendet u. a. in folgenden Blutstase-Rezepturen: *Wen Jing Tang* (Menses wärmendes Dekokt). Es wird gerne bei kältebedingter Blutstase eingesetzt.

Fang Feng, Radix Ledebouriellae, auch neue Bezeichnung: Radix Saposhnikoviae

gehört zu den scharfen, warmen, Oberfläche befreienden Arzneien.

Es wird angewendet als

(1) als Diaphoretikum bei Erkrankung durch Wind und Kälte und rheumatischen Schmerzen;

(2) als Spasmolytikum bei Tetanus.

Neue pharmakologische Forschungsergebnisse und neue klinische Anwendungsweisen:

Fang Feng wirkt fiebersenkend, analgetisch, antiphlogistisch, antimikrobiell, senkt die Thrombozytenaggregation, wirkt Schock entgegen und beruhigt.

Außer den traditionellen Anwendungsweisen (s. o.) wird es heutzutage noch bei Hautkrankheiten wie Akne rosacea, Urtikaria, Psoriasis, Alopecia, Vitiligo, Warzen und Furunkel sowie bei Cornea, Rheumaschmerz, Zahnschmerzen und Fettleibigkeit eingesetzt.

Verwendet u. a. in folgenden Blutstase-Rezepturen: *Shu Jing Huo Xue Tang* (Gefäße entspannendes Dekokt), *Huang Qi Fang Feng Tang* (Astragalus Ledebouriella Dekokt). Es findet bei Blutstase mit rheumatischem Schmerz besondere Anwendung.

Qiang Huo, Rhizoma/Radix Notopterygii

gehört zu den scharfen, warmen, Oberfläche befreienden Arzneien.

Es wird angewendet als

(1) Oberfläche befreiendes Arzneimittel bei Wind und Kälte mit Kopfschmerzen;

(2) Oberfläche befreiendes Arzneimittel bei Wind und Nässe: Als Antirheumatikum und Analgetikum bei der Behandlung von rheumatischen Schmerzen besonders im oberen Körperabschnitt.

Neue pharmakologische Forschungsergebnisse und neue klinische Anwendungsweisen:

Qiang Huo wirkt analgetisch, antiphlogistisch, antibakteriell und fiebersenkend, was weitgehend seiner klassischen Anwendung entspricht, die auch heute noch bei Infektionen Anwendung findet. Ferner wirkt es noch antiallergisch, antiepileptisch und am Herzen antiarrhythmisch, weshalb es neuerdings auch als Antiarrhythmikum verwendet wird. Eine weitere moderne Anwendung ist sein Einsatz bei Konjunktivitis.

Verwendet u. a. in folgenden Blutstase-Rezepturen: *Shen Tong Zhu Yu Tang* (Antistasisches Schmerzdekokt) und *Shu Jing Huo Xue Tang* (Gefäße entspannendes Dekokt).

Chai Hu, Radix Bupleuri

gehört zu den scharfen, kühlen, Oberfläche befreienden Arzneien.

Die traditionelle Anwendung in China umfaßt seinen Einsatz

(1) als Antipyretikum oder bei intermittierendem Fieber, wie z. B. Malaria;

(2) zur Beseitigung von Stagnation des Leber-*Qi* bei Schmerzen in Seite und Brust;

(3) zur Stärkung des Milz-*Qi* bei Visseroptosis und Bindegewebsschwäche.

Neue pharmakologische Forschungsergebnisse und neue klinische Anwendungsweisen:

Es wirkt gegen Mikroorganismen, ist entzündungshemmend, fiebersenkend, beruhigend, schmerz- und hustenstillend, leberzellenprotektiv, antineoplastisch, antioxidativ und wirkt Mutationen und Strahlenschäden entgegen. Es hat einen starken Einfluß auf folgende Systeme: Immunsystem, Verdauungssystem, Fett-, Eiweiß- und Zuckerstoffwechsel sowie auf Nieren und Herzfunktion.

Neue klinische Anwendungsweisen umfassen seinen Einsatz außer bei Infektionen und Leber-/Gallenkrankheiten auch bei Arteriosklerose, akuter Nephritis, organischer Schilddrüsenunterfunktion, Haut-, Nieren-, Herz- und Gefäßkrankheiten.

Verwendet u. a. in folgenden Blutstase-Rezepturen: *Xue Fu Zhu Yu Tang* (Antistasisches Brustraum Dekokt), *Fu Yuan Huo Xue Tang* (Blutbelebendes Rekonvaleszenz-Dekokt). Es wird bei Blutstase im Zusammenhang mit Leber-*Qi*-Stagnation verwendet.

Ge Gen, Radix Puerariae

gehört zu den scharfen, kühlen, Oberfläche befreienden Arzneien.

Es wird traditionell angewendet

(1) als Diaphoretikum bei Fieber mit Schmerzen im Nacken und Rücken;

(2) zur Durststillung bei Fieber;

(3) bei hypertensiven Kopfschmerzen und koronaren Herzkrankheiten;

(4) zur Förderung der Eruption bei Masern.

Neue pharmakologische Forschungsergebnisse und neue klinische Anwendungsweisen:

Entspannt die glatte Muskulatur und erweitert die Koronargefäße, schützt das Herz vor Ischämieschäden und Arrhythmien, senkt die Herzfrequenz, den Blutdruck, den Blutzucker, den Blutfettspiegel und die Körpertemperatur, erhöht die periphere Durchblutung durch Senkung des peripheren Gefäßwiderstandes, hemmt die adrenalinempfindlichen β-Rezeptoren und die Thrombozytenaggregation.

Es findet daher neuerdings auch Anwendung bei Migräne, Hypertonie, Hyperlipidämie, akutem Gehörsturz, koronaren Herzkrankheiten (KHK), Angina pectoris und Herzarrhythmien sowie verschiedenen Hautkrankheiten.

Verwendet u. a. in folgenden Blutstase-Rezepturen: *Jie Du Huo Xue Tang* (Entgiftendes, blutbelebendes Dekokt), modifizierte *Wen Jing Tang* (Menses wärmendes Dekokt) und in modernen Rezepturen bei Hepatitis (siehe Abschnitt Fallbeispiele).

Sheng Ma, Rhizoma Cimicifuga

gehört zu den scharfen, kühlen, Oberfläche befreienden Arzneien.

Es wird angewendet

(1) zur Förderung des Durchbruchs bei der Behandlung von Masern;

(2) zur Entgiftung bei Halsschmerzen und Stomatitis;

(3) zur Wiederherstellung der normalen Organposition bei Splanchnoptosis.

Neue pharmakologische Forschungsergebnisse und neue klinische Anwendungsweisen:

Sheng Ma wirkt fiebersenkend, antiphlogistisch, antibakteriell und analgetisch. Es wirkt ZNS-hemmend und erregt und entkrampft die glatte Muskulatur, senkt den Blutdruck und die Herzfrequenz.

Es wird daher auch verwendet bei Uterus- und Magensenkung, starken Metrorrhagien, Hautkrankheiten, Hämatochezia, Infektionskrankheiten und akuter Sinusitis.

Verwendet u. a. in folgenden Blutstase-Rezepturen: *Yu Long Gao* (Jadedrachenpaste, auch *Shen Yu Gao* genannt) und in modernen Rezepturen bei Hepatitis (siehe Abschnitt Fallbeispiele).

Lian Qiao, Herba Forsythia

gehört zu den scharfen, kühlen, Oberfläche befreienden Arzneien.

Es wird traditionell angewendet

(1) bei Erkältungen und fiebrigen Infektionskrankheiten (Eindringen febriler infektiver Faktoren in den *Ying*-Bereich (Nährenergie);

(2) bei eitrigen Geschwüren, Furunkel und Karbunkel, Exanthemen und Erythemen;

(3) bei Anurie und schmerzhaftem Urinieren (*Lin*-Syndrom).

Neue pharmakologische Forschungsergebnisse und neue klinische Anwendungsweisen:

Lian Qiao wirkt antiseptisch auf eine große Anzahl von Krankheitserregern sowie antifebril und antiphlogistisch, was seiner klassischen Anwendung entspricht. Außerdem wirkt es stark antiemetisch, hepatoprotectiv und blutdrucksenkend, (außer bei Schock) erhöht die Herzleistung und die Kapillardurchblutung.

Seine heutige Anwendung ist weiterhin vorwiegend im Bereich von akuten fiebrigen Infektionskrankheiten, wobei außer Atemwegsinfekten auch akute Hepatitis und Nephritis sowie eitrige Hautinfektionen als Indikation hinzugekommen sind. Daneben wird es noch als Antiemetikum angewandt.

Verwendet u. a. in folgenden Blutstase-Rezepturen: *Yu Long Gao* (Jadedrachenpaste, auch *Shen Yu Gao* genannt), *Jie Du Huo Xue Tang* (Entgiftendes, blutbelebendes Dekokt) und *Tong Jing Zhu Yu Tang* (Antistasisches Exanthem Dekokt).

2. Schleimumwandelnde Arzneimittel

Ban Xia, Rhizoma Pinelliae

gehört zu den schleimlösenden, hustenstillenden Arzneimitteln.

Es wurde traditionell verwendet

(1) als Expectorans bei Husten mit profusem, dünnem Schleim;

(2) als Antiemetikum bei Übelkeit, Erbrechen und Schwangerschaftserbrechen.

Neue pharmakologische Forschungsergebnisse und neue klinische Anwendungsweisen:

Die heutigen Forschungen bestätigen vorwiegend den klassischen Gebrauch: *Ban Xia* wirkt schleimlösend und expektorierend, hustenstillend, antiemetisch und der Lungenfibrosebildung entgegen.

Neben den klassischen Einsatzgebieten wird es heute außerdem verwendet bei Magen- und Darmstörungen, Schwangerschaftserbrechen, Globusgefühl im Hals, koronaren Herzkrankheiten (KHK), Schwindelgefühl, Psychoneurosen, Rundwürmern und Hautkrankheiten.

Verwendet u. a. in folgenden Blutstase-Rezepturen: *Wen Jing Tang* (Menses wärmendes Dekokt) und *Dian Kuang Meng Xing Tang* (Psychose Dekokt).

Jie Geng, Radix Platycodi

gehört zu den schleimlösenden, hustenstillenden Arzneimitteln.

Es wird traditionell angewendet

(1) als Expectorans und zum Eiter Auflösen;

(2) bei Husten durch Infektionen der Atemwege oder Lungenabszeß;

(3) bei Halsentzündung.

Neue pharmakologische Forschungsergebnisse und neue klinische Anwendungsweisen:

Jie Geng wirkt mucolytisch, antitussiv, antiphlogistisch, antiulzerativ, analgetisch, immunstimulativ, schmerzstillend, fiebersenkend und beruhigend. Außerdem senkt es die Herzfrequenz, den Cholesterinspiegel, den Blutzuckerspiegel und den Blutdruck. Es wirkt der Tumorbildung entgegen und entspannt die glatte Darmmuskulatur.

Seine Einsatzgebiete sind heute wie schon zuvor hauptsächlich Krankheiten der Atemwege wie Pneumonie, chronische Bronchitis, asthmatische Bronchitis, Emphyseme, akute Tonsillitis und Laryngitis sowie Sinusitis. Daneben wird es noch bei Enteritis und hämorrhagischem Fieber verwendet.

Verwendet u. a. in folgenden Blutstase-Rezepturen: *Xue Fu Zhu Yu Tang, Ge Xia Zhu Yu Tang, Hui Yan Zhu Yu Tang* (Antistasisches Brustraum Dekokt, Antistasisches Bauchraum Dekokt und Antistasisches Epiglottis Dekokt).

Sang Bai Pi, Cortex Mori

gehört zu den schleimlösenden, hustenstillenden Arzneimitteln.

Es wird klassisch angewendet

(1) als Antitussivum bei Husten durch Hitze in der Lunge;

(2) als Diuretikum bei Ödemen und Anurie.

Neue pharmakologische Forschungsergebnisse und neue klinische Anwendungsweisen:

Sang Bai Pi wirkt antibakteriell, fiebersenkend und diuretisch, was die klassische Anwendung bestätigt. Ferner hat es eine beruhigende und analgetische Wirkung, erhöht Herzkontraktion und Darmmotilität und wirkt durch periphere Gefäßkontraktion einem Schockzustand entgegen.

Es wird heute u. a. verwendet bei Pleuritis und Ödemen sowie übermäßigem Speichelfluß bei Kleinkindern.

Verwendet in folgender Blutstase-Rezeptur: *Dian Kuang Meng Xing Tang* (Psychose Dekokt).

3. Das Innere (Interior) wärmende Arzneimittel

Rou Gui, Cortex Cinnamomi

Es wird klassisch verwendet

(1) zum Erwärmen des *Yang-Qi* der Niere bei der Behandlung von chronischer Diarrhö mit kalten Gliedern, Oligurie und Ödemen durch Unterfunktion der Niere;

(2) gegen Schmerzen im Unterleib durch Kälte und bei der Behandlung von gastrointestinalen Schmerzen durch Kälte.

Neue pharmakologische Forschungsergebnisse und neue klinische Anwendungsweisen:

Rou Gui (nicht zu verwechseln mit *Gui Zhi*, Ramulus Cinnamomi) wirkt antibakteriell, antiulzerativ, analgetisch, fiebersenkend und erhöht die Darmmotilität, was weitgehend mit seinen klassischen Anwendungsgebieten übereinstimmt. Außerdem wirkt es indirekt aufbauend durch Hemmung der katabolen Glucocorticoide, erhöht die Leukozytenproduktion und die Strahlentoleranz und verhindert weitgehend ischämische Schäden des Herzmuskels und die Thrombozytenaggregation.

Es wird neben seinen klassischen Anwendungsgebieten heute noch außerdem bei Asthma bronchiale und akuter Colitis eingesetzt.

Verwendet u. a. in folgenden Blutstase-Rezepturen: *Shao Fu Zhu Yu Tang, Ai Fu Nuan Gong Wan* (Antistasisches Unterbauch Dekokt und Artemisia Cyperus Pillen).

Gan Jiang, Rhizoma Zingiberis

Es wird angewendet

(1) zum Wärmen von Magen und Milz bei der Behandlung von Übelkeit, Erbrechen, abdominalen Schmerzen und Diarrhö;

(2) zum Wärmen der Lunge bei chronischer Bronchitis mit dünnem, weißem und schaumigem Schleim.

Neue pharmakologische Forschungsergebnisse und neue klinische Anwendungsweisen:

Gan Jiang (der trockene Ingwer, nicht zu verwechseln mit dem frischen *Sheng Jiang*, Rhizoma Zingiberis Recens)

Trockener Ingwer wirkt ebenso wie frischer Ingwer fiebersenkend, schmerz- und entzündungshemmend, antibakteriell, antiemetisch, antiulzerativ und erhöht die Darmmotilität und die Magensekretion. Seine Wirkung auf den Blutdruck ist jedoch in beide Richtungen effektiv. Außerdem wirkt es cholagog, hemmt die Thrombosebildung und die Thrombozytenaggregation und reduziert Würmer und Darmschmarotzer.

Seine klassische Rolle als Mittel bei Krankheiten des Verdauungssystems, wie Ulcus duodeni, Wurmbefall und akute bakterielle Enteritis, erfüllt es nach wie vor, wird aber neuerdings auch bei rheumatischen Schmerzen und Hüft- oder Beinschmerzen erfolgreich eingesetzt.

Verwendet u. a. in folgenden Blutstase-Rezepturen: *Shao Fu Zhu Yu Tang* (Antistasisches Unterbauch Dekokt) und *Sheng Hua Tang* (Wandel gebärendes Dekokt).

Xiao Hui Xiang, Fructus Foeniculi

Es wird traditionell verwendet, um Kälte zu zerstreuen, den Fluß des *Qi* zu regulieren und wirkt schmerzstillend bei der Behandlung von Kälte und Schmerzen im unteren Abdomen sowie bei Bauchauftreibung und Schmerzen der Hoden.

Neue pharmakologische Forschungsergebnisse und neue klinische Anwendungsweisen:

Fenchelsamen wirken antiulzerativ, analgetisch, antiphlogistisch, antibakteriell, antineoplastisch, antiasthmatisch, schleimlösend und cholagog. Außerdem wirken sie entspannend auf die Bronchien, erregend auf das ZNS, erhöhen die Darmmotilität und die Bronchialsekretion, hemmen die Blutgerinnung und entfalten eine östrogenartige Wirkung im Endokrinum (u. a. lactagoge Wirkung).

Ihre modernen Einsatzgebiete umfassen u. a. Darmverschluß, Bauchschmerzen verschiedener Genese bei Kleinkindern und Ulcus duodeni.

Verwendet u. a. in folgenden Blutstase-Rezepturen: *Shao Fu Zhu Yu Tang* (Antistasisches Unterbauch Dekokt) und *Xiao Hui Xiang Jiu* (Fencheltinktur)

Ai Ye, Folia Artemisia Argyi

gehört zu den das Innere wärmenden Arzneimitteln und zu den blutstillenden Arzneimitteln.

Es wird angewendet zum Erwärmen des Uterus und zum Stoppen von Blutungen bei der Behandlung von funktionalen Blutungen des Uterus, Sterilität und Dysmenorrhö.

Neue pharmakologische Forschungsergebnisse und neue klinische Anwendungsweisen:

Außer der nachgewiesenen blutstillenden Wirkung als Dekokt und der desinfizierenden Wirkung seines Rauchs (Moxakraut), die beide seinem traditionellen Einsatz entsprechen, hat *Ai Ye* noch etliche weitere Wirkungen: Es wirkt tussostatisch, mucolytisch, antibakteriell, antiasthmatisch und antiallergisch und sein Rauch konnte erfolgreich bei Atemstörungen durch Lungen-Tuberkulose eingesetzt werden. Ferner erhöht es die Phagozytose der Makrophagen, wirkt cholagog auf Leber und Galle, kräftigend auf das Herz und erregt die Uterusmuskulatur.

Seine modernen Einsatzgebiete wurden daher erweitert auf: chronische Bronchitis und Hepatitis, akute bakterielle Enteritis, Allergien, Soor und Blutungen aller Art.

Verwendet u. a. in folgenden Blutstase-Rezepturen: *Ai Fu Nuan Gong Wan* (Artemisia Cyperus Pille).

4. *Qi*-bewegende Arzneimittel

Chen Pi, Pericarpium Citri Reticulatae

Es wird traditionell angewendet

(1) als Karminativum und Stomachicum zur Regulierung der Transportfunktion der Milz;

(2) zur Regulation von *Qi* bei der Behandlung von gastrointestinalem Völlegefühl, Erbrechen und Schluckauf;

(3) als Expectorans bei Husten mit profusem Schleim.

Neue pharmakologische Forschungsergebnisse und neue klinische Anwendungsweisen:

Chen Pi erhöht den Blutdruck und wirkt Schockzuständen entgegen. Daneben löst es die

Magen- und Darmmuskulatur, wirkt virustatisch, antioxidativ, antiasthmatisch, mucolytisch und gallensteinlösend. Es wird daher außer in seinen klassischen Indikationen auch bei Schock, Geschwüren und Gallensteinen eingesetzt.

Verwendet u. a. in folgenden Blutstase-Rezepturen: *Dian Kuang Meng Xing Tang* (Psychose Dekokt) und *Shu Jing Huo Xue Tang* (Gefäße entspannendes Dekokt)

Zhi Qiao/ Zhi Ke, Fructus Citrus Aurantium

Nicht zu verwechseln mit dem stärker wirksamen *Zhi Shi*, Fructus Immaturus Citrus Aurantii. Es wird traditionell wie dies angewendet nämlich als Karminativum zum Lösen von stagniertem *Qi* und stagnierter Speise im Gastrointestinaltrakt, bei der Behandlung von Dyspepsie, Obstipation und Völlegefühl durch Speisestagnation. Es eignet sich durch seine mildere Wirkung jedoch eher für ältere, geschwächte oder sehr junge Patienten, ebenso bei *Qi*-Stagnation mit Obstipation.

Neue pharmakologische Forschungsergebnisse und neue klinische Anwendungsweisen:

Zhi Ke wirkt spasmolytisch auf Krämpfe der Darmmuskulatur und des Verdauungstraktes und erhöht den Blutdruck. Es wird ähnlich wie *Zhi Shi* nach klassischen Kriterien eingesetzt. Neue Indikationen umfassen verschiedene Arten von Bindegewebgsschwächen, wie Nabel-, Leisten- und Hodenbruch (Hernien), Magensenkung, Uterussenkung und andere Arten von Splanchnoptosis.

Verwendet u. a. in folgenden Blutstase-Rezepturen: *Xue Fu Zhu Yu Tang, Ge Xia Zhu Yu Tang, Jie Du Huo Xue Tang* (Antistasisches Brustraum Dekokt, Antistasisches Bauchraum Dekokt und Entgiftendes, blutbelebendes Dekokt)

Xiang Fu, Rhizoma Cyperi

Es wird angewendet als

(1) Karminativum, Spasmolytikum und Schmerzmittel bei der Behandlung von Druckgefühl und Schmerzen im Brustraum, besonders bei Störung des Leber-*Qi*

(2) bei Schmerzen im Abdomen, durch Dysmenorrhö und Menstruationsstörungen.

Neue pharmakologische Forschungsergebnisse und neue klinische Anwendungsweisen:

Xiang Fu hat eine östrogenartige Wirkung, hemmt das ZNS, kräftigt die Herzfunktion und löst Bronchialspasmen. Es wirkt antibakteriell, analgetisch, antiphlogistisch und fiebersenkend.

Außer seinen klassischen Anwendungsgebieten wird es heute noch bei Hüftschmerzen und extern bei Flachwarzen eingesetzt.

Verwendet u. a. in folgenden Blutstase-Rezepturen: *Ge Xia Zhu Yu Tang* (Antistasisches Bauchraum Dekokt), *Tong Qi San* (*Qi* Passage Pulver), *Dian Kuang Meng Xing Tang* (Psychose Dekokt) und *Shen Tong Zhu Yu Tang* (Antistasisches Schmerzdekokt)

5. *Qi*-stärkende Arzneimittel

Ren Shen, Radix Panax Ginseng und (heute oft auch als preiswerter Ginseng-Ersatz) *Dang Shen*, Radix Codonopsitis Pilosulae

Während Ginseng das *Qi* des gesamten Körpers stärkt, wirkt *Dang Shen* nur auf das *Qi* der Mitte (Milz, Magen). Herzklopfen, Kurzatmigkeit, Gliederschwäche, Appetitlosigkeit und dünner Stuhl gehören jedoch alle zu den Indikationen von *Dang Shen*.

Mit den modernen Ginseng-Forschungen lassen sich mehrere Bücher[34] füllen, da wohl über kein Arzneimittel soviel geforscht wurde wie über Ginseng. Dennoch möchte ich dem Ginseng an dieser Stelle keinen übermäßig großen Platz einräumen, da es in diesem Buch in erster Linie um blutregulierende Arzneimittel geht.

Neue pharmakologische Forschungsergebnisse und neue klinische Anwendungsweisen:

Ginseng wirkt fördernd auf Merkfähigkeit und Gedächtnisleistung, es steigert Herzleistung, zellulare Nukleinsäurebildung und den Eiweißstoffwechsel, stimuliert das adrenokortikale endokrine System und Blutbildung, wirkt hemmend auf Thrombozytenaggregation und Krebszellenwachstum, wirkt in beide Richtungen regulierend auf ZNS, Blutdruck, Blutzucker und Immunsystem (zellular und humoral) und schützt die Herzmuskelzellen u. a. Zellen vor Anoxieschäden und Schock. Es enthält östrogenartige Substanzen, senkt Prostaglandin-E- und -F-Werte und verringert das PGE/PGF-Verhältnis, erhöht die Thyrotoxin 3 Inkretion und somit auch den T4-Plasmaspiegel und den cAMP-Plasmaspiegel. Es wirkt ferner hepatoprotektiv, (umwelt-) adaptionsfördernd, arbeitsleistungssteigernd, antioxidativ, antineoplastisch, antimutagen und bei Versuchstieren den Alterungsprozeß verzögernd und lebensverlängernd u. v. m.

Ginseng wird heute u. a. bei folgenden Krankheiten eingesetzt:

Herz: Herzarrhythmie und senile Sinusarrhythmie, koronare Herzkrankheiten (KHK), akuter Herzinfarkt und endotoxische Myocarditis

Kreislauf/Blut: Schock, Hyper- und Hypotonie, Hypercholesterinämie, Hyperlipidämie, erhöhte Koagulationsneigung, leukozytäre und Erythrozytenanämie

Verdauung/Stoffwechsel: akute und chronische Hepatitis, Verdauungsstörungen, Analprolaps und Diabetes

Ferner bei: Sexualstörungen, funktionellen Störungen aller Art, Neurasthenie, Karzinomen, allergischer Rhinitis und rheumatischer Arthritis.

Dang Shen wirkt blutbildend, adaptogen, beruhigend und die Streßtoleranz erhöhend, antibakteriell, antiphlogistisch und analgetisch. Es erhöht die zellulare Immunabwehr, den Plasmacortisonspiegel und den Blutzucker. Es schützt das Gewebe vor ischämischen Schäden.

Seine heutige Anwendung umfaßt u. a. Anämie, koronare Herzkrankheiten (KHK), akute Höhenkrankheit, Ulcus gaster, Nephritis, Verdauungsschwäche, Psoriasis, purulente Geschwüre und Neurosen.

Wang Qing-Ren machte in seinen Rezepturen ausgiebig von *Dang Shen* Gebrauch. Er benutzte es in: *Ji Qiu Hui Yang Tang* (Notfall *Yang*-Rekonvaleszenz Dekokt), *Zhi Xie Tiao Zhong Tang* (Antidiarrhetisches Mitte regulierendes Dekokt), *Zhu Wei He Rong Tang* (*Wei-Ying* stärkendes Dekokt) und *Ke Bao Li Su Tang* (Garantierte Wiederbelebung Dekokt)

Huang Qi, Radix Astragali Membranacea

Es wird angewendet

(1) zur Stärkung des *Qi* und als Anhidrotikum bei der Behandlung von spontanem Schwitzen, Nachtschweiß, Prolaps von Uterus und Anus;

(2) zum Auflösen von Eiter und Beschleunigung der Wundheilung bei der Behandlung von chronischen Ulzera;

(3) als Diuretikum bei chronischer Nephritis mit Ödemen und Proteinurie.

Neue pharmakologische Forschungsergebnisse und neue klinische Anwendungsweisen:

Huang Qi stimuliert deutlich das gesamte Immunsystem, wirkt diuretisch und antiphlogistisch, was weitgehend seinen klassischen Indikationen entspricht. Außerdem senkt es den Blutdruck bei essentieller Hypertonie, wirkt positiv inotrop auf das Herz und erhöht die Anoxietoleranz, den Hautkollagengehalt und die Erythrozytenverformbarkeit.

Es wird heute neben seinen klassischen Indikationen bei Hepatitis und Ulzera des Verdauungstraktes verwendet.

Da Blutstase oft mit *Qi*-Leere einhergeht, ist dies eine der häufigsten mit Blutstasemitteln kombinierte Arzneien. Man findet sie in: *Huang Qi Fang Feng Tang* (Astragalus-Ledebouriella Dekokt), *Ai Fu Nuan Gong Wan* (Artemisia Cyperus Pille), *Bu Yang Huan Wu Tang* (Fünf-Zehntel Dekokt), *Huang Qi Tao Hong Tang* (Astragalus Persica Carthamus Dekokt), *Huang Qi Chi Feng Tang* (Astragalus-Rotwind-Dekokt), *Huang Qi Gan Cao Tang* (Astragalus-Süßholz Dekokt), *Ke Bao Li Su Tang* (Garantierte Wiederbelebung Dekokt), *Zhu Yang Zhi Yang Tang* (Antipruritisches *Yang* stärkendes Dekokt), *Zhu Wei He Rong Tang* (*Wei-Ying* stärkendes Dekokt), *Bao Yuan Hua Chi Tang* (Ursprungsprotektives Antiruhrdekokt) und *Zhi Xie Tiao Zhong Tang* (Antidiarrhetisches Mitte regulierendes Dekokt).

Gan Cao, Radix Glycyrrhizae Uralensis

Es wird angewendet

(1) zur Steigerung der Funktionen von Herz und Milz bei der Behandlung von *Qi*-Leeresyndromen in diesen Organen;

(2) als Spasmolytikum und Antitussivum bei Husten und bei peptischen Ulzera;

(3) als Antiphlogistikum bei Halsschmerzen, Furunkel und Karbunkel;

(4) zur Entgiftung bei Arzneimittelvergiftung oder Überdosierung.

Neue pharmakologische Forschungsergebnisse und neue klinische Anwendungsweisen:

Gan Cao entfaltet eine antiallergische, corticoidartige Wirkung im Organismus und wirkt dennoch antiulzerativ und antineoplastisch. Es senkt den Blutfettspiegel und wirkt virustatisch auf verschiedene Lentoviren und andere Virenarten wie Herpes simplex, Herpes zoster und den HIV-Virus.

Seine modernen Anwendungsgebiete umfassen daher auch endokrine Erkrankungen wie Morbus Addison und M. Duchenne, Virushepatitis, AIDS, Ulzera, Otitis und Rhinitis verschiedener Genese.

Verwendet wird es u. a. in folgenden Rezepturen: Da Glyzyrrhiza (*Gan Cao*) generell gerne als harmonisierendes Mittel in allen Rezepturen benutzt wird, findet man es auch in vielen Blutstaserezepturen, wie z. B. in *Xue Fu Zhu Yu Tang* (Antistasisches Brustraum Dekokt), *Ge Xia Zhu Yu Tang* (Antistasisches Bauchraum Dekokt), *Tao Hong Cheng Qi Tang* (*Qi* ordnendes Persica Carthamus Dekokt), *Da Huang Zhe Chong Wan* (Rheum Eupolyphaga Pille), *Shu Jing Huo Xue Tang* (Gefäße entspannendes Dekokt), *Sheng Hua Tang* (Wandel gebärendes Dekokt), *Wen Jing Tang* (Menses wärmendes Dekokt), *Fu Yuan Huo Xue Tang* (Blutbelebendes Rekonvaleszenz-Dekokt).

6. *Yin*- oder *Yang*-supplementive Arzneimittel

Bai Shao, Radix Paeoniae Lactiflorae

gehört zu den *Yin* stärkenden Arzneimitteln.

Es wird verwendet

(1) zur Nährung des Blutes und zur Regulation des Menstruationsflusses bei der Behandlung von Menstruationsstörungen;

(2) als ein Spasmolytikum und Analgetikum bei Kopfschmerzen, abdominalen Schmerzen, Spasmen der Beinmuskeln etc.

Neue pharmakologische Forschungsergebnisse und neue klinische Anwendungsweisen:

Die moderne Forschung hat ergeben, daß *Bai Shao* eines der Mittel mit der größten Breitenwirkung auf das Immunsystem ist. Es wirkt sowohl Immunreaktionen fördernd bei schwacher Immunreaktion als auch dämpfend bei Autoimmunreaktionen und Allergien. Daneben hat es noch antiphlogistische, analgetische, antibakterielle, fiebersenkende und beruhigende Wirkungen, erhöht die Hypoxietoleranz des Gewebes, schützt Leberzellen vor toxischen Schäden und wirkt blutdrucksenkend durch Erweiterung der peripheren Gefäße.

Seine modernen Einsatzgebiete umfassen daher u. a. Immunstörungen aller Art, B-Hepatitis, akute Pankreatitis und Trigeminusneuralgien.

Verwendet wird es u. a. in folgenden Blutstase-Rezepturen: *Da Huang Zhe Chong Wan* (Rheum Eupolyphaga Pillen), *Shu Jing Huo Xue Tang* (Gefäße entspannendes Dekokt), *Ai Fu Nuan Gong Wan* (Artemisia Cyperus Pillen), *Wen Jing Tang* (Menses wärmendes Dekokt), *Ke Bao Li Su Tang* (Garantierte Wiederbelebung Dekokt), *Zhi Xie Tiao Zhong Tang* (Antidiarretisches Mitte regulierendes Dekokt), *Zhu Wei He Rong Tang* (*Wei-Ying* stärkendes Dekokt).

Wu Zhu Yu, Shan Zhu Yu, Shan Yu Rou, Fructus Evodia

gehört zu den *Yang* stärkenden und das Innere wärmenden Arzneimitteln.

Es wird angewendet

(1) zum Wärmen der Mitte, Zerstreuen von Kältepathogenen, wie z. B. Diarrhö durch Leere von Milz- oder Nieren-*Yang*;

(2) zum Normalisieren des *Qi*-Flusses bei aufsteigendem *Qi* des Magens oder Leber-*Qi*-Störungen, wie z. B. Erbrechen, saures Aufstoßen, Magenschmerzen, Flankenstechen, mit saitenförmigem oder schwachem Puls;

(3) bei Hernien wie Leisten- oder Hodenbruch;

(4) bei aufsteigendem Feuer wie Aphten und orale Ulzerationen.

Neue pharmakologische Forschungsergebnisse und neue klinische Anwendungsweisen:

Wu Zhu Yu wirkt leicht temperaturerhöhend und fördert die Darmmotilität. Ferner wirkt es antiulzerativ, hepatoprotektiv, schmerzstillend, antibiotisch auf Bakterien, Viren, Endoparasiten (u. a. Vibrio Cholera, Askariden), was alles im Sinne der klassischen Anwendung ist. Daneben senkt es deutlich den Blutdruck, stimuliert das ZNS und die Uterusmuskulatur und wirkt auch antibiotisch auf Ektoparasiten wie Dermatomykosen.

Seine moderne Anwendung umfaßt daher sowohl klassische Indikationen wie diverse Verdauungsstörungen (Erbrechen, Diarrhö, Enteritis etc.), orale Ulzerationen, als auch neue Indikationen wie Uterusblutungen, Hypertonie, nervöse Darmstörungen und Hautkrankheiten wie Ekzeme, Neurodermitis und Dermatomykosen.

Verwendet u. a. in folgenden Blutstase-Rezepturen: *Ke Bao Li Su Tang* (Garantierte Wiederbelebung Dekokt) sowie in modernen Rezepturen wie im Fallbeispiel „Blutstase durch Blutverlust“ (Blut- und *Yin*-Leere).

7. Hitze kühlende Arzneimittel

Sheng Di Huang, Radix Rehmanniae

Es wird verwendet

(1) zur Kühlung von Hitze und besonders Hitze des Blutes, wie bei febrilen Infektionskrankheiten mit Hitzepathogenen im Bereich des Blutes (Hämorrhagien, Exantheme);

(2) zur Nährung des *Yin* und der Erzeugung von Körperflüssigkeiten, wie bei *Yin*-Leere oder mit niedrigem Fieberkontinua, Verstopfung, Mundtrockenheit und „knochendampfendem Fieber“ oder bei Schädigung der Körperflüssigkeiten und diabetischen Zuständen;

(3) zur Kühlung von aufsteigendem Feuerpathogen des Herzens mit Aphten, Reizbarkeit, Insomnia, Nachmittagsfieber usw.

Neue pharmakologische Forschungsergebnisse und neue klinische Anwendungsweisen:

Sheng Di Huang (Rehmannia) enthält durch seine, von *Shou Di* (Rehmannia Praeparata) verschiedene, Präparationsform andere Inhaltsstoffe und unterscheidet sich daher auch von letzterer in seiner Wirkung und Indikationsstellung. Es senkt den Glucocorticoidspiegel und beeinflußt das adreno-corticoide System, reguliert das cAMP β-Adrenorezeptorenverhältnis und die koronare Durchblutung wie auch den Blutdruck in beide Richtungen. Ferner hemmt es die Leukämiebildung und die Gewebsalterung durch Bindung der freien Radikale, wirkt antibakteriell und blutstillend.

Es wird heute neben seinen klassischen Indikationen auch bei rheumatischen Arthrosen und Hautkrankheiten wie Neurodermitis und Urtikaria verwendet.

Verwendet u. a. in folgenden Blutstase-Rezepturen:

Xue Fu Zhu Yu Tang (Antistasisches Brustraum Dekokt), *Ai Fu Nuan Gong Wan* (Artemisia Cyperus Pillen), *Die Da Wan* (Trauma Pillen), *Jie Du Huo Xue Tang* (Entgiftendes, blutbelebendes Dekokt), *Hui Yan Zhu Yu Tang* (Antistasisches Epiglottis Dekokt), *Shu Jing Huo Xue Tang* (Gefäße entspannendes Dekokt), *Tao Hong Si Wu Tang* (Persica-Carthamus Vier Bestandteile Dekokt) und *Yang Yin Tong Bi Tang* (*Yin*-nährendes *Bi*-lösendes Dekokt).

Pu Gong Ying, Herba Taraxacum

Es wird verwendet

(1) bei Hitze mit Feuer-Toxinen (z. B. bei Halsschmerzen) oder Feuer-Nässe-Pathogenen besonders der Leber (Ikterus, rote, geschwollene Augen usw.);

(2) bei Hitze-Krankheiten der anderen Organe (Emphysem, *Lin*-Syndrom mit schmerzhaftem Urinieren);

(3) bei Hitze-Toxinen der Haut wie Furunkel, Karbunkel, Abszessen, Lymphadenitis;

(4) bei mangelnder Laktation oder Brustabszeß mit Hitze-Syndromen.

Neue pharmakologische Forschungsergebnisse und neue klinische Anwendungsweisen:

Pu Gong Ying ist eines der stärksten Entzündungshemmer und wirkt aseptisch auf eine große Anzahl von Mikroorganismen sowie außerdem immunstimulativ, antiulzerativ, antineoplastisch, cholagog und hepatoprotectiv.

Man verwendet es bei vielen akuten Infekten, z. B. der Atemwege, bei Parotitis, Tonsillitis, Gastritis, Retinitis, Mastitis, seniler Prostatitis, Appendizitis, Nephritis, purulenter Dermatitis und anderen Entzündungen sowie bei Ulcus gaster, Hämorrhoiden und Analfissuren.

Verwendet u. a. in modernen Rezepturen wie im Fallbeispiel „Blutstase durch exogene pathogene Hitze".

Qian Cao, Radix Rubiae Cordifoliae

gehört zu den blutkühlenden und blutstillenden Arzneimitteln.

Es wird angewendet

(1) bei Blutungen aller Art durch Hitze im Blut, wie z. B. Blutung des Uterus, Bluthusten, Blut im Stuhl etc.;

(2) bei Schmerzen im Zusammenhang mit Blutstase, da es auch blutbelebend und Stase zerstreuend wirkt, besonders bei Verletzungen, Schmerzen in der Brust und im Unterbauch.

Neue pharmakologische Forschungsergebnisse und neue klinische Anwendungsweisen:

Die Wurzel wirkt bakteriostatisch gegen Streptokokken- und Staphylokokkenarten sowie einige Virenstämme (Influenza). Ferner hat sie eine entspannende Wirkung auf die glatte Muskulatur; im Atemtrakt zeigte sie sich antitussiv und expektorierend.

Im Norden Chinas wird sie in der Gynäkologie gerne mit blutbelebenden Arzneien eingesetzt (z. B. bei uterinen Blutungen und Amenorrhö) und in der Dermatologie mit anderen blutkühlenden Arzneien bei Hautkrankheiten und Karbunkeln. Außerdem findet sie Anwendung mit blutstillenden Arzneien bei Colitis ulcereosa, Nasenbluten und Bluthusten.

Zu anderen Gruppen gehörende Mittel, die häufig mit blutbelebenden Arzneimitteln kombiniert werden:

She Xiang, Moschus

gehört zu den Sinnesöffnung freimachenden Arzneimitteln.

Es wird angewendet

(1) als zentralnervös wirksames Stimulans bei der Behandlung von Bewußtlosigkeit durch hohes Fieber, bei akuten Infektionen und apoplektischen Insulten;

(2) zur Durchblutungsförderung und Reduzierung von Entzündungen bei der Behandlung von schmerzhaften Schwellungen durch Geschwüre, Karbunkel, Furunkel und Buerger's Krankheit (präseniles spontanes Gangrän).

Neue pharmakologische Forschungsergebnisse und neue klinische Anwendungsweisen:

She Xiang wirkt in kleinen Mengen erregend und in großen Mengen hemmend auf das ZNS. Es hat außerdem eine androsteronartige Wirkung auf den Organismus und wirkt abortiv bei Schwangerschaften im Frühstadium. Es stimuliert die adrenalinrezeptiven β-Rezeptoren und erhöht die Herzkontraktionkraft, die Gedächtnisleistung und die Immunabwehr. Es wirkt analgetisch, antiphlogistisch und antiulzerativ und ist schon bei kleinen Mengen (< 1 g) wirksam.

Seine moderne Anwendung findet es u. a. bei koronaren Herzkrankheiten (KHK), Migräne, chronischer Hepatitis, Leberzirrhose im Frühstadium sowie extern bei rheumatisch bedingten Schmerzen und Geschwüren.

Verwendet u. a. in folgenden Blutstase-Rezepturen: *Tong Qiao Huo Xue Tang* (Sensorien öffnendes blutbelebendes Dekokt), *Qi Li San* (Sieben *Li* Pulver), *Yu Lung Gao* (Jadedrachenpaste, auch *Shen Yu Gao* genannt), *Tong Jing Zhu Yu Tang* (Antistasisches Exanthem Dekokt).

Di Long, Lumbricus

gehört zu den Leber beruhigenden, Wind dispergierenden Arzneimitteln.

Es wird angewendet

(1) zur Kühlung von Hitze, bei Konvulsionen und Krämpfen mit hohem Fieber;

(2) zur Befreiung der Gefäße, bei Asthma und zur Behandlung von rheumatischen Schmerzen, nach Schlaganfällen besonders bei Hemiplegie;

(3) extern bei ulzerativen Geschwüren der Beine (Ulcus cruris), Ekzemen, Erysipel und Verbrennungen.

Neue pharmakologische Forschungsergebnisse und neue klinische Anwendungsweisen:

Di Long wirkt fiebersenkend, beruhigend, antiasthmatisch, antiarrhythmisch, (in vitro) spermazid und blutdrucksenkend. Es wirkt außerdem gegen Schock und als Antihistaminikum. Es erregt die glatte Uterusmuskulatur und hemmt Blutgerinnung, Thrombosebildung und Tumorwachstum.

Seine moderne Anwendung umfaßt chronisches Asthma bronchiale, chronische Bronchitis, Pertussis, Hypertonie, Thrombosen, Parotitis epidemica, Meningitis-Spätfolgen und Herpes zoster.

Verwendet u. a. in folgenden Blutstase-Rezepturen: *Bu Yang Huan Wu Tang* (Fünf-Zehntel Dekokt), *Shen Tong Zhu Yu Tang* (Antistasisches Schmerzdekokt) und *Tong Jing Zhu Yu Tang* (Antistasisches Exanthem Dekokt).

Mang Xiao (Mirabilitum)

gehört zu den purgierenden Arzneimitteln

Es wird angewendet als Purgativum bei der Behandlung von Obstipation; extern bei akuter Mastitis. Obwohl Purgativa nur wenig mit blutbelebenden Arzneien kombiniert werden, kommen *Da Huang* (Rheum) und *Mang Xiao* (Mirabilitum) gelegentlich bei Zusammenballungen oder Verdauungsstockungen und Blutstase in Frage. Eine Besprechung der Verwendung von *Da Huang* findet sich im vorigen Abschnitt unter „A. Kombinationen verschiedener Blutstasemittel".

Neue pharmakologische Forschungsergebnisse und neue klinische Anwendungsweisen:

Mang Xiao wirkt purgativ, diuretisch und antiphlogistisch und wird außer zur Darmreinigung heute noch eingesetzt bei gallenbedingten Schmerzen, chronischem Nierenversagen, purulenten abdominalen Prozessen, Schwellungen nach Frakturen, Appendizitis, Brustdrüsenschwellungen, Verklebungen der ovariellen Tubengänge, Thrombophlebitis, schmerzhaften und geschwollenen Hämorrhoiden, manisch-depressiven Zuständen, Gerstenkörnern und Verstopfung.

Mang Xiao findet man in folgenden Blutstase-Rezepturen: *Tao Hong Cheng Qi Tang* (*Qi*-ordnendes Persica Carthamus Dekokt) und *Zhi Tong Mo Yao* San (Analgetisches Myrrhenpulver mit Zusatz).

Zusammenfassung

Blutbelebende Arzneien können heutzutage in drei Kategorien eingeteilt werden werden, nämlich **blutharmonisierende Arzneien (*He Xue Yao*), blutbewegende Arzneien (*Huo Xue Yao*) und blutstasebrechende Arzneien (*Po Xue, Qu Yu*)**, die sich sowohl durch ihre Wirkstärke unterscheiden, als auch durch weitere Funktionen wie Nähren, Kühlen, Stillen des Blutes usw.

Nach den neuesten pharmakologischen Forschungsergebnissen können blutbelebende Arzneien für folgende Krankheiten erfolgreich eingesetzt werden:

1. Herzkrankheiten: Koronare Herzkrankheiten, Angina pectoris und Herzinfarkt sind typische Formen von Blutstasekrankheiten. Blutbelebende Arzneien erhöhen die Herzleistung und die Versorgung des Herzmuskels mit Blut und Sauerstoff. Typische Vertreter dieser Kategorie sind z. B. *Chuan Xiong* (Ligusticum), *Dan Shen* (Salvia Miltiorrhiza) und *Chi Shao* (Paeonia Rubra).
   - Außerdem senken blutbelebende Arzneien die Blutviskosität, d. h. die Reibung des Blutes, erhöhen die Gewebsdurchblutung und verhindern Flüssigkeitsverlust des Blutes durch Austritt durch die Gefäßwände der Kapillaren.
   - Die meisten der blutbelebenden Arzneien entspannen und vergrößern die peripheren Gefäße und die Lungenarteriolen und -venolen, so daß der Druck auf das Herz reduziert wird, sie senken den Blutdruck der Arteria pulmonalis und vermindern so die Belastung des Herzens.

2. Zerebrale Krankheiten: Blutbelebende Arzneien verbessern deutlich die Blutzirkulation des Gehirns bei Patienten mit Infarkten und multiplen Infarkten. Außerdem können blutbelebende Arzneien die Thromobzytenaggregation vermindern und die Oberflächenaktivität von Erythrozyten, Thrombozyten und Koagulationsfaktor VIII senken sowie die Aktivität von Fibrinolysin (Plasmin) erhöhen. Auch bei epidemischer Enzephalitis mit akuter diffuser intravascularer Koagulation haben sie eine hervorragende Wirkung bewiesen.
3. Krankheiten des Atemtraktes: Blutbelebende Arzneien entspannen Krämpfe in den kleinen und kleinsten Gefäßen und vermindern vesikuläre Schäden des Alveolärgefäßgewebes der Lunge. Sie schützen die Kapillarwände und verringern dort Blutzellenthrombosen und Thrombozytenaggregation. Die gesamte Lungenfunktion und Lungenmikrozirkulation wird verbessert und die Gefahr einer entzündlichen Veränderung verringert. Hierdurch wird auch eine höhere Sauerstoffversorgung erzielt.
   - Die deutlichste Wirkung bei Lungenkrankheiten zeigten blutbelebende Arzneien bei infantiler Adenoviruspulmonie, Lungentuberkulose, chronisch-obstruktiven Lungenkrankheiten und Cor pulmonale.
4. Nierenkrankheiten: Bei nephrotischen Syndromen, chronischer Glomerulonephritis und chronischem Nierenversagen besteht immer eine hohe Gerinnungsneigung. Dabei spielt es keine Rolle, ob eine solch hohe Gerinnungsneigung sich nur auf die Nierenfunktion oder auch auf die Entstehung und Entwicklung der obigen Krankheiten auswirkt, sie stellt eine unmittelbare Gefahr dar, die durch den Einsatz von blutbelebenden Arzneien stark reduziert wird. Diese verbessern nicht nur die Mikrozirkulation und senken die Viskosität des Blutes, sondern erhöhen auch die Blutdurchflußmenge und kontrollieren die Thrombozytenaggregation.
   - Außerden vermindern *Mu Dan Pi* (Moutan), *Tao Ren* (Persica) usw. die Abstoßung bei einer Nierentransplantation und verlängern die Überlebenszeit.
5. Hepatitis: Blutstase entsteht immer als pathologisches Produkt bei Hepatitis und kann umgekehrt einige typische Hepatitisfolgen erzeugen (wie z. B. Abgeschlagenheit). Durch den Einsatz von blutbelebenden Arzneien können daher Hepatitis auslösende Faktoren beseitigt, Symptome gelindert und normale Funktionen wiederhergestellt werden.

   Der Einsatz von blutbelebenden Arzneien hat sich bewährt bei schweren Hepatitiden, chronisch aggresiver Hepatitis, leberzirrhotischer Aszites und akuter Virushepatitis. Außerdem kann die Rückbildungszeit des Ikterus beschleunigt werden und die Symptome einer ikterischen Hepatitis generell gemildert werden.
6. Krankheiten des Darms: Durch Dauereinläufe mit blutbelebenden Arzneien wurde ulzerative Colitis in China ebenso erfolgreich behandelt wie die postoperative Gewebeverklebung des Darms mit oraler Gabe von blutbelebenden Arzneien und kühlenden detoxifizierenden Arzneien. Dabei wurde sowohl die Darmperistaltik als auch die Absorptionsgeschwindigkeit von entzündlichen Flüssigkeiten in der Bauchhöhle erhöht, so daß die Verklebung gelöst und eine Normalisierung erreicht werden konnte. Auch die orale Gabe von *San Qi* (Notoginseng) zeigte sowohl bei Morbus Crohn als auch bei Colitis ulcerosa eine deutliche Reduzierung der Blutmenge.

7. Diabetes: Wie klinische Untersuchungen ergaben, haben Diabetiker generell eine stark erhöhte Blutviskosität, eine verlangsamte Erythrozytenelektrophorese, eine deutliche Erhöhung der Thrombozyten und Störungen der Mikrozirkulation. Blutbelebende Arzneien verbessern hier nicht nur die gesamte Blutviskosität, sondern reduzieren so auch die Gefahr weiterer Folgekrankheiten der Diabetes wie Krankheiten des Herzens und der zerebralen Gefäße.
8. Gynäkologie: Blutbelebende Arzneien wie *Yi Mu Cao* (Leonurus), *Hong Hua* (Carthamus) etc. regulieren nicht nur Menstruationsstörungen aller Art, sondern auch postpartale uterine Blutungen und mangelnde Rückbildung der Gebärmutter. Ferner werden blutbelebende Arzneien bei chronischen Beckenentzündungen, polyzystischem Ovarialsyndrom (Stein-Leventhal-Syndrom), extrauterinen Schwangerschaften, u. v. a. m. eingesetzt. Außerdem zeigen diese Arzneien bei postklimakterischen Syndromen und der Beseitigung von Nebenwirkungen des langfristigen Östrogeneinsatzes eine deutliche Wirkung.
9. Dermatologie/Immunsystem: *San Leng* (Spargani), *E Zhu* (Curcuma Ezhu), *Dan Shen* (Salvia Miltiorrhiza), *Ru Xiang* (Olibanum), *Mo Yao* (Myrrha) usw. sind bei Psoriasis von großer Wirksamkeit. Blutbelebende Arzneien mit gefäßdurchgängigmachender Wirkung werden bei Sarkoidosis der unteren Glieder, Sklerodermie, Lupus erythematodes, Rubella-Infektionen eingesetzt. Außerdem können blutbelebende Arzneimittel die durch gestörte Immunreaktionen verursachten Mikrozirkulationsstörungen und die Sauerstoffversorgung bei kälteinduzierter polymorpher erythematöser Dermatitis verbessern (s. a. Krankenbericht „Blutstase durch Kälte“ in Teil 1).
10. Psyche/Nervensystem: Klinische Untersuchungen der letzten Jahre haben einen deutlichen Zusammenhang zwischen Blutstase und Psyche gezeigt. So zeigen z. B. Patienten mit Schlafstörungen, Schizophrenien und Neurosen bei Untersuchungen der Kapillaren des Nagelbettes Normabweichungen in der Mikrozirkulation, die sich nach der Verabreichung von blutbelebenden Arzneien wieder deutlich normalisierte.
    Zur Behandlung von Schizophrenie, Angstzuständen, Psychosen usw. benutzt man *Tao Ren* (Persica), *Yu Jin* (Curcuma), *Chi Shao* (Paeonia Rubra), *Dan Shen* (Salvia Miltiorrhiza), *E Zhu* (Curcuma Ezhu) u. a., die sich durch ihren Mangel an Nebenwirkungen weitaus besser bewährten als Psychopharmaka.
11. Sinnesorgane: Blutbelebende Arzneien erweitern die Gefäße und wirken antikonvulsiv auf die Arteriolen der Retina. Sie verbessern so die Durchblutung und verhindern eine Ischämie des Auges. Sie werden zur Behandlung von Atropien des Sehnervs eingesetzt, verringern den arteriovenösen Druck und stoppen Hämorrhagien des Auges, außerdem erhöhen sie die Absorption von Blutgerinnseln.
    - Forschungen der letzten Jahre haben gezeigt, daß bei chronischem Glaukom die Blutviskosität deutlich erhöht ist, so daß auch dies eine Indikation für blutbelebende Arzneien ist. Außerdem sind sie wirksam bei Tinnitus, Schwerhörigkeit, chronisch verstopfter Nase, Polypen der Nase, Epistaxis, Rosacea-Nase, Nodulationen der Stimmbänder u. v. a. m.
12. Onkologie: Blutbelebende Arzneien und krebsbekämpfende Arzneimittel werden als Kombination erfolgreich bei akuter Leukämie und Nasenkrebs eingesetzt. Die Erfolgsrate

wird hierdurch gesteigert und die Nebenwirkungen verringert, gleichzeitig wird die Metastasierungsgefahr gesenkt.

- *E Zhu* (Curcuma Ezhu) erzielte als Einzelmittel hervorragende Erfolge bei der Bekämpfung von Zervikaltumoren im Frühstadium.

Unter den blutbelebenden Arzneien finden sich folgende häufige Kombinationen:

Dang Gui - Chuan Xiong	(Radix Angelicae - Radix Ligustici)
Tao Ren - Hong Hua	(Semen Persicae - Flos Carthami)
Pu Huang - Wu Ling Zhi	(Pollen Typhae - Faeces Trogopteri)
Ru Xiang - Mo Yao	(Olibanum - Myrrha)
San Leng - E Zhu	(Rhizoma Sparganii - Rhizoma Curcumae Ezhu)
Da Huang - Bie Chong	(Radix Et Rhizoma Rhei - Eupolyphaga)
San Qi - Bai Ji	(Radix Notoginseng - Rhizoma Bletillae)
Dan Shen - Mu Dan Pi	(Radix Salviae Miltiorrhizae - Cortex Moutan Radicis)

Generell läßt sich jedoch feststellen, daß die Kombination von blutbelebenden Arzneien mit anderen blutbelebenden Arzneien, darunter vor allem **Arzneien von kühlender, wärmender, *Qi*-supplementierender, *Qi*-bewegender, Schleim umwandelnder, dispergierender oder purgierender Art,** eine Steigerung der Wirksamkeit erzielt, so daß die Kombination dieser Arzneimittel zu bewährten Rezepturen die Therapie der Wahl ist bei Blutstase und den mit ihr im Zusammenhang stehenden Krankheiten.

Fußnoten

[33] Siehe Glossarium

[34] So ist z. B. Steven Fulders „The Tao of Medicine" (neuer Titel: Book of Ginseng) ausschließlich der Ginsengforschung gewidmet und gehört, wenn auch seine Daten vorwiegend aus den siebziger Jahren stammen, immer noch zu den vollständigsten. Ein etwas moderneres, aber weniger komplettes Werk ist das 1991 von Beijings Science Press und S.A.T.A.S., Belgien, veröffentlichte „Recent Advances in Chinese Herbal Drugs", dessen Forschungsberichte über Ginseng immerhin aus den achtziger Jahren stammen. Das neueste veröffentlichte Material ist derzeit leider nur in chinesisch erhältlich und kann hier aus Platzgründen nur gekürzt und in Fragmenten wiedergegeben werden.

KAPITEL VIII

Blutstase in der Praxis der TCM – Rezepturen und Akupunktur

An dieser Stelle wird zwar zunächst auf die Akupunktur eingegangen, doch nimmt diese den geringeren Anteil an der Therapie ein. Dies geht aus drei Gründen hervor:

1. Die Akupunktur wirkt zunächst auf der *Qi*-Ebene und erreicht die Ebene des Blutes nur über das *Qi*. Die Arzneimitteltherapie kann jedoch direkt auf der Blut-Ebene ansetzen, was bei Blutstase notwendig ist.
2. In den klassischen Werken über Akupunktur wurden nie Angaben zu generellen Syndromen gemacht, sondern immer konkrete Bezüge zum Symptom hergestellt. In der modernen Literatur Chinas werden Punktkombinationen nach Erfahrungswerten zu den westlichen Krankheiten, nicht den traditionellen Syndromen aufgelistet.
3. Die Blutstase ist ein Syndrom, das sich zwar an verschiedenen Stellen des Körpers manifestiert, jedoch eine universelle Natur hat; d. h. das Blut ist an jeder Stelle des Körpers in seinem Fluß gestört. Nur eine Arznei, die wiederum überall hingelangt, kann eine solche generelle Störung direkt angehen. Die Akupunktur wirkt besser auf die lokale Manifestation der Blutstase, so daß es zwar Punktkombinationen für koronare Herzkrankheiten (KHK), Apoplex, Psoriasis, Dysmenorrhö, usw. gibt, aber keine Punktkombination für den gesamten Körper.

Der interessierte Therapeut findet also unzählige Punktkombinationen bei Krankheiten mit Blutstase in der einschlägigen Literatur, z. B. bei Maciocia, unter der jeweiligen Krankheit aufgelistet. Auch habe ich zu jeder Rezeptur einige Punkte und Kombinationen angegeben, die natürlich – ebenso wie die Rezeptur – patientenspezifisch modifiziert werden sollten. An dieser Stelle soll nun hauptsächlich auf die generelle Behandlung der Blutstase eingegangen werden.

Akupunktur bei Blutstase

„Wie man unreines Blut behandelt: Das Pathogen dringt in die Netzgefäße und von dort in die Leitbahnen und sammelt sich schließlich in den Adern. Seine Hitze oder Kälte ist noch nicht ausgeprägt und verhält sich wie brandende Wellen: Mal kommen sie und mal gehen sie wieder. Die Symptome sind also nicht ständig vorhanden. Durch die Therapie muß das Pathogen ergriffen und angehalten werden. Nach dem Anhalten sammelt es sich an einer Stelle an und muß dann mit dem unreinen (stasischen) Blut ausgeschieden werden. Denn wenn es für längere Zeit in den Leitbahnen verweilt, entsteht eine Blockade mit Bi-Syndrom."

Aus: Zhen Fang Liu Ji (Sechs Abschnitte über Akupunkturverfahren) von Wu Kun (1551–1620)

Die Behandlung der Blutstase in der TCM erfolgt in China meist durch Arzneimitteleinsatz (blutbelebende Arzneien u.ä.), jedoch kann die Akupunktur hier ebenfalls einen nicht unbedeutenden Beitrag zur Erhöhung des Blutflusses, zum Durchgängigmachen der Leitbahnen und zur Bewegung von *Qi* und Blut leisten. Außerdem entsteht bei vielen Krankheiten des Blutstasesyndroms Schmerz, den die Akupunktur ebenfalls effizient therapieren kann.

Bei allgemeinen Blutstörungen wird ja immer *San Yin Jiao* (Mi 6) verwendet und der Vereinigungspunkt des Blutes, *Ge Shu* (Bl 17), ist ebenfalls von Wichtigkeit. Bei Blutkrankheiten wird in der Literatur immer *Lie Que* (Lu 7) angegeben und das blutige Nadeln mit Dreikantnadel (*San Ling Zhen*) von *Wei Zhong* (Bl 40) wird auch immer wieder genannt.

Zum Stoppen von Blutungen eignen sich Le 1 und Mi 1 mit Mi 10.

Bei emotional affektierten Blutstasen (z. B. Leber-*Qi*-Stagnation) sind He 7, Pe 7 und LG 26 geeignet.

Zu den allgemein anwendbaren Akupunkten, die bei Blutstase wirkungsvoll sind, gehören noch: Le 2, Le 3, Mi 6, Mi 8, Di 11, Pe 5 und Bl 60.

Folgende Methoden zur Blutbelebung bei Blutstase werden im heutigen China oft verwendet:

1. Blutbelebende Stimulierung der *Luo*-Gefäße (Netzgefäße)

Im Kapitel „Zwölf Quellen der Neun Nadeln" des *„Ling Shu"* heißt es: „Wann immer genadelt wird, (...) sollte angesammeltes und altes Blut beseitigt werden." Im *„Su Wen"*, Kapitel „Erklärung der Nadeln" heißt es: „Um angesammeltes und altes Blut zu beseitigen, muß das Blut herausgelassen werden." Im *„Ling Shu"*, Kapitel „Über Nadeln" ist die Rede vom „Stechen der *Luo*-Gefäße", womit ein blutiges Nadeln (Blutenlassen mit Dreikantnadel) gemeint ist. Die moderne Forschung zeigt, daß diese Methode ihre effiziente Anwendung im klinischen Alltag findet. Sie wird insbesondere bei blutstasebedingtem Kopfschmerz (*Tai Yang* Punkt, Extrameridian, M-HN 9 (nach der Deadman Nomenklatur)) und Hüftschmerz (Nadeln von *Wei Zhong*, Bl 40, in der Kniekehle) verwendet.

2. Blutbelebende und *Qi*-bewegende Nadelung

Im *„Su Wen"*, Kapitel „Aufsteigender Schmerz" heißt es: „Wenn pathogene Kälte in die Leitbahnen gelangt und sich dort staut und gerinnt, so verläßt das Blut die Adern und fließt nach außerhalb, so daß das Blut ungenügend ist und das *Qi* kann nicht durch die Adern fließen und wird blockiert, so daß ein plötzlicher Schmerz entsteht." Dort heißt es auch: „Bei inneren Verletzungen durch Bedrücktheit und Trübsinn fließt das *Qi* kontravektiv nach oben, dadurch werden die sechs *Shu*-Punkte undurchgängig und das befeuchtende *Qi* kann sich nicht mehr frei bewegen, so daß auch das Blut sich ansammelt und sich nicht verteilen kann, die Körpersäfte dicken ein." Dies führt unbehandelt zu allen Ansammlungen (abdominalen Massen).

Dies weist darauf hin, daß äußere Pathogene und gestörte Emotionen zu inneren Verletzungen u. a. führen können, welche wiederum *Qi*-Stagnation und Blutstase zur Folge haben. Da das *Qi* der Heerführer des Blutes ist, wie das *„Nei Jing"* sagt, kann bei Blutstase durch *Qi*-Stagnation das Blut durch ein Bewegen des *Qi* ebenfalls belebt werden. Hierzu eignen sich folgende Akupunkturpunkte: *Qi*-bewegende Punkte wie *Tan Zhong* (in der Brustmitte, der

Sammelpunkt des *Qi*, KG 17) für den Oberen Erwärmer, *Zhong Wan* (in der Bauchmitte, Sammelpunkt der *Fu*-Organe, KG 12) für den Mittleren Erwärmer und *Qi Hai* (in der Unterbauchmitte, Meer des *Qi*, KG 6) für den Unteren Erwärmer. Blutbelebende Punkte wie *Ge Shu* (Sammelpunkt des Blutes, Bl 17) zusammen mit *Xue Hai* (der Name bedeutet „Meer des Blutes", Mi 10) als Hauptpunkte für den gesamten Körper; *Nei Guan* (Pe 6) als wichtiger Punkt zur Behandlung von Herz- und Gefäßkrankheiten; *Zu San Li* (Ma 36) zusammen mit *Cheng Shan* (Bl 57) als wichtige Punkte zur Behandlung von Magen-Darm-Krankheiten mit Blutstase sowie *Wei Zhong* (Bl 40) als wichtiger Punkt bei blutstasebedingtem Rücken- und Hüftschmerz.

3. Blutbelebende und Leitbahn-wärmende Methode

Im *„Nei Jing"* heißt es: „Wenn eine konstitutionell bedingte innere Leere-Kälte (durch Leere des wärmenden *Yang)* im Körper herrscht, so kann sich das Blut nicht ausbreiten und wenn äußere pathogene Kälte angreift, so sind die Leitbahnen und Adern gestaut und undurchgängig." Das heißt, daß sowohl bei innerer wie auch äußerer Kälte, die zum „Gefrieren" des Blutes und somit zur Blutstase führt, eine Leitbahn-wärmende Therapie angebracht ist. Hierbei sollte zuerst *Da Zhui* (LG 14), *Qu Chi* (Di 11) mit warmen Nadeln (Nadeln mit Moxakraut an der Spitze) gestochen werden, um die Kälte des Äußeren (Oberfläche) zu vertreiben, anschließend sollten die *Shu*-Punkte des Rückens und der Hüfte (einschließlich der Locus-Dolendi-Punkte) warm genadelt und moxibustiert werden und anschließend noch eine *Ba-Guan*-(chinesische Schröpfkopf)-Behandlung durchgeführt werden.

4. Blutbelebende und *Yin*-befeuchtende Methode

Innere Hitze entsteht auch durch Leere des *Yin*, so daß ein Leere-Feuer-Syndrom entsteht, welches das Blut eindicken und gerinnen läßt. Blutstase ist daher die Folge einer *Yin*-Leere über längere Zeit. Um hier die Wurzel zu beseitigen, wird die blutbelebende und *Yin*-befeuchtende Methode verwendet: Es werden die wichtigen Punkte der *Mu*- und *Shu*-Punkte der *Yin*-Leitbahnen behandelt, wie z. B. *San Yin Jiao* (Mi 6), *Yin Ling Quan* (Mi 9), *Tai Xi* (Ni 3), *Shen Shu* (Bl 23), *Gan Shu* (Bl 18), *Pi Shu* (Bl 20), *Guan Yuan* (KG 4), *Qi Hai* (KG 6) usw. und zwar bei jeder Nadelung nur etwa 2–3 Punkte, da die bestehende Leere durch das Akupunktieren nicht weiter gefördert werden soll.

Akupunktur ist ja prinzipiell eine *Qi*-verbrauchende Therapie, auch wenn hier von „tonisieren" die Rede ist, da dem Körper ja (außer beim Moxen) keine neue Energie zugeführt, sondern lediglich die vorhandene Energie an einem Punkt angesammelt oder hingeleitet (d. h. tonisiert) wird. Ein wirkliches Zuführen von Energie kann nur durch Moxa, Arzneimittel, Diätetik und externes *Qi* beim *Qi-Gong* erreicht werden. Aus diesem Grunde sollten bei langwierigen Leerezuständen wie dem obigen am besten zusätzlich Arzneimittel verabreicht werden. In diesem Falle ergänzen sich Akupunktur und Arzneimitteltherapie auf hervorragende Weise.

In der modernen Forschung hat sich der Einsatz von blutbelebender Akupunktur besonders bei folgenden Krankheiten als effizient erwiesen: Autoimmunkrankheiten, ischämischer Apoplex, Schizophrenien, Sklerodermatitis, hyperthyreosebedingtes Hervortreten der Augen und Arthritiden des rheumatischen Formenkreises. Es wird hier in erster Linie ein Regulationsmechanismus des Immunsystems und des Metabolismus als zugrundeliegendes Prinzip der blutbelebenden Akupunktur vermutet. Daß eine gestörte Immunreaktion eine der ätiologischen Noxen der Blutstase ist, habe ich ja bereits in meiner experimentellen

Forschung in China nachgewiesen[35].

Zusätzlich gibt es noch die Möglichkeit, durch blutig Stechen mit Dreikantnadeln (*San Ling Zhen*) und anschließendem Schröpfen die Staus in den Meridianen sowie Hitze, Schmerz und Schwellung zu beseitigen, sofern ein Fülle-Syndrom vorliegt. Durch blutig Stechen der entsprechenden *Luo*-Gefäße mit Dreikantnadeln, läßt sich das Blut beleben und Entzündungen beseitigen. Dies gilt besonders für akutes Erysipel, rheumatoide Arthritis, Steifheit der Finger (hier benutzt man die 4 Extrameridianpunkte *Si Feng*) und akute Blutstasen durch Traumen.

Dabei darf jedoch, wie schon erwähnt, nicht vergessen werden, daß die genaue Therapie durch die Syndromdifferenzierung bestimmt wird. Daher können diese Angaben nur ungefähre Richtlinien sein. Genauere Hinweise zur Akupunktur der einzelnen Syndrome finden sich jeweils mit der Rezeptur zusammen angegeben und sollten ebenso flexibel modifizierbar sein wie die Rezepturen selbst.

Die in Taiwan häufig angewendete Methode nach Meister Tong (*Dong Shi Zhen Jiu*) verspricht ebenfalls gute Erfolge bei Krankheiten im Zusammenhang mit Blutstase. Sie verwendet allerdings überwiegend andere Punkte als die orthodox angegebenen, so daß hier keine Angaben gemacht werden können. Das blutige Nadeln von vielen Punkten des Rückens gehört ebenfalls zu ihren Besonderheiten. Hierbei werden Punkte am Rumpf blutig genadelt, d. h. sie können mit einem sterilen Schnäpper gestochen werden, was weitaus leichter ist, als die hier in der orthodoxen Akupunktur eingesetzte Dreikantnadel. Diese Methode hat sich als äußerst effektiv erwiesen und ist daher in Taiwan auch unter orthodoxen Akupunkteuren sehr verbreitet.

Die im *„Nei Jing"* beschriebene Blutstase machte ja zu einem Viertel akute Blutstase durch Verletzungen aus, denn dort werden Traumen, kältebedingte Koagulationen, emotionale Ursachen und langwierige auszehrende Erkrankungen als Gründe für Blutstase genannt. Wörtlich heißt es dort: „Wenn man sich durch Hinfallen verletzt, so entsteht schlechtes Blut im Inneren, das nicht weggeht." (Kap. 58 *„Ling Shu"*: Diebischer Wind). Dieses Zitat weist auf eine akute Blutstase mit Hämatomen hin, die natürlich wie noch heute auf blutig Nadeln gut anspricht.

Prof. Unschuld (München) ist sogar der Meinung, daß zur Zeit des *„Nei Jing"* im Altertum Chinas die Akupunkturpunkte vorwiegend auf diese Weise behandelt wurden[36], da die Nadelung mit feinen Nadeln sich erst später verbreitete. Auch dies könnte ein Indiz für das hohe Alter dieser Methode nach Meister Tong sein.

Weitere Angaben aus den Akupunktur-Klassikern

Zhen Jiu Zi Shang Jing (Erfahrungen mit der Aku-Moxi-Therapie, 1220) von Wang Zhi-Zhong:

Shi Men (KG 5) behandelt den postpartalen Blutfluß, Blutansammlungen und Metrorrhagien bei Frauen.

Tian Shu (Ma 25) und *Zhong Ji* (KG 3) behandeln Blutansammlung und Blutklumpen.

Lou Gu (Mi 7) und *Qu Quan* (Le 8) behandeln Blutstase mit abdominalen Massen (*Jia*).

Qiu Xu (Gb 40) und *Zhong Fu* (Lu 1) behandeln Blutstase im Inneren.

<u>*Yi Xue Ru Men*</u> (Elementare Medizin, 1575) von Li Chan:
Bei Blutstase in Brust und Abdomen nehme man *Zu San Li* (Ma 36).
Bei Blutstase im Brustraum nehme man *Ju Gu* (Di 16).

<u>*Zhen Jiu Da Cheng*</u> (Großes Kompendium der Akupunktur, 1601) von Yang Ji-Zhou:
Das Dickerwerden des Blutes behandle man mit *Xuan Zhong* (Gb 39).
Dickes Blut, in Brust und Bauch angesammelt, behandle man mit *Shen Shu* (Bl 23).

Die wichtigsten Rezepturen bei Blutstase und begleitende Akupunktur

Blutregulierende Rezepturen bestehen aus blutregulierenden und anderen Arzneimitteln und sollen das Blut und den Blutfluß aktivieren, den Blutkreislauf stimulieren oder Blutungen stillen. Sie werden im allgemeinen zum Behandeln von Blutungen und Blutstasen benutzt. Alle Blut-Syndrome können zunächst auf der Basis von Kälte/Hitze und Leere/Fülle unterschieden werden.

Blutregulierende Rezepturen können weiterhin in blutbelebende und blutstillende Rezepturen klassifiziert werden. In diesem Buch werden wir hauptsächlich auf blutbelebende Rezepturen zu sprechen kommen.

Bei der Diagnose sollte man außer dem Unterscheiden der Syndrome auf der Basis von Kälte/Hitze und Leere/Fülle, auch immer die Dringlichkeit des Zustandes beachten. Wenn das Syndrom akut ist und die Symptome schwer (z. B. starke Blutung oder Schmerz wegen Stasen), dann sollte man sich zunächst auf die Symptome konzentrieren, danach auf die Ursache.

Wenn das Syndrom chronisch ist und die Symptome sind leicht, dann sollte man sich auf das Behandeln der Ursache konzentrieren. Beim Benutzen von blutbelebenden Arzneimitteln, können leicht *Qi* und Blut geschwächt werden, besonders wenn man sie über eine ausgedehnte Zeitspanne anwendet. Deshalb werden oft *Qi* und bluttonisierende Arzneimittel hingezufügt; man schützt den Körper so vor möglichen Schäden in *Qi* und Blut.

Ein Stoppen von Blutungen kann andererseits leicht zu Blutstase im Inneren führen. Deshalb werden manchmal blutaktivierende Arzneimittel blutstillenden Rezepturen hinzugefügt, um einer Blutstase im Körper vorzubeugen. Dies gilt jedoch nicht für *San Qi* (Radix Notoginseng), das nachgewiesenermaßen sowohl blutbelebend als auch blutstillend wirkt.

Außerdem sollten blutbelebende Rezepturen mit Vorsicht benutzt werden bei schwangeren Frauen oder jenen mit Hypermenorrhö (übermäßig starken Monatsblutungen), da diese Rezepturen einen blutlösenden Charakter haben.

Zum Beispiel werden sie häufig benutzt zur Behandlung von Traumen mit Schwellung und Schmerz, abdominalem Schmerz durch Blutstase oder Hemiplegie durch Stagnation von Blut in den Meridianen und *Luo*-Gefäßen. Diese Rezepturen können auch für das anfängliche Stadium von ulzerativen Krankheiten, Amenorrhö und Dysmenorrhö benutzt werden, ebenso für ununterbrochene Blutungen nach der Entbindung.

Ein Wort jedoch noch an alle in der Chinesischen Arzneimitteltherapie unerfahrenen Behandler: Der Einsatz einzelner oder mehrerer auf die gleiche Symptomatik zielender

Mittel, wie sie bei uns überwiegend vorkommt, ist in China eher eine Ausnahme.

Oft werden zum Abfangen von Nebenwirkungen – oder auch präventiv, um mögliche Folgesyndrome der Krankheit im voraus abzufangen – Mittel eingesetzt, die nicht direkt mit den mittelbaren Symptomen in Verbindung stehen.

Daß solche, durch das Wissen jahrhundertelanger erfolgreicher Erfahrungsmedizin verifizierten Kombinationen ernstgenommen werden müssen, zeigt nun auch die moderne Pharmakologie:

In Versuchen mit Eiweiß-induzierter Arthritis bei Laborratten zeigte sich z. B., daß die einzelne Gabe von *Chou Wu Tong* (Clerodendrum trichotomum) oder *Xi Xian Cao* (Siegesbeckia orientalis) im Dekokt keine Wirkung auf die Arthritis hatte, hingegen die kombinierte Gabe beider Mittel im 2:1-Dekokt die Arthritis deutlich verminderte.[37]

Daher sollten (vor allem in der Rezepturlehre der TCM) bei Angabe bestimmter traditioneller Kombinationen von Mitteln diese nicht ignoriert werden, nur weil scheinbar kein Zusammenhang mit den direkten Syndromen besteht.

In China ist es zwar gang und gäbe, daß der Behandler die Rezepturen individuell und je nach Lage des Falles modifiziert, doch dies sollte bei uns im Westen nur der tun, der sich auch mit der Wirkung der Arzneimittel auskennt und darin genügend Erfahrung gesammelt hat. Ein unerfahrenes Experimentieren auf Kosten des Patienten sollte also unbedingt vermieden werden.

Für den fortgeschrittenen Anwender ist natürlich der flexible Einsatz der Rezeptur das erwünschte Ziel der Arzneimitteltherapie, wodurch eine wirklich individuelle Behandlung erreicht wird, wie es die WHO als Ziel der Medizin des 21. Jahrhunderts vorschlägt. Ich würde sogar so weit gehen, zu behaupten, daß alle Standardrezepturen nur als Referenzmaterial dienen können und nicht auswendig gelernt werden müssen, vorausgesetzt der Therapeut kennt die Arzneimittel in- und auswendig und kann sie flexibel zu einer individuellen Rezeptur kombinieren. Denn wie sonst sind die ersten Rezepturen entstanden, wenn nicht auf diese Weise?

Es folgen nun die zweiunddreißig wichtigsten Rezepturen zur Therapie der Blutstase, sortiert nach

a. akuter lokaler Blutstase durch Traumen und Infekte, die die Gefäßdurchlässigkeit verändern,
b. chronischer allgemeiner Blutstase des Gesamtorganismus, die sich durch Schmerz oder andere Symptome äußert sowie
c. chronischer lokalisierter Blutstase in bestimmten Körperbereichen wie Kopf, Brust, Abdomen, Unterbauch usw. und schließlich deren großer Untergruppe,
d. chronischer lokalisierter Blutstase mit vorwiegend gynäkologischen Indikationen. [38]

Dazu ist allerdings anzumerken, daß viele Rezepturen bedingt durch ihre große Indikationsbreite in zwei dieser Gruppen passen würden. So würde z. B. ***Tao Hong Si Wu Tang*** **(Persica-Carthamus Vier Bestandteile Dekokt)** sowohl in die zweite, wie auch in die vierte Gruppe passen, da sie sowohl bei Menstruationsstörungen aller Art als auch bei einer Reihe von Krankheiten, welche Blutstase zur Ursache oder zur Folge haben, eingesetzt werden kann. Da es jedoch für Menstrationsstörungen weitaus spezifischere Rezepturen gibt, habe ich sie in die zweite Gruppe aufgenommen.

Die Übergänge sind also teilweise fließend und der Therapeut sollte in seinem Denken flexibel genug sein, daß er bei entsprechender Syndromdifferenzierung auch bei einem männlichen Patienten daran denkt, daß u. U. eine unter der gynäkologischen Gruppe aufgelistete Rezeptur die richtige sein kann.

Ferner ist zu beachten, daß die Standardrezepturen aus den klassischen Aufzeichnungen oft eine Vereinfachung der Erfahrung mit vielen verschiedenen Patienten waren, deren Indikationen gewissermaßen „auf einen Nenner“ gebracht wurden. Doch das in der TCM unerläßliche Konzept der Syndromdifferenzierung (*Bian Zheng Lun Zhi*) legt nahe, jedem Patienten eine individuelle Modifizierung der Grundrezeptur zu verabreichen. Aufgrund des großen Arzneimittelschatzes gibt es natürlich viele Kombinationsmöglichkeiten ähnlicher Arzneimittel und daher um so mehr Standardrezepturen, doch wie die modernen Fallbeispiele aus China (Kapitel VI) zeigen, werden *immer* Modifikationen vorgenommen, die die exakte Krankheitssituation des Einzelfalles berücksichtigen.

Diese Gliederung soll also in erster Linie ein Anhaltspunkt, nicht jedoch ein Dogma sein:

Gruppe I: Akute lokale Blutstase
(bei Traumen und akuten Infekten)

Fu Yuan Huo Xue Tang	(Blutbelebendes Rekonvaleszenz-Dekokt)
Qi Li San	(Sieben *Li* Pulver)
Die Da Wan	(Trauma Pille)
Jie Du Huo Xue Tang	(Entgiftendes, blutbelebendes Dekokt)
Tong Jing Zhu Yu Tang	(Antistasisches Exanthem Dekokt)
Hui Yan Zhu Yu Tang	(Antistasisches Epiglottis Dekokt)

Gruppe II: Generelle chronische Blutstase
(Syndrom steht im Vordergrund)

Shen Tong Zhu Yu Tang	(Antistasisches Schmerzdekokt)
Bu Yang Huan Wu Tang	(*Yang*-stärkendes Fünf-Zehntel Dekokt)
Dan Shen Yin	(Salvia Trank)
Shi Xiao San	(Spontanes Lächeln Pulver)
Shou Nian San	(Handgemachte Pille)
Huo Luo Xiao Ling Dan	(Wundersame gefäßbelebende Pille)
Shu Jing Huo Xue Tang	(Gefäße entspannendes Dekokt)
Da Huang Zhe Chong Wan	(Rheum Eupolyphaga Pillen)
Di Dang Tang	(Widerstand Dekokt)
Tao Hong Si Wu Tang	(Persica-Carthamus Vier Bestandteile Dekokt)
Yang Yin Tong Bi Tang	(*Yin*-nährendes und *Bi*-lösendes Dekokt)
Dian Kuang Meng Xing Tang	(Psychose Dekokt)

Gruppe III A: Spezifische chronische Blutstase
(Lokalisation steht im Vordergrund)

Tao Hong Cheng Qi Tang	(*Qi* ordnendes Persica Carthamus Dekokt)
Xue Fu Zhu Yu Tang	(Antistasisches Brustraum Dekokt)
Tong Qiao Huo Xue Tang	(Sensorien öffnendes blutbelebendes Dekokt)
Ge Xia Zhu Yu Tang	(Antistasisches Bauchraum Dekokt)
Guan Xin Er Hao Fang	(Koronardekokt Nr. 2)

Gruppe III B: Spezifische chronische Blutstase
(in der Gynäkologie häufig verwendete Rezepturen)

Shao Fu Zhu Yu Tang	(Antistasisches Unterbauch Dekokt)
Gong Wai Huai Yun Fang	(Rezeptur für extrauterine Schwangerschaft)
Wen Jing Tang	(Menses wärmendes Dekokt)
Ai Fu Nuan Gong Wan	(Artemisia Cyperus Pille)
Sheng Hua Tang	(Wandel gebärendes Dekokt)
Gui Zhi Fu Ling Wan	(Zimt und Poria Pillen)
Xia Yu XueTang	(Purgierendes Blutstase Dekokt)
Yong Quan San	(Sprudelnde Quelle Pulver)
Xi Huang Wan	(Gelbe Rhino Pillen)

Gruppe I: Akute lokale Blutstase (bei Traumen und akuten Infekten)

1. *Fu Yuan Huo Xue Tang* (Blutbelebendes Rekonvaleszenz-Dekokt)

Diese Rezeptur wird zur Behandlung von stechendem, kaum auszuhaltendem Schmerz (vor allem durch Traumen) verwendet. Sie wirkt bei Blutstase im Rippenbereich, beruhigt die Leber und macht die *Luo*-Gefäße durchgängig.

Zusammensetzung

1. Rhizoma et Radix Rhei (*Da Huang*)	30 g
2. Radix Bupleuri (*Chai Hu*)	15 g
3. Radix Angelicae Sinensis (*Dang Gui*)	9 g
4. Semen Persicae (*Tao Ren*)	9 g
5. Flos Carthami (*Hong Hua*)	6 g
6. Squama Manitis (*Chuan Shan Jia*)	6 g
7. Radix Trichosanthis (*Tian Hua Fen*)	9 g
8. Radix Glycyrrhizae (*Gan Cao*)	6 g

Anwendungsweise

Diese Rezeptur wird in Form eines warmen Dekokts genommen.

Sie ist bei allen schweren Schmerzen durch Traumen oder Stagnation des Leber-*Qi* mit Blutstase und Schmerzen unter den Rippenbögen verwendbar.

Wirkung

1. Beseitigt Blutstase und bewegt das Blut
2. Beruhigt die Leber und macht die *Luo*-Gefäße durchgängig

Erklärung

Diese Rezeptur benutzt Rhizoma et Radix Rhei (*Da Huang*), um die Blutstase im Rippenbereich schnellstens zu verteilen und durch seine kalte Natur die Hitze zu kühlen. Radix Bupleuri (*Chai Hu*) wird benutzt, um den Fluß des stagnierten Leber-*Qi* zu glätten und dadurch den Schmerz zu beseitigen. Radix Angelicae Sinensis (*Dang Gui*) nährt das Blut und beugt einer Erschöpfung durch die blutregulierenden Arzneimittel vor. Semen Persicae (*Tao Ren*) und Flos Carthami (*Hong Hua*) werden zur Bewegung des Blutes und ebenfalls zur Zerstreuung der Blutstase benutzt. Squama Manitis (*Chuan Shan Jia*) wirkt blutstasebrechend und läßt das *Qi* in den *Luo*-Gefäßen besser fließen. Radix Trichosanthis (*Tian Hua Fen*) wirkt im Blutbereich, wo es die Wirkung der anderen Arzneien hinzieht und gleichzeitig Hitze kühlen und Schwellungen beseitigen kann. Radix Glycyrrhizae (*Gan Cao*) hilft die akuten Zustände zu mildern und harmonisiert die anderen Arzneimittel. Diese Rezeptur besteht vorwiegend aus blutbelebenden Arzneien.

Um den *Qi*-bewegenden Effekt zu erhöhen, können noch weitere Arzneien wie *Chuan Xiong* (Ligusticum), *Yu Jin* (Curcuma), *Ru Xiang* (Olibanum), *Mo Yao* (Myrrha), *Tu Bie Chong* (Eupolyphaga) und *Yan Hu Suo* (Corydalis) hinzugefügt werden.

In der Praxis wird diese Rezeptur häufig bei schmerzhaften Traumen aller Art verwendet, da sie einen starken analgetischen, abschwellenden und antithrombotischen Effekt hat.

VORGESCHLAGENE AKUPUNKTURBEHANDLUNG

PUNKTE: Bl 17, Mi 10, Le 14, Gb 34

TECHNIK: Sedation

Bl 17 und Mi 10 aktivieren den Blutfluß und beseitigen die Blutstase. Le 14 reguliert das Leber-*Qi*. Gb 34, als *He-See*-Punkt des Gallenblasenmeridians, kann den Schmerz im unteren Rippenbogen beseitigen.

2. *Qi Li San* (Sieben *Li* Pulver)

Ein chinesisches *Li* ist eine Mengeneinheit, die 0,031 Gramm entspricht. Sieben *Li* Pulver bedeutet, daß die Maximaldosis dieser Rezeptur sieben *Li*, also rund 2,2 Gramm sind.

Es aktiviert die Blutzirkulation, zerstreut Blutstase, stoppt Blutungen und befreit von Schmerzen. Es wird extern für Verletzungen, wie z. B. verstauchte Knöchel oder Knochenbrüche mit Blutstase, verwendet. Klinische Symptome sind z. B. lokale Schwellung, Verbrennungen, Blutungen durch Schnitt- oder Stichwunden und ähnliche Verletzungen. Diese Rezeptur kann sowohl innerlich wie äußerlich verwendet werden.

ZUSAMMENSETZUNG

1.	Sanguis Draconis (*Xue Jie*)	30 g	
2.	Flos Carthami (*Hong Hua*)	5 g	
3.	Resina Olibani (*Ru Xiang*)	5 g	
4.	Myrrha (*Mo Yao*)	5 g	
5.	Moschus (*She Xiang*)	0,4 g	
6.	Borneolum (*Bing Pian*)	0,4 g	
7.	Catechu (*Er Cha*)	7,5 g	
8.	Cinnabaris (*Zhu Sha*)	4 g	(in modernen Rezepturen obsolet)

ANWENDUNGSWEISE

Das gemahlene Pulver muß luftdicht aufbewahrt werden, da es viele leicht flüchtige Substanzen enthält. Man verschreibt 0,22–2,2 g, mit Wein oder warmem Wasser zusammen einzunehmen. Es kann auch mit Alkohol gemischt äußerlich angewendet werden. Es ist auch als Fertigarznei erhältlich.

WIRKUNG

1. Aktiviert die Durchblutung und zerstreut Blutstase
2. Wirkt schmerzstillend und blutstillend

Bei Verletzungen und Traumen aller Art: Blutstase und Schwellung durch Prellung, Stauchung oder Knochenbruch; Blutungen durch Schnitt- oder Stichwunden und ähnliche Verletzungen.

ERKLÄRUNG

Diese Rezeptur ist ein häufig verwendetes Remedium für diverse Symptome durch traumatische Verletzungen mit Blutstase. Sie bewirkt eine Bewegung des Blutes und des *Qi*, zerstreut Blutstasen und stoppt Blutungen und Schmerzen.

Sanguis Draconis (*Xue Jie*) ist die Hauptarznei dieser Rezeptur, da es Stase zerstreut und Schmerzen und Blut stillen kann. Flos Carthami (*Hong Hua*) wirkt ebenfalls Blutstase zerstreuend und aktiviert die Zirkulation des Blutes. Resina Olibani (*Ru Xiang*) und Myrrha (*Mo Yao*) aktivieren das *Qi* und brechen Blutstase, um Schmerz und Schwellung zu reduzieren. Der aromatische Moschus (*She Xiang*) und Borneolum (*Bing Pian*) aktivieren *Qi* und Blutzirkulation und öffnen die Meridiane und *Luo*-Gefäße. Das kühlende Catechu *(Er Cha)* klärt Hitze und stärkt die Fähigkeit des Körpers Flüssigkeiten zu halten, so daß es zusammen mit Sanguis Draconis (*Xue Jie*) blutstillend wirkt. Cinnabaris (*Zhu Sha*) beruhigt den Geist, der nach traumatischen Verletzungen oft ebenfalls beeinträchtigt ist.

VORGESCHLAGENE AKUPUNKTURBEHANDLUNG

Bei der Behandlung von Traumen wie Knochenbrüche oder Sehnenrisse, muß der Fokus in erster Linie auf die Behandlung mit Arzneimitteln gerichtet werden.

3. *Die Da Wan* (Trauma Pille)

Diese Rezeptur behandelt Erschöpfung, Traumen des Bewegungsapparates, z. B. mit Hüftgelenksschmerzen, externe Geschwüre aller Art sowie durch pathogene Faktoren bedingte Arthritis.

ZUSAMMENSETZUNG

1. In Wein gekochtes Rhizoma Rhei (*Jiu Jun*)
2. In Wein gekochtes Rhizoma Cyperi (*Jiu Xiang Fu*)
3. Radix Notoginseng (*San Qi*)
4. Flos Carthami (*Hong Hua*)
5. Eupolyphaga (*Tu Bie Chong*)
6. Pyritum (*Zi Ran Tong*)
7. In Wein gekochte Radix Angelicae (*Jiu Dang Gui*)
8. Radix Paeoniae Rubrae (*Chi Shao*)
9. Lignum Sappan (*Su Mu*)
10. Radix Rehmanniae (*Sheng Di Huang*)

ANWENDUNGSWEISE

Bestandteile in gleicher Menge mahlen und mit Honig zu ca. 3 g schweren Boli formen. Täglich 2 x 1 Pille mit Alkohol oder warmem Wasser einnehmen.

WIRKUNG

1. Beseitigt akute Blutstase durch Traumen oder Operationen
2. Stillt Schmerzen und wirkt abschwellend

Typische Indikationen sind Erschöpfung, Traumen und Schmerzen des Bewegungsapparates (Knochenbrüche, Sehnenverletzungen, Hüftschmerzen usw.), Furunkel und externe Geschwüre aller Art sowie Gelenkschmerzen durch Wind oder Nässe bedingte Arthritis.

ERKLÄRUNG

Während unter den blutbelebenden Mitteln *San Qi* und *Su Mu* besonders gegen den Schmerz wirken, beseitigen *Chi Shao, Zi Ran Tong* und das präparierte *Da Huang* (*Jiu Jun*) die Blutstase und kühlen, ebenso wie *Sheng Di*, das erhitzte Blut. *Sheng Di* und *Dang Gui* harmonisieren es gleichzeitig, denn diese Formel enthält ja auch starke blutstasebrechende Mittel wie *Tu Bie Chong*, das gleichzeitig Schwellungen behebt. Das *Qi* wird durch *Xiang Fu* zugleich bewegt, damit das Blut besser fließt und – durch Unfall und dessen Folgen – eventuell gestautes Leber-*Qi* die Genesung nicht behindert. Insgesamt wirkt die Rezeptur also gegen die Stase, die Schwellungen, den Schmerz und den Ärger, die mit einem Trauma einhergehen.

Diese Rezeptur ist in verschiedenen Variationen auch als Fertigarznei erhältlich.

VORGESCHLAGENE AKUPUNKTURBEHANDLUNG

Bei der Behandlung von Traumen des Bewegungsapparates muß der Fokus in erster Linie auf die Behandlung mit Arzneimitteln gerichtet werden.

Akupunktur bewährt sich jedoch als supplementive Therapie gegen die damit einhergehenden Schmerzen. Man basiert die Punktwahl auf die lokalen *A-Shi* (Locus dolendi)-Punkte und Fernpunkte für die *Qi*- und Blutaktivierung, wie z. B. Mi 10 und Ma 36.

4. *Jie Du Huo Xue Tang* (Entgiftendes, blutbelebendes Dekokt)

Diese Rezeptur wirkt blutbewegend und blutkühlend bei fieberhaftem Brechdurchfall der durch die Exsikkose eine Blutstase erzeugt.

ZUSAMMENSETZUNG

1.	Fructus Forsythiae (*Lian Qiao*)	8 g
2.	Radix Puerariae (*Ge Gen*)	8 g
3.	Radix Bupleuri (*Chai Hu*)	12 g
4.	Radix Angelicae Sinensis (*Dang Gui*)	8 g
5.	Radix Rehmanniae (*Sheng Di Huang*)	20 g
6.	Radix Paeoniae Rubrae (*Chi Shao*)	12 g
7.	Semen Persicae (*Tao Ren*)	32 g
8.	Flos Carthami (*Hong Hua*)	20 g
9.	Fructus Citri Aurantii (*Zhi Ke*)	4 g
10.	Radix Glycyrrhizae (*Gan Cao*)	8 g

ANWENDUNGSWEISE

Diese Rezeptur wird in Form eines warmen Dekokts eingenommen.

WIRKUNG

1. Kühlt Hitzetoxine des Blutes bei febrilen Infektionskrankheiten (*Wen Bing*) im Anfangsstadium
2. Bewegt das erhitzte und trockene Blut

Typische Indikationen sind fieberhafter Brechdurchfall mit starkem Wasserverlust, exsikkotische Krampfneigung, Dehydrationszeichen wie eingefallene Augen etc., kalte Glieder, Schweiß rinnt in Strömen. Bei febrilen Infektionskrankheiten (*Wen Bing*) im Anfangsstadium wie Masern, Meningitis, bei postenzephalitischen Störungen und Folgen der Poliomyelitis.

ERKLÄRUNG

Diese in der Praxis erprobte Rezeptur wirkt sowohl durch die Hitzetoxine kühlende Wirkung von *Lian Qiao, Chai Hu, Ge Gen* und *Gan Cao,* die blutkühlende Wirkung von *Sheng Di* und *Chi Shao,* verstärkt durch die blutbebende Wirkung von *Dang Gui, Tao Ren* und *Hong Hua.* Da *Qi* „der Heerführer des Blutes" ist, gibt man auch eine kleine Menge *Zhi Ke* hinzu, die das Bewegen des Blutes unterstützt. Das *Dang Gui* beugt als bluthamonisierendes Mittel der Erschöpfung durch die blutbewegenden und blutstasebrechenden Mittel vor und *Gan Cao* harmonisiert außerdem die Arzneiwirkung.

VORGESCHLAGENE AKUPUNKTURBEHANDLUNG

Wang Qing-Ren gibt als Begleitung seiner Rezeptur zur Fiebersenkung das blutig Stechen (*Ci Luo*) von Lu 5 mit Dreikantnadel oder Lanzette an.

5. *Tong Jing Zhu Yu Tang* (Antistasisches Exanthem Dekokt)

Diese Rezeptur wirkt bei dunklem oder violettem Exanthem, Pusteln, fleckförmigem Exanthem oder bei sekretgefüllten Blasen durch akute Infektionen.

ZUSAMMENSETZUNG

1.	Semen Persicae (*Tao Ren*)	32 g
2.	Flos Carthami (*Hong Hua*)	16 g
3.	Radix Paeoniae Rubrae (*Chi Shao*)	12 g
4.	Squama Manitis (*Shan Chuan Jia*)	16 g
5.	Spina Gleditsiae Sinensis (*Zao Jiao Ci*)	24 g
6.	Fructus Forsythiae (*Lian Qiao*)	12 g
7.	Lumbricus (*Di Long*)	12 g
8.	Radix Bupleuri (*Chai Hu*)	4 g
9.	Moschus (*She Xiang*)	0,3 g

ANWENDUNGSWEISE

Diese Rezeptur wird in Form eines warmen Dekokts eingenommen. Der Moschus wird nicht gekocht, aber mit dem Dekokt zusammen getrunken.

WIRKUNG

1. Bewegt stark das Blut und das *Qi*
2. Kühlt Hitze des Blutes bei febrilen Infektionskrankheiten (*Wen Bing*) mit Exanthem
3. Öffnet die Sinnesöffnungen (Orifizien)

Diese Rezeptur wirkt – wie zuvor die *Jie Du Huo Xue Tang* – ebenfalls bei febrilen Krankheiten (*Wen Bing*), jedoch mehr bei solchen, wo die Toxine bereits als Exanthem über die Haut abgehen und die Blutstase ausgeprägter ist. Typische Indikationen sind daher dunkle, violette Exantheme aller Art mit Würgereiz, Reizbarkeit und Schlaflosigkeit bei Tag und Nacht. Neuerdings setzt man diese Rezeptur auch bei Hautkrankheiten mit Blutstase ein, auch wenn diese nicht nach *Wen-Bing*-Krankheiten auftreten.

ERKLÄRUNG

Während *Tao Ren*, *Hong Hua* und *Chi Shao* drei der fünf Hauptpfeiler Wang Qing-Rens darstellen (die anderen beiden sind Angelika (*Dang Gui*) und Ligusticum (*Chuan Xiong*)) und das salzige und damit Verhärtungen aufweichende *Shan Chuan Jia* die Stase bricht, bewegt *Chai Hu* das *Qi* nach oben und *She Xiang* befreit die vom Fieber getrübten Sinne. *Zao Jiao Ci* wirkt blutbelebend, abschwellend, den Eiter austreibend und *Di Long* bringt die Wirkung in die Gefäße und senkt das hitzige *Yang* zusammen mit dem kühlenden *Lian Qiao*.

Ergänzung: Wenn der Stuhl sehr trocken ist, so muß 8 g Rhizoma Rhei (*Da Huang*) in die letzten 2–5 Minuten des Kochens hinzugefügt werden.

Wenn nach einigen Tagen Blasen mit klarem oder weißem Sekret zu sehen sind, so muß Moschus (*She Xiang*) weggelassen werden und stattdessen 20 g Astragalus (*Huang Qi*) hinzugefügt werden und die Menge von Squama Manitis (*Shan Jia*), und Spina Gleditsiae (*Zao Jiao Ci*) muß um die Hälfte reduziert werden.

Schließlich nach etwa sieben bis acht Tagen sollte die Menge von Semen Persicae (*Tao Ren*) und Flos Carthami (*Hong Hua*) ebenfalls um die Hälfte reduziert werden und es können 32 g Astragalus (*Huang Qi*) benutzt werden.

Diese Rezeptur ist anwendbar sowohl bei dicht verteiltem Pockenexanthem, bedeckt oder hervorbrechend, als auch bei feinen und spitzen Pusteln am ganzen Körper, die zu flachen Plättchen werden, oder mit dazwischenliegendem masernähnlichem oder fleckförmigem Exanthem oder bei sekretgefüllten Blasen. Die Farbe kann sowohl violett, dunkel oder schwärzlich sein, die Begleitsymptome können ebenso Würgereiz, Reizbarkeit, Schlaflosigkeit bei Tag und Nacht sein wie infauste Formen und Symptome aller Art.

Dies alles ist Ausdruck des in den Adern durch Blutstase behinderten Blutes und alle diese Symptome indizieren daher dieses Syndrom. Die Arzneien in der Rezeptur sind weder übermäßig kalt noch zu heiß, wirken weder zu stark attackierend noch zu stark purgierend; es ist eine wirklich ausgeglichene Rezeptur.

6. *Hui Yan Zhu Yu Tang* (Antistasisches Epiglottis Dekokt)

Diese Rezeptur behandelte zu Wangs Zeiten das häufige Verschlucken beim Trinken nach etwa fünf bis sechs Tagen Pocken. Heute wird sie auch für verschiedene Affektionen des Rachens und der Stimmbänder verwendet.

ZUSAMMENSETZUNG

1.	Semen Persicae (*Tao Ren*)	15 g
2.	Flos Carthami (*Hong Hua*)	15 g
3.	Radix Glycyrrhizae (*Gan Cao*)	9 g
4.	Radix Platycodi (*Jie Geng*)	12 g
5.	Rhizoma Rehmanniae (*Sheng Di*)	12 g
6.	Radix Angelicae (*Dang Gui*)	6 g
7.	Radix Scrophulariae (*Xuan Shen*)	3 g
8.	Radix Bupleuri (*Chai Hu*)	3 g
9.	Pericarpium Citri Aurantii (*Zhi Ke*)	6 g
10.	Radix Paeoniae Rubrae (*Chi Shao*)	6 g

ANWENDUNGSWEISE

Diese Rezeptur wird in Form eines warmen Dekokts genommen.

WIRKUNG

Beseitigt Blutstase, befreit den Hals, bewegt das *Qi* und löst Schleim.

Diese Rezeptur ist für Schluckstörungen beim Trinken, Halsschmerzen, Entzündung der Stimmbänder mit belegter Stimme oder Stimmlosigkeit geeignet.

VORGESCHLAGENE AKUPUNKTURBEHANDLUNG

Bei Halsschmerzen mit Hitze kann man die Quellpunkte der Finger, besonders aber 3E 1 sowie Lu 10 und 11 und die 10 extrameridianen Punkte der Fingerspitzen (*Shi Xuan*) blutig stechen.

Bei Stimmverlust hat sich die Punktkombination *Shi Yin* (Stimmverlust Nr. 88.32) der Dong-Familien-Tradition (*Dong Shi Zhenjiu*), wie sie auf Taiwan verwendet wird, als nützlich erwiesen. Man findet den ersten der beiden Punkte bei gebeugtem Knie (sitzend) auf der Innenseite (medial) des Kniegelenks in der Höhe von Bl 54 hinter dem Tibiakopf. Der zweite Punkt liegt 2 *cun* (Fingerzoll) darunter.

Gruppe II: Generelle chronische Blutstase (Syndrom steht im Vordergrund)

7. *Shen Tong Zhu Yu Tang* (Antistasisches Schmerzdekokt)

Diese Rezeptur ist besonders für Blutstase mit starken Schmerzen durch Arthritis und rheumatische Zustände (*Bi*-Syndrom) geeignet. Meist besteht eine Blockade der Meridiane und *Luo*-Gefäße, was sich besonders durch Steifheit der Glieder bemerkbar macht.

ZUSAMMENSETZUNG

1.	Radix Gentianae Qinjiao (*Qin Jiao*)	3 g
2.	Radix Ligustici Wallichii (*Chuan Xiong*)	6 g
3.	Semen Persicae (*Tao Ren*)	9 g
4.	Flos Carthami (*Hong Hua*)	9 g
5.	Radix Glycyrrhizae (*Gan Cao*)	6 g
6.	Rhizoma Seu Radix Notopterygii (*Qiang Huo*)	3 g
7.	Myrrha (*Mo Yao*)	6 g
8.	Radix Angelicae Sinensis (*Dang Gui*)	9 g
9.	Faeces Trogopteri (*Wu Ling Zhi*)	6 g
10.	Rhizoma Cyperi (*Xiang Fu*)	3 g
11.	Radix Achyranthis Bidentatae (*Niu Xi*)	9 g
12.	Lumbricus (*Di Long*)	6 g

ANWENDUNGSWEISE

Diese Rezeptur wird in Form eines warmen Dekokts genommen.

Die Hauptwirkung dieser Rezeptur beruht auf der Beseitigung des *Bi*-Syndroms und dem Durchgängigmachen der Gefäße mit *Qin Jiao* (Gentiana Qinjiao), *Qiang Huo* (Notopterygium) und *Di Long* (Lumbricus), die das Blut und *Qi* bewegen und den Schmerz beseitigen.

In der Praxis wird sie oft verwendet für Schmerzen in Schultern, Ellbogen, Hüften, Beinen, Knien oder generell im ganzen Körper.

Wenn ein leichtes Hitzesyndrom besteht, so füge man *Cang Zhu* und *Huang Bai* (Rhizoma Atractylodes Lanceae, Cortex Phellodendri) hinzu. Bei Leere und Schwäche muß eine große Menge von *Huang Qi* (Astragalus), also etwa 40–80 g, hinzugefügt werden.

VORGESCHLAGENE AKUPUNKTURBEHANDLUNG

Die folgenden Punkte können für die Behandlung von Blutstase und Schmerzen durch *Bi*-Syndrom verwendet werden: Bl 15, Bl 17, Mi 10, Bl 18, Bl 12, Bl 20, Gb 34 und lokale Schmerzpunkte.

8. *Bu Yang Huan Wu Tang* (*Yang*-stärkendes Fünf-Zehntel Dekokt)

Diese Rezeptur wirkt *Qi*-suppletiv und fördert die Durchblutung, außerdem stärkt sie Funktionen der (*Qi*-)Gefäße und macht sie durchgängig. Sie wurde von Wang Qing-Ren speziell für die Behandlung von postapoplektischen Hemiplegien (Lähmungen nach Schlaganfall) entwickelt.

ZUSAMMENSETZUNG

1.	Radix Astragali (*Huang Qi*)	20 g
2.	Radix Angelicae Sinensis (*Dang Gui Wei*)	6 g
3.	Radix Ligustici Wallichii (*Chuan Xiong*)	3 g
4.	Radix Paeoniae Rubrae (*Chi Shao Yao*)	6 g
5.	Semen Persicae (*Tao Ren*)	3 g
6.	Flos Carthami (*Hong Hua*)	3 g
7.	Lumbricus (*Di Long*)	3 g

ANWENDUNGSWEISE

Diese Rezeptur wird in Form eines warmen Dekokts genommen.

Sie wird bei den Folgen von apoplektischen Insulten verwendet, wie z. B. bei Fazialisparese mit Mund und Augenlähmung, schwieriges Sprechen und Schlucken, Speichelfluß aus dem Mund, Lähmung der Gliedmaßen, Stuhlverstopfung und Urininkontinenz oder häufiges Urinieren und Muskelatrophien.

Als typische Zeichen treten ferner meist ein langsamer Puls und häufig auch ein weißer Zungenbelag auf.

WIRKUNG

1. Tonisiert *Qi*
2. Aktiviert die Blutzirkulation und beseitigt Blutstase
3. Stärkt die Funktionen und die Durchgängigkeit der Meridiane und *Luo* -Gefäße

ERKLÄRUNG

Diese Rezeptur behandelt die nach dem Schlaganfall meist auftretende Blutstase, *Qi* -Stagnation und Paralyse der Meridiane und *Luo* -Gefäße.

Es wird daher eine größere Menge *Huang Qi* benutzt, um *Yang* und *Qi* zu stärken und so indirekt auch die Blutzirkulation, die außerdem speziell durch *Dang Gui* (Angelica Sinensis) angeregt wird. Radix Ligustici Wallichii (*Chuan Xiong*), Radix Paeoniae Rubrae (*Chi Shao Yao*), Semen Persicae (*Tao Ren*) und Flos Carthami (*Hong Hua*) wirken ebenfalls blutbelebend. Die blutwirksamen Mittel werden jedoch hier nur sparsam verwendet, da die Hauptrichtung der Rezeptur die *Qi*-Stärkung und die Gefäße durchgängigmachende Wirkung ist. Lumbricus (*Di Long*) hat eine starke Wirkung in dieser Richtung.

In der modernen Chinesischen Medizin verwenden wir die Rezeptur außer bei Schlaganfällen auch bei Paralysen unterschiedlicher Genese.

ACHTUNG

Um die obige Rezeptur richtig anzuwenden, muß der Patient bei Bewußtsein sein, da andernfalls eine Orifizien öffnende Rezeptur wie *An Gong Niu Huang Wan* (Palast beruhigende Bovis Pille) u. ä. indiziert ist; ferner muß die Körpertemperatur normal sein und falls der Schlaganfall durch eine Gefäßruptur zustandegekommen ist, muß die Blutung zum Stillstand gekommen sein. Am besten ist ein schwaches, weiches Pulsbild.

Bei *Yin*-Leere mit Hitze des Blutes ist die Rezeptur kontraindiziert, ein hoher Blutdruck schadet jedoch nicht.

VORGESCHLAGENE AKUPUNKTURBEHANDLUNG

PUNKTE: Di 15, Di 11, Dü 5, Di 4, Gb 30, Gb 34, Ma 36, Ma 41, Bl 60 und weitere Punkte je nach individueller Situation.

TECHNIK: Tonisierung

Da nach einem Wind-Schlag das *Yang* geschwächt ist, müssen natürlich die Hauptpunkte der *Yang*-Meridiane tonisiert werden. Da das *Yang Ming*-Gefäß dem *Qi* und Blut am nächsten steht, sollte es besonders fokussiert werden.

Da die Punkte nach der Syndromdifferenzierung (z. B. Wind-Schlag der Meridiangefäße oder der *Zang Fu*-Organe, spastische oder atrophische Paralyse, usw.) gewählt werden müssen, ist die Akupunktur der Schlaganfallfolgen ein umfangreiches Gebiet, das hier nicht im einzelnen besprochen werden kann. Ich verweise daher auf die Bücher von Maciocia u. a. oder auf eines meiner nächsten Bücher *„Geheime Akupunkturtechniken Chinas"*, das sich u. a. auch mit diesem Thema gründlich befassen wird.

9. *Dan Shen Yin* (Salvia Trank)

Diese Rezeptur aktiviert die Blutzirkulation, beseitigt Blutstase, aktiviert die *Qi*-Bewegung und stillt Schmerz. Sie wird besonders für Herz- und Magenschmerzen durch *Qi*-Stagnation und Blutstase verwendet.

ZUSAMMENSETZUNG

1.	Radix Salviae Miltiorrhizae (*Dan Shen*)	30 g
2.	Lignum Santali Albi (*Tan Xiang*)	5 g
3.	Fructus Amomi (*Sha Ren*)	5 g

ANWENDUNGSWEISE

Diese Rezeptur wird in Form eines kühlen (abgekühlten) Dekokts genommen.

WIRKUNG

1. Aktiviert das Blut und beseitigt die Blutstase
2. Aktiviert den *Qi*-Fluß und wirkt schmerzstillend

ERKLÄRUNG

Diese Rezeptur behandelt Herz- oder Magenschmerzen durch *Qi*-Stagnation und Blutstase. Die große Dosis von Radix Salviae Miltiorrhizae (*Dan Shen*) wird hier zur Aktivierung des Blutes und zur Beseitigung der Blutstase verwendet. Lignum Santali Albi (*Tan Xiang*) und Fructus Amomi (*Sha Ren*) aktivieren die *Qi*-Zirkulation und stillen den Schmerz.

Es ist eine relativ sichere Rezeptur insofern, daß seine *Yin-/Yang*-Verhältnisse fast neutral sind und nur eine ganz leichte Tendenz zur Kälte haben. Wir verwenden sie daher häufig für eine „stabile Angina pectoris", da ja Radix Salviae Miltiorrhizae (*Dan Shen*) auch einen milden vasodilatorischen Effekt hat und die Durchblutung der Herzkranzgefäße fördert, die Herzleistung erhöht, die Mikrozirkulation verbessert und antiarteriosklerotisch und gegen Thrombozytenaggregation wirkt.

VORGESCHLAGENE AKUPUNKTURBEHANDLUNG

PUNKTE: Bl 17, Mi 10, KG 12, Ma 36, Pe 6

TECHNIK: Sedation

Bl 17 und Mi 10 aktivieren die Blutzirkulation und beseitigen die Blutstase. KG 12 ist der Front-*Mu*-Punkt des Magenmeridians. Ma 36 ist dessen *He-See* Punkt. Beide Punkte, wie auch Pe 6 sollen den Fluß des Magen-*Qi* regulieren und magenbedingte Schmerzen beseitigen.

10. *Shi Xiao San* (Spontanes Lächeln Pulver)

Diese Rezeptur fördert den Blutfluß und verteilt die Blutstase, zerstreut Zusammenballungen und stillt Schmerz. Sie wird allgemein für verschiedene Arten von Schmerzen in Brust oder Abdomen im Zusammenhang mit Stase verwendet.

ZUSAMMENSETZUNG

1. Faeces Trogopteri (*Wu Ling Zhi*)
2. Pollen Typhae (*Pu Huang*)

ANWENDUNGSWEISE

Die Bestandteile müssen zu gleichen Mengen pulverisiert werden. Es werden dann etwa 6 g mit etwas Wein oder Essigwasser eingenommen; sie können auch in Form eines warmen Dekokts zubereitet werden, was aber durch einen unangenehmeren Geschmack auffällt.

Typische Symptome sind z. B. anhaltende Blutungen oder Plazentaretension nach der Geburt, Schmerzen bei unregelmäßiger Menstruation und stechender Schmerz im unteren Abdomen.

WIRKUNG

1. Aktivieren der Blutzirkulation und Beseitigung von Blutstase
2. Beseitigt Zusammenballungen und stoppt Schmerzen

ERKLÄRUNG

Diese, häufig als Bestandteil größerer Rezepturen benutzte Formel behandelt verschiedene Arten der Blutstase mit Schmerz. Sie ist insbesondere nützlich für Blutstase im Leberfunktionskreis.

Es werden hier also Faeces Trogopteri (*Wu Ling Zhi*) mit Pollen Typhae (*Pu Huang*) kombiniert, um die Blutzirkulation zu aktivieren, eine Beseitigung der Blutstase und ein Stillen der Blutung und des Schmerzes zu erreichen. Essig und Wein können diesen Effekt noch verstärken. Da diese Rezeptur die blutbelebende und stasezerstreuende Wirkung in den Vordergrund stellt, ist sie bei einer notwendigen Aktivierung des *Qi* nicht stark genug.

Aus diesem Grunde werden dann weitere *Qi*-aktive Arzneien hinzugefügt, wie z. B. die Kombination dieser Rezeptur mit *Jin Ling Zi San* (Meliae Toosendan Powder) oder die Beigabe einer Dosis Astragalus (*Huang Qi*).

Weitere Kombinationen dieser Rezeptur sind Tang Zong-Hais ***Gui Xiong Shi Xiao San* (Angelica und Ligusticum Spontanes Lächeln Pulver)** mit Ligusticum Chuanxiong und Angelica Sinensis, das der blutstasebrechenden Wirkung noch eine blutnährende hinzufügt[39] sowie das bei starken Blutungen bei Traumen verwendete ***San Qi Shi Xiao San* (Notoginseng Spontanes Lächeln Pulver)**, welches eine entsprechend starke Dosis Radix Notoginseng hinzugibt.

VORGESCHLAGENE AKUPUNKTURBEHANDLUNG

PUNKTE: Bl 17, Mi 10

TECHNIK: Sedation

Bl 17 ist einer der acht wichtigen Punkte mit Einfluß auf das Blut. Daher kann er für verschiedene Blutkrankheiten verwendet werden. In diesem Falle wird er zur Aktivierung des Blutes verwendet. Mi 10, als See des Blutes, kann die Blutzirkulation aktivieren und die Blutstase zerstreuen.

11. *Shou Nian San* (Handgemachte Pille)

Der Name *Shou* (Hand) und *Nian* (kneten) bezieht sich auf das Kneten der Pille von Hand.

Sie wird bei epigastrischen und abdominalen Schmerzen durch *Qi*-Stagnation und Blutstase eingesetzt.

ZUSAMMENSETZUNG

1.	Rhizoma Corydalis (*Yan Hu Suo*)	6 g
2.	Faeces Trogopteri (*Wu Ling Zhi*)	6 g
3.	Fructus Tsaoko (*Cao Guo*)	6 g
4.	Myrrha (*Mo Yao*)	6 g

ANWENDUNGSWEISE

Diese Rezeptur wird in Form eines warmen Dekokts eingenommen.

ERKLÄRUNG

Die Hauptwirkung dieser Rezeptur ist ähnlich wie beim *Shi Xiao San*, jedoch mit einer stärkeren wärmenden Wirkung, so daß sie besonders für Kälte-Blutstase geeignet ist. Ansonsten wirkt sie ebenfalls Blutfluß fördernd und wirkt gegen Blutstase und stillt Schmerz.

VORGESCHLAGENE AKUPUNKTURBEHANDLUNG

PUNKTE: Bl 17, Mi 10 und Mi 8

TECHNIK: Sedation und Moxibustion

12. Huo Luo Xiao Ling Dan (Wundersame gefäßbelebende Pille)

Diese Rezeptur ist ein allgemeines Remedium mit vielen möglichen Modifikationen für alle Arten von Schmerzen durch *Qi*-Stagnation und Blutstase. Sie belebt das Blut, beseitigt die Stase und stillt den Schmerz.

ZUSAMMENSETZUNG

1.	Radix Angelicae Sinensis (*Dang Gui*)	15 g
2.	Radix Salviae Miltiorrhizae (*Dan Shen*)	15 g
3.	Resina Olibani (*Ru Xiang*)	15 g
4.	Myrrha (*Mo Yao*)	15 g

ANWENDUNGSWEISE

Diese Rezeptur wird in Form eines warmen Dekokts eingenommen.

Typische Indikationen sind Schmerzen des Herzens und Abdomens, Genick-, Bein- und Ellbogenschmerz, Schwellungen und blaue Flecken durch Traumen, Karbunkel, Furunkel, multiple Abszesse, Lymphdrüsenschwellungen und abdominale Massen (Resistenzen) sowie Ulzera.

WIRKUNG

1. Blutbelebung und Beseitigung von Blutstase
2. Durchgängigmachen der *Luo*-Gefäße und Stillen des Schmerzes

ERKLÄRUNG

Diese Rezeptur behandelt viele Arten von Schmerz durch *Qi*-Stagnation und Blutstase. Sie wirkt sowohl äußerlich bei Verletzungen als auch bei Bluststase der inneren Organe. Radix Angelicae Sinensis (*Dang Gui*) wird hier zur Nährung des Blutes eingesetzt und aktiviert gleichzeitig die Blutzirkulation. Radix Salviae Miltiorrhizae (*Dan Shen*) hilft Radix Angelicae Sinensis (*Dang Gui*) dabei und verstärkt außerdem die Beseitigung der Blutstase. Resina Olibani (*Ru Xiang*) und Myrrhe (*Mo Yao*) beleben das *Qi* und zertreuen die Blutstase. Außerdem wirken sie analgetisch.

VORGESCHLAGENE AKUPUNKTURBEHANDLUNG

PUNKTE: Bl 17, Mi 10 und die unten beschriebenen Punkte

TECHNIK: Gleichmäßige (weder Tonisation noch Sedation) Methode oder Sedation

Bl 17 und Mi 10 aktivieren allgemein die Durchblutung und wirken so gegen Blutstase.

Je nach Ort des Schmerzes können noch folgende Punkte benutzt werden: Bl 15, KG 14, He 6 und KG 17 für Brustschmerzen; KG 12, Ma 36, Mi 15 und Mi 4 für abdominale Schmerzen. Da die Schmerzakupunktur ein großes Gebiet ist, kann hier nicht alles aufgeführt werden. Dennoch gilt der Leitsatz, bei Schmerz immer die betroffenen *A-Shi*-Punkte (Locus dolendi Punkte) miteinzubeziehen.

13. *Shu Jing Huo Xue Tang* (Gefäße entspannendes Dekokt)

Diese Rezeptur macht die Meridiane und *Luo*-Gefäße durchgängig, belebt das Blut und treibt Nässe aus. Sie wird meist für Schmerzen durch exogene Faktoren wie Wind und Nässe verwendet, die einen schwachen oder defizienten Körper angegriffen haben.

ZUSAMMENSETZUNG

1.	Radix Angelicae Sinensis (*Dang Gui*)	5 g
2.	Radix Paeoniae Lactiflorae (*Bai Shao*)	4 g
3.	Radix Rehmanniae (*Sheng Di Huang*)	4 g
4.	Radix Ligustici Wallichii (*Chuan Xiong*)	3 g
5.	Semen Persicae (*Tao Ren*)	4 g
6.	Poria Cocos (*Fu Ling*)	3 g
7.	Rhizoma Atractylodis (*Cang Zhu*)	4 g
8.	Pericarpium Citri Reticulatae (*Chen Pi*)	4 g
9.	Rhizoma et Radix Notopterygii (*Qiang Huo*)	3 g
10.	Radix Angelicae Dahuricae (*Bai Zhi*)	3 g
11.	Radix Clematidis (*Wei Ling Xian*)	4 g
12.	Radix Stephaniae Tetrundrae (*Fang Ji*)	3 g
13.	Radix Ledebouriellae (*Fang Feng*)	3 g
14.	Radix Gentianae (*Long Dan Cao*)	3 g
15.	Radix Achyranthis Bidentatae (*Niu Xi*)	4 g
16.	Radix Glycyrrhizae (*Gan Cao*)	2 g

ANWENDUNGSWEISE

Diese Rezeptur wird in Form eines warmen Dekokts auf nüchternen Magen eingenommen. Die obigen Arzneimittel werden zusammen mit drei großen Stücken frischen Ingwers (*Sheng Jiang*) gekocht.

Typische Indikationen sind Schmerzen bei ursprünglicher Defizienz, die durch externe pathogene Faktoren zu Fülle wurde, wie z. B. Muskel- und Gliederschmerz, Taubheit der Beine oder in die Beine ausstrahlender Schmerz sowie rheumatischer Schmerz der Extremitäten.

WIRKUNG

1. Durchgängigmachen der Meridiane und *Luo*-Gefäße
2. Auflösen von Blutstase
3. Austreiben von pathogener Nässe

ERKLÄRUNG

Patienten, für die diese Rezeptur geeignet ist, haben oft einen Krankheitsverlauf bei welchem exzessiver Alkoholgenuß, sexuelle Überanstrengung oder innere Verletzungen einen allgemeinen Schwächezustand erzeugt haben, worauf dann pathogene Faktoren wie Wind, Kälte, Hitze oder Nässe in die Meridiane und *Luo*-Gefäße eingedrungen sind und dort ein schmerzhaftes *Bi*-Syndrom erzeugen.

Die Rezeptur verwendet daher also Radix Angelicae Sinensis (*Dang Gui*), Radix Paeoniae

Lactiflorae (*Bai Shao*), Radix Rehmanniae (*Sheng Di Huang*) und Radix Ligustici Wallichii (*Chuan Xiong*) zur Stärkung des Blutes und Aktivierung der Blutzirkulation. Semen Persicae (*Tao Ren*) wird gegen die Blutstase verwendet. Poria Cocos (*Fu Ling*) leitet Feuchtigkeit diuretisch aus. Rhizoma Atractylodis (*Cang Zhu*) trocknet die pathogene Nässe. Pericarpium Citri Reticulatae (*Chen Pi*) reguliert den *Qi*-Fluß und trocknet ebenfalls. Rhizoma et Radix Notopterygii (*Qiang Huo*), Radix Angelicae Dahuricae (*Bai Zhi*), Radix Clematidis (*Wei Ling Xian*), Radix Stephaniae (*Fang Ji*) und Radix Ledebouriellae (*Fang Feng*) bewegen stagniertes *Qi*, treiben Wind und Nässe aus und wirken analgetisch. Radix Gentianae (*Long Dan Cao*) treibt pathogene Hitze und Nässe aus und Radix Achyranthis Bidentatae (*Niu Xi*) aktiviert das Blut und tonisiert den Körper via Niere und Leber. Radix Glycyrrhizae (*Gan Cao*) harmonisiert alle anderen Arzneimittel.

VORGESCHLAGENE AKUPUNKTURBEHANDLUNG

PUNKTE: Bl 15, Bl 18, Bl 21, Bl 20, Bl 12, KG 4, Mi 9, Bl 17, Le 5 und lokale *A-Shi*-Punkte

TECHNIK: Tonisation; Sedation sollte vermieden werden

Da das Herz das Blut kontrolliert und die Leber Blut speichert, werden Bl 15 (*Shu*-Punkt des Herzens) und Bl 18 (*Shu*-Punkt der Leber) zur Tonisierung des Blutes benutzt. Bl 20 (*Shu*-Punkt der Milz) und Bl 21 (*Shu*-Punkt des Magens) werden zur Stärkung des Mittleren Erwärmers benutzt und daher indirekt zur Anregung der Blut- und *Qi*-Produktion. Bl 12, KG 4 und Mi 9 vertreiben pathogenen Wind, Kälte und Feuchtigkeit. Bl 17 aktiviert die Blutzirkulation und Le 5 die *Qi*-Zirkulation. Außerdem werden zur Schmerzbekämpfung noch zusätzlich die lokalen *A-Shi*-Punkte benutzt.

14. *Da Huang Zhe Chong Wan* (Rheum Eupolyphaga Pillen)

Diese Rezeptur eignet sich zum Beseitigen der Blutstase und zum Aufbau neuen Gewebes.

ZUSAMMENSETZUNG

1.	Rhizoma et Radix Rhei (*Da Huang*)	400 g
2.	Radix Scutellaria (*Huang Qin*)	80 g
3.	Radix Glyzhyrriza (*Gan Cao*)	120 g
4.	Semen Persicae (*Tao Ren*)	80 g
5.	Semen Pruni Armeniacae (*Xing Ren*)	80 g
6.	Radix Paeoniae Lactiflorae (*Bai Shao Yao*)	160 g
7.	Radix Polygonatum (*Shou Di Huang*)	400 g
8.	Lacca Exsiccatae (*Gan Qi*)	40 g
9.	Tabanus (*Mang Chong*)	80 g
10.	Hirudo (*Shui Zhi*)	80 g
11.	Holotrichia (*Qi Cao*)	80 g
12.	Eupolyphaga (*Tu Bie Chong*)	40 g

ANWENDUNGSWEISE

Die obigen zwölf Mittel werden gemischt und pulverisiert, anschließend mit Honig zu 3 g schweren Boli geformt. Davon werden täglich 3 x 5 Pillen mit Alkohol oder warmem Wasser eingenommen.

Typische Indikationen sind Blutstase durch Verausgabung, Erschöpfung und Schwächesyndrom bei Abmagerung oder Schwellung des Bauches mit Unfähigkeit zu essen oder zu trinken, trockene schuppige Haut und dunkle Augen oder Augenränder, Bauchschmerzen, abdominale Massen (Resistenzen), Menstruationsstörungen, Amenorrhö und Nachmittagsfieber.

WIRKUNG

1. Auflösen von Blutstase
2. Neubildung von Blut
3. Durchgängigmachen der Meridiane und Auflösen von festen abdominalen Massen (*Zheng*-Blutklumpen)

ERKLÄRUNG

Diese Rezeptur behandelt Blutstase durch Erschöpfung, auch *Gan*-Erschöpfung genannt. Durch die Schwäche ist auch eine *Qi*- und *Yin*-Leere vorhanden. Gegen die Blutstase mit trockenen Blutklumpen im Abdomen und das Durchgängigmachen der Gefäße wirken hier Rheum, Persica und Lacca. Die *Chong* (Insekten)-Drogen Tabanus, Hirudo, Holotrichia und Eupolyphaga brechen die Blutstase und lösen sie auf; zur Bildung neuen Blutes und zur Regulierung der Mitte wurden *Shou Di Huang, Bai Shao* und *Gan Cao* (Milzstärkung) hinzugefügt. Scutellaria und Pruni Armenica beleben das Lungen-*Qi* und lösen gestaute Hitze durch Blutstase.

ACHTUNG/KONTRAINDIKATIONEN

Bei Schwangeren ist diese Rezeptur durch die drastische Wirkung der Insekten-Drogen (Eupolyphaga etc.) kontraindiziert.

VORGESCHLAGENE AKUPUNKTURBEHANDLUNG

Hier läßt sich lediglich die Blutstase allgemein durch Punkte wie Le 2, Le 3, Mi 6, Mi 8, Di 11, Pe 5 und Bl 60 in Bewegung bringen. Da jedoch eine starke Leere des *Qi* und eine allgemeine Schwäche vorliegen, können diese durch Akupunktur nicht beseitigt werden, da ja Akupunktur selbst keine Energie hinzufügen kann, sondern nur mit der vorhandenen Energie arbeitet.

Im Gegenteil – jedes Akupunktieren, selbst bei tonisierender Manipulation, ist für den Körper ein energieverbrauchender Prozeß. Aus diesem Grunde ist die Akupunktur sogar kontraindiziert, wenn die Schwäche sehr ausgeprägt ist. Neue Energie kann dann nur von außen mittels Arzneipflanzen zugeführt werden.

15. *Di Dang Tang* (Widerstand Dekokt)

Diese Rezeptur behandelt in erster Linie das im *„Shang Han Lun"* genannte *„Xu-Xue"* Syndrom mit Hitze des Blutes durch Blutstase durch einen blutstasebrechenden und purgierenden Effekt.

ZUSAMMENSETZUNG

1.	Hirudo (*Shui Zhi*)	30 St.
2.	Tabanus (*Meng Chong*)	30 St.
3.	Semen Persicae (*Tao Ren*)	20 St.
4.	Rhizoma et Radix Rhei (*Da Huang*)	48 g

ANWENDUNGSWEISE

Die Bestandteile werden zusammen gekocht und der Dekokt nach der Abkühlung eingenommen.

Typische Indikationen für diese Rezeptur sind Hitze des Blutes durch Blutststase mit Symptomen wie Vergeßlichkeit, Völlegefühl in der Brust, trockener Mund, Durst mit Abneigung gegen das Schlucken der Getränke, abdominales Völlegefühl mit Spannung des Bauches, dunkler harter Stuhl bei normalem Urin, Reizbarkeit, Menstruationsstörungen, Puls tief und unregelmäßig (hängend oder intermittierend), z. T. mit großen Pulswellen.

16. *Tao Hong Si Wu Tang* (Persica Carthamus Vier Bestandteile Dekokt)

Die Rezeptur wirkt bei allen Arten von Menstruationsstörungen durch Blutstase und bei einer großen Reihe von Krankheiten, welche Blutstase als Ursache oder als Folge haben.

ZUSAMMENSETZUNG

1.	Radix Angelicae (*Dang Gui*)	9 g
2.	Semen Persicae (*Tao Ren*)	9 g
3.	Radix Paeoniae Rubrae (*Chi Shao*)	9 g
4.	Radix Ligustici Wallichii (*Chuan Xiong*)	6 g
5.	Flos Carthami (*Hong Hua*)	6 g
6.	Radix Rehmannia (*Sheng Di Huang*)	15 g

ANWENDUNGSWEISE

Die Bestandteile werden zusammen gekocht und der Dekokt nach dem Abkühlen eingenommen.

Typische Indikationen für diese Rezeptur sind Amenorrhö, Dysmenorrhö, zu starke oder schwache, zu häufige oder zu seltene Menstruation, Blutungen mit dunklem, klumpigem Blut, die schwer zum Stillstand kommen.

WIRKUNG

Allgemeines Beleben des Blutes und Regulierung der Menstruation

ERKLÄRUNG

Diese Rezeptur beruht auf der blutbildenden und blutbelebenden *Si Wu Tang* (Vier Bestandteile Dekokt) mit dem Zusatz von Semen Persicae (*Tao Ren*) und Flos carthami (*Hong Hua*). Das ursprüngliche Paeonia Lactiflora (*Bai Shao*) wurde jedoch durch Paeonia Rubra (*Chi Shao*) ersetzt, um statt einer *Yin*-nährenden eher eine blutbelebende Wirkung zu erzielen.

Auch das *Yin*-befeuchtende präparierte Radix Rehmanniae (*Shou Di*) wurde durch das nicht erhitzte (*Sheng Di*) ersetzt, um, statt Blut und *Yin* zu befeuchten und zu nähren eine eher blutkühlende und blutbelebende Wirkung zu erzielen. Durch Hinzufügen der beiden stasezerstreuenden Mittel Persica und Carthamus wurde eine ausgeglichene blutstasezertreuende Rezeptur entwickelt.

Sie findet heutzutage außer in den o. g. Menstruationsstörungen aller Art auch noch Verwendung bei chronischer Beckenentzündung, nach Apoplexien durch Gefäßruptur mit Hemiplegie, nervenbedingten Kopfschmerzen, Traumen des Kopfes wie Commotio cerebralis. Ferner bei Psoriasis, extrauterinen Schwangerschaften und Neuritiden.

VORGESCHLAGENE AKUPUNKTURBEHANDLUNG

Eine detaillierte Angabe der jeweiligen Indikationen durch Akupunktur ist wegen der großen Breitenwirkung der Rezeptur hier nicht möglich. Einzelheiten bitte unter den entsprechenden Krankheiten oder Syndromen

17. *Yang Yin Tong Bi Tang* (*Yin*-nährendes und *Bi*-lösendes Dekokt)

Die Rezeptur wirkt bei *Yin*- und *Qi*-Leere von Niere und Leber mit Blutstase.

ZUSAMMENSETZUNG

1.	Semen Persicae (*Tao Ren*)	9 g
2.	Flos Carthami (*Hong Hua*)	9 g
3.	Radix Rehmannia (*Sheng Di Huang*)	12 g
4.	Semen Ligustri (*Nü Zhen Zi*)	15 g
5.	Semen Trichosanthes (*Gua Lou*)	30 g
6.	Radix Codonopsitis (*Dang Shen*)	9 g
7.	Rhizoma Cyperi (*Xiang Fu*)	9 g
8.	Tuber Ophiopogones (*Mai Men Dong*)	9 g
9.	Rhizoma Corydalis (*Yuan Hu*)	9 g

ANWENDUNGSWEISE

Diese Rezeptur wird in Form eines warmen Dekokts eingenommen.

Typische Indikationen sind Brust- und Herzschmerzen, Schwindel und Ohrensausen, trockener Mund und Flimmern vor den Augen, Schlaflosigkeit durch *Yin*- und Blutleere in Verbindung mit Blutstase.

WIRKUNG

1. Nährt und belebt Blut und *Yin*, besonders von Niere und Leber
2. Macht die Gefäße durchgängig

ERKLÄRUNG

Diese Rezeptur beseitigt gleichfalls Ursache und Folgen, indem sie mit *Sheng Di Huang* (Rehmannia), *Nü Zhen Zi* (Ligustrum) und *Mai Men Dong* (Ophiopgonis) das schwache *Yin* und Blut der Niere und Leber nährt und so ein Hochschlagen des Leber-*Yang* ausbalancieren kann. Während *Dang Shen* (Salvia) das *Qi* stärkt, bewegen *Xiang Fu* (Cyperus), *Yuan Hu*

(Corydalis) und *Gua Lou* (Trichosanthes) das stagnierte *Qi* der Brust und beseitigen den Schmerz. *Tao Ren* (Persica) und *Hong Hua* (Carthamus) schließlich beseitigen die durch Leere des Blutes entstandene Blutstase.

Diese Rezeptur wird heutzutage auch bei vielen Herzkrankheiten und Folgen der Hypertonie eingesetzt.

18. *Dian Kuang Meng Xing Tang* (Psychose Dekokt)

Diese Rezeptur wirkt bei manisch-depressiven Psychosen mit Blutstase und *Qi*-Stagnation.

ZUSAMMENSETZUNG

1.	Semen Persicae (*Tao Ren*)	32 g
2.	Radix Bupleuri (*Chai Hu*)	12 g
3.	Rhizoma Cyperi (*Xiang Fu*)	8 g
4.	Caulis Akebiae Mutong (*Mu Tong*)	12 g
5.	Radix Paeoniae Rubrae (*Chi Shao*)	12 g
6.	Rhizoma Pinelliae (*Ban Xia*)	8 g
7.	Pericarpium Arecae (*Da Fu Pi*)	8 g
8.	Pericarpium Citri Reticulatae (*Qing Pi*)	8 g
9.	Pericarpium Citri Reticulatae Viride (*Chen Pi*)	12 g
10.	Cortex Mori Albae (*Sang Bai Pi*)	12 g
11.	Fructus Perilla (*Su Zi*)	16 g
12.	Radix Glycyrrhizae Uralensis (*Gan Cao*)	20 g

ANWENDUNGSWEISE

Diese Rezeptur wird in Form eines warmen Dekokts eingenommen. Ist zudem starker Schleim vorhanden, wird sie mit *Wen Dan Tang* (Galle wärmendes Dekokt) kombiniert.

WIRKUNG

Löst Blutstase auf, bewegt stagniertes Leber-*Qi* und wandelt Schleim um

ERKLÄRUNG

Gegen Blutstase wirken hier in erster Linie die großen Mengen Semen Persicae (*Tao Ren*) und Radix Paeoniae Rubrae (*Chi Shao*), welches auch blutkühlend wirkt. Rhizoma Cyperi (*Xiang Fu*), Pericarpium Arecae (*Da Fu Pi*), Pericarpium Citri Reticulatae (*Qing Pi*) und Pericarpium Citri Reticulatae Viride (*Chen Pi*) wirken alle der *Qi*-Stagnation entgegen, die sich hier vorwiegen in der Leber manifestiert. Darum auch der Anteil an Radix Bupleuri (*Chai Hu*), da dies besonders das Leber-*Qi* zu glätten vermag und bei Hitze kühlend wirkt wie auch das hier zur Beruhigung zugefügte Cortex Mori Albae (*Sang Bai Pi*). Gegen Nässe und Schleim wirken außerdem das Herzfeuer kühlende Caulis Akebiae Mutong (*Mu Tong*) sowie Rhizoma Pinelliae (*Ban Xia*), welches auch das *Qi* nach unten leitet, wie es auch das stuhlfördernde Fructus Perilla (*Su Zi*) tut.

Radix Glycyrrhizae Uralensis (*Gan Cao*) wirkt entgiftend und harmonisiert die anderen Arzneien.

Es werden hier also gleich drei Ursachen für psychische Störungen in Angriff genommen:

Blutstase, Hitze (oft mit Stuhlverstopfung) und Schleim. Gleichzeitig wird das meist bei diesen Zuständen stagnierte *Qi* wieder in Bewegung gebracht.

Es können weiterhin folgende Mittel zur Steigerung des antistasischen Effektes und zur Kühlung der Hitze verwendet werden: Angelica (*Dang Gui*), Carthamus (*Hong Hua*), Ligusticum (*Chuan Xiong*), Rehmannia (*Sheng Di*) und Moutan (*Mu Dan Pi*).

KLINISCHE ANZEICHEN:

Typische Indikationen sind abnorme Geisteszustände, wie ständiges Weinen, Lachen, Schreien, Singen und Fluchen, egal in wessen Anwesenheit, mit Verwirrtheit wie im Traumzustand, Aggressionen, wie z. B. Werfen mit Gegenständen etc.

Weitere Zeichen sind Insomnia, Appetitlosigkeit, dunkle Gesichtsfarbe, dunkler oder violetter Zungenkörper mit deutlich hervortretenden Unterzungenvenen und ein tiefer, rauher Puls.

Obwohl lange in Vergessenheit geraten, wird diese Rezeptur heutzutage wieder bei manisch-depressiven Psychosen und Schizophrenien erfolgreich eingesetzt. Da sich Blutstase auch auf die Psyche auswirkt, wie z. B. durch Blutstase bedingte Vergeßlichkeit oder Verwirrung, können auch diese Zustände durch starke chronische Blutstase ausgelöst worden sein. Zur wirksamen Behandlung muß jedoch definitiv eine Blutstase vorliegen. Auch sollte differenziert werden, ob die Blutstase vorwiegend im Funktionskreis Herz oder Leber vorliegt. Im letzteren Fall liegt meist eine stärkere Aggression vor.

ACHTUNG

Durch die kühlenden und *Qi*-bewegenden Arzneimittel in dieser Rezeptur sollte diese nicht über einen langen Zeitraum verabreicht werden. Auch bei Patienten mit *Qi*-Leere sollte diese Rezeptur nur mit Vorsicht oder durch gleichzeitige Beifügung von *Qi*-stärkenden Arzneien (z. B. Radix Astragali) verabreicht werden.

VORGESCHLAGENE AKUPUNKTURBEHANDLUNG

PUNKTE: Pe 6 und 7, Mi 6, He 7, Bl 17 und Le 3 (beide sedierend);

bei deutlicher Blutstase im Herzfunktionskreis außerdem Bl 14, Bl 15, KG 14 und Bl 44;

bei deutlicher Blutstase im Leberfunktionskreis außerdem Le 14, Gb 13, LG 24 und Bl 18.

TECHNIK: Außer den sedierend gestochenen Punkten Bl 17 und Le 3 sollte eine weder tonisierende noch sedierende Manipulation angewendet werden.

Pe 6 und Pe 7 sowie Mi 6 bewegen das Blut und beruhigen den Geist, Bl 17 vitalisiert ebenfalls das Blut, He 7 beruhigt und Le 3 bewegt stagniertes Leber-Blut.

Bl 14 und 15 sind die Transportpunkte für Herz und Perikard, KG 14 ist der Sammelpunkt des Herzens. Diese und Bl 44 wirken alle beruhigend auf den Geist und die ersten drei haben außerdem eine blutbewegende Wirkung.

Die bei Blutstase im Leberfunktionskreis eingesetzten Punkte Le 14 und Bl 18 wirken als Sammel- und Transportpunkte belebend auf gestautes Leber-Blut, Gb 13 und LG 24 werden bei Aggression mit Lebersyndromen eingesetzt.

Gruppe III A: Spezifische chronische Blutstase (Lokalisation steht im Vordergrund)

19. *Tao Hong Cheng Qi Tang* (*Qi* ordnendes Persica Carthamus Dekokt)

Das *Tao Hong Cheng Qi Tang* kühlt Hitze und beseitigt die Blutstase. Diese Rezeptur ist besonders wirksam bei Blutstase mit Hitze-Syndrom im Unteren Erwärmer, die sich als akuter Unterbauchschmerz, Delirium, Reizbarkeit, Durst, nächtliches Fieber, jedoch bei normalem Urin, manifestiert. Sie wirkt auch in schweren Fällen mit manischen Psychosen.

ZUSAMMENSETZUNG

1.	Semen Persicae (*Tao Ren*)	12 g
2.	Rhizoma et Radix Rhei (*Da Huang*)	12 g
3.	Ramulus Cinnamomi (*Gui Zhi*)	6 g
4.	Mirabilitum Depuratum (*Mang Xiao*)	6 g
5.	Radix Glycyrrhizae Praeparatae (*Zhi Gan Cao*)	6 g

ANWENDUNG

Diese Rezeptur wird in Form eines warmen Dekokts genommen.

WIRKUNG

Kühlend und löst Blutstase auf

KLINISCHE ANZEICHEN

Ansammlung von Blut im Unteren *Jiao* (Erwärmer): akuter Unterleibsschmerz, normales Urinieren, Delirium, Reizbarkeit, Durst, Fieber bei Nacht oder Manie in schweren Fällen

ERKLÄRUNG

Diese Rezeptur besteht aus *Tiao Wei Cheng Qi Tang* (Rheum und Mirabilitum Kombination) plus Semen Persicae (*Tao Ren*) und Ramulus Cinnamomi (*Gui Zhi*). Wie es im *„Jin Kui Yao Lüe“* angegeben ist, behandelt sie Blutstase im Unteren *Jiao.* Wenn eine Person *Tai Yang*-Syndrome hat und nicht von den äußeren pathogenen Faktoren befreit wird, dann deszendieren die Faktoren weiter in den Meridianen und verwandeln sich in Hitze im Inneren. Die Hitze staut sich und koaguliert das Blut im Unteren Erwärmer und resultiert so in Blutstase.

Dennoch, da die Wasser-Passage nicht betroffen wird, ist das Urinieren noch normal. Akuter unterer abdominaler Schmerz resultiert aus der Blutstase im Unteren *Jiao.* Delirium, Reizbarkeit, Durst, Fieber bei Nacht und Manie sind ebenfalls Zeichen für Anwesenheit von Hitze im Blut. In dieser Rezeptur wirkt Semen Persicae (*Tao Ren*) Blutstase auflösend. Rhizoma et Radix Rhei (*Da Huang*) löst Hitze und Stagnation auf. Diese zwei Arzneimittel, welche Blutstase auflösen und Hitze kühlen, sind die Hauptarzneimittel in dieser Rezeptur.

Ramulus Cinnamomi (*Gui Zhi*) aktiviert den Blut-Kreislauf und hilft Semen Persicae (*Tao Ren*) beim Lösen der Blutstase. Mirabilitum Depuratum (*Mang Xiao*) verteilt Hitze und mildert die Blutstase. Es wird oft in Kombination mit Rhizoma et Radix Rhei (*Da Huang*) zum Zerstreuen von innerer Hitze eingesetzt. Radix Glycyrrhizae Praeparatae (*Zhi Gan Cao*) ergänzt das *Qi* und reguliert den Mittleren Erwärmer. Außerdem verringert es die drastischen Wirkungen der anderen Arzneimitteln und verhindert durch die *Qi*-ergänzende Wirkung, daß das *Qi* Schaden nimmt.

Die klinische Anwendung dieser Rezepturen wurde seit dem Altertum erweitert, sie kann auch benutzt werden für:

1. Sportverletzungen, blaue Flecken, schwierige Defäkation oder Urinieren,
2. Kopfschmerzen, Druckgefühl im Kopf, rote Augen oder Zahnschmerzen durch übermäßiges Feuer verursacht,
3. Epistaxis und Erbrechen von dunklem Blut durch Blut-Hitze,
4. Blutstase bei Frauen, Amenorrhö, anhaltende Blutung nach Entbindung, Spannung und Schmerz im unteren Abdomen, Atemnot.

Die Wirkung dieser Rezeptur sollte immer im Gedächtnis behalten werden: Da sie Blutstase bricht und Hitze zerstreut, sollte erst immer eine sorgfältige Diagnose gemacht werden, bevor derart drastische Rezepturen eingesetzt werden. Qin Bo-Wei, einer der berühmtesten Ärzte der Neuzeit (1901–1970), schreibt dazu im *Qian Zhai Yi Xue Jiang Gao*: „Wang Qing-Ren war gut im Brechen der Blutstase, auch er verwendete blutbelebende Arzneien. Wenn man aber auch nur bei dem kleinsten Anzeichen von Blutstase sofort blutstasebrechende Methoden anwendet, so ist das ungerechtfertigt."

ACHTUNG/KONTRAINDIKATIONEN

Diese Rezeptur muß benutzt werden, wenn der Wind-Kälte-Faktor nicht mehr im Äußeren (Oberfläche) ist. Wenn die Oberflächen-Symptome noch anwesend sind, müssen zuerst diaphoretische Verfahren angewandt werden, bevor diese Rezeptur verabreicht werden kann.

Diese Rezeptur ist kontraindiziert für schwangere Frauen.

VORGESCHLAGENE AKUPUNKTURBEHANDLUNG

PUNKTE: Di 11, Di 4, Bl 40, Mi 10, Bl 17, Ni 6, Lu 7, Ma 37, Ma 36

Di 11 und Di 4, um im inneren *Yang Ming*-Meridian Hitze zu kühlen. Bl 40 kühlt Hitze auf der Blut-Ebene. Mi 10 und Bl 17 aktivieren den Blut-Kreislauf und zerstreuen die Blutstase. Ni 6 nährt Wasser und bändigt Feuer im Körper. Lu 7, der *Luo*-Verbindungspunkt des Lungenmeridians, kann in den Dickdarmmeridian eindringen und so im Unteren Erwärmer die Hitze kühlen. Ma 37, der untere *See*-Punkt des Dickdarmmeridians, kann den *Qi*-Strom innerhalb des Meridians glätten. Ma 36 nährt das *Qi* des Mittleren Erwärmers und verhindert Verletzung des Magens durch die starke Aktivierung des Blutes innerhalb des Körpers.

20. *Xue Fu Zhu Yu Tang* (Antistasisches Brustraum Dekokt)

Diese Rezeptur wird bei chronischem stechendem Schmerz verwendet, der meist im Brustraum an immer der gleichen Stelle auftritt und durch Blutstase und *Qi*-Stagnation verursacht wurde. Daher aktiviert diese Rezeptur das *Qi* und Blut in der „Residenz des Blutes", d. h. im Raum oberhalb des Zwerchfells.

Weitere klinische Manifestationen sind u. a. Kopfschmerz, Schmerzen unterhalb des Rippenbogens, ständiger Schluckauf, ein würgendes Gefühl ohne echtes Erbrechen, Herzklopfen, Schlaflosigkeit, Hitzegefühl, Reizbarkeit, Ärger und Nervosität. Außerdem bestehen oft Anzeichen wie ein dunkler Zungenkörper mit Staseflecken oder -punkten, dunkle Lippen und ein saitenförmiger, langsamer oder rauher, feiner Puls.

ZUSAMMENSETZUNG

1.	Semen Persicae (*Tao Ren*)	12 g
2.	Flos Carthami (*Hong Hua*)	9 g
3.	Radix Rehmanniae (*Sheng Di Huang*)	9 g
4.	Radix Angelicae Sinensis (*Dang Gui*)	9 g
5.	Radix Paeoniae Rubrae (*Chi Shao Yao*)	6 g
6.	Radix Ligustici Wallichii (*Chuan Xiong*)	5 g
7.	Radix Glycyrrhizae (*Gan Cao*)	3 g
8.	Radix Bupleuri (*Chai Hu*)	3 g
9.	Fructus Citri Aurantii (*Zhi Ke*)	6 g
10.	Radix Platycodi (*Jie Geng*)	5 g
11.	Radix Achyranthis Bidentatae (*Niu Xi*)	9 g

ANWENDUNGSWEISE

Diese Rezeptur wird in Form eines warmen Dekokts genommen.

WIRKUNG

1. Aktiviert den Blut-Kreislauf und entfernt Blutstase
2. Aktiviert den *Qi*-Kreislauf und befreit von Schmerzen

KLINISCHE ANZEICHEN

Blutstase in der Brust: anhaltende und stechende Schmerzen in Brust und Kopf, Schmerz im unteren Rippenbogen, ständiger Schluckauf, trockene Würgereize, Herzklopfen, Schlaflosigkeit, Unruhe bei Nacht, Nervosität, Gereiztheit, Hitzegefühl und Fieber, dunkle rote Zunge mit petechialen Punkten, dunkle Lippen, gelbliche Skleren und ein saitenförmiger, langsamer oder rauher, feiner Puls.

ERKLÄRUNG

Diese Rezeptur behandelt verschiedene klinische Manifestationen der Blutstase in der Brust und des Oberen Erwärmers. Blutstase in der Brust erzeugt stechende Brustschmerzen und Kopfschmerzen, die häufig auftreten und in ihrer Lokalisation von feststehender Art sind. Blutstase erzeugt auch oft Hitze-Formation im Körper, welche sich auf den Magen auswirken kann, indem es nach oben steigendes *Qi* verursacht und so Brechreiz und Schluckauf verursacht. Die anderen Symptome wie Herzklopfen, Schlaflosigkeit, Unruhe bei Nacht, Nervosität, üble Gereiztheit und Nachmittagsfieber entstehen durch Blutstase in der Brust und Stagnation des Leber-*Qi*.

Eine dunkle rote Zunge mit petechialen Punkten deutet auf Blutstase. Saitenförmiger, langsamer oder rauher, feiner Puls deutet auf Blutstase mit Schmerzen. Semen Persicae (*Tao Ren*) und Flos Carthami (*Hong Hua*) wird benutzt, um die Blutstase zu brechen und aktiviert den Blut-Kreislauf. Radix Rehmanniae (*Sheng Di Huang*), Radix Angelicae Sinensis (*Dang Gui*), Radix Paeoniae Rubrae (*Chi Shao Yao*) und Radix Ligustici Wallichii (*Chuan Xiong*) nähren das Blut, aktivieren den Blutkreislauf und beseitigen die Hitze. Radix Glycyrrhizae (*Gan Cao*) und Radix Bupleuri (*Chai Hu*) wird benutzt, um den Fluß des Leber-*Qi* zu glätten, damit das *Qi* wieder fließt und die Brustschmerzen aufhören. Fructus Citri Aurantii (*Zhi Ke*) hat die

Wirkung, Stasen zu brechen und aktiviert den *Qi* -Kreislauf. Radix Platycodi (*Jie Geng*) leitet die Wirkung der Arzneimittel aufwärts, um die Blutstase in der Brust zu behandeln. Schließlich leitet Radix Achyranthis Bidentatae (*Niu Xi*) das Blut nach unten, um zur Zerstreuung des gestauten Blutes beizutragen.

In der modernen Klinik wird diese Rezeptur auch bei arteriosklerotischen Herzkrankheiten, koronaren Herzkrankheiten (KHK), für die Folgen von Commotio cerebralis und bei Insomnia mit Gedächtnisstörungen, Altersdemenz u. a. eingesetzt.

Auch in der Gynäkologie bei Dys- und Amenorrhö wird diese Rezeptur unter Weglassung von *Jie Geng* (Platycodon) und Hinzufügung von *Xiang Fu* (Cyperus), *Yi Mu Cao* (Leonurus), *Ze Lan* (Lycopus) u. ä. erfolgreich verwendet.

VORGESCHLAGENE AKUPUNKTURBEHANDLUNG

PUNKTE: Bl 21, Ma 36, Mi 6, Bl 15, Bl 17, Mi 10, Pe 6, Mi 4, Dü 4, Le 2

TECHNIK: Sowohl Tonifikation als auch Sedation

Bl 21, Ma 36, Mi 6, Bl 15, Bl 17 und Mi 10 aktivieren den *Qi* -Fluß, verteilen die Blutstase und nähren sowohl *Qi* als auch Blut. Pe 6 und Mi 4 können Stauungen im Brustraum verteilen. Dü 4 reguliert den Fluß des *Shaoyang-Qi.* Le 2 reguliert den Leber-*Qi* -Fluß. In Kombination helfen diese Punkte, den Schmerz und die Blutstase im Brustraum zu beseitigen.

21. *Tong Qiao Huo Xue Tang* (Sensorien öffnendes blutbelebendes Dekokt)

Dieser Rezeptur wird eingesetzt bei Blutstase des Kopfbereiches und der Glieder mit Schmerz und Stasefolgen wie Haarausfall, Tinnitus und Schwerhörigkeit, Augen- und Zahnfleischentzündungen, *Gan*-Mangelsyndrom, Krankheiten mit zyklischen Schüben, Erschöpfung, Tuberkulose, Amenorrhö, Mundgeruch sowie Flecken und Male der Haut.

ZUSAMMENSETZUNG

1.	Radix Paeoniae Rubrae (*Chi Shao Yao*)	3 g
2.	Radix Ligustici Wallichii (*Chuan Xiong*)	3 g
3.	Semen Persicae (*Tao Ren*)	9 g
4.	Flos Carthami (*Hong Hua*)	9 g
5.	Herba Allii Fistulosum (*Lao Cong*)	3 g
6.	Fructus Zizyphi Jujubae (*Da Zao*)	5 g (ca. 2–3 St.)
7.	Moschus (*She Xiang*)	0,15 g
8.	Wein (*Huang Jiu*)	250 ml

ANWENDUNGSWEISE

Diese Rezeptur wird eingenommen als warmes, filtriertes Dekokt der ersten sechs Bestandteile, die mit *She Xiang* und Weißwein ergänzt werden.

Sie wird überall dort verwendet, wo eine Blutstase des Kopfes und der Gesichtsregion besteht, aber auch bei Amenorrhö. Durch den Moschus und die Zwiebelschalotten (Frühlingszwiebel) wird eine stärkere öffnende Wirkung auf die Orifizien (Sinnesöffnungen) erreicht.

Nach meiner eigenen Erfahrung ist diese Rezeptur hochwirksam, solange der (leider teure) Moschus mitverwendet wird. Es lohnt sich aber vor allem dann, wenn auf andere Therapien nicht ansprechende oder schwer zu behandelnde Krankheiten wie chronischer Tinnitus, Alopecia, Hautkrankheiten u. ä. wirksam behandelt werden sollen.

Der heutzutage gewonnene Moschus wird nicht mehr durch das Töten des Moschushirsches gewonnen, sondern durch Ausschaben der jährlich nachwachsenden Moschusdrüse, so daß hier keine Bedenken für Tierschützer bestehen dürften.

VORGESCHLAGENE AKUPUNKTURBEHANDLUNG

Die folgenden Punkte werden zur Beseitigung von Blutstase des Kopfbereiches eingesetzt: Bl 15, Bl 17, Mi 10, LG 23, *Yin-Tang* (extra) und Di 4.

22. *Ge Xia Zhu Yu Tang* (Antistasisches Bauchraum Dekokt)

Diese Rezeptur wird bei Blutstase des Bauchraumes und der Flanken mit festsitzendem Schmerz, Ansammlungen und Zusammenballungen im Bauchraum, abdominalen Massen (Resistenzen) – besonders bei Kindern – Schweregefühl im Bauch, „nierenleerebedingtem“ und chronischem Durchfall verwendet.

ZUSAMMENSETZUNG

1.	Faeces Trogopteri (*Wu Ling Zhi*)	9 g
2.	Radix Angelicae Sinensis (*Dang Gui*)	9 g
3.	Radix Ligustici Wallichii (*Chuan Xiong*)	6 g
4.	Semen Persicae (*Tao Ren*)	9 g
5.	Cortex Moutan Radicis (*Mu Dan Pi*)	6 g
6.	Radix Paeoniae Rubrae (*Chi Shao Yao*)	6 g
7.	Radix Linderae (*Wu Yao*)	6 g
8.	Rhizoma Corydalis (*Yan Hu Suo*)	3 g
9.	Radix Glycyrrhizae (*Gan Cao*)	6 g
10.	Rhizoma Cyperi (*Xiang Fu*)	3 g
11.	Flos Carthami (*Hong Hua*)	9 g
12.	Fructus Citri Aurantii (*Zhi Ke*)	5 g

ANWENDUNGSWEISE

Diese Rezeptur wird in Form eines warmen Dekokts genommen.

Das Ziel dieser Rezeptur ist es, das Blut und *Qi* unterhalb des Zwerchfells zu bewegen, besonders wenn sich schon abdominale Massen (Resistenzen) gebildet haben und ein ortsfester, stechender Schmerz oder ein ständiges unangenehmes Druck- oder Völlegefühl besteht.

Sie ist in ihrer Wirkung mit dem *Shao Fu Zhu Yu Tang* (Antistasisches Unterbauch Dekokt) verwandt, tendiert jedoch mehr zur Behandlung von Blutstase mit Hitze, wohingegen das *Shao Fu Zhu Yu Tang* eher eine Tendenz zur Behandlung von Blutstase bei Kälte zu eigen hat.

Sie sollte mit Vorsicht über lange Zeiträume verwendet werden, da sie einige blutstasebrechende Arzneimittel enthält, die das *Qi* und Blut erschöpfen können.

VORGESCHLAGENE AKUPUNKTURBEHANDLUNG

Zur Beseitigung von Blutstase im Bauchraum können folgende Punkte benutzt werden: Bl 15, Bl 17, Mi 10, Le 3, Gb 34 und Le 14.

23. *Guan Xin Er Hao Fang* (Koronardekokt Nr. 2)

Diese Rezeptur wird seit ihrer ersten Anwendung im Jahre 1978 erfolgreich bei verschiedenen Herzkrankheiten, in erster Linie jedoch bei der langfristigen Behandlung von Angina pectoris und koronaren Herzkrankheiten eingesetzt.

ZUSAMMENSETZUNG

1.	Radix Ligustici Wallichii (*Chuan Xiong*)	15 g
2.	Radix Paeoniae Rubrae (*Chi Shao*)	15 g
3.	Radix Salviae Miltiorrhizae (*Dan Shen*)	30 g
4.	Flos Carthami (*Hong Hua*)	15 g
5.	Lignum Dalbergiae Odiferae (*Jiang Xiang*)	15 g

ANWENDUNGSWEISE

Diese Rezeptur wird in Form eines warmen Dekokts genommen.

Im Kontext der TCM ist die Wirkungsweise dieser Rezeptur die Beseitigung der Stase und des Schmerzes, die Belebung des stagnierten *Qi* und das Durchgängigmachen der *Luo*-Gefäße.

ERKLÄRUNG

Dem *Chuan Xiong* kommt dabei die Rolle der blut- und *Qi*-belebenden sowie stase- und schmerzstillenden Hauptarznei zu, unterstützt von der doppelten Menge *Dan Shen* (Salvia), der ebenfalls blutbelebend und stasebeseitigend wirkt, gleichzeitig aber das Herz und das Blut nährt. Die beiden blutbelebenden und stasebeseitigenden „Ministerarzneien" *Hong Hua* (Carthamus) und *Chi Shao* (Paeonia Rubra) verstärken die Gesamtwirkung noch weiter. Schließlich kommt noch der *Qi*-bewegende und schmerzstillende *Jiang Xiang* (Dalbergia) hinzu, der heutzutage bei herzwirksamen Rezepturen gerne mit *Dan Shen* (Salvia Miltiorrhiza) kombiniert wird.

Außer bei koronaren Herzkrankheiten (KHK) und Angina pectoris wird diese Rezeptur auch erfolgreich bei akutem thrombotischem apoplektischem Insult verwendet.

VORGESCHLAGENE AKUPUNKTURBEHANDLUNG

PUNKTE: Tradionelle Akupunktur bei akutem Schmerz in der Brust verwendet LG 17, He 6, Pe 6 und die extrameridianen Punkte nach *Hua Tuo* 4 bis 6 (neben der Wirbelsäule). Bei Leere oder Kälte kann hier außerdem Moxa verwendet werden.

Die moderne Kopfhautakupunktur verwendet hier die beidseitige Nadelung der Seitenlinie Eins, beidseitig des Scheitels (E pang xian 1).

TECHNIK: (Bei akuten Angina pectoris Anfällen) Pe 6 und He 6 werden schräg zum Körper hin genadelt und können entweder leicht tonisierend oder mit der „Spatzenpicken"-Methode (*Que Zhuo Fa*) stark stimuliert werden bis zum Hinauftreiben des *Qi*-Gefühls zum Schmerzort und dann die Nadeln 30 Min. liegen lassen.

In China wird oft die Verbindung zweier Punkte durch das Entlangführen der Nadel unter der Haut verwendet. Wenn der westliche Patient dazu bereit ist (es klingt schlimmer als es ist), kann die Nadel von *Tanzhong* (KG 17) bis hinunter zu *Jiuwei* (KG 15) penetrieren. Die *Huatuo Jiaji* 4 bis 6 werden 1/2–1 *cun* (Fingerzoll) in Wirbelsäulenrichtung gestochen, so daß das *Qi* -Gefühl ebenfalls bis in den Brustraum dringen kann.

Die Kopfhautakupunktur (eher für langfristige Wirkung geeignet) verwendet zwei Nadeln pro Linie, die jeweils 1–5 Min. stimuliert werden und anschließend 2 Std. liegen bleiben. Während der Manipulation sollte der Patient langsam tief ein- und ausatmen (beim akuten Anfall unbedingt notwendig!).

Gruppe III B: Spezifische chronische Blutstase (in der Gynäkologie häufig verwendete Rezepturen)

24. *Shao Fu Zhu Yu Tang* (Antistasisches Unterbauch Dekokt)

Diese Rezeptur wird vor allem in der Gynäkologie bei Blutstase mit Zusammenballungen und Ansammlungen im Unterbauch, sowohl mit als auch ohne Schmerzen, eingesetzt. Sie wirkt auch bei Schmerzen im unteren Abdomen ohne abdominale Massen (Resistenzen) und bei Schwellung und Völlegefühl im Unterbauch, ebenso wie bei Dysmenorrhö beginnend mit Rückenschmerzen und geschwollenem Unterbauch.

Ferner ist sie anwendbar bei Polymenorrhö mit mehrfachen Blutungen pro Monat, die dicht aufeinander folgen. Das Blut ist klumpig und dunkel oder violett. Sie wirkt außerdem bei uterinen Blutungen mit Schmerzen im Unterbauch oder bei hellem Blut mit Weißfluß und bei Unfruchtbarkeit.

Zusammensetzung

1.	Fructus Foeniculi (*Hui Xiang*)	1,5 g
2.	Rhizoma Zingiberis (*Gan Jiang*)	3 g
3.	Rhizoma Corydalis (*Yan Hu Suo*)	3 g
4.	Radix Angelicae Sinensis (*Dang Gui*)	9 g
5.	Radix Ligustici Wallichii (*Chuan Xiong*)	3 g
6.	Cortex Cinnamomi (*Rou Gui*)	3 g
7.	Radix Paeoniae Rubrae (*Chi Shao*)	6 g
8.	Pollen Typhae (*Pu Huang*)	9 g
9.	Faeces Trogopteri (*Wu Ling Zhi*)	6 g

Anwendungsweise

Diese Rezeptur wird in Form eines warmen Dekokts genommen.

Die Hauptwirkung dieser Rezeptur ist die Beseitigung der Stase im Unterbauch, die Regulierung der Menstruation und Beseitigung des Schmerzes. Sie hat außerdem durch Fenchelsamen, Zimt, Ingwer und die überwiegend warmen Bestandteile eine leichte Tendenz zur Wärme und ist so besonders für Blutstase durch Kälte oder mit gleichzeitigem Kältesyndrom geeignet.

VORGESCHLAGENE AKUPUNKTURBEHANDLUNG

Die folgenden Punkte können für die Behandlung von Blutstase im unteren Abdomen verwendet werden: Bl 15, Bl 17, Mi 10, KG 3, Ma 25, Mi 8

25. *Gong Wai Huai Yun Fang* (Rezeptur für extrauterine Schwangerschaft)

Diese Rezeptur wirkt bei extrauteriner Schwangerschaft mit drohendem Abort.

ZUSAMMENSETZUNG

1.	Radix Salviae Miltiorrhizae (*Dan Shen*)	15 g
2.	Radix Paeoniae Rubrae (*Chi Shao*)	9 g
3.	Semen Persicae (*Tao Ren*)	9 g
4.	Resinum Olibani (*Ru Xiang*)	9 g
5.	Myrrha (*Mo Yao*)	9 g

ANWENDUNGSWEISE

Diese Rezeptur wird in Form eines warmen Dekokts eingenommen.

Symptome, die diese Rezeptur indizieren, sind schnell größerwerdende harte Schwellung des Unterbauches mit starkem Schmerz und leichter, aber an Menge zunehmender Blutausfluß von dunkler, violettroter Farbe. Bei extremem Schmerz können die Glieder eiskalt sein, der Kopf schwindelig mit Flimmern vor den Augen und Schweißbildung, ggf. sogar Ohnmacht.

Das Pulsbild ist das eines versteckten Pulses (*Fu-Mai).*

ERKLÄRUNG

Diese Rezeptur wirkt in erster Linie blutstasebrechend und blutbelebend. Daher wird *Dan Shen* (Radix Salvia) in großer Dosis eingesetzt, im Verbund mit *Chi Shao* (Paeonia Rubra) und *Tao Ren* (Persica), um die blutbelebende Wirkung zu verstärken. *Ru Xiang* (Olibanum) und *Mo Yao* (Myrrha) sind besonders gegen stasebedingten Schmerz wirksam. In Kombination wirken diese Arzneimittel also blutbelebend, stasezerstreuend, abschwellend und schmerzstillend.

Anmerkung: Extrauterine Schwangerschaft wird meist in drei Formen angetroffen, nämlich als extrauterine Schwangerschaft mit Schock, als klumpiger abgehender Abort und als instabile extrauterine Schwangerschaft. Diese Rezeptur wirkt auf letztere Form.

Bei niedrigem oder instabilen Blutdruck durch Blutverlust mit Leere-Syndrom kann mit Ginseng, bei kalten Extremitäten mit Aconitum, bei zusätzlichen Entzündungen mit Hitze mit *Mu Dan Pi* (Moutan), *Bie Jia* (Amyda), *Zhi Ke* (Pericarpium Citri Aurantii) und *Chuan Shan Jia* (Squama Manitis), bei Kälte mit *Cang Zhu* (Atractylodes), *Hou Po* (Magnolia) und *Ai Ye* (Artemisia) ergänzt werden.

VORGESCHLAGENE AKUPUNKTURBEHANDLUNG

Wichtig ist hier besonders, die abortiven, d. h. die geburtseinleitenden Punkte, zu kennen und bei Abortgefahr zu meiden, z. B. Di 4, Ni 7, Bl 67, *Duyin* (Extra 11).

26. *Wen Jing Tang* (Menses wärmendes Dekokt)

In China setzen wir *Wen Jing Tang* häufig in der Gynäkologie ein und zwar zur Behandlung von Blutstase durch Leere-Kälte in den *Ren-Mai-* und *Chong-Mai-*Meridianen. Die Rezeptur wirkt dort wärmend und Kälte zerstreuend, blutbelebend und -nährend und staseauflösend.

ZUSAMMENSETZUNG

1.	Fructus Evodiae (*Wu Zhu Yu*)	9 g
2.	Ramulus Cinnamomi (*Gui Zhi*)	6 g
3.	Radix Angelicae Sinensis (*Dang Gui*)	9 g
4.	Radix Ligustici Wallichii (*Chuan Xiong*)	6 g
5.	Radix Paeoniae Lactiflorae (*Bai Shao*)	6 g
6.	Cortex Moutan Radicis (*Mu Dan Pi*)	6 g
7.	Colla Corii Asini (*E Jiao*)	9 g
8.	Tuber Ophiopogonis (*Mai Men Dong*)	9 g
9.	Radix Ginseng oder Codonopsitis (*Ren Shen* oder *Dang Shen*)	6 g
10.	Rhizoma Pinelliae (*Ban Xia*)	6 g
11.	Radix Glycyrrhizae (*Gan Cao*)	6 g
12.	Rhizoma Zingiberis Recens (*Sheng Jiang*)	6 g

ANWENDUNGSWEISE

Diese Rezeptur wird in Form eines warmen Dekokts eingenommen.

Typische Indikationen sind unregelmäßige Menstruation, Temperaturerhöhung am Nachmittag, Reizbarkeit, heiße Handflächen und Fußsohlen, trockener Mund und Lippen, Völlegefühl und Schmerzen im Bauch, übermäßige Blutungen auch nach der Geburt sowie weibliche Unfruchtbarkeit.

WIRKUNG

1. Wärmen der Gefäße und Zerstreuen von Kälte
2. Nähren des Blutes und Beseitigung von Blutstase

ERKLÄRUNG

Diese Rezeptur wurde speziell für Blutstase durch Kälte und Leere der *Ren-Mai-* und *Chong-Mai-*Meridiane konzipiert, welche einen engen Bezug zu Schwangerschaft (*Ren*) und Menstruation (*Chong*) haben und beide bei Leere zu Kälte-Syndrom führen können, was wiederum zu Blutstase und *Qi-*Stagnation führt und sich auch gelegentlich als Leere-Hitze (unechtes Hitzesyndrom) manifestiert. Daher werden mit dieser Rezeptur sowohl Ursache als auch Folgen behandelt, indem die beiden Meridiane sowohl gewärmt als auch supplementiert werden, das Blut ebenfalls genährt und das schwache *Qi* gestärkt werden.

Fructus Evodiae (*Wu Zhu Yu*) und Ramulus Cinnamomi (*Gui Zhi*) wärmen die Meridiane, zerstreuen die Kälte und aktivieren das gestaute Blut. Radix Angelicae Sinensis (*Dang Gui*), Radix Ligustici Wallichii (*Chuan Xiong*) und Radix Paeoniae Lactiflorae (*Shao Yao*) regulieren die Menstruation, aktivieren die Blutzirkulation und nähren das Blut. Cortex Moutan Radicis (*Mu Dan Pi*) aktiviert auch die Blutzirkulation und beseitigt Leere-Hitze-Symptome wie Nachmittagsfieber und heiße Handflächen und Fußsohlen. Colla Corii Asini (*E Jiao*) und

Radix Ophiopogonis (*Mai Men Dong*) nähren das *Yin* und klären so die Leere-Hitze. Radix Ginseng (*Ren Shen*) und Radix Glycyrrhizae (*Gan Cao*) tonisieren das *Qi* und stärken die Milz, um die Blutbewegung zu fördern, da ja die Milz für das „Halten" des Blutes innerhalb der Adern zuständig ist. Rhizoma Pinelliae (*Ban Xia*) zerstreut Verhärtungen im Körper und hilft bei der Beseitigung der Blutstase. Rhizoma Zingiberis (*Sheng Jiang*) wärmt, stimuliert den Magen zur besseren Verdauung und Absorption und wirkt harmonisierend auf alle anderen Arzneimittel.

VORGESCHLAGENE AKUPUNKTURBEHANDLUNG

PUNKTE: KG 6, Ni 13, Mi 6, LG 4, Ni 3, Bl 17, Mi 10, Bl 20, Ma 36

TECHNIK: Tonisation und Moxibustion

KG 6 wirkt auf den Uterus. Ni 13 ist der Verbindungspunkt von Niere- und *Chong-Mai*-Meridian. Durch Kombination beider lassen sich *Chong-Mai-* und *Ren-Mai*-Meridian regulieren. Mi 6 nährt *Yin* und Blut. LG 4 und Ni 3 wärmen und nähren die Niere, um Kälte zu vertreiben. Bl 17 und Mi 10 aktivieren die Blutzirkulation und beseitigen die Blutstase. Ma 36 und Bl 20 tonisieren die Milz und stärken das *Qi* der Mitte.

27. *Ai Fu Nuan Gong Wan* (Artemisia Cyperus Pille)

Diese Rezeptur wirkt im Vergleich mit *Wen Jing Tang* weniger stark auf die Blutstase, aber stärker blutnährend und wärmend, besonders auf den Uterus. Sie wird daher bei Kälte und Leere der Gebärmutter mit gleichzeitiger Leere des Blutes verwendet.

ZUSAMMENSETZUNG

1.	Folium Artemisiae Argyi (*Ai Ye*)	90 g
2.	Rhizoma Cyperi (*Xiang Fu*)	180 g
3.	Fructus Evodiae (*Wu Zhu Yu*)	90 g
4.	Radix Ligustici Wallichii (*Chuan Xiong*)	90 g
5.	Radix Paeoniae Lactiflorae (*Bai Shao*)	90 g
6.	Radix Astragali (*Huang Qi*)	90 g
7.	Radix Dipsaci (*Xu Duan*)	45 g
8.	Radix Rehmanniae (*Sheng Di Huang*)	30 g
9.	Cortex Cinnamomi (*Rou Gui*)	15 g
10.	Radix Angelicae Sinensis (*Dang Gui*)	90 g

ANWENDUNGSWEISE

Die Bestandteile werden gemahlen und mit Essig und Mehl zu Pillen verarbeitet, von welchen pro Verabreichung 12–15 g eingenommen werden.

Typische Indikationen sind Fluor albus, Menstruationsstörungen, abdominale Schmerzen, Unfruchtbarkeit, bleiche gelbliche Gesichtsfarbe, kalte Glieder, Müdigkeit, Lethargie und Appetitlosigkeit.

WIRKUNG

1. Wärmen der Gebärmutter und Nähren des Blutes
2. Beleben des Blutes

ERKLÄRUNG

Da diese Rezeptur im Vergleich zu *Wen Jing Tang* stärker blutnährend und wärmend, aber weniger stark auf die Blutstase wirkt, ist sie bei Patientinnen mit Kälte des Blutes der Gebärmutter bei gleichzeitiger Leere des Blutes besser geeignet.

Ai Ye (Artemisia) als wärmendes und blutstillendes Frauenmittel mit Wirkung auf die Gebärmutter wird mit *Ruo Gui* (Cortex Cinnamomi) und *Wu Zhu Yu* (Evodia) zur Steigerung der wärmenden Natur kombiniert. *Dang Gui* (Angelica Sinensis), *Bai Shao* (Paeonia) und *Shou Di* (Rehmannia Praeparata) nähren das Blut, *Chuan Xiong* (Ligusticum) belebt es. *Huang Qi* (Astragalus) wirkt stark suppletiv auf das *Qi* und *Xiang Fu* (Cyperus) bewegt es und reguliert die Menses. *Xu Duan* (Dipsacum) stabilisert *Chong Mai* und *Ren Mai* und macht die Gefäße durchgängig und der Essig wirkt allgemein stabilisierend gegen Blut- und Flüssigkeitsverluste.

VORGESCHLAGENE AKUPUNKTURBEHANDLUNG

PUNKTE: KG 6, Ni 13, Mi 6, LG 4, Ni 3, Mi 10, Bl 20, Ma 36

TECHNIK: Tonisation und Moxibustion

28. *Sheng Hua Tang* (Wandel gebärendes Dekokt)

Daß diese Rezeptur auf das Blut sowohl nährend und blutbildend, als auch blutbelebend und blutstaseumwandelnd wirkt, deutet der Name *Sheng Hua* „gebärend und wandelnd" (d. h. Stasewandlung des alten und Gebären, also Bilden neuen Blutes) bereits an. Daß *Sheng* auch Geburt heißen kann und diese Rezeptur häufig nach Geburten zum Einsatz kommt, sollte auch erwähnt werden.

Sie belebt das Blut, beseitigt Stase, wärmt die Meridiane und stillt Schmerzen. Das zugehörige Syndrom ist eine postpartale Blutstase mit Kälte und Blut-Leere.

ZUSAMMENSETZUNG

1.	Radix Angelicae Sinensis (*Dang Gui*)	25 g
2.	Radix Ligustici Wallichii (*Chuan Xiong*)	9 g
3.	Semen Persicae (*Tao Ren*)	6 g
4.	Rhizoma Zingiberis (*Gan Jiang*)	2 g
5.	Radix Glycyrrhizae Praeparatae (*Zhi Gan Cao*)	2 g

ANWENDUNGSWEISE

Diese Rezeptur wird in Form eines warmen Dekokts eingenommen.

Typische Indikationen sind andauerndes Bluten (Metrorrhagien), z. B. durch Planzentaretention, Kältegefühl und Schmerz im Unterbauch, ein dunkelvioletter Zungenkörper und ein tiefer, hängender Puls.

WIRKUNG

1. Beleben des Blutes und Beseitigung von Blutstase
2. Wärmen der Meridiane und Stillen des Schmerzes

ERKLÄRUNG

Nach der Geburt ist das Blut der Mutter häufig von Leere betroffen und eine erhöhte Anfälligkeit gegen den pathogenen Faktor Kälte vorhanden, der dann wiederum zu Blutstase führt. Daher setzt diese Rezeptur Radix Angelicae Sinensis (*Dang Gui*) ein, um das Blut zu nähren und zu aktivieren. Radix Ligustici Wallichii (*Chuan Xiong*) wirkt blutbelebend, ebenso wie Semen Persicae (*Tao Ren*), das außerdem auch blutstasezerstreuend wirkt. Rhizoma Zingiberis (*Gan Jiang*) wärmt den Körper, zerstreut Kälte und stillt den Schmerz. Radix Glycyrrhizae Praeparatae (*Zhi Gan Cao*) harmonisiert alle anderen Arzneimittel der Rezeptur.

Bei Kälte durch kaltes Essen mit abdominalen Zusammenballungen und Schmerz kann man *Rou Gui* (Cortex Cinnamomi) hinzufügen. Wenn die Blutklumpen noch nicht aufgelöst sind, darf man jedoch auf keinen Fall *Qi*-stärkende Mittel wie Ginseng und Astragalus hinzufügen, da sonst der Schmerz nicht aufhört.

Diese Rezeptur wird neuerdings auch erfolgreich bei Laktationsmangel eingesetzt.

ACHTUNG

Die Rezeptur ist nicht für Patienten mit Blutstase mit innerer Hitze geeignet, da die meisten der hier verwendeten Arzneien von wärmender Natur sind.

VORGESCHLAGENE AKUPUNKTURBEHANDLUNG

PUNKTE: KG 3, Ma 30, Mi 8, KG 4

TECHNIK: Tonifikation, Sedation und Moxibustion

KG 3 wirkt auf den Uterus. Ma 30 ist ein Verbindungspunkt zwischen Magen- und *Chong-Mai*-Meridian. Daher kann die Kombination beider Punkte die *Chong-Mai-* und *Ren-Mai-*Meridiane regulieren. Mi 8 ist der *Xi*-Punkt des Milz-Meridians; es kann die Blutzirkulation aktivieren und Schmerz stillen. Moxibustion von KG 4 kann Kälte zerstreuen und Schmerz beseitigen.

29. *Gui Zhi Fu Ling Wan* (Zimt und Poria Pillen)

Diese sehr ausgewogene Rezeptur eignet sich zum Beleben des Blutes, Beseitigen der Blutstase und zum sanften Auflösen von abdominalen Massen (*Zheng*-Konkretionen).

Wir verwenden sie in China oft bei Blutstase im Uterus mit unruhigem Fötus, andauernden Blutungen mit dunklem Blut und Schmerzen im Unterbauch, die sich durch Druck verschlimmern.

ZUSAMMENSETZUNG

1.	Ramulus Cinnamomi (*Gui Zhi*)	9 g
2.	Poria Cocos (*Fu Ling*)	9 g
3.	Cortex Moutan Radicis (*Mu Dan Pi*)	9 g
4.	Semen Persicae (*Tao Ren*)	9 g
5.	Radix Paeoniae Rubrae (*Chi Shao*)	9 g

ANWENDUNGSWEISE

Diese Rezeptur wird in Form eines warmen Dekokts oder mit Honig zu Pillen verarbeitet 3–5 g täglich eingenommen.

Typische Indikationen sind vorangegangene Blutstase im Uterus oder bestehende Blutstase mit unruhigem Fötus, Blutungen mit dunklem Blut und Schmerzen im Unterbauch, die sich durch Druck verschlimmern.

WIRKUNG

1. Aktivierung der Blutzirkulation und zerstreuen der Blutstase
2. Zum Auflösen von abdominalen Massen (Resistenzen)

ERKLÄRUNG

Diese Rezeptur ist gut ausbalanciert und sanft, da sie die Blutstase und den Blutverlust beseitigen soll ohne dem Fötus oder der Mutter zu schaden. Wir verwenden hier Ramulus Cinnamomi (*Gui Zhi*) zum Wärmen und Aktivieren des Blutes. Poria Cocos (*Fu Ling*) treibt durch seinen diuretischen Effekt die, den Fötus unruhigmachende, Hitze aus dem Körper. Daneben nährt er Herz und Milz und beruhigt den Fötus. Da chronische Blutstase oft Hitzesyndrome mit Blutungen aller Art zur Folge hat, werden Cortex Moutan Radicis (*Mu Dan Pi*) und Radix Paeoniae Rubrae (*Chi Shao*) sowohl zum Beleben als auch zum Kühlen des Blutes eingesetzt.

Als Honigbolus wirkt diese Rezeptur noch sanfter, was ja in einem späteren Abschnitt der Schwangerschaft unbedingt erwünscht ist.

Ferner kann sie bei unregelmäßiger Menstruation oder post-menstruellem Bauchschmerz ebenso verwendet werden wie bei langandauernden Lochien oder Metrorrhagie mit dunklem Blut.

ACHTUNG

Diese Rezeptur ist nicht für Blutstase mit Hitze geeignet und sollte auch nicht verwendet werden, wenn keine Blutstase vorliegt.

VORGESCHLAGENE AKUPUNKTURBEHANDLUNG

Die Behandlung mit Akupunktur sollte bei unruhigem Fötus vorsichtshalber unterbleiben.

30. *Xia Yu Xue Tang* (Purgierendes Blutstase Dekokt)

Diese Rezeptur wird bei Amenorrhö oder postpartalen Schmerzen und Konkretionen (*Zheng*) im Unterbauch bedingt durch Blutstase verwendet.

ZUSAMMENSETZUNG

1.	Rhizoma et Radix Rhei (*Da Huang*)	9 g
2.	Semen Persicae (*Tao Ren*)	9 g
3.	Eupolyphaga (*Bie Chong*)	9 g

ANWENDUNG

Die Bestandteile werden entweder als warmes Dekokt eingenommen oder gemahlen und mit Honig zu Boli verarbeitet und mit Alkohol eingenommen.

Typische Indiktionen sind ähnlich wie bei *Tao Hong Cheng Qi Tang* (*Qi* ordnendes Persica Carthamus Dekokt) mit dem Unterschied, daß sich bei letzterer Hitze und Stase im Unterbauch zusammenballen und auch den Geist affizieren, während sich bei dieser Rezeptur eher eine Blutstase trockenen Blutes um den Nabelbereich deutlich fühlbar staut und dort Schmerzen, aber keine Geistesveränderungen, bewirkt.

31. *Yong Quan San* (Sprudelnde Quelle Pulver)

Diese Rezeptur wirkt bei mangelnder Laktation nach der Geburt durch *Qi*-Stagnation und Blutstase.

ZUSAMMENSETZUNG

1.	Semen Vaccaria (*Wang Bu Liu Xing*)	9 g
2.	Semen Trichosanthis (*Tian Hua Fen*)	4,5 g
3.	Radix Glyzyrrhizae (*Gan Cao*)	9 g
4.	Radix Angelicae (*Dang Gui*)	4,5 g
5.	Squama Manitis (*Chuan Shan Jia*)	9 g

ANWENDUNG

Bestandteile mahlen und das Pulver zusammen mit einer Suppe aus gekochten Schweinefüßen einnehmen.

Typische Indikation ist mangelnde Milchbildung der Brust nach der Geburt durch *Qi*-Stagnation der Leber oder durch Blutstase aufgrund von Blut-Leere.

WIRKUNG

1. Nährt und belebt das Blut und glättet das Leber-*Qi*
2. Macht die *Luo*-Gefäße durchgängig und erzeugt Milchbildung

VORGESCHLAGENE AKUPUNKTURBEHANDLUNG

PUNKTE: KG 17 und Ma 18 Stichrichtung zur Brustwarze hin. Bei Leber-*Qi*-Stagnation außerdem Dü 1, Pe 6 und Le 3, bei Leere des Blutes außerdem Bl 20 und Ma 36.

TECHNIK: Tonisieren, außer Pe 6 und Le 3, die sediert werden müssen.

KG 17 reguliert das *Qi* der Brust und Ma 18 fördert die Milchbildung durch Regulation des *Yang Ming-Qi*. Bl 20 und Ma 36 tonisieren Milz und Magen und fördern so die Blut- und *Qi*-Bildung. Dü 1 fördert die Milchbildung allgemein, Pe 6 und Le 3 bringen das stagnierte Leber-*Qi* zum Fließen.

32. *Xi Huang Wan* (Gelbe Rhino Pillen)

Obwohl der Name dieser Rezeptur das Wort „*Xi*" (Rhinozeros) enthält, sind bei den Bestandteilen keinerlei Rhinozerosse enthalten.

Sie wird verwendet bei Verhärtungen und Knoten der Brüste und Lymphdrüsen.

ZUSAMMENSETZUNG

1.	Calculus Bovis (*Niu Huang*)	1 g
2.	Moschus (*She Xiang*)	4,5 g
3.	Olibanum (*Ru Xiang*)	30 g
4.	Myrrhe (*Mo Yao*)	30 g
5.	Hirse (*Huang Mi*)	30 g

ANWENDUNG

Die ersten vier der obigen Bestandteile werden gemischt und gemahlen, dann mit der pulverisierten Hirse zu Kugeln gerollt und langsam getrocknet (auf keinen Fall erhitzen, da sehr flüchtig). Es werden zweimal täglich 3 – 6 g dieser Kugeln mit Alkohol oder warmem Wasser eingenommen.

Typische Indikationen sind Verhärtungen und Knoten der Brüste und Lymphdrüsen. Letztere sind hart aber beweglich und schmerzfrei, wie Perlen unter der Haut tastbar. Die Hautfarbe ist hierbei unverändert.

WIRKUNG

1. Blutbelebend und schmerzstillend
2. Entgiftend und Verhärtungen auflösend

ERKLÄRUNG

Das Calculus Bovis (*Niu Huang*) dieser Rezeptur wirkt kühlend, entgiftend und schleimauflösend. Der Moschus (*She Xiang*) macht alle Gefäße durchgängig und beseitigt Schwellungen und Geschwulste, Olibanum (*Ru Xiang*) und Myrrhe (*Mo Yao*) schließlich beleben das Blut und zertreuen die Blutstase. Zu guter Letzt harmonisiert die Hirse die Milz und stärkt den Magen.

Diese, meist als Fertigarznei erhältliche, Rezeptur verwenden wir heutzutage in China oft bei gutartigen Knoten in der Brust, Lymphadenitis und Lymphknotenschwellungen idiopathischer Genese.

ACHTUNG

Bei Schwangeren und Patienten mit *Yin*-Leere und unechtem Hitzesyndrom ist diese Rezeptur kontraindiziert. Auch eine längerfristige Anwendung wird nicht empfohlen, da sonst das *Qi* des Magens geschwächt wird.

Zusammenfassung

Hier nochmals ein kurzer, zusammenfassender Vergleich der obigen Rezepturen

	Rezeptur	Wirkort	Symptom/Syndrom	Kofaktor d. Blutstase
Gruppe I	*Fu Yuan Huo Xue Tang* (Blutbelebendes Rekonvaleszenz-Dekokt)	Rippenbereich	extremer Schmerz	Trauma
	Qi Li San (Sieben *Li* Pulver)	lokale Traumen	Schmerz	Trauma
	Die Da Wan (Trauma Pille)	Bewegungsapparat, Haut	Schmerz	Erschöpfung/ Trauma/Kälte/Wind
	Du Huo Xue Tang (Detox Bluttonikum Dekokt)	gesamter Körper	Exsikkose durch Brechdurchfall	Leere der Körperflüssigkeiten
	Tong Jing Zhu Yu Tang (Antistasisches Exanthem Dekokt)	Haut	Hautreaktionen und -veränderungen	Hitze
	Hui Yan Zhu Yu Tang (Antistasisches Epiglottis Dekokt)	Hals und Rachen	Stimmstörungen, Halsschmerzen	Schleim
Gruppe II	*Shen Tong Zhu Yu Tang* (Antistasisches Schmerzdekokt)	Bewegungsapparat, besonders Gelenke	starker Schmerz	Je nach *Bi*-Syndrom: Hitze/Wind/Kälte
	Bu Yang Huan Wu Tang (Fünf-Zehntel Dekokt)	Gehirn, gelähmte Körperseite	Hemiplegie	*Qi*-Leere
	Dan Shen Yin (Salvia Trank)	Herz und Magen	Schmerz	*Qi*-Stagnation
	Shi Xiao San (Spontanes Lächeln Pulver)	Brust, Abdomen	Schmerz, abdominale Massen (*Zheng* Konkretionen)	reine Blutstase
	Shou Nian San (Handgemachte Pille)	Epigastrium, Abdomen	Schmerz	*Qi*-Stagnation, Kälte

	Rezeptur	Wirkort	Symptom/Syndrom	Kofaktor d. Blutstase
Gruppe II	*Huo Luo Xiao Ling Dan* (Wundersame Gefäßbelebende Pille)	gesamter Körper	Schmerz	*Qi*-Stagnation, auch Traumen
	Shu Jing Huo Xue Tang (Gefäße entspannendes Dekokt)	Muskeln, Glieder	Schmerz, Taubheit	Nässe oder *Bi*-Syndrom bei Erschöpfung oder Schwäche
	Da Huang Zhe Chong Wan (Rheum Eupolyphaga Pillen)	Abdomen, Gefäße	Erschöpfung, abdominale Massen (Resistenzen)	*Qi*- und *Yin*-Leere, Hitze
	Di Dang Tang (Widerstand Dekokt)	gesamter Körper, Dickdarm	dunkler, harter Stuhl u. a. typische Symptome	Hitze im Blutbereich
	Tao Hong Si Wu Tang (Persica-Carthamus Vier Bestandteile Dekokt)	gesamter Körper, Menstruation, Haut	Menstruationsstörungen, typische Symptome	Blut- und *Yin*-Leere
	Yang Yin Tong Bi Tang (*Yin*-nährendes und *Bi*-lösendes Dekokt)	Brust, Herz, Funktionskreis Niere und Leber	Herz-*Bi*, Schmerz, *Yin*-Leeresyndrom	*Yin*-Leere und *Qi*- oder Blut-Leere, *Qi*-Stagnation
	Dian Kuang Meng Xing Tang (Psychose Dekokt)	Psyche	Verwirrung, manisch-depressive Psychose	Schleim, Hitze, Leber-*Qi*-Stagnation
Gruppe III A	*Tao Hong Cheng Qi Tang* (*Qi* ordnendes Persica Carthamus Dekokt)	Unterer Erwärmer, Kopf, Blutbereich	typische Hitzesyndromzeichen	Hitze
	Xue Fu Zhu Yu Tang (Antistasisches Brustraum Dekokt)	Brustraum, Psyche	typische Blutstasezeichen	*Qi*-Stagnation
	Tong Qiao Huo Xue Tang (Sensorien öffnendes blutbelebendes Dekokt)	Kopf und Haut	typische Blutstasezeichen und Blockierung der Sinnesöffnungen	keine
	Ge Xia Zhu Yu Tang (Antistasisches Bauchraum Dekokt)	Bauchraum, Flanken	Schmerz, abdminale Massen (Resistenzen), Völlegefühl	*Qi*-Stagnation

	Rezeptur	Wirkort	Symptom/Syndrom	Kofaktor d. Blutstase
	Guan Xin Er Hao Fang (Koronardekokt Nr. 2)	Brustraum, Herz	Schmerz, Vernichtungsgefühl, Atemnot	*Qi*-Stagnation
Gruppe III B	*Shao Fu Zhu Yu Tang* (Antistasisches Unterbauch Dekokt)	Unterbauch	alle gynäkologischen Indikationen, Schmerz	Kälte
	Gong Wai Huai Yun Fang (Rezeptur für extrauterine Schwangerschaft)	Bauchhöhle	Schmerz, extrauterine Schwangerschaft	keine
	Wen Jing Tang (Menses wärmendes Dekokt)	*Ren Mai* und *Chong Mai*	unechtes Hitzesyndrom, Menstruationsstörungen	Kälte, *Qi*-Leere von *Ren*- und *Chong Mai*
	Ai Fu Nuan Gong Wan (Artemisia Cyperus Pille)	Uterus	Menstruationsstörungen, abdominale Schmerzen	*Qi*-Leere, Blut-Leere, Kälte im Uterus
	Sheng Hua Tang (Wandel gebärendes Dekokt)	Blut, weibliche Brüste	Schmerz, andauernde postpartale Blutungen	Kälte und Blut-Leere nach Blutverlust
	Gui Zhi Fu Ling Wan (Zimt und Poria Pillen)	Unterbauch, Fötus, Abdomen	Schmerz, unruhiger Fötus, andauernde Blutungen, Kongelationen	Hitze
	Xia Yu Xue Tang (Purgierendes Blutstase Dekokt)	Bereich um den Nabel	abdominale Massen (*Zheng*)	keine
	Yong Quan San (Sprudelnde Quelle Pulver)	weibliche Brustdrüsen	mangelnde Milchbildung	Leber-*Qi*-Stagnation oder Blut-Leere
	Xi Huang Wan (Gelbe Rhino Pillen)	weibliche Brust, Lymphdrüsen	Knoten, Verhärtungen, Lymphome	Schleim, evtl. Hitze

Wichtige blutstaserelevante Fertigarzneien

An dieser Stelle werden kurz einige wichtige blutstaserelevante Fertigarzneien vorgestellt. Aufgrund der unterschiedlichen Namensgebung in verschiedenen Provinzen Chinas werden mehrere verwandte Arzneien unter einer Rubrik zusammengefaßt. Die Zusammensetzung gilt je für das erste Mittel. Aufgrund der variierenden Namen und der Unzahl von Mitteln kann hier nur eine kleine Auswahl von Fertigarzneien vorgestellt werden, deren Wirksamkeit ich aber selbst in der klinischen Praxis erproben konnte.

Paralyse, postapoplektische Hemiplegie und *Bi*-Syndrom

Da Huo Luo Wan (Beijing und Tianjin)

Ren Shen (Ginseng)

Niu Huang (Calculus Bovis)

She Xiang (Moschus)

Shui Niu Jiao (Cornu Bovis)

Bing Pian (Borneolum)

Huang Lian (Coptidis)

Dang Gui (Angelica Sinensis)

Quan Xie (Buthus)

Tian Ma (Gastrodia)

Wu Shao She (Zaocys)

Wirkung: Macht Gefäße durchgängig, bewegt Blut und vertreibt Wind-Nässe in den Leitbahnen; verwendet bei postapoplektischer Hemiplegie, Paralyse, *Bi*-Syndrom, Arthralgien

Kontraindikationen: Schwangerschaft (wegen des wehentreibenden Moschus)

Tianma Wan (Chongqing), *Tianma Pian* (Guangdong), *Tianma Qufeng Bu Pian* (Nanjing)

Tian Ma (Gastrodia)

Dang Gui (Angelica Sinensis)

Sheng Di Huang (Rehmannia)

Huai Niu Xi (Achyranthis Bidentata)

Du Zhong (Eucomnia)

Qiang Huo (Notopterygium)

Fu Zi (Aconitum Praeparata)

Bi Xie (Dioscorea Hypoglauca)

Xuan Shen (Scrophularia)

Wirkung: Wind-Nässe austreibend, bewegt *Qi* und Blut, stillt Schmerz; bei Paralyse und Taubheit in den Extremitäten, Gehschwierigkeiten, Apoplexfolgen und rheumatischer Arthritis

Kontraindikationen: Vorsicht in der Schwangerschaft

<u>*Hui Tian Zaizao Wan* (Liaoning), *Yinao Fujian Wan* (Jinan), *Sanqi Pian* (Yunnan), *Nao Xueshuan Pian* (Tianjin)</u>
Ren Shen (Ginseng)
Niu Huang (Calculus Bovis)
She Xiang (Moschus)
Shui Niu Jiao (Cornu Bovis)
Bao Gu (Os Leopardis)
Tian Ma (Gastrodia)
Xue Jie (Sanguis Draconis)
Yang Xue (Sanguis Naemorhedi)

Wirkung: Blutbewegend, Wind vertreibend, Schleim umwandelnd; bei Fazialisparese und Hemiplegie

Kontraindikationen: Keine, aber *Nao Xueshuan Pian* nur bei thrombotischer Apoplexie, da sie Hirudo enthalten

Koronare Herzkrankheiten

Akute Angina pectoris:

<u>*Guan Xin Su He Wan* (Styrax Koronarpille), *Su Xiao Tong Xin Wan* (Tianjin), *Guan Xin Su He Wan* (Shandong), *Huo Xin Wan* (Guangdong), *Xin Bao* (Guangdong)</u>
Su He Xiang 80 g (Styrax)
Bing Pian 150 g (Borneol)
Ru Xiang 150 g (Olibanum)
Tan Xiang 300 g (Santalum)
Mu Xiang 300 g (Aucklandia Lappa)

Diese Rezeptur wird unter geringfügiger Erwärmung zu ca. 1000 Arzneipillen à 1 g verarbeitet. Pro Einnahme eine Pille unter der Zunge zergehen lassen oder gelöst im Tubus verabreichen. Täglich 1–3 Pillen oder im akuten Anfall.

Indikationen: KHK-bedingte Angina pectoris, Druck- oder Völlegefühl der Brust z. T. mit Atemnot bei (nach TCM) differenzierter *Qi*-Stagnation des Brustraumes durch trüben Schleim

Wirkung: Orifizien öffnend durch ätherische Öle, *Qi*-bewegend und Schmerzen stillend

Kontraindikationen: *Qi*-Leere-Syndrom

Chronische koronare Herzkrankheiten:

<u>*Fu Fang Dan Shen Pian* (Wuxi, Shengxian, Tianjin und Shanghai), *Fu Fang Danshen Gao* (Jining), *Huang Qi Dan Shen Pian* (Tianjin), *Fu Fang Dan Shen Pian* (Zhejiang), *Fu Fang Dan Shen Di Wan* (Guangdong), *Huo Xue Tong Mai Pian* (Beijing)</u>

Fu Fang Dan Shen Pian wurde 1998 von der amerikanischen Food and Drug Administration (FDA) zur Behandlung von koronaren Herzkrankheiten zugelassen.

Dan Shen (Salvia), *San Qi* (Notoginseng) und *Bing Pian* (Borneol) im Verhältnis 6:3:1. Manche ähnlichen Arzneimittel enthalten noch ein *Qi*-Tonikum wie Astragalus oder Ginseng.

Indikationen: KHK-bedingte Angina pectoris, Druck- oder Völlegefühl der Brust z. T. mit Atemnot bei (nach TCM) differenzierter *Qi*-Stagnation des Brustraumes durch Blutstase und *Qi*-Stagnation

Wirkung: Blutbelebend, Orifizien öffnend durch ätherische Öle, *Qi*-bewegend und schmerzstillend

Kontraindikationen: *Qi*-Leere-Syndrom (außer bei *Huo Xue Tong Mai Pian* und *Huang Qi Dan Shen Pian*)

Rheumatische Krankheiten

An Luo Tong Pian (Shanghai), *Xiao Luo Tong Pian* (Shandong)

Inhalt: Meist 1–2 Einzelarzneien wie *Yan Hu Suo* (Corydalis), *Gui Mao Zhen, Yuan Hua* usw.

Wirkung: Blutstase und Wind vertreibend, schmerzstillend; bei Arthralgien und rheumatischen Schmerzen

Kontraindikationen: Je nach Mittel variierend, meist keine

Shenjindan Jiaonang (Wehai, Shandong)
Di Long (Lumbricus)
Ma Qian Zi (Semen Strychni)
Hong Hua (Carthamus)
Ru Xiang (Olibanum)
Mo Yao (Myrrha)
Fang Ji (Stephania Tetrandra)
Gu Sui Bu (Drynaria)

Wirkung: Bricht Blutstase und bewegt Blut und *Qi*, macht die Leitbahnen und Netzgefäße durchgängig, stillt Schmerz und verringert Schwellungen; bei Periarthritis der Schulter, Zervikalspondylose, Ischalgie, arthritische Schmerzen in Extremitäten, im Genick und als Folge von Frakturen

Kontraindikation: Schwangerschaft und beim Stillen wegen seines Anteils an *Ma Qian Zi*

Baogujiu (Taoyuan), *Hugu Yaojiu* (Beijing), *Hugu Jiu* (Beijing)
Bao Gu (Os Leopardis)
Yi Yi Ren (Coix)
Bi Xie (Dioscorea Hypoglauca)
Yin Yang Huo (Epimedii)
Shou Di (Rehmannia Praeparata)
Chen Pi (Citrus Reticulata)
Yu Zhu (Polygonatum Odoratum)
Niu Xi (Achyranthis Bidentata)
Xiang Jia Pi (Periploca Radix)
Dang Gui (Angelica Sinensis)

Wirkung: Die obigen Arzneiweine eignen sich alle zum Vertreiben von Wind und Wind-Nässe, machen die Gefäße durchgängig und beleben das Blut. Sie werden vor allem bei Kälte-*Bi* und Nässe-Kälte-*Bi* mit Arthragien und Taubheit der Extremitäten, Schmerzen in Muskeln und Schwäche der Beine und des Rückens verwendet.

Kontraindikationen: Schwangerschaft und Patienten mit Feuer-Syndromen durch *Yin*-Leere und bei Hypertonie

Frauenkrankheiten

Fukang Ning Pian (Tianjin), *Danggui Jingao Pian* (Lanzhou), *Fuke Shi Wei Pian* (Sichuan), *Jin Ji Chongji* (Guangdong), *Nü Bao* (Jilin), *Yi Mu Cao Gao* (Tianjin)

Dang Gui (Angelica Sinensis)
San Qi (Notoginseng)
Bai Shao (Paeonia)
Yi Mu Cao (Leonurus)
Xiang Fu (Cyperus)

Wirkung: Beseitigt Blutstase und *Qi*-Stagnation, stillt Schmerz; bei Dysmenorrhö, Amenorrhö, Metrorrhagie, postpartalen Lochien und Schmerz usw. *Jin Ji Chongji* ist außerdem besonders für Endometritis und alle Entzündungen des Beckens geeignet. Es enthält lokale Arzneien.

Kontraindikationen: Schwangerschaft; bei *Jin Ji Chongji* keine Anwendungsbeschränkungen

Schmerzen, Verletzungen

Yuanhu Zhitong Jiaonang (Shanxi), *Yuanhu Zhitong Pian* (Shandong)

Enthält *Yuan Hu* (Corydalis) und *Bai Zhi* (Angelica Dahurica)

Wirkung: *Yuanhu Zhitong Jiaonang* wirkt besonders bei Kopfschmerz, Magenschmerz Hepatalgien und Dysmenorrhö. Vorsicht bei Schwangeren.

Qili San (Beijing), *Jiufen San* (Beijing)

Zusammensetzung von *Qili San* siehe unter *Qi Li San* im Abschnitt Rezepturen.

Wirkung: Staselösend, blutbelebend, durchblutungsfördernd, schmerzstillend und abschwellend; bei allen traumatischen Schmerzen sowie Leberschmerz durch Hepatitis

Kontraindikation: Schwangerschaft; bei *Jiufen San* kontraindiziert bei Hypertonie, Herz- und Nierenkrankheiten

Yunnan Baiyao (Kunming)

Die Rezeptur dieses hocheffektiven Pulvers stammt aus einer Familientradition der Yi-Minorität in Yunnan, die das Rezept in den 50er Jahren an die Regierung verkaufte. Sein unpatentierter Vorläufer wurde im chinesisch-japanischen Widerstandskrieg erfolgreich bei Schußwunden eingesetzt. Der Inhalt der Rezeptur ist streng geheim, es enthält außer den lokalen Heilpflanzen der Yi-Minorität aber mit Sicherheit *San Qi* (Notoginseng) und *Huo Xiang* (Patchouli).

Wirkung: *Yunnan Baiyao* ist wie *San Qi* universell einsetzbar, da es nicht nur schmerzstillend, sondern auch zugleich blutstillend und blutbewegend wirkt. Um nur einige seiner Indikationen anzuführen: Alle Verletzungen, innere wie äußere, Schwellungen, Geschwüre, Durchblutungsstörungen wie bei Thrombophlebitis, und auch Menstruationsstörungen wie Dysmenorrhö und unregelmäßige Menstruation. Bei Frauenkrankheiten sollte es zusammen mit etwas Wein eingenommen werden. Das Pulver kann äußerlich auf Geschwüre und Wunden aufgetragen werden und wirkt sofort blutstillend. Jede Flasche enthält außer dem Pulver je noch eine extra starke Dosis in einer kleinen roten Pille. Diese kann im Notfall und bei schweren Verletzungen, besonders bei TIA (Transient Ischaemic Attack, vorübergehende Durchblutungsstörung der Zerebralgefäße) und im akuten Stadium eines Schlaganfalls (ischämisch und thrombotisch) verwendet werden. Nie mehr als eine Pille pro Tag einnehmen. *Yunnan Baiyao* ist seit 1998 in Yunnan auch als Spray erhältlich.

Kontraindikationen: Schwangerschaft. Am ersten Tag nach der Einnahme sollte kein Fisch sowie keine sauren und kalten Speisen verzehrt werden, um Verdauungsstörungen zu vermeiden. Die rote Notfallpille sollte nicht bei leichten Verletzungen verwendet werden.

Forschungsberichte der 10 häufigsten Blutstase – Therapieanwendungen klassifiziert nach westlichen Krankheitsdefinitionen

Nachdem im vorigen Abschnitt die pharmakologische Wirkung und der Einsatz blutbelebender Arzneimittel aufgezeigt wurde, werden in diesem Abschnitt die konkreten Arzneimischungen nach Erfahrungen einzelner Ärzte oder Krankenhäuser zusammengestellt.

Dem in der TCM noch unerfahrenen Therapeuten sei aber hier schon die Warnung ans Herz gelegt, daß die Rezepturen flexibel gehandhabt und auf den individuellen Zustand des Patienten eingestellt werden müssen. Kaum ein KHK[40]-Patient bekommt in China beispielsweise das unveränderte „Koronardekokt Nr. 2“ (*Guan Xin Er Hao*) verschrieben. Im Vermeiden von Kochbuchakupunktur („Man nehme ...“) und Standardverschreibungen liegt eines der Lernziele der TCM, was zwar beim Erlernen einen erhöhten Schwierigkeitsgrad darstellt, sich aber in der Therapie durch die höhere und gezieltere Effizienz als eine ihrer besten Eigenschaften erweist. Die hier zu jeder Krankheit aufgelisteten Rezepturen sollten daher als Ausgangspunkt, nicht als Dogma, gehandhabt werden.

1. Herz- und Gefäßerkrankungen

Koronare Herzkrankheiten (KHK)

Die „Brust-*Bi*-Erkrankung“, im chinesischen *„Xiong Bi“*, wie sie im *„Jin Kui Yao Lüe“* beschrieben wurde, äußert sich in erster Linie durch ein Druck- oder Spannungsgefühl im Brustraum, weniger durch intensiven Schmerz. Dies entspricht in dem Erscheinungsbild der KHK dem leichten Anfangsstadium bzw. einer untypischen Erkrankung, wie z. B. schmerzlosen Angina-pectoris-Anfällen oder stummen Myokardischämien und -infarkten. Schwerere Erkrankungen und solche, die sich durch mehr Schmerz auszeichnen, stimmen eher mit den Syndromen „Herz-Schmerzen“ *„Xin Tong“* überein wie im *„Nei Jing Su Wen“* beschrieben (Schmerz in der Brustmitte, bis unter die Rippen, Schmerzen bis in die Schultern und in den Rücken ziehend, usw.), oder aber mit dem „vernichtenden Herzschmerz“ *„Jue Xin Tong“*, der im *„Ling Shu“* erwähnt wird (Schmerz, wie ein Stich in das Herz, mit kalten Händen und Füßen, kaltem Schweißausbruch und Schwächegefühl ...). Diese beiden Formen entsprechen also eher instabiler Angina pectoris oder akutem Myokardinfarkt.

Noch schwerer wiegt demnach der „absolute (wörtl. wahre) Herzschmerz“ *„Zhen Xin Tong“*, der in seiner Symptomatik absolut dem akuten Infarkt entspricht. Er wurde ebenfalls schon im *„Ling Shu“* wie folgt beschrieben: „Zyanose der Hände und Füße bis an die Gelenke, extremer Schmerz, am Morgen beginnend führt er am Abend schon zum Tode und am

Abend beginnend folgt der Tod am Morgen ...". Die in den Klassikern genannten Namen der Krankheiten werden von Frau Dr. Gu also nach ihrem Schweregrad in Brust-*Bi* , Herzschmerzen, den vernichtenden Herzschmerz und schließlich den absoluten Herzschmerz eingeteilt.

Nach einer Auswertung von 333 KHK-Fällen der klinischen Forschung mit Angina pectoris, Infarkt, Insuffizienz und Arrhythmie kam Dr. Gu aus Zhejiang zu der Annahme, daß die KHK sich vorwiegend als grundlegende Leere-Erkrankung darstellt, die sich als Fülle manifestiert. Die Leere-Syndrome umfassen hier insbesondere kombinierte *Qi*- und *Yin*-Leere, gefolgt von purer *Qi*-Leere und *Yin*-Leere sowie an vorletzter und letzter Stelle *Yang*-Leere und kombinierte *Yin*- und *Yang*-Leere.

Aus der *Zang-Fu*-Differenzierung betrachtet, fanden sich unter den *Qi*-Leere Syndromen vorwiegend Herz-*Qi* -Leere (66,5%), unter *Yang*-Leere meist – wie sollte es anders sein – Herz-*Yang*-Leere (60,5%) und unter *Yin*-Leere in erster Linie Patienten mit Leber-*Yin*-Leere (75,1%).

Unter den Fülle-Syndromen ist an erster Stelle das kombinierte *Qi*-Stagnations- und Blutstasesyndrom zu nennen, das entweder alleine oder mit Leere-Syndromen kombiniert in 98,19% der Fälle zu finden war.

Dr. Wang Bao-He, vom zweiten Universitätskrankenhaus für TCM, benutzte bei 100 Fällen von Brust-*Bi*-Syndrom mit Angina pectoris *Hongjingtian* Kapseln. (*Hongjingtian*, Rhodiola Rosea L., ist eine lokale Arzneipflanze aus der Volksmedizin Tibets, die blutbelebende und staselösende Eigenschaften hat.) Die effektive Rate war 53% mit 37 Fällen von völliger Rekonvaleszenz und 48 Fälle von deutlicher Besserung nach durchschnittlich 4,77 ± 2,52 Tagen.

Herzinsuffizienz

Bei kongestiver Linksherzinsuffizienz verwendete man die *Kangxinshuai* Rezeptur (*Dang Shen, Fu Zi, Wu Jia Pi, Chi Shao, Chuan Xiong, Ji Xue Teng, Yi Mu Cao, Ze Lan, Mai Men Dong*), die in einer Untersuchung des TCM-Forschungsinstitutes Chongqing zu 96,5% eine positive Wirkung zeigte, davon 70% deutliche Besserung, so daß nach 3–7 Tagen die Digitalisierung eingestellt werden konnte. Dr. Xu verwendete ebenso erfolgreich eine eigene Rezeptur namens *Xinshuai Heji* mit den Arzneien *Huang Qi, Tai Zi Shen, Ze Xie, Ting Li Zi, Sang Bai Pi, Zi Dan Shen, Wu Wei Zi, Che Qian Zi* und *Dang Gui.*

Hypertonie

Das „Zweite Krankenhaus der Stadt Taian" in Shandong benutzte das Prinzip „Blutbeleben und Stärken der Niere" in seiner Rezeptur *Xue Ping* bei Hypertonie. Die Rezeptur enthielt *Huang-Jing*-Auszüge, *Sang Ji Sheng, Mao Dong Qing, Xia Ku Cao, Huai Mi, Niu Xi, Gu Jing Cao, Guo Teng, Sheng Ma* u. a. Arzneien. Bei 200 älteren Patienten mit Nieren-Leere und Blutstase wurde der Blutdruck deutlich gesenkt.

Arrhythmien

Das Xiyuan-Forschungskrankenhaus Beijing benutzte klassische Rezepturen nach dem „*Wenyang fumai*"-Therapieprinzip (*Yang*-wärmend und Pulsschlag-zurückbringend) wie z. B. *You Gui Yin* (Nieren *Yang* Trank), *Zhen Wu Tang* (Wahrer Krieger Dekokt), *Bao Yuan Tang* (Den Ursprung behütendes Dekokt), *Er Chen Tang* (Dekokt der zwei Alten) u. a. Die durchschnittliche Herzrate wurde hierdurch von 46,65 auf 58,18 Schläge pro Minute erhöht. Die

Abteilung Herzkrankheiten-Forschung des TCM-Krankenhauses von Shandong behandelte 60 Patienten erfolgreich mit ihrer eigenen Rezeptur *Jianxin Fumai Ling*, die *Huang Qi*, *Dan Shen*, *Gan Song*, *Chuan Xiong* und *Gui Zhi* enthielt. Die Herzrate wurde von 53,2 auf 61,1 Schläge pro Minute erhöht und erzielte eine Erfolgsrate von 83,3 %.

Periphere Gefäßkrankheiten

Dr. Fan Jian-Zhongs Rezeptur *Tong Mai Fang* mit den Arzneien *Fu Zi*, *Huang Qi*, *Dou Zhi*, *She Xiang*, *Gan Jiang*, *Gui Zhi*, *Hu Zhang* und *Gan Cao* erzielte bei 46 von 53 Patienten mit thrombotischer Vaskulitis in 60 Tagen eine völlige Auflösung der Thromben und bei 4 Patienten eine Verringerung. Nach den zwei Monaten waren 15 Patienten völlig beschwerdefrei und 33 deutlich verbessert.

Auch Dr. Wei erzielte in 23 Jahren (von 1968 bis 1991) mit seinem Arzneiwein „*Tongbi Huoxue Jiu*" insgesamt eine Heilungseffizienz von 92 %. Die Rezeptur beruht auf einer Modifkation von *Huang Qi Gui Zhi Wu Wu Tang* (Astragalus und Cinnamom fünf Arzneien Dekokt) und enthält – in Reiswein eingelegt – *Dan Shen* (Salvia Miltiorrhiza), *Huang Qi* (Astragalus), *Dang Gui* (Angelica Sinensis), *Zang Hong Hua* (Safran), *Ma Huang* (Ephedra), *Chang Pu* (Acorus), *Shui Zhi* (Hirudo), *She Xiang* (Moschus), *Rou Gui* (Cortex Cinnamomi), *Gan Jiang* (Zingiberis) und *Chen Pi* (Citrus Reticulata).

Dr. Chen aus dem Forschungsinstitut für Gefäßkrankheiten der Stadt Yinan, Provinz Henan, erzielte mit seiner Rezeptur „*Mai Yan Ling*" (Vaskulitis-Präparat) ohne Hinzufügen anderer Arzneimittel wie Antiphlogistika usw. eine Effizienz von 97,3 % im Vergleich zur Kontrollgruppe mit schulmedizinischen Arzneimitteln, die eine Effizienz von 87,1 % erreichte. Die Nachkontrolle ergab, daß die Rückfallrate der letzten Gruppe 21,77 % betrug, während die Vaskulitis-Gruppe, die mit *Mai Yan Ling* behandelt wurde, nur 11,45 % Rezidive hatte.

Thrombophlebitis

Dr. Tang Zhu-Xuan aus Shanghai benutzte seine Rezeptur *Qingre Tongyu Tang* je zwei Wochen lang bei 43 Fällen von entzündlicher Venenthrombose. Eine völlige Rekonvaleszenz trat bei 26 Patienten ein, eine deutliche Besserung bei 10, eine Besserung bei 5 und keine Besserung bei 2 Patienten. Die Gesamteffizienz betrug demnach 95,23 %. Seine Rezeptur bestand aus *Cang Zhu* (Atractylodes) 15 g, *Huang Bai* (Phellodendron) 15 g, *Dang Gui* (Angelica Sinensis) 30 g, *Shui Zhi* (Hirudo), 30 g, *Yi Yi Ren* (Coix) 30 g, *Xuan Shen* (Scrophularia) 45 g, *Yin Hua* (Lonicera) 45 g, *Huang Qi* (Astragalus) 15 g, *Quan Xie* (Buthus) 10 g, *Wu Gong* (Scolopendra Subspinipes) 3 Stück und *Gan Cao* (Glycyrrhiza) 5 g.

2. Leber- und Stoffwechselkrankheiten

Hepatitis

Prof. Dr. Su Lian, Provinzkrankenhaus der Provinz Yunnan behandelt Hepatitis B- und C-Patienten mit Modifikationen seiner Milz-*Qi*-stärkenden, Leber-besänftigenden und blutbelebenden Rezepturen 1 bis 4. Die Grundrezeptur enthält *Chai Hu* (Bupleurum) 10 g, *Bai Shao* und *Chi Shao* (Paeonia Lactiflora und Rubra) je15 g, *Fu Lin* (Poria) 9 g, *Chao Bai Zhu* (Atractylodes Macrocephala Praeparata) 12 g, *Dan Shen* (Salvia Miltiorrhiza) 15 g, *Yi Yi Ren* (Coix) 20 g, *Jian Shan Zha* (Crategus tosta) 15 g, *Huang Qi* (Astragalus) 30 g, *Chong Lou* (alias Zao Xiu) 10 g, *Zao Ren* (Zizyphus Spinosa) 20 g, *Ye Jiao Teng* (Caulis Polygoni Multifloris) 30 g,

Zi Hua Di Ding (Viola Yedoensitis) 20 g, *Sang Ji Sheng* (ibid.) 30 g, *Sheng Gan Cao* (Glycyrrhiza Recens) 4 g. Er erklärt, daß eine Kur mit dieser Rezeptur 2–3 Monate dauert, wonach die Patienten völlig beschwerdefrei und meist auch mit vermindertem oder sogar ohne Befund seien. Aus pharmakologischer Sicht werden in seiner Rezeptur virustatische Arzneien wie *Zi Hua Di Ding*, immunstärkende wie *Huang Qi* und blutbelebende wie *Dan Shen* mit hepatoprotektiven Arzneien wie *Chai Hu* kombiniert, die die Hepatitis eindämmen und ihre Folgeerscheinungen verhindern. Zugleich werden verdauungsfördernde Arzneien wie *Shan Zha* und entspannende wie *Suan Zao Ren* eingesetzt, um die Begleitsymptome der Hepatitis zu beseitigen.

Leberzirrhose

Dr. Yu Hui-Yin erzielte bei 105 Patienten mit seiner Rezeptur „*Huang Qi Dan Shen Huang Jing Tang*" (Astragalus Salvia Polygonatum Dekokt) bei Zirrhose verursacht durch chronische Hepatitis eine völlige Rekonvaleszenz bei 42,9 %, deutliche Besserung bei 29,5 % und meßbare Wirkung bei 18,1 %. Die Gesamtwirksamkeitsrate betrug demnach 90,5 %. Die Rezeptur enthält *Huang Qi* (Astragalus), *Dan Shen* (Salvia), *Huang Jing* (Polygonatum), *Ji Nei Jin* (Endothelium Galli), *Ban Lan Gen* (Istadis), *Lian Qiao* (Forsythia), *Jiang Cao* (Patrinia), *Bai Zhu* (Atractylodes Macrocephala), *Fu Ling* (Poria), *Yu Jin* (Curcuma), *Dang Gui* (Angelica), *Nü Zhen Zi* (Ligustrum) und *Zi He Che* (Placenta).

Diabetes

Dr. Guo aus Beijing verwendete seine Rezeptur „*Xian Zhen Pian*" (Epimedium Lucidum Tabletten) bei 34 Typ-II-Diabetikern und senkte nach 2 Monaten nicht nur den Blutzucker um 61,8 % und LPO, sondern erhöhte auch deutlich das SOD und HDL-C. Seine Rezeptur enthält *Yin Yang Huo, Nü Zhen Zi, Huang Qi, Dan Shen, He Shou Wu, Tu Si Zi, Gou Qi Zi, Huang Jin* und *Shan Zha.*

Die bei Diabetikern häufig entstehenden Durchblutungsstörungen können hervorragend mit blutbelebenden Arzneien behandelt werden. Dr. Li vom TCM-Krankenhaus in Kaifeng, Provinz Henan, behandelte 51 Diabetiker mit pathologischen Veränderungen der Retina mit seiner Rezeptur „*Bushen Huoxue Fang*" mit hoher Effizienz. Seine Rezeptur enthielt *He Shou Wu* (Radix Polygoni Multiflori), *Huang Jing* (Polygonatum), *Shi Hu* (Herba Dendrobii), *Yin Yang Huo* (Epimedii), *Ge Gen* (Radix Puerariae), *Chi Shao* (Paeonia Rubra), *Chuan Niu Xi* (Cyathula), *San Qi* (Notoginseng) u. a. Arzneien.

3. Zerebrale Krankheiten

Apoplex

Wang Qing-Rens „*Bu Yang Huan Wu Tang*" (Fünf-Zehntel Dekokt) wird noch heute teils modifiziert bei Apoplexien angewendet. Das Erste Krankenhaus der Stadt Harbin gab diese modifizierte Rezeptur über 25 Tage 19 Patienten mit akutem embolischen Apoplex und erzielte 14 deutliche Besserungen, 4 leichte Besserungen und einen Fall von keiner Besserung. Die Rezeptur enthielt *Chuan Xiong* (Ligusticum), *Tao Ren* (Persica), *Di Long* (Lumbricus), *Chi Shao* (Paeonia Rubra), *Huang Qi* (Astragalus), *Dang Gui* (Angelica Sinensis) und außerdem *Chuan Shan Jia* (Squama Manitis), *Dan Shen* (Salvia Miltiorrhiza) und *Ge Gen* (Pueraria).

Auch ein Dr. Lü berichtet von einer 97,3 % Wirkung bei 37 Patienten, von welchen 25 vollständig und 11 deutlich gebessert waren. Seine Modifikation enthielt *Chuan Xiong* (Ligusticum), *Tao Ren* (Persica), *Hong Hua* (Carthamus), *Di Long* (Lumbricus), *Chi Shao* (Paeonia Rubra), *Huang Qi* (Astragalus), *Dang Gui* (Angelica Sinensis) und außerdem *Dan Shen* (Salvia Miltiorrhiza), *Ge Gen* (Pueraria), *Gui Zhi* (Ramulus Cinnamomi), *Sang Zhi* (Morus A.), *Chuan Niu Xi* (Cyathula), *Ji Xue Teng* (ibid.) und *Tong Bian* (Infantis Urina).

Dr. Zhang Ji-Fen vom Dongli TCM-Krankenhaus Tianjin berichtet von der Behandlung von 32 zerebrovaskulären Unfällen mit einer Modifikation der *Angong Niuhuang Wan* (Calculus Bovis Palastfrieden Pille) mit verbesserter blutbelebender, gefäßdurchgängigmachender und Orifizien öffnender Wirkung. Die Arznei wurde zur Infusion verarbeitet und täglich 40–60 ml mit 5 % Glucose à 500 ml verabreicht. Eine Behandlungsperiode dauert 30 Tage. Nach den Kriterien der 2. Nationalen Konferenz zu Zerebrovaskulären Unfällen betrug die kurative Rate 65,63 %, die effektive Rate 34,37 % und die durchschnittliche Rekonvaleszenzzeit 27,36 Tage.

Dr. Wang Wenbo vom Hexi-TCM-Krankenhaus Tianjin berichtete von 35 Patienten mit ischämischem Apoplex, die mit einer Kombination von *Huazhuo-Quyu*-Dekokt und *Huang Qi*-Infusionslösung (Astragalus) behandelt wurden. Das *Huazhuo-Quyu*-Dekokt besteht aus *Chuan Xiong* (Ligusticum), *Dan Shen* (Salvia Miltiorrhiza), *Tao Ren* (Persica), *Dang Gui* (Angelica Sinensis), *Di Long* (Lumbricus), *Yu Jin* (Curcuma), *Shi Chang Pu* (Acorus), *Tian Zhu Huang* (Concretio Silicea Bambusae), *Ji Xue Teng* (Jixueteng), *Wu Shao She* (Zaocys Dhumnades), *Chen Pi* (Pericarpium Citri Reticulatae), *Pei Lan* (Herba Eupatorii Fortunei) und *Fu Ling* (Sclerotium Poriae Cocos). Nach Einlieferung wurde das Dekokt zweimal täglich und einmal pro Tag 20 ml *Huang Qi*-Infusion mit 200–500 ml Glucose verabreicht. Die längste Behandlungszeit waren 3 Monate, die kürzeste 16 Tage. Insgesamt waren 13 Patienten voll wiederhergestellt, 10 deutlich gebessert, 9 leicht gebessert und 3 nicht gebessert.

Altersdemenz (einschließlich MID und Morbus Alzheimer)

Bei Multiinfarktdementia erweisen sich blutbelebende Arzneien als besonders effektiv. Sie werden hierbei meist mit schleimumwandelnden oder nierenstärkenden Arzneien kombiniert. Das Fertigarzneimittel *Yi Zhi Ling* wurde bei 51 Fällen von Dementia senilis im Shanghaier TCM-Universitätskrankenhaus angewendet. Eine komplette Rekonvaleszenz trat bei 18 Patienten ein, eine deutliche Besserung bei 13, eine Besserung bei 16 und keine Besserung bei 4 Patienten. Die Gesamttherapieeffizienz betrug daher 92 %. *Yi Zhi Ling* beruht auf dem Therapieprinzip „Niere stärken, Blut beleben, Stase und Schleim beseitigen“.

Morbus Parkinson

Die häufigsten von der Shanghaier TCM-Universität eingesetzten Erfahrungsrezepturen hier sind *„Xi Feng Tang“* (Wind stillendes Dekokt) mit *Tian Ma* (Gastrodia), *Quan Xie* (Buthus), *Gou Teng* (Ramulus Uncariae Cum Uncis), *Wu Gong* (Scolopendra Subspinipes) und *Yang Jin Hua* (Flos Daturae) bei Leber-Wind (96,5 % Gesamteffektivität bei 58 Patienten) und *„Rou Gan Huo Xue Tang“* mit *Shou Di* (Rehmannia Praeparata), *Huai Niu Xi* (Achyranthis Bidentata), *Dang Gui* (Angelica Sinensis), *Gou Qi Zi* (Lycium), *Shou Wu* (Radix Polygoni Multiflori), *Bai Shao* (Paeonia Lactiflora), *Dan Shen* (Salvia Miltiorrhiza), *Mu Gua* (Fructus Chaenomelis) und *Ji Xue Teng* (Jixueteng) bei Leber-Nieren-Leere mit Blutstase in den Netzgefäßen. Modifikationen wurden bei 48 Fällen von Parkinson eingesetzt und erzielten eine Effizienzrate von 60,7 %.

4. Gynäkologische Erkrankungen

Weibliche Unfruchtbarkeit

Einer Untersuchung des Long Hua Krankenhauses Shanghai (1987) zufolge war von 257 Fällen weiblicher Unfruchtbarkeit die höchste Rate (29,57%) durch Blutstase verursacht, gefolgt von 27,63% durch Nieren-*Yang*-Leere. Alle anderen Syndrome traten nur zu 2–12% auf. Die bei blutstasebedingter Unfruchtbarkeit am häufigsten verwendete Rezeptur ist Wang Qing-Rens „*Shao Fu Zhu Yu Tang*" (Antistasisches Unterbauch Dekokt), „*Ge Xia Zhu Yu Tang*" (Antistasisches Bauchraum Dekokt) oder deren Modifikationen. Als Fertigarznei wird häufig *Wu Jin Wan* (Schwarze Gold Pille) verwendet. Bei ovarialen Zysten werden blutbelebende Mittel mit Nieren-*Yang*-Arzneien kombiniert. Als Fertigarznei kommt häufig *Gui Zhi Fu Lin Wan* (Cinnamom Aconit Pille) zur Anwendung.

Prof. Dr. Chang Chung-Kwo aus Taipei, Taiwan, behandelte in der East-West-Clinic in Shipai während der letzten Jahre 108 Fälle von Unfruchtbarkeit, die teils aufgrund von Tubenverklebungen von der westlichen Gynäkologie aufgegeben wurden mit Dekokten aus *Wang Bu Liu Xing* (Vaccaria), *Yu Jin* (Curcuma), *Dan Shen* (Salvia Miltiorrhiza) u. a. Arzneien, die alle nach 2–6 Monaten Behandlungszeit zur Schwangerschaft führten.

Menstruationsstörungen

Bei fast allen Menstruationsstörungen kommen blutbelebende Arzneien zum Einsatz. Dazu zählen besonders Schmerzen während der Menstruation im Unterleib, im ganzen Körper, im Kopf (Migräne) und in der Brust; ferner bei Menstruation mit Zwischenblutungen oder langer Menstruation, bei zu viel Blutverlust und zu spärlichem Blutabgang, die jeweils andere Rezepturen erfordern.

Dr. Tian aus Shanghai benutzte eine Modifikation von Wang Qing-Rens „*Xue Fu Zhu Yu Tang*" (Antistasisches Brustraum Dekokt) bei 70 Fällen von Dysmenorrhö, die bei 34 Patientinnen zu voller Genesung, bei 31 zu deutlicher Genesung und bei 5 Fällen zu keiner Genesung führte.

Auch bei Beschwerden in den Wechseljahren werden in China oft das *Ge Xia Zhu Yu Tang* (Antistasisches Bauchraum Dekokt) und das *Wen Jing Tang* (Menses wärmendes Dekokt) angewendet, wie auch der Kollege Maciocia in seinem Gynäkologie-Buch[41] betont.

Schwangerschaft

Die meisten Blutstasemittel sind während der Schwangerschaft kontraindiziert. Ausnahmen sind *Chi Shao* (Paeonia Rubra), *Si Gua Luo* (Luffa), *Ji Xue Teng* (Jixueteng), *Dan Shen* (Salvia Miltiorrhiza) und *Dang Gui* (Angelica Sinensis). Diese werden z. B. bei der extrauterinen Schwangerschaft eingesetzt, bei einer speziellen Rezeptur, die „*Gong Wai Yun* Formel Nr. 2". (Extrauterine Schwangerschaftsformel Nr. 2). Wenn habitueller Abort durch Blutstase besteht, dann wird Wang Qing-Rens „*Shao Fu Zhu Yu Tang*" (Antistasisches Unterbauch Dekokt) verwendet.

Geburt

Wegen der Gefahr eines Aborts kommen die anderen blutbewegenden Arzneien während der Schwangerschaft kaum zur Anwendung. Umso häufiger jedoch werden sie während und kurz nach der Geburt eingesetzt. Bei schwerer Geburt und Austreibungsproblemen wird eine spezielle Rezeptur namens *Cui Sheng Yin* eingesetzt (Geburtstreibender Trank). Bei Steißgeburt wird die Rezeptur *Bao Chan Wu You San* (Geburtsbehütendes sorgenfreies Pulver) verwendet, die aus der Hand des berühmten Gynäkologen Fu Qing-Zhu stammt.

Andere

Chronische Beckenentzündung in 118 Fällen wurden von Dr. Huang aus Shanghai mit einer Modifikation der *Shao Fu Zhu Yu Tang* (Antistasisches Unterbauch Dekokt) behandelt. Nach drei Behandlungsperioden war eine volle Rekonvaleszenz (vorherige Unterleibsbeschwerden abwesend und ohne Befund, bei vorheriger Unfruchtbarkeit trat Schwangerschaft ein) bei 33 Patientinnen zu vermerken und eine deutliche Besserung bei 51 Patientinnen (zuvor bestehende Beschwerden vorwiegend abwesend und ohne Befund, Adnexitis nicht mehr vorhanden und bei vorheriger Unfruchtbarkeit trat Schwangerschaft ein). Bei 28 Patientinnen trat eine Besserung ein (voriger Befund verringert, Abwehrschmerz reduziert, Verhärtungen erweicht, Adnexitis abgeschwollen) und bei 6 Patientinnen keine Besserung (d. h. keine subjektiven oder objektiv feststellbaren Besserungen). Die insgesamt erzielte Effektivitätsrate lag also bei 94,9 %.

5. Hautkrankheiten

Die Dermatologie ist auch in der Chinesischen Medizin ein Gebiet mit vielen schwer zu behandelnden Krankheiten. Dies liegt teilweise daran, daß es viele heutige Hautkrankheiten, wie z. B. Neurodermitis und Allergien gegen neue Substanzen und Umweltgifte früher noch nicht gab und daher neue Strategien gefunden werden müssen. Dennoch erzielt die TCM bei einigen Krankheiten mehr Erfolge als ihr westliches Gegenstück. Zu den vorwiegend auf diesem Gebiet verwendeten Therapieprinzipien gehört, außer Hitze-Toxine kühlen, Wind und Nässe vertreiben und Leere tonisieren, auch der Einsatz des blutbelebenden und stasebrechenden Prinzips.

Die gut auf diese Arzneimittel ansprechenden Krankheiten fallen unter folgende Kategorien:

1. Hautkrankheiten mit fixem Schmerzort, wie z. B. Herpes zoster, schmerzhafte Erytheme usw.
2. Hautkrankheiten mit Gewebsverdickungen, wie z. B. Erythema nodosum, Erythema induratum, diverse Warzen, Tuberkulid
3. Hautkrankheiten mit rauher, trockener Haut wie Skleratose, Psoriasis, Neurodermitis, chronische Ekzeme, Lichen ruber planus (flache Knötchenflechte) u. a.
4. Hautkrankheiten aufgrund von Gefäßveränderungen, wie z. B. Sklerodermie, generalisierter Lupus erythematosis, Dermatitis, Polymyelitis, rheumatisches Fieber, rheumatische Arthritis und tuberkulöse Polyarteriitis u. a.

Daher soll nun aus jeder Kategorie ein Forschungsbericht stellvertretend vorgestellt werden:

Herpes zoster

Dr. Hu Jian-Hua behandelte 132 Fälle von Herpes zoster mit starken Schmerzen durch blutbelebende, schmerzstillende und Hitze-Toxine kühlende Arzneipflanzen. Der früheste Krankheitsrückgang erfolgte nach 2 Tagen, der späteste nach 17 Tagen (Schnitt: 7,5 Tage). Der Schmerz verschwand frühestens am dritten, spätestens am dreißigsten Tag (Schnitt: 10,6 Tage).

Verruca

Dr. Zhao Wu aus Shanghai behandelte 67 Fälle von Dellwarzen 10 Tage lang dreimal mit einer Modifikation dem *Tao Hong Si Wu Tang* (Persica-Carthamus Vier Bestandteile Dekokt). Nach den 30 Tagen Behandlung waren 49 Fälle völlig geheilt, 12 deutlich gebessert, 5 gebessert und 2 ohne Besserung. Damit wurde eine Gesamteffizienz von 97 % erzielt. Die Rezeptur enthielt hauptsächlich *Tao Ren* (Persica), *Hong Hua* (Carthamus), *Dang Gui* (Angelica Sinensis), *Chi Shao* (Paeonia Rubra), *Sheng Di* (Rehmannia), *Chuan Xiong* (Ligusticum), *Ma Qian Zi* (Semen Strychni), *Zi Cao* (Lithispermum), *Bai Jiang Cao* (Patrinia), *Xia Ku Cao* (Prunella), *Ban Lan Gen* (Isatis), *Yi Yi Ren* (Coix) u. a.

Psoriasis

Dr. Li Zheng-Yin aus Shanghai behandelte 126 Fälle von Psoriasis mit einer Modifikation dem *Huang Qi Tang* (Astragalus Dekokt) 45–60 Tage lang. Die 97,5 % Gesamteffizienz setzte sich zusammen aus 78 Patienten (61,9 %) Vollrekonvaleszenz, 34 Patienten (27 %) grundsätzliche Rekonvaleszenz und 7 Patienten (5,6 %) Besserung. Die Rezeptur setzte sich zusammen aus *Huang Qi* (hoch dosiert), *Dang Gui* (Angelica Sinensis), *Dan Shen* (Salvia Miltiorrhiza), *Hong Hua* (Carthamus), *Ji Xue Teng* (ibid.), *Sheng Di Huang* (Rehmannia), *Bi Xie* (Dioskorea Hypoglauca) und *Ci Ji Li* (Tribuli). Bei ausgeprägter Blut-Hitze gab er *Sheng Gui Hua* (Osmanthus) und *Bai Mao Gen* (Imperatus) hinzu; bei Infektionen der Atemwege oder Tonsillen *Jin Yin Hua* (Lonicera) und *Ban Lan Gen* (Isatis); bei Blut-Trockenheit fügte er *Tian Dong* (Asparagus), *Mai Men Dong* (Ophiopogonis) und *Lu Feng Fang* (Nidus Vespae) hinzu.

Purpuraähnliche flechtenartige Dermatitis

Dr. Xu Li-Ying behandelte 20 Fälle purpuraartiger lichenoider Dermatitis dreimal 4 Wochen lang mit seiner Rezeptur. Während der Menstruation wurde diese einige Tage nicht verabreicht. Er erzielte Vollheilung bei 8 Patienten (40 %), deutliche Besserung bei 6 Patienten und Besserung bei ebenfalls 5 Patienten. Seine Rezeptur bestand aus *Shui Niu Jiao*, *Sheng Di Huang* (Rehmannia), *Chi Shao* (Paeonia Rubra), *Mu Dan Pi* (Moutan), *Zi Cao* (Lithispermum), *Tao Ren* (Persica), *Hong Hua* (Carthamus), *Dang Gui* (Angelica Sinensis) und *Yi Mu Cao* (Leonurus). Eine Besserung zeigte sich durchschnittlich nach den ersten ein bis zwei Wochen.

Sein Kollege Dr. Zhu Guang-Dou erzielte mit einer ähnlichen Rezeptur bei 279 Fällen von Purpura eine Vollrekonvaleszenz von 47,3 %, eine deutliche Besserung von 21,1 %, eine Besserung von 18,3 % und keine Besserung bei 13,3 %. Zusammen ergab dies eine Effektivität von 86,7 %.

6. Onkologische Erkrankungen

Schon seit dem „*Huang Di Nei Jing*" werden abdominale Massen (Resistenzen) und Gewebsverhärtungen aller Art der Stagnation des *Qi* oder der Stase des Blutes zugeschrieben, wie z. B. „*Ji* und *Ju*", „*Zheng* und *Jia*". Die verschieblichen und nicht immer am gleichen Ort auftretenden fallen unter *Qi*, die festen, harten und ortsfesten Ballungen unter die Rubrik der Blutkrankheiten, also der Blutstase. Da unter diese Rubrik sowohl gut- als auch bösartige Geschwürbildungen fallen, kommt gerade in der Onkologie den blutbelebenden Arzneimitteln eine besondere Rolle zu. Unter dem Abschnitt pharmakologische Wirkung chinesischer

Arzneimittel sind viele antikarzinogene, mutationshemmende und immunstimulierende Arzneien zu finden, darunter auch eine Anzahl blutbelebender. Doch wie meine eigene Forschung gezeigt hat, ist die Blutstase selbst eine karzinogene Noxe, so daß in China in der Krebstherapie blutbelebende Arzneien mit krebshemmenden und – bei gleichzeitiger Chemotherapie – auch mit anderen Mitteln kombiniert werden, die die Nebenwirkungen der Krebstherapie reduzieren oder aufheben.

Die häufigsten Kombinationen von Blutstasearzneien mit anderen Arzneien sind: *Qi*-bewegende, Hitze-Toxine kühlende, Verhärtungen aufweichende und zerstreuende, die Netzgefäße durchgängig machende, tonisiernde (*Fu Zheng*) Arzneien und westliche Chemotherapeutika. Nachfolgend einige Beispiele aus der Forschung:

Dr. Wang Chuang-Cai aus Shanghai behandelte 44 Fälle von Speiseröhrenkrebs im Endstadium mit blutbelebenden, schleimwandelnden Arzneien mit einer durchschnittlichen Lebensspanne von 11 weiteren Monaten nach Behandlung (50% bis 15 zu Monaten). Die Krankheitssymptome waren völlig beseitigt bei 24 Patienten, teilweise gelindert bei 16 Patienten, leicht gelindert bei 3 Patienten und unverändert bei 1 Patienten. Die je nach Fall modifizierte Grundrezeptur war: *Tian Nan Xing* (Arisematis), *Ban Xia* (Pinellia), *Gua Lou* (Trichosanthis) je 30 g, *Zhi Ke* (Pericarpium Citri Aurantii), *Shan Zha* (Crategus) je 15 g, *Huang Yao Zi* (Dioscorea Bulbifera), *Chen Pi* (Pericarpium Citri Reticulatae), *Ji Xing Zi* (Impatiens Balsamica), *Wang Bu Liu Xing* (Vaccaria), *E Zhu* (Curcuma Ezhu), *Tu Bie Chong* (Eupolyphaga), *Chuan Shan Jia* (Squama Manitis), *Chan Pi* (Bufo) je 10 g.

Bei *Qi*-Leere gab er *Huang Qi, Dang Shen, Xi Yang Shen, Bai Zhu, Fu Ling* hinzu; bei Blut-Leere *Tian Men Dong, Mai Men Dong, Sheng Di Huang, Huang Jing* und *Gui Ban*; bei Milz-Leere gab er *Bai Zhu, Fu Lin, Bian Dou, Ji Nei Jin, Shan Zha Qu* (Massa Fermentata Con Crategi) und *Gu Mai Ya*; bei aszendierendem Magen-*Qi* gab er zusätzlich *Ding Xiang, Hong Xiang Teng* (Dalbergia Hancei) *Fu Xuan Hua* und *Dai Zhe Shi*; bei Ödemen zusätzlich *Zhu Ling, Fu Ling, Bai Zhu* und *Che Qian Zi.*

Als cytotoxisch gegen Tumorzellen wirken u. a. *Mo Yao* (Myrrha), *Mu Dan Pi* (Moutan), *Chi Shao* (Paeonia Rubra), *Da Huang* (Rheum), *Yue Ji Hua* (Rosa Chinensis), *E Zhu* (Curcuma Ezhu), *Tu Bie Chong* (Eupolyphaga), *Wu Gong* (Scolopendra Subspinipes), *Mang Chong* (Tabanus), *Quan Xie* (Buthus), *Dan Shen* (Salvia Miltiorrhiza) und die Fertigarznei *Yunnan Baiyao.* Besonders bei Leberkrebs verwendet man z. B. *Da Huang Zhe Chong Wan* (Rheum Eupolyphaga Pillen), *Bie Jia Jian Wan* u. a. Auch hat sich bei Zervikaltumoren *E Zhu* (Curcuma Ezhu) als effektiv erwiesen. So hat z. B. die Nationale Stiftung für die *E Zhu*-Erforschung bei 173 Fällen von Zervikalkrebs eine Rekonvaleszenzrate bei kurzer Periode von 28,9% erzielt und eine Gesamteffektivität von 71,1%.

Auch im Vergleich von Strahlentherapie und TCM-Arzneimitteln mit Strahlentherapie zeigten sich signifikante Unterschiede: Laut Forschungsbericht von Dr. Cai Wei-Min aus Shanghai lagen bei fast 200 Patienten mit Nasen-Rachen-Karzinom, von welchen 105 nur bestrahlt wurden und 92 TCM-Therapie mit Bestrahlung erhielten, die Überlebensraten nach einem Jahr, drei Jahren und fünf Jahren bei der reinen Strahlentherapie bei 80%, 33,3% und 24%; bei der kombinierten Behandlung bei 91,2%, 67,4% und 52,5%. ($P < 0{,}05–00{,}1$).[42] Die Zahlen sprechen für sich.

7. Urogenitalerkrankungen

Chronische Nephritis

Dr. Wang aus Beijing behandelte 47 Patienten mit einer Mischung aus Milz-/Nieren-*Yang* wärmenden Arzneien (*Ba Ji Tian, Yin Yang Huo, Fu Zi Pian, Rou Gui, Huang Qi, Dang Shen, Bai Zhu*) und blutbelebenden, staseumwandelnden Arzneien (*Dang Gui* (Angelica Sinensis), *Chuan Xiong* (Ligusticum), *Hong Hua* (Carthamus), *Chi Shao* (Paeonia Rubra), *Dan Shen* (Salvia Miltiorrhiza), *Yi Mu Cao* (Leonurus)). Seine Ergebnisse waren Vollrekonvaleszenz in 36 Fällen, deutliche Besserungen in 6 Fällen, Besserung in 3 Fällen und keine Besserung in 2 Fällen.

Chronisches Nierenversagen

Die Behandlung des chronischen Nierenversagens umfaßt mehrere Therapieprinzipien. Prof. Dr. Zhang Da-Ning im Tianjiner TCM-Stadtkrankenhaus benutzte nierenstärkende und blutbelebende Rezepturen bei 128 CRF-Fällen mit einer deutlichen Besserung von 84,4 % und einer Gesamteffizienzrate von 51,5 %. Seine eigenen Rezepturen waren *Huo Xue Tang* (Blutbelebendes Dekokt) mit *Chi Shao* (Paeonia Rubra), *Dan Shen* (Salvia Miltiorrhiza), *Ze Lan* (Lycopus), *San Leng* (Spargani), *E Zhu* (Curcuma Ezhu), *Tao Ren* (Persica) u. a. sowie die *Huoxue Huayu* Kapseln (Blutbelebende Stasewandelnde Kapseln) mit *Wu Gong, Tian Xian Zi* u. a., das *Zi Bu Shen Gan Tang* (Nieren-Leber nährendes Dekokt) mit *Nü Zhen Zi, Han Lian Cao, Shan Zhu Yu, Gui Ban, Dang Gui, Bai Shao* u. a., *Shen Shuai Guanzhongye* („Niereninsuffizienzdekokt") mit *Da Huang, Chi Shao, Da Huang Yan, Huang Qi, Fu Zi, Qing Dai* u. a. und zwei anderen kühlenden und die Mitte stärkenden Rezepturen.

Prostatitis und Prostatavergrößerung

Dr. Wang Shao-Jin, Tianjin benutzte Modifikationen des *Fu Fang Di Hu Tang* (Erddrachen-Tiger-Dekokt) mit *Di Long* (Lumbricus), *Hu Zhang* (Polygonum Cuspidati), *Mu Tong* (Akebia), *Che Qian Zi* (Plantago), *Lai Fu Zi* (Rhaphanus), *Huang Qi* (Astragalus), *Chuan Shan Jia* (Squama Manitis) und *Gan Cao* (Glycyrrhiza). Bei *Yang*-Leere fügte er *Wu Zi Yan Zong Wan*, die „Fünf Samen Zeugungspille" mit *Wu Wei Zi* (Schisandra), *Tu Si Zi* (Cuscuta), *Gou Qi Zi* (Lycium), *Fu Pen Zi* (Rubus), *Che Qian Zi* (Plantago) hinzu. Bei Blut-*Jing*-Schwäche gab er *Sheng Di Huang* (Rehmannia), *Bai Mao Gen* (Imperatus), bei starker Prostataverengung gab er *E Zhu* (Curcuma Ezhu) und *Lei Wan* (Omphalia) hinzu.

Eine hohe Effizienz erzielte auch Dr. Li mit seiner Rezeptur *Qian Lie Xian Pian* (Prostata-Tabletten), die *Yu Xing Cao* (Herba Houttuyniae), *Feng Wei Cao* (Herba Pteris Multifida Poir.), *Tu Fu Ling* (Smilax), *Che Qian Cao* (Herba Plantaginis), *Dan Shen* (Salvia Miltiorrhiza), *Yi Mu Cao* (Leonurus), *Bi Xie* (Diocorea Hypoglauca), *Chuan Lian Zi* (Semen Melia Toosendan), *E Zhu* (Curcuma Ezhu), *Rou Cong Rong* (Cistanches), *Lu Lu Tong* (Liqidambaris), *Dan Pi* (Moutan), *Nü Zhen Zi* (Ligustrum), *Mai Men Dong* (Ophiopogonis) und *Sheng Gan Cao* (Glycyrrhiza Recens) enthalten.

Bei Prostatavergrößerung im Alter wird oft Dr. Chens *Yiyuan Kaichan Tang* (Quelle nährendes Öffnungsdekokt) mit *Ba Ji Tian* (Morinda), *Shou Di* (Rehmannia Praeparata), *Wu Yao* (Lindera), *Tao Ren* (Persica), *Hong Hua* (Carthamus), *Shan Yao* (Dioscorea), *Bai Shao* (Paeonia), *Huang Qi* (Astragalus), *Rou Gui* (Cortex Cinnamomi) und *Ju He* (Epicarpium Citrus) verwendet. Auch Dr. Yangs Rezeptur *Shen Ling Liu Huang Tang* (Codonopsis-Poria

Fünf Gelbe Dekokt) wird als hocheffizient angesehen. Sie enthält *Dang Shen* (Codonopsis), *Fu Ling* (Poria), *Sheng Di* (Rehmannia), *Huang Qi* (Astragalus), *Huang Lian* (Coptis), *Huang Bai* (Phellodendron), *Huang Jing* (Polygonatum), *Pu Huang* (Typha), *Niu Xi* (Achyranthis Bidentata) und *Che Qian Zi* (Plantago).

Anurie

Dr. Zhous *Long-Bi San* (Harnverhaltungspulver) mit *Chuan Shan Jia* (Squama Manitis) und *Rou Gui* (Cortex Cinnamomi) im Verhältnis 6.4 und Dr. Li Wen-Biaos *Shengma-Huangqi-Tang*-Modifikation mit *Huang Qi* (Astragalus), *Dang Gui* (Angelica Sinensis), *Hua Shi* (Talcum), *Sheng Ma* (Cimicifuga), *Chai Hu* (Bupleurum), *Gan Cao* (Glycyrrhiza), *Shi Chang Pu* (Acorus) und *Zhu Ye* (Bambusa) erwiesen sich im klinischen Alltag als hocheffizient bei der Behandlung.

8. Chronische Blutbildungsstörungen

Bei 121 Fällen von chronischen Blutbildungsstörungen erzielte Dr. Chen Qiu-Shi durch eine Modifikation der *Liu Wei Di Huang Wan* (Rehmannia Sechser Pille) mit blutbewegenden Arzneien eine Effizienz von 83,3 %. Die Rezeptur verwendete außer *Liu Wei Di Huang Wan* noch *Ji Xue Teng* (Jixueteng), *Dang Gui* (Angelica Sinensis), *Bai Shao* (Paeonia), *Dan Shen* (Salvia Miltiorrhiza) u. a. blutbelebende Arzneien. Eine ähnliche, aber klinisch ebenso effektive Rezeptur verwendete Dr. Chen Yun-Qi bei 4 Fällen von Blutbildungsstörungen. Seine Rezeptur enthielt *Sheng Di Huang* (Rehmannia), *Nü Zhen Zi* (Ligustrum), *Han Lian Cao* (Eclipta), *Gou Qi Zi* (Lycium), *Zhi Shou Wu* (Polygoni Multiflori Praeparata), *Tu Si Zi* (Cuscuta), *Huang Qi* (Astragalus), *Dang Shen* (Codonopsis), *Bai Zhu* (Atractylodes Macrocephala), *Huang Jing* (Polygonatum), *Dan Shen* (Salvia Miltiorrhiza), *Ji Xue Teng* (Jixueteng), *Dang Gui* (Angelica Sinensis), *Chuan Xiong* (Ligusticum), *Tao Ren* (Persica) und *Zhi Ma Zi* (Sesamum).

9. Lungenemphysem

Das Jiangong Krankenhaus Beijing behandelte viele Patienten mit im Winter sich verschlimmerndem Emphysem. Wenn diese für eine dreimonatige Kur vor dem jährlichen Ausbruch der Verschlimmerung behandelt wurden, so trat diese nicht mehr auf. Die Rezeptur wurde *Fei Qi Zhong Wan* (Emphysem-Pille) benannt und enthält *Dan Shen* (Salvia Miltiorrhiza), *Chi Shao* (Paeonia Rubra), *Shi Hu* (Herba Dendrobii), *Hong Hua* (Carthamus), *Xing Ren* (Pruni Armeniaca), *Wang Bu Liu Xing* (Vaccaria), *Huang Qi* (Astragalus), *Gou Qi Zi* (Lycium), *Pu Gong Ying* (Herba Taraxacum) und *Dong Chong Xia Cao* (Cordyceps Sinensis) als Arzneimittelbolus.

10. Einfluß auf Alterungserscheinungen

Bei der Behandlung von Liposfuszin-Pigmenten (Altersflecken) benutzte Dr. Mo aus Sichuan eine eigene Rezeptur namens *Yishen Huayu Tang* (Nierenstärkendes Stasewandelndes Dekokt), die sich aus *Shou Di* (Rehmannia Praeparata), *Shan Yao* (Diocorea), *Shan Zhu Yu* (Cornum), *Dan Shen* (Salvia Miltiorrhiza), *Tu Si Zi* (Cuscuta), *Rou Cong Rong* (Cistanches), *Fu Ling* (Poria), *Mu Dan Pi* (Moutan), *Jiang Can* (Bombyx), *Hong Hua* (Carthamus), *Ze Xie* (Alismatis) u. a. zusammensetzte. Von 34 Patienten war ein vollständiges Verschwinden der Altersflecken bei 14 Patienten zu verzeichnen, ein deutliches Verringern bei 10, ein leichtes Verringern bei 7 und bei 3 Patienten blieben die Flecken unverändert. Dies ergab eine

Gesamteffizienz von 91,8 % im Vergleich mit der Kontrollgruppe (64 %) die mit Vitamin E und C sowie äußerlichen Maßnahmen behandelt worden war.

Prof. Dr. Zhang Da-Ning vom TCM-Stadtkrankenhaus Tianjin behandelte 400 Patienten, die nach seiner Statistik unter zehn signifikanten Alterserscheinungen litten, darunter Falten, Haarverlust, Nachlassen der körperlichen und geistigen Kraft etc. Nach einigen Monaten war bei 142 Patienten eine starke Verbesserung, bei 247 eine sichtbare Verbesserung und bei 11 Patienten keine Verbesserung festzustellen.

Kommentar

Ich bin mir bewußt, daß die Auflistung der schulmedizinisch definierten Krankheiten mit konkreten Forschungsergebnissen von Therapieanwendungen besonders für Einsteiger in die TCM eine große Versuchung darstellt. **Ich möchte deshalb hier nochmals dringend von einer solchen „Kochbuch-Behandlung" abraten** und zwar aus folgenden Gründen:

1. Eine der größten Stärken der TCM ist ihre Flexibilität hinsichtlich des Eingehens auf den individuellen Zustand des Patienten. Wer diese zugunsten einer schnellen „08/15"-Methode aufgibt, hat die TCM nicht verstanden und sollte lieber eine umkompliziertere Methode, wie z. B. angewandte Kinesiologie (Touch for Health) o. ä. ausüben, da dort weniger Parameter zur Anwendung kommen.[43]
2. Die oben aufgelisteten Beispiele sind alles Verallgemeinerungen aus unzähligen Fällen, die auf einen gemeinsamen Nenner gebracht werden mußten. In Wirklichkeit war fast jede Rezeptur ein wenig anders (außer bei Fertigarzneien) als die anderen, um auf die Symptome jedes Menschen individuell eingehen zu können.
3. Um eine maximale Effizienz bei der Behandlung, d. h. den größtmöglichen Therapieerfolg zu erzielen, **muß** die TCM nach ihren Regeln angewendet werden. Eine Übertragung auf allopathische Denkweise (Bei Krankheit A nimmt man Mittel B ...) verzögert nicht nur das Leiden des Patienten, sondern schadet auch dem Therapeuten, weil sich dadurch eine Therapie verteuert und ihm langfristig die Patienten weglaufen.
4. Das Studium und die sorgfältige Analyse der klinischen Forschungsberichte können jedoch, genau wie die anschließend folgenden Fallstudien, dazu verwendet werden, das eigene Verständnis und die praktische Geschicklichkeit in der Anwendung der Chinesischen Medizin zu schulen. Aus diesem Grunde wurden die Forschungsberichte und Fallstudien an dieser Stelle aufgeführt und kommentiert.

Fußnoten

[35] G. R. Neeb: „Experimentelle Erzeugung des Chronischen Blutstasesyndroms und Erforschung seiner pathologischen Folgen am Tiermodell", veröffentlicht auf dem Jahreskongreß 1998 der Gesellschaft für Integrierte chinesische und westliche Medizin, Tianjin, sowie in verschiedenen Fachzeitschriften. Auszüge davon in der Zeitschrift für TCM 1/1999, S. 48 ff.

[36] Medicine in China: A History of Ideas, S. 96 Mitte

[37] Ou Ming: „Chinese-English Manual of Common Used in Traditional Chinese Medicine", Hong Kong 1989

[38] Einzelheiten zur pathologischen und diagnostischen Differenzierung dieser vier Gruppen finden sich u. a. in meiner Dissertation (s. Bibliographie im Anhang)

[39] Mehr dazu im dritten Teil in der Übersetzung der Klassiker Nr. 6, Auszüge Tang Zong Hais *Xue Zheng Lun* (Abhandlung über Blutsyndrome).

[40] KHK = Koronare Herzkrankheit, wie z. B. Herzinfarkt, Angina pectoris, Herzinsuffizienz

[41] G. Maciocia, Die Gynäkologie in der Praxis der Chinesischen Medizin

[42] Cai Wei-Min in *Zhong Yi Za Zhi* 1983(3):36

[43] Dies soll nicht heißen, daß ich diese Methoden für schlecht halte, sondern lediglich für einfacher. Angewandte Kinesiologie verwendet ja bei der Austestung nur zwei Parameter, nämlich „gut" oder „nicht gut" (ähnlich einem Schwarz-Weiß-Prinzip, wie *Yin* oder *Yang*), nicht aber eine Relativierung oder Kombination der Aussagen, wie es in der Chinesischen Medizin nicht nur möglich, sondern auch notwendig ist.

KAPITEL IX:

Fallpraxis: Zwanzig weitere Fallbeispiele aus der klassischen und modernen Praxis berühmter TCM-Ärzte

Wie der große TCM-Arzt unseres Jahrhunderts, Qin Bo-Wei, betont, ist der letzte Schritt des TCM-Studiums die Analyse von Fallstudien, eine „Angewohnheit", die jedoch einen guten TCM-Arzt ein Leben lang nicht mehr verlassen sollte. Denn jeder Einsteiger kann hier die Denkweise der „Großen" nachvollziehen, jeder Fortgeschrittene kann von den Kollegen hinzulernen und jeder „Große" kann erkennen, daß es noch andere effektive Wege gibt, um zum Ziel zu kommen – der erfolgreichen Behandlung seiner Patienten.

Die Beispiele hier stammen – wie die bereits im ersten Abschnitt des Buches aufgeführten Fälle – sowohl aus klassischen wie auch aus modernen Werken, um ein möglichst breites Spektrum zu gewährleisten.

Klassische Fallstudien

Die klassischen Texte stammen vorwiegend aus der Ming- und Qing-Dynastie, da es erst zu dieser Zeit allgemein üblich war, die Krankenakten aufzuzeichnen und zum Studium der Medizin an andere weiterzugeben. Zu jedem Fall habe ich eine kurze Analyse beigefügt.

Die ersten drei Fälle werden uns von Ye Tian-Shi (1667–1746), einem der Väter der febrilen Krankheiten-Theorie (*Wen Bing*) überliefert. Das Werk *„Ling Zheng Zhi Nan Yi An"* stammt nicht von ihm selbst, sondern aus Aufzeichnungen seiner Schüler.

Ye war der Überzeugung bei langen Krankheiten oder langwierigem Schmerz die *Luo*-Gefäße in jedem Fall mitzubehandeln, da es schon im *„Nei Jing"* heißt: *„Lange Krankheit tritt in die Luo-Gefäße ein"*. Er folgerte also, daß fortgesetzte Schädigung der *Luo*-Gefäße zu *Qi*-Stagnation und Blutstase führt und entwickelte eine *Luo*-befreiende-Therapie (*Tong Luo Fa*). Diese benutzt bei leichten Fällen stuhlfördernde Mittel mit scharfem Geschmack, wie Zhang Zhong-Jings *Xuan Fu Hua Tang* (Inula Dekokt) mit blutbelebenden Arzneien kombiniert, und in schweren Fällen die blutstasebrechenden Insekten-Arzneien (*Chong*-Drogen), wie in Zhangs *Da Huang Zhe Chong Wan* (Rheum Eupolyphaga Pille) plus Lumbricus, Buthus etc.

Ye prägte auch den Satz: *„Bei Blutstasekrankheiten ist auch das Qi betroffen und bei Qi-Krankheiten sammelt sich mit Gewißheit Schleim an."* Was sich in seiner Therapieweise deutlich niederschlägt.

Fall 4 stammt von Xu Da-Chun (1693–1772), dem „Leonardo" Chinas, der ein genialer Arzt, Wissenschaftler und Künstler in der Qing-Dynastie war und in seinen umfangreichen Werken viele Fallbeispiele hinterließ.

Fall 5 ist ein Fall des berühmten Arztes Wu Ju-Tong (1758–1836), wie Ye Tian-Shi ein weiterer Protagonist der febrilen Krankheiten-Theorie (*Wen Bing*), der die Werke seiner Vorgänger elegant zusammenfaßte und mit seinen eigenen Erfahrungen kombinierte.

Fall 6 schließlich stammt von Ding Gan-Ren (1866–1926), der in Shanghai durch seine Forschung und Lehrtätigkeit der modernen TCM auf den Weg half. Er schreibt hier über das gleiche Syndrom wie Ye Tian-Shi. Während dieser im ersten Fall das Syndrom aus der Sicht der febrilen Krankheiten-Schule (*Wen Bing*) beschreibt und die sogenannten *Shi-Fang* (Moderne Rezepturen) verwendet, gibt Ding hier die Sichtweise nach den *Jing-Fang* (*Shang-Han/Jin Kui*-Rezepturen) an.

Fall 7 stammt von Zhang Zhong-Hua, aus der Mitte der Qing-Dynastie (ca. 1790), der klare, logische Therapieprinzipien formulierte und auch oft neue Wege einschlug. Er befaßte sich auch viel mit der Frauenheilkunde, wie hier im Fall mit Unfruchtbarkeit.

Fall 8 stammt aus den Aufzeichungen von Zhang Xi-Chun (1860–1933), der an der Grenze zwischen klassischer (kaiserlicher) und moderner TCM stand und versuchte, westliche medizinische Kenntnisse in die TCM zu integrieren.

Fall 9 stammt von Zhao Wen-Kui (1870–1933), der schon Ende der Qing-Dynastie als Arzt am kaiserlichen Hof die kaiserliche Familie behandelte und auch zu Beginn der Republik noch aktiv als Arzt tätig war. Er war Spezialist für Pulsdiagnose und veröffentlichte sogar ein Buch darüber, das „*Wen Kui Mai Xue*" (Wen-Kuis Pulsdiagnose). Leider sind in dem hier übersetzten Fall keine Angaben zum Puls gemacht worden. Interessant ist der Vergleich mit Fall 5, da Zhao auch ein Anhänger der *Wen-Bing*-Schule ist, jedoch beim gleichen Syndrom die Sichtweise seiner Zeit wiedergibt.

Der Fall 10 stammt aus der Feder von Cao Ren-Bai (1767–1834), eines Arztes der Qing-Dynastie, dessen Fallakten – wie auch die von Zhang Zhong-Hua – von Qin Bo-Wei (1901–1970), dem „großen TCM-Arzt der Neuzeit", gesammelt wurden und uns daher erhalten geblieben sind. Cao war der Meinung, daß sich im Prinzip jede Krankheit in eine Erkrankung des *Qi* oder des Blutes eingliedern läßt. Er setzte für sich und für andere hohe Maßstäbe wie sein folgender Ausspruch zeigt: „*Wenn ein Arzt sein gesamtes Können einsetzt, dann gibt es keine Krankheit unter dem Himmel, die er nicht heilen könnte. Wenn eine Krankheit nicht geheilt wird, dann liegt es meiner Meinung nach daran, daß der Arzt nicht seine gesamte Kraft zur Behandlung eingesetzt hat.*"

Mit modernen Fällen verglichen, lesen sich die alten Fallbeschreibungen oft sehr kurz und aufs Wesentlichste reduziert; man setzte voraus, daß der Leser bereits ein großes Wissen besitzt. So wurden z. B. oft keine Mengenangaben gemacht, oder keine Pulse angeben. Dennoch sind auch diese Fälle ein Fundus für die unverfälschte klassische Denkweise der Alten.

Fall 1

Blutakkumulation: Hitze dringt in den Raum des Blutes ein (*Re Ru Xue Shi*)

Aus Ye Tian-Shis „*Ling Zheng Zhi Nan Yi An*"

Patientin Wu, Hitzeerkrankung seit 70 Tagen, rechter Puls lang, linker Puls tief, Zunge geschrumpft. Patientin hat Verlangen nach kalten Getränken, es bestehen Unruhe und Gereiztheit. Geistig mal getrübt, mal klar.

Die Menses war gerade am dritten Tag, als die Erkrankung begann. Als das Hitze-*Qi* nach unten sank, war das Blut gerade im Inneren leer. Es müßte hier wie Blutstase mit Hitze im Inneren behandelt werden, da jedoch die Krankheit bereits eine gefährliche Weiterentwicklung erfahren hat, muß sie wie (im *Jin Kui* beschrieben) ein Fall von Blutakkumulation, (mit geistigen Symptomen) als sei man verrückt, behandelt werden.

Wörtl.: „*... der Patient gebärdet sich wie verrückt, da die Hitze sich im Unteren Erwärmer angestaut hat. Der Unterbauch ist hart und gespannt, der Urin wird aber unbehindert ausgeschieden*" (d. h. es ist keine abdominale Wasser-Ansammlung vorhanden, sondern Blutstase).

Rezeptur: *Sheng Di* (Rehmannia), *Mu Dan Pi* (Moutan), präpariertes *Da Huang* (Rheum), *Tao Ren* (Persica), *Ze Lan* (Lycopus) und *Ren Zhong Bai* (Hominis Urinae Sedimentum)

Kommentar: Ye Tian-Shi gibt, wie viele Klassiker, keine Mengen an, da diese Kenntnis beim medizinisch vorgebildeten Leser vorausgesetzt wird. Seine Diagnose ist klar und knapp: Vom Krankheitshergang weiß er, daß eine febrile Erkrankung während der Menstruation leicht direkt in den Blut-Bereich schlägt, wenn dieser durch die Menses leer ist. Der lange Puls auf der rechten Seite bestätigt dies: Ein langer Puls indiziert toxische Hitze im Blut oder im *Yang*-Ming-Bereich. Eine geschrumpfte Zunge weißt auf *Yin*-Leere hin, da die Zunge von den Körpersäften (*Yin*) ihre volle Größe erhält. Durst nach kalten Getränken und nervöse Reizbarkeit sind ebenfalls ein Zeichen für Hitze und Leere von Körperflüssigkeiten. Die Bewußtseinstrübungen weisen auf eine Affektion des Perikards durch die Hitze im Blut-Bereich hin.

Die Rezeptur enthält also erstaunlicherweise ausschließlich Substanzen mit blutbelebenden Wirkungen: *Sheng Di Huang* und *Mu Dan Pi* kühlen außerdem das Blut, *Ze Lan* leitet den Urin aus, *Da Huang* fördert noch den Stuhlgang (hier nicht am Ende hinzugefügt, die Hauptwirkung liegt also beim Blutbewegen), ebenso wie *Tao Ren*, das ihn befeuchtet. Schließlich enthält die Rezeptur noch *Ren Zhong Bai*, alias *Niao Bai Ning*, ein Urinstein (Hominis Urinae Sedimentum), der sich an den Wänden der Latrinen sammelt, dann getrocknet und auf Ziegel erhitzt wird. Li Shi-Zhen schreibt im „*Ben Cao Gang Mu*" hierzu: „*... es wirkt durch Ausscheidung über den Urin, befreit Leber und Niere, Drei Erwärmer, Lungen, Bauch und Unterbauch von Stau, kann pathogene Flüssigkeiten ausscheiden und Blutstase auflösen.*"

Den Leser wird es vielleicht überraschen, daß – obwohl diese ‚ekelhafte Exkrementenarznei' heute nicht mehr zu den üblichen Arzneimitteln gehört – jedoch der Urin der arbeitenden Massen in allen Hauptstädten Chinas wieder gesondert gesammelt wird, da man daraus Hormone zurückgewinnen kann, die in Spuren mit dem Urin ausgeschieden werden. Hormone wirken auch in kleinsten Mengen, man sollte also vorsichtig sein, dieser etwas sonderbaren Arznei die Wirkung abzusprechen. Man weiß heute, daß der normalerweise sterile Urin außer Urokinase und Hormonen wie 17-Ketosterioden, Östrogen, 17-Oxycorticosteron und Gonadotropinen auch noch Vitamine (B_1, B_2, B_6 und C) und wichtige Mineralien enthält.

Zum gleichen Syndrom, anders gelöst, vergleiche hierzu Fall 6.

Fall 2

Magenschmerzen: Lange Krankheit dringt ins Blut (*Jiu Re Ru Xue*)

Aus Ye Tian-Shis *„Ling Zheng Zhi Nan Yi An“*

Patient Qin leidet seit langem unter Magenschmerzen. Die Krankheit verschlimmerte sich durch schwere Arbeit mit Verausgabung und führte so zu Blutstase in den Netzgefäßen. Es besteht ferner kontravektives *Qi* mit Übelkeit, was auf eine Verstopfung der Gefäße und Netzgefäße dieses Bereichs hinweist. Zuvor wurde mal die Oberfläche attackierende, mal das Innere attackierende Arznei verschrieben, was jedoch die Krankheit nicht veränderte. Hier eignet sich keine rasche Behandlung, da die Patientin schon abgemagert und schmal ist. Man verwende also die Methode des langsamen Austreibens der Blutstase.

Von Doktor Ye heißt es in einem anderen Absatz, bei solchen Krankheiten habe er gesagt: *„Wenn der Kranke einen ortsfesten Schmerz im Magen hat, die Zunge violett und dunkel ist, der Puls rauh und der Teint dunkel und stumpf, dann ist diese Behandlung angebracht.“*

Rezeptur: *Qing Lang Chong* (Catharsius Molossus), *Tu Bie Chong* (Eupolyphaga), *Wu Ling Zhi* (Trogopterus), *Tao Ren* (Persica), *Gui Zhi* (Ramulus Cinnamomi), *Chuan Niu Xi* (Cyathula), Preßsaft aus abgelagerter *Xie Bai* (Allium, Wurzel, genannt *Bai Niu Zhi Fa Wan*)

Kommentar: Ye Tian-Shi selbst entwickelte die Theorie, daß chronische Erkrankungen Störungen im Blut verursachen und mit langsamen, nicht drastischen Mitteln behandelt werden sollten. Die Blutstase hier hat also zwei Ursachen: Lange Krankheit und Verausgabung. Zugleich ist wahrscheinlich das *Qi* der Leber, die das Blut speichert, stagniert, so daß diese die Milz attackiert und diese die Nahrung nicht mehr ordentlich verarbeiten konnte: Der Patient ist abgemagert und auch das geschwächte Magen-*Qi* schlägt nach oben.

Doktor Ye[44] gab also zum Wärmen des *Yangs* der Mitte und gegen den Schmerz den Zwiebelpreßsaft und den Zimt, was gleichzeitig die *Luo*-Gefäße (Netzgefäße) durchgängig macht und Kälte – eine der drei Ursachen für Schmerz – vertreibt.

Qing Lang Chong ist kalt, salzig und geht in die Leber. Es wirkt stasebrechend, Verhärtungen auflösend, beruhigend und abführend. Neue Berichte weisen eine antikanzerogene Wirkung nach. Auch *Tu Bie Chong* gehört zu den stasebrechenden und Verhärtungen auflösenden Mitteln. Auch das Blutstasemittel *Wu Ling Zhi* stillt Schmerzen und wirkt außer auf die Leber auch auf die Milz wie die beiden anderen. Es wird auch bei Klumpengefühl (*Pi*) im Magen eingesetzt. *Chuan Niu Xi* wirkt – wie *Huai Niu Xi* – blutbelebend, doch leitet es die Arzneiwirkung nicht nach unten, sondern wirkt mehr im mittleren Bereich. Auch das stasebrechende *Tao Ren* wirkt wie die anderen bei abdominalem Schmerz und fördert den Stuhl. Die gesamte Wirkweise der Rezeptur geht also in die Richtung Blutstase brechen, Schmerz stillen und die Mitte wärmen. Sie ist, vom heutigen Standpunkt aus gesehen, vielleicht etwas einseitig und man müßte bei längerfristiger Einnahme noch ein harmonisierendes Mittel wie *Da Zao, Fo Shou* oder – wenn der Patient keinen hohen Blutdruck hat – *Gan Cao* hinzufügen, da die *Chong*-Arzneien vom Magen nicht immer gut vertragen werden.

Fall 3

Kopfschmerz: Andauernde Blutstase in den *Luo*-Gefäßen (*Jiu Re Ru Luo*)

Aus Ye Tian-Shis *„Ling Zheng Zhi Nan Yi An"*

Hier wurde das *Yang-Qi* von Pathogenen blockiert und konnte sich nicht in den Orifizien ausbreiten. Im Klassiker *„Zhou Li"*[45] benutzte man giftige[46] Arznei, um Krankheiten zu heilen. Dort heißt es, man nehme *Chong*-Drogen, die im Blut die Stase lösen und die zusammengeballten Pathogene attackieren und durchgängig machen. Dies ist eine klassische Methode, die die Mediziner vergessen haben. Nachdem also der Schmerz das Gehirn überschwemmt, entsteht Übelkeit und Brechreiz im Epigastrium und – wenn zugleich ein Leber-Syndrom vorliegt – so entsteht bei langer Krankheit ein Leere-Syndrom. Während das Pathogen attackiert wird (was *Qi* und Blut erschöpft), muß zugleich das Gesunde (Blut) genährt werden.

Rezeptur: *Chuan Xiong* (Ligusticum), *Dang Gui* (Radix Angelicae), *Ban Xia* (Rhizoma Pinelliae), *Zhi Quan Xie* (Scorpio Praep.), *Jiang Zhi* (Sap. Zingiberis Recens), *Feng Fang* (Wespennest)

Kommentar: Im dritten Fall, der ähnlich wie der zweite gelagert ist, verwendet Doktor Ye die klassiche Methode des Durchgängigmachens der *Luo*-Gefäße mittels *Chong*-Drogen (Wespennest und Skorpion), die sich in dieser Hinsicht im Vergleich zu Pflanzendrogen als effizienter erweisen. Auch an die, bei langer Krankheit entstehenden, *Qi*-Stagnationen durch Schleim und Blutstase wurde gedacht, die durch Pinellia und Chuanxiong gelöst wurden. Der Ingwersaft beugt eventueller Übelkeit vor und wärmt das *Yang* und die Angelikawurzel wirkt zugleich belebend und nährend auf das Blut. Wie wir hier sehen, verwendete Dr. Ye oft und gerne die Insektendrogen, die im Altertum zur Anwendung kamen und zu seiner Zeit fast in Vergessenheit geraten waren. Die meisten dieser, die Netzgefäße durchgängig machenden oder Wind stillenden, Arzneien haben auch eine blutbelebende Wirkung.

Fall 4

Schmerz: Generalisierte Blutstase in Meridianen und *Luo*-Gefäßen

Xu Da-Chun:

Ein Kranker namens Xiu-Dong in der Stadt Wu hatte eine merkwürdige Krankheit: Er litt unter Schmerzen, die im Rücken begannen und dann bis zur Brust und zu den Rippen zogen. Tagsüber war alles, einschließlich Essen und Trinken normal, abends begannen die Schmerzen, die ihn die ganze Nacht über vor Schmerz aufschreien ließen, was auch die ganze Nachbarschaft verstörte. Nach fünf Jahren vergeblicher Behandlung durch Ärzte, waren die Mittel der Familie bereits völlig aufgebraucht und Xiu-Dong wollte sich deshalb schon ein Ende bereiten. Doch seine Mutter sagte ihm: „Du hast ja schon Nachkommen, Tochter und Sohn, für die du sorgen mußt, da sterbe lieber ich, dann muß ich die Klagetöne der Trauer nicht mitanhören." Da er sich ertränken wollte, erbarmten sich die Verwandten und holten einen Arzt (d. h. Dr. Xu).

Ich sagte: „Dies ist ein Fall von Blutstase, die die Meridiane und *Luo*-Gefäße blockiert." Zu meinem Sohn Xi sagte ich: „Dies ist eine ungewöhnliche Krankheit, so daß ein breites Spektrum an Therapien versucht werden muß, um dem Patienten zu helfen. Man kann daraus eine Menge lernen."

Da er zu Hause behandelt wurde und es daher an nichts fehlte, benutzte ich Akupunktur, Moxibustion, Hitzeauflagen und alle Arten von Arzneizubereitungen, so daß der Schmerz allmählich leichter wurde und auch immer weniger lang andauerte. Schließlich nach einem Monat trat die Genesung ein, so daß er mir endlos danken wollte. Ich sagte aber: „Ich sollte es eher sein, der Euch danken müßte. Im allgemeinen ist es so, daß ich bei Schwerkranken meine ganzes Können aufwenden muß, um erfolgreich zu sein. Heutzutage wollen die Patienten jedoch schon nach einer Rezeptur eine Wirkung sehen und wenn nach drei Rezepturen noch keine Genesung eingetreten ist, gehen sie einfach zu einem anderen Arzt. Allein Ihr habt mir vom Anfang bis zum Ende vertraut und ich habe schließlich gelernt, Eure Krankheit zu verstehen, wie sollte ich Euch da nicht zu Dank verpflichtet sein?"

Kommentar: Es läßt sich aus dem Zusammenhang schließen, daß, obwohl von der Familie des Kranken kaum finanzielle Mittel aufgebracht wurden, vom behandelnden Arzt alle ihm zur Verfügung stehenden Mittel eingesetzt wurden und sei es nur, um sein therapeutisches Wissen zu erweitern. Zwar beschreibt dieser Fall die Therapie nicht genau, Dr. Xu schreibt nur, er habe alle bekannten Methoden zugleich angewandt, aber dennoch von der Ethik des Dr. Xu können wir uns heute noch ein Scheibchen abschneiden.

Fall 5

Blutstase durch Leberstauung (*Gan Zhuo*)

Wu Ju-Tong (Zi-Name: Wu Tang):

Leberstauung mit schmerzenden Hypochondrien, genannt „*Gan Zhuo*" (Leber-Blut-*Qi*-Stau)[47] kommt in der Frauenheilkunde häufig vor. Was viele Mediziner nämlich verkennen ist die auftretende Hitze und die Kälteabneigung. Sie schließen deshalb fälschlicherweise auf Wind-Kälte und verschreiben Wind-Arzneimittel.

Die Leber gehört (nach den 5 Wandlungszuständen) zum Wind, wenn man also Wind treibende (und warme) Mittel verwendet, dann wird der Wind noch verstärkt.

Die Leber regiert die Sehnen und Bänder. Bei Kälte ziehen sich die Bänder und Sehnen des ganzen Körpers zusammen (= Leber-Wind-Konvulsionen).

Die Leber öffnet sich zu den Augen hin (Orifizium). Bei Kälte jedoch können sich die Augen Tag und Nacht nicht schließen und es entsteht Insomnia für mehr als eine Woche. Die Leber regelt außerdem den glatten Fluß des *Qi*. Bei einer Lebererkrankung (mit fälschlich gegebenen Oberfläche befreienden Arzneien) geht der *Qi*-Fluß nach oben, verfehlt aber die senkende Funktion, so daß Stauung entsteht und Verstopfung auftritt. Der Urin fließt zwar, ist aber von (dunkler) rötlicher Farbe. Wenn jetzt der Arzt wiederum falsch behandelt, weil er annimmt, es sei eine Magen-Darm-Krankheit und *Da Huang* (Rheum) zur Purgation gibt, oder *Huo Ma Ren* (Semen Cannabis) zur Stuhlförderung, dann folgen die Symptome „kein Essen, kein Hunger, kein Stuhlgang, kein Schlaf".

Die Pulse sind zweifelsohne groß und in Wellen (*Hong, Da Mai*), der Körper erhitzt, mit Unruhe und dem Unvermögen sich zum Schlafen flach hinlegen zu können, ständig auftretendem Brechreiz, Nervosität und Reizbarkeit. Dies ist eine durch zwei Fehlbehandlungen entstandene doppelte Verschlimmerung. Wie es schon im „*Jin Kui Yao Lüe*" heißt: „Eine Verschlimmerung ist gerade noch duldbar, bei zweien besteht schon Lebensgefahr." Es benötigt wohl keinen Weisen um zu begreifen, daß ein solcher Fall nicht gut ausgehen kann. (...)

Wenn die Krankheit sich (anfangs) als Schmerz in den Rippenbögen zeigt und fälschlich eine tonisierende Methode verwendet wird, dann staut sich die Blutstase an und durch langwierigen Husten entsteht eine (*Lao-*) Verausgabung, die die Knochen so stark schwächt, daß der Patient nicht mehr aus dem Bett aufstehen kann; das ist ein Zeichen für Blutstase und Stagnation. Wenn das Sputum übelriechend ist, sind aus dem „*Gan Zhuo*" (Leber-Blut-*Qi*-Stau) bereits Abszesse entstanden. Während der Puls vorgestern noch hohl, groß und rauh war (*Kong, Da, Se Mai* = Blut-Leere), gestern groß und mit deutlichen Blutstasezeichen, heute (das Blut) in unbändiger Bewegung ist, wie kann es dann anders sein, als daß eine Blutstase vorliegt?

Gibt man eine tonisierende Arznei, so tritt die Krankheit nach kurzer Unterbrechung wieder auf, wenn man aber gleichzeitig die Gefäße freimacht, dann wird es auf jeden Fall gelingen. Dies ist meine bescheidene Meinung (...).

Rezeptur: *Jiang Zhen Xiang* (Lignum Acronychiae), *Su Zi* (Perilla), *Dang Gui* (Angelica Sinensis), *Tao Ren* (Persica), *Xuan Fu Hua* (Inula), *Chen Xiang* (Aquilaria), *Chuan Lian Pi* (Rhizoma Melia Toosendan) *Huan Lian* (Rhizoma Coptidis), *Yu Jin* (Tuber Curcuma)

Kommentar: Nach der Beschreibung verschiedener Fehlbehandlungen der Blutstase und ihren Folgen, die meist zu Hitze-Zuständen führen, erklärt Dr. Wu schließlich zuletzt, wie das Fülle-Syndrom Blutstase sich nach fälschlicher Tonisierung schlimmer anstaut, was zur Hitze des Blutes führt (Folge: Bluthusten) und so schließlich tatsächlich zu einem Leere-Zustand als Folge (Zweig) führt, der gleichzeitig neben der Blutstase (Wurzel) besteht. Eine Tonisierung ist dann zwar angebracht, ergibt aber nur kurzfristige Erfolge, weil der Fülle-Zustand der Blutstase noch immer besteht. Es muß also eine Kombination aus Freimachen der Gefäße durch blutbelebende und *Qi*-bewegenden Arzneien eingesetzt werden, wie sich auch in der Rezeptur zeigt:

Jiang Zhen Xiang (Lignum Acronychiae), *Su Zi* (Perilla), *Dang Gui* (Angelica Sinensis), *Tao Ren* (Persica), *Xuan Fu Hua* (Inula), *Chen Xiang* (Aquilaria), *Chuan Lian Pi* (Rhizoma Meliae Toosendan) *Huang Lian* (Rhizoma Coptidis), *Yu Jin* (Curcuma)

Jiang Zhen Xiang hat direkten Leberbezug, senkt *Qi* und treibt Stasen und unreines Blut aus und stillt den Schmerz im Brustbereich. Bei *Su Zi* muß man sich fragen, ob hier in den Aufzeichnungen kein Fehler unterlaufen ist, da diese in erster Linie bei schleimigem Husten verwendet werden. Wahrscheinlicher ist, daß hier *Su Geng* (Ramulus Perilla) gemeint ist, was die Enge der Brust befreit.

Dang Gui, hier als Endwurzel angegeben, wirkt stärker blutbelebend als der mehr blutnährende Wurzelkopf und wird in der Frauenheilkunde immer gern verwendet. Auch *Tao Ren* und *Yu Jin* gehören zu den blutbelebenden Arzneien dieser Rezeptur, wobei *Yu Jin* auch das gestaute Leber-*Qi* bewegt.

Chen Xiang ist sein Gegenstück: Während *Yu Jin* eine *Qi*-bewegende Arznei unter den blutbelebenden Arzneien ist, wirkt *Chen Xiang* blutbelebend unter den *Qi*-bewegenden Arzneien, wirkt schmerzstillend und reguliert Druckgefühle im Abdomen. Ebenso *Qi*-bewegend wirkt *Chuan Lian Zi*, hier das Rhizom, das besonders bei Magen attackierendem Leber-Stau mit Schmerzen verwendet wird. *Xuan Fu Hua* bewegt das *Qi* nach unten und wirkt schleimumwandelnd, wie auch *Su Geng* und *Jiang Zhen Xiang*.

Auch wenn *Yu Jin* blutkühlend wirkt und *Chuan Lian* ebenfalls Hitze kühlt, *Huang Lian* ist hier die einzige ausschließlich kühlende Arznei. Sie wird hier vermutlich eingesetzt, um das durch Schleim und Stau entstandene Herz-Feuer zu kühlen: Es geht zwar nicht genau aus der Beschreibung hervor, aber es ist anzunehmen, daß außer der subjektiv empfundenen Hitze der Patientin auch Insomnia oder Reizbarkeit vorhanden waren.

Insgesamt wirkt diese Rezeptur also Leber-*Qi* entstauend, blutbewegend, schleimumwandelnd und schmerzstillend. Vergleiche hierzu Fall 9 mit ähnlichen Symptomen.

Fall 6

Hitze erzeugt Blutstase im Unterbauch (*Re Ru Xue Shi*)

Ding Gan-Ren:

Während einer Infektion (*Shang Han*) trat die Menstruation ein, so daß die pathogene Hitze bis hinunter in die Kammer des Blutes (Uterus) zog und dort zu einer Mischung von Blutstase und Hitze führte, so daß das Pathogen weder nach außen zur Körperoberfläche, noch nach unten gelangte und mal zu fiebrigem Hitzegefühl, mal zu Frösteln führte sowie zu Geistestrübung und irrem Reden, als würde sie Geister sehen. Der Brustraum und die Rippenregion waren beide schmerzhaft, der Zungenbelag war gelblich mit bitterem Mundgeschmack. Der Unterbauch war schmerzhaft und druckempfindlich, das *Qi* war hier nicht in Bewegung (Stagnation). Der Puls war saitenförmig und beschleunigt, das Krankheitsbild machte einen schweren, gefährlichen Eindruck. Es war zu befürchten, daß die Krankheit bei weiterem Fortschreiten ins *Jue-Yin*-Stadium (Leber-Perikardium-Doppelmeridian) eintreten würde.

In der Hoffnung, daß dies erfolgreich sein könnte, wählte ich zur Behandlung das *Xiao Chai Hu Tang* (Kleines Bupleurum Dekokt) und fügte hitzekühlende und stasebeseitigende Arzneimittel hinzu, damit einerseits das Pathogen durch die Mitte harmonisierende Methode gelöst und andererseits durch die Hitze und Stase ausleitende Methode entfernt werden könnte.

Rezeptur: *Chai Hu* (Bupleurum), *Huang Qin* (Scutellaria), *Ling Yang Jiao* (Antelopis), *Zang Hong Hua* (Safran), Brei aus *Tao Ren* (Persica), *Qing Pi* (Fraxinus), *Tong Cao* (Tetrapanacus), *Chi Shao* (Paeonia Rubra), *Qing Ding Wan* (Kühle festsetzende Pille) und *Sheng Pu Huang* (Pollen Typhae Recens)

Kommentar: Das Interessante an diesem Fall ist der Vergleich mit Fall 1 von Ye Tian-Shi, der das gleiche Syndrom zum Inhalt hat: Während Ye aufgrund seiner eigenen Theorie der vier Bereiche „*Qi, Wei, Ying, Xue*" die Diagnose „Hitze dringt direkt in den Bereich des Blutes ein" stellt (Ye-Tian Shis Rezeptur: *Sheng Di Huang* (Rehmannia), *Mu Dan Pi* (Moutan), *Da Huang* (Rheum), *Tao Ren* (Persica), *Ze Lan* (Lycopus) und *Ren Zhong Bai* (Hominis Urinae Sedimentum)), geht Ding Gan-Ren nach dem Sechs-Schichten-Modell des *„Shang Han Lun"* vor und baut seine Rezeptur ausschließlich nach den *Jing-Fang* (Rezepturen von Zhang Zhong-Jing) auf: Er nahm *Chai Hu* und *Huang Qin* aus dem *Xiao Chai Hu Tang* (Kleines Bupleurum Dekokt), um das Pathogen durch die *Shao Yang* harmonisierende Methode zu lösen und fügte *Ling Yang Jiao* und *Qin Pi*, die besonders Leber-Feuer kühlen und *Qing Ding Wan* (Kühle festsetzende Pille) sowie *Tong Cao* zum Kühlen und Ausleiten der Hitze über den Urin hinzu. Als stasebeseitigende Arzneimittel gab er *Zang Hong Hua* (Safran), *Tao Ren* (Persica), *Chi Shao* (Paeonia Rubra) und *Pu Huang* (Typha) hinein.

Im Gegensatz zum ersten Fall kommt hier die bereits beginnende Affektion des Perikards durch die Hitze hinzu, die zu irren Reden und Bewußtseinstrübungen führt und hier offenbar schon weiter fortgeschritten war. Wie dem auch sei, beide beziehen sich auf die Stelle im

„*Jin Kui*" über *Xu Xue* (Blutakkumulation), wo es heißt „*...der Patient gebärdet sich wie verrückt, da die Hitze sich im Unteren Erwärmer angestaut hat*". Doch Ding versucht die Hitze über den Urin auszuleiten, während Ye das Blut kühlt und die Hitze über den Stuhl auszuleiten versucht. Beide Methoden haben ihre Logik. Welche nun besser ist, darüber läßt sich streiten.

Fall 7

Chronische Blutstase (Unfruchtbarkeit und PMS)

Zhang Zhong-Hua:

Schmerzhafte Menstruation über viel Jahre hinweg, Unfruchtbarkeit, Schmerzen beginnen drei Tage vor der Menstruation, im unteren Bauchraum sind abdominale Verhärtungen tastbar, ähnlich wie bei Konkretionen und Kongelationen (*Zheng-Jia*). Appetitlosigkeit und schlechte Verdauung mit Gewichtsverlust und Abgeschlagenheit.

Es gibt so viele Möglichkeiten, die Menses zu regulieren, weshalb wurden sie von den Ärzten solange nicht angewendet? Und nachdem sie dann jahrelang ununterbrochen angewandt wurden, weshalb zeigte sich dann kein Effekt? Nachdem ich festgestellt hatte, daß sie in jungen Jahren noch nicht erkrankt war, daß die Erkrankung also erst nach der Heirat (d. h. nach dem ersten Geschlechtsverkehr) auftrat, wurde mir auch klar, was die Ursache des Schmerzes war. Ein solches Syndrom wird in den Klassikern nicht beschrieben, doch nach der *Ji Yin Gan Mu* (Systematische Beschreibung der Frauenkrankheiten, ein Buch des berühmten Gynäkologen der Ming-Dynastie, Wu Zhi-Wang) benutzten Methode und Rezeptur, deren Namen wir zunächst einmal nicht nennen wollen, darf diese nicht zu gewöhnlichen Zeiten eingenommen werden, sondern erst wenn der prämenstruelle Schmerz einsetzt und wird beim Eintritt der Menses wieder abgesetzt bis zum Beginn des nächsten Prämenstrualschmerzes.

Rezeptur: *San Leng* (Spargani), *E Zhu* (Curcuma Ezhu), *Yuan Hu* (Corydalis), *Xiang Fu* (Cyperus), *Zhi Jun* (präpariertes *Da Huang*), *Gui Shen* (Endwurzel von *Dang Gui*), *Mu Dan Pi* (Moutan), *Chuan Xiong* (Ligusticum), *Tao Ren* (Persica) und *Zhi Shi* (Fructus Immaturus Citrus Aurantii)

Nach dem Einnehmen von drei täglichen Verschreibungen vor der zweiten Menstruation, ging eine Menge an dunkelviolettem, klumpigem Blut ab, darunter ein Klumpen, der ähnlich wie ein Embryo aussah und doch keiner war. Die nächste Menstruation trat regelmäßig und schmerzlos ein. Dieses Syndrom gehört ebenfalls zu den Zusammenballungen in der Gebärmutter. Nachdem sich dieser Klumpen schließlich löste, ist damit wohl jeder Zweifel beseitigt.

Kommentar: Dr. Zhangs Rezeptur verwendet das oft kombinierte blutbelebende Paar *San Leng* und *E Zhu* (siehe auch im Kapitel VII „Blutstaserelevante Arzneimittel, ihre Anwendung und Kombination"), das auch heute oft in der Onkologie bei Uteruskarzinom u. ä. verwendet wird. *Mu Dan Pi* und *Dang Gui* wirken blutharmoniserend, wobei *Mu Dan* eher Blut kühlt und *Dang Gui* mehr belebt. Die Endwurzel wirkt jedoch stärker blutbelebend. Auch mit *Dang Gui* und *Chuan Xiong* wird ein gerne zusammen verwendetes Paar eingesetzt, die Kombination „Buddha-Hände-Pulver". Auch *Tao Ren* und präpariertes *Da Huang* werden hier als Blutbeleber eingesetzt, doch gleichzeitig vermögen sie das verklumpte Blut über den Stuhl auszuleiten.

Zhi Shi bewegt das *Qi* der Mitte und *Xiang Fu* besonders das der Leber, sie werden unterstützt von *Yuan Hu Suo* und *Chuan Xiong*, die beide außer dem Blut auch das *Qi* bewegen.

Diese Rezeptur ist eine sehr schöne Kombination von *Qi*- und blutbewegenden, staseumwandelnden und Bluthitze kühlenden Arzneien, die zeigt, daß man auch mit nur zehn Arzneien eine ausgewogene und harmonische Rezeptur herstellen kann. Sie ähnelt in ihrer Zusamensetzung etwas dem *Ge Xia Zhu Yu Tang* (Antistasisches Bauchraum Dekokt) von Wang Qing-Ren.

Fall 8

Colitis ulcerosa: Blutstase und Hitze im Unteren Erwärmer

Zhang Xi-Chun:

Patient Huai, 30 Jahre alt. Anfangs bestand eine weiß-rote (schleimig-blutige) Diarrhö, die schließlich in eine reine rote Diarrhö überging und deren Geruch übelriechend wurde. Im abgehenden blutigen Wasser befanden sich Schleimfetzen, die wie versengtes Gewebe aussahen. Dabei trat immer wieder ein stechender Schmerz in der Bauchmitte auf. Es bestand nervöse Reizbarkeit mit der Unfähigkeit zu essen oder zu trinken. Der Puls war saitenförmig und leicht beschleunigt (*Xuan, Shuo*) mit etwa fünf Pulsschlägen pro Atemzug. Der Puls war in der Tiefe kraftvoll, so daß klar war, daß innere Hitze bestand (...). Die Hitze bewegte sich nach unten zum Darm hin, wo sie sich als Colitis manifestierte. Durch die lange andauernde Diarrhö war das Darmgewebe mitbetroffen, so daß die ulzerierten Stücke mit ausgeschieden wurden.

Es empfahlen sich demnach Arzneien gegen Ulzera und Darmentzündungen, die kombiniert eingesetzt wurden, um die Hitze zu kühlen, Toxine zu lösen, Blutstase umzuwandeln und neues Gewebe zu bilden.

Rezeptur: *Jie Du Sheng Hua Dan* (Antitoxische Umwandlungspille): *Jin Yin Hua* 30 g, *Bai Shao* (Paeonia) 18 g, *Gan Cao* (Glycyrrhiza) 9 g, *San Qi* (Notoginseng) 9 g, *Ya Dan Zi* 60 St.

Zubereitung: Von den fünf Arzneien wurden zuerst die Hälfte von *San Qi* (Notoginseng) und *Ya Dan Zi* mit Zuckerwasser heruntergeschluckt und die anderen drei Mittel wurden zum Dekokt verarbeitet und durchgesiebt. Dann wurde der Rest von den ersten zwei Arzneien auf gleiche Weise heruntergespült und anschließend das Dekokt getrunken.

Nach bereits einer Verabreichung hörten die Schmerzen auf und der Puls wurde harmonischer und langsamer. Der folgende Stuhl hatte schon etwas normale Farbe und danach wurde er immer weniger rot. Schließlich verwendete ich *Bai Tou Weng Wang* (Pulsatilla Dekokt) und nach zwei Verabreichungen trat eine komplette Genesung ein.

Rezeptur „*Bai Tou Weng Tang*" (aus „*Shang Han Lun*"): *Bai Tou Weng* (Pulsatilla) 9 g, *Huang Bai* (Phellodendron) 12 g, *Huang Lian* (Coptis) 12 g, *Qin Pi* (Fraxinus) 12 g oder „*Bai Tou Weng Tang*" (aus Sun Si-Miaos *Qian Jin Yi Fang*): *Bai Tou Weng* (Pulsatilla), *Huang Bai* (Phellodendron), *Huang Lian* (Coptis), *Qin Pi* (Fraxinus), *Shao Yao* (Diocorea), *E Jiao* (Asinus), *Hou Po* (Magnolia), *Fu Zi* (Aconitum Praeparata) und *Fu Ling* (Poria) je 6 g sowie *Dang Gui* (Angelica Sinensis), *Gan Cao* (Glycyrrhiza), *Gan Jiang* (Zingiberis), *Long Gu* (Os Draconis), *Chi Shi Zhi* (Hallositum) je 9 g, *Jing Mi* (Reis) 12 g und *Da Zao* (Zizyphus Jujuba) 30 g

Kommentar: Die Rezeptur Zhang Xi-Chuns namens *Jie Du Sheng Hua Dan* enthält *San Qi*, das sich heute oft bei Morbus Crohn und Colitis Ulcerosa bewährt hat, besonders wenn mehr Blut als Schleim im Stuhl (chinesisch: „mehr rot als weiß") vorhanden ist und sich durch seine ebenso blutbelebende wie blutstillende Eigenschaft auszeichnet. Auch *Ya Dan Zi* wird bei chronischen Dysenterien aller Art verwendet und kühlt die Hitze, die sich durch den beschleunigten Puls und den üblen Geruch des Stuhls zeigte. *Jin Ying Hua* kühlt ebenfalls und wird nicht nur bei Infektionen der Atemwege sondern auch bei bakteriellen Dysenterien erfolgreich eingesetzt. *Bai Shao* nährt das geschwächte Blut und hilft dem *San Qi* beim Stillen von Schmerz und Krämpfen. Auch unpräpariertes *(Sheng) Gan Cao* kühlt Hitze-Toxine und harmonisiert akute Zustände.

Als sich diese Rezeptur bewährt hatte und das Blut weniger als der Schleim wurde (chinesisch: „mehr weiß als rot"), konnte die *Bai Tou Weng Tang* (Pulsatilla Dekokt) aus dem *„Shang Han Lun"* eingesetzt werden, obwohl diese ebenfalls bei Blutbeimischungen im Stuhl Verwendung findet. Sie kühlt Hitzetoxine im Blut und stoppt Dysenterien. Die andere *Bai Tou Weng Tang* hat zwar die gleichen Indikationen, doch kühlt sie nicht so stark, da sie auch *Gan Jiang* (trockenen Ingwer) und *Fu Zi* enthält.

Auf den ersten Blick scheint hier die Blutstase im Hintergrund und die Hitze im Vordergrund zu stehen, doch dazu muß man wissen, daß Zhang Xi-Chun das *San Qi* als universales Blutstasemittel einsetzte, das für ihn wie eine Kombination aus vielen blutbelebenden, blutstillenden und neues Fleisch bildenden Arzneien zusammen war (*Yi Xue Zhong Zhong Can Xi Lu*, Bd. I, S. 86), so wie andere Autoren den *Dan Shen* als Kombination der Effekte der blutnährenden und blutharmonisierenden *Si Wu Tang* (Vier Bestandteile Dekokt) ansehen.

Fall 9

Schmerz: Blutstase durch Leber-*Qi*-Stau (*Gan Qi Yu Jie*)

Zhao Wen-Kui:

Patient Shi, männlich, 60 Jahre alt

Am unteren Rippenbogen seit mehr als 2 Jahren immer wieder auftretende Schmerzen durch Blutstase in den Gefäßen, die mit Stagnation des Leber-*Qi* (*Gan Qi Yu Jie*) begann. Hier eignet sich am besten Wang Qing-Rens Methode, die Gefäße durchgängig zu machen und die Blutstase zu vertreiben.

Rezeptur: *Zi Su Geng* (Radix Perillae) 3 *qian*, *Jiang Xiang* (Dalbergia) 1,5 *qian*, *Yan Hu Suo* (Corydalis) 1 *qian*, *Jin Ling Zi* (Melia Toosendan) 2 *qian*, *Ou Jie* (Nelumbo) 3 *qian*, *Jiang Can* (Bombyx) 3 *qian*, frische Späne von *Jiang Zhen Xiang* (Lignum Acronychiae) 1,5 *qian*, präpariertes *Bie Jia* (Amyda) 3 *qian*, präpariertes *Xiang Fu* (Cyperus) 3 *qian* und Endstück der Wurzel von *Dang Gui* (Angelica Sinensis) 1,5 *qian*

Kommentar: Dieser relativ kurze Fall ohne Puls und Zungenbild ist eher die Ausnahme bei Dr. Zhao; entweder fand er es unnötig mehr zu schreiben oder der Fall ist uns nicht komplett erhalten. Vermutlich fand er das Prinzip nach Ye Tian-Shi, daß lange Krankheit immer in die Netzgefäße geht, und die Hinweise von Wang Qing-Ren genug. Dieser schrieb: *„Es macht keinen Unterschied, ob sich die Ansammlungen und Zusammenballungen links oder rechts der Rippen oder des Nabels verklumpen, oder ober- bzw. unterhalb des Nabels, oder aber beweglich umherwandern; all dies kann mit dieser Rezeptur (Ge Xia Zhu Yu Tang) geheilt werden. Solange die Indikation stimmt, ist sie wirksam."*

Und weiter: *„Immer wenn Bauchschmerzen auftreten, deren Lokalisation nicht von wandernder Art ist, so besteht Yu Xue (Blutstase) und man kann diese Rezeptur (Ge Xia Zhu Yu Tang) erfolgreich einsetzen.“*

Auch Chen Wu-Ze in der Sung-Dynastie schrieb 1174 bereits: *„Durch große Wut entstehen Blut und Schweiß im Übermaß und sammeln sich an ohne sich zu verteilen, so daß der Bereich in den Rippenbögen schmerzt.“*

Dieses Wissen genügte Dr. Zhao offenbar für einen Einsatz der Rezeptur, die übrigens der von Wu Tang (Fall 5) sehr ähnelt. Dies ist kein Zufall: Dr. Zhao war ein Anhänger der *Wen-Bing*-Schule und sein Fall ähnelt stark dem von Dr. Wu. Beide verwenden hier die selten eingesetzte Arznei *Jiang Zhen Xiang* (Lignum Acronychiae). Diese ist warm, scharf, hat Leberbezug, senkt *Qi* und treibt Stasen und unreines Blut aus und ist außerdem blut- und schmerzstillend, vor allem im Brust- und Bauchbereich. Man verwendet hierfür öfter *Jiang Xiang* oder auch den relativ teuren *Chen Xiang. Jiang Xiang* wurde hier aber ebenfalls verwendet: Auch *Jiang Xiang* wirkt blutbelebend, *Qi*-bewegend und abdominalen Schmerz stillend. Es hilft dem besonders für Leber-*Qi*-Stagnation geeigneten *Xiang Fu* beim Bewegen des *Qi*. Der vierte im Bunde bei emotionalem Leber-Stau ist *Zi Su Geng*, das Druckgefühl in der Brust beseitigt und die Mitte harmonisiert.

Yan Hu Suo gehört wie *Jiang Zhen Xiang* zu den Blutbewegern dieser Rezeptur. Es wirkt auf gestautes *Qi* wie auf Blut und gehört mit 40 % der schmerzstillenden Wirkung von Opiaten zu einem der stärksten Analgetika der Chinesischen Medizin. Bei *Dang Gui* wurde hier bewußt die Endwurzel gewählt, die zwar auch das Blut harmonisiert, aber stärker blutbewegend wirkt als die gesamte Wurzel. Auch das normalerweise *Yin* nährende *Bie Jia* wurde hier sicher wegen seiner Verhärtungen auflösenden und blutbelebenden Wirkung eingesetzt. Es wird bei Schmerzen im Rippenbogen gern mit dem stasebrechenden *Tu Bie Chong* kombiniert, welches auch wie *Ou Jie* die Gefäße durchgängig macht. Diese Wirkung wird *Ou Jie* aufgrund seines Aussehens zugeschrieben. Auch *Jiang Can* wirkt Verhärtungen auflösend wie das andere salzige Mittel dieser Rezeptur, *Bie Jia. Jin Ling Zi* alias *Chuan Lian Zi* hilft dem *Xiang Fu* beim *Qi*-bewegen, da es auch besonders bei Magen attackierendem Leber-Stau mit Schmerzen verwendet wird.

Die Rezeptur ist also blutbelebend, *Qi*-bewegend, Verhärtungen auflösend und schmerzstillend und macht die Gefäße durchgängig. Interessant ist ein Vergleich mit Wu Ju-Tongs Rezeptur in Fall 5, der außerdem *Tao Ren* (Persica), *Xuan Fu Hua* (Inula), *Chen Xiang* (Aquilaria), *Huan Lian* (Rhizoma Coptidis) und *Yu Jin* (Curcuma) verwendete. In dieser Rezeptur fand sich stattdessen noch *Jiang Xiang, Ou Jie, Jiang Can, Bie Jia* und vor allem *Xiang Fu*, das genauso gut wie *Chen Xiang* wirkt, aber wesentlich billiger ist. Dr. Zhao verwendete hier mehr Verhärtungen auflösende Mittel und betonte das *Qi*-bewegen stärker, während Dr. Wu die Blutstase mehr betonte und zugleich Hitze kühlte.

Fall 10

Epigastrischer Schmerz: Blutstase und Schleim-Kombination (*Tan Yu Hu Jie*)

Cao Ren-Bai:

Schmerz im Brustraum bis hin zum Rücken ausstrahlend, das nennt man Brustraum-*Bi* (*Bi*-Syndrom des Brustraumes). Das *Yang* eines solchen *Bi*-Patienten ist im Brustraum nicht ausreichend, so daß trüber Schleim vorhanden sein muß. Bei einer solchen Krankheit existiert aber nicht nur Schleim, sondern auch gestautes Blut (Stase), das mit dem Schleim zusammen den Zwerchfellbereich blockiert.

Aufgrund dessen besteht (abdominale) Verhärtung und Schmerz nach dem Essen, Mundtrockenheit ohne Verlangen nach Getränken, ein harter, schwarzer Stuhl, ein feiner, rauher Puls und ein gelegentliches Erbrechen von geronnenem Blut. Da dieses stasische Blut nicht seinen normalen Weg fließen konnte, muß man daran denken, es unten abfließen zu lassen, um die Krankheit zu behandeln.

Rezeptur: *Mu Gua* (Chaenomelis), *Xie Bai* (Allium), *Xuan Fu Hua* (Inula), *Tao Ren* (Persica), *Hong Hua* (Carthamus), *Wa Leng Zi* (Arca), *Yuan Ming Fen* (Mirabilitum) zusammen mit *Er Chen Tang* (Dekokt der zwei Alten) einnehmen.

Kommentar: Aus der Fallbeschreibung geht nicht ganz hervor, ob es sich nun um eine Magen- oder Herzkrankheit oder eine Kombination beider handelt. Doch das muß es auch nicht, denn diese anatomischen Unterschiede stammen aus der westlichen Medizin und sie war für die Denkweise der alten Ärzte der Qing-Dynastie auch nicht notwendig. Da Kälte, *Qi*-Stau und Blutstase alle sowohl mit koronaren Herzkrankheiten wie auch mit vielen Magenkrankheiten verknüpft sind, wurde hier einfach nach dem Syndrom behandelt, was ebenso zum Ziel geführt hat.

Das Ausleiten des gestauten Blutes nach unten übernimmt hier das *Mang Xiao* alias *Yuan Ming Fen*, das durch seine salzigen Sapor auch Verhärtungen aufweicht. *Xie Bai* wärmt das *Yang-Qi* und hilft der *Xuan Fu Hua* die Kälte der Mitte zu vertreiben und den Schleim umzuwandeln. *Xuan Fu Xua* leitet auch das kontravektive *Qi* nach unten und wirkt so gegen das Erbrechen. Forschungsberichte zeigen auch, daß es einen negativ chronotropischen Effekt auf das Herz hat. Auch *Mu Gua* harmonisiert den Magen, stillt abdominalen Schmerz und macht die Gefäße durchgängig. *Wa Leng Zi* ist sowohl blutbelebend, *Qi*-bewegend, schleimumwandelnd und wirkt schmerzstillend im Magenraum. Neue Erkenntnisse berichten, daß es hervorragend bei Magen- und Zwölffingerdarmgeschwüren wirkt. Soweit haben wir hier also eine ausleitende, wärmende und Verhärtungen aufweichende Therapie, die hauptsächlich auf den Magen wirkt.

Tao Ren und *Hong Hua* aber, die klassische Kombination der blutbewegenden Arzneien, werden bei koronaren Herzkrankheiten (KHK) eingesetzt, d. h. bei Blutstase des Herzens, Schmerzen im Brustraum (einschließlich Angina pectoris, koronare Herzkrankheit mit Schmerz, aber auch Magenschmerzen) und *Hong Hua* erhöht die Kontraktionskraft des Herzmuskels.

Er Chen Tang (Dekokt der zwei Alten), von dem es vier Variationen gleichen Namens gibt, verwendet immer *Ban Xia* und meist *Chen Pi* sowie *Fu Ling* und *Gan Cao* um die Mitte zu harmonisieren, Schleim umzuwandeln und das *Qi* zu bewegen. Es wird bei Druckgefühl in der Brust ebenso verwendet wie bei Übelkeit und bei Herzklopfen genauso wie bei Magenverstimmung.

Insgesamt erinnert die Rezeptur an eine Modifikation des *Gua Lou Xie Bai Ban Xia Tang* (Trichosantes Allium Pinellia Dekokt) von Zhang Zhong-Jing. Die Rezeptur geht hier also lediglich nach Syndromen vor, die Anatomie spielt hier keine Rolle.[48]

Fälle aus der modernen Praxis

Die hier gelisteten Fälle stammen aus den Unterlagen von bekannten TCM-Ärzten der letzten 50 Jahre oder meinen eigenen Aufzeichnungen während der AIP-Zeit in China.

Fall 1

Blut „Xù"-Syndrom bei Apoplex (*Xu Xue Zhong Feng*)

Aus den Fallstudien von Dr. Liu Du-Zho:

Patient Liu, männlich, 83 Jahre alt. Erste Diagnose am 11. Januar 1993

Vorgeschichte: Koronare Herzkrankheiten (KHK) und Herzrhythmusstörungen. Vor zwei Monaten hingefallen; das CT ergab eine Thrombose im Hirnstamm und ein halbseitiges Hirnödem. Auch eine Atrophie des Gehirns war festzustellen. Bild nach der ersten Anamnese ergab große Schwierigkeiten beim Gehen und häufiges Hinfallen. Emotional war der Patient nervös und gereizt, litt unter Schlafstörungen und einem Völlegefühl und Schwellung des Unterbauchs. Häufige Miktion, aber von geringer Menge; der Stuhl war trocken mit nur einer Stuhlentleerung alle paar Tage. Der Zungenkörper war dunkelviolett mit Blutstasepunkten an den Seiten. Der Puls war groß und intermittierend (*Jie*) mit kraftvoller Welle, die auf allen Ebenen zu spüren war.

Syndromdifferenzierung ergab Blutstase und Hitze des Blutes wie im *„Jin Kui Yao Lüe"* beim „*Tao Ren Cheng Qi Tang*-Syndrom" (*Qi*-ordnendes Persica Dekokt) beschrieben.

Rezeptur: *Tao Ren* (Persica) 14 g, *Gui Zhi* (Ramulus Cinnamomi) 10 g, *Gan Cao* (Glycyrrhiza) 6 g, *Mang Xiao* (Mirabillitum, nachträglich hinzugeben) 3 g und *Da Huang* (Rheum) 3 g auf nüchternen Magen vor dem Essen einzunehmen.

In der zweiten Diagnose nach drei Verschreibungen erzählte der Patient, er habe nach Einnahme Durchfall in der Farbe von Schweineleber gehabt, der Druck und das Völlegefühl im unteren Abdomen seien verschwunden, der Appetit habe sich gesteigert und auch der Nachtschlaf sei nun friedlich. Die Zunge wies noch Staseflecken auf und der Puls intermittierte noch. Außerdem hatte der Patient kalte Hände und Füße, was auf eine Blutstase mit *Qi*-Stagnation von schlecht fließendem *Qi* hinwies. So wurde die Rezeptur in *Si Ni San* (Kalte Glieder Pulver) mit blutbewegenden Arzneien geändert. Letztere waren *Tao Ren* (Persica), *Hong Hua* (Carthamus) und *Dan Shen* (Salvia Miltiorrhiza), so daß insgesamt ein *Qi*- und blutbelebendes, Stase umwandelndes und Stau (*Yù*) lösendes Prinzip zur Anwendung kam.

Nach fünf Verabreichungen hiervon waren die Extremitäten wieder warm, Puls und Zunge ebenfalls normalisiert und der Patient fiel nicht mehr hin.

Kommentar: Wie in den Kapiteln *Xu Xue* von Wang Ken-Tang (siehe Kapitel XI, 4.) und Lin Pei-Qin (siehe Kapitel XI, 5.) erklärt wird, gehört die *Tao Ren Cheng Qi Tang* (*Qi* ordnendes Persica Dekokt) zu Zhang Zhong-Jings Standardrezepturen bei *Xu Xue* im *Tai-Yang*-Abschnitt. Bei Zhang heißt es: „Der Unterbauch ist gespannt und gedunsen, der Mensch ist wie verrückt." Die Besonderheit hierbei ist Hitze-Blutstase im Unteren Erwärmer. Der *„Shang Han Lun"*-Fachmann Cheng Wu-Ji (Ming-Dynastie) erklärt den Ausdruck „wie verrückt" wie folgt: „Noch nicht wirklich bis zur Verrücktheit, aber völlig unruhig." Der obige Patient war nervös und gereizt und litt unter Schlafstörungen, was weitgehend mit diesem Syndrom übereinstimmt.

Außerdem lag ja hier eine Störung der Herz- und Gehirngefäße zugrunde, was schon auf schlechten Blutfluß hinweist ebenso wie die Staseflecken der Zunge. Der trockene Stuhl mit Spannung im Unterbauch und die Reizbarkeit weisen auf die Hitze hin, so daß diese durch *Tao Hong Cheng Qi Tang* (*Qi* ordnendes Persica Carthamus Dekokt) purgiert und das Blut bewegt wurde. Die Kaiserarznei ist hier das im Unteren Erwärmer Hitze purgierende und blutbelebende *Da Huang*. Obwohl die Rezeptur nur fünf Arzneien enthielt, erwies sie sich dennoch als recht wirksam, was zeigt, daß die Anhänger der *Jing-Fang*-Schule (Rezepturen nach Zhang Zhong-Jing) – wozu auch Dr. Liu gehört – auch mit wenig Bestandteilen große Erfolge erzielen können.

Die Rezeptur wird heute außer in der Gynäkologie auch bei Traumen mit inneren Verletzungen noch häufig eingesetzt. Ein nicht unbedeutender Punkt ist hier auch, daß die Arznei nüchtern eingenommen wurde, damit sie direkt ins Zielgebiet des Unteren Erwärmers getragen wurde. Dies wurde auch bei Zhang bereits betont.

Fall 2

Psoriasis (*Bai Bi*)

Aus den Fallstudien von Dr. Zhao Shao-Qing:

Patientin Mou, weiblich, 32 Jahre alt

Erste Anamnese: Die Patientin leidet seit 8 Jahren unter Psoriasis, mit Hautschäden und Haarausfall. Am ganzen Körper einschließlich Kopfhaut finden sich bohnengroße gelbe Erosionen. Die Krankheit bessert und schlimmert sich immer wieder, so daß inzwischen bereits chinesische und westliche Arzneimittel eingenommen wurden, deren Erfolg bislang ließ jedoch zu wünschen übrig. Im Herbst verschlimmerte sich die Krankheit, so daß die Patientin stärker kratzte und sich mehr Schuppen lösten und roter Untergrund sichtbar wurde, worauf die Läsionen jedoch zunahmen.

Der Puls war saitenförmig, fein, schlüpfrig und beschleunigt; der Zungenkörper war rot, besonders an der Spitze, der Belag war gelb, dünn und trocken.

Die Patientin war emotional gereizt und nervös und schlief nachts nur oberflächlich mit vielen Träumen. Der Urin war gelb, der Stuhl trocken. Nach dem Aufstehen bestand Mund- und Zungentrockenheit sowie ein bitterer Mundgeschmack.

Es bestand hier also eine versteckte Hitze (*Fu Re*) über lange Zeit, für deren Behandlung sich eine blutkühlende und staseumwandelnde Therapie eignete. Diätetisch wurde vom Verzehr aller scharfen Speisen und Gewürze abgeraten.

Rezeptur: (Sieben Verabreichungen)

Jing Jie (Schizonepeta) 6 g, *Fang Feng* (Ledebouriella) 6 g, *Di Yu* (Sanguisorba) 10 g, *Huai Hua* (Sophora Japonica) 10 g, *Dan Shen* (Salvia Miltiorrhiza) 10 g, *Qian Cao* (Rubia) 10 g, *Zi Cao* (Lithispermum) 10 g, *Zi Hua Di Ding* (Viola Yedoensitis) 10 g, *Cao He Che* (Polygonum Bistorta) 10 g, *Mao Gen* (Imperatus) 10 g, *Lu Gen* (Phragmitis) 10 g und *Da Huang* (Rheum) 1 g

Zweite Anamnese: Nach Einnahme der Arzneimittel traten keine neuen Hautschäden mehr auf, auch die Reizbarkeit und der traumreiche Schlaf besserten sich. Stuhl und Urin waren normalisiert, doch die Hitze des Blutes war noch vorhanden: der Puls war noch beschleunigt, die Zunge noch rot. Daher wurde weiterhin das obige Therapieprinzip verwendet.

Rezeptur: (Sieben Verabreichungen)

Jing Jie (Schizonepeta) 6 g, *Fang Feng* (Ledebouriella) 6 g, *Di Yu* (Sanguisorba) 10 g, *Huai Hua* (Sophora Japonica) 10 g, *Dan Shen* (Salvia Miltiorrhiza) 10 g, *Qian Cao* (Rubia) 10 g, *Chi Shao* (Paeonia Rubra) 10 g, *Bai Tou Weng* (Pulsatilla) 10 g, *Zi Cao* (Lithispermum) 10 g, *Cao He Che* (Polygonum Bistorta) 10 g, *Bai Xian Pi* (Cortex Dictamni) 10 g, *Di Fu Zi* (Kochia Scoparia) 10 g und *Da Huang* (Rheum) 1 g

Dritte Anamnese: Nach Einnahme der Arzneimittel für einen weiteren Monat waren auch die zuvor bestehenden Hauterosionen deutlich vermindert; am Stamm und den Extremitäten waren sie bereits glatt und in Heilung übergehend, jedoch an der Kopfhaut bestanden noch zerstreut einige Stellen von etwa bohnengroßen Erosionen. Der Puls war noch immer saitenförmig, fein, schlüpfrig und beschleunigt; der Zungenkörper war noch rot, aber jetzt mit weißem Belag.

Es ist klar, daß angestaute Hitze des Blutes nicht in ein, zwei Tagen ausgeleitet werden kann, daher liegt die Haupttherapie noch weiterhin auf dem Kühlen des Blutes und der Blutstaseumwandlung. Auch die diätetische Einschränkung muß eingehalten werden, um nicht eine neue Reaktion auszulösen.

Rezeptur: (Sieben Verabreichungen)

Jing Jie (Schizonepeta) 6 g, *Fang Feng* (Ledebouriella) 6 g, *Bai Zhi* (Angelica Dahurica) 6 g, *Di Yu* (Sanguisorba) 10 g, *Huai Hua* (Sophora Japonica) 10 g, *Dan Shen* (Salvia Miltiorrhiza) 10 g, *Qian Cao* (Rubia) 10 g, *Chi Shao* (Paeonia Rubra) 10 g, *Zi Cao* (Lithispermum) 10 g, *Mao Gen* (Imperatus) 10 g, *Lu Gen* (Phragmitis) 10 g, *Jiao San Xian* (Die drei Unsterblichen = *Mai Ya, Shen Qu* und *Shan Zha*, geröstet) je 10 g und *Da Huang* (Rheum) 1 g

Diese Rezeptur wurde mit leichten Modifikationen für 2 weitere Monate eingenommen. Hiernach waren alle Anzeichen der Krankheit restlos verschwunden. Die diätetischen Einschränkungen und auch besondere Aufmerksamkeit auf die Lebensweise sollten weiterhin beibehalten werden.

Kommentar: Psoriasis (*Yin Xiao Bing* oder *Bai Dao*), im Volkmund *Niu Pi Xian* (Rinderhautflechte) genannt, gehört zu den schwierigen Krankheiten der Dermatologie, die jedoch auf TCM recht gut anspricht. Sie gehört dort zu den *Fu Re*-Krankheiten (versteckte oder übriggebliebende Hitze) des Blutes. Dr. Chao hat daher von Anfang bis Ende blutkühlende Mittel wie *Lu Gen, Zi Cao, Bai Tou Weng* usw. verwendet. Da Hitze des Blutes bei längerer Dauer Blutstase erzeugt, welche die Krankheit verschlimmert und schwerer behandelbar macht, mußten hier ebenfalls von Anfang an blutbelebende Arzneien wie *Dan Shen, Da Huang, Chi Shao* usw. gegeben werden. Auch die Verschlimmerung im Herbst deutet auf Blutstase, da Wang Qing-Ren schon im *„Yi Lin Gai Cuo“* (siehe Kapitel X) bemerkte: *„Unabhängig davon, welche Krankheit es ist, solange sie zu bestimmten Zeiten periodisch auftritt, ist sie blutstasebedingt“ (13. Indikation für Blutstase).*

Besonders interessant ist hier auch die kombinierte blutbelebende, blutstillende und blutkühlende Wirkung von Arzneien wie *Huai Hua, Qian Cao, Bai Mao Gen* und *Di Yu.* Arzneien wie *Di Fu Zi* und *Bai Xian Pi* werden oft bei juckenden Hautentzündungen gegeben um die Nässe zu vertreiben. Dies gilt auch für die leicht warmen Arzneien *Jing Jie* und *Fang Feng,* die Nässe und Wind auch in der Haut wirksam austreiben.

Fall 3

Rheumatische Arthritis (*Bi-Zheng*)

Aus den Fallstudien von Dr. Li Cong-Pu:

Patientin Sun, weiblich, 38 Jahre alt

Erste Anamnese: Zu Beginn der Erkrankung bestand ein Hitzegefühl mit Abneigung gegen Kälte bei gleichzeitig beginnenden Schmerzen der Gelenke. Später war nur noch das Hitzegefühl übrig und beide Kniegelenke schwollen deutlich an und schmerzten. Der Körper war über sehr lange Zeit fiebrig erhitzt, ohne daß die Temperatur zurückging. Die Diagnose eines anderen Krankenhauses ergab mal rheumatische Arthritis, mal Thrombophlebitis. Es wurden Cortison und Thrombolytika kombiniert eingesetzt und Schwellung und Schmerz waren für geraume Zeit gebessert.

Nach drei Monaten aber kam plötzlicher wieder Fieber von 40,3 °C mit Schmerzen in allen Gelenken und starker schmerzhafter Schwellung beider Kniegelenke, so daß Aufstehen und Bewegen ausgeschlossen war. Am Morgen war das Gesicht ödemisch und nachmittags fühlten sich beide Beine sehr schwer an. Außerdem bestand Atemnot und Palpitationen bei absoluter Inappetenz. Nach Aufnahme in ein anderes Krankenhaus wurden dort LE-Zellen (Lupus Erythematosus) festgestellt. Die Patientin war früher schon an einer extralymphatisch-tuberkulösen Pyelitis erkrankt.

Zur Zeit der Anamnese hier bestand ein nachgiebiger, weicher Puls (*Ru Ruo Mai*) und eine dunkelrote Zunge mit klebrig gelbem Belag. Im Gesicht und an beiden Unterschenkeln waren schwarzbraune Hautpigmente zu erkennen, an der linken Fußoberseite zwischen Fußgelenk und Zehen waren auf der Haut zyanotisch-violette Stellen zu erkennen, die sich taub anfühlten, aber auf Druck schmerzempfindlich reagierten. Am rechten Fuß war es anders: Die Farbe war stark rot und der Fuß geschwollen, die Druckempfindlichkeit hier war sehr stark. Der Zustand hielt die Patientin davon ab, nachts in Ruhe schlafen zu können.

Dieses *Bi*-Syndrom ist durch eine Hitze-Nässe-Blutstase mit Blockierung der Netzgefäße, bei der *Ying* und *Wei* nicht mehr frei fließen konnten, entstanden.

Das daher angebrachte Therapieprinzip ist: „Die Gefäße durchgängig machen, Blut beleben und Stase verwandeln, Hitze-Nässe kühlen und zerstreuen und somit *Ying* und *Wei* wieder zum Fließen bringen.“

Die hierzu notwendige Arznei muß flexibel gehandhabt werden: Da scharfe und trocknende Arzneien die Hitze steigern, dürfen diese nicht verwendet werden, doch bittere und kalte Arzneien scheiden ebenfalls aus, weil sie das *Bi*-Syndrom fördern würden.

Daher die folgende Rezeptur:

Sheng Di Huang (Rehmannia) 13 g, *Dang Gui* (Angelica Sinensis) 10 g, *Chi Shao* (Paeonia Rubra) 10 g, *Mu Dan Pi* (Moutan) 10 g, *Qin Jiao* (Gentiana Qinjiao) 10 g, *Fang Feng* (Ledebouriella) 10 g, *Yi Yi Ren* (Coix) 10 g, *Ji Xue Teng* (Jixueteng) 9 g, *Mu Tong* (Akebia) 10 g, *Han Fang Ji* (Stephania) 10 g, *Pu Huang* (Typha) 9 g, *Di Long* (Lumbricus) 6 g und *Gan Cao* (Glycyrrhiza) 3 g

Zweite Anamnese: Nach 17 Einnahmen der obigen Rezeptur wurde der Puls schlüpfrig und behäbig (*Hua, Huan Mai*). Die Zunge wurde blaßrot und feuchter und der gelbe Belag war völlig verschwunden. Der Schmerz in den Beinen hatte stark nachgelassen, so daß die Patientin auch nachts ruhig schlafen konnte. Die zyanotisch-violette Färbung des linken Fußes wurde wieder lebendig rötlich und die rote heiße Stelle am rechten Fuß wurde wieder blaßrot. Die Miktion war häufig und von geringer Menge, verursachte jedoch ein brennendes Gefühl danach. Auch der Stuhl war ungeformt und klebrig. Beides wies darauf hin, daß Nässe-Hitze bereits durch Urin und Stuhl verteilt wurde und die Adern und Gefäße wieder durchgängig wurden.

Daher wurde die obere Rezeptur ohne *Gan Cao* aber mit 5 g in Wein geröstetem *Huang Bai* (Phellodendron) verwendet.

Dritte Anamnese: Nach dem Einnehmen der insgesamt 28. Verabreichung war der Puls ausgeglichener, die Zunge blaßrot mit dünn-weißem Belag (= normal). Der linke Fuß war komplett abgeheilt, es bestand keine Taubheit oder Sensitivität mehr. Der Schmerz und die Schwellung des rechten Fußes war ebenfalls weitgehend zurückgegangen, so daß die Patientin wieder im Zimmer herumgehen konnte. Auch das Völlgefühl (Palpitationen) der Brust bestand nicht mehr.

Daher wurde die Rezeptur nach der 2. Anamnese wieder verwendet, jedoch ohne *Sheng Di Huang* (Rehmannia), *Qin Jiao* (Gentiana Qinjiao), *Pu Huang* (Typha), *Huang Bai* (Phellodendron) und mit 12 g *Dan Shen* (Salvia Miltiorrhiza) und die gesamte *Dang Gui* - Wurzel wurde durch das Wurzel-Mittelstück ersetzt. *Han Fang Ji* (Stephania) wurde auf 12 g erhöht.

Rezeptur: *Dan Shen* (Salvia Miltiorrhiza) 12 g, *Dang Gui* (Angelica Sinensis) 10 g, *Chi Shao* (Paeonia Rubra) 10 g, *Mu Dan Pi* (Moutan) 10 g, *Fang Feng* (Ledebouriella) 10 g, *Yi Yi Ren* (Coix) 10 g, *Ji Xue Teng* (Jixueteng) 9 g, *Mu Tong* (Akebia) 10 g, *Han Fang Ji* (Stephania) 12 g, *Di Long* (Lumbricus) 6 g

Kommentar: Dieser komplizierte Fall von Hitze-Nässe konnte nicht mit konventionellen Methoden behandelt werden, da kalte Mittel die Nässe des *Bi*-Syndroms verschlimmern und heiße Mittel die Hitze steigern. Außerdem war durch die lange Krankheitsdauer der Nässe-Hitze noch eine Blutstase entstanden, die sich bis zur Gefäßblockierung steigerte.

Dr. Li verwendete also nur leicht kühle blutwirksame Mittel wie *Sheng Di*, *Chi Shao* und *Mu Dan Pi*. *Qin Jiao* und *Fang Feng* wurden gegen den bei *Bi*-Syndrom vorhandenen Wind und Schmerz eingesetzt. *Yi Yi Ren* und *Mu Tong* können sanft die Nässe ausleiten ohne die Hitze zu steigern. Auch *Han Fang Ji* leitet Nässe-Hitze durch den Urin aus, reduziert aber auch Ödeme und Schwellungen, Entzündungen und Schmerz. *Di Long* macht die blockierten Gefäße durchgängig und *Pu Huang*, *Dang Gui* und *Ji Xue Teng* wirken blutbelebend und harmonisierend. *Gan Cao* wird zur Beruhigung akuter Zustände verwendet, so daß es bei der zweiten Anamnese nicht mehr zur Anwendung kam. Diesmal wurde aber in Wein geröstetes *Huang Bai* verwendet, da die Hitze schon im Unteren Erwärmer zu spüren war und die Kühlung durch die Verarbeitung mit Wein besonders in den Gefäßen zu Geltung kam. Nach der dritten Anamnese wurde die Rezeptur stärker in Richtung Blutbeleben betont und die Schlüsselarznei *Han Fang Ji* erhöht.

Fall 4

Chronische Hepatitis (*Gan Yu Yu Xue*)

Aus meinen eigenen Fallstudien bei Dr. Su Lian, Yunnan Sheng Zhongyi Yiyuan, am 13.7.1998

Patient Mou, männlich, 24 Jahre alt, chronische Hepatitis B mit Verdauungsstörungen, Inappetenz, Ermüdbarkeit und Schwäche, Schlafstörungen, Zunge groß, leicht violett mit Zahneindrücken, Puls saitenförmig. Eine chronische Hepatitis wie diese benötigt eine Behandlungsperiode von 2–3 Monaten, um sowohl die subjektiven Symptome wie auch die klinischen Werte deutlich nachweisbar zu verändern. Nach einem Jahr müssen die Patienten zur Nachuntersuchung kommen.

Syndromdifferenzierung: Leber-*Qi*-Stagnation mit Attacke der Milz und Blutstase

Therapieprinzip: Milz-*Qi* stärken, Leber besänftigen, Blut beleben

Rezeptur: *Chai Hu* (Bupleurum) 10 g, *Bai Shao* und *Chi Shao* (Paeonia Lactiflora und Rubra) je 15 g, *Fu Ling* (Poria) 9 g, *Chao Bai Zhu* (Atractylodes Macrocephala Praeparata) 12 g, *Dan Shen* (Salvia Miltiorrhiza) 15 g, *Yi Yi Ren* (Coix) 20 g, *Jian Shan Zha* (Crategus) 15 g, *Huang Qi* (Astragalus) 30 g, *Chong Lou* (alias *Zao Xiu*) 10 g, *Zao Ren* (Zizyphus Spinosa) 20 g, *Ye Jiao Teng* (Caulis Polygoni Multifloris) 30 g, *Zi Hua Di Ding* (Viola Yedoensitis) 20 g, *Sang Ji Sheng* (Sangjisheng) 30 g, *Sheng Gan Cao* (Glycyrrhiza Recens) 4 g

Kommentar: Die Milz-*Qi*-Leere wird hier durch Appetitlosigkeit, Ermüdbarkeit und Schwäche sowie durch die große Zunge mit Zahneindrücken angezeigt. Der saitenförmige Puls ist ein Hinweis auf die Leber, die wahrscheinlich die Milz attackiert und so für die Leere der Mitte verantwortlich ist. Die violette Zunge weist auf Blutstase hin, die bei chronischer Hepatitis, wie bei vielen langjährigen Erkrankungen, fast immer auftritt. Hepatitis ist oft mit Nässe-Hitze verbunden, Nässe entsteht bei ungenügender Transportfähigkeit der Milz, diese wird hier durch eine Attacke des Leber-*Qi* beeinträchtigt.

Blutstase entsteht u. a. aus angestauter Hitze, daher wird hier durch *Chai Hu* und *Bai Shao* das Leber-*Qi* besänftigt, durch *Chong Lou* und *Zi Hua Di Ding* und *Sheng Gan Cao* die Hitze gekühlt, durch *Yi Ren* und *Fu Lin* die Nässe getrocknet und ausgeleitet sowie die Milz gestärkt, durch *Bai Zhu* und *Huang Qi* das Milz-*Qi* gestärkt und durch *Dan Shen*, *Chi Shao* und *Shan Zha* das Blut belebt. Ferner hat *Shan Zha* eine verdauungsfördernde und *Chong Lou* eine blutbelebende Wirkung, während *Bai Shao* gleichzeitig die Leber beruhigt.

Durch andauernde Hitze wird das *Yin* geschädigt, weshalb das Leber- und Nieren-*Yin* nährende *Sang Ji Sheng* sowie die beiden Herz-*Yin* nährenden *Suan Zao Ren* und *Ye Jiao Teng* benutzt wurden. Letztere wirken gleichzeitig beruhigend und schlaffördernd.

Aus pharmakologischer Sicht werden hier virustatische Arzneien wie *Zi Hua Di Ding*, immunstärkende wie *Huang Qi* und blutbelebende wie *Dan Shen* mit hepatoprotektiven Arzneien wie *Chai Hu* kombiniert, die die Hepatitis eindämmen und ihre Folgeerscheinungen verhindern. Zugleich werden verdauungsfördernde Arzneien wie *Shan Zha* und entspannende wie *Suan Zao Ren* eingesetzt, um die Begleitsymptome der Hepatitis zu beseitigen.

Fall 5

Thrombophlebitis (*Tuo Chuang*)

Aus den Fallstudien von Dr. Zhu Ren-Kang

Patient Nan, männlich, 59 Jahre alt, Fall Nr. 30313 am 5.3.1958

Hauptbeschwerden: Seit einem Jahr kalte und schmerzende Beine

Krankheitsvorgeschichte: Im Januar 1957 stellte der Patient ein Hitzegefühl im linken Fuß fest, das allmählich in Kälte und Taubheit überging. Der große Zeh veränderte seine Farbe und schmerzte, was besonders beim Gehen oder nach längerem Stehen zu spüren war. Einen Monat später entstand ein ähnlicher Zustand auch im anderen Bein, so daß das Gehen erschwert wurde. Der Schmerz verschlimmerte sich besonders am Abend. Der Patient arbeitet seit 20 Jahren in der Apotheke an der Nordostecke von Tianjin als Packer und raucht stark. Zuvor war er in einem Pekinger Krankenhaus behandelt worden, wo man eine Amputation vorschlug, die der Kranke jedoch ablehnte und auf Überweisung zur Behandlung mit Chinesischer Medizin bestand.

Anamneseerhebung: Beide Beine vom Knie nach unten und die Haut am linken großen Zeh ist vollständig dunkelrot gefärbt. Die Zehen links sind alle eiskalt, die Arterien der Fußrücken klopfen bei Palpation. Der Zustand des rechten Fußes ist leichter im Vergleich zum linken.

Der Puls ist oberflächlich und gespannt, der Zungenbelag dünn und weiß.

TCM-Diagnose: *Tuo Chuang* (Gangrän)

Westliche Medizin-Diagnose: Thrombotisch verschlossene Gefäßentzündung

Symptomatik: Zehen beider Füße kalt, Taubheit und Verschlußschmerz, daher Gehprobleme, großer Zeh links schwärzlich-violett

Syndromdifferenzierung: *Bi*-Syndrom durch Kälte mit Gerinnung, die die Leitbahnen und Netzgefäße verstopfte.

Therapieprinzip: Wärmen der Leitbahnen und Durchgängigmachen der Gefäße – Blut beleben und die *Bi*-Blockierung bewegen

Rezeptur: *Ma Huang* (Ephedra) 4,5 g, *Dang Gui* (Angelica Sinensis) 9 g, *Chi Shao* (Paeonia Rubra) 4,5 g, *Chuan Xiong* (Ligusticum) 6 g, *Niu Xi* (Cyathula) 9 g, *Qiang Huo* (Notopterygium) 4,5 g, *Fang Ji* (Stephania) 4,5 g, *Sang Zhi* (Morus A.) 15 g, *Sang Ji Sheng* (Sangjisheng) 9 g, roter *Fu Ling* (Poria) 9 g, *Rou Gui* Pulver (Cortex Cinnamomi) 1,5 g (zum Herunterspülen)

Zweiter Besuch (13.3.): Nach acht Verabreichungen der Rezeptur ist die Dunkelfärbung des Fußrückens etwas zurückgegangen. Der Patient hat nun Husten mit Schmerzen in Brust und unter den Rippenbögen. Daher wurde in der obigen Rezeptur *Rou Gui* (Cortex Cinnamomi) gegen *Gui Zhi* (Ramulus Cinnamomi) 30 g ausgetauscht und *Kuan Dong Hua* (Flos Tussilaginis Farfarae) 9 g, *Dong Gua Zi* (Benicasa Hispida) 9 g und *Xie Bai* (Allium) 4,5 g hinzugegeben. Täglich eine Dosis.

Dritter Besuch (28.3.): Nach einem halben Monat war das Husten verschwunden und die Taubheit im Fuß hatte deutlich nachgelassen. Die Farbe des Fußrückens war nun langsam wieder rötlich und die Füße wurden allmählich wärmer. Es wurden Modifikationen der ersten Rezeptur verschrieben.

Sechs Wochen nach der Behandlung hatten alle Symptome stark nachgelassen und der

Patient konnte schon wieder normal laufen. Danach wurde *Hu Jian Wan* (Tiger Unterjochende Pille) und *Hu Gu Mu Gua Wan* (Tigerknochen-Papaya Pille) verschrieben. Nach drei weiteren Monaten war eine weitgehende Rekonvaleszenz eingetreten.

Hu Jian Wan: *Huang Bai, Gui Ban Zhi Mu, Shou Di, Chen Pi, Bai Shao, Suo Yang, Hu Gu* und *Gan Jiang*. Eine Rezeptur Zhu Dan-Xis, die das *Yin* nährt, das Feuer senkt und die Knochen und Sehnen stärkt.

Hu Gu Mu Gua Wan: *Hu Gu, Ru Xiang, Mo Yao, Mu Gua, Tian Ma, Rou Cong Rong* und *Niu Xi*. Bei Kälte und Nässe der Gefäße mit Schmerz und Blutstase.

Kommentar: Die Kälte, die entweder beruflich durch langes Stehen im Kalten von Außen oder – gleichzeitig – durch *Yang*-Leere entstanden war, bringt das Blut zum Stocken und löst so die Blutstase aus, die sich hier durch die Violettfärbung der Haut und die Nachtverschlimmerung zu erkennen gibt. Die Blockade der Gefäße erzeugt ein *Bi*-Syndrom, das durch Kälte besonders schmerzhaft wird. Bei *Bi*-Syndrom ist meist auch Wind-Nässe im Spiel, so daß Dr. Zhu *Sang Zhi* und *Han Fang Ji* gab, die zugleich schmerzstillend wirken. *Dang Gui, Chi Shao, Chuan Xiong* und *Niu Xi* sind blutbelebend, wobei *Dang Gui* auch das geschwächte Blut nährt und *Niu Xi* die Arzneiwirkung in die Beine leitet. *Sang Ji Sheng* wirkt wie *Qiang Huo* ebenfalls gegen Wind-Nässe und stärkt die Sehnen und Knochen. Gleichzeitig nährt es ebenfalls Blut und auch das *Yin*, das durch die warmen Mittel *Rou Gui* und *Ma Huang* angegriffen werden könnte. Das *Rou Gui* wärmt nicht nur die Kälte, sondern macht auch die Gefäße frei. Zusammen mit dem *Man Huang* und dem *Qiang Huo* befreit es die Oberfläche, da sich dort im Puls ein Pathogen zeigte, das dann auch eine Woche später mit Husten zum Ausbruch gekommen war. Den *Chi Fu Lin* gab er zusätzlich vorbeugend gegen Nässe-Hitze hinzu, da diese bei chronischem *Bi* auch aus Kälte-*Bi* entstehen kann und die Rezeptur eine Tendenz zur Wärme hat.

Daher gab Dr. Zhu auch bei der Erkältung beim 2. Besuch das besser an der Oberfläche wirkende *Gui Zhi* und fügte mit *Xie Bai* ein weiteres Oberfläche befreiendes Mittel hinzu. Gegen den Husten gab er Nässe/Schleim vertreibende *Dong Gua Zi* und die hustenstillende, schleimlösende *Kuan Dong Hua*.

Nachdem die Oberfläche wieder frei war, gab er beim 3. Besuch wieder die ursprüngliche Rezeptur. Anschließend, als die akuten Symptome gebessert waren, konnten Fertigarzneien in Form von Pillen verschrieben werden, die sowohl Blut kühlen, Hitze senken und Nieren-*Yin* und -*Yang* stärken (*Hu Jian Wan*) als auch gegen Schmerz, *Bi*- Syndrom und Blutstase wirken.

Fall 6

Koronare Herzkrankheit (*Xiong-Bi*)

Aus den Fallstudien von Dr. Yue Mei-Zhong

Patientin Liu, weiblich, 32 Jahre alt

Erste Anamnese: Am 18. 12. 1971 stellte sich die Patientin vor.

Die Patientin hatte eine rheumatisch bedingte Mitralklappenstenose und berichtete, sie habe am 3.11. morgens beim Aufstehen eine thrombotische Apoplexie (oder TIA[49]?) erlitten, die eine Hemiplegie und Taubheit der rechten Körperseite mit Aphasie zur Folge hatte. Durch sofortige Akupunkturbehandlung seien diese Folgen nach zwei Stunden wieder vergangen.

Anschließend wäre jedoch Kurzatmigkeit und Druckgefühl in der Brust entstanden, die sich beim Morgengrauen jedoch bis zum Schmerz gesteigert hätten, worauf sie stark nervös und gereizt geworden wäre. Ihr Puls war links schlüpfrig. Ich legte also das *Jia Wei Guan Xin Tang* (Modifiziertes Koronardekokt Nr. 2) zugrunde.

Rezeptur: *Dang Shen* (Codonopsis) 12 g, *Dang Gui* (Angelica Sinensis) 12 g, *Xie Bai* (Allium) 18 g, *Hong Hua* (Carthamus) 9 g, *Yan Hu Suo* (Corydalis) 12 g, *Yu Jin* (Curcuma) 9 g, *Dan Shen* (Salvia Miltiorrhiza) 12 g, *Gua Lou* (Trichosanthis) 24 g und *Ji Xue Teng* (Jixueteng) 24 g

Nach Einnahme der Rezeptur ließen Atemnot und Brustenge nach, so daß diese Rezeptur weiterhin täglich eingenommen wurde. Nach 100 Einnahmen wurde eine Einnahmepause vorgenommen, da die Patientin bereits seit Monaten wieder arbeiten konnte, emotional ausgeglichen war und gut essen und schlafen konnte.

Am 28.9.1972 stellte sie sich jedoch wieder vor: Die Finger ihrer rechten Hand waren taub, von den Fingerspitzen langsam nach oben steigend und zwar vom kleinen Finger, Ring- und Mittelfinger her beginnend, so daß sie sehr nervös wurde. Das Handgelenk wurde kraftlos und sie hatte beim schnellen Schreiben Schwierigkeiten hatte und hielt es nicht mehr aus. Ich verordnete *San Bi Tang*, die nach einigen Einnahmen auch zur völligen Rekonvaleszenz führte.

San Bi Tang (Modifikation des Drei *Bi* Dekokts): *Ren Shen* (Ginseng), *Huang Qi* (Astragalus), *Bai Zhu* (Atractylodes Macrocephala), *Dang Gui* (Angelica Sinensis), *Chuan Xiong* (Ligusticum), *Bai Shao* (Paeonia), *Fu Ling* (Poria) je 3 g; *Gan Cao* (Glycyrrhiza), *Gui Zhi* (Ramulus Cinnamomi), *Fang Ji* (Stephania), *Xi Xin* (Asarum), gebackener *Wu Tou* (Radix Aconiti) je 1,5 g und 2 Stück *Hong Zao* (Zizyphus Jujuba). Diese Rezeptur von Zhang Lu wird bei Krämpfen der Extremitäten durch *Qi*-Stagnation, Blutstase sowie Kombination von Wind, Nässe und Kälte verwendet.

Kommentar: Schon seit Zhang Zhong-Jing wird bei koronaren Krankheiten *Gua Lou* und *Xie Bai* verwendet, welche Schleim im Brustraum umwandeln und das *Qi* befreien. *Dang Shen* tonisiert das *Qi* und *Dang Gui* nährt das Blut und belebt es, so daß sich das *Bi* der Brust öffnet und verteilt. Die anderen blutbelebenden Arzneien wirken auch schmerzstillend wie *Yan Hu Suo*, *Hong Hua*, *Tao Ren* und *Dan Shen*, das besonderen Bezug zum Herzen hat. Der scharfe Geschmack von *Yu Jin* macht es – wie *Yuan Hu* – zur *Qi*-bewegenden Arznei unter den blutbelebenden und hilft so, den Schleim umzuwandeln.

Genau genommen handelt es sich hier also um eine Kombination des *Gua Lou Xie Bai Tang* von Zhang Zhong-Jing und des *Tao Ren Hua Zhuo Tang*, also einer in erster Linie Schleim umwandelnden, wärmenden und einer blut- und *Qi*-bewegenden Rezeptur. Denn wenn das *Yang* im Körper leer ist, entsteht leicht Kälte im Oberen Erwärmer. Da diese ein *Yin*-Pathogen ist und durch Kälte *Qi* und Blut schlechter fließen, kann durch das mangelhafte Fließen im Mittleren Erwärmer nun eine *Qi*-Stagnation entstehen. Bei dieser kann die Milz nicht mehr gut arbeiten und es bildet sich Schleim. Außerdem, wenn das *Qi* einmal das Blut nicht mehr vorantreiben kann, dann stagniert auch dieses und es entsteht eine Blutstase, die sich wiederum mit dem Schleim verbindet. Es müssen also *Qi* und Blut bewegt, Kälte gewärmt und Schleim umgewandelt werden, um diesen Zustand zu beseitigen.

Fall 7

Chronischer Kopfschmerz nach Verletzung (*Wai Shang Yu Xue*)

Aus den Fallstudien von Dr. Yue Mei-Zhong

Patient 1: Patient Liu, männlich, 61 Jahre alt

Erste Anamnese: Am 29.7.1969 stellte sich der Patient vor. Die sechs Pulse waren alle hart und saitenförmig, besonders aber der linke *Guan*-Puls (Leber). Der Patient berichtete, er habe bereits seit Jahren ständige Kopfschmerzen, die auf keine Behandlung reagierten. Manchmal schmerze auch der ganze Körper und es sei eine Arteriosklerose des Gehirns bei ihm festgestellt worden, wofür er auch ständig westliche Arzneien einnehme, aber ohne eine deutliche Veränderung. Er beschrieb seinen Kopfschmerz und Körperschmerz als „stechend wie mit Nadeln." Diese Art von Schmerz ist meist durch Blutstase verursacht, so daß ich nach seiner Krankheitsvorgeschichte fragte. Es stellte sich heraus, daß der Schmerz nach einer Sturzverletzung begonnen hatte. Daher konnte ich sicher bestimmen, daß es sich um einen Blutstase-Kopfschmerz und -Körperschmerz handeln mußte und verschrieb daher *Fu Yuan Huo Xue Tang* (Blutbelebendes Rekonvaleszenz-Dekokt):

Da Huang (Rhizoma et Radix Rhei) 6 g, *Chai Hu* (Radix Bupleuri) 9 g, *Dang Gui* (Radix Angelicae Sinensis) 9 g, *Tao Ren* (Semen Persicae) 6 g, *Hong Hua* (Flos Carthami) 6 g, *Chuan Shan Jia* (Squama Manitis) 9 g, *Tian Hua Fen* (Radix Trichosanthis) 9 g je zur Hälfte zusammen mit klarem Wasser und gelben Reiswein kochen und warm einnehmen.

Zweite Anamnese am 20.8.1969: Der Kopfschmerz ist völlig kuriert, so daß die obige Rezeptur weiter verschrieben wurde. Eine weitere Anamnese ergab, daß auch die Schmerzen im Körper verschwunden waren.

Patient 2: Patientin Zheng, weiblich, 60 Jahre alt

Erste Anamnese: Am 17.4.1970 stellte sich die Patientin hier vor. Sie erzählte, daß sie einen Sturz aus großer Höhe mit Gehirnerschütterung erlitten hatte, worauf Schlaflosigkeit und starker Schwindel auftraten, so daß sie schon seit 3 Monaten nicht mehr laufen konnte.

Der Puls war tief und rauh (*Chen, Se Mai)*, die Zunge war deutlich dunkelviolett, was alles auf Blutstase hindeutete. Ich verschrieb daher *Fu Yuan Huo Xue Tang* (Blutbelebendes Rekonvaleszenz-Dekokt).

Zweite Anamnese am 29.4.1970: Die Patientin konnte bereits wieder gut schlafen, aber die Unterzungenvenen waren noch immer deutlich dunkelviolett. Außerdem hatte sie Schleim im Hals, so daß ich zur obigen Rezeptur noch *Zhu Ru* (Caulis Bambusae) und *Ban Xia* (Rhizoma Pinelliae) hinzufügte.

Nach mehreren Einnahmen der Rezeptur war das Schwindelgefühl beseitigt und die Patientin konnte wieder normal laufen.

Kommentar:

Im zweiten Fall gaben die Zunge und der Puls der hauptsächlich unter Schwindel leidenden Patientin den deutlichen Ausschlag, auf Blutstase zu schließen. Hingegen waren im ersten Fall die Zeichen nicht so deutlich, aber der anamnestische Hinweis mit dem ortsfesten, stechenden Schmerz ließ an Blutstase denken und die Nachfrage ergab auch hier eine zurückliegende Kopfverletzung. Wo Verletzungen auftreten, ist *immer* Blutstase im Spiel, auch wenn die Verletzung schon lange zurückliegt. Dr. Yue verschrieb also in beiden Fällen das *Fu Yuan Huo Xue Tang* (Blutbelebendes Rekonvaleszenz-Dekokt) und gab bei der Patientin auch noch schleimumwandelnde Mittel hinzu, da schon Ye Tian-Shi bemerkte: „Wo Schwindel ist, ist auch Schleim zu finden."

Fu Yuan Huo Xue Tang (Blutbelebendes Rekonvaleszenz-Dekokt) wird bei Schmerzen im Rippenbogen und bei Traumen aller Art verwendet. Es enthält *Chai Hu*, um das stagnierte Leber-*Qi* zu bewegen, da schon Wang Ang hierzu erklärte: „Egal, in welchem Funktionskreis eine Verletzung passiert, gestautes Blut muß auch unter den Rippen vorkommen, da die Leber das Blut regiert." Dies läßt sich aus heutiger Sicht so interpretieren, daß ein körperliches Trauma immer mit emotionaler Anspannung oder Leid verbunden ist, so daß sich bei Verletzungen das Leber-*Qi* auch immer anstaut.

Das *Tian Hua Fen* wirkt im Blutbereich, wo es die Wirkung der anderen Arzneien hinzieht und gleichzeitig Hitze kühlen und Schwellungen beseitigen kann. *Dang Gui* wirkt nicht nur blutharmonisierend, sondern beugt auch der raschen Erschöpfung des Blutes durch die Blutstase-Mittel *Tao Ren, Hong Hua* und *Da Huang* vor.

Chuan Shan Jia wirkt blutstasebrechend und läßt das *Qi* in den *Luo*-Gefäßen besser fließen. Auch die Zugabe von Alkohol in das Dekokt hat diese Wirkung zum Ziel. Diese Fälle sind ein Beispiel dafür, daß man klassische Rezepturen auch ohne viele Modifikationen einsetzen kann. In der heutigen Praxis in China ist dies jedoch eher die Ausnahme.

Fall 8

Mediastinaltumor (*Tan Yu Hu Jie*)

Aus den Fallakten der onkologischen Abteilung des TCM-Krankenhauses Wuxi, Dr. Zhang Xi-Jun, am 19.4.1982

Patientin Jiang, weiblich, 59 Jahre alt

Hauptbeschwerden: Fortschreitende Schluckbeschwerden, teilweise auch obstruktive Atembeschwerden seit sechs Monaten, begleitet von Pleuraflüssigkeit mit Blutbeimischungen seit drei Monaten

Anamnese: Schlechtes Allgemeinbefinden, Zustand mager, schwach und kraftlos, Gesichtshaut herabhängend, harte Obstruktion beim Schlucken, daher wenig Nahrungsaufnahme, Atembeschwerden und rauhes, wie asthmatisches Husten, rasche Ermüdbarkeit des Herzens und Palpitationen. Patientin spricht leise und kraftlos. Außerdem Schmerzen am rechten Rippenbogen und die Patientin kann sich nicht flach hinlegen. Stuhl trocken und zäh, oft mehr als drei Tage einmal Stuhlgang. Urin wenig und tiefgelb. Zunge dunkelrot mit wenig Belag. Varikose der Unterzungenvenen deutlich sichtbar. Puls tief und rauh.

Mehrmalige Röntgenaufnahmen gemacht, auch beim Schlucken. Verdacht auf wachsenden Mediastinaltumor rechts, im rechten lateralen Brustraum Flüssigkeitsansammlung, der bei drei Pleurapunktionen mit Blutbeimischung war, dennoch wurden noch keine Krebszellen in der Flüssigkeit gefunden.

Syndromdifferenzierung: Schleim-Blutstase-Kombination, pathologisches Wasser im Brustraum, das *Xuan-Yin*-Syndrom des *„Jin Kui Yao Lüe"*[50].

Therapieprinzip: Schleim und Blutstase austreiben, Ansammlung verteilen und Wasser ausleiten.

Rezeptur: *Gua Lou* (Trichosanthes) 15 g, *Ze Xie* (Alismatis) 15 g, *Zhu Ling* (Sclerotium Polypori Umbellati) 12 g, *Xie Bai* (Allium) 12 g, *Sang Bai Pi* (Cortex Mori A.) 9 g, fermentierter *Ban Xia* (Pinellia) 9 g, *Yu Jin* (Curcuma) 9 g, *Jiu Xiang Chong* (Aspongopus Chinensis) 6 g, *Tu Bie Chong* (Eupolyphaga) 5 g, *Sha Shen* (Glehnia) 30 g, *Bai Hua She She Cao* (Herba Oldenlandia) 30 g und pulverisiertes *Hu Po* (Succinium) 3 g (mit Dekokt herunterspülen

Zusätzlich tägliche i. m. Injektion von 4 ml *He Kui Ye* (ein TCM-Fertigarzneimittel für Krebs, nur in Krankenhäusern Chinas erhältlich) und Einnahme von *Liu Shen Wan* (Sechs Götter Pillen) und *Zhong Jie Feng Pian* (Sarcandra Tabletten)

Zweite Untersuchung (27.4.): Nach Einnahme der obigen Arzneien war der Stuhlgang normalisiert, der Druck im Brustraum und der keuchende Husten gelindert. Die Schluckbeschwerden und die Kraftlosigkeit bestanden nach wie vor.

Rezeptur: *Ji Xing Zi* (Impatiens Balsamica) 12 g, *Wei Ling Xian* (Clematis) 12 g, *Shan Dou Gen* (Sophora Subprostrata) 9 g, *Wu Mei* (Prunus Mume) 10 g, *Jiang Can* (Bombyx) 10 g, *Gua Lou* (Trichosanthes) 15 g, *Mai Men Dong* (Ophiopogonis) 15 g, *Kun Bu* (Laminaria Thallis) 20 g, *Hai Dai* (Herba Saragassi) 20 g, *Xuan Shen* (Scrophularia) 20 g, *Gan Cao* (Glycyrrhiza) 5 g

Zusätzlich als Fertigarznei *Liu Shen Wan* (s. o.) und *Ai Tong Pian* (Krebs Schmerz Tabletten).

Dritte Untersuchung (25.5.): Nach Einnahmen von 24 Verschreibungen der obigen Arzneien war die Obstruktion im Hals und das Schlucken deutlich gebessert; es konnten täglich drei Mahlzeiten eingenommen werden; allerdings wurde nun viel weißer, klebriger Schleim abgehustet, herabhängende Gesichtshaut und die Kraftlosigkeit bestanden nach wie vor. Die Zunge war dünn gelb und klebrig, der Puls rauh.

Rezeptur: *Lu Gen* (Phragmitis) 30 g, *Mao Gen* (Imperatus) 30 g, *Xing Ren* (Pruni Armeniaca) 30 g, *Yi Yi Ren* (Coix) 30 g, *Dong Gua Ren* (Benincasa) 30 g, *Bai Hua She She Cao* (Herba Oldenlandia) 30 g, *Xian He Cao* (Agrimonia) 30 g, *Lü Cao* (Humulus Japonicus) 30 g, *Che Qian Cao* (Herba Plantaginis) 30 g, *Ze Xie* (Alismatis) 15 g, *Fu Ling* (Poria) 15 g, *Mai Men Dong* (Ophiopogonis) 15 g

Zusätzlich als Fertigarzneien *Zhong Jie Feng Pian* (s. o.) und *Ai Tong Pian* (s. o.).

Vierte Untersuchung (19.8.): Nach Einnahmen der obigen Arzneien bis zum 18.8. war die geistige Leistungsfähigkeit normalisiert und ebenso konnte wieder normal beschwerdefrei geschluckt werden. Die Nahrungsaufnahme war vergrößert und der Schmerz im Rippenbogenbereich nicht mehr vorhanden. Gesichtshaut und Lider hingen nicht mehr herab. Auch eine Röntgenuntersuchung des Brustraums ergab keinen Befund mit völliger Abwesenheit von Flüssigkeitsbildung. Es war also kein weiteres Tumorwachstum festzustellen, doch durch eine Ultraschalluntersuchung wurde die Veränderung im Leberbereich verifiziert. Die Dysphagie (*Ye Ge*) war jedoch behoben und das (korrekte) *Zheng-Qi* der Patientin begann zuzunehmen. Deshalb wurde nun der Schwerpunkt der Therapie auf die abdominalen Massen (*Ji Ju*) durch die Schleim-Blutstase-Kombination gelegt.

Rezeptur: *Sha Shen* (Glehnia) 30 g, *Yi Yi Ren* (Coix) 30 g, *Lu Gen* (Phragmitis) 30 g, *Yu Xing Cao* (Herba Houttuyniae) 30 g, *Bai Hua She She Cao* (Herba Oldenlandia) 30 g, *Gua Lou Pi* (Cortex Trichosanthis) 15 g, *Dan Shen* (Salvia Miltiorrhiza) 15 g, *E Zhu* (Curcuma Ezhu) 15 g, *Zhi Ke* (Pericarpium Citri Aurantii) 12 g, *Sha Ren* 6 g, *Chuan Bei Mu* Pulver (mit Dekokt herunterspülen)

Zusätzlich als Fertigarzneien *Hou Tou Jun Pian* (Affenkopfpilz Tabletten) und *She Dan Chuan Bei Pian* (Fritillaria Schlangengalle Tabletten) und *He Kui Zhen*[51]

Fünfte Untersuchung (15.10.): Nach Einnahmen der obigen Arzneien bis zum 14.10. waren alle klinischen Symptome verschwunden, die Patientin geistig frisch, Gesichtsfarbe von gesundem Teint. Sie ißt nun täglich 6–8 *liang* (etwa 180–240 g) pro Mahlzeit und kann zuhause wieder Haushaltsarbeit verrichten. Meine obigen Rezepturen zeigten offenbar einen konsolidierenden Erfolg: Eine Nachuntersuchung 2 Jahre später ergab, daß die Krankheit bisher nicht wieder aufgetreten war.

Kommentar: Im *Jin Kui* hieß es: „Wenn nach dem Trinken die Flüssigkeiten sich unter den Rippen ansammeln und Husten und Auswurf schmerzhaft sind, dies nennt man *Xuan Yin* (baumelnden oder aufgehängten Mukus)“. Dieses Syndrom stimmt jedoch nur teilweise mit dem obigen Fall überein, da hier auch Blutstase (Puls, Zunge, Schmerz usw.) und Schleim (*Zheng* = abdominale Masse) vorhanden sind, was bei Krebs häufig der Fall ist. Es läßt sich annehmen, daß durch die lange Krankheit bei verminderter Nahrungsaufnahme das *Yang-Qi* als Teil des gesamten *Zheng-Qi* geschwächt wurde, was dann die Milz nicht mehr wärmen und diese den Flüssigkeitstransport im Oberen/Mittleren Erwärmer nicht mehr bewältigen konnte. Das pathogene Wasser (Retension) sammelte sich also im Brustraum an und verursachte Husten und Unfähigkeit sich flach hinzulegen.

Die Obstruktion im Hals, die starke Schluckbeschweren verursachte, hinderte die Patientin an der normalen Nahrungsaufnahme, so daß sie immer schwächer wurde. Daher gab Dr. Zhang zunächst Schleim umwandelnde Arzneien und Nässe trocknende wie *Gua Lou, Ban Xia* und Wasser ausleitende wie *Zhu Lin* und *Ze Xie* sowie *Bai Hua She She Cao*, das auch die Hitze (dunkler Urin, trockener Stuhl) mitbehandelt. Dies wurde kombiniert mit dem *Qi*- und blutbewegenden *Yu Jin* und den stasebrechenden schmerzstillenden Insektendrogen *Tu Bie Chong* (Eupolyphaga) und *Jiu Xiang Chong*. Für den Husten und die Hitze der Lunge gab er das *Yin*-nährende *Sha Shen*. Dies und das milde *Yang* tonisierende und *Qi*-bewegende *Xie Bai* rundeten die Rezeptur ab.

Die *Liu Shen Wan* bestehen aus *Can Su* und anderen schleimumwandelnden und kühlenden Substanzen und wirken besonders im Hals. Die Injektion mit *He Kui Ye* ist vermutlich als Wurzeltherapie für den Krebs gedacht. Die Sarcandra Pillen werden aus Herba Sarcandra Glabra hergestellt und wirken Hitze kühlend, Wind vertreibend und Blutstase beseitigend (sowie Frakturen heilend).

Es wurde also eine blut- und *Qi*-bewegende, schleimumwandelnde, kühlende, wasserausleitende und Verhärtungen aufweichende Therapie angesetzt, um vor allem Zweige, aber auch geringer die Wurzel zu therapieren.

Nachdem Stuhlgang und Druck in der Brust normalisiert und Husten gelindert waren, konnte die Wurzel stärker behandelt werden: Die zweite Rezeptur enthielt das Verhärtungen erweichende und Speisestagnationen bewegende *Ji Xing Zi* und *Wei Ling Xian*, das Ansammlungen im Mittleren Erwärmer erweicht sowie *Kun Bu* und *Hai Dai*, die ebenfalls Verhärtungen zerstreuen und dem *Gua Lou* und *Jiang Can* beim Schleimumwandeln helfen.

Ebenso wie *Wei Ling Xian* entfalten auch *Shan Dou Gen* und *Xuan Shen* ihre Wirkweise direkt im Hals und wirken kühlend und erweichend. *Wu Mei* hilft dem *Xuan Shen* die durch die Hitze ausgetrockneten Flüssigkeiten zu restaurieren und den Husten und die Flüssigkeit in der Pleura zu behandeln. Da es aber wie der hier verwendete *Mai Men Dong* und der *Xuan Shen* das *Yin* nährt, war es vielleicht zu früh, die Milz wieder mit klebrigem *Mai Men Dong* zu belasten. Dieser kleine Kunstfehler zeigte sich beim nächsten Besuch in der Zunahme des Schleims beim Husten und des klebrigen Zungenbelags. Auch das *Gan Cao* schaffte es hier nicht, die gleichzeitig schleimumwandelnde und *Yin*-nährende Rezeptur zu harmonisieren.

Als aber die so stark auf den Hals zugeschnittene Rezeptur das Schlucken gebessert hatte und normale Nahrungsaufnahme erfolgen konnte, gab Dr. Zhang nun eine Lungen-Husten-Schleim spezifische Rezeptur mit *Lu Gen* und *Dong Gua Ren*, die den Schleim in der Lunge umwandeln und mit *Bai Mao Gen* zusammen kühlen. Letzteres wiederum half *Xing Ren* gegen den Husten und alle zusammen halfen die Flüssigkeit in der Lunge zu behandeln. Da diese blutig gewesen war, gab Dr. Zhang hier das spezifisch auf die Lunge wirkende, blutstillende *Xian He Cao*.

Die meisten dieser Mittel kühlen die durch den gelben Zungenbelag sichtbare Hitze, außer *Xing Ren*, das in seiner Natur leicht warm ist. Deshalb wurde auch noch *Bai Hua She She Cao* gegeben, welches sicherstellt, daß die Rezeptur einen kühlenden Charakter hat. Das durch Hitze geschädigte Lungen-*Yin* wird hier wieder mit *Mai Men Dong* behandelt, das in seiner Klebrigkeit diesmal aber durch *Che Qian Zi*, *Ze Xie* und *Fu Ling*-Mittel gemildert wird, da diese sowohl das Wasser als auch die Hitze über den Urin ausleiten wie auch *Fu Ling* die Milz in seiner Transportfunktion stärkt. Das sonst selten verwendete *Lü Cao* (Herba Humulus Jap. oder Scandentis) hat eine blutbelebende, schleimumwandelnde, Verhärtungen auflösende, harntreibende und hitzekühlende Wirkung, scheint also alle notwendigen Eigenschaften in sich zu vereinen.

Wie Dr. Zhang schon schreibt mußte nun bei Abwesenheit der anderen Syndrome wie Hitze und *Yin*-Leere und nach Wiederherstellung des *Zheng-Qi* der Therapieschwerpunkt auf den verbleibenden Tumor gelegt werden, was durch eine blutbelebende, schleimumwandelnde und Verhärtungen aufweichende Rezeptur geschehen kann: Unter den blutbelebenden Arzneien finden wir *Dan Shen* und das bei Krebs oft verwendete *E Zhu*, das ebenso wie *Bai Hua She She Cao* antikanzerogen wirkt. Da Krebs oft mit Hitze verbunden ist, wurde noch ein anderes Toxine kühlendes Mittel, nämlich *Yu Xing Cao* verwendet. Auch *Lu Gen* kühlt Hitze, jedoch die der Lunge. Zum Stärken der Milz wurden *Yi Yi Ren* und *Sha Shen* eingesetzt; das eine gegen Nässe der Mitte, das andere gegen Trockenheit der Lunge. Gegen den Schleim und die Verhärtungen gab es *Chuan Bei Mu* und *Gua Lou Pi*, das milder wirkt als das in der letzten Rezeptur gegebene *Gua Lou Ren*. Auch *Zhi Ke* bewegt milde das *Qi* der Mitte, da die Patientin für stärkere Mittel wie *Zhi Shi* wahrscheinlich doch noch nicht genügend wiederhergestellt war. Die Fertigarznei *She Dan Chuan Bei Pian* wirkt – meiner Erfahrung nach – hervorragend gegen Schleim und Verhärtungen und die beiden anderen haben wohl einen spezifisch antikarzinogenen Effekt. Dieses war ein komplizierter Fall mit vielen Rezepturänderungen, aber er zeigte offenbar letztlich doch den gewünschten Erfolg.

Fall 9

Alopecia areata und totalis (*Gui Ti Tou*)

Aus den Fallstudien von Dr. Zhao Fa-Xin, Provinz Henan

Patientin Ma, weiblich,16 Jahre alt, erste Konsultation am 11.4.1968

Vor etwa fünf Jahren begann die Kopfhaut zu jucken und eine Seborrhö mit weißen Plättchen entstand, die allmählich zum Ausfall der Haare führte. Zu Beginn war der Haarausfall noch fleckenförmig begrenzt, in den letzten Jahren jedoch entstand eine Alopezie des gesamten Haupthaares einschließlich der Augenbrauen. Die Gesichtsfarbe war dunkel, mit glanzlosem grauem Teint. Der Menstruationszyklus war verlängert, mit Menorrhagie während der Menses.

Der Zungenkörper war blaßrot, mit Staseflecken an der Zungenspitze und dünnem, weißen Zungebelag. Der Puls war fein und saitenförmig (*Xi, Xuan Mai*).

Syndromdifferenzierung: Dieser Zustand gehört zu einer angeborenen Schwäche der Nieren mit Leere des Blutes und Blutstase als Folge. Ein Nähren von Blut und *Yin* kombiniert mit blutbelebenden Arzneien ist daher indiziert.

Rezeptur: *Dang Gui* (Angelica Sinensis) 15 g, *Chuan Xiong* (Ligusticum) 10 g, *Sheng Di* (Rehmannia) und *Shou Di* (Rehmannia Praeparata) je 25 g, *Sheng Shou Wu* (Radix Polygonum Recens) und *Shou Shou Wu* (Radix Polygoni Multiflori Exsiccatus) je 25 g, *Hong Hua* (Carthamus) 10 g, *Xiang Fu* (Cyperus) 12 g, *Shi Jue Ming* (Concha Haliotidis) 20 g, *Xia Ku Cao* (Prunella) 15 g, *Chi Shao* (Paeonia Rubra) und *Bai Shao* (Paeonia Lactiflora) je 12 g, *Chai Hu* (Bupleurum) 10 g, *Tao Ren* (Persica) 10 g und *Gan Cao* (Glycyrrhiza) 3 g als Dekokt (Sechs Verabreichungen).

Außerdem täglich zweimalige Kopfwäsche mit abgekühltem Dekokt aus zerriebenem frischen *Sang Bai Pi* (Cortex Mori A.) 60 g.

Nach den obigen 6 Verabreichungen und Kopfwäsche hörte die Kopfhaut zu jucken auf und die Schuppenbildung ging zurück. Nach weiteren 20 Verabreichungen begann sich Haarflaum zu bilden. Das obige Dekokt wurde dann in Pillenform verarbeitet und weiter eingenommen.

Nach weiteren 2 Monaten war wieder schwarzes Kopfhaar und Augenbrauen vorhanden, die Gesichtsfarbe war wieder rötlich und belebt, geistiger und körperlicher Zustand ausgezeichnet, Menstruation regelmäßig.

Kommentar: Dieses junge Mädchen mit einer angeborenen Nierenschwäche[52] litt unter Leere der Essenz (*Jing*) und des Blutes als Wurzel, was sich im Zweig als Blutstase manifestierte. Mit dem Eintritt ins menstruationsfähige Alter verschlimmerte sich die Situation durch den Blutverlust. Da das Wachstum der Haare durch das sich in Leere befindliche *Jing* und durch das Blut nicht mehr genügend genährt wurde und die Blutstase leicht zum Austrocknen von Haut und Haaren führt, wurde hier zunächst eine Modifikation des *Si Wu Tang* (Vier Bestandteile Dekokt) mit rohem und präpariertem *Shou Wu* zum Nähren der Niere und des Blutes gegeben. Da jedoch auch gleichzeitig Blutstase und *Qi*-Stagnation der Leber bestanden – aufgrund der emotionalen Probleme, die dieser Haarausfall für das adoleszente Mädchen mit sich brachte – kamen hier *Tao Ren* und *Hong Hua* sowie *Chai Hu* und *Xiang Fu* zum Einsatz. Die kühlenden Arzneien *Xia Ku Cao* und *Shi Jue Ming* wirken ebenfalls leberspezifisch. Die Fülle wurde also durch Kühlen, Blutbeleben und *Qi*-bewegen behandelt und die diesen zugrundeliegende Wurzel, die Leere, wurde durch Stärkung und Nährung beseitigt.

Fall 10

Apoplexie (*Zhong Feng*)

Patient Li, männlich, 58 Jahre alt, erste Anamnese am 8.3.1979

Vorgeschichte: Im April 1978 apoplektischer Insult durch Thrombus, Hemiplegie links, schleppender langsamer Gang nur mit Stütze möglich, beide Füße mit Schleifen beim Aufsetzen. Körper übergewichtig, Mimik ausdruckslos, Reaktion verlangsamt, Geistesvermögen reduziert (Demenz), Tagesmüdigkeit, Sprache stockend, Antworten auf Fragen kommen nur sehr langsam oder zielen nicht auf den gefragten Punkt. Verlust der Kontrolle über Stuhl und Urin.

Diagnose: Zungenkörper gedunsen, dunkel mit dickem (*Ni*), weißen Belag, Puls tief und saitenförmig (*Shen, Xuan Mai*), Herzschlag regelmäßig, RR 164/110 mmHg, Hypertonie seit 10 Jahren.

Syndromdifferenzierung: Dieses Syndrom zählt zu Nieren-Leere bedingtem Wind-Schlag (*Zhong Feng*) in die Meridiane[53].

Rezeptur: *Chuan Xiong* (Ligusticum) 15 g, *Ge Gen* (Pueraria) 20 g, *Dan Shen* (Salvia Miltiorrhiza) 30 g, *Wei Ling Xian* (Clematis) 20 g, *Hong Hua* (Carthamus) 10 g, *Luo Shi Teng* (Trachelospermum) 15 g, *Chang Pu* (Acorus) 12 g, *Sheng Huang Qi* (Astragalus Recens) 30 g, *Yu Jin* (Curcuma) 15 g, *Chong Wei Zi* (Semen Leonuri Heterophylli) 30 g, *Tu Si Zi* (Cuscuta) 25 g, *Jin Ying Zi* (Rosa Laevigata) 15 g, *Nü Zhen Zi* (Ligustrum) 12 g als Dekokt und *Wu Gong Fen* (Scolopendra Subspinipes Pulvis) 1 g, *Quan Xie Fen* (Buthus Pulvis) 1 g als Pulver einzunehmen

2. Besuch: 29.3.1979. Nach 16 Verabreichungen der obigen Rezeptur ist eine positive Veränderung des mentalen Status wahrnehmbar, insgesamt besteht eine leichte Besserung aller obigen Symptome, die Antworten auf Fragen kommen jetzt flüssiger, Urinabgang erfolgt kontrollierter, jedoch fällt das Gehen noch immer sehr schwer und die starke Schläfrigkeit ist noch immer vorhanden.

Zungenkörper gedunsen, mit weißem Belag, Puls tief und saitenförmig (*Shen, Xuan Mai*), Herzschlag regelmäßig, RR 170/100 mmHg.

Rezeptur: *Chuan Xiong* (Ligusticum) 15 g, *Ge Gen* (Pueraria) 20 g, *Dan Shen* (Salvia Miltiorrhiza) 30 g, *Wei Ling Xian* (Clematis) 20 g, *Hong Hua* (Carthamus) 10 g, *Luo Shi Teng* (Trachelospermum) 15 g, *Yu Jin* (Radix Curcuma) 12 g, *Tu Si Zi* (Cuscuta) 20 g, *Jin Ying Zi* (Rosa Laevigata) 15 g, *Chong Wei Zi* (Semen Leonuri Heterophylli) 30 g, *Yi Yi Ren* (Coix) 10 g, *Niu Xi* (Achyranthis Bidentata) 15 g, *Zhen Zhu Mu* (Concha Margaritaferae) 30 g, als Dekokt und *Wu Gong Fen* (Scolopendra Subspinipes Pulvis) 1 g, *Quan Xie Fen* (Buthus Pulvis) 1 g als Pulver einzunehmen

3. Besuch: 10.5.1979. Nach 30 Verabreichungen der obigen Rezeptur ist eine deutliche Verbesserung der Beweglichkeit der Extremitäten feststellbar, jedoch sind Schwächegefühl, Muskelkater und eine ungenaue Feinmotorik vorhanden, der Patient klagt nun auch über einen trockenen Mund, trockene Augen und die starke Schläfrigkeit, die Inkontinenz hat sich weiter gebessert, es trat einmal ein 1–2minütiger Schmerz im Brustraum auf.

Die Zungendiagnose ergab eine längliche Zunge mit dunklem Teint und weißem Belag, der Puls war fein (*Xi Mai*), RR 160/100 mmHg.

Rezeptur: Wie oben, jedoch zusätzlich *Mai Dong* (Ophiopogonis) 12 g, *Yu Zhu* (Polygonatum Odoratum) 12 g zur Nährung des *Yin*

4. Besuch: 17.5.1979. Der Mimik fehlt es noch immer an Ausdruck, der Patient spricht wenig, hört aber Radio und ließt Zeitung. Macht jetzt eigenständige Spaziergänge auch vor der Tür (des Zimmers). Er empfindet seine Füße als kalt.

Zungenkörper dick mit dunklem Teint und weißem Belag, Puls tief und fein (*Shen, Xi Mai*), RR 160/100 mmHg.

Rezeptur: Wie oben (3.), einschließlich *Mai Dong* und *Yu Zhu*

5. Besuch: 6. 6.1979. Der Allgemeinzustand erfuhr eine deutliche Besserung, die Schläfrigkeit am Tage hat abgenommen, der Geisteszustand wurde zunehmend lebendiger; der Patient antwortet jetzt flüssig und ohne Zögern auf Fragen; Stuhlgang und Harnlassen mittlerweile völlig unter Kontrolle.

Die Zungendiagnose ergab eine längliche Zunge mit dunklem Teint und weißem Belag, Puls tief, fein und saitenförmig (*Shen, Xi, Xuan Mai*), RR 160/100 mmHg.

Rezeptur: *Chuan Xiong* (Ligusticum) 15 g, *Ge Gen* (Pueraria) 20 g, *Wei Ling Xian* (Clematis) 20 g, *Luo Shi Teng* (Trachelospermum) 15 g, *Tu Si Zi* (Cuscuta) 12 g, *Niu Xi* (Achyranthis Bidentata) 15 g, *Shou Wu* (Polygonum Multiflori) 12 g, *Nü Zhen Zi* (Ligustrum) 15 g, *Gou Qi Zi* (Lycium) 15 g, *Hei Zhi Ma* (Sesamum) 15 g, *Hei Sang Shen* (Fructus Mori N.) 12 g, *Ren Dong* (Lonicera) 20 g, *Ze Xie* (Alismatis) 15 g, *Dang Gui* (Angelica Sinensis) 10 g, *Che Qian Cao* (Herba Plantaginis) 10 g als Dekokt

6. Besuch: 17.7.1979. Die sprachliche Artikulierung ist jetzt sehr deutlich, die Feinmotorik der unteren Gliedmaßen ist besser geworden, der Patient macht nun Spaziergänge im ganzen Krankenhaus; Stuhl und Urin problemlos.

Zungen- und Pulsbefund wie zuvor, RR 170/105mmHg.

Rezeptur: *Dang Gui* (Angelica Sinensis) 15 g, *Ge Gen* (Pueraria) 30 g, *Wei Ling Xian* (Clematis) 20 g, *Dan Shen* (Salvia Miltiorrhiza) 20 g, *Luo Shi Teng* (Trachelospermum) 15 g, *Tu Si Zi* (Cuscuta) 20 g, *Niu Xi* (Achyranthis Bidentata) 15 g, *Nü Zhen Zi* (Ligustrum) 15 g, *Gou Qi Zi* (Lycium) 20 g, *Hei Zhi Ma* (Sesamum) 12 g, *Jin Ying Zi* 20 g, *Ren Dong* (Lonicera) 20 g, *Ze Xie* (Alismatis) 15 g als Dekokt

7. Besuch: 16.8.1979. Mentaler und emotionaler Zustand jetzt lebendig und ausdrucksstark, grüßt selbständig, wenn er Bekannte trifft, antwortet präzise und spricht flüssig, kann 30 Minuten lang Zeitung lesen; Nahrungs- und Getränkeaufnahme gut, Stuhl und Urin normal, macht mit Hilfe des Spazierstockes auch längere Spaziergänge, aus der ursprünglichen Mittelglatze wächst schwarzes Haar.

Die Zungendiagnose ergab eine längliche Zunge mit dunklem Teint und Staseflecken, Puls tief, fein, saitenförmig und etwas beschleunigt (*Shen, Xi, Xuan, Shuo Mai*), RR 150/100 mmHg, Herzfrequenz regelmäßig, 90 Schläge/min.

Rezeptur: *Chuan Xiong* (Ligusticum) 15 g, *Dan Shen* (Salvia Miltiorrhiza) 30 g, *Dang Gui* (Angelica Sinensis) 15 g, *Wei Ling Xian* (Clematis) 20 g, *Hong Hua* (Carthamus) 10 g, *Luo Shi Teng* (Trachelospermum) 15 g, *Tu Si Zi* (Cuscuta) 30 g, *Jin Ying Zi* (Rosa Laevigata)

12 g, *Shou Wu* (Polygonum Multifl.) 15 g, *Nü Zhen Zi* (Ligustrum) 15 g, *Hei Zhi Ma* (Sesamum) 10 g, *Hei Sang Shen* (Fructus Mori N.) 12 g, *Ren Dong Teng* (Ramus Lonicera) 20 g als Dekokt

Kommentar: Bei apoplektischen Insulten sind normalerweise die Erfolge desto größer, je früher der Patient behandelt wird. Dieser Fall kam erst ein Jahr nach dem Schlaganfall zur Behandlung, so daß *Qi* und Blut durch die lange Erkrankung bereits geschwächt und in Leere waren. Auch die Nieren-Leere ist ganz offensichtlich, wie die Schwäche in den Beinen und die Schwäche der Schließmuskulatur zeigen. In der TCM heißt es auch, die Niere regiert das Meer des Knochenmarks (Gehirn), was mit der geistigen Schwäche, Sprachausdruck, Mimik etc. im Einklang steht.

Deshalb wurde anfangs noch *Huang Qi* zur *Qi* -Stärkung gegeben, als Begleitung zu den bei Apoplexien gegebenen üblichen Arzneien, die die *Luo*-Gefäße durchgängig machen wie *Wu Gong, Quan Xie* und die blutbelebenden Arzneien, deren Notwendigkeit durch die beim Weglassen von *Chuan Xiong* auftretenden Staseflecken der Zunge aufgezeigt wurde. *Niu Xi* wurde nicht nur zum Blutbeleben gegeben, sondern auch, weil es die Effekte der Arzneien in die Beine leitete, die besonders geschwächt waren. Nierentonisierend waren *Shou Wu, Hei Sang Shen, Tu Si Zi* etc. Da die anfangs gegebenen blutdrucksenkenden und mentalregenerierenden *Chong*-Arzneien *Wu Gong* und *Quan Xie* das Blut und *Yin* etwas schwächten, wurde später *Dang Gui, Gou Qi Zi, Hei Zhi Ma* etc. gegeben.

Die Grundrezepturen hierzu waren *Shou Wu Yan Shou Dan* (Polygonatum Langlebigkeitspillen) und *Wu Zi Yan Zhong Wan* (Fünf Körner Pillen), die entsprechend modifiziert wurden.

Zusammenfassung

Wie ein Vergleich zwischen modernen und klassischen Fällen zeigt, waren zwar die Aufzeichnungen, z. B. über Mengenangaben, früher nicht so exakt, aber die Diagnose, Syndromdifferenzierung und Diskussion der Therapieprizipien waren zumindest in der Qing-Dynastie bereits auf dem heutigen Stand. Auch werden heutzutage sowohl Modifikationen der klassischen Rezepturen wie auch eigene Arzneizusammenstellungen verwendet. Doch hätten die klassischen Vordenker nicht die Grundlagen der modernen Therapie geschaffen, so ist es zweifelhaft, ob man diese heute, unter Zeitdruck und auf oberflächliche Effektivität reduzierte Therapie noch ebenso leicht finden würde, wie vor Jahrhunderten.

Vielleicht gehört das Studieren und Nachvollziehen der klassischen Werke deshalb in China noch heute zum unentbehrlichen Rüstzeug eines jeden TCM-Studenten. Nur so läßt sich die komplexe Denkweise verstehen und nachvollziehen. Aus diesem Grunde werden anschließend im dritten Teil des Buches klassische Texte zur Blutstase erstmals übersetzt und veröffentlicht.

Fußnoten

[44] Es gab am Kaiserhof schon so etwas wie einen Doktortitel, den allerdings Ye Tian-Shi wie die wenigsten Ärzte damals und heute nicht innehatte. Dennoch halte ich mich hier an den Usus, in Deutschland jedem Chinesen mit der Berufsbezeichnung „Arzt" auch gleich einen Doktortitel zuzusprechen.

[45] Auch *„Li Jing"*, Klassiker der Riten aus der Zhou-Dynastie

[46] Giftig in dem Sinn, daß sie meist aus giftigen Tieren wie Wespen, Skorpionen, Schlangen usw. gewonnen wurde.

[47] Eine im *„Jin Kui Yao Lüe"* aufgeführte Form von Blutstase und *Qi*-Stagnation der Leber, bei der die Patienten Druck und Schlag auf den kranken Bereich sowie sehr heiße Getränke als erleichternd oder angenehm empfinden.

[48] Wenn nun jemand nach der exakten Unterscheidung der Syndrome bei Magenschmerz fragt, so halte ich mich hierbei an den Hinweis des Magen-Spezialisten Gao Jin-Liang, dem Direktor des städtischen TCM-Forschungskrankenhauses, der mir während meiner Famulatur den einfachen Tip gab: „Wenn eine schmerzhafte Magenkrankheit vorhanden ist, so muß immer *Qi* oder Blut gestaut sein. Bei *Qi*-Stagnation klagen die Patienten über ein dumpfes Druckgefühl, wie ein Klumpen; bei Blutstase über einen stechenden Schmerz wie mit dem Messer." Siehe auch Gao Jin-Liang: „The Research Development and Clinical Experience of Treating Chronic Atrophic Gastritis by TCM", in Special Lectures of the 2nd International Congress of TCM in Tianjin.

[49] Transient Ischaemic Attack = vorübergehende Durchblutungsstörung der Zerebralarterien

[50] Dies ist eines der vier dünnen Mukus-Syndrome des *Jin Kui*. *Xuan Yin* („baumelnder Mukus", d. h. am Hypochondrium aufgehängter, lokaler Mukus) zeigt sich durch Kurzatmigkeit und Husten, Schmerz mit der Unfähigkeit sich zu drehen und einen tiefen oder saitenförmigen Puls.

[51] Diese Angabe bereitete mir trotz meiner umfangreichen Bibliothek allerhand Kopfzerbrechen: In allen bekannten und unbekannten Arzneimittelbüchern finden sich nur Hinweise auf *Tian Kui* (Porkert, Pharmakologie, S. 206) alias *Tu Kui* (Semiaquilegia Adoxoides), deren Wurzeln bei Tumoren Verwendung finden. In chinesischen Quellen finden sich außerdem noch *Long Kui* (Solanum Nigrum) und *Zi Bei Tian Kui* (Senecio Nudicaulis). Auch diese werden alle bei Krebs verwendet. Was jedoch *He Kui Zhen* angeht, so muß es sich um ein neueres oder lokales Arzneimittel handeln. Lediglich bei Zhang Dai-Zhao findet sich im Anhang der äußerst schlampig übersetzten englischen Ausgabe (The Treatment Of Cancer By Integrated Chinese-Western Medicine, Blue Poppy Press, S. 206 unten) ein einziger Hinweis auf *He Kui Ye,* ein Fertigarzneimittel, das wohl aus *He Kui Zhen* hergestellt wird. Die genaue botanische Bezeichnung muß also hier offen bleiben.

[52] Die Leere der *Zang Fu*-Organe kann entweder erworben sein oder konstitutionell bedingt sein („früherer und späterer Himmel" wie es wörtlich im Chinesischen heißt). Die angeborene Nierenschwäche hier bedeutet also eine konstitutionelle Neigung zu Nieren-Leere-Syndromen.

[53] Man unterscheidet in der TCM u. a. den Wind-Schlag in Meridiane, der sich vorwiegend durch Hemiplegie oder körperliche Beeinträchtigung äußert, und Wind-Schlag in die *Zang Fu*-Organe, der eine Beeinträchtigung des Geistes, wie z. B. Bewußtlosigkeit, mit sich bringt. Einzelheiten s. Glossarium

TEIL DREI

KLASSISCHE TEXTE ZUR BLUTSTASE

Die Kenntnis der Klassiker, wörtl. „alte Bücher" (*Gu Shu*) wird in China von jedem Studenten und Arzt erwartet. Viele der älteren können mühelos Stellen aus diesen zitieren. Doch als Zugeständnis an die westliche Erziehung muß ein Verständnis der Texte dem bloßen Auswendiglernen vorgezogen werden. Leider gibt es jedoch noch zu wenige gute Übersetzungen der klassischen Medizinwerke Chinas, weshalb an dieser Stelle die wichtigsten Texte und Stellen der Klassiker zum Thema Blutstase übersetzt und nebeneinandergestellt werden.

Als erstes wird das wichtigste Buch in Bezug auf Blutstase, nämlich Wang Qing-Rens *„Yi Lin Gai Cuo"* („Korrekturen der Fehler in der medizinischen Welt"), das oben schon vielfach zitiert und erwähnt wurde, in der weltweit ersten Übersetzung vorgestellt.

Der Autor, Wang Qing-Ren, alias Wang Quan-Ren, wurde 1768 (Qing Dynastie unter Qian Long) in Yu Tian, Provinz Hebei, geboren. Er studierte mit 20 Jahren Medizin, zeichnete sich aber auch durch sein Interesse an den chinesischen Kampfkünsten aus.

Der Name seiner Klinik in Peking war *„Das Eine Wissen*-Klinik", eine Ableitung des Spruches des Philosophen Zhuang-Zi „Wisse das eine und alles ist vollbracht" (*„Zhi Yi Wan Bi"*). Da es heißt, seine Frau und sein Sohn hätten nach seinem Tod praktisch alle Aufzeichnungen Wangs verloren, ist wohl anzunehmen, daß er außer dem *„Yi Lin"* noch anderes geschrieben haben muß.

Sein größter Verdienst ist, daß er als erster chinesischer Arzt sowohl eine systematische anatomische Studie an Leichen vornahm als auch klinische Studien betrieb und Erfahrung sammelte in der Behandlung von Blutstase und postapoplektischer Hemiplegie. Obwohl sein Buch nur etwa 120.000 Zeichen enthält, hat er darin doch fast 40 eigene Rezepturen entwickelt, von denen viel noch heute verwendet werden.

Er starb 1831, ein Jahr nach der Veröffentlichung seines Buches.

Außer den Aufzeichnungen über Organe im ersten Teil ist der größte Verdienst des *„Yi Lin Gai Cuo"*die umfangreiche Darstellung der Diagnose und Behandlung der Blutstase im zweiten und dritten Teil. Kein anderes Buch der medizinischer Literatur Chinas hatte solch einen Einfluß auf die Medizin im Zusammenhang mit dem Blutstasesyndrom.

Danach folgen weitere Texte aus den Klassikern, die im Zusammenhang mit Blutstase stehen, nämlich aus Zhang Zhong-Jings *„Jin Kui Yao Lüe"* und *„Shang Han Lun"* vom Anfang des 3. Jahrhunderts, Chen Wu-Zes *„San Yin Ji Yi Bing Zheng Fang Lun"* aus dem 12. Jahrhundert, Wang Ken Tangs *„Zheng Zhi Zhun Sheng"* vom Anfang des 17. Jahrhunderts, Lin Pei-Qins *„Lei Zheng Zhi Cai"* aus dem Anfang des 19. Jahrhunderts und Tang Zong Hais *„Xue Zheng Lun"* vom Ende des 19. Jahrhunderts. Der letzte Text aus dem *„Yi Shu"* von Cheng Wen-Zhou wurde zwar ebenfalls erst in der Qing-Dynastie veröffentlicht, stammt aber aus der Hand von Luo Chi-Cheng, d. h. aus dem 13. Jahrhundert. Die Autoren stammen aus verschiedenen Epochen der chinesischen Medizin und geben jeweils die Essenz der damaligen Sichtweise der Blutstase wieder.

KAPITEL X

Wang Qing-Rens „*Yi Lin Gai Cuo*" („Korrekturen der Fehler in der medizinischen Welt")

Wang Qing-Rens eigene Vorrede

Ich habe nun dieses Buch „Korrekturen der Fehler in der Medizinischen Welt" geschrieben. Obwohl es nicht nur Methoden zur Therapie von Krankheiten, sondern auch Aufzeichnungen über die Anatomie der Organe enthält, ist es an manchen Stellen weder vollständig noch gründlich bis ins Tiefste. Daher sollte ein jeder, der die Gelegenheit hat, mit eigenen Augen die Anatomie der Organe zu observieren, durchaus auch jegliche unvollständige Aufzeichung ergänzen, um eine weitere Verbesserung zu erzielen.

Außer den Aufzeichungen über Organe folgen noch etliche Aufzeichnungen über Krankheitssyndrome. Sie enthalten Regeln, die dem Leser zeigen, wie und welche inneren Erkrankungen und äußere Infektionen dem Menschen Schaden verursachen. So gibt es beispielsweise Überfluß und Mangel. Doch wie manifestieren sich diese?

Der Sinn vieler Bedeutungen in diesem Buche ist oft nur grob oberflächlich dargestellt und auch das Wissen unter praktischen Ärzten hat seine Tiefen und Oberflächlichkeiten. Trifft man nun auf einige wiederholt verwendete Wörter und Sätze, so ist zu befürchten, daß ein oberflächlicher Leser diese nicht im Zusammenhang mit dem Kontext versteht.

So gibt es z. B. vierzig verschiedene Syndrome von Hemiplegien durch *Qi*-Zusammenbruch und zwanzig verschiedene Syndrome von *Qi*-Zusammenbruch bei der infantilen Wind-Konvulsion (*Feng Jing*). Wenn man nun auf vermischte Syndrome dieser Gattungen trifft, so muß man zumindest unter sechzig verschiedenen Stellen nachschlagen, um Fehler in der Diagnose zu vermeiden. Ich hoffe daher, daß der Leser dieses Buches eine solche notwendige Gründlichkeit walten läßt.

Wang Qing-Ren
in Yu-Tian (Jadefeld), Provinz Hebei, 1830

Erster Teil[54] – Wangs anatomische Forschung

Korrektur der medizinischen Welt hinsichtlich der inneren Organe (*Zang Fu*[55])

Im Altertum hieß es : „Wer es nicht zu einem guten Staatsbeamten bringen kann, der kann es ja anstreben, zumindest ein guter Arzt zu werden", was wohl darauf hinweisen soll, daß es einfach sei, ein guter Arzt, hingegen aber schwer, ein guter Staatsbeamter zu sein. Ich finde aber, daß dem keineswegs so ist. Das Land vorzüglich regierende Minister gab es Generation für Generation, doch unter Bücher schreibenden guten Ärzten gab es nicht einen, der wirklich perfekt war.

Der Grund, weshalb sie nicht makellos sein konnten, lag darin, daß die Menschen vor ihnen medizinische Bücher mit Irrtümern hinsichtlich der inneren Organe geschrieben hatten und deren Nachfolger die bereits etablierten Theorien respektierten und somit die Erkenntnis der Krankheitsursachen verloren ging.

Ist diese erst einmal verloren, so mag einer noch so gewandt zu schreiben vermögen oder über großartige Fähigkeiten verfügen[56], das Krankheitsgeschehen hinsichtlich der inneren Organe mag er dennoch nicht erfassen. Aus diesem Grunde konnte die Medizin auch keinen makellosen Arzt hervorbringen.

Um Krankheiten zu diagnostizieren, muß man zuerst die Organe kennen. Ich lese oft in den klassischen Theorien der Organe und den dazugehörigen Illustrationen, daß sie sich in ihren Aussagen gegenseitig widersprechen.

Wenn die Klassiker zum Beispiel von Milz und Magen sprechen, so heißt es, Milz gehört (in den fünf Wandlungszuständen) zum Element Erde, Erde regiert Stille und paßt daher nicht zu Bewegung. Wenn sich die Milz bewegt, ist sie unruhig. Sagt man: „bewegte Milz ist unruhig", wieso heißt es dann weiter hinten im Text: wenn die Milz Geräusche vernimmt, bewegt sie sich und reibt dann am Magen, um die Verdauung zu fördern, und wenn die Milz sich nicht bewegt, wird das Gegessene nicht verdaut? Spricht man über Bewegung und Stille der Milz, so liegt hier der Widerspruch[57].

Bezüglich der Lunge heißt es, sie sei hohl, ähnlich einem Bienennest mit Waben und nach unten hin zur Bauchhöhle ohne Öffnung, beim Einatmen voll, beim Ausatmen leer. Wenn es also heißt, sie habe nach unten keine Öffnung, wieso heißt es woanders dann wieder, die Lunge habe vierundzwanzig Löcher, die kreuz und quer in alle Richtungen gingen, um das *Qi* der Organe zu verteilen. Spricht man über Löcher und Höhlungen der Lunge, so liegt hier der Widerspruch.

Bezüglich der Niere heißt es, es gäbe deren zwei, die zusammen „Nieren“ hießen. Das sich dazwischen bewegende *Qi* sei das *Ming Men* („Tor des Lebens“). Nennt man nun das *Qi* zwischen den zwei Nieren *Ming Men*, wieso heißt es dann woanders die linke Niere hieße Niere, die rechte aber hieße *Ming Men*? Wenn die zwei Nieren ein Organ sind, warum gab man dann zwei verschiedene Namen, aufgrund welcher Grundlagen? Wenn das sich bewegende *Qi* in der Mitte *Ming Men* heißt und andererseits das sich bewegende *Qi* im *Ming Men* gespeichert wird, was ist dann das *Ming Men*? Die Widersprüche hinsichtlich der Niere liegen also hier.

Die Leber, so heißt es, habe links und rechts je eine Bahn, also Gefäße, die seitlich an den Rippen begännen (i. e. Lebermeridian), nach oben zu den Augen hin reichten und vom Unterbauch aus nach unten um die Geschlechtsorgane windend hinabverliefen bis zum großen Zeh des Fußes. Sagt man also, die Leber habe zwei symmetrisch verlaufende Meridiane, wieso heißt es dann wieder, die Leber residiere links und die linken Rippen gehörten zur Leber? Spricht man von links und rechts in Bezug auf die Leber, so liegt der Widerspruch hier.

Das Herz, so sagt man, sei der Regent unter den Organen, der Geist (*Shen*) entspringe dort. Intention (*Yi*) werde dort gespeichert, es sei eine Funktion des Herzens. Intention wandele sich Willenskraft (*Zhi*), die Bewegung und Veränderung dieser Willenskraft sei das Reflektieren (*Si*), ein langfristiges Reflektieren sei das Planen (*Lü*), das Benutzen dieses Planens, um Angelegenheiten zu regeln, sei Weisheit (*Zhi*[58]).

Diese fünf kommen alle aus dem Herzen. Wenn diese nun also alle im Herzen gespeichert sind, wieso heißt es dann wieder woanders, die Milz regiere absichtsvolle Weisheit, die Niere regiere Geschicklichkeit, die Leber regiere das Planen und die Galle regiere die Entschiedenheit? Als einziger Ursprungsort wird immer und überall der Geist (*Ling Ji*) angeführt. Aufgrund dieser Theorien ist überall der Geist (*Ling Ji*) vorhanden, aber es wird nie erklärt, was Geist (*Ling Ji*) eigentlich ist und von wo dieser herkommt oder wie er äußerlich aussieht. Die Theorien über das Herz sind daher alle so konfus wie hier angeführt.

Vom Magen heißt es, er regiere die Verarbeitung von Speisen und Getränken. Darüberhinaus heißt es, die Milzbewegung erzeuge die Verdauung im Magen, der Mageneingang hieße „Einspritz-Tor“ (*Pen Men*) und die Nahrung gelange durch dieses in den Magen, das (aus der Nahrung gewonnene) feinstoffliche *Qi* gelange durch das *Pen Men* nach oben zu Milz und Lunge, von wo aus es in alle Gefäße verteilt werde. Dieser Teil der Theorie ist weder klar noch logisch.

Der Magenausgang heißt „Tiefes Tor“ (*You Men*, Pylorus); er ist der obere Anfang des Dünndarms. Vom Dünndarm heißt es, er sei zuständig für Aufnahme und Umwandlung, d. h. die Nahrung gelange in den Dünndarm, verwandele sich dort in Exkremente, gelange zum „Rahmen-Tor“ (*Lan Men*, Ileozökalklappe), das den unteren Ausgang des Dünndarms darstelle. Beim Aufteilen in Reines und Unreines gelangten die Exkremente in den Dickdarm und würden vom Anus (*Gang Men*) ausgeschieden, die Flüssigkeit gelange zur Blase als Urin.

Nach dieser Theorie wird Urin aus den Exkrementen gefiltert, sein Geruch muß also übelriechend sein. Ich benutze Babyurin (in der Therapie) und habe auch Patienten, die eine Eigenurinbehandlung durchgeführt haben, befragt: Sein Geschmack sei lediglich salzig, aber keineswegs von üblem Geruch. Außerdem, wenn Speisen und Getränke sich mit den Exkrementen mischen, müßte der Stuhl dann nicht dünnflüssig wie Durchfall sein? Bei Hühnern und Enten, die keinen Urin ausscheiden, mag das ja noch angehen, aber bei Pferden und Rindern ist das unmöglich, geschweige denn beim Menschen. Wenn man also den Abschnitt „Der Dünndarm wandelt die Nahrung um, Wasser passiert das „Rahmen-Tor" (*Lan Men*, Ileozökalklappe)" liest, so ist das die lächerlichste Geschichte aller Zeiten.

Vom Herzbeutel (*Xin Bao*) heißt es, er habe feine Sehnen wie Seide und sei mit Herz und Lunge verbunden, andererseits heißt es, der Herzbeutel sei das gelbliche Fett an der Außenseite des Herzens und schließlich heißt es noch, das gelbliche Fett zwischen der horizontalen Membrane (Zwerchfell) unter dem Herzen und der harten Membrane (Diaphragma) sei der Herzbeutel und schließlich, die Brustmitte (*Tan Zhong*) habe nur einen Namen, aber keine Substanz und sie sei der Herzbeutel. Wenn man aber nun einerseits sagt, er habe nur einen Namen, aber keine Substanz, warum muß man dann wieder behaupten, der Meridian am Mittelfinger der Hand sei der Meridian des Herzbeutels (Perikard)? Nachdem man nun derart viel (widersprüchliches) über den Herzbeutel sagt, was ist denn nun der Herzbeutel, woher weiß man denn all dies?

Wenn über den Dreifachen Erwärmer gesprochen wird, wird es noch lachhafter. Im *„Ling Shu"* (Klassiker des Gelben Kaisers, Geistiger Angelpunkt):

„Der Dreifache Erwärmer der Hand regiert alles obere, der Dreifache Erwärmer des Fußes regiert alles untere" Demnach gibt es also zwei Dreifache Erwärmer.

Im *„Nan Jing"* (Klassiker der schwierigen Fragen) heißt es in der 31. Frage: „Der Obere Erwärmer ist über dem Magen und regiert alles innere und scheidet nicht aus; der Mittlere Erwärmer ist in der Bauchmitte und regiert die Verdauung der Nahrung; der Untere Erwärmer ist unterhalb des Nabels und regiert die Verteilung von reinen und unreinen Substanzen."

Außerdem heißt es: „Der Dreifache Erwärmer ist der Verdauungstrakt", d. h. hier ist der Dreifache Erwärmer ein greifbarer Gegenstand. Ferner heißt es: „Das sich bewegende *Qi* zwischen den Nieren ist der Ursprung des Dreifachen Erwärmers." Hier also ist der Dreifache Erwärmer ein gestaltloses *Qi*.

Im *„Nan Jing"* (Klassiker der schwierigen Fragen) hat er also mal eine Gestalt, mal hat er keine und mal gibt es zwei Dreifache Erwärmer.

Dies ist wohl der Ursprung der Aussage von Wang Shu-He[59], der Dreifache Erwärmer habe einen Namen, aber keine feste Form, Chen Wu-Zes Aussage, der Dreifache Erwärmer sei die Membran unterhalb des Nabels, oder Yuan Chun-Pus Aussage, der Dreifache Erwärmer sei eine Schicht im Körper, an Gestalt und Farbe die roteste von allen, Wu Tian-Mins Andeutung, er sei die Körperhöhlung, Jin Yi-Longs Theorie vom vorderen Dreifachen Erwärmer und hinteren Dreifachen Erwärmer. Theorien über der Dreifache Erwärmer gibt es mehr als Finger an der Hand, mit Gestalt und ohne. Wenn die verehrten Meister sich nicht auf einen Standard einigen konnten, wieso sagt man dann, daß der Meridian am kleinen Finger der Drei-Erwärmer-Meridian sei?

Es gibt hier so viele Widersprüche, daß viele diese zwar herausgestellt haben und kritisierten, doch auch sie waren nicht korrekt. Alles in allem: Ist die Quelle erst einmal im Irrtum, sind sämtliche Erklärungsversuche ebenfalls zum Scheitern verurteilt.

Nun hätte ich gerne diese Irrtümer korrigiert, doch hatte ich keine Gelegenheit die Organe zu sehen, denn wenn ich ein Buch schreibe ohne die inneren Organe gesehen zu haben, ist das doch wie ein Geistesgestörter, der seine Träume beschreibt, und wenn man Krankheiten behandelt ohne die Organe zu kennen, so kommt es einem Blinden gleich, der sich nachts durch die dunkle Straße tastet. Egal, wie exakt man denkt und wie gut man es sich vorstellt, wie soll da etwas dabei herauskommen?

Zehn Jahre lang hatte ich darüber verbracht, als ich mit dreißig Jahren im Jahre 1798 nach Luanzhou (heutiges Tang Shan bei Tianjin) kam, wo eine infektöse Colitisepidemie mit 80–90 % Mortalitätsrate viele der Kinder befallen hatte. Bei armen Familien war es üblich, die Kinder statt im Sarg in Grasmatten gewickelt zu begraben. Außerdem war es dort Brauch, die Kinder nicht sehr tief zu begraben, so daß die wilden Hunde die Leichen holen konnten. Nach dem Aberglauben würde so das nächste Kind nicht sterben.

Daher lagen auf dem Friedhof Hunderte von entleibten Kinderleichen, an denen ich täglich zu Pferde vorbeikam. Anfangs hielt ich mir die Nase zu, später aber dachte ich an all die falschen Ideen der Alten über die inneren Organe, die ich alle selbst noch nicht gesehen hatte, also mied ich nicht länger den Schmutz und die Häßlichkeit und ging jeden Morgen zum Friedhof, um dort die Leichen der entleibten Kinder zu studieren. Unter den von den Hunden angefressenen Leibern hatten die meisten noch Magen und Gedärme, jedoch nur wenige Herz und Leber, doch nur drei von zehn waren noch vollständig genug, um Vergleiche anzustellen.

So vergingen dreißig Tage, an denen ich etwas mehr als dreißig vollständige Körper studieren konnte und begann so zu begreifen, daß die Bilder der inneren Organe in medizinischen Büchern absolut nicht mit den inneren Organen des Menschen übereinstimmten, ja sogar die angegebene Anzahl der Organe war unrichtig.

Zu meinem Verdruß war die Membran in der Brust (Zwerchfell), die ich am meisten zu sehen wünschte, so dünn wie Papier und daher stets zerstört, so daß ich immer noch keine klare Erkenntnis gewinnen konnte, ob sie nun oberhalb oder unterhalb des Herzens lag, ob sie schräg oder gerade war, das war nun das Bedauerlichste.

Zwei Jahre später, im Jahre 1799, war eine 26-jährige Frau aus der Provinz Liaoyang, die den Verstand verloren und ihren Mann und ihren Schwiegervater erschlagen hatte, zur Exekution durch Zerstückelung nach Fengtian (heutiges Shenyang) gebracht worden. Ich schloß mich an, bis zum Exekutionsgrund, wo mir plötzlich bewußt wurde, daß es sich ja nicht um einen Mann handelte, so daß ich doch nicht wagte, näher zu treten. Kurz darauf, als mir der Scharfrichter Herz, Leber und Lunge zeigte, stellte ich beim genauen Hinsehen fest, daß diese mit den zuvor gesehenen Organen übereinstimmten.

Später, in Peking im Jahre 1813, wurde wieder ein Mann zum Tod durch Zerstückelung verurteilt, da er seine Mutter umgebracht hatte. Der Exekutionsgrund war außerhalb es Zhai Wen Tors, südlich der Hängebrücke. Obwohl ich diesmal dicht herantreten konnte und auch die Organe zu Gesicht bekam, so war das Zwerchfell doch schon zerstört, so daß ich es nicht sehen konnte.

Im Jahre 1829, als der Verurteilte Zhang Ge-Er dorthin gebracht wurde, konnte ich nicht hingehen. So war ich weder erfolgreich, noch konnte ich aufgeben.

Als ich aber in der Nacht des 13. im zwölften Monat des Jahres 1829 zur Diagnose in das Haus der Hengs in der Ban Chang-Gasse der An Ding Tor-Straße gerufen wurde, traf ich zu meiner Überraschung den Staatsrat Offizier Heng der Stadtregierung Jiang Ning, der mir berichtete, daß er von seinem Sitz in Hami (in Xinjiang) das Heer nach Geshegeer geführt hätte, wo die größte Anzahl von Leichen auf dem Schlachtfeld zu finden sei, so daß er, was das Zwerchfell angehe, genauestens Bescheid wüßte.

Als ich das vernahm, war ich aufs Äußerste erfreut und bat ihn inständig um Aufklärung, worauf sich Offizer Heng meiner erbarmte und mir alles bis aufs kleinste Detail beschrieb.

So hatte ich also nach 42 Jahren endlich die Gewißheit über die inneren Organe und konnte eine vollständige Studie anfertigen. Ursprünglich wollte ich dies schon früher veröffentlichen, doch befürchtete ich zunächst, daß die Nachwelt, wenn sie selbst noch keine Organe gesehen hat, mich für mein Bemängeln der Klassiker kritisieren würde. Andererseits schien es mir, daß es für die Medizin einen großen Schaden bedeuten würde, wenn sie nochmals Hunderte oder Tausende von Jahren warten müßte.

Bei genauem Überlegen mußte ich an den Gelben Kaiser denken, der ja um das Leiden seines Volkes zu lindern, auch nicht zögerte, solche (für seinen Stand) gemeine Fragen an seine Berater Qi Bo und Gui Yu Ou zu stellen, was ja auch zu dem Namen *„Su Wen"* d. h. „Gewöhnliche Fragen" geführt hat.

Hätten die beiden Beamten das korrekte Wissen gehabt, so wäre ihre Antwort dem Regenten gegenüber durchaus richtig gewesen; bei Unwissenheit aber wäre ein weiteres Nachforschen vonnöten gewesen. Wie kann man nur fahrlässig antworten, ohne das genaue Wissen zu besitzen? Dies fügt der Nachwelt einen großen Schaden zu.

Weiter dachte ich an Qin Yue Rens *„Nan Jing"* (Klassiker der Schwierigkeiten) und Zhang Shi- Xians *„He Tu Luo Shu"* (Diagramme und Aufzeichnungen) mit Kommentaren, wo es heißt, Herz, Leber und Lunge wären genau gewogen und vermessen worden, jedes Organ wiege wieviel, Dick- und Dünndarm seien auf ihre Länge in *Cun* (chin. Zoll) vermessen worden, die Länge und Größe jedes Organs, z. B. Leber und Magen, ihr Fassungsvermögen in Hohlmaß und Liter, was also alles sehr echt und glaubhaft aussieht. In Wirklichkeit wurden diese Organe nie angeschaut, es ist nur leeres Gerede, welches auf Betrug hinausläuft, da es zum Nutzen des eigenen Rufs diente, aber einen Schaden an der Menschheit verursachte. Wenn wir einen, der Geld stiehlt, Dieb nennen, dann müssen wir auch auch einen, der sich solcherart Berühmtheit aneignet, einen Verbrecher nennen! Egal, ob es Hunderte oder Tausende von Jahren dauert, wie sollte die Wahrheit auch auf ewig verborgen bleiben?

Wenn ich nun also heute diese Drucke anfertige, so ist das nicht des eigenen Rufes willen und auch nicht um die Unzulänglichkeiten der Alten zu bemängeln und weder hoffe ich, meinen Namen der Nachwelt bekannt zu machen, noch daß man mich später als Ketzer verdammen wird. Es ist einzig, weil ich hoffe, wenn ein Leser in der medizinischen Welt diese Bilder zu sehen bekommt, sein Verständnis dadurch klarer und sein Wissen vertieft wird; so hat er bei der Behandlung von Patienten ein genaues Prinzip zur Hand, anstatt herumraten zu müssen und keine klaren Antworten parat zu haben, und sich somit die Verluste durch Krankheiten vermindern.

Der werte Leser möge dies begutachten und verstehen, daß dies allein meine große Hoffnung ist!

Die Bilder der Organe aus den Klassikern

Die Abbildung der Organe in den klassischen Werken sind alle folgendermaßen:

Die Lunge hat sechs Blätter und zwei obere Lappen, wird also meist mit acht Blättern dargestellt

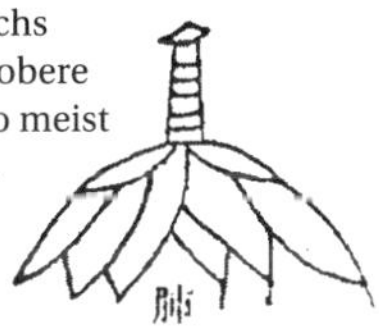

Lunge

Blinddarm

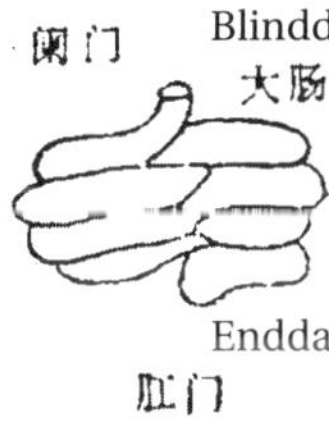

Enddarm

Dickdarm

Mageneingang

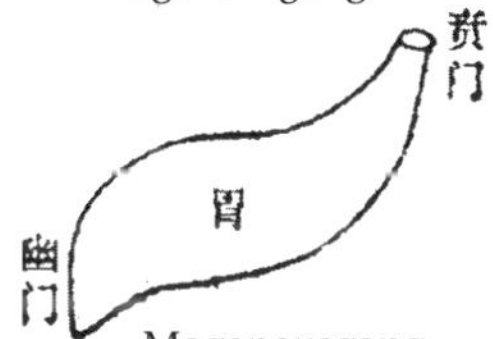

Magenausgang

Magen

Milz oder Pankreas (*Pi*)

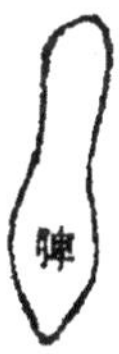

Herz

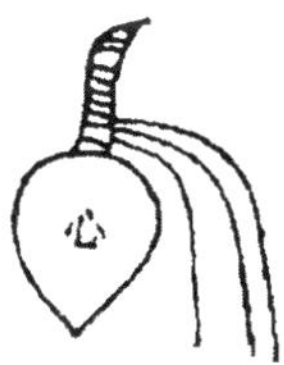

Perikardium

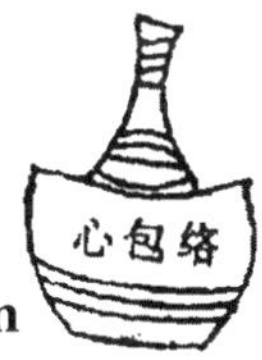

Magenausgang

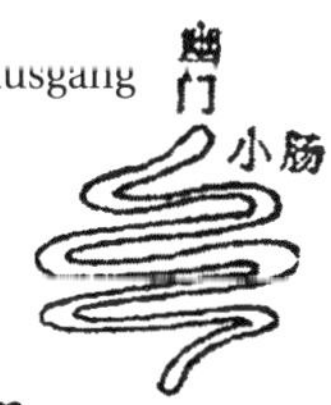

Dünndarm

Blase

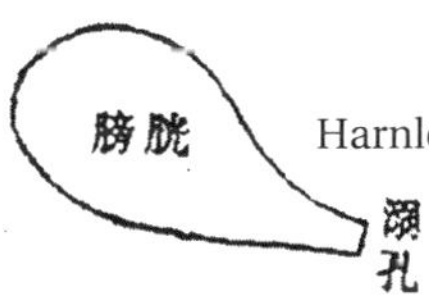

Harnloch

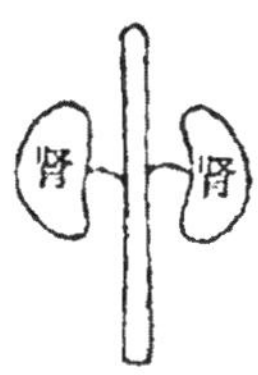

Nieren

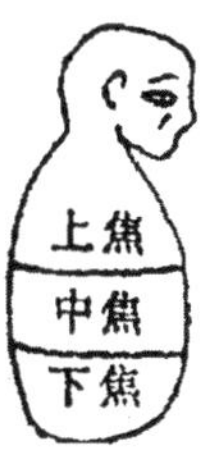

Oberer

Mittlerer

Unterer

Dreifacher Erwärmer

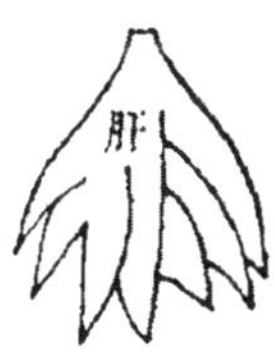

Die Leber hat links drei und rechts vier Lappen

Leber

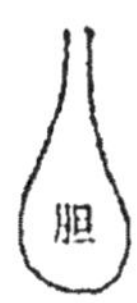

Die Gallenblase wird meist als kurzer Auswuchs der Leber dargestellt

Gallenblase

Unten ist die korrigierte Abbildung der Organe, die ich persönlich studieren konnte:

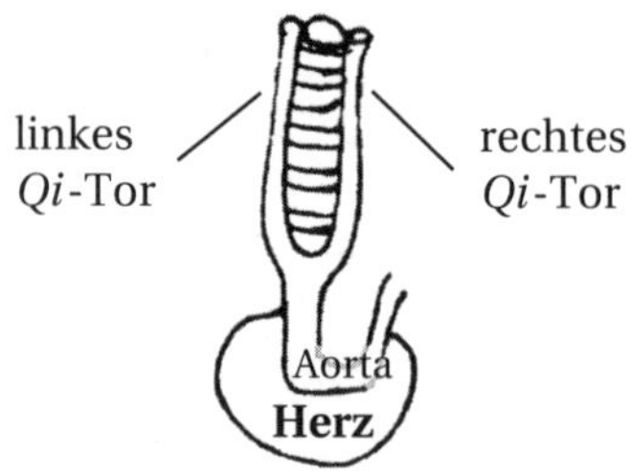

Rechtes und linkes *Qi*-Tor[60], zwei Gefäße, die in der Mitte zum Herzen zusammenlaufen und am Herz querverlaufend nach links hinten in das *Wei*-Hauptgefäß (Hauptgefäß des Protektiven *Qi*) münden[61]. Das Herz liegt unterhalb der Luftröhre, nicht unterhalb der Bronchien. Herz und Lungenflügel drücken oben aneinander.

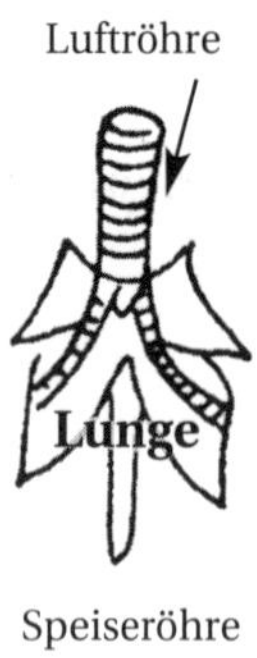

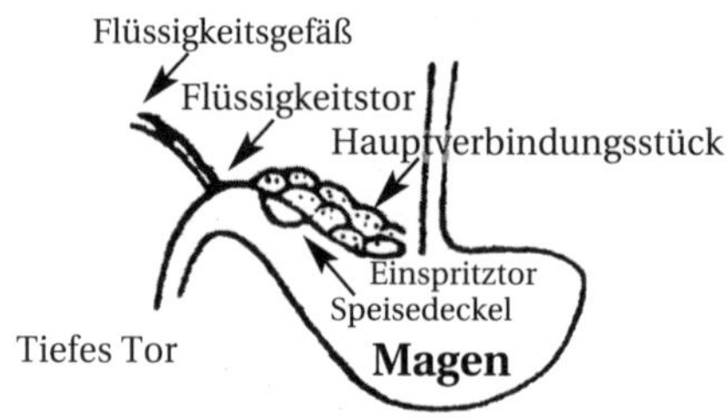

Die Luftröhre gabelt sich links und rechts an der Lunge und geht je in die Lungenflügel, die immer weiter als Hohlgefäße bis ans Ende verlaufen. Sie hat überall Knorpelspangen. Innen sind überall weißliche Blasen[62], wie die Blasen der Sojamilch. Diese haben Form, aber keine Substanz. Die Lungenblätter haben zum Rücken hin eine größere und zur Brust hin eine kleinere Oberfläche. Die Spitzen zeigen sowohl oben als auch unten zur Brust hin. Die äußere Haut der Lunge ist fest und hat weder Öffnungen zur Körperhöhle hin noch hat sie 24 Löcher[63] für den *Qi*-Durchfluß.

Der Magen hat oben einen Eingang (Einspritz-Tor), welcher genau in der Mitte liegt, unten einen Ausgang (Tiefes Tor), rechts oben, etwa einen Zoll links des Tiefen Tores, liegt das *Jin*-Tor (Tor der Flüssigkeit, Papilla des Ductus Pancreaticus major). Links vom *Jin*-Tor, im Mageninneren[64], sind kleine Erhebungen ähnlich wie Beeren, sie heißen *Zhe Shi* (Speisedeckel, wahrscheinlich Bulbus duodeni). Außerhalb des Magens, links vom *Jin*-Tor, am sogenannten *Zong Ti* (Hauptverbindungsstück, d. h. Bauchspeicheldrüse), grenzt er an die Leber an. Der Magen liegt im Bauchraum, horizontal längs gestreckt, sein Eingang zeigt zur Wirbelsäule hin, sein Ausgang nach rechts, sein Boden liegt zum Bauch hin und er mündet in den Flüssigkeitstrakt.

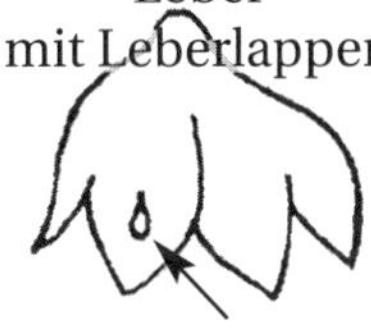

Die Leber hat vier Segmente. Die Galle liegt hinter dem zweiten Leberblatt[65]. Insgesamt liegt die Leber oberhalb des Magens, von der Basis aus nach (spitz) oben zeigend, nach hinten mit dem an der Wirbelsäule anliegenden Teil verbunden. Die Leber ist fest und voll, nicht hohl wie Darm, Magen und Blase, daher kann sie absolut kein Blut speichern.[66]

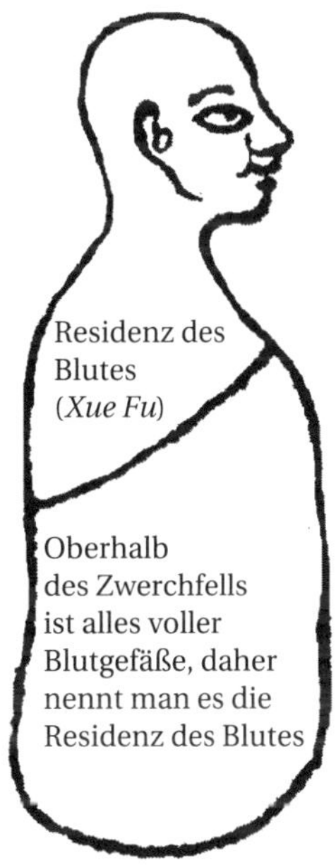

Oberhalb des **Zwerchfells** sind nur Lunge und Herz, links und rechts die beiden *Qi*-Tore, das ist alles. Alle anderen Organe befinden sich unterhalb des Zwerchfells, was das Zwerchfell zu einer Grenze macht, die die obere und untere Körperhälfte trennt.

Milz

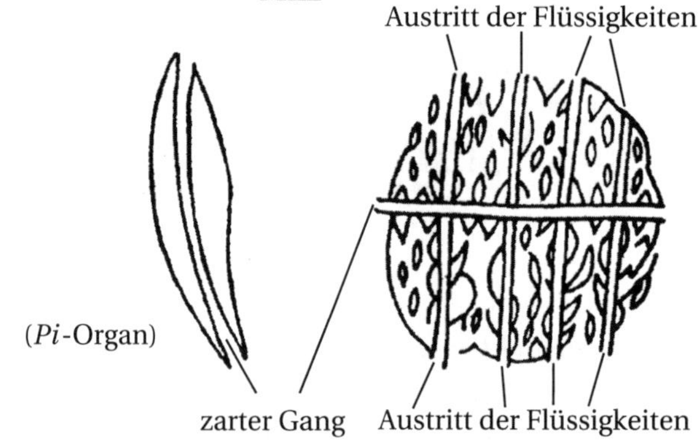

Die Milz hat innen einen röhrenförmigen Gang. Dessen Substanz ist sehr zart und scheidet leicht Flüssigkeit aus, sein Name ist „zarter Gang".

Die Länge der Milz ist der des Magens etwa gleich. In der Mitte ist ein röhrenförmiger Gang, der **zarte Gang**. Auf dem nächsten Bild sind dieser und die Flüssigkeitsgefäße gezeichnet.

In der Mitte verläuft der zarte Gang, die Flüssigkeit läuft von dort in beide Richtungen und sickert in den Flüssigkeitskanal, der zur Blase führt, wo sie sich als Urin sammelt. Vom Flüssigkeitskanal führt ein Teil zurück zu den Blutgefäßen, der auch zum Flüssigkeitskanal gehört.

Das *Qi*-Organ (Residenz des *Qi*)

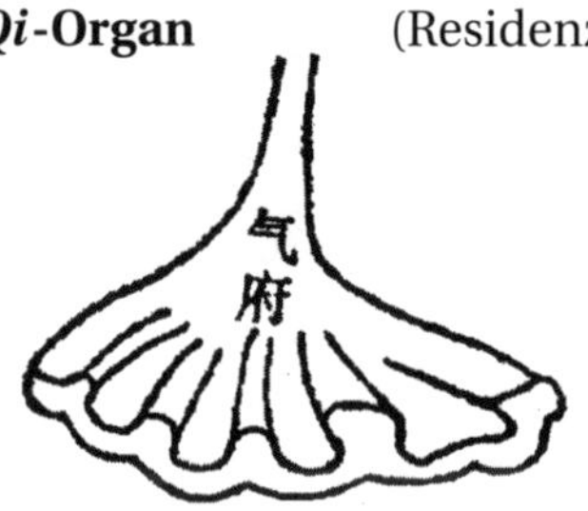

Das *Qi*-Organ (Residenz des *Qi*), allgemein auch Hahnenkammfett genannt, liegt unterhalb des Dünndarms.[67] Innerhalb des *Qi*-Hohlorgans, jedoch außerhalb des Dünndarmes, wird das *Yuan-Qi* gespeichert. Das *Yuan-Qi*, welches auch bei der Verdauung hilft, ist die Quelle des menschlichen Lebens. Das *Qi*-Hohlorgan gehört zum Dünndarm, ist mit ihm verwachsen.

Nieren

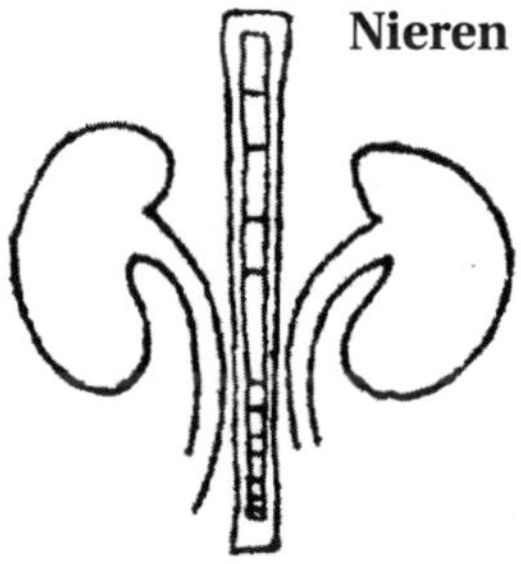

An den Innenseiten der beiden **Nieren** münden zwei *Qi*-Gefäße, die mit dem *Wei*-Hauptgefäß verbunden sind. Beide Nieren sind fest und voll, sie haben keine Kammer im Inneren, so daß sie absolut keine Essenz speichern können (wie es im „*Nei Jing*" heißt).

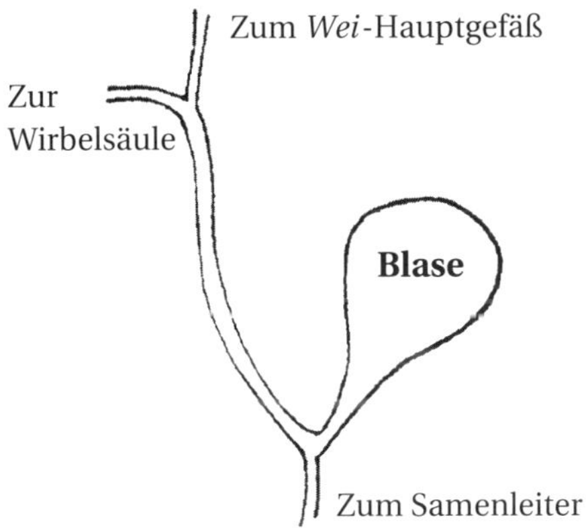

Die Blase hat einen unteren Durchgang, aber keinen oberen. Der untere Gang mündet in den Penis (Yade-Stamm). Die Höhlung des **Samenleiters** (*Jing Dao*) führt ebenfalls in den Penis. Bei Frauen wird der Samenleiter Eileiter genannt.

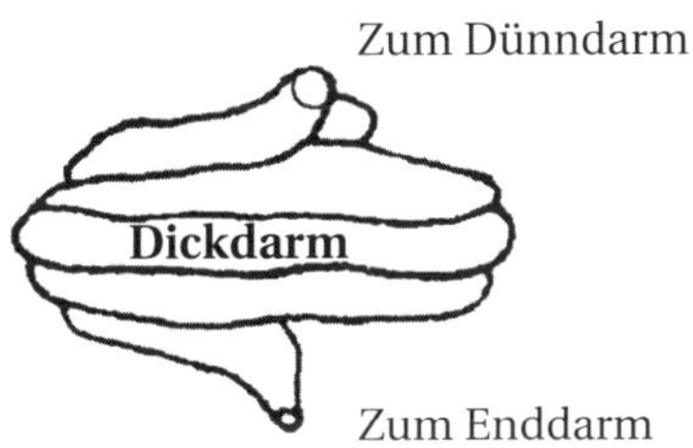

Der Anfang des **Dickdarmes** ist das Ende des Dünndarmes.

Er wird auch Blinddarm genannt. Das Ende des Dickdarmes ist der Enddarm.

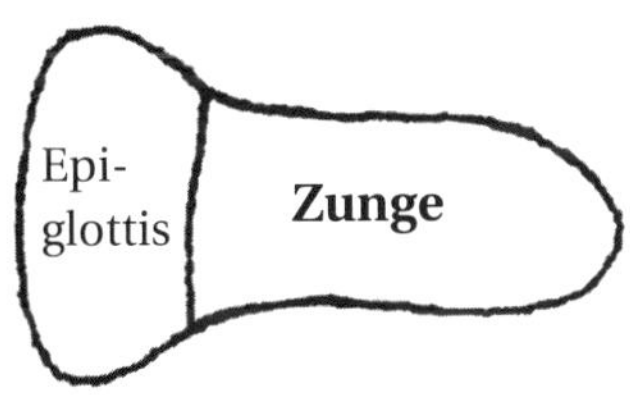

Der weiße Deckel am unteren Ende der **Zunge** heißt Epiglottis. Er ist über den *Qi*-Toren links und rechts und gehört zum Rachen.

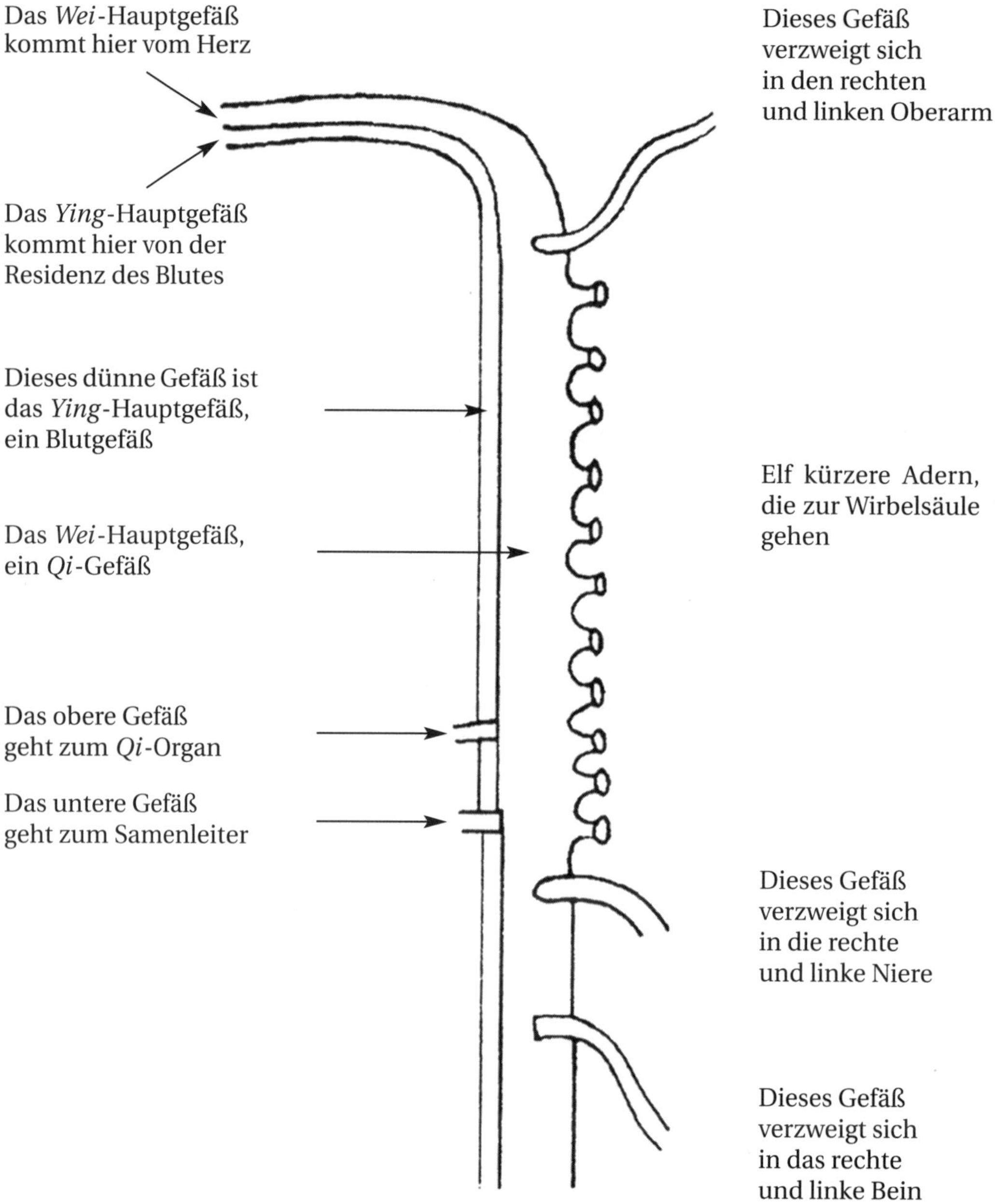

Früher hieß es, die Meridiane und *Luo*-Gefäße (*Jing Luo*) seien mit den Blutgefäßen identisch und jedes Organ habe nach außen hin zwei Blutgefäße, nur die Blase habe deren vier. Ich habe jedoch selbst Hunderte von Organen gesehen, die alle keine nach außen führenden Blutgefäße hatten, daher mache ich diese schriftliche und bildliche Aufzeichnung.

Aufzeichnungen über Epiglottis, linkes und rechtes *Qi*-Tor, *Wei*-Hauptgefäß, Hauptkonstruktionsgefäß, Residenz des *Qi* und Residenz des Blutes

Um das Wesen der Organe zu erkennen, sollte man sich zuerst klar sein über den Ein- und Austritt der Luft[68] und den Speisen und Getränke aufnehmenden Verdauungstrakt. Im Altertum hieß es, der Raum unterhalb der Zungenwurzel heiße Luftröhren-Rachen (*Hou*). Der Rachen liegt unten, wo auch die Luft ein- und austritt, nämlich am Beginn der Luftröhre. Noch weiter hinten im Hals liegt der Speiseröhren-Rachen (*Yan*). In diesem findet das Schlucken statt. Die geschluckten Speisen und Getränke gelangen in den Magen, nämlich durch den Mageneingang.

Man sagt also, der Speiseröhren-Rachen (*Yan*) nimmt Speise auf und der Luftröhren-Rachen (*Hou*) nimmt Luft auf. Dies ist eine unumstößliche Tatsache. Viertausend Jahre lang, seit dem *Klassiker des Gelben Kaisers* („*Huang Di Nei Jing*“) bis zum heutigen Tage hat niemand die Fehler erkannt und korrigiert.

Daß die geschluckten Speisen und Getränke in den Magen gelangen war jedermann bekannt, nur über die genaue Ein- und Austrittspforte der Luft im Rachen bestand noch immer Unklarheit.

Was unbekannt war, ist die Tatsache, daß die beiden großflächigen Seiten der Lunge zum Rücken hin zeigen, die kleine Seite unten zeigt zur Brust hin. Die Luftröhre verzweigt sich zunächst in jede der beiden Lungenblätter und dort wiederum verzweigt sie sich in je neun kleine Verästelungen, die sich auch wiederum alle in unzählige noch kleinere Abzweigungen gabeln. Am Ende dieser Ästchen sind auch absolut keine Löcher. Die gesamte Form ähnelt also dem Qilin-Gemüse (Eucheuma muricatum). Auch die äußere Haut der Lunge hat keine Löcher oder Höhlungen und alles was, in ihr enthalten ist, ist ein leichter, weißlicher Schaum, keinerlei Verbindungsgänge (zum Bauchraum). Auch gibt es die 24 Löcher, in welchen sich das *Qi* bewegen soll, nicht.

Die verehrten Meister des Altertums erklärten die Lunge sei nach dem Einatmen voll und nach dem Ausatmen leer. Dieses und alles Ähnliche dieser Art ist aber falsch, das muß man nicht noch ausführlich erklären.

Wenn ein Mensch einatmet, dann dehnt sich sein Bauchraum voller und größer aus und nicht die Lunge. Atmet er hingegen aus, so wird sein Bauchraum wieder kleiner und leer, aber nicht die Lunge selbst. Die exhalierte Luft, die inhalierte Luft, das Ausspucken von Schleim oder Sekret und der Speichelfluß werden alle nicht durch die Lunge beeinflußt.

Hinter der Luftröhre, vor der Speiseröhre, in zwei Höhlungen links und rechts liegen die zwei *Qi*-Gefäße (Aorta Carotis communis), die etwa den gleichen Durchmesser wie Eßstäbchen haben. Ihr oberes Ende ist unterhalb des Kehldeckels, das linke heißt linkes *Qi*-Tor, das rechte heißt rechtes *Qi*-Tor. Schleim, Sekret, Spucke und Speichel kommen durch die *Qi*-Röhren heraus.[69]

Im Altertum wurde fälschlich angenommen, daß Husten, Kurzatmigkeit, Asthma usw. alles Lungenerkrankungen sind, da man beobachtete, daß sie alle den Brustraum betreffen.

Der Grund lag darin, daß man bei äußeren Infekten erfolgreich diaphoretische und dispensierende Mittel gab; bei trockenem Schleim gab man mit Erfolg erfrischende und kühlende Arzneien; bei akkumulierter Hitze gab man purgative Arzneien zur Gesundung; bei *Qi*-Leere gab man erfolgreich die Mitte tonisierende Arzneien; bei Zusammenbruch des *Yin* wurden das *Yin* nährende Arzneien gegeben und es half; und bei Blutstase gab man Stase zerstreuende Arzneien und auch das wirkte, was Anlaß zu größter Zufriedenheit mit sich selbst gab. So also etablierte man die eigene Theorie und schrieb in Büchern: Dies sind zweifellos Krankheiten der Lunge.

Doch in Wirklichkeit wußte niemand, daß linkes und rechtes *Qi*-Gefäß beidseitig der Luftröhre nach unten verlaufen und sich vor der Gabelung der Luftröhre vereinigen, ähnlich den Gabeln eines Baumes, die sich am Stamm treffen. Die Dicke der *Qi*-Gefäße entspricht etwa der von Eßstäbchen. Nach der Vereinigung geht das *Qi*-Gefäß nach unten ins Herz hinein und kommt, eine Drehung machend an der linken Seite des Herzens wieder heraus, etwa so dick wie ein Schreibpinsel, von wo aus es nach links hinten geht und dann links an der Luftröhre vorbei nach hinten zur Wirbelsäule und von dort nach unten bis zum Steißbein. Dieser Abschnitt heißt *Wei*-Hauptgefäß, auch allgemein Hüftader genannt.

Unterhalb der Hüfte teilt sie sich in zwei Gefäße, so dick wie Eßstäbchen. Das obere Gefäß geht zum *Qi*-Organ, allgemein auch Hahnenkammfett genannt, weil es wie ein umgekehrter Hahnenkamm aussieht.

Das *Qi*-Organ umhüllt den Dünndarm, der quer vor dem *Qi*-Organ verläuft.

Außerhalb des Dünndarms, aber innerhalb des *Qi*-Organs, ist der Ort, wo das *Yuan-Qi* gespeichert wird. Das *Yuan-Qi* ist das physiologische Feuer, des Körpers Feuer, das ist eben das *Yuan-Qi*[70], dieses Feuer ist also die (Energie-) Quelle des menschlichen Lebens.

Das Gegessene gelangt vom Magen in den Dünndarm und wird dort mittels des *Yuan-Qi* erhitzt und umgewandelt. Ist genug *Yuan-Qi* vorhanden, so wird leicht verdaut; fehlt es an *Yuan-Qi*, dann ist die Verdauung schwieriger. Soviel also zu dem nach oben zum Bauch abzweigenden Gefäß.

Die nach unten verlaufende Abzweigung geht wahrscheinlich bei Männern zum Samenkanal und bei Frauen zur Gebärmutter. Es ist ein einzelner Strang, den ich noch nicht aufs Genaueste examinieren konnte. Aus diesem Grunde bestehen noch Zweifel, die nach mir kommende Mediziner, wenn sie Gelegenheit zur Beobachtung haben, korrigierend ergänzen sollten.

Auch hinter dem Herzen gabelt sich das *Wei*-Hauptgefäß in zwei bleistiftdicke Gefäße, die zu den Schultern hin verlaufen. Ferner gibt es eine Gabelung in Hüfthöhe, die zwei Gefäße zu den Nieren hin schickt und eine Gabelung unterhalb der Hüfte, die zwei Gefäße in die Oberschenkel schickt.

Oberhalb der Hüfte, genau in der Mitte vor der Wirbelsäule, gibt es elf kurze Gefäße, die mit der Wirbelsäule verbunden sind und alle dem Transport des *Qi* und der Körperflüssigkeiten dienen.

Bei ausreichender Menge an *Qi* und stark loderndem Feuer werden die Flüssigkeiten stark eingedickt und diese dicke Flüssigkeit nennt man Schleim (*Tan*). Ist dagegen das *Qi* leer und das Feuer schwach, dann kann es die Flüssigkeiten (*Jin-Ye*) nicht stark erhitzen, es entsteht eine dünnere Flüssigkeit, die man dünnflüssigen Mukus (*Yin*[71]) nennt.

Wenn sich nun also Schleim oder dünnflüssiger Mukus im *Qi*-Gefäß befindet, dann wird er von dem im Gefäß befindlichen *Qi* nach oben getrieben und zwar am Herzen vorbei, um schließlich aus dem vor der Luftröhre verlaufenden *Qi*-Gefäß durch die beiden *Qi*-Tore ausgetrieben zu werden.

Schleim und dünner Mukus sind alle in den *Qi*-Gefäßen vorhanden. Früher hieß es fälschlich, sie seien in der Lunge befindliche Substanzen, da man nichts über die beiden vor der Luftröhre verlaufenden *Qi*-Gefäße wußte und nur bekannt war, daß Schleim, dünnflüssiger Mukus, Sekrete und Speichel aus der Brustmitte kamen. Daß man sie daher als aus der Lunge kommende Substanzen bezeichnete, lag einzig daran, daß man die inneren Organe nicht selbst in Augenschein genommen hatte.

Daß die Hände zu greifen und die Füße zu gehen vermögen, daß der Kopf sich zu drehen und der Körper sich zu wenden vermag, all das Bewegen, Abgeben und Aufnehmen des Körpers, beruht einzig auf diesem *Qi*.

Wenn der Mensch das *Qi* einatmet, wird das *Qi*-Organ gefüllt und der Bauch vergrößert sich; atmet man das *Qi* aus, so wird das *Qi*-Gefäß leer und durch seine Leere wird auch der Bauch wieder klein.

Das *Wei*-Hauptgefäß ist ein Organ zur Bewegung des *Qi*, es enthält also kein Blut. Gelangt aber Blut in das *Qi*-Organ, dann wird es mit dem *Qi* zusammen ausgetrieben: Es geht nach oben als Hämatemesis oder Epistaxis oder nach unten als Hämaturie oder blutiger Stuhl.

Vor dem *Wei*-Hauptgefäß verläuft parallel zu ihm ein Gefäß, etwa so dick wie Eßstäbchen, das *Ying*-Hauptgefäß genannt wird und ein Blutgefäß ist. Es ist angefüllt mit Blut und genau so lang wie das *Wei*-Hauptgefäß. Das in ihm befindliche Blut kommt aus der Residenz des Blutes, welches eine Membran im unteren Brustraum ist, so dünn wie Papier, jedoch sehr stabil.

Es schmiegt sich nach vorne hin an die Wölbung der Herzspitze, erstreckt sich zu den Seiten hin von den Rippenbögen aus wie eine Klippe zur Hüfte hin, ist also vorne weiter oben und hinten weiter unten. Der untere Teil nach hinten ist wie ein Teich gewölbt, so daß darin das Blut gespeichert werden kann, welches aus der Essenz der Flüssigkeiten entsteht. Dieser Raum wird daher Residenz des Blutes genannt.

Genaueres über Essenz und Flüssigkeiten schaue man bitte unter „Tor der Flüssigkeit" (im nächsten Abschnitt) nach. Der zuvor erwähnte Kehldeckel ist eine helle Platte unterhalb der Zungenwurzel und dient zum Schließen der beiden *Qi*-Tore links und rechts sowie des unteren Rachenraumes.

Über das Tor der Flüssigkeit, die Flüssigkeitsgänge, den Speisedeckel, die Bauchspeicheldrüse, die zarten Gefäße und das Wassergefäß

Unterhalb des Rachens ist das Gastrum, das bei Vögeln Kropf, bei Vierbeinern Lab- oder Blättermagen und beim Menschen schlicht Magen heißt. Auf den klassischen Abbildungen ist oben der Mageneingang, Einspritz-Tor (*Pen Men*) genannt und unten der Magenausgang, genannt „Tiefes Tor" (*You Men*). Es wurden nur diese beiden Tore genannt, in Unwissenheit, daß der Magen noch einen dritten Zugang besitzt. Der Magen wurde als länglicher, von oben nach unten verlaufender Schlauch dargestellt, in Unwissenheit, daß er horizontal verläuft.

Doch liegt er nicht nur quer, sondern verläuft querliegend längs zur breiten Körperseite. Der obere Eingang, das Einspritz-Tor, ist zur Wirbelsäule hin geneigt und der Fundus des Magens liegt zum Bauch hin nach unten. Das Tiefe Tor des Magenausgangs zeigt wieder nach oben und nach rechts hinten an der Flanke zur Wirbelsäule hin.

Im Tiefen Tor weiter hinten, etwa einige Zoll entfernt, ist ein dritter Zugang, das ich Tor der Flüssigkeit nenne. An diesem Tor endet ein Gang, den ich Flüssigkeitsgang (Ductus Pancreaticus major) nenne. Dies ist der Weg, durch den die Quintessenz der Flüssigkeiten den Magen verlassen. Der Flüssigkeitsgang ist anatomisch nur äußerst schwer zu erkennen, da sich oberhalb von ihm der Speisedeckel des Hauptverbindungsstückes befindet. Der gemeine Name des Hauptverbindungsstückes lautet Bauchspeicheldrüse. Sie liegt längsverlaufend rechts vom Einspritz-Tor und links vom Tiefen Tor, genau oberhalb des Flüssigkeits-Tores.

Unterhalb des Hauptverbindungsstückes ist das *Qi*-Organ (Residenz des *Qi*, Mesenterium) vorne mit dem Dünndarm verbunden und hinten mit dem Dickdarm.

Oberhalb des Magens ist es mit der Leber verbunden, die wiederum mit der Wirbelsäule Verbindung hat, jedoch unterhalb des Zwerchfells.

Die Röhre der Bauchspeicheldrüse ist also mit Magen, Leber, Dickdarm und Dünndarm verbunden. Wenn Speisen und Getränke in den Magen gelangen, so verbleibt die feste Speise zunächst im Magen. Die Essenz der wäßrigen Flüssigkeiten hingegen läuft erst durch das Flüssigkeitstor hinaus in die Flüssigkeitsgänge. Von den Flüssigkeitsgängen aus, einige Zoll weiter, ist eine dreifache Abzweigung (wahrscheinlich Ductus cysticus und Ductus hepaticus sinister und dexter).

Die verfeinerten klaren Flüssigkeiten gehen von hier aus in die Residenz des Marks und werden dort zu Mark umgewandelt. Die verfeinerten trüben Flüssigkeiten gehen, wenn der Mensch horizontal liegt, von hier aus durch die obere Abzweigung in die Residenz des Blutes, wo sie in Blut umgewandelt werden.

Die wäßrigen Flüssigkeiten gehen durch die untere Gabelung, die hinter der Mitte der Leber liegt, in die Milz.

In der Mitte der Milz gibt es einen Gang, der sehr fein und regelmäßig verläuft und daher *zartes Gefäß* genannt wird. Die wäßrigen Flüssigkeiten laufen von diesem Gang aus in zwei Richtungen und gehen in das Wassergefäß (größere Lymphgefäße) ein und aus. Hinter dem Wassergefäß ist das Gewebe netzförmig und wird daher Netzfettgewebe genannt. Die wäßrigen Flüssigkeiten werden im Wassergefäß gefiltert und gelangen von dort aus in die Blase, wo sie in Urin verwandelt werden. Dieses Gewebe hinter dem Wassergefäß ist von allen am schwierigsten zu erkennen.

Ich selbst habe 1798 die Organe sehen können, im Wassergefäß gibt es viele kleine, mit klarer Flüssigkeit gefüllte Blasen (Lymphfollikel) aber auch welche ohne Flüssigkeit. Ihre Funktion war mir nicht ganz klar.

Bei späterer Diagnose von Krankheiten, habe ich die Körper von – nach langer Krankheit Gestorbener – inspizieren können, die teils kurz zuvor noch viel getrunken hatten, teils nur wenig und manche auch überhaupt nicht. Aber es war noch immer Wasser in deren Bauch zu finden.

Ich verglich dies mit dem zuvor im Abschnitt über das Wassergefäß Beschriebenen und konnte daher noch immer keine sichere Feststellung darüber machen. Danach machte ich eine vergleichende Studie mit Tierexperimenten: Ich nahm eine Obduktion direkt nach dem Füttern vor und fand das Netzfettgewebe voller Flüssigkeit, das der 3–4 Tage nicht gefütterten Tiere hingegen war ohne Flüssigkeit. Daraus konnte ich zweifellos schließen, daß das Wassergefäß zur Verteilung des Wassers (d. h. Lymphe) im Körper bestimmt ist.

Zuvor habe ich erwähnt, wenn Speisen und Getränke in den Magen gelangen, erstere dort verbleiben, während die klaren Flüssigkeiten durch das Flüssigkeits-Tor ausfließen. Das Flüssigkeits-Tor ist nun etwa so groß wie der Durchmesser eines Eßstäbchens, wie kommt es also, daß, wenn die klare Flüssigkeit hindurchgeht, nicht gleichzeitig feiner Nahrungsbrei hineingelangt?

Obwohl das Flüssigkeits-Tor etwa so breit ist wie der Durchmesser eines Eßstäbchens, so ist doch das Magengewebe an dieser Stelle sehr dick; seine Wände liegen dicht gepreßt aneinander, so daß nur die Flüssigkeit, aber keine Speise hindurchgelangen kann. Außerdem ist im Magen etwa einige Millimeter links vom Flüssigkeits-Tor eine beerenförmige Erhebung, die Speisedeckel (*Zhe Shi*) heißt. Sie hält die festen Speisen zurück und läßt nur dünnflüssige Substanzen völlig hindurchgehen, so daß die festen Speisen im Magen zurückbleiben, wo sie langsam verdaut werden und dann allmählich an den Dünndarm abgegeben werden, wo sie sich dann in Exkremente verwandeln.

Wie aber verwandelt sich Speise im Dünndarm in Exkremente? Außerhalb des Dünndarmes ist das *Qi*-Organ (Mesenterium), dessen *Qi* den ganzen Dünndarm umgibt. Außerhalb des Dünndarms, aber innerhalb des *Qi*-Organs wird das *Yuan-Qi* (*Qi* des Ursprungs) gespeichert, welches die Speisen umzuwandeln vermag. Man sollte dies mit dem zuvor über das *Qi*-Organ Gesagte vergleichen.

Nach der Umwandlung gelangen die Exkremente in den Dickdarm, wo sie durch den Anus ausgeschieden werden.

Der vorausgegangene Abschnitt handelt hauptsächlich davon, wie die Essenz der Flüssigkeit vom Magen aus durch das Flüssigkeits-Tor gelangt und zur Produktion von Essenz (*Jing*)und Blut beiträgt; wie wasserhaltige Flüssigkeit von den zarten Gefäßen ins Wassergefäß gelangt und von dort in die Blase, wo es zu Urin wird, sowie davon, wie Speisen vom Magen in den Dünndarm gelangen und dann mittels des *Yuan-Qi* in Exkremente umgewandelt werden.

Über das Gehirn und Rückenmark

Bewußtsein und Erinnerungsvermögen sind nicht im Herz, sondern im Gehirn verankert, das muß man eigentlich nicht erst sagen. Doch obwohl man es sagen kann, so ist es doch schwer zu beweisen. Wenn man es aber nicht erwähnen würde, so könnte es passieren, daß die Ursache vieler Krankheiten nicht bekannt werden würde. In Anbetracht dessen also kann man darüber nicht schweigen.

Egal, ob die medizinischen Bücher schreiben, daß das Bewußtsein zum Herz gehört, oder auch die Konfuzianer, wenn sie über die Moral sprechen; sie schreiben ebenfalls Persönlichkeit und Verhaltensweise dem Herzen zu. Der Grund liegt darin, daß die Menschen früher nicht wußten, daß das Herz im Brustraum liegt und welche Funktionen es hat. Sie kannten nicht die beiden *Qi*-Gefäße, die rechts und links im Hals verwurzelt sind (Karottisarterien), dann vor der Luftröhre entlang verlaufen, sich dann vereinigen und ins Herz gehen.

Das vom Herz nach links austretende, an der Lunge vorbeilaufende Gefäß, welches mit der Wirbelsäule verbunden ist, wird *Wei*-Hauptgefäß (Aorta) genannt. Nach vorne hin ist es mit der Residenz des *Qi* (Mesenterium) und den Samenkanälen verbunden, nach hinten hat es Verbindung mit der Wirbelsäule, nach oben hin mit den Armen, in der Mitte mit den Nieren und nach unten hin mit den Beinen.

Dieses Gefäß enthält das *Yuan-Qi* und die Körperflüssigkeiten (*Jin-Ye*). Der Ein- und Austritt des *Qi* geht durch das Herz und da das Herz eine Pforte für *Qi* ist, wo soll da noch ein Bewußtsein entstehen oder Erinnerung gespeichert werden?

Bewußtsein und Erinnerung liegen im Gehirn. Speisen und Getränke lassen Blut und *Qi* entstehen, die Muskeln und das Fleisch wachsen und die Essenz der klaren Flüssigkeiten wird in Mark verwandelt, welches von der Wirbelsäule aus nach oben ins Gehirn geht und dort Hirnmark (Medulla oblongata) genannt wird.

Das Gehirn und Hirnstamm beherbergende Gebiet heißt „Meer des Marks". Der Knochen oberhalb desselben heißt „Dach der Seele". Die beiden Ohren sind ebenfalls mit dem Gehirn verbunden. Alle Geräusche die man hört, gehen ebenfalls ins Gehirn.

Wenn das *Qi* des Gehirns in Leere ist, dann entsteht daraus eine Gehirnschrumpfung.

Wenn die Verbindung zwischen dem *Qi* des Gehirns und dem der Ohren behindert ist, dann entsteht Schwerhörigkeit.

Die Augen entwickeln sich ebenfalls aus der Gehirnsubstanz und sind durch (Nerven-) Stränge mit dem Gehirn verbunden, d. h. alles was gesehen wird geht in das Gehirn hinein. Wenn die Gehirnflüssigkeit nach unten in die Augäpfel fließt, verfärbt sich die Pupille weißlich, man nennt das „Gehirnfluß in die Augen".

Die Nase ist auch mit dem Gehirn verbunden, daher gehen auch alle wohlriechenden und stinkenden Gerüche ins Gehirn hinein. Wenn das Gehirn pathogene Wind-Hitze-Faktoren empfängt, so läßt es trübe, unangenehm riechende Flüssigkeit durch die Nase austreten, was „Gehirnsickern" (*Bi-Yuan*) genannt wird.

Schaut man sich Neugeborene an, so ist deren Gehirn noch nicht völlig ausgewachsen, die Fontanellen sind noch weich, die Augen bewegen sich nicht willkürlich, die Ohren können noch nicht klar hören, die Nase kann noch nicht genau riechen und die Zunge nicht artikulieren. Nach einem Jahr ist das Gehirn allmählich gewachsen, die Fontanellen werden nach und nach geschlossen, die Ohren wissen zu hören und die Augen bewegen sich gewandt; die Nase kennt schon ein wenig den Unterschied zwischen Wohlgeruch und Gestank, und die Zunge kann schon ein, zwei Wörter sprechen.

Mit drei, vier Jahren sind Gehirn und Mark allmählich vollständig, die Fontanellen sind vollständig geschlossen, die Ohren können hören, die Augen bewußt sehen, die Nase kann zwischen Wohlgeruch und Gestank unterscheiden und das Kind kann ganze Sätze bilden und sprechen.

Daher liegt der Grund an der fehlenden Erinnerung bei Kleinkindern darin, daß das Gehirn noch nicht völlig ausgebildet ist, wohingegen Erinnerungsstörungen im hohen Alter daran liegen, daß Gehirn und Mark weniger werden.

Li Shi-Zhen sagt dazu: „Das Gehirn ist die Residenz der ursprünglichen Seele (*Yuan Shen*)."

Und Jin Zheng-Xi erklärt: „Das Erinnerungsvermögen des Menschen liegt gänzlich im Gehirn."

Schließlich sagt Wang Ren-An: „Wenn einer sich an eine vergangene Angelegenheit erinnern will, so muß er die Augen schließen oder nach oben starren, um nachzudenken. Wenn das Gehirn und Mark nur für kurze Zeit kein *Qi* bekommen, auch wenn das Gehirn kein Bewußtsein hat, so stirbt es, egal ob der Zeitraum kurz oder lang ist."

Man observiere einmal die Epilepsie, allgemein auch Lammblöken-Wind genannt: Dies passiert genau, wenn das *Yuan-Qi* für kurze Zeit nicht ins Gehirn gelangen kann. Während des Anfalles ist es geradezu, als ob der Mensch lebe, aber sein Gehirn sterbe. Der Mensch lebt, da er in der Brust Luft[72] hat und atmen kann, seine Glieder zucken im Krampf; das Gehirn scheint zu sterben, weil es ohne Luft ist, die Ohren taub sind und die Augen nach oben weggetreten sind wie bei Toten.

Es wird zuerst ein Schrei ausgestoßen, dann erst tritt der Gliederkrampf ein, weil zuerst das Gehirn keine Luft mehr hat und so die Luft im Brustraum unkontrolliert ein- und ausgeatmet wird, um schließlich explosionsartig ausgestoßen zu werden.

Dann direkt während des Krampfes entsteht in der Brust ein blubberndes Geräusch durch Flüssigkeit in den *Qi*-Gefäßen, das von der Abwesenheit von Luft im Bewußtsein des Gehirns herrührt. Daher wird die Flüssigkeit erbrochen und verschluckt und strömt in die *Qi*-Gefäße, was das Geräusch hervorruft.

Nach dem Anfall besteht Kopfschmerz und ein ohnmachtsähnlicher Schlafzustand, da das *Qi*, obwohl es wieder ins Gehirn strömt, noch nicht genügend vorhanden ist.

Sowohl kleine Kinder, die nach langer Krankheit unter *Qi*-Leere bedingten Konvulsionen leiden, als auch plötzliche Ohnmachten bei Erwachsenen sind durch *Qi*-Leere (hier: Luftmangel) im Gehirn verursacht. Die Patienten können sich danach nicht erinnern.

Betrachtet man all das im Zusammenhang, wie könnte dann noch Zweifel daran bestehen, daß das Bewußtsein im Gehirn sitzt?

Über *Qi*-Gefäße und Blutgefäße

Ich gebe hier aufrichtig Bericht über die Form der Gefäße. Der Himmel möge mich bestrafen, falls ich hier absichtlich falsche Aussagen mache, um als Übermensch zu gelten und mein Gewissen würde nimmer ruhen.

Die Residenz des *Qi* speichert *Qi* und die Residenz des Blutes speichert Blut. Das *Wei*-Hauptgefäß schickt von der Residenz des *Qi* aus das *Qi* in den ganzen Körper. Daher der Name *Wei*-Hauptgefäß.

Das *Ying*[73]-Hauptgefäß schickt von der Residenz des Blutes aus das Blut in den ganzen Körper. Daher der Name *Ying*-Hauptgefäß.

Das *Wei*-Hauptgefäß ist dick und groß und läuft vor der Wirbelsäule entlang, mit der es auch verbunden ist. Außerdem verzweigt es sich noch zum Kopf und den Gliedern hin und reicht bis in die Muskeln und Knochen also in alle *Qi*-Gefäße des Körpers.

Das *Ying*-Hauptgefäß ist dünn und fein. Es läuft vor dem *Wei*-Hauptgefäß entlang und ist auch mit diesem verbunden. Es verzweigt sich in den Kopf und die vier Glieder und auch in Fleisch und Haut, verbindet also alle Blutgefäße des Körpers.

Das *Qi* weilt in der Residenz des *Qi*,wo es ein- und austritt. Was es dort ein- und austreten läßt ist das Atmen. Das Sehen der Augen, das Hören der Ohren, das Drehen des Kopfes und Bewegen des Körpers, die Hände greifen und die Füße gehen, das ist alles nur durch die Bewegung des *Qi* möglich.

Das Blut weilt in der Residenz des Blutes, von wo aus es in das *Ying*-Hauptgefäß fließt und von dort fließt es in alle anderen Gefäße des Körpers und dringt auch außerhalb der Blutgefäße in Muskeln und Fleisch.

Die *Qi*-Gefäße gehen auch in Sehnen und Knochen sowie in die inneren Organe, was aber nicht leicht zu sehen ist. Die Blutgefäße gehen auch in Haut und Muskeln, was von außen leicht zu erkennen ist. Da sich das *Qi* in den *Qi*-Gefäßen bewegt, bewegen sich auch die *Qi*-Gefäße, die Blutgefäße hingegen sind mit Blut gefüllt, so daß sie sich nicht bewegen können.[74]

All die „pulsierenden" Gefäße an Kopf, Gesicht und Gliedmaßen sind also *Qi*-Gefäße, keine Blutgefäße. So ist beispielsweise am Ende der Augenbrauen eine nach innen gewölbte Stelle, die allgemein *Tai Yang*[75] genannt wird, das Fleisch ist dort dünn und die Haut liegt über dem Knochen an. Wenn man dort tastet, spürt man ein Pulsieren, das von einem zu Kopf und Gesicht führenden *Qi*-Gefäß herrührt.

Wenn man am Fußrücken am Raum zwischen dem großen und dem zweiten Zeh, wo die Haut dünn ist und direkt auf dem Knochen liegt, fühlt, so kann man ein Pulsieren spüren. Dies ist das die beiden Füße durchdringende *Qi*-Gefäß.

An der Querfalte des Handgelenks, auf dem Prozessus styloideus radii, wo wenig Fleisch ist und die Haut auf dem Knochen liegt, fühlt man beim Tasten ein Pulsieren. Dies kommt von dem *Qi*-Gefäß, welches in die beiden Hände geht.[76]

Diese Gefäße sind mal dick, mal dünn, mal gerade oder mal gewunden, bei jedem Menschen ist die Konstitution verschieden.

Am Unterarm, wo das Fleisch dick ist, sind die nach außen hervorragenden *Qi*-Gefäße nur kurz, hingegen sind zwischen Ellbogen und Handgelenk, wo das Fleisch dünn ist, die nach außen hervorragenden *Qi*-Gefäße lang.

Wenn also eine von außen kommende Infektion den Wind in die *Qi*-Gefäße dringen läßt, so schwellen sie an. Wenn man sie tastet, so spürt man die Spannung.

Wenn Kälte in die *Qi*-Gefäße dringt, dann ziehen sich die Flüssigkeiten darin zusammen, was das *Qi* beim Durchfließen behindert. Fühlt man diesen Puls, so muß er demnach langsam sein.

Wenn Feuer in die *Qi*-Gefäße gelangt, so erhitzt es das *Qi*. Wenn man dann fühlt, so muß das Pulsieren stark beschleunigt sein.

Ist der Mensch kräftig und sein *Qi* im Überfluß, so ist auch viel *Qi* in den *Qi*-Gefäßen. Demnach muß es üppig und kraftvoll pulsieren, ist er aber schwach und sein *Zheng-Qi* defizient, so befindet sich wenig *Qi* in seinen Gefäßen. Beim Tasten fühlt es sich also schwach und kraftlos an.

Bei einem Patienten mit langer Krankheit ohne Regeneration ist das *Yuan-Qi* verringert, das *Qi* gelangt also noch in Kopf und Hände, reicht aber nicht mehr hinab, so daß man es am Fuß nicht mehr fühlt. Wenn man die *Qi*-Gefäße an den Händen fühlt, so scheint es mal als ob ein Pulsieren vorhanden wäre und mal nicht, oder das Pulsieren ist schmal und dünn wie Seide, oder man fühlt unter den Fingern ein ganz schwache Bewegung, oder keine Bewegung und dann ein plötzliches Pulsieren; das sind alles Zeichen für ein zusammenbrechendes *Qi*.

In diesem Abschnitt habe ich über die *Qi*-Gefäße des Menschen gesprochen, die bei jedem verschieden sein können, d. h. dicker oder dünner, gerade oder gewunden. Ihre Länge hängt mit davon ab, ob das Fleisch am Handgelenk viel oder wenig ist.

Durch Fühlen ihrer Größe bestimmt man Fülle und Leere. Durch Fühlen, ob es schnell oder langsam pulsiert, bestimmt man Kälte- oder Hitze (Feuer)Syndrome.

Was ich zuvor deutlich beschrieben habe, sind natürlich die Aderpulse der Pulsdiagnose. Ich habe sie aber nicht Aderpulse genannt, weil man früher nichts wußte von rechtem und linkem *Qi*-Tor, Residenz des Blutes, Residenz des *Qi*, *Wei*-Hauptgefäß, *Ying*-Hauptgefäß, Flüssigkeits-Tor, Flüssigkeitsgefäßen, *Zhe Shi* (Speisedeckel), *Zong Ti* (Bauchspeicheldrüse), dem zarten Gang, Wasser-Gang, d. h. also welche Struktur die Körperhöhle hatte und wozu alles darin gut war. Beim Theoretisieren über die Organe und Gefäße war noch keine genaue Bestimmung gemacht worden, was diese überhaupt sind. Auch bei den Meridianen und dem Dreifachen Erwärmer wurde nicht erst genau definiert, was diese eigentlich darstellen. Sie konnten absolut nicht erklären, daß die Meridiane und *Luo*-Gefäße in Wirklichkeit *Qi*- und Blut-Gefäße sind.

Wenn man also über die Pulstheorie theoretisiert, so muß man zuerst über die Adern als Residenz des Blutes sprechen, die in der gesamten Struktur des Körpers verlaufen. Es hieß also früher, daß die *„Mai"* (Pulse) Blutgefäße sind, in denen *Qi* und Blut ständig zirkulieren. Doch geht man von einer Zirkulation des Blutes aus, so muß es ja vom einen zum anderen Ort gelangen, es muß also zunächst zu einem leeren Ort hinströmen, an welchem das Blut abwesend ist, was ja zu (pathogener) Blutleere führen würde, ist andererseits aber kein leerer Platz vorhanden, wo soll dann das Blut hinströmen?

Man wußte früher absolut nicht, daß die Pulsadern *Qi*-Gefäße sind, schrieb aber über mannigfaltige Pulsunterschiede und obwohl soviel geschrieben wurde, war der Ort des Pulses bei jedem Menschen individuell und nicht vergleichbar.

Man stellte eine Theorie mit 27 verschiedenen Pulsen auf, die ich auch nicht völlig in Frage stellen möchte oder behaupten, daß die Klassiker in dieser Hinsicht falsch sind, ich fürchte nur, daß die Nachwelt den Zusammenhang zwischen den Syndromen und den Pulsen nicht versteht, denn es ist zwar einfach mittels des Pulses eine fauste oder infauste Prognose zu stellen, doch eine Krankheit zu diagnostizieren ist dagegen schwer.

Um eine Krankheit richtig zu erkennen, muß man sich zuerst über *Qi* und Blut im Klaren sein. Egal, ob es äußere Pathogene sind oder innere Schäden: Am Anfang jeder Erkrankung, wenn noch keine Organe geschädigt sind, Sehnen und Knochen noch unverletzt sind, Haut und Fleisch noch unbeschädigt sind, dann sind *Qi* und Blut die ersten, die Schaden nehmen.

Qi kann in Fülle oder Leere sein; wenn es in Fülle ist, dann ist das pathogene *Qi* zusätzlich zum eigenen *Qi* im Überfluß vorhanden, ist es dagegen in Leere, dann fehlt es an körpereigenem *Qi*. An *Qi*-Leere-Syndromen gibt es 40 verschiedene Arten im Bereich Hemiplegie und 20 verschiedene Arten im Zusammenhang mit Konvulsionen bei Kindern, die man miteinander vergleichen sollte.

Blut kann leer oder gestaut sein: Bei Blutleere muß ein Grund für die Leere zu finden sein, mal durch Hämatemesis, mal durch Epistaxis, mal durch Blut in Urin oder Stuhl oder auch durch Verletzungen entstandener Blutverlust. Ebenso möglich durch Metrorrhagien und übermäßige Lochien.

Bei Blutstase kann das Syndrom diagnostisch festgestellt werden. Weiter hinten im Buch finden sich 50 verschiedene Blutstasesyndrome zur Referenz.[77] Einzig die Blutstase des Blutes im Brustraum (Residenz des Blutes) ist sehr schwer zu differenzieren. Fieber in der zweiten Tageshälfte, das in der ersten Nachthälfte noch weiter steigt, dann in der zweiten Nachthälfte wieder fällt und schließlich in der ersten Tageshälfte verschwindet; dies indiziert Blutstase in der Residenz des Blutes.

Ist die Blutstase hingegen nur leicht, so findet man keine vier verschiedenen Abschnitte, sondern das Fieber ist nur etwa vier Stunden vor und nach dem Sonnenuntergang vorhanden. In noch leichteren Fällen sind es nur etwa zwei Stunden. Diese Art von Fieber wird auch subjektiv als Hitzegefühl empfunden.

Wenn hingegen nach dem Mittag ein Frösteln empfunden wird und das Fieber nur kurze Zeit auftritt, dann deutet dies auf ein *Qi*-Leere-Syndrom hin, bei dem Ginseng und Astragalus gegeben werden.

Ist dagegen der Körper bei Sonnenaufgang nicht heiß und das Fieber ist für eine Weile verschwunden, indiziert dieses *Yang*-Erschöpfungssyndrom die Verschreibung von Ginseng und Aconitum Dekokt (*Shen Fu Tang*).

Diese Syndrome dürfen nicht miteinander verwechselt werden.

Über die Blutleere des Herzens

Ich habe einen Freund namens Yu You-Xue, genannt Lang Zhai, aus Tong Zhou, der sich recht gut mit Medizin auskennt. Im Jahre 1830 im zehnten Monat kam er in mein Haus um sich zu verabschieden, da er nach Shan Dong mußte, um dort etwas zu erledigen.

Wir plauderten auch über die klassischen Theorien hinsichtlich der Herkunft des Blutes; daß es mal heißt, es werde im Herzen gebildet, während die Milz es in den Adern halte und mal heißt es, es werde in der Milz gebildet und das Herz sei für sein Verbleiben in den Adern verantwortlich. Wem soll man nun glauben?

Ich sagte ihm dazu folgendes: Keiner von beiden Theorien. Das Blut ist eine Essenz, die im Brustraum (Residenz des Blutes) gebildet wird, während das Herz ein Organ ist, in dem das *Qi* hinein- und hinausgeht. Es enthält kein Blut.

Lang Zhai sagte darauf: „Was mein alter Freund sagt, kann nicht ganz stimmen, da alle Tiere im Herzen Blut haben, wie könnte es sein, das nur der Mensch im Herzen kein Blut hat?"

Ich sagte daraufhin: „Woher weißt du denn, daß alle Tiere Blut im Herzen haben?"

Er sagte: „Unter den klassischen Rezepturen gibt es die *Sui Xin Dan* (Euphorbia Herz Pille), welche manisch-depressive Psychosen kuriert. Sie enthält Euphorbia Kansui Pulver, das mit dem Blut aus einem Schweineherz zur Pille verarbeitet wird. Ist das nicht ein Beweis, daß das Herz Blut enthält?"

Darauf antwortete ich: „Das ist ein Fehler der Klassiker. Das Blut kommt nicht aus dem Herz, sondern es läuft nach dem Aufschneiden durch das Messer dort hinein. Schaut man ein intaktes Herz an, so enthält es kein Blut. Ich habe etliche solcher Herzen gesehen.

Wenn du beim Schlachten eines Schafes zuschaust, so wirst du sehen, wenn sein Hals aufgeschnitten wird, ohne daß das Herz verletzt wird, daß man auch kein Blut im Herz findet."

Er fragte weiter: „Wenn nicht ins Herz gestochen wird, wieso stirbt es dann so schnell?"

Meine Antwort: „Das ganze Blut im Brustraum strömt schnell durch die Wunde aus, danach kehrt das restliche Blut aus der Körperperipherie in den Brustraum zurück, so daß das Blut später langsam fließt. Da jedoch das Blut verbraucht ist und das *Qi* zerstreut, tritt der Tod schnell ein. Wenn jemand durch einen Kampf verletzt wird und viel Blut verliert, ist das *Qi* ebenfalls zerstreut und das Blut am Ende, so daß allmählich Krämpfe entstehen. Im Altertum nannte man das *Po Shang Feng* (wörtl. Wundenwind, d. h. Wundstarrkrampf) und man benutzte winddispergierende Arznei, um den somit Todgeweihten zu behandeln. Der Mörder wollte durch den Arzt der Strafe entkommen. Wer jedoch so behandelt wurde war moribund und so mußten schließlich Mörder und Opfer beide sterben. Wäre das Prinzip des durch Blutleere zerstreuten *Qi* bekannt gewesen, so hätte man 320 g Astragalus und 160 g Codonopsis gegeben und so das *Qi* gestärkt. Durch das Retten des Opfers hätte man also gleich zwei Menschenleben gerettet, oder nicht?"

Lang Zhai nickte daraufhin mit dem Kopf und verabschiedete sich.

Diskussion über Effektivität der Rezepturen und Ursprünge der Fehler in den Klassikern[78]

(mit einer Abhandlung über das Fehlverständnis von „Blut verwandelt sich in Schweiß")

Mein Neffe Zuo Li kam nach Beijing, wo er die *Zang Fu Tu Ji* (Abbildung der Organe) zu Gesicht bekam. Er fragte mich folgendes:

„In den Zeichnungen meines verehrten Oheims sind die Meridiane alle *Qi*-Gefäße und kommen allesamt aus dem *Zong Wei Guan* (Hauptgefäß des *Wei*). Von dort verteilen sie sich im ganzen Körper, wo sie das gesamte Netzwerk der Meridiane bilden, anstatt daß zwei Meridiane aus einem *Zang Fu*-Organpaar entspringen. Euer Neffe fragt sich also, wenn die klassischen Schriften nicht genau über die Meridiane Bescheid wußten, wie konnte dann Zhang Zhong-Jing in seinem *„Shang Han Lun"* die Diagnose der sechs Doppelmeridiane entwickeln und 113 Rezepturen aufstellen, 397 Therapieverfahren differenzieren und dabei auch noch so erfolgreiche Rezepturen entwickeln? Euer Neffe versteht nicht wie sich das verhält."

Ich sagte ihm: „Schau dir einmal den ersten Abschnitt seines (d. h. Zhang) Buches gründlich an, dann wird dir klar, weshalb die Rezepturen effektiv, aber die Erklärungen falsch sind. Zum Beispiel im ersten Abschnitt spricht er über den *Zu Tai Yang* Blasenmeridian; wird dieser von *Shang Han* (Kältepathogen) befallen, dann zeigen sich beim Patienten Kopfschmerz, Gliederschmerzen, steifes Genick, Temperaturanstieg, Frösteln, trockenes Würgen, aber keine Schweißbildung als Zeichen der Schädigung durch die Kälte. Es wird dann *Ma Huang Tang* (Ephedra Dekokt) zur Behandlung eingesetzt. Wenn ähnliche Symptome wie die zuvor beschriebenen bei gleichzeitiger Schweißbildung auftreten, so ist es Schädigung durch Wind und es wird *Gui Zhi Tang* (Cinnamom Dekokt) zur Behandlung eingesetzt.

Es wird also nur über den *Zu Tai Yang* Blasenmeridian gesprochen, der ja in beiden Beinen fließt, nicht aber in den Händen. Wenn er nun über den Wechsel des Pathogens in einen anderen Meridian spricht, so spricht er über die sechs durch die Beine gehenden Meridiane, aber nicht über die durch die Arme verlaufenden Meridiane. Schau dir einmal die Anfangssymptome der *Shang Han* (Kälteläsion) an: Kopfschmerz, Schmerzen am Körper, Nackensteife, Fieber, Frösteln, hier wird nichts über die Arme gesagt, beide Arme haben weder Schmerzen, noch Fieber, noch Frösteln. Setzt man nun *Ma Huang Tang* (Ephedra Dekokt) ein, so wird doch der gesamte Körper therapiert und nicht nur die Arme oder Hände. Zeigt dies nicht, das die Rezeptur gut wirkt, aber die Theorie falsch ist?

Wenn man vor Zhangs Zeiten schon die inneren Organe gekannt hätte, so hätte man auch gewußt, daß die Meridiane überallhin gehen, dann hätte Zhang im *Shang Han* geschrieben, daß die pathogene Kälte in die Meridiane des ganzen Körpers eindringt und die *Ma Huang Tang* (Ephedra Dekokt) somit den pathogenen Faktor mittels Diaphorese aus dem ganzen Körpers vertreibt. Das wäre klar und verständlich gewesen.

Wenn man auf das Konzept „bei Schweißbildung ist es pathogener Wind" zu sprechen kommt und auf die resultierende Behandlung mit *Gui Zhi Tang* (Cinnamom Dekokt), die dann Cortex Cinnamomi, Radix Paeoniae Lactiflorae und Radix Glycyrrhizae, also diese drei Arzneien nimmt, so hat man noch keinen Fall gesehen, wo eine Gesundung eingetreten wäre, da *Gui Zhi Tang* (Cinnamom Dekokt) hier nicht wirkt. Der Grund ist, daß die Symptome Kopfschmerz, Gliederschmerz, Fieber mit Schweißausbruch gar keine Erkrankung durch pathogenen Wind sind, was genau der Grund ist, daß Wu You-Ke das Konzept der fiebrigen Infektionskrankheiten erfinden mußte."

Er fragte dann: „Wenn das Kältepathogen an der Oberfläche (Extima, *Biao*, Äußeres) sitzt, so treten natürlich die Symptome Kopfschmerz, Gliederschmerz, Fieber und Frösteln ohne Schweiß auf, was ja alles Extima (*Biao*, Äußeres)-Symptome sind; wenn also in diesem Anfangsstadium der *Shang Han* (Schädigung durch Kältepathogen) die Krankheit noch nicht ins Innere (Intima, *Li*) eingedrungen ist, woher kommt dann das Intima (*Li*, Inneres)-Symptom Würgereiz? Zhang Zhong-Jing, Wang Shu-He und -zig andere erklären alle nicht die Ursache des Würgereizes. Euer Neffe kann sich das nicht erklären und bittet daher den werten Oheim um einen Hinweis."

„Früher war ich der Meinung, daß du zwar viel Bücherwissen erworben hast, aber noch kein praktisches medizinisches Verständnis. Die Fragen, die du heute stellst, zeigen, daß du sowohl folgerichtig denkst als auch mit der nötigen Vorsicht vorgehst, so daß du auch kein Leben aufs Spiel setzen würdest. Du fragst nun also, wie bei der Affektion der Oberfläche (Extima) durch Kältepathogen ein typisches Intima-Symptom wie Würgereiz entstehen kann. Ich will es dir genau erklären: Das Kältepathogen dringt zu Beginn durch die Poren ein, von den Poren gelangt es in die Haut und von der Haut in die feinsten Verzweigungen des *Luo*-Gefäßnetzwerks der Meridiane (*Sun Luo*). Von den feinsten *Luo*-Gefäßen dringt es in die *Yang-Luo*-Gefäße und von den *Yang-Luo*-Gefäßen in die Hauptmeridiane. Von den Meridianen aus dringt es in das *Zong Wei Guan* (Hauptgefäß des *Wei*) und von dort gelangt es in horizontaler Richtung ins Herz. Vom Herz aus steigt es nach oben in das linke und rechte *Qi*-Gefäß und schlägt dort nach oben gegen das linke und rechte *Qi*-Tor im Hals, was schließlich den Würgereiz verursacht und so die Ursache für das Würgen in Verbindung mit diesem Extima-Syndrom ist.

Verabreicht man nun *Ma Huang Tang* (Ephedra Dekokt), so gelangt dieser in den Magen und von dort aus geht die flüssige Substanz der Arznei durch das Flüssigkeits-Tor hinaus in die Gefäße, gelangt in Leber und Milz sowie deren zarte Gänge, wo das Wasser gefiltert wird und dann als Urin in die Blase gelangt.

Was jedoch das *Qi* des Dekokts angeht, nämlich dessen wirksame Arzneibestandteile, so gehen diese von den Gefäßen aus in das *Zong Wei Guan* (Hauptgefäß des *Wei*) und von dort aus in die Meridiane, von den Meridianen aus in die *Luo*-Gefäße und von den *Luo*-Gefäßen aus in die feinsten *Luo*-Netzwerkgefäße. Von den feinsten *Luo*-Netzwerkgefäßen aus geht das Arznei-*Qi* weiter in die Haut und von der Haut aus in die Poren, von wo aus es den pathogenen Faktor Kälte hinaustreibt, was das Schwitzen erzeugt. Da der pathogene Faktor zugleich mit dem Schweiß austritt, wird er mittels Schwitzen zerstreut und das Würgen hört auch auf.

Das ist die Abfolge der Gefäße des ganzen Körpers, die Intima (*Li*, Inneres) und Extima (*Biao*, Äußeres) verbinden und durch die *Ma Huang Tang* (Ephedra Dekokt) den pathogenen Faktor in der Extima mittels Schwitzens zerstreut."

Er fragte weiter: „Zhang Zhong-Jing erklärt, daß Augenschmerzen, trockene Nase und Insomnia Symptome des *Zu Yang Ming*-Magenmeridians seien und benutzt daher *Ge Gen Tang* (Pueraria Dekokt) zur Behandlung. In seiner Rezeptur ist *Ge Gen* (Pueraria) enthalten, außerdem aber auch *Ma Huang* (Ephedra). Der Grund hierfür ist mir nicht ganz klar."

Ich antwortete: „Kältepathogen dringt vom Äußeren (Extima) in die Meridiane, durch den Kampf des körpereigenen *Zheng-Qi* (physiologisches oder korrektes *Qi*) mit dem Pathogen entsteht Hitze, was man dann pathogene Hitze nennt. Wenn diese pathogene Hitze nach oben zum Schädeldach hin emporwallt, so wird das Gehirn von dieser Hitze irritiert, was die Schlaflosigkeit erzeugt. Die Augen sind direkt mit dem Gehirn verbunden, so daß die Hitze vom Gehirn aus auch in die Augen schlägt und dort Schmerzen verursacht. Da auch die Nase mit dem Gehirn verbunden ist, gelangt die Hitze auch in die Nasenhöhlen, die daher austrocknen. Dies ist alles ein typisches Bild von nach oben schlagender Hitze, die ein Feuer-Syndrom erzeugt und nicht ein Extima-Kältepathogen des *Zu Yang Ming*-Magenmeridians.

Benutzt man nun *Ge Gen Tang* (Pueraria Dekokt), so tritt die Gesundung ein, was aber nicht dazu verleiten darf anzunehmen, *Ge Gen* (Pueraria) sei ein wärmendes und zerstreuendes Mittel; *Ge Gen* ist nach wie vor eine kühlende und zerstreuende Arznei. In der Rezeptur wird jedoch auch *Ma Huang* (Ephedra) eingesetzt, welches die pathogene Kälte an der Oberfläche (Extima) zerstreut, die noch nicht eingedrungen und in Hitze verwandelt worden ist. Dies ist noch ein Beispiel für eine falsche Theorie der Meridiane bei einer dennoch wirkungsvollen Rezeptur."

Daraufhin fragte er: „Zhang Zhong-Jing erklärt, daß Schmerzen in den Rippenbögen, Schwerhörigkeit, bitterer Mundgeschmack und Wechsel von Hitze und Kälte mit Würgereiz ein Halb-Extima-Halb-Intima-Syndrom sei, also ein Syndrom des *Zu Shao Yang* Gallenblasenmeridians und er benutzt zu dessen Behandlung mit großem Erfolg *Xiao Chai Hu Tang* (Kleines Bupleurum Dekokt). Euer Neffe überlegt nun folgendes: Wenn die Krankheit nicht im Gallenmeridian ist, wieso wirkt dann die Rezeptur so gut? Und andererseits ist die Krankheit im Gallenblasenmeridian, und die Gallenblase liegt unterhalb des Zwerchfells, wieso schmerzt dann der Brustraum. Dieser Bereich ist mir wiederum nicht verständlich."

Ich erklärte ihm: „Schau dir einmal auf der ‚Abbildung der Organe' den Brustraum oberhalb des Zwerchfells an, dann wird es dir eher klar: Das Hitzepathogen dringt in diese ‚Residenz des Blutes' (*Xue Fu*) und attackiert das darin befindliche Blut, was den Schmerz im Brustraum erzeugt. Der pathogene Faktor greift von außen nach innen an und das *Zheng Qi* verteidigt sich von innen nach außen, also ein Angriff und eine Abwehr, was den Wechsel von Hitze und Kältegefühlen erzeugt. Die Hitze irritiert das linke und rechte *Qi*-Tor im Hals und das obere und untere *Qi* können nicht frei fließen. Das Resultat ist der Würgereiz und ein bitterer Mundgeschmack. Wenn die pathogene Hitze nach oben schlägt, entstehen Schwerhörigkeit und Schwindelgefühl. Das *Xiao Chai Hu Tang* (Kleines Bupleurum Dekokt) kann nun die Hitze in der ‚Residenz des Blutes' lösen, was zum Schwitzen führt. Die Hitze verschwindet mit dem austretenden Schweiß und die Rekonvaleszenz tritt geschwind ein. Auch das ist ein Beispiel für eine falsche Meridiantheorie und einer dennoch wirkungsvollen Rezeptur.

Ungeachtet aller Veränderung, im Grunde läuft das alles doch nur auf Intima, Extima, Fülle und Leere hinaus, wenn du das *Shang Han* verstehen willst, dann mußt du dir Wu You-Kes Buch *Wen Yi* (Fiebrige Infektionskrankheiten) anschauen, denn nur wenn du noch nicht genug gelesen hast, tendierst du entweder zur Kälte oder zur Hitze.

Gestern abend als ein Gast anwesend war, hast du die klassische Theorie erwähnt, daß der Schweiß in der Haut eigentlich Blut ist und erst zu Schweiß wird, wenn er aus der Haut kommt, oder anders gesagt, Schweiß ist eine Form des Blutes. Du konntest dir die Begründung nicht erklären. Doch ich gab dir keine Erklärung dazu, um allzuviel Gerede zu vermeiden, da der Gast ein wenig von Medizin versteht, aber kein tiefergehendes Wissen besitzt. Also vermied ich eine Erklärung.

Schweiß als eine Umwandlung des Blutes ist eine Theorie von Zhu Dan-Xi alias Zhu Zhen Hou, die Zhang Jing-Yue zwar für falsch erklärt, jedoch auch keine bessere Erklärung für die letztliche Herkunft des Schweißes nennen kann. Die Fehler der Klassiker enstanden aus der Unkenntnis dessen, daß *Qi* und Blut je zwei verschiedene Arten von Gefäßen besitzen. Die *Qi*-Gefäße (Meridiane) gehen bis in die Porenöffnungen, was den Schweiß austreten lassen kann; die Blutgefäße jedoch reichen nicht bis in die Poren, sie können also keinen Schweiß bilden.

Woher weiß ich wohl, daß die Blutgefäße nicht bis in die Poren reichen? Schau dir mal die aus aufbrechenden Geschwüren austretende gelbe Flüssigkeit an, ihre Toxine stammen aus den *Qi*-Gefäßen. Jeden Tag, wenn die gelbliche Flüssigkeit austritt, bleibt die Haut dennoch ungerötet, käme das Krankheitstoxin jedoch aus den Blutgefäßen, so müßte die Haut schon zu Beginn gerötet sein und beim Aufbrechen der Geschwüre müßte eitriges Blut herauskommen. Wenn du dir nun *Wen Du* (fiebrige Toxine), Exantheme, masernartige Krankheiten und pockenartige Kinderkrankheiten anschaust, so tritt zwar eine Hautrötung ein, aber kein Austritt von Blut. Ist das etwa kein Beweis für die Tatsache, daß die Blutgefäße nicht bis in die Poren reichen?"

Als mein Neffe nach Beijing kam und mit mir über diese Fragen plauderte, war dieses Buch schon im Druckstock, so daß dieser Abschnitt am Ende des Buches angefügt werden mußte.[79]

Zweiter Teil – Wangs berühmte Rezepturen und ihre Indikationen

Abhilfe mittels Verschreibungen

Ich werde hier nicht über den Dreifachen Erwärmer schreiben, da es diesen (anatomisch) nicht gibt. Ich teile den Körper äußerlich ein in Kopf, Gesicht und Gliedmaßen, welche innerlich alle von Blutgefäßen durchdrungen werden, sowie in die beiden inneren Regionen oberhalb und unterhalb des Zwerchfelles.

Über dem Zwerchfell befinden sich Herz, Lunge und Rachenorgane sowie links und rechts die beiden *Qi*-Tore (Karottisarterien)[80]; alle anderen Organe liegen unterhalb des Zwerchfelles.

Zur Behandlung der Blutstasen der Gefäße des Kopfes, Gesichtes und der Glieder eignet sich das Sensorien öffnende blutbelebende Dekokt (*Tong Qiao Huo Xue Tang*)[81].

Zur Behandlung der Blutstasen des oberen Brustraumes eignet sich das Antistasische Brustraum Dekokt (*Xue Fu Zhu Yu Tang*, wörtl. „Blutstase der Blutresidenz vertreibendes Dekokt").

Zur Behandlung der Blutstasen unterhalb des Zwerchfelles eignet sich das Antistasische Bauchraum Dekokt (*Ge Xia Zhu Yu Tang*, wörtl. „Supradiaphragmatische Blutstase vertreibendes Dekokt").

Krankheiten lassen sich in tausende und abertausende von Nuancen und Erscheinungsformen unterteilen, die nicht alle hier aufgelistet werden können. Doch zum Nachschlagen von Syndromen gibt es Wang Ken-Tangs *„Standardwerk der Diagnose und Behandlung" (Zheng Zhi Zhun Sheng)*, zum Nachschlagen von Rezepturen gibt es Zhu Sus *„Generelle Verschreibungen" (Pu Ji Fang) und* zum Nachschlagen von Arzneimitteln gibt es Li Shi-Zhens *„Systematische Drogenkunde" (Ben Cao Gang Mu)*. Diese drei Bücher nenne ich profunde Quellen der Medizin, sie können gelesen und gelernt werden. Man findet viele wirksame Rezepturen unter den Werken unserer medizinischen Vorväter, wahre Schätze der Medizin. Wenn man zum Beispiel auf fiebrige Infektionskrankheiten zu sprechen kommt, denke man an Wu Ju Tong (*Wen Bing Tiao Bian*). Obwohl damals die Anatomie der inneren Organe noch nicht bekannt war, erfand man Sedative und Laxative, tonisierende und ausleitende Rezepturen, von denen nicht wenige hocheffektiv sind.

Doch möchte ich nicht darüber schreiben, sondern – nachdem ich nun einige Irrtümer der medizinischen Welt hinsichtlich anatomischer Zeichnungen richtiggestellt habe – ich möchte nun einige einfache Richtlinien zur Behandlung von *Qi*-Leere und Blut-*Yu Xue* (Blutstase) Syndromen darstellen.

Diese Darstellung erhebt jedoch keineswegs den Anspruch auf Vollständigkeit und nur ein oberflächlicher Leser würde meinem Buch diesen Anspruch unterstellen. Dies wäre aber nicht mein Fehler, sondern ein fehlerhaftes Verständnis meiner Absichten.

Auflistung der Indikationen für *Tong Qiao Huo Xue Tang*[82] (Sensorien öffnendes blutbelebendes Dekokt)

1. Haarausfall

Nach überstandenen Fieberkrankheiten beginnender Haarausfall. Alle medizinischen Bücher beschreiben dies als Folge einer Schädigung des Blutes. Sie wissen offenbar nicht, daß hier eine Blutstase in der Haut oberhalb des Fleisches vorliegt. Die Gefäße sind in diesem Falle blockiert, daher kann das Blut das Haar nicht genügend ernähren und die Haare fallen aus.

Nach drei Verabreichungen (dieses Rezeptes) fällt es nicht mehr aus. Nach zehn Verabreichungen muß neues Haar nachgewachsen sein.

2. Gerötete, schmerzhafte Augen

Gerötete, schmerzhafte Augen, im Volksmund auch „plötzliches Augenfeuer“ (Augenentzündung) genannt. Das Blut wird durch die pathogene Energie Feuer gereizt und gerinnt in den Augen, die sich dann röten. Es spielt keine Rolle, ob (der Patient) einen Schleier vor den Augen hat oder nicht, in jedem Falle sollte zunächst eine Verabreichung dieses Rezeptes verschrieben werden und später 2 x täglich „*Jia Wei Zhi Tong Mo Yao San*“ (Ergänztes schmerzstillendes Myrrhenpulver). Nach 2–3 Tagen sollte alles wieder in Ordnung sein.

Jia Wei Zhi Tong Mo Yao San (Ergänztes schmerzstillendes Myrrhenpulver):

1.	Myrrha (*Mo Yao*)	9 g
2.	Sanguis Draconis (*Xue Jie*)	9 g
3.	Rhizoma Rheum (*Da Huang*)	9 g
4.	Mirabilitum (*Pu Xiao*)	6 g
5.	Concha Haliotidis (*Shi Jue Ming*)	9 g

3. Rosacea der Nase

Die rote Äderung deutet auf Blutstase. Auch wenn diese Krankheit schon seit Jahrzehnten besteht, zeigen bereits drei Einnahmen dieses Rezeptes eine Wirkung. Nach mehreren weiteren Einnahmen sollte eine Gesundung eintreten. Außer diesem Rezept gibt es keinerlei anderen wirksamen Verordnungen.

4. Chronische Schwerhörigkeit

Die kleinen Gehörgänge des Ohres reichen bis ins Gehirn. Wenn also äußere Anzeichen für *Yu Xue* (Blutstase) bestehen, sind die Gefäße eng und verstopft., daher die Schwerhörigkeit. Dieses Rezept sollte abends eingenommen werden und morgens ***Qi* befreiendes Pulver *(Tong Qi San)*,** also täglich 2x eine Einnahme. Selbst bei jahrzehntelanger Schwerhörigkeit wirksam.

5. Vitiligo (Weißfleckenkrankheit)

Hier besteht Blutstase unter der Haut, eine Handvoll Einnahmen reichen wohl nicht aus, um es zu beseitigen. Es müssen ca. 30 weitere Einnahmen gegeben werden, um zur Genesung zu führen.

6. Blaufleckenkrankheit (Chloasma)

Hier besteht die *Yu Xue* (Blutstase) in tieferen Hautschichten. Therapie wie bei Weißfleckenkrankheit. Höchst effektiv.

7. Bläuliche Gesichtsflecken

Das Gesicht zeigt blaue Flecken wie nach stumpfen Schlägen. Die Flecken sind bläulich-violett oder aber das ganze Gesicht ist bläulich-violett verfärbt. Dieses Syndrom beruht vollständig auf Blutstase. Bei einer Krankheitsgeschichte von mehreren Jahren reichen schon zehn Einnahmen aus. Bei mehr als zehn Jahren müssen es schon einige -zig Verschreibungen sein.

8. Dunkelblaue Muttermale im Gesicht

Ein Blutstasesyndrom, es kommt bei Angehörigen des Kaiserhofes häufig vor. Etwa dreißig Einnahmen genügen.

Für Vitiligo, Blaufleckenkrankheit, blaue Gesichtsflecken und dunkelblaue Male gab es von alters her keine wirksamen Rezepturen, da die Ursache unbekannt war.

9. Ulzerativ-nekrotische Zahnbettentzündung

Die Zähne sind aufs Engste mit den Knochen verbunden, das Blut nährt die Zähne.

Infektionen wie *Shang Han*, Fieberkrankheiten, Pocken, abdominale Neoplasmen tragen alle dazu bei, das Blut zu „erhitzen" (heute würde man sagen, Entzündungsfaktoren freizusetzen und die Viskosität zu erhöhen). Bei Blutstasen dieser Art verfärbt sich das Zahnfleisch blauviolett. Bei totem Blut (Nekrotisierung) wird es schwarz und die Zähne fallen aus. Wie kann ein Mensch dann noch weiterleben? Wenn er dann noch kühlende Arzneimittel einnimmt, verklumpt sich das Blut und der Tod tritt noch schneller ein.

In einem solchen Falle, sollte das ***Tong Qiao Huo Xue Tang* (Sensorien öffnendes blutbelebendes Dekokt)** abends eingenommen werden und morgens das ***Xue Fu Zhu Yu Tang* (Antistasisches Brustraum Dekokt).** Über den Tag verteilt sollte noch 8 *qian* (etwa 30 g) Astragalus *Huang Qi* Dekokt in kleinen Schlucken eingenommen werden, also 3 Einnahmen pro Tag. Nach drei Tagen wird die Wirkung spürbar, nach etwa 10 Tagen tritt eine klare Besserung ein und nach einem Monat ist die Genesung vollständig. Gelegentlich gehen zwar einige Zähne verloren, doch die Patienten überleben alle, bis auf die, bei welchen ein Durchbruch des Geschwüres nach außen besteht.

10. Foetor ex ore

Die *Yu Xue* (Blutstase) besteht im Brustraum. Das Blut in den dortigen Gefäßen muß gestaut sein. Die Luftröhre[83] und die Adern sind verbunden bei der Ausscheidung von Atemluft. Weshalb sollte die Luft also nicht unangenehm riechen? Es ist ähnlich wie auch der Wind Blumenduft mit sich tragen kann.

Abends sollte dieses Rezept, morgens das ***Xue Fu Zhu Yu Tang* (Antistasisches Brustraum Dekokt)** eingenommen werden. Schon nach einigen Tagen muß sich die Wirkung zeigen. Egal bei welcher Grunderkrankung, solange Mundgeruch besteht sollte dieses Rezept Verwendung finden.

11. Amenorrhö

Ausbleiben der Menses für 3–4 Monate oder gar 5–6 Monate. Husten, Luftnot, wenig Appetit und Durst, Glieder kraftlos, oft mit erhöhter Temperatur um Mittag, bis abends noch weitersteigend.

Man nehme drei bis sechs Verordnungen dieser Rezeptur, in schweren Fällen neun. Ich habe noch nie erlebt, daß der Erfolg ausblieb.

12. Erschöpfung bei Männern (auch Schwindsucht, Tuberkulose)

Im Anfangsstadium findet man Gliederschwere und muskelkaterähnliche Beschwerden, allmähliche Muskelatrophie. Durst und Appetit lassen nach, Gesichtsfarbe gelblich-weiß, schaumiger Husten, erhöhte Nervosität und Reizbarkeit, Nachmittagsfieber und Nachtschweiß.

Es wurden Ärzte konsultiert, um die Situation zu korrigieren. Diese gaben anfangs *Yin*-nährende, später *Yang*-stärkende Mittel, jedoch ohne Erfolg. Schließlich hieß es: „Das ist Leere mit Unfähigkeit, die Tonisierung anzunehmen (*Xu Bu Shou Bu*). Woher kommt das nur?"

Das ist einfach lächerlich. Da wird kein Unterschied gemacht zwischen Schwäche durch Krankheit und Krankheit durch Schwäche. So können z. B. *Shang Han* (Kälte-Infektionen), fiebrige Infektionen und andere schwere Krankheiten alle das *Qi* und Blut schwächen und Leere erzeugen.

Bei Patienten, deren Konstitution ursprünglich *Qi*- und Blut-Schwächesyndrome aufwies, gibt man tonisierende Drogen, um die Leere zu füllen und sie gesunden.

Jedoch bei Patienten mit keinem Leere-Zustand, wird die Schwäche dann durch die lange Krankheit verursacht. Wenn also die Krankheit bekämpft wird, kehrt das *Yuan-Qi* von selbst zurück.

Sucht man nun aber nach der Krankheit so lassen sich weder Extima (Außen)- noch Intima (Innen)-syndrome feststellen. Alles was sich feststellen läßt sind Blutstase-Syndrome. Ich behandele oft solche Fälle: Bei leichten Fällen gibt man neun Verschreibungen um die Gesundheit wiederherzustellen, bei schweren achtzehn.

Wenn nach drei Verschreibungen noch eine ausgeprägte *Qi*-Leere (Schwäche) besteht, gibt man ca. 30 g (8 *qian*) Astragalus, schluckweise über den Tag verteilt getrunken. Besteht keine *Qi*-Leere so kann man auf Astragalus verzichten. Sobald die Krankheit beseitigt ist, kehrt das *Yuan-Qi* (die ursprüngliche Vitalität) von selbst zurück.

13. Krankheiten mit zyklischen Schüben

Unabhängig davon welche Krankheit es ist, solange sie zu bestimmten periodischen Jahreszeiten (*Jie Qi*) auftritt, ist sie blutstasebedingt. Woran erkennt man die Blutstase? Jedesmal, wenn ich Fälle mit geronnenem Blut und Hämatemesis zu sehen bekomme, treten diese Symptome zu bestimmten Zeiten auf, daher weiß ich es. Nach drei Verschreibungen tritt es nicht mehr auf.

14. Infantile Malnutrition (GAN-Syndrom, Mangelernährung)

Anfangsstadium der I. M. (*Gan*-Syndrom): Milchig-trüber Urin, erhöhte Temperatur mit Nachmittagsspitze, deutlich hervortretende Adern, hartes und aufgeschwollenes Abdomen, gelblich-zyanotischer Teint sowie Muskelschwund. Haut und Haare sind glanzlos und trocken, die Augen ausdruckslos.

Ein solches Syndrom wurde früher bei Erwachsenen als Erschöpfung (*Lao*) bezeichnet, bei Kindern als Mangelernährung (*Gan*). Die sogenannten *Gan*-Mangelsyndrome werden je nach Art des Mangels benannt, wörtlich als „Dies-und-das-Mangel". So gibt es beispielsweise Milz-*Gan*-Mangelsyndrom, *Gan*-Durchfall und -ödem, *Gan*-Mangelsyndrom-Ruhr, Leber-*Gan*-Mangelsyndrom, Herz-*Gan*-Mangelsyndrom, diabetisches *Gan*-Mangelsyndrom, Lungen- und Nieren-*Gan*-Mangelsyndrom, *Gan*-Hitzesyndrom, Gehirn-*Gan*-Mangelsyndrom, Augen-*Gan*-Mangelsyndrom, Nasen-*Gan*-Mangelsyndrom, Zahn-*Gan*-Mangelsyndrom, Wirbelsäulen-*Gan*-Mangelsyndrom, Rundwürmer bedingtes *Gan*-Mangelsyndrom, *Wu-Gu*-(Milcherbrechen bedingtes) *Gan*-Mangelsyndrom, *Ding-Xi*-(extreme Abmagerung) *Gan*-Mangelsyndrom und *Pu-Lu*-(fiebrige Colitis bedingtes) *Gan*-Mangelsyndrom, insgesamt 19 Formen, für welche 50 Rezepturen existieren.

Die meisten Rezepturen enthalten *Zhi Zi, Huang Lian, Ling Yang Jiao* (Sibirisches Antilopenhorn), *Shi Gao* und Jujube, da die Krankheitsursache meist in der Überfütterung mit Milch zu finden ist. Wenn zuviel Fettes und Süßes nicht mehr absorbiert werden können, staut es sich im Magen, der Nahrungstransport wird gestört und der Magen-Darm-Trakt nimmt allmählich Schaden. Auf diese Weise entwickelt sich aufstauende Hitze. Wird diese Hitze immer größer, so entwickelt sich das *Gan*-Mangelsyndrom, *Qi* und Blut werden reduziert, die Körperflüssigkeiten (*Yin-Ye*) trocknen aus.

Aufgrund der vorhandenen Hitze-Syndrome benutzte ich anfangs stark kühlende Arzneimittel, die die aufgestaute Hitze beseitigen sollten, doch ohne den geringsten Erfolg. Danach dachte ich nochmals genau über die Ätiologie und den Krankheitsverlauf nach. Übermäßige Nahrungsaufnahme mit nachfolgender Stockung im Bauchraum – dazu passen keine kalten Mittel. Als ich dieses Syndrom dann wieder zu Gesicht bekam, analysierte ich es nochmals genauer:

Nachmittagsfieber mit abendlicher Spitze deutet auf *Yu Xue* (Blutstase) hin. Hervortretende Adern sind ja keine Sehnen (Wörtl. „*Qing Jin Bao Lu*": grünliche Sehnen [*Jin*] treten hervor), sondern vielmehr handelt es sich um unter der Haut liegende Venen, die deutlicher hervortreten, was ebenfalls auf innere *Yu Xue* (Blutstase) schließen läßt. Ein allmählich größer und härter werdendes Abdomen mit tastbaren Massen (Resistenzen) läßt auf sich verklumpende Stase im Bauchraum schließen.

Daher benutzte ich *Tong Qiao* (Sensorien öffnendes blutbelebendes Dekokt = *Tong Qiao Huo Xue Tang*), um die Gefäße durchgängig zu machen, *Xue Fu* (Antistasisches Brustraum Dekokt = *Xue Fu Zhu Yu Tang*), um das Nachmittagsfieber zu senken und *Ge Xia* (Antistasisches Bauchraum Dekokt = *Ge Xia Zhu Yu Tang*), um die Verklumpung im Bauchraum aufzulösen. Seither habe ich noch keinen Fall gesehen, bei dem die Kombination dieser drei Rezepturen keine Wirkung gezeigt hätte.

Tong Qiao Huo Xue Tang[84] (Sensorien öffnendes blutbelebendes Dekokt)

Tao Ren 10 g Sem. Persicae	*Hong Hua* 10 g Flos. Carthami Tinct.	*Sheng Jiang* 10 g Rhiz. Zingiberis Offz. Recens
Cong Bai 10 g Bulb. Alli Fistulosi	*Chi Shao* 4 g Rx. Paeoniae Rubrae	*Chuan Xiong* 4 g Rx. Ligustici Wallichii
Hong Zao 7 St. Fruct. Zizyphi Jujubae	*She Xiang* 0,5 g Moschus[85] 0,15 g in 300 ml weißem Wein gelöst	

Die ersten sieben Arzneimittel im Wein kurz kochen, filtern und den Moschus dem noch leicht warmen Wein hinzufügen. Dann noch zweimal aufkochen lassen und vor dem Schlafengehen einnehmen. Das *Liang*[86]-Maß für den gelben Wein ist je nach Ort unterschiedlich, man nimmt daher besser das größere Maß, da nicht zu wenig genommen werden darf. Nach dem ersten Aufkochen verliert der Wein den Geschmack, so daß ihn auch Patienten, die keinen Wein mögen, trinken können.

Es gibt auf dem Markt oft gefälschten Moschus, bei dem ein *liang* (~32 g) so teuer sind wie ein *qian* (~3,2 g) des echten Moschus, doch gibt es keine Alternative zu diesem. Der in dieser Rezeptur gebrauchte Moschus ist nämlich das Allerwichtigste, daher dürfen beim Kauf keine Kosten gescheut werden, um die beste Qualität zu erwerben und einen Erfolg zu erzielen.

Rezepturen-Reim[87]

Sinnesöffner löst die Stase,	= Sensorium öffnendes blutbelebendes Dekokt
Kopfschmerz, Augen, Ohren, Nase:	= bei Kopfschmerz, Augenröte, Taubheit, Sinusitis
Safranblüte, Schalottenlauch,	= *Hong Hua, Cong Bai*
Pfirsichkerne, Ingwer auch	= *Tao Ren, Sheng Jiang*
12 Gramm je, Päonien blieben	= alle 12 g. Aber Paeonia Rubra
wie Chuan Xiong vier, Jujuben sieben	= und Ligusticum Wallichii 4 g, sieben Jujuben.
und weingelöst Nulldrei Moschus	= Dazu 0,3 g Moschus in Reiswein gelöst
bringt im Kopf das Blut zum Fluß!	= Blutstase im Kopf wird beseitigt (Alopecia,Schwindel etc.)

Wortwörtliche Übersetzung:
Sensorium Öffners *(effektive Wirkung)* beruht vorwiegend auf dem hervorragenden Moschus[88], Pfirsich, Safran, Jujube, alte *(d. h. abgelagerte)* Schalotte, Ingwer, Chuanxiong, Wein, Rotpäonie,
(Egal ob) AUSSEN *(oder)* INNEN, *(es macht alle)* Gefäße durchgängig, das erste Rezept *(unter allen)*.

Analgetisches Myrrhenpulver mit Zusatz

Indiziert bei Augenschmerz im Anfangsstadium, geröteten entzündeten Augen mit schleimigem Schleier vor den Augen.

Myrrhe (*Mo Yao*) 9 g	Sanguis Draconis (*Xue Jie*) 9 g	Rhiz. Rhei (*Da Huang*) 6 g
Mirabilitum (*Mang Xiao*) 6 g	Concha Haliotidis (*Shi Jue Ming*) 9 g	

Pulverisieren und auf vier Portionen verteilen, morgens und abends in warmem Wasser lösen und auftragen.

Eines der besten Rezepte für äußere Augenaffektionen in der Ophtalmologie.

Qi Passage Pulver

indiziert bei starker Schwerhörigkeit. Ein seit 30 Jahren bewährtes Rezept.

Chai Hu 38 g	*Xiang Fu* 38 g	*Chuan Xiong* 38 g

Pulverisieren, dann mit je 10 g morgens und abends spülen.

Auflistung der Indikationen für Antistasisches Brustraum Dekokt *(Xue Fu Zhu Yu Tang)*

1. Kopfschmerz

Erkältungsbedingte Kopfschmerzen zeigen sich deutlich mit gleichzeitiger Temperaturerhöhung und Frösteln als Oberflächensymptome. Schweißtreibende Medikamente sind hier indiziert.

Angestaute Hitze als Syndrom zeigt sich deutlich in Verbindung mit Mundtrockenheit (trockene Zunge) und Durst. *Cheng Qi* Dekokte (purgative Rezepturen u. ä.) sind in diesem Falle wirksam.

Qi-Leere-Syndrom zeigt sich mit Unwohlsein ohne (echten) lokalisierbaren Schmerz. Ginseng (*Ren Shen*) und Astragalus (*Huang Qi*) sind hier die Mittel der Wahl.

Wenn nun aber der Patient unter Kopfschmerzen leidet, ohne innere Syndrome oder Oberflächen-Syndrome, weder *Qi*-Leere noch Schleimansammlungen diagnostizierbar sind und keine Methode hilft, alle obigen Rezepturen wirkungslos sind, dann ist eine Verschreibung von **Antistasischem Brustraum Dekokt *(Xue Fu Zhu Yu Tang)*** von Wirkung.

2. Retrosternaler Schmerz

Schmerz im rechten Brustraum wird mit *Mu Jin San* (Holz-Metall-Pulver)[89] behandelt. Zum Rücken hin ausstrahlender Schmerz indiziert den Gebrauch von *Gua Lou Xie Bai Bai Jiu Tang* (Trichosanthes Allium Reiswein Dekokt). Bei durch Infektionen mit Kältepathogenen bedingten Brustschmerzen helfen *Gua Lou* [*Tang*] (Trichosanthes Dekokte), *Xie Xin* [*Tang*] (Herzentlastende Dekokte, z. B. mit Pinellia) oder *Chai Hu* [*Tang*] (Bupleurum Dekokte)[90] etc. Tritt aber plötzlicher Brustschmerz auf, ohne daß eine der obigen Rezepturen angezeigt ist, so muß man *Xue Fu Zhu Yu Tang* (Antistasischer Brustraum Dekokt) anwenden. Der Schmerz hört dann sofort auf.

3. Abneigung gegen Druck auf der Brust

Ein 74-jähriger Beamter aus Jiang Xi, genannt A-Lin Gung, konnte nachts nur mit unbedeckter Brust schlafen. Sobald er auch nur mit einer leichten Decke bedeckt war, verspürte er ein Druckgefühl auf der Brust und konnte nicht einschlafen. Dieser Zustand bestand bereits seit sieben Jahren, so daß er mich um Diagnose bat. Fünf Verschreibungen dieser Rezeptur verhalfen ihm zur vollständigen Rekonvaleszenz.

4. Vorliebe für Druck auf der Brust

Eine 22-jährige Frau konnte nachts nur schlafen, nachdem sie die Hausangestellte beordert hatte, sich auf ihre Brust zu setzen. Dieser Zustand bestand seit zwei Jahren. Drei Verschreibungen der Rezeptur waren erfolgreich.

Wenn mich nun aber diese beiden Patienten nach der Krankheitsursache fragen würden, wie sollte ich da wohl antworten?

5. Morgendlicher Schweißausbruch

Schwitzen nach dem Erwachen nennt man spontanes Schwitzen, Schwitzen vor dem Erwachen nennt man diebisches Schwitzen (Nachtschweiß), da es auf Dauer das *Qi* und Blut des Körpers reduziert. Dies ist eine althergebrachte Theorie. Haben nun aber die (i. d. F. gewöhnlich) angewendeten *Qi* suppletiven, Oberfläche abdichtende, *Yin* nährende und Feuer reduzierende Rezepturen keine Wirkung oder wirken gar verschlimmernd, dann ist das Unwissen, daß auch *Yu Xue* (Blutstase) zu spontanen und diebischen Schweißen führen kann, schuld daran. Gibt man statt der o. g. Rezepturen den ***Xue Fu Zhu Yu Tang*** **(Antistasischen Brustraum Dekokt)**, dann hört das Schwitzen auf.

6. Schluckbeschwerden (Speisen rutschen beim Schlucken in den rechten Bauchraum, Druckgefühl in der Speiseröhre)

Speisen rutschen durch die Speiseröhre nach unten, welche normalerweise in der Mitte des Halses liegt. Nun gibt es aber Fälle, wo Geschlucktes spürbar nach rechts hinabrutscht. Da die Speiseröhre hinter der Luftröhre liegt, muß sie seitlich der Lungenblätter einen Bogen nach vorne machen. Unterhalb der Lunge geht sie an der Leber vorbei und durchtritt das Zwerchfell, um in den Bauchraum zu gelangen. Die Luftröhre liegt exakt in der Mitte. Wenn nun im Brustraum Blutstase herrscht, wird die Speiseröhre nach rechts hin verschoben. Leichte Fälle ohne große Schluckbeschwerden sind entsprechend leichter zu behandeln als schwere Fälle, deren Speiseröhre schon gewunden und dünnwandig geworden ist. Diese haben große Schluckbeschwerden und sind mit dieser Rezeptur schwerer zu kurieren.

7. Hitzegefühl im Brustraum („Laternenkrankheit")

Der Körper ist äußerlich kühl, aber innen im Brustraum herrscht ein Hitzegefühl, daher der Name Laternenkrankheit. Im Inneren besteht Blutstase; wenn nun fälschlich angenommen wird es handele sich um ein Leere-Hitze (*Xu Re*)-Syndrom, so wird die Stase mit jedem Tonisieren stärker. Wird fälschlich angenommen, es sei ein Fülle-Feuer-Syndrom, so staut sich durch die Gabe kalter Arzneimittel immer mehr Blut. Einige Gaben dieser Rezeptur bringen das Blut wieder zum Fließen und drängen die Hitze zurück.

8. Depressives Bedrücktsein

Jede Kleinigkeit läßt den Patienten verschlossen werden, auch hier herrscht Blutstase. Drei Verschreibungen der Rezeptur beheben den Zustand.

9. Nervöse Reizbarkeit

Im gesunden Zustand ist alles in Ordnung, aber sobald eine Krankheit besteht, wird der Patient nervös und gereizt. Diese Folge von Blutstase muß sich schon nach einigen Gaben bessern.

10. Traumreicher Schlaf

Leichter nächtlicher Schlaf mit vielen Träumen. Dies ist blutstasebedingt. Wenige Gaben der Rezeptur beheben den Zustand. Es gibt ansonsten kein besseres Rezept hierfür.

11. Singultus (Schluckauf)

Wenn im Brustraum *Yu Xue* (Blutstase) herrscht, werden die beiden Karottisarterien links und rechts, die am Herz (Aorta) zusammentreffen, mit der Luftröhre zusammengedrückt und die eingeatmete Luft kann nicht frei fließen, sie wird wieder nach oben gedrückt, daher folglich der Schluckauf.[91] Wenn die *Yu Xue* (Blutstase) sehr stark ist, kann sogar die Luftröhre abgedrückt werden, so daß keine Atemluft mehr passieren kann und der Patient durch Ersticken stirbt. Im Altertum wußte man nichts über die Ursachen dieser Erkrankung und gab daher *Chen Pi Zhu Ru Tang* (Aurantium Bambusa Dekokt), *Cheng Qi Tang* (*Qi* ordnendes Dekokt), *Du Qi Tang* (Pathogenes *Qi* Dekokt), *Ding Xiang Shi Di Tang* (Caryophyllus Kaki Dekokt), *Fu Zi Li Zhong Tang* (Aconit Mitte-Regulationsdekokt), *Sheng Jiang Xie Xin Tang* (Zingiber Herzentlastendes Dekokt), *Xuan Fu Dai Zhe Tang* (Inula Hämatit Dekokt), *Da Xian Xiong Tang* (Großes Brust entlastendes Dekokt) oder *Xiao Xian Xiong Tang* (Kleines Brust entlastendes Dekokt) etc., aber ohne Erfolg. Die Leute sagen, wer bei *Shang Han* (Kältepathogen bedingten)- oder *Wen Bing* (hochfiebrigen Infektionskrankheiten)-Erkrankungen Schluckauf bekommt, ist todgeweiht. Weil man früher kein wirksames Mittel dagegen hatte, unterließ man es, diese Kranken zu therapieren.

Egal, ob *Shang Han* (Kältepathogen bedingte Krankheiten), *Wen Bing* (hochfiebrige Infektionskrankheiten) oder sonstige diverse Krankheiten, sobald man auf Schluckauf als Begleitsymptom trifft, sollte man schnell diese Rezeptur (i. e. *Xue Fu Zhu Yu Tang*) geben. Egal, ob leichter oder schwerer Schluckauf, nach meiner persönlichen Erfahrung reicht schon eine Portion.

12. Verschlucken beim Trinken

Verschlucken beim Trinken liegt am Druck auf den Glottisdeckel, durch Blutstockung bedingt. Dieses Rezept hilft hier hervorragend. Die Theorie des Altertums hierzu ist völlig verkehrt, Einzelheiten hierzu finden sich im Abschnitt über pockenartige Erkrankungen (unter „Diskussion über das Verschlucken beim Trinken bei Pockenerkrankung“).

13. Insomnia (Schlaflosigkeit)

Nächtliche Schlaflosigkeit bei Patienten, bei welchen beruhigende oder blutnährende Arzneien erfolglos waren: Dieses Mittel wirkt wie ein Wunder.

14. Nächtliches Weinen bei Kleinkindern

Wenn Kinder nur nachts weinen, tagsüber aber nicht, haben sie Blutstase. Ein, zwei Verschreibungen dieser Rezeptur läßt sie gesunden.

15. Herzklopfen, Herzjagen

Bei Patienten mit Herzklopfen und Herzjagen, bei welchen *Gui Pi Tang* (Milz Rekonvaleszenz Dekokt), *An Shen* (Beruhigende Arzneimittel) usw. erfolglos waren, wirkt diese Rezeptur hundertprozentig.

16. Nächtliche Unruhe

Patienten, die unter nächtlicher Unruhe leiden, d. h. kaum liegen sie im Bett, stehen sie wieder auf und kaum sind sie aufgestanden und sitzen, werden sie auch schon wieder müde. Solcherart verbringen sie keine ruhige Viertelstunde pro Nacht, in schweren Fällen ist das Bett verwüstet. Dies ist bedingt durch *Yu Xue* (Blutstase) im Brustraum. Mit etwas mehr als zehn Verschreibungen dieses Rezeptes kann man die Krankheit mit der Wurzel ausrotten.

17. Sogenanntes aufbrausendes Temperament

Wenn ein Patient grundlos in Wut ausbricht, so ist das auf *Yu Xue* (Blutstase) im Brustraum zurückzuführen. Man darf dann keinesfalls sein *Qi* tonisieren, sondern benutzt stattdessen erfolgreich dieses Rezept.

18. Brechreiz

Wenn keine anderen Symptome bestehen, lediglich Brechreiz ohne Erbrechen, ist es auf *Yu Xue* (Bluststase) zurückzuführen. Durch dieses Rezept wird das Blut wieder in Bewegung gebracht und der Brechreiz hört sofort auf.

19. Hitzegefühl am Abend

Jeden Abend fühlt sich der Patient innerlich zu heiß, gleichzeitig ist auch die Haut für eine Weile heiß. In diesem Falle hilft eine Verschreibung dieses Rezeptes, in schweren Fällen zwei.

Xue Fu Zhu Yu Tang (Antistasisches Brustraum Dekokt)

Dang Gui 12 g Rx. Angelica Sinensis	*Sheng Di* 12 g Rx. Rehmannia	*Tao Ren* 16 g Sem. Persica	*Hong Hua* 12 g Flos Carthami	*Zhi Ke* 8 g Peric. Citri Aurantii
Chi Shao 8 g Rx. Paeoniae Rubrae	*Chai Hu* 6 g Rx. Bupleurum	*Gan Cao* 6 g Rx. Glycyrrhizae	*Jie Geng* 6 g Rx. Platycodi	
Chuan Xiong 6 g Rx. Ligustici Wallichii	*Niu Xi* 12 g Rx. Achyranthis			

Rezepturen-Reim

Brustraum Tang bei Druck am Herzen	= Antist. Brustraum Dekokt bei Druckgefühl im Thorax,
schlaflos, Kopf- und Magenschmerzen,	= Schlaflosigkeit, Kopfschmerz, Herz- u. Magenproblemen.
zwölf Safran und Rehmannia,	= 12 g Safran (*Hong Hua*), Rehmannia (*Sheng Di*)
auch Achyrant', Angelika,	= Achyrantes (*Niu Xi*) und Angelica Sinensis (*Dang Gui*).
doch Chuanxiong, Süßholz, Bupleurum	= Ligusticum W., Glycyrrhiza (Gan Cao), Bupleurum (*Chai Hu*)
sechs Gramm wie Platycodum,	= und Platycodon (*Jie Geng*) jeweils 6 g.
Von Pfirsich sechzehn; Rotpäon',	= Semen Persicae (*Tao Ren*) 16 g, Paeonia Rubra (*Chi Shao*)
nur acht wie auch Bitter Lemon.	= und Fructus Citri Aurantii (*Zhi Ke*) je 8 g.

Wortwörtliche Übersetzung:

Brustraum (Dekokt enthält) Angelika, Rehmania, Pfirsichkerne,
Safran, Süßholz, Bitterorange, Rotpäonie,
Bupleurum, Chuanxiong, Platycodon, Achyrantes und so weiter
belebtes Blut fließt (wieder) nach unten (und) erschöpft (den Körper) nicht (mehr).

Auflistung der Indikationen für Antistasisches Bauchraum Dekokt (*Ge Xia Zhu Yu Tang*)

1. Ansammlungen und Zusammenballungen im Bauchraum

Im Zusammenhang mit Ansammlungen und Zusammenballungen können wir darauf verzichten über die klassischen Namen wie „die fünf Ansammlungen“, „die sechs Zusammenballungen“, „die sieben Konkretionen“ und „die acht Konglomerationen“ zu schreiben, ferner wollen wir auch nicht über deren Fehler diskutieren, um zu vermeiden ins endlose Disputieren zu geraten. Wollen wir uns jetzt nur einmal fragen, was diese Ansammlungen im Bauchraum eigentlich sind. Wenn sich etwas im Magen zusammenballt, muß es Speise sein, im Darm hingegen, müssen es Abfallprodukte sein. Bestehen solche Ansammlungen seit längerer Zeit, Speisen und Getränke werden aber weiterhin wie gewohnt aufgenommen, so können (die Klumpen) nicht im Magen und Darm sein, sondern müssen außerhalb derer bestehen. Außerhalb des Magens und Darms aber, egal an welcher Stelle, ist überall *Qi* und *Xue* (Blut). Das *Qi* fließt in den *Qi*-Gefäßen (Meridianen), das Blut in den Blutgefäßen. *Qi* ist eine gestaltlose Substanz, es kann sich also nicht zu Klumpen zusammenballen. Die Zusammenballungen müssen sich also aus dem *Xue* (Blut) bilden.

Wenn der pathogene Faktor Kälte auf Blut trifft, koaguliert dieses zu Klumpen. Trifft der pathogene Faktor Hitze auf das Blut, so wird es auch zu Klumpen eingedickt.

Wenn längsverlaufende Gefäße verklumpen, so entstehen vertikale Verdickungen, verklumpen aber querverlaufende Gefäße, so entstehen horizontale Verdickungen. Wenn nun das Blut sowohl in den längs-, wie auch querverlaufenden Gefäßen koaguliert, so entstehen scheibenförmige (zweidimensionale) Verdickungen. Setzt sich das Bilden der Scheibenschichten über einen längeren Zeitraum fort, werden sie dicker und bilden schließlich (dreidimensionale) Klumpen.

Bestehen erst einmal diese Klumpen, so entsteht Fieber.

Will man wissen ob im Brustraum *Yu Xue* (Blutstase) besteht, so beobachte man, ob Fieber (erhöhte Temperatur) besteht. Der Brustraum ist der Ursprung des *Xue* (Blutes), wenn er stasisch ist, so ist das Leben in Gefahr.

Besteht nun aber im Bauchraum *Yu Xue* (Blutstase), so entsteht kein Fieber. Der Bauchraum das Ende des Blutes (d. h. es wird hier verbraucht), besteht die Blutstase hier, so ist das Leben nicht gefährdet.

Es macht keinen Unterschied ob sich die Ansammlungen und Zusammenballungen links oder rechts der Rippen oder des Nabels verklumpen oder ober- bzw. unterhalb des Nabels oder aber beweglich umherwandern; all dies kann mit dieser Rezeptur geheilt werden. Solange die Indikation stimmt, ist sie wirksam.

Leichte Fälle erhalten weniger Verschreibungen, schwere Fälle entsprechend mehr. Falls das *Qi* des Patienten zu schwach ist, um dispergierende (zersteuende) Rezepturen zu vertragen, so kann man anstatt stur auf dem Dogma zu beharren ohne weiteres 10–15 g *Dang Shen* (Radix Codonopsitis), das das *Qi* stärkt, hinzufügen.

2. Abdominale Massen bei Kindern

Abdominale Massen (Resistenzen) bei Kindern mit aufgetriebenem Leib und hervortretenden grünlichen Venen, sind von Anfang bis Ende vollständig auf *Yu Xue* (Bluststase) zurückzuführen.

Verwendet man diese Rezeptur abwechselnd mit den zwei zuvor beschriebenen *Tong Qiao Zhu Yu Tang* und *Xue Fu Zhu Yu Tang* (Sensorien öffnendes blutbelebendes Dekokt und Antistasisches Brustraum Dekokt), so tritt der Erfolg nach etwa einem Monat ein.

3. Schmerzen immer an der gleichen Stelle

Immer wenn Bauchschmerzen auftreten, deren Lokalisation nicht von wandernder Art ist, so besteht *Yu Xue* (Blutstase) und man kann diese Rezeptur erfolgreich einsetzen.

4. Schweregefühl im Bauch beim Schlafen

Wenn der Patient sich schlafen legt, hat er ein Gefühl, als sei etwas Schweres im Bauch. Wenn er auf der linken Seite liegt, zieht es links nach unten (d. h. zum Boden hin) und liegt er auf der rechten Seite, so zieht es rechts nach unten. Dies ist auf innere Blutstase zurückzuführen. Dieses Rezept sollte hauptsächlich benutzt werden – mit entsprechenden Begleitrezepturen – falls noch andere Symptome bestehen.

5. „Nierenbedingter" Durchfall

Das Syndrom „mehrere Durchfälle bei Morgengrauen" wurde klassisch als „Hahnenschrei-Durchfall" bezeichnet. Damit ist eine Leere des Nieren-*Yang* gemeint. Man verschreibt *Er Shen Wan* (Zwei Göttlichkeiten Pillen), *Si Shen Wan* (Vier Göttlichkeiten Pillen) usw. Hat dies aber keinen Erfolg, so besteht dieses Syndrom über mehrere Jahre hinweg ohne sich zu bessern. Kennt man die Ursache des Syndroms nicht, so ist es eine schwierige Angelegenheit.

Das Unwissen besteht in der Unkenntnis der von mir immer wieder oben angeführten *Yu Xue* (Blutstase): Beim Schlafen wird das *Jin Men* (Tor der Flüssigkeiten) durch die Stase zugestaut und die dünnen Flüssigkeiten können nicht mehr durch das Tor hinaus, stattdessen gelangen sie durch das Tiefe Tor (Magenpförtner) in den Dünndarm, wo sie sich mit dem übrigen Speisebrei vereinen und so den Stuhl dünnflüssiger machen. Daraus resultiert dann die mehrfache Morgendiarrhö.

Benutzt man nun diese Rezeptur, um die oben erwähnte *Yu Xue* (Blutstase) aufzulösen, wird das Blut wieder vitalisiert, das Tor der Flüssigkeiten wird dann nicht länger blockiert und der wäßrige Anteil wird nicht mehr als Durchfall ausgeschieden. Einige wenige Verschreibungen reichen zur vollständigen Gesundung.

6. Chronischer Durchfall

Langwieriger chronischer Durchfall mit erfolgloser Verschreibung aller möglichen Rezepturen ist durch die immer wieder erwähnte übermäßige Blutstase bedingt und kann ebenso mit dieser Rezeptur beseitigt werden.

Antistasisches Bauchraum Dekokt (*Ge Xia Zhu Yu Tang*)

Dang Gui 10 g Rx. Angelicae Sinensis	*Tao Ren* 10 g Sem. Persica	*Hong Hua* 10 g Flos. Carthami	*Gan Cao* 10 g Rx. Glycyrrhizae
Mou Dan Pi 7 g Cort. Moutan	*Wu Ling Zhi* 7 g Faec. Trogopteri	*Chuan Xiong* 7 g Rx. Ligustici Wallichii	*Chi Shao* 7 g Rx. Paeoniae Rubrae
Wu Yao 7 g Rx. Lindera	*Zhi Ke* 5 g Peric. Citri Aurantii	*Xiang Fu* 5 g Rhiz. Cyperi	*Yuan Hu* 3 g Rhiz. Corydalis

Rezepturen-Reim

Bauchraum Tang bei Druck im Bauch = Antistasisches Bauchraum Dekokt bei Druckgefühl im Abdomen,
Schmerzen, Klumpen, Durchfall auch, = Schmerzen, abdominalen Massen und Durchfällen.
Safran, Süßholz, Persica, = Von Safran (*Hong Hua*), Süßholz (*Gan Cao*), Pfirsich (*Tao Ren*)
je zehn wie auch Angelika, = und Angelica Sinensis (*Dang Gui*) je 10 g.
Chuanxiong, Moutan, Lindera, = Ligusticum (*Chuan Xiong*), Moutan (*Mu Dan Pi*), Lindera (*Wu Yao*),
Trogopterus, Rotpäonia, = Trogpterus (*Wu Ling Zhi*) und Paeonia Rubra (*Chi Shao*)
je sieben; drei Corydalus, = jeweils 7 g plus Corydalus (*Yuan Hu*) 3 g,
fünf Bitter Lemon, Cyperus. = schließlich Peric.Citri (*Zhi Ke*) und Cyperus (*Xiang Fu*) je 5g.

Wortwörtliche Übersetzung:

Bauchraum (Dekokt enthält) Angelika, Glycyrrhiza, Persica, Bitterorange, Rotpäonie,
Safran, Ligusticum, Trogopterus, Corydalis und so weiter
Resistenzen lösen sich und belebtes Blut fließt wieder.

Dritter Teil – Wangs klinische Forschung und Methodik

Vorwort zur Theorie der halbseitigen Lähmung (Hemiplegie)

Mediziner schreiben Bücher und versuchen den Menschen zu helfen. Eine solche Einstellung ist sehr lobesam. Dazu muß man den Kranken selbst behandeln, Methoden und Erfahrung gesammelt haben, so daß kaum ein Fehlschlag vorkommen kann, dann erst kann man seine Rezepturen der Nachwelt hinterlassen. Wenn eine Art von Syndrom nicht richtig erkannt wird, so kann man es der Nachwelt überlassen, dies zu ergänzen.

Hingegen absolut falsch ist es, aufgrund eines guten Rufes eine Theorie zu etablieren oder eine Rezeptur für eine Krankheit zu erstellen, die man noch nie gesehen hat. Angenommen man kennt die Grundlage der Krankheit nicht, dann ist die Rezeptur unpassend. Setzt man dadurch etwa nicht Menschenleben aufs Spiel, anstatt sie zu retten? Ist das etwa nicht äußerst furchterregend?

Es gab im Altertum z. B. Spezialisten für *Shang Han* (kältebedingte Krankheiten), *Wen Bing* (fiebrige Infektionskrankheiten), diverse Syndrome und Gynäkologie, entsprechende Rezepturen wurden eingesetzt, von welchen die meisten Erfolg zeigten. Obwohl es auch gelegentlich Ungenauigkeiten gab, so waren es doch meist nur Fehler geringerer Art.

Was jedoch halbseitige Lähmung angeht, die auch schon früher beschrieben wurde, so gab es unter den mehr als vierhundert medizinischen Schulen nur wenige, die Theorien über sie aufstellten und unter diesen wenigen wiederum nicht einen, der ihre Herkunft beschrieb. Doch kennt man die Herkunft der Krankheit nicht, wie kann man da eine richtige Rezeptur erstellen?

Ich habe dieses Syndrom schon früh zu Gesicht bekommen und folgte dann den Theorien des „*Ling Shu*" und „*Su Wen*" (Innerer Klassiker des Gelben Kaisers) sowie Zhang Zhong-Jings Theorie („*Shang Han Lun*" und „*Jin Kui Yao Lüe*"), jedoch ohne Erfolg. Danach benutzte ich die Methoden der He-Jian-Schule, also Li Dong-Yuans und Zhu Dan-Xis Theorien, doch die Arzneien zeigten ebenfalls keine Wirkung. So drehte ich mich im Kreise ohne voranzukommen.

Doch Zhang Zhong-Jings *Shang-Han*-Theorie und Wu You-Kes *Wen-Bing*-Theorie waren ja auch völlig eigenständig, also unabhängig von den klassischen Werken zustandegekommen. Ich hatte nur den Willen, den Menschen zu helfen, aber keine Mittel dazu.

Also forschte ich 40 Jahre lang, wann immer ich auf diese Krankheit traf, genauestens nach Mangel oder Überfluß von Qi und Blut und differenzierte nach der Undurchgängigkeit oder Durchgängigkeit der Meridiane. Die Ergebnisse dieser Forschung wollte ich bekannt machen, um späteren Generationen von Nutzen zu sein, doch wagte ich es zunächst nicht, mich daran zu vergehen, die klassischen Verfahren zu kritisieren und stattdessen eine neue Methode vorzuschlagen.

Meine Freunde aber sagten: „Wenn du mit Aufrichtigkeit eine bewährte und gute Methode vorschlagen kannst, die die klassischen Methoden vervollständigt, so hilfst du damit die Probleme der Nachwelt zu lösen, doch nicht nur das, gleichzeitig trägst du zur Verbesserung der klassischen Methoden bei. Wo wäre das denn ein Vergehen?“

Daraufhin überwand ich mich und schrieb über Hemiplegie bei Männern, Frauen und Kindern, Lähmung der Beine und Muskelatrophie, Krämpfe und Konvulsionen, deren Ursachen und Erscheinungsformen, bewährte Rezepturen, gute und schlechte Prognose sowie alle unrichtigen früheren Beschreibungen der Gefäße, Organe und Meridiane aufs genaueste nieder, erklärte sämtliche Einzelheiten und hoffe nun, daß alle notwendigen Ergänzungen von den guten Ärzten der Zukunft gemacht werden, die es ohne Frage dann geben wird.

Theorien über halbseitige Lähmung (Hemiplegie)

Obwohl es sich nur um eine Erkrankung handelt, sind die Theorien hinsichtlich der Hemiplegie je nach Autor verschieden. Angefangen vom *„Ling Shu“* (Innerer Klassiker des Gelben Kaisers, Kap. 75), das erklärt:

„Wenn der pathogene Faktor LEERE in eine Hälfte des Körpers eingedrungen ist und in tieferen Schichten das wohlgenährte *Wei-Qi* (Verteidigungsenergie) verletzt, dann verringert die Durchtränkung das *Wei-Qi* natürlich und das körpereigene *Qi* verschwindet dort, das heißt, daß das pathogene *Qi* dort alleine verbleibt und die halbseitige Verdorrung auftritt.“ Die Verdorrungskrankheit, das ist die Hemiplegie.

Im *„Su Wen“* (Innerer Klassiker des Gelben Kaisers, Kap. 42) heißt es: „Wenn pathogener Wind durch die Akupunkturpunkte der fünf Speicherorgane und sechs Arbeitsorgane (fünf *Zang* und sechs *Fu*) in die Tiefe eindringt – *Zang Fu* Wind genannt – so führt er zu einseitigem Wind und zwar je nach der Schwachstelle an der er eindringt.“

Bei Zhang Zhong-Jing[92] heißt es: „Bei apoplektischem Wind-Schlag (*Zhong Feng*) kann sich eine Hälfte des Körpers nicht willentlich bewegen.“

Alle drei Theorien führen die Krankheit auf pathogenen Wind zurück. So hatten die klassischen Rezepte keine Wirkung, bis schließlich Liu He-Jian[93] erschien und – nachdem er die Wirkungslosigkeit der klassischen Rezepte gesehen hatte – eine neue Theorie aufstellte: „Apoplektischer Wind-Schlag (*Zhong Feng*) wird nicht durch ungebändigten Wind des Leberfunktionskreises, d. h. inneren Wind, verursacht und auch nicht durch von außen kommenden pathogenen Wind; die Ursache liegt darin, daß das physiologische Feuer im Körper durch übermäßig aktiven Lebenswandel geschürt wird, sein Gegenstück, das physiologische Wasser, allmählich verbraucht wird und das Feuer nicht mehr zu bändigen vermag, so daß der Geist schließlich ohnmächtig wird und der Kranke stirbt, ohne bei Bewußtsein zu sein.“

Li Dong-Yuan bemerkte den Widerspruch in Lius Theorie und Rezeptur und stellte daher eine weitere Theorie auf: „Wind-Schlag (*Zhong Feng*) tritt meist bei Patienten mit *Qi*-Leere auf, die von pathogenem, äußerem Wind getroffen werden. Die Krankheit findet sich meist erst nach dem 40. Lebensjahr, bei dickeren häufiger als bei dünnen, darunter auch feiste Patienten mit weißlicher Haut und Kraftlosigkeit durch *Qi*-Leere.“ Er unterschied zwischen Wind-Schlag der Speicherorgane (*Zang*) und der Arbeitsorgane (*Fu*), der Blutgefäße und der

Meridiane und stellte die Hypothese auf, die Ursache dafür, daß der pathogene Wind den Patienten überhaupt afflizieren kann, sei in der zugrundeliegenden *Qi*-Leere zu finden.

Zhu Dan-Xi empfand jedoch Lis Rezepturen und Syndrome als unpassend und ergänzte sie um eine weitere Theorie, in der er erklärte, im kalten Norden gäbe es den Wind-Schlag (*Zhong Feng*), doch die Krankheit im feuchtwarmen Süden sei kein echter Wind-Schlag (*Zhong Feng*). Sie entstehe meist nach einer zugrundeliegenden inneren *Qi*-oder Blutleere sowie aus dem (pathogenen) Schleim, der im Körper aus der pathogenen Nässe des Wetters entstehe. Solcher Schleim wiederum erzeuge Hitze und Hitze erzeuge inneren Wind.[94] Seine Theorie spricht also über Schleim und erklärt Nässe und Schleim zur Ursache.

Wang An-Dao, nachdem er Zhus Theorie, daß die im feuchten Süden auftretende Erkrankung kein echter Wind-Schlag sei, gelesen hatte, fügt noch hinzu, daß die im Klassiker des Gelben Kaisers und bei Zhang Zhong-Jing aufgeführte Krankheit der echte Wind-Schlag sei, hingegen die bei Liu He-Jian, Li Dong-Yuan und Zhu Dan-Xi beschriebene Krankheit sei eine dem Wind-Schlag ähnliche Erkrankung (*Lei Zhong Feng*).

Yu Tian-Ming sagt dazu: „Wang An-Dao unterscheidet zwischen echtem Wind-Schlag und windschlagähnlicher Krankheit, doch so ist das auch nicht richtig; schaut man sich alle diese Erkrankungen an, so sind sie völlig auf *Qi*-Leere, Nässe und Schleim in Verbindung mit Wind zurückzuführen, wo hat man denn je etwas von der Unterscheidung zwischen echtem und ähnlichem Wind-Schlag gehört?"

Einzig Zhang Jing-Yue hat den Weitblick eines großen Mediziners, er erkennt, daß die halbseitige Lähmung in den meisten Fällen auf *Qi*-Leere zurückzuführen sei, daß sie zwar Wind-Schlag heiße, aber nicht auf Wind zurückzuführen sei. Stattdessen aber zitiert er das *„Nei Jing"* (Innerer Klassiker) und bringt sie mit dem dort aufgeführten Syndrom Ohnmacht (*Jue Ni*) in Verbindung mit Hitze, Kälte, Blut(*Xue*)-Leere und den zwölf Meridianen zusammen, was natürlich auch nicht mit den Symptomen des Wind-Schlags übereinstimmt und somit die Rezepturen ebenfalls nicht wirken können. Es ist halt schade, daß der Meister solche Fälle nur wenig zu Gesicht bekommen hat.

All diese berühmten Mediziner führen als Krankheitsursache nur Wind, Feuer, *Qi*, oder Schleim auf. Daher sind sämtliche Rezepturen Wind vertreibend, Feuer kühlend, *Qi*-belebend oder Schleim umwandelnd.

So heißt es dann immer bei Blut- und *Qi*-Leere verursachtem Wind-Schlag (*Zhong Feng*) verwende man Wind vertreibende, Feuer kühlende Rezepturen und füge *Qi*-stärkende und Blut nährende Arzneimittel hinzu; bei infolge von Leere bedingtem Zusammenbruch des *Yin* entstandenem Wind-Schlag (*Zhong Feng*) verwende man *Yin* nährende Arzneimittel und gebe *Qi*-bewegende und Schleim umwandelnde hinzu. Mal wird viel Gesundheit gestärkt und wenig Krankheit attackiert und mal wird wenig gestärkt und viel angegriffen, das nennt sich dann stolz gleichzeitige Stärkungs- und Angriffstherapie.

Doch wenn man sich nun an diese Methoden hält, zeigen sie einfach keine Wirkung. Und dann wird noch immer nicht über mögliche Fehler der Klassiker diskutiert, stattdessen heißt es, daß die klassischen Rezepturen nicht zu den heutigen Krankheiten paßten, weil es ja so bequem ist, zu sagen, daß die heutige Konstitution nicht mit der im Altertum übereinstimme. Angenommen, die Rezepturen paßten nicht zu den Krankheiten, weil die Konstitution eine andere ist, wieso bitte wirken dann *Ma Huang* (ephedrahaltiger)-Dekokte,

Zheng Qi (*Qi* ordnende)-Dekokte, *Xie Xiong* (Brust entlastende)-Dekokte und *Chai Hu* (bupleurumhaltige)-Rezepturen[95] ausgezeichnet bei *Shang Han* (kältebedingte Krankheiten), aber kaum ist von Wind-Schlag (*Zhong Feng*) die Rede, schon haben all die Rezepturen wie *Dao Tan-*, *Qin Jiao-*, *San Hua*-Dekokte (d. h. Schleim- und windvertreibende Dekokte) keinerlei Wirkung?

Es kommt offenbar niemand auf den Gedanken, daß es zwei Möglichkeiten bei der Erstellung von klassischen Rezepten gibt, nämlich wirksame und wirkungslose. Die wirksamen Rezepte wurden durch gesammelte persönliche Erfahrung an erfolgreich behandelten Krankheiten erstellt, die nicht wirksamen Rezepte wurden meist nur durch Raten an theoretisch existenten Krankheiten herausgeknobelt.

Wenn nun die Theorie nur geraten ist und die Rezepturen ebenfalls nur auf solchen Theorien statt auf Erfahrung beruhen, wie kann denn da überhaupt die Krankheitsursache bekannt sein? Woher kommt Hemiplegie und halbseitige Gesichtslähmung, woher kommt die postapoplektische undeutliche Aussprache, der unkontrollierbare Speichelfluß am Mundwinkel? Was ist der Grund für den gleichzeitigen trockenen Stuhl und Urininkontinenz? Von damals bis heute hat niemand die geringste Ahnung gehabt, alles war reines Herumraten! Wenn man bei einer Krankheit, die die Hälfte der Körperkraft dezimiert, auch noch weiter attackierende Arzneien, die also weiter reduzierend wirken, verschreibt, wie kann das etwas anderes als falsch sein?

Schauen wir nach der Ursache, so finden wir den eigentlichen Fehler nicht bei den Ärzten selbst, sondern bei denen, die solche Theorien veröffentlichten. Donner noch mal, wie kann man eine solche lebenswichtige Angelegenheit durch Raten zu lösen versuchen!

Diskussion der halbseitigen Lähmung

Wenn wir nun all die verschiedenen Lehrmeinungen, die Wind, Feuer, Nässe und Schleim als Ursache für Hemiplegie diskutieren, anschauen, welche konkreten Beweise finden wir dazu? Ich sehe dies folgendermaßen: Zhang Zhong-Jing schreibt im Abschnitt *Zhong Feng* des *„Shang Han Lun"*, daß der **Wind-Schlag** (*Zhong Feng*) beim Patienten Kopf- und Körperschmerzen verursache sowie Fieber mit Abneigung gegen Kälte und trockenes Würgen mit spontanem Schweiß. Im *„Jin Kui Yao Lüe"* schreibt er, daß **Schädigung durch Wind** Niesen und verstopfte Nase verursache sowie lautes Husten und eine laufende Nase mit dünnflüssigem Sekret.

Im Kapitel über Wind-Schlag schreibt er: „Die vom Wind verursachte Krankheit macht den Menschen halbseitig gelähmt."

Müssen wir uns dann also nicht fragen, was ist das nun für ein Wind (*Feng*) und was für ein Schlag (*Zhong*) desselben verursacht beim Patienten Kopf- und Körperschmerzen sowie Fieber mit Abneigung gegen Kälte und trockenes Würgen mit spontanem Schweiß?

Was ist das nun für ein Wind (*Feng*) und was für ein Schlag (*Zhong*) verursacht beim Patienten Niesen und verstopfte Nase sowie lautes Husten und eine laufende Nase mit dünnflüssigem Sekret?

Und was für ein Wind und was für ein Schlag verursacht beim Patienten halbseitige Lähmung?

Wenn die halbseitige Lähmung wirklich von pathogenem Wind verursacht wird, der den-Menschen als Schlaganfall trifft, dann muß er ja[96] durch die Haut in die Meridiane gelangen und muß nachweisbare Syndrome verursachen, wenn er von der Extima (dem Äußeren) in die Intima (das Innere) gelangt.

Trifft man nun auf Hemiplegie, so findet man in ihrem Anfangsstadium keinerlei Extima(Außen)-Symptome wie Kopf- und Körperschmerzen sowie Fieber mit Abneigung gegen Kälte und Augenschmerzen mit trockener Nase oder abwechselnd Hitze- und Kältegefühle[97].

Wenn keines dieser Oberfläche-Symptome (*Biao Zheng*) zu finden ist, dann geht daraus hervor, daß die Hemiplegie auch nicht durch einen von außen eindringenden pathogenen Faktor wie Wind verursacht sein kann.

Darüberhinaus herrscht noch mehr Konfusion bei all denen die über Wind, Feuer, Nässe und Schleim theoretisieren, denn egal ob es sich nun um Wind, Feuer, Nässe oder Schleim handelt, ob es sich um innere oder äußere Faktoren handelt, sie müssen alle durch die Gefäße transportiert werden. In den Gefäßen wiederum gibt es entweder *Qi* (in den Meridianen und *Luo*-Gefäßen) oder Blut (in den Blutgefäßen). Wenn Wind, Feuer, Nässe oder Schleim nun *Qi*-Stagnation oder Blutstase erzeugen, so entsteht Schmerz als ein Symptom. Besteht nun also Schmerz als Symptom, so läßt das auf ein *Bi*-Syndrom[98] schließen, nicht auf Hemiplegie. Bei Hemiplegie gibt es keinerlei Schmerzen als Begleitsymptom. Ich habe bei all den vielen Fällen von Hemiplegie, die ich im ganzen Leben behandelt habe, nicht einen getroffen, bei dem die Hemiplegie eine Folge von schmerzhaften *Bi*-Syndromen gewesen wäre. Auch aus dieser Überlegung heraus läßt sich ausschließen, daß Wind, Feuer, Nässe oder Schleim die Hemiplegie verursachen.

Die Ursache der halbseitigen Lähmung

Manche Leute fragen mich: „Sie behaupten, die Ursache der Hemiplegie liegt im Zusammenbruch des *Yuan-Qi*. Wenn das so ist, wieso zeigt sich die Krankheit dann erst beim Zusammenbruch der einen Hälfte des *Yuan-Qi*? Das würde mich wirklich interessieren."

Ich sage dazu folgendes: Das *Yuan-Qi* fließt in den Meridianen durch den ganzen Körper und verteilt sich je zur Hälfte links und zur Häfte rechts. Egal ob ein Mensch nun geht, sitzt oder sich bewegt, das *Yuan-Qi* ist immer dazu nötig. Ist das *Yuan-Qi* ausreichend vorhanden, so hat der Mensch genug Kraft für all dies, ist es dagegen schwach, so ist er kraftlos. Ist kein *Yuan-Qi* mehr vorhanden, so tritt der Tod ein.

Wenn wir einmal annehmen, von der gesamten Energie des *Yuan-Qi* gingen zwei von zehn Anteilen verloren, so bleiben noch immer acht übrig, d. h. für jede Körperhälfte vier von fünf Anteilen (des *Yuan-Qi*). Daher entsteht keine halbseitige Lähmung. Fehlen aber fünf von zehn Anteilen des *Yuan-Qi*, so bleiben noch zweieinhalb Anteile für jede Seite übrig. Obwohl zu dieser Zeit auch noch keine halbseitige Lähmung entsteht, besteht doch schon ein Mangel an *Qi*, auch wenn der Patient es nicht verspürt, da es weder schmerzt noch juckt.

Wenn nun das *Yuan-Qi*-System zusammenbricht, werden die Meridiane nicht mehr ausreichend mit *Qi* versorgt. Unter diesen Umständen ist es zumindest eine Chance für das *Yuan-Qi* der einen Seite, sich mit dem *Yuan-Qi* der stärkeren Seite zu vereinen und zumindest diese vollständig zu versorgen: Wenn also die zweieinhalb Anteile rechts nach links fließen, so ist rechts natürlich kein *Qi* mehr vorhanden, wenn umgekehrt links die zweieinhalb Anteile nach rechts fließen, so ist in der linken Körperhäfte natürlich kein *Qi* mehr vorhanden. Ist keine *Qi* Energie mehr vorhanden, so kann sich nichts mehr bewegen. Fehlt die Fähigkeit sich zu bewegen, so spricht man von Lähmung, d. h. man kann die Seite nicht mehr willentlich benutzen.

Tritt dieses Zusammenfließen des übrigen *Qi* während des Schlafens ein, so wird der Mensch dessen nicht gewahr, beim Erwachen aber kann er die eine Körperseite nicht mehr umdrehen.

Wenn sich während des Wachseins das *Qi* bewegt, so fühlt der Patient es, als ob sich die kranke Hälfte in Richtung der anderen Hälfte bewege, das Geräusch dabei ist lauter wie das der Wellen von fließendem Wasser.[99]

Wenn es hingegen im Sitzen passiert, dann neigt sich der Körper zur einen Seite hin. Wenn hingegen während des Gehens die Hälfte des Körpers durch das Hinüberfließen kein *Qi* mehr hat, so bricht der Patient zusammen. Es wird dann meist einfach gesagt, der Patient sei durch das Hinfallen halbseitig gelähmt, weil man nicht weiß, daß es nicht so ist, denn in Wirklichkeit ist ja durch das Zusammenbrechen des *Qi* die halbseitige Lähmung entstanden und aus diesem Grunde ist der Patient hingefallen.

Diskussion der Mund- und Augenschräge (Fazialisparese)

Man sagt oft: Die Hemiplegie ist also nicht durch Wind verursacht, wie aber steht es mit der Mund- und Augenschräge (Fazialisparese)?

Ich sage dazu folgendes: Der Grund für die Namensgebung „Schrägheit“ in früheren Zeiten liegt nur darin, daß man bei diesem Symptom nicht genau genug observiert hat. Bei der Mund- und Augenschräge ist keineswegs eine Schrägheit vorhanden, sondern nach dem Wind-Schlag hat die eine Hälfte des Gesichts kein *Qi* mehr und daher erscheint eine Seite kleiner: Ein Auge, das kein *Qi* mehr hat, kann sich nicht mehr vollständig öffnen, der eine Augenwinkel wird also nach unten gezogen.

Wenn die eine Seite des Mundes kein *Qi* mehr hat, so kann sie sich nicht mehr öffnen, die eine Seite des Mundes wird also nach oben gezogen, so daß es beim Schließen des Mundes auf den ersten Blick so aussieht, als ob er schräg sei, obwohl in Wahrheit keine wirkliche Schrägheit zwischen der linken und der rechten Seite besteht.

Bei dieser Krankheit ist es meist so: Ist die linke Seite des Körpers hemiplegisch, verzieht sich die rechte Seite des Gesichts, ist umgekehrt die rechte Seite des Körpers hemiplegisch, verzieht sich die linke Seite des Gesichts. Dies läßt einen vergebens nach einer Erklärung suchen; es gibt auch in den Büchern dazu keine Hinweise, was soll man da tun?

Manche Meridiane kommen von der linken Rumpfseite und überkreuzen sich im Gesicht oder am Kopf nach rechts hin oder sie kommen von rechts und gehen zur linken Gesichts- oder Kopfseite, links und rechts überkreuzen sich also. Dennoch wage ich es auch nicht, dies als Erklärung zu etablieren, wir müssen wohl warten, bis diese Erklärung durch eine genauere und bessere Forschung ergänzt werden kann.

Diskussion darüber „Warum Speichelfluß aus dem einen Mundwinkel kein Zeichen für Schleim-Syndrom ist"

Wenn man mich fragt, wieso denn Speichelfluß aus dem einen Mundwinkel kein Zeichen für Schleim-Syndrom sei, so antworte ich: Wenn man solche Fälle genau begutachtet, so findet man, daß es sich bei dem Speichel, der aus dem Mundwinkel rinnt um ein klares Sekret handelt, nicht aber um dickflüssigen Schleim. Dazu muß man sich die Theorie des „*Qi*-Leere erzeugt Verlust an Kontrolle der Flüssigkeiten" genauestens anschauen. Ist es dann immer noch nicht klar, so observiere man Kleinkinder mit *Qi*-Leere-Syndrom: Neun von zehn haben Speichelfluß. Bei Senioren mit *Qi*-Zusammenbruch haben ebenfalls einige diesen Speichelfluß. Wenn man also nochmals diese Symptome genau vergleicht, so wird klar, daß diese Art Speichelfluß zur Kategorie *Qi*-Leere mit mangelnder Konsolidierung gehört.

Diskussion darüber „Warum trockener Stuhl kein Zeichen für Wind- und Feuer-Syndrom ist"

Man sagt oft: Wenn der Kranke unter halbseitiger Lähmung leidet und gleichzeitig der Stuhl hart und trocken ist, so nannte man das in alten Zeiten Wind-Trockenheit, d. h. die Krankheit sei durch Wind und durch Feuer bedingt. Ist diese Erklärung richtig?

Dazu sage ich folgendes: Vorausgesetzt, sie sei durch Wind und Feuer bedingt, so gibt man einfach Wind zerstreuende, Feuer kühlende und Trockenheit befeuchtende Purgativa. Wenn dann der Stuhl wieder geregelt ist, so sind auch Wind zerstreut und Feuer gekühlt und die für Trockenheit typischen Syndrome treten auch nicht mehr auf.

Trifft man jedoch auf obige Krankheit und gibt fälschlich purgative Arzneimittel, so wird der Stuhl nach dem Abführen nur noch härter.

Offenbar hat niemand darüber nachgedacht, daß der Stuhl normalerweise auch nicht aus dem Verdauungstrakt herausfließt, sondern daß er erst mittels Kraft herausgepresst wird. Wenn nun der Körper halbseitig gelähmt ist und durch Abwesenheit von *Qi* weder die Arme und Beine bewegt werden können noch die Zunge Kraft zum Sprechen hat, wie kann dann *Qi* vorhanden sein, welches die Kraft zum Herauspressen des Stuhls bereitstellt?

Wir können daraus also ableiten, daß hier weder Wind noch Feuer beteiligt sind, sondern daß das *Qi* zum Herauspressen des Stuhl fehlt. Je länger der Stuhl nun im Dickdarm verweilt ohne sich zu bewegen, desto härter wird er.

Diskussion über Urininkontinenz und häufigen Harnfluß

Es heißt oft: Wenn der Urin viel und häufig ist und unwillkürlich abfließt, das ist ein Feuer- oder ein Leere-Syndrom. Wie soll man das nun unterscheiden?

Ich sage dazu folgendes: Wenn die Harnröhre beim Urinieren schmerzt und der Harn nur tröpfelnd abfließt sowie gleichzeitig von rötlicher Farbe ist, ist das ein Zeichen für ein Feuer-Syndrom.

Wenn aber ein älterer Mensch oder einer von schwächlicher Konstitution viel klaren Harn läßt, ohne daß dies mit Schmerzen verbunden ist, so gehört dies zum *Qi*-Leere Syndrom.

Wenn nun der Urin aus dem Ende des Harnleiters hinausfließt, ohne daß man dessen gewahr ist, so nennt man das unwillkürlichen Harnfluß. Inkontinenz ist, wenn der Urin abfließt, obwohl man ihn halten will, ihn aber nicht halten kann. Soweit also zu den mit Urin verbundenen Krankheiten.

Wenn nun also eine Hemiplegie besteht und gleichzeitig viel und häufig Urin mit unwillkürlichem Harnfluß oder Inkontinenz besteht, dabei aber gleichzeitig keine Harnröhrenschmerzen bestehen, dann ist dies einem durch *Qi*-Leere bedingten Mangel an Kontrolle zuzuschreiben.

Diskussion über „Warum undeutliche Aussprache kein Zeichen für Schleim- und Feuer-Syndrom ist"

„Es heißt: Dysphasie, klassisch auch ‚unklare Aussprache‘ genannt, wurde früher auf Schleim oder Feuer, die die Zungenwurzel hemmen, zurückgeführt. Ist diese Erklärungsweise verkehrt?“

Ich bin der Überzeugung, daß hier kein Schleim- oder Feuer-Syndrom im Spiel ist. In der Mitte der Zuinge gibt es zwei Röhren, die mit dem *Qi* des Gehirns verbunden sind. Es sind dies *Qi*-Gefäße, durch die das *Qi* sich hin- und herbewegt[100]. Dadurch kann sich die Zunge bewegen und die Sprache ist möglich.

Wenn jetzt eine Hälfte des Körpers ohne *Qi* ist und sich nicht bewegen kann, dann fehlt einer Seite der Zunge ebenfalls das *Qi* und sie kann sich nicht vollständig bewegen, daher spricht man also von Dysphasie, die solcherart entsteht.

Diskussion von Trismus und Zähneknirschen

Man sagt: „Wie kann es Kieferklemme mit Zähneknirschen geben, wenn kein Wind- und Feuer-Syndrom vorliegt?“

Dazu sage ich folgendes: Trismus ist für sich alleine das Symptom „Kieferklemme“, Zähneknirschen ist für sich alleine das Symptom „Zähneknirschen“. In den Klassikern warf man also zwei verschiedene Symptome zusammen. Wie kann man angesichts zweier so unterschiedlicher Symptome nur so nachlässig sein? Kieferklemme gibt es bei Leere-Syndrom, Zähneknirschen gibt es bei Fülle-Syndrom.

Kieferklemme ist, wenn man die Zähne zusammenbeißt und nicht öffnet, Zähneknirschen ist das Geräusch gegeneinander reibender Zähne.

Im Rahmen von *Shang Han* (Kältebedingten Krankheiten), *Wen Bing* (fiebrigen Infektionskrankheiten) sowie bei diversen Syndromen und in der Gynäkologie gibt es Patienten mit Leere-Syndrom bedingter Kieferklemme oder Fülle-Syndrom mit Zähneknirschen.

Bei Hemiplegie aber gibt es lediglich Kieferklemme, jedoch absolut kein Zähneknirschen. Wenn die Zähne sehr fest zusammenbeißen, kann es zwar passieren, daß der untere Kiefer sich weiter nach hinten verschiebt, dann entsteht zwar ein Geräusch ähnlich dem Zähneknirschen, in Wirklichkeit aber ist es eben kein echtes Zähneknirschen, sondern auch ein Hinweis auf Leere-Syndrom.

Wenn keine Hemiplegie besteht und auch kein damit verbundenes Syndrom, plötzlich aber eine Kieferklemme entsteht, dann ist das auf pathogenen Wind zurückzuführen, welcher die Meridiane blockiert, so daß das *Qi* nicht dorthin fließen kann. Gibt man in diesem Falle Meridian durchgängigmachende Rezepturen, dann wird das Problem beseitigt.

Zustand vor der Erkrankung (apoplektische Prodromalsymptome)

Kann man ein Leere-Syndrom diagnostizieren nachdem das *Yuan-Qi* zusammengebrochen ist, jedoch bevor die Hemiplegie auftritt?

Von allen Krankheiten habe ich diese im Leben am häufigsten behandelt und kenne sie am besten. Jedesmal wenn ich (den Schlaganfall) behandle, frage ich den Patienten nach dem Zustand vor der Erkrankung. Meist heißt es, der Patient habe ein Schwindelgefühl verspürt, manche sagen auch, ihr Kopf habe sich auf einmal sehr schwer angefühlt, andere hörten mit einem Male ein Rauschen in den Ohren oder ein hohes Sirren wie von Zikaden.

Manche sagen, ihr Unterlid habe oft gezuckt, andere sagen, eines ihrer Augen sei allmählich immer kleiner geworden[101] oder die Augen hätten plötzlich zu starren angefangen oder vor den Augen habe sich etwas gedreht wie ein Wirbelwind.

Manche sagen, es habe sich angefühlt, als ziehe ein kalter Luftzug in die Nase, andere fühlten die Oberlippe zucken, oder hatten ein Gefühl als würden die Lippen zusammengezogen. Einige sagen, ihnen sei im Schlaf Speichel aus dem Mund gelaufen, einige Patienten mit normalerweise gutem Gedächtnis sagen, sie hätten plötzlich keine Erinnerung an etwas gehabt oder plötzlich beim Reden nicht mehr gewußt, was Anfang und Ende des Satzes war oder plötzlich sinnlos dahergeredet.

Manche sagen, sie hätten grundlos Atemnot verspürt oder eine Hand habe oft gezuckt oder beide Hände hätten gezittert, oder der Ringfinger habe sich täglich einmal gekrümmt, ohne daß sie ihn gerade machen konnten, oder der Daumen habe sich von selbst bewegt oder der Arm sei plötzlich taub geworden.

Andere sagen, ihr Bein sei unvermittelt taub geworden oder ihre Muskeln hätten plötzlich gezuckt und manche sagen, sie hätten immer wieder ein Kältegefühl in den Fingerspitzen verspürt oder unter den Nägeln der Fußzehen, während andere sagen, es habe sich angefühlt, als sei ein kalter Luftzug aus den Knien gekommen, oder ihr Unterschenkel sei plötzlich weich geworden, so daß sie nach außen umknickten, während andere über gelegentliche Krämpfe in den Beinen oder in den Fußzehen berichten oder sagen, es habe sich beim Gehen angefühlt, als seien ihre Beine hohl und leer wie geknickte Zwiebelstengel.

Einige sagen, sie hätten in der Brustmitte ein Gefühl gehabt, als sei die Luft steckengeblieben oder als sei die Brust plötzlich hohl und der Atem bleibe ihnen stecken, während einige über ein plötzliches Angstgefühl in der Brustmitte berichten.

Manche sagen, ihr Nacken sei plötzlich steif geworden oder der Körper habe sich im Schlaf plötzlich ganz schwer angefühlt.

Dies sind alles Zeichen dafür, daß das *Yuan-Qi* zusammenbricht, da es jedoch weder schmerzt noch juckt, weder Schwitzen oder Frieren vorhanden ist noch das tägliche Leben beeinflußt wird, werden diese Vorzeichen meist ignoriert.

Diskussion der Hemiplegie bei Kindern

Können Kinder ebenfalls von halbseitiger Lähmung befallen werden?

Ich sage dazu folgendes: Es gibt nicht wenige Kleinkinder von einem Jahr bis zum späteren Kindesalter, die alle plötzlich solcherart erkranken. Meistens tritt dies als Folge von *Shang Han, Wen Bing*, pockenartigen Infektionskrankheiten, ruhrartigen Erkrankungen usw. auf.

Nach der Krankheit ist das *Yuan-Qi* geschädigt, die Gesichtsfarbe ist zyanotisch blaß, die Hände und Füße können sich allmählich immer weniger bewegen, in schweren Fällen treten Krämpfe der Glieder auf. Die Glieder werden steif als seien sie aus Ton.

Dies ist alles eine Folge davon, daß das *Qi* die Glieder nicht erreicht. Früher wurde auf Wind-Syndrom hin behandelt, da man noch nicht genug Erfahrung hinsichtlich dieser Krankheit hatte.

Theorie hinsichtlich der Paralyse und Atrophie

Wenn es heißt, daß das *Yuan-Qi* von links und rechts zu einer Seite hin zusammenfließt, was dann die halbseitige Lähmung erzeugt, kann es dann nicht auch sein, daß oben und unten zusammenfließen?

Ich erkläre dazu folgendes: Wenn die Hälfte des *Yuan-Qi* zusammenbricht und in der unteren Körperhälfte 50% des *Qi* fehlen, so muß nach dem Fließen des *Qi* irgendwo ein Zusammenbruch stattfinden. Wenn das *Qi* plötzlich in der oberen Körperhälfte zusammenfließt, dann kann es den unteren Teil nicht versorgen und die beiden Beine werden gelähmt und atrophieren.

Während jedoch die Klassiker dieses Atrophiesyndrom nur auf feuchte Hitze des Magen-Meridians zurückführen, die nach oben hin verdampfende Hitze im Lungenfunktionskreis erzeugt, und erklären, wenn die Lungenblätter durch Hitze Schaden nehmen, dann verdorre die Haut und die Poren und die Atrophie nehme ihren Lauf. Man verabreichte demzufolge kühlende purgative Rezepturen.

Wenn ich hingegen auf kühlende purgative Rezepturen zu sprechen komme, dann denke ich dabei eher an die Behandlung von schmerzhaftem *Bi*-Syndrom[102], das durch Nässe und Hitze entstanden ist, nicht aber an die Behandlung von Paralyse und Atrophie der Beine, da solche Rezepturen hierfür völlig ungeeignet sind.

Sollte etwa keiner wissen, daß schmerzhafte *Bi*-Syndrome nach langer Zeit zwar schließlich zur Paralyse der Beine führen können, jedoch nach der Paralyse noch immer weiterschmerzen? Das Atrophiesyndrom, um das es hier geht, läßt die Beine plötzlich gelähmt werden, doch von Anfang bis Ende ist keinerlei Schmerz verspürbar. Wenn man Krankheitsursache und ihre Folgen nicht klar unterscheidet und Leere- mit Fülle-Syndromen durcheinanderbringt, heißt das etwa nicht, an der Nachwelt Schaden zuzufügen?

Bu Yang Huan Wu Tang (Fünf-Zehntel Dekokt oder Yang-stärkendes volle Rekonvaleszenz Dekokt[103])

Dieses Rezept benutzt man bei Hemiplegie, Fazialisparese, Dysphagie, unkontrollierbarem Speichelfluß aus dem Mundwinkel, trockenem, hartem Stuhl, Polyurie und Urininkontinenz.

Zusammensetzung:

Huang Qi 160 g Rx. Astragali	*Dang Gui* 9 g Rx. Angelicae Sin.	*Chi Shao* 6 g Rx. Paeoniae Rubrae	*Di Long* 4 g Lumbricus
Tao Ren 4 g Sem. Persicae	*Hong Hua* 4 g Flos. Carthami	*Chuan Xiong* 4 g Rx. Ligustici Wallichii	

Zu Beginn der Hemiplegie muß zu diesen Ingredienzen noch zusätzlich 4 g *Fang Feng* (Ledebouriella) beigefügt werden, was jedoch nach 4–5 Verschreibungen unterbleiben kann. Falls der Kranke aufgrund von Gerüchten Angst hat, die Dosis für Astragalus könne zu hoch sein, so lasse man ihm seinen Willen und verschreibe zunächst nur 40–80 g, später kann man die Dosis allmählich bis auf 160 g erhöhen und falls die Wirkung noch nicht befriedigend ist, sogar auf täglich 2 x 160 g erhöhen, allerdings nur für 5–6 Tage lang, danach wieder 1x täglich eine Dosis.

Besteht der Krankheitszustand schon seit einigen Monaten und die vorhergehenden Ärzte haben aufgrund der klassischen Methoden zuviel kühlende Arzneien verschrieben, so kann man 16 g *Fu Zi* (Aconitum) verschreiben.

Wurde hingegen zuvor zuviel Wind dispergierende Arznei verschrieben, so kann man 16–20 g *Dang Shen* hinzufügen. Falls noch keine anderen Arzneien genommen wurden, so sollte man auch nichts hinzufügen.

Diese Rezeptur ist zwar eine hervorragende Methode, doch besteht die Krankheit schon seit langer Zeit, so daß das *Qi* zusammengebrochen ist und Symptome wie stark herabhängender Arm und Schulter mit Spasmus und Unfähigkeit, die Glieder gerade zu machen, nach außen umknickendem Fußgelenk, Aphasie mit Unfähigkeit auch nur ein einziges Wort zu sprechen, so sind dies Zeichen dafür, daß die Krankheit nicht wieder völlig geheilt werden kann. Doch obwohl keine völlige Rekonvaleszenz möglich ist, so kann doch durch Verschreibung der Rezeptur eine Verschlimmerung vermieden werden.

Doch auch wenn die Gesundheit wieder völlig hergestellt ist, sollte die Einnahme nicht unterbrochen werden und auch nicht alle paar Tage mal oder völlig unregelmäßig eine Dosis eingenommen werden, denn wenn die Einnahme unterbrochen wird so ist weiterhin zu befürchten, daß wieder *Qi*-Zusammenbruch-Syndrome auftreten.Was das Astragalus (*Huang Qi*) in der Rezeptur angeht, so spielt sein genauer Herkunftsort keine Rolle; da die Wirkung die gleiche ist, können alle Sorten Astragalus benutzt werden.

Rezepturen-Reim

Nach dem Wind-Schlag bringt zurück,	= Bei postapoplektischem Ausfall der einen Körperhälfte
Yang ergänzend mit Geschick,	= bringt das *Yang* kräftigende Dekokt volle Rekonvaleszenz.
Eins-Sechs-Null Astragalus,	= Es enthält 160 g Astragalus mebranaceus sowie
6 Gramm Rotpäonie plus	= 6 g Paeonia Rubra und
Dang Gui 9, doch Lumbricus,	= 9 g *Dang Gui*, jedoch die anderen vier: Lumbricus,
Chuanxiong-Pfirsich, Carthamus,	= Ligusticum W., Semen Persicae und Flos Carthamus
4 Gramm je und schon wirkt sie:	= nur jeweils 4 g,
Weg mit der Hemiplegie!	= und die Hemiplegie kann behandelt werden.

Wortwörtliche Übersetzung:
Bu Yang Huan Wu Tang, Chi Shao, Xiong,
Dang Gui, Meridiane öffnen mit *Di Long,*
4 *liang Huang Qi* Hauptarznei,
Blutstau, Stockung nimm *Tao Hong.*

Über die von febrilen Infektionskrankheiten mit Durchfall und Erbrechen erzeugten Krämpfe

Durchfall und Erbrechen mit Krämpfen, das wurde in früheren Zeiten alles Cholera genannt. Das kaiserliche Gesundheitsamt in der Sung-Dynastie etablierte Rezepturen, sogenannte amtliche Rezepturen, darunter auch den *Huo Xiang Zheng Qi San* (Patchouli *Qi* ordnendes Pulver), um diese Krankheit zu bekämpfen.

Wenn man bei einer Krankheit, bei der das pathogene *Qi* das vitale *Qi* (*Zheng Qi*) verletzt, auch noch fälschlich Arzneimittel verwendet, die das vitale *Qi* vermindern, heißt das nicht, den Namen des kaiserlichen Gesundheitsamtes zu beschämen?[104]

Im Jahre 1821 unserer jetzigen Dynastie, brach eine Epidemie der fiebrigen Infektionskrankheit (*Wen Du*) aus und in vielen Provinzen gab es Kranke mit Durchfall, Erbrechen und Krämpfen, in der Hauptstadt war es besonders schlimm. Es nahmen so viele Menschen Schaden, daß die Regierung den Armen, die kein Geld für die Beerdigung hatten, das Geld zum Kauf von Särgen bereitstellte, was innerhalb von einem Monat 100.000 Goldbarren kostete.

Die Ärzte in dieser Zeit sagten, sie hätten beobachtetet, daß Ginseng (*Ren Shen*), Rhizoma Atractylodis Macrocephalae (*Bai Zhu*), Ingwer (*Jiang*) und Tuber Aconiti Sinensis (*Fu Zi*) von Wirkung sei, also schlossen sie bequemerweise auf *Yin*-Kälte als Ursache. Andere Ärzte benutzten erfolgreich die „Drei Gelben“[105] (*Huang Qin, Huang Bai* und *Huang Lian*) und Gardeniensamen (Fructus Gardenia, *Zhi Zi*), weshalb sie sagten, die Krankheit sei ein Feuer-Hitze-Syndrom.

Ich sagte dazu, daß es weder Hitze noch Kälte sei, denn da Frauen und Männer, alt und jung befallen würden und große Menschenmengen gleichzeitig erkrankten, müsse es eine infektiöse Epidemie sein.

Man fragte mich: Wenn es nun also eine infektiöse Epidemie ist, wieso haben dann die heißen Arzneien Ingwer und Akonit genauso gute Wirkung wie die kalten Radix Scutellaria und Rhizoma Coptidis (*Huang Qin* und *Huang Lian*)?

Ich erklärte: Scutellaria und Coptidis zeigen am Anfang der Erkrankung Wirkung, wenn der

Mensch noch eine starke Abwehr gegenüber der Epidemie hat. Die heißen Mittel Ingwer und Akonit hingegen sind wirksam, wenn das *Qi* der Kranken schon geschwächt ist.

Manche fragten: Bei einigen haben weder Scutellaria und Coptidis, noch Ingwer und Akonit eine Wirkung, im Gegenteil – es wird noch schlimmer, was soll man bei solchen Fällen tun?

Ich riet dazu: Versucht es mit Blutigstechen[106] und es wird helfen, denn das austretende Blut ist völlig dunkelviolett, wie kann es also etwas anderes sein als eine durch infektiöse Epidemie verursachte große Hitze im Blut.

Die Infektion tritt durch Mund oder Nase in die Atemgefäße ein, von dort gelangt sie in die Blutgefäße, wo sie *Qi* und Blut stagnieren und gerinnen läßt und so das Flüssigkeits-Tor (*Jin Men*) blockiert, so daß die Flüssigkeit nicht getrennt werden kann und so nach oben als Erbrechen und nach unten als Durchfall austritt.

Zu Beginn sticht man das Blutgefäß in der Ellenbeuge und läßt das dunkelviolette Blut austreten. Das Krankheitstoxin wird so zusammen mit dem Blut ausgeschieden und die Krankheit wird geheilt.

Frage: Welcher Akupunkturpunkt ist es, der da gestochen wird? Bitte erklären Sie es genau.

Antwort: Ich kenne mich auch mit der Akupunktur aus, so daß kein Zweifel besteht, daß es sich um den Punkt *Chi Ze* (Lunge 5) handelt. Der menschliche Körper wird überall von *Qi*-Gefäßen (Meridianen) und ebenso von Blutgefäßen durchzogen; der Akupunkturpunkt *Chi Ze* (Lu 5) ist links und rechts von etlichen Adern umgeben, die alle beim Stechen bluten, was den erwünschten Effekt erzielt. Ein blutiges Akupunktieren oberhalb und unterhalb von *Chi Ze* führt auch zum Erfolg.

Alles in allem, auf diese Weise blutig stechen erbringt in jedem Fall die Gesundung, solange diese Krankheit durch Wind-, Feuer- und Fülle-Syndrome verursacht ist. Besteht aber ein Leere-Syndrom, so verschlimmert sie sich durch jedesmal blutig Akupunktieren. Dies ist ein Geheimnis der Akupunkteure, über das sie meist nicht gewillt sind zu sprechen.

Diese Akupunkturmethode ist sehr praktisch, wenn große Eile vonnöten ist. Durch gleichzeitiges Stechen und Verabreichen von *Jie Du Huo Xue Tang* (Entgiftendes, blutbelebendes Dekokt) wird sowohl das Blut belebt als auch das Toxin ausgeschieden. Es gibt so gut wie keinen Patienten, bei dem auf diese Weise nicht die Gesundung eintreten würde.

Diese Krankheit entwickelt sich sehr schnell, sie schädigt das *Yuan-Qi* am allerschnellsten, schon nach eineinhalb Tagen ist das Leben in Gefahr. Schon nach ein, zwei Stunden Brechdurchfall oder einem halben Tag, wenn Krämpfe in den Beinen zu sehen sind, ist das *Qi* in den Beinen verringert, bzw. wenn Krämpfe in den Armen bestehen, ist es in den Armen verringert. Wenn dann die Augen (durch Dehydrierung) eingefallen sind und der Schweiß in Strömen rinnt, sind auch die Glieder meist eisig kalt. Kühlende Arznei würde i. d. F. schädlich wirken, so daß ich die hier gut wirkende *Jie Du Huo Xue Tang* (Entgiftendes, blutbelebendes Dekokt) entwickelt habe.

Wenn bei dieser Krankheit Mundtrockenheit mit trockener Zunge vorkommt und großer Durst nach kühlen Getränken, wobei stündlich mehrere Schalen voll Wasser getrunken werden, dann kann bedenkenlos *Ji Qiu Hui Yang Tang* (Notfall *Yang*-Rekonvaleszenz Dekokt) eingesetzt werden, das hier lebensrettende Wirkung zeigt.

Diese Methode ist unter mittelmäßigen Ärzten praktisch unbekannt.

Jie Du Huo Xue Tang (Entgiftendes, blutbelebendes Dekokt)

Lian Qiao 8 g Fruct. Forsythia	*Ge Gen* 8 g Rx. Puerariae	*Chai Hu* 12 g Rx. Bupleuri	*Dang Gui* 8 g Rx. Angelicae Sin.
Sheng Di Huang 20 g Rx. Rehmanniae	*Chi Shao* 12 g Rx. Paeoniae Rubrae	*Tao Ren* 32 g Sem. Persicae	*Hong Hua* 20 g Flos. Carthami
Zhi Ke 4 g Peric. Citri Aurantii	*Gan Cao* 8 g Rx. Glycyrrhizae		

Rezepturen-Reim

Detox Tang belebt das Blut,	= *Jie Du Huo Xue Tang* (Entgiftendes, blutbelebendes Dekokt)
bei Brechdurchfall da tut er gut,	= bei akutem fiebrigem Brechdurchfall
drei zwei Pfirsich, Citrus vier	= enthält 32 g Semen Persicae, 4 g Fructus Citrus aurantium,
Sheng Di, Safran, zwanzig hier,	= je 20 g Rehmannia glut. und Flos Carthamus,
Rotpäonie, Bupleurum	= je 12 g Radix Paeoniae Rubrae und Radix Bupleuri,
zwölf – jedoch Forsythium	= jeweils von Fructus Forsythium und
Dang Gui, Süßholz, Pueraria,	= Radices Angelicae Sinensis, Glycyrrhizae Uralensis und Puerariae,
diese vier je acht ganz klar.	= also von diesen vier je 8 g.

Wortwörtliche Übersetzung:
Jie Du Huo Xue: Forsythia, Persica
Carthamus, *Dang Gui*, Citrus, Pueraria, Paeonia
Bupleurum, Glycyrrhiza wie auch Rehmannia
Bei Brechdurchfall gekocht ist ein gutes Rezept.

Dieses Rezept wird zu Beginn des Brechdurchfalls verwendet. Falls schon viel Schweißverlust, kalte Glieder und eingefallene Augen zu beobachten sind, so darf es NICHT verwendet werden, sondern das folgende.

Ji Qiu Hui Yang Tang (Notfall *Yang*-Rekonvaleszenz Dekokt)

Bei Brechdurchfall mit Krämpfen, kaltem Körper und viel Schweiß muß diese Rezeptur verwendet werden, auch wenn der Patient großen Durst hat und viel Kaltes trinken will.[107]

Fu Zi 32 g Rx. Aconiti	*Gan Jiang* 16 g Rhiz. Zingiberis	*Bai Zhu* 16 g Rhiz. Atractylodis M.	*Gan Cao* 12 g Rx. Glycyrrhizae
Tao Ren 8 g Sem. Persicae	*Ren* od. *Dang Shen* 8 g Rx. Ginseng od. Codonopsitis[108]	*Hong Hua* 8 g Flos. Carthami	

Rezepturen-Reim

Notfall Tang bei Brechdurchfall,	= *Ji Qiu Hui Yang Tang* (Notfall *Yang*-Rekonvaleszenz Dekokt)
Dehydration und Krämpfen all,	= bei Brechdurchfall mit Dehydration und Krämpfen
Aconitum nimm drei zwei Gramm,	= nimm 32 g Aconitum Carmichael
Pfirsich, Ginseng und Safran	= Semen Persicae, Radix Ginseng und Flos Carthamus
je acht, jedoch zweimal so viel	= je 8 g – hingegen 2 x 8, also 16 g von
von Ingwerwurz und Atractyl,	= Rhizomata Zingiberis und Atractylodis,
zuletzt noch 12 Gramm Süßholz gut,	= schließlich noch 12 g Radix Glycyrrhizae Uralensis
das wärmt die Glieder, stärkt das Blut.	= das wärmt die durch Kreislaufschock u. ä. kalten Gliedmaßen wieder auf und belebt das Blut.

Die Indikationen von *Ji Qiu Hui Yang Tang* (Notfall *Yang*-Rekonvaleszenz Dekokt) und *Jie Du Huo Xue Tang* (Entgiftendes, blutbelebendes Dekokt) müssen klar und genau unterschieden werden, dann können sie ihre Wirkung nicht verfehlen. Also: Vorsicht! Vorsicht!

Diskussion darüber: „Weshalb Krampf-Wind[109] bei Kleinkindern kein Wind-Syndrom ist"

Der sog. Krampf-Wind wird heutzutage nur wenig erfolgreich behandelt. Der Fehler liegt aber nicht bei unseren Zeitgenossen, sondern darin, daß die klassischen Rezepturen bei diesem Syndrom zu Trugschlüssen führen. Es gibt endlose Beispiele für solche Krankheiten, bei denen die klassischen Rezepturen aus dem Theoretisieren der Krankheiten abgeleitetet wurden und auf diese Weise die Leute verwirren. So ist es auch mit dem Namen „Krampf-Wind", bei dem das Wort „Wind" wieder besonders zum Irrtum verleitet.

Darüberhinaus gibt es noch den Namen „Langsamer Wind-Schock", was sich davon ableitet, daß die meisten dieser Syndrome durch *Shang Han, Wen Bing,* pockenartige Krankheiten, Brechdurchfall usw. entstehen und bei längerer Krankheitsdauer zu Konvulsionen führen.

Wenn man nun diese drei aneinandergereihten Worte „Langsamer Wind-Schock" als Namen liest, so ist das noch viel lächerlicher. Nicht nur, daß sie in sich widersprüchlich sind, sie zeigen auch hier bei genauer Betrachtung, daß die Krankheitsursache völlig unbekannt war.

Wenn dies ein echtes Wind-Syndrom wäre, bei dem der Mensch vom pathogenen Faktor Wind getroffen würde, so müßte dieser durch die Haut in die Meridiane gelangen, auch müßte er sichtbare Syndrome zeigen, bei denen die Erkrankung von den Oberflächen (*Biao*, Äußeres) ins Innere (*Li*, Inneres) wandert.

Wieso mußte man früher jegliche Oberfläche-Symptome dem Wind zuschreiben, auch wenn keine äußeren pathogene Faktoren feststellbar waren, und schließlich noch darüber schreiben und Rezepturen erstellen?

Der Grund, warum dies einem pathogenen Wind zugeschrieben wird, ist, daß bei einem Anfall Symptome wie Nackensteife und durchgebogener Rücken, nach oben gedrehte Augen, Kieferkrampf mit Speichelfluß, schleimiges Rasseln im Hals und Ohnmacht auftreten. Dies einem Wind-Schlag zuzuschreiben, ist wohl auf ungenügende Aufmerksamkeit zurückzuführen.

War es denn gänzlich unbekannt, daß Nacken- und Rückensteife, Krämpfe der Gliedmaßen mit Faustschluß auf *Qi*-Leere mit Verlust der Kontrolle der Gliedmaßen zurückzuführen ist? Nach oben verdrehte Augen und Kieferkrampf sind ebenfalls *Qi*-Leere, bei dem das *Qi* nicht bis in den Kopf reicht. Speichelfluß mit Blasen vor dem Mund ist durch *Qi*-Leere bedingter Mangel, die Flüssigkeiten zu konsolidieren und das rasselnde Geräusch im Rachen ist nicht durch Schleim bedingt, sondern durch *Qi*-Leere, so daß das *Qi* seinen Kreislauf nicht vollenden kann und nicht zurück zu seinem Ursprung fließen kann.

Wer diese Erklärung nicht versteht, der schaue sich einmal alte Patienten mit langwieriger Krankheit im Endstadium an; sie haben ebenfalls Nackensteife und Schwere des Körpers oder hervortretende Augen oder Mundkrampf mit Speichelfluß oder schleimigen

Rasselatem oder kalten Schweiß, der in Strömen fließt, alles Zeichen, daß das *Qi* am Versiegen ist, klar und deutlich Zeichen von *Qi*-Leere.

Ist das *Yuan-Qi* derartig leer, daß es die Blutgefäße nicht ausreichend versorgen kann, fehlt dem Blut das vorantreibende *Qi*, so gerät es ins Stocken und die Blutstase entsteht.

Daher ist es eben verkehrt bei diesem durch *Qi*-Leere verursachtem Blutstase-Syndrom auch noch Wind zerstreuende und Feuer kühlende Rezepturen zu verwenden. Würde man Wind dispergierende Arzneien verwenden, wo kein Wind-Syndrom besteht, so würde man stattdessen das *Qi* zersteuen, benutzt man hingegen Feuer kühlende Arzneien, wo kein Feuer-Syndrom besteht, so läßt die Kälte der Arzneien das Blut noch mehr stocken. Generell, wenn attackierende, reduzierende Rezepturen verwendet werden, so wird auch das *Qi* vermindert und das Blut nimmt Schaden. Wie kann unter solchen Umständen noch Hoffnung auf Leben bestehen?

Doch kehren wir wieder zum Ausgangspunkt zurück: Der tödliche Ausgang dieser Krankheit ist nicht die Schuld der Ärzte, sondern die Patienten sterben durch die Hand der verantwortungslosen Autoren.

Fachärzte für pädiatrische Erkrankungen, die diese Krankheit oft zu Gesicht bekommen, versuchen gar nicht erst, noch weiteren Schaden zu verursachen, sondern – da sie wissen, daß die klassischen Rezepturen nicht wirken – lassen diese Fälle unbehandelt.

Auch gibt es hervorragende Ärzte, die bei der Diagnose der Kinder schon im voraus wissen, daß sich ein Wind-Krampf-Syndrom entwickeln wird. Auch wenn sie nichts dagegen tun können, so sagen sie zumindest den Angehörigen die Wahrheit über den Krankheitszustand, nämlich daß zu befürchten ist, daß sich ein Wind-Krampf entwickeln wird.

Doch woher weiß man, daß ein solcher Anfall bevorsteht? Im allgemeinen ist es so, daß bevor der Krampf-Wind Anfall kommt, zuerst ein Krampf-Wind Syndrom bestehen muß, wie z. B. eingefallene Fontanellen, bewußloser Schlafzustand mit halbgeöffneten Augen, Zungenbewegungen, Abwesenheit von Weinen bzw. Weinen ohne Tränenflüssigkeit, flatternde Nasenflügel, schleimiges Rasseln im Rachen, herunterhängender Kopf, der nicht gehoben wird, geschlossener Mund, Stummheit, kalte Arme und Beine, schaumiger Speichelausfluß, faßförmiger Brustkorb, Keuchen mit Atemnot, blaße, zyanotische Gesichtsfarbe, Schweiß fließt in Strömen, Baby kann nicht gestillt werden, grünlicher Stuhl, abdominale Geräusche, Husten und Durchfall, Muskelzucken.

Dies sind alles Prodromalsymptome des Krampf-Windes. Diese zwanzig müssen nicht unbedingt alle vorhanden sein, aber wenn einige der Symptome auftreten, so weiß man, daß der Krampf-Wind folgen wird.

Welche Kinder davon kuriert werden können, welche nicht sowie die zu verwendende Rezeptur sind untenstehend aufgelistet:

Kinder mit hervortretenden Augen, bei denen das Weiße sichtbar ist, ohne Appetit und ohne Weinen, mit schleimigem Rasselgeräusch und Keuchen, können, obwohl die Krankheit schwer ist, geheilt werden.

Bei solchen, wo die Stirn von grauer Farbe ist, die Hoden nach oben eingezogen sind, manche mit schwachem, feinem Puls[110] manche ganz ohne Puls, besteht, obwohl die Krankheit als leicht erscheint, keine Möglichkeit zur Therapie.

Ke Bao Li Su Tang (Garantierte Wiederbelebung Dekokt)

Diese Rezeptur wirkt bei allen Kindern, die durch kältebedingte Krankheiten (*Shang Han*), anstreckende fiebrige Infektionskrankheiten (*Wen Yi*), pocken- oder masernartige Krankheiten, Brechdurchfallerkrankungen usw. nach langwierigem Krankheitsverlauf *Qi*-Leere Syndrome zeigen wie z. B. Krämpfe in den Gliedmaßen, steifer Nacken oder Opisthotonus, nach oben verdrehte Augen, schaumiger Speichelausfluß und tiefe Ohnmacht.

Huang Qi 60 g [111] Rx. Astragali	Dang/*Ren Shen* 12 g Rx. Codonopsis/Ginseng	*Bai Zhu* 8 g Rhiz. Atractylodis M.	
Dang Gui 8 g Rx. Angelicae	*Bai Shao* 8 g Rx. Paeoniae Lactiflorae	*Suan Zao Ren* 12 g Sem. Zizyphi Spinosae	*Gou Qi Zi* 8 g Fruct. Lycii
Gan Cao 8 g Rx. Glycyrrhizae	*Bu Gu Zhi* 4 g Fruct. Psoralea	*Shan Zhu Yu* 4 g Fruct. Corni	
Plus eine mit Schale in kleine Stücke gemahlene Walnuß (*He Tao*)			

Bei vierjährigen Kindern wird diese Dosis in zwei Teile (eine für morgens und eine für abends) geteilt, bei zweijährigen wird die Hälfte dieser Dosis in zwei Teile geteilt und täglich verabreicht, bei einjährigen wird ein Drittel dieser Dosis in zwei Teile geteilt und täglich verabreicht, bei wenige Monate alten Kindern wird ein viertel dieser Dosis in zwei Teile geteilt und täglich verabreicht.

Diese Mengen sind nur Anhaltspunkte. Wenn ich diese Rezeptur verabreiche, kommt es oft vor, daß nach einigen Gaben keine Krämpfe mehr auftreten, dann muß man jedoch unbedingt der Familie sagen, daß sie die Rezeptur weiter verabreichen soll. Man darf auf keinen Fall aufhören, nachdem die Krämpfe aufgehört haben, sondern muß noch etliche Gaben mehr einnehmen lassen, bis wieder genug *Qi* vorhanden ist, dann kann man die Rezeptur absetzen.

Rezepturen-Reim

Fieberkrampf bei Kindern: Hier	= Bei klonischen Krämpfen nach fiebrigen Infektionen bei Kindern
nimm „Sich're-Rettung-Elixier"!	= empfiehlt sich *Ke Bao Li Su Tang* (Garantierte Wiederbelebung Dekokt)
60 Gramm Astragalus,	= Formel: 60 g Astragalus mac.
Ginseng, Sauer-Zyziphus	= Von Ginseng und Fructus Zyziphus Spinosa (Sauerbrustbeere) jeweils
zwölf davon, doch vier Fructus.	= 12 g, anschließend 4 g von
Psoralea und Cornus,	= Fructus Psoralea und Fructus Cornus,
acht Süßholz, *Dang Gui*, Lycii,	= je 8 g Glycyrrhiza Ural., Angelika Sinensis, Fructus Lycii,
Atractylodes, Paeoni,	= weißer Atractylodes Macrocephala und Paeonia Alba (weiße Päonie)
beide weiß, ein letztes plus	= (nicht mit roter Päonie und schwarzem Atractylodes verwechseln)
feingemahlen die Walnuß.	= zuletzt noch eine ganze Walnuß mit Schale, zerkleinert.

Wortwörtliche Übersetzung:

Garantiert schnell Wiederbelebendes Psoralea,
Atractylodes, Angelika, Paeonia, Ginseng, Astragalus, Süßholz,
Cornus, Lycium in Wasser gekocht,
eine Walnuß mit Schale, zerstoßen.

Diskussion darüber: „Weshalb Pockenerkrankungen kein fötales Toxin sind"

Hinsichtlich infektiöser Kinderkrankheiten mit Exanthem (*Dou Zhen* = Pocken und Masern) gibt es seit der Han-Dynastie bis heute unzählige Bücher und Rezepturen.

Die meisten darunter differenzierten lediglich zwischen gutartigem, gefährlichem und infaustem Verlauf, unterteilten also zwischen leichter und schwerer Krankheit mit moribunden oder rekonvaleszierenden Patienten; niemand jedoch erklärte die Krankheitsursachen. Die Nachwelt hielt sich daher an *Bao Yuan Tang* (Den Ursprung behütendes Dekokt) mit Astragalus und Ginseng, oder an *Gui Zong Tang* mit Rettichwurzel und Calciumsulfat, oder an *Jie Du Tang* mit Rhinohorn und Coptidis[112], aber die verwendeten Arzneien für diese eine Krankheit waren von unterschiedlichem Charakter.

Bei gutartigen und mittelschweren Pocken wurde untersucht, ob das Kind kräftig oder schwach war, um beurteilen zu können, ob ausleitende oder kräftigende, kühlende oder kalte Verfahren geeignet waren. Auf diese Weise war eine Gesundung zu erwarten.

Lediglich bei schwerer Erkrankung gab es keine geeignete Rezeptur. Es hieß dann, „das ist eben Schicksal", nur weil man den Ursprung der Pocken nicht kannte.

Man mag entgegnen: Wenn man früher den Ursprung der Pocken nicht kannte, wieso konnte man dann dennoch eine infauste Prognose genau voraussagen?

Meine Antwort ist folgende: Das liegt nicht daran, daß sie die Krankheitsursache kannten, sondern daran, daß sie durch häufiges Behandeln von Pocken genug Erfahrung hatten, um im Voraus zu wissen, wann die Exantheme auftreten, welche Form sie annehmen, welche Farbe sie haben, welche Begleitsymptome auftreten, wann die Behandlung nicht hilft und schließlich, wann ein infauster Ausgang bevorsteht. Sie wußten daher also auch, nach wievielen Tagen bei schwerster Erkrankung der Tod bevorsteht. Wie könnte es auch sein, daß sie die Ursache der Krankheit kannten, aber dafür keine Rezeptur einsetzen konnten?

So fragt man mich also: Nach dem zu urteilen, was Sie sagen, heißt das also, daß Sie auch die schwersten Fälle der Pocken retten können?

Meine Antwort ist folgende: Was mittelschwere Fälle angeht, so sind sie leicht zu behandeln, darüber brauche ich nichts mehr zu sagen. Was die schweren Fällen angeht, so ist doch die Frage eher: Wenn man den Grund der Erkrankung kennt und eine klare Diagnose (Syndromdifferenzierung) erstellen kann, wieso sollte man sie dann nicht behandeln können?

Bei Symptomen wie Unruhe, kaum hervorkommendes Exanthem über den ganzen Körper verteilt fein und dicht wie Seidenraupenkokons, glatt wie Schlangenhaut, noch vor dem Fieber auftretend, kleine dunkelviolette Punkte, dicht konfluierend ohne Abgrenzung, mit grauweißlichen Zwischenräumen, Benommenheitsgefühl im Kopf, steifer Mund und Nacken, geschwollene Halslymphknoten, Haut jedoch nicht geschwollen, flüssigkeitsgefüllte Bläschen am ganzen Körper, Bläschen, die nicht anschwellen, aber dennoch eine dicke Flüssigkeit enthalten, keine Eiterbildung, aber Vernarbung, permanente Krämpfe, helles Blut aus allen Körperöffnungen, Husten und Aphonie, beim jedem Trinken Verschlucken, sechs bis sieben Tage Hautjucken mit Blutigkratzen, sieben bis acht Tage Durchfälle, Appetitlosigkeit, schließlich in der gefährlichsten Phase Herabhängen des Kopfes, kann die Beine nicht gerade halten, nach oben verdrehte Augen, Opisthotonus und andere infauste

Zeichen besteht immer die Möglichkeit, sie zu kurieren.

Zu Beginn der Diagnose muß man klar zwischen Leere und Fülle unterscheiden, dann besteht Hoffnung auf Lebensrettung. Sind einem die Prinzipien klar, kann man die Unzulänglichkeit unserer Vorgänger ergänzen und die Probleme der heutigen Menschen lösen. Wem jedoch die Prinzipien nicht klar sind, der wird sie falsch beurteilen und behaupten, ich würde unwissend daherreden. Doch bin nicht ich es, der unsinnig daherredet, denn ich kenne die Ursache der Pocken.

Die Theorien derer, die sie nicht kennen, schreiben die Pocken immer den fötalen Toxinen[113] zu. Weiterhin heißt es bei diesen Autoren, vor der Han-Dynastie (206 v. Chr. –220 n. Chr.) habe es keine Pocken gegeben. Wenn also die Ursache der Pocken fötales Toxin ist, dann würden demnach die Menschen vor der Han-Dynastie nicht von Mutter und Vater abstammen.

Diese Theorie ist am lächerlichsten: Angenommen man beruft sich auf die klassische Theorie, derzufolge das sogenannte fötale Toxin in den Organen gespeichert ist, wieso werden die Organe dann nicht schon vor den Pocken krank? Woanders heißt es, das fötale Toxin werde in der Haut und den Muskeln gespeichert. Wieso hat die Haut dann nicht schon vor den Pocken eitrige Pusteln?

Wieder andere sagen, das fötale Toxin werde in Knochen und Mark gespeichert und es werde dann – mal durch Schrecken mit Hinfallen oder mal durch Erkältung aufgrund von Fehlernährung – stimuliert und würde dann als Pocken hervorkommen. Wenn man dies glauben würde, dann werden die Leute also selbstverschuldet krank, weil sie unvorsichtig waren, als Folge ihres Erschreckens, Hinfallens, Erkältens und Diätfehlers.

Wenn man genau überlegt, fällt einem auf, daß beim Auftreten der Pocken ja nicht nur ein Mensch krank wird, sondern auch im geringsten Falle eine Gegend, im schlimmsten Falle dann etliche Provinzen. Kann es also sein, daß die Menschen mehrerer Provinzen alle gleichzeitig unvorsichtig waren? Eine solche Theorie macht einfach keinen Sinn.

Laut den Aussagen der pockenimpfenden[114] Ärzte gibt es nach der Impfung, egal ob viel oder wenig geimpft wurde, nicht einen Fall darunter, der nicht reibungslos verläuft. Wenn fötales Toxin die Ursache der Pocken wäre, da es ja schwere und leichte Fälle gibt, müßten ja Fälle mit viel Toxin entsprechend gefährlich verlaufen, wie könnte es also möglich sein, daß es nicht einen Fall gibt, der nicht reibungslos verläuft?

Von diesem Standpunkt aus gesehen ist es unverständlich, wie man sich nicht von „fötales Toxin“, diesen zwei Worten, trennen konnte. Wußte denn niemand, daß Pocken kein fötales Toxin sind, sondern im Fötus als „unreines *Qi*“ (= Virus) im Blut vorkommen?

Ein Kind wächst im Mutterleib aus einem Tropfen Sperma entstehend und alle seine Organe und Glieder entstehen aus dem Blut der Mutter. Das Blut des Fötusses enthält also unreines *Qi*, welches nach der Geburt auch im Blut zu finden ist und welches mit dem in der Natur vorkommenden unreinen *Qi* einer fiebrigen Infektionskrankheit (*Wen Yi*) in Kontakt kommt. Dieses gelangt via Mund und Nase in die Atemwege, von den Atemwegen aus wird es in die Blutwege gebracht, wo es auf das dortige unreine *Qi* trifft und mit ihm zusammen wieder in die Haut gelangt.

Da die Farbe (des Toxin) rot ist wie von Blumen, nennt man diese Pocken auch die „Blumenhimmelkrankheit“, aufgrund der bohnenähnlichen Form nennt man sie die „Bohnenpocken“.

Zusammenfassend gesagt, besteht eine leichte Infektion mit einer fiebrigen Infektionskrankheit (*Wen Yi*), so wird diese zusammen mit dem Pockenexanthem ausgeschieden, nach dem Exanthem besteht eine gute Prognose. Ist die Infektion mit der fiebrigen Infektionskrankheit schwer, so verbleibt sie im Inneren und wird nicht mit dem Pockenexanthem ausgeschieden. Es besteht also Gefahr. Ist die Infektion mit der fiebrigen Infektionskrankheit außerordentlich schwer, so erzeugt sie im Inneren Hitze-Pathogene im Blut und diese lassen das Blut koagulieren. Koaguliertes Blut ist violettfarben, nekrotisches Blut ist schwarz. Je nachdem, ob bei den Pocken nun violettes oder schwarzes Blut auftritt, läßt sich die Symptomatik erkennen.

Nekrotisches Blut verstopft die Gefäße, so daß die Toxine der fiebrigen Infektion nicht nach außen über die Haut ausgeschieden werden können und daher also die Organe im Inneren angreifen. Wenn die inneren Organe nun durch das Hitze-Toxin gereizt werden, entsteht in jedem Organ eine entsprechende infauste Symptomatik.

Genau die, in Fachbüchern über Pocken beschriebene, infauste Pockensymptomatik in einem bestimmten Meridian ignoriert das Wissen, daß wenn ein bestimmter Meridian Pockenzeichen aufweist, daß er dann unter dem Einfluß der fiebrigen Infektionskrankheit (*Wen Bing*) steht. Die gute oder schlechte Prognose der Pocken ist also auf die Schwere der fiebrigen Infektionskrankheit (*Wen Bing*) zurückzuführen.

Das Wichtigste beim Behandeln der Pocken ist daher also die Behandlung der fiebrigen Infektionskrankheit. Wenn diese nicht behandelt wird, so ist die Krankheit auch bei geringem Exanthem tödlich. Wird hingegen die fiebrige Infektion beseitigt, so besteht trotz starkem Exanthem keine Lebensgefahr.

In den Fachbüchern über Pocken wird nur über die Behandlung des fötalen Toxins gesprochen. Es besteht Unkenntnis über die Behandlung der Infektion. Wo schließlich eine solche Kenntnis besteht, weiß man wiederum nicht, daß die Quelle des Infektionstoxins im Blut ist. Wenn also klar differenziert wird zwischen leichter und schwerer Infektion, Stase oder Fluß des Blutes, Fülle oder Leere des *Qi*, so ist die Behandlung im Handumdrehen denkbar einfach. Kennt man diesen Angelpunkt, so ist das Problem gelöst.

Diskussion darüber: „Warum der Eiter in den Pusteln kein Blut ist"

Die Pockenpusteln sind anfangs rot, nach fünf bis sechs Tagen bildet sich eine klare Flüssigkeit, die später milchig wird, sich dann in gelblichen Eiter verwandelt und schließlich vernarbt. Im Altertum hieß es, das Pustelsekret sei umgewandeltes Blut. Doch wenn dies verwandeltes Blut ist, so muß sich rot in weiß verwandeln können. Wenn wir jetzt also einmal eine Schale Blut nehmen und dies ausprobieren, indem wir es mit Vitriol spülen oder es kochen, wird es dann wie klares Wasser, weiße, milchig trübe Flüssigkeit oder eitrig gelb?

Das unreine *Qi* der Pocken, das sich im Blut der Blutgefäße findet, trifft auf das von außen kommende unreine *Qi* der fiebrigen Infektionskrankheit, welche via Mund oder Nase in die Atemwege und von dort in die Blutgefäße gelangt. Wenn nun das unreine *Qi* und das Blut in den Blutgefäßen zusammen mit den Flüssigkeiten in den *Qi*-Gefäßen[115] durch die Poren nach außen getrieben wird, so bilden sich rötliche runde Effloreszenzen. Rund fünf, sechs Tage später kehrt das Blut aus den Pockenblasen zurück in die Blutgefäße und zurück bleibt in den Blasen die Flüssigkeit des unreinen *Qi*, welche klar ist und „klares Sekret" genannt wird. Wenn dieses klare Sekret nun durch das fiebrige Infektionstoxin (*Wen Du*) erhitzt wird, so wird es dickflüssig und weißlich. Es wird weißes Sekret genannt. Wenn dieses weiße Sekret weiter erhitzt wird, so dickt es noch mehr ein und wird trübe. Dieses nennt man trübes Sekret. Durch fortgesetztes Erwärmen des trüben Sekretes wird es zäh wie der Eiter in Geschwüren, so daß man es gelben Eiter nennt. Dieser gelbe Eiter trocknet durch fortgesetztes Erhitzen ein und vernarbt.

Wenn sich aber das Sekret in den Pusteln nicht zurückbildet, so ist dies aufgrund dessen, daß das Blut nicht in die Gefäße zurückkehrt und das Blut kehrt deshalb nicht in die Gefäße zurück, weil das Infektionstoxin in den Gefäßen weiterhin fiebrige Hitze erzeugt, so daß das Blut koaguliert und so die Durchgänge verstopft. Ist einmal die Blutstase der Gefäße beseitigt, wie wäre dann noch ein verzögerter Rückgang der Pusteln zu befürchten?

Diskussion über das Verschlucken beim Trinken bei Pockenerkrankung

Wenn die Pockenerkrankung schon seit einigen Tagen bestand und der Kranke sich immer beim Trinken verschluckte, so hieß es im Altertum, daß dies auf das Hitze-Toxin zurückzuführen sei, welches Hals und Rachen verstopfe, was aber nicht behandelt wurde. Es bestand jedoch kein Wissen über die *Qi*-Tore (Aa. Carottis communis) links und rechts.

Hinter der Zunge ist der Rachen, dort beginnt die Luftröhre, hinter dem Rachen ist der Schlund, wo die Speiseröhre beginnt. Dazwischen, also vor dem Schlund und hinter dem Rachen, in zwei nach innen gewölbten Räumen, liegen zwei Röhren, das linke *Qi*-Tor und das rechte *Qi*-Tor. Hinter der Zungenwurzel ist eine helle Platte, etwa so dick wie eine Münze, sie heißt Kehldeckel (Epiglottis) und bedeckt den ganzen Luftröhreneingang. Links und rechts davon liegen die oberen Eingänge der *Qi*-Tore.[116]

Wenn nun jemand Speise oder Getränke schluckt, so müssen diese von der Zunge herabgedrückt werden, so daß der Kehldeckel die Luftröhre und die *Qi*-Tore verschließt. Die Nahrung kann dann an Luftröhre und *Qi*-Toren vorbeigehen und gelangt so in die Speiseröhre.

Man beobachte einmal, wenn jemand beim Essen die Speisen oder Getränke schon im Hals hat, aber sie noch nicht bis in den Rachen gelangt sind. Wenn er nun plötzlich kurz mit geschlossenem Munde lacht, so schießt die Luft hervor, der Kehldeckel öffnet sich und entweder ein paar Reiskörner oder ein paar Tropfen Wasser gelangen in die *Qi*-Tore und schießen sofort durch die Nase heraus. Dies ist die oben beschriebene Symptomatik.

Wenn das Infektionstoxin Fieberhitze erzeugt, so koaguliert das Blut im Kehldeckel, so daß er nicht die *Qi*-Tore bedecken kann und, sobald Wasser in diese gelangt, verschluckt man sich. Das Essen wird nicht verschluckt, da die winzigen Spaltöffnungen Wasser passieren lassen, aber grobe Speise nicht eindringen kann, so daß hier kein Verschlucken entsteht. Sobald die Blutstase im Kehldeckel beseitigt ist, hört das Verschlucken geschwind auf.

Diskussion über das Jucken der Pusteln nach etlichen Tagen

Bei Pockenkranken, deren Pusteln stark jucken, muß man zunächst zwischen Haut und Fleisch unterscheiden. *Pi*-Haut ist die obere Haut, *Fu*-Haut ist das tiefere Hautgewebe. Wenn man zwischen beiden nicht klar differenziert, wie kann man dann die Ursache des Juckens bei Pockenpusteln erkennen?

Wenn jemand Verbrennungen oder Verbrühungen erfährt, so bildet sich zwar eine Blase, doch sie ist so dünn wie Papier. Diese ist aus der *Pi*-Haut (Oberhaut). Unter der *Pi*-Haut, die dicke Schicht über dem Fleisch, das ist die *Fu*-Haut (Unterhaut).

Nach etwa sechs, sieben Tagen Pocken gelangen Infektionstoxine, das unreine *Qi* und die Flüssigkeiten – alle oberhalb der *Fu*-Haut – in die *Pi*-Haut. In den Pockenpusteln ist das *Zheng-Qi* defizient, es hat keine Kraft, das Sekret der Pusteln zu bewegen, in Eiter zu verwandeln und einzutrocknen. Das Infektionstoxin kann weder nach außen durch die *Pi*-Haut gelangen noch kann es zurück nach innen in die *Fu*-Haut, es ist also zwischen *Pi* und *Fu* und erzeugt daher den Juckreiz.

Die Ärzteschaft respektiert die Aussagen des *„Su Wen“* (Klassiker des Gelben Kaisers, Einfache Fragen), wo es heißt: „Der Schmerz und Juckreiz in Entzündungen ist immer auf Feuer-Pathogen zurückzuführen.“ Daher benutzen sie Hitze kühlende und kalte Arzneimittel, die das eigene *Qi* schwächen. Dabei ist es egal, ob das Jucken aufhört oder nicht, das *Qi* des Funktionskreises Magen wird auf jeden Fall geschwächt.

Benutzt man jetzt *Qi* tonisierende Arzneien, so wird zwar das *Qi* gestärkt, doch das Blut staut sich dadurch. Ist eine Blutstase vorhanden, so kann das *Qi* noch weniger nach außen zur Haut hin gelangen. Man muß in solchem Falle also gleichzeitig *Qi* tonisierende und Blutstase aufbrechende Rezepturen benutzen, um die Gefäße durchgängig zu machen. Kann das *Qi* erst einmal direkt bis in die Haut gelangen, so ist keine andere Arznei mehr nötig und der Juckreiz hört auf.

Tong Jing Sui Yu Tang (Antistasisches Exanthem Dekokt)

Diese Rezeptur ist anwendbar sowohl bei dicht verteiltem Pockenexanthem, bedeckt oder hervorbrechend, als auch bei feinen und spitzen Pusteln am ganzen Körper, die zu flachen Plättchen werden, oder mit dazwischenliegendem masernähnlichem oder fleckförmigem Exanthem oder bei sekretgefüllten Blasen. Die Farbe kann sowohl violett, dunkel oder schwärzlich sein, die Begleitsymptome können ebenso Würgereiz, Reizbarkeit, Schlaflosigkeit bei Tag und Nacht sein sowie infauste Formen und Symptome aller Art.

Diese Symptome sind ein Ausdruck des in den Adern durch Blutstase behinderten Blutes und sie indizieren daher alle dieses Syndrom. Die Arzneien in der Rezeptur sind weder übermäßig kalt noch zu heiß, wirken weder zu stark attackierend noch zu stark purgierend; es ist eine wirklich gute Rezeptur.

Tao Ren 32 g Sem. Persicae	*Hong Hua* 16 g Flos Carthami	*Chi Shao* 12 g Rx. Paeoniae Rubrae	*Chuan Shan Jia* 16 g Squama Manitis
Zao Jiao Ci 24 g Spina Gleditsiae Sin.	*Lian Qiao* 12 g Fruct. Forsythia	Lumbricus	*Chai Hu* 4 g Rx. Bupleuri
She Xiang 0,3 g Moschus			

Wenn außerdem der Stuhl sehr trocken ist, so muß 8 g Rhizoma Rhei (*Da Huang*) in den letzten 2–5 Min. des Kochens hinzugefügt werden, bei normalem Stuhl jedoch nicht. Nach einigen Tagen, wenn Blasen mit klarem oder weißem Sekret zu sehen sind, muß Mochus (*She Xiang*) weggelassen werden und stattdessen 20 g Astragalus (*Huang Qi*) hinzugefügt werden und die Menge von Squama Manitis (*Chuan Shan Jia*) und Spina Gleditsiae (*Zao Jiao Ci*) sollte um die Hälfte reduziert werden.

Schließlich, nach etwa sieben bis acht Tagen, sollte die Menge von Semen Persicae (*Tao Ren*) und Flos Carthami (*Hong Hua*) ebenfalls um die Hälfte reduziert werden und es können 32 g Astragalus (*Huang Qi*) benutzt werden.

Bei vier- bis fünfjährigen Kindern gilt dieses Rezept wie es ist; wenn sie aber nur ein bis zwei Jahre alt sind, so kann es halbiert werden. Sind die Kinder jedoch schon acht oder neun Jahre alt, so kann man nochmals die Hälfte der angegebenen Menge hinzufügen.

Wortwörtliche Übersetzung des Merkreimes:

Gefäße durchgängig (macht) Manitis, Gleditsia, Moschus, Lumbricus,
antistasisch (wirken) Paeonia, Persica und Carthamus,
Forsythia, Bupleurum löst das Toxin,
(bei) Stuhltrockenheit nimm ein wenig Rheum zum Purgieren.

Hui Yan Zhu Yu Tang (Antistasisches Epiglottis Dekokt)

Diese Rezeptur behandelt das häufige Verschlucken beim Trinken nach etwa fünf bis sechs Tagen Pocken.

Tao Ren 15 g Sem Persicae	*Hong Hua* 15 g Flos. Carthami	*Gan Cao* 9 g Rx. Glycyrrhizae	*Jie Geng* 12 g Rx. Platycodi	*Sheng Di* 12 g Rhiz. Rehmanniae
Dang Gui 6 g Rx. Angelicae	*Xuan Shen* 3 g Rx. Scrophulariae	*Chai Hu* 3 g Rx. Bupleuri	*Zhi Qiao* 6 g Peric. Citri Aurantii	*Chi Shao* 6 g Rx. Paeoniae Rubrae

Diese Rezeptur ist für Verschlucken beim Trinken nach fünf, sechs Tagen geeignet. Wenn hingegen nach den Pocken entstehende Krämpfe zum Verschlucken der Patienten führen, dann ist die Ursache eine *Qi*-Leere, die dazu führt, daß der Kehldeckel nicht ordentlich schließt. In diesem Fall schlage man bitte unter der Behandlung von Krämpfen nach.

Wortwörtliche Übersetzung des Reimes:

(Bei) Antistasisches Epiglottis Dekokt (ist) Blutstase die Ursache,
Persica, Carthamus, Glycyrrhiza, Platycodi, Rehmannia, Angelica, Scrophularia
Bupleurum, Pericarpium Aurantium, Paeonia Rubra,
Wasser verschlucken (bedingt durch) Blutstau wird sofort gut.

Zhi Xie Tiao Zhong Tang (Antidiarretisches Mitte regulierendes Dekokt)

Diese Rezeptur behandelt permanente Diarrhö, die nach ungefähr sechs bis siebenTagen Pocken auftritt, oder bei mehr als zehn Tage Durchfall wirkt sie ebenso.

Huang Qi 32 g Rx. Astragali	*Dang Shen* 12 g Rx. Codonopsitis	*Gan Cao* 8 g Rx. Glycyrrhizae	*Dang Gui* 8 g Rx. Angelicae
Bai Zhu 8 g Rhiz. Atractylodis M.	*Bai Shao* 8 g Rhiz. Paeoniae Lactiflorae	*Chuan Xiong* 4 g Rx. Ligustici Wallichii	*Hong Hua* 12 g Flos Carthami
Fu Zi 4 g Rx. Aconiti	*Gao Liang Jiang* 2 g Rhiz. Alpinia Offz.	*Rou Gui* 2 g Cort. Cinnamomi	

Diese Rezeptur behandelt die Diarrhö, die nach etwa einer Woche Pocken auftritt. Wenn nach den Pocken entstehende Krämpfe gleichzeitig mit Durchfall auftreten, so kann sie ebenfalls eingesetzt werden. Für den am Anfang der Pocken auftretenden Durchfall ist sie nicht geeignet.

Wortwörtliche Übersetzung des Reimes:

Stoppt Durchfall, reguliert die Mitte (Dekokt, nimmt) Codonopsis, Glycyrrhiza, Astragalus,
Atractylodes, Angelica, Paeonia Lactiflora, Ligusticum und Carthamus,
China Aconitum, guten Ingwer und ein wenig Zimt,
(bei) *Qi*-Schwäche mit Durchfall (ist es) immer geeignet.

Bao Yuan Hua Chi Tang (Ursprungsprotektives Antiruhrdekokt)

Huang Qi (Astragalus) 80 g und *Hua Shi* (Talkum) 40 g abends mit 20 g Zucker einnehmen.

Dies ist eine meiner erprobtesten Rezepturen. Sie wirkt nicht nur bei Pockenerkrankungen der Kinder, sondern auch bei Colitis infektiosa (Ruhr), ebenso bei Erwachsenen mit beginnender und chronischer Ruhr. Bei Erwachsenen mit beginnender Ruhr sollte 60 g Talkum benutzt werden und 40 g Zucker, Astragalus kann weggelassen werden.

Bei langwieriger Ruhr hingegen muß Astragalus verwendet werden und nach wie vor 60 g Talkum.

Wortwörtliche Übersetzung des Reimes:

Ursprung behütende, Stauung verwandelnde, (sowohl) suppletive (als auch) attackiernde Rezeptur,
ein *liang* Astragalus wird für das Dekokt gekocht,
ein *liang* pulverisiertes Talkum wird gebraucht,
dies wird zusammen heruntergespült und die Colitis wird gestoppt ohne das *Qi* zu verletzen.

Zhu Yang Zhi Yang Tang (Antipruritisches Yang stärkendes Dekokt)

Für die Behandlung von unaufhörlichem Juckreiz, der etwa sechs bis sieben Tage nach den Pocken auftritt mit unblutigem Wundkratzen der Haut. Gleichzeitig ist die Rezeptur auch wirksam bei Stimmverlust.

Huang Qi 40 g Rx. Astragali	*Tao Ren* 8 g Sem. Persica	*Hong Hua* 8 g Flos Carthami	*Zao Jiao Ci* 4 g Spina Gleditsiae Sin.
Chi Shao 4 g Rx. Paeoniae Rubrae	*Chuan Shan Jia* 4 g Squama Manitis		

Wortwörtliche Übersetzung des Reimes:

Yang suppletives, Jucken stoppendes (Dekokt, enthält) Astragalus, Persica, Carthamus, Gleditsia, Paeonia Rubra, Manis zugleich,
(bei) rauher Stimme, Stimmverlust auch einsetzbar,
(bei) externem Leere-Syndrom verursachter Stagnation des inneren *Qi.*

Zhu Wei He Rong Tang (*Wei-Ying* stärkendes Dekokt)

Zur Behandlung von Krämpfen nach der Pockenerkrankung, mit nach oben verdrehten Augen, Kieferkrampf, unkontrolliertem schaumigem Speichelfluß, tiefer Bewußtlosigkeit und eitrigen ulzerierenden Abszessen am ganzen Körper.

Huang Qi 80 g Rx. Astragali	*Gan Cao* 8 g Rx. Glycyrrhizae	*Bai Zhu* 8 g Rhiz. Atractylodis M.	*Ren Shen* 12 g Rx. Ginseng
Bai Shao 8 g Rx. Paeoniae Lactiflorae	*Dang Gui* 4 g Rx. Angelicae	*Suan Zao Ren* 8 g Sem. Zizyphi Spinosae	*Tao Ren* 6 g Sem. Persicae
Hong Hua 6 g Flos Carthami			

Dieses Rezept ist speziell für die Behandlung von Krämpfen nach den Pocken und bei ulzerierenden eiternden Abszessen am ganzen Körper geeignet. Sind die Krämpfe aber durch kältebedingte Erkrankungen (*Shang Han*), fiebrige Infektionskrankheiten oder chronische Krankheiten mit anderen Syndromen wie *Qi*-Leere bedingt, so gibt es im Abschnitt „Krämpfe" spezielle Rezepturen für diese Art.

Wortwörtliche Übersetzung des Reimes:

Das *Wei* und *Ying* harmonisierende (Dekokt enthält) Astragalus, Glycyrrhiza, Atractylodes, Ginseng, Paeonia Lactiflora, Angelica, Zizyphus Spinosa, Persica, Carthamus,
(wirkt bei) dem von den Vorfahren fälschlich als Krampf-Wind (bezeichneten),
beim Verwenden dieser (Rezeptur), kehrt *Yang* zurück (und) das Leben wird wieder gut.

Diskussion des *Shao Fu Zhu Yu Tang* (Antistasisches Unterbauch Dekokt)

Diese Rezeptur behandelt Zusammenballungen und Ansammlungen im Unterbauch sowohl mit als auch ohne Schmerzen. Sie wirkt auch bei Schmerzen im unteren Abdomen ohne abdominale Massen (Resistenzen) und bei Schwellung und Völlegefühl im Unterbauch, ebenso wie bei Dysmenorrhö beginnend mit Rückenschmerzen und geschwollenem Unterbauch.

Die Rezeptur ist auch anwendbar bei Oligomenorrhö mit mehrfachen Blutungen pro Monat, die dicht aufeinander folgen. Kaum hat die eine Blutung aufgehört, fängt schon wieder die nächste an. Das Blut kann dunkel oder violett sein, mit Klumpen. Sie wirkt auch bei uterinen Blutungen mit Schmerzen im Unterbauch oder bei hellem Blut mit Weißfluß. All dies sind Indikationen für *Shao Fu Zhu Yu Tang* (Antistasisches Unterbauch Dekokt), bei welchen es hervorragend wirkt.

Ebenfalls bemerkenswert ist die erstaunliche Wirkung dieser Rezeptur auf die Fruchtbarkeit: Wenn sie am ersten Tag der Menstruation ununterbrochen fünf Verschreibungen lang eingenommen wird, so ist schon nach knapp vier Monaten die Schwangerschaft eingetreten.

Dabei müssen Mann und Frau aber nach ihrem Alter und dem entsprechenden ungeraden Monat die Befruchtung vornehmen. Wenn einer der beiden ein geradzahliges Alter hat und der andere ein ungeradzahliges, dann muß ein geradzahliger Monat[117] für den Akt gewählt werden. Haben jedoch beide ein geradzahliges oder beide ein ungeradzahliges Alter, dann ist ein ungeradzahliger Monat passend. Dabei sollte aber die Befruchtungszeit nicht nach dem normalen Monatsanfang gewählt werden, sondern nach den Halbmonatszyklen (d. h. 15 Tage). Sind mehr als 20 Tage nach der Befruchtung verstrichen, so sollte das Datum notiert werden. Wenn man den passenden Monat falsch berechnet und eine Tochter (statt wie gewollt ein Sohn) geboren wird, so darf man mir die Schuld nicht geben. Ich benutze die Rezeptur mit bisher unfehlbarem Erfolg.

Im Jahre 1823 kam der sechzig Jahre alte ehrenwerte Meister Su Na von der Regierung aus Zhi Li (heut. Tianjin) zu mir zur Konsultation, weil er keine Nachkommen hatte und daher sehr betrübt war. Ich tröstete ihn: „Dies ist keine allzuschwere Angelegenheit.“ Vom Monat Sechs an verwendete er nach meiner Anweisung jeden Monat fünf Verschreibungen der Rezeptur bei seiner Frau, im Monat Neun war die Schwangerschaft eingetreten und im nächsten Jahr am zweiundzwanzigsten Tag des sechsten Monats hatte er einen kleinen Sohn. Das Kind ist nun schon sieben Jahre alt.

Des weiteren ist diese Rezeptur noch auf andere Weise wunderbar, indem sie nämlich gefährlich zu sein scheint, aber in Wahrheit die Gefahr beseitigt[118]:

Schwangere von kräftiger Konstitution, die durchaus genug *Qi* haben und auch unter keinerlei Appetitmangel leiden oder Verletzungen erleiden, haben plötzlich, etwa im dritten oder vierten Monat, eine Fehlgeburt. Über diese, unter habituellem Abort leidenden, Fälle wird in den medizinischen Büchern zwar viel geschrieben, meist rät man zum Nähren und Tonisieren von *Yin* und Blut, zum Stärken und Nähren der Milz- und Magen-Funktionskreise, zu den Fötus beruhigenden und behütenden Verfahren, doch kaum eine der Rezepturen wirkt.

Was sie aber nicht wissen ist, wenn der Embryo im Uterus wächst, daß dort zuvor schon eine Blutstase war, die dort Platz beansprucht. Wenn dann das Ungeborene im dritten Monat weiter wächst, ist in der Gebärmutter kein Platz mehr vorhanden und es wird eng. Das Blut kann nicht in die Plazenta und fließt an ihr vorbei nach unten, was der Grund für die Fehlblutung ist.

Da das Blut nicht in die Plazenta dringen kann, fehlt es dem Fötus an Nahrung und die Fehlgeburt folgt.

Wenn also immer um den dritten Monat herum eine Fehlgeburt auftritt oder hintereinander etliche Aborte erfolgten und nun wieder eine Schwangerschaft besteht, so sollte man etwa im zweiten Monat mehrere Verschreibungen (etwa drei bis acht) dieser Rezeptur verabreichen, um das gestaute Blut im Uterus zu beleben. Wenn dann der Fötus weiter wächst, hat er Platz und eine Fehlgeburt tritt nicht ein.

Nach einer Fehlgeburt kann man ebenfalls mehrere Verschreibungen dieser Rezeptur verabreichen, um spätere Föten zu sichern und folgende Schwangerschaften zu erleichtern.

Diese Rezeptur behandelt also Krankheiten, verhilft zu Fruchtbarkeit und behütet den Fötus absolut wirkungsvoll und nützlich, es ist eine wirklich ausgezeichnete Rezeptur.

Shao Fu Zhu Yu Tang (Antistasisches Unterbauch Dekokt)

Xiao Hui Xiang 2 g Sem. Foeniculi	*Pao Jiang* 1 g Rhiz. Zingiberis Officinalis	*Yuan Hu Suo* 4 g Rhiz. Corydalis	*Mo Yao* 8 g Myrrha
Dang Gui 12 g Rx. Angelicae	*Chuan Xiong* 4 g Rx. Ligustici Wallichii	*Rou Gui* 4 g Cort. Cinnamomi	*Chi Shao* 8 g Rx. Paeoniae Rubrae
Pu Huang 12 g Pollen Typhae	*Wu Ling Zhi* 8 g Faec. Trogopteri		

Rezepturen-Reim

Frauenmittel - Menses auch,	= Ein in der Gynäkologie bei Menstruationsstörungen,
Schmerzen weg im Unterbauch,	= Schmerzen im Unterbauch häufig gebrauchtes Mittel
Hypogast'rium daher nimmt	= ist Antistasisches Unterbauch-Dekokt, welches aus
Ingwer, Fenchel, Chuanxiong, Zimt,	= Zingiberis, Foeniculi, Ligusticum, Cinnamomum,
Corydalis, Päoni	= Rhizoma Corydalis, Radix Paeoniae Rubrae,
Myrrhe, Trogopteri,	= Myrrha und Faeces Trogopteri besteht und zwar zu
1,2, „3-fach 4 und 8",	= 1 g, 2 g, 4 g, 4 g, 4 g und 8 g, 8 g, 8 g der obigen Arzneien
Pollen, Danggui 12 - vollbracht!	= noch Pollen Typhae und Radix Angelicae je 12 g,
	= und fertig!

Wortwörtliche Übersetzung

Unterbauch: Fenchel und gerösteter Ingwer,
Corydalis, Trogopteri, Myrrha, Chuanxiong, Danggui,
Typhae, Cinnamomum, Paeonia Rubra,
das Rezept Nummer Eins für Nachwuchs und zur Beruhigung des Fötus (bei drohendem Abort).

Über Schwangerschaft (sowie über schwere Geburt und erschwerte Nachgeburt)

Im Altertum hieß es, der Fötus sei in der Gebärmutter und werde abwechselnd von den Meridianen ernährt: Im ersten Monat nähre der Lebermeridian, im zweiten Monat nähre der Gallenblasenmeridian, im dritten Monat nähre der Herzmeridian, im vierten Monat nähre der Dreifache-Erwärmer-Meridian, im fünften Monat nähre der Milzmeridian, im sechsten

Monat nähre der Magenmeridian, im siebten Monat nähre der Lungenmeridian, im achten Monat nähre der Dickdarmmeridian, im neunten Monat nähre der Nierenmeridian.

Demzufolge wird der Fötus also bis zum Beginn des zweiten Monats vom Lebermeridian ernährt und dann übernimmt der Gallenblasenmeridian als nächstes. Realistisch betrachtet ist eine solche Theorie weder klar noch vernünftig. Das Kind im Mutterbauch wird vollständig durch das Blut der Mutter ernährt, da braucht man nicht viel zu erklären, um es zu begreifen; wozu also eine solch aufgesetzte Theorie, wenn nicht, um die Menschen zu täuschen?

Im „*Zi Ti Men*" (Über das Weinen der Kinder) heißt es: „Das Kind ist im Mutterleib und hat die Nabelschnur im Mund, durch die es mit dem Blut ernährt wird."

Darf man einmal fragen, wie dann der Fötus zu Beginn, wenn sich noch kein Mund ausgebildet hat, ernährt wird? Ich verstehe es einfach nicht, warum die Autoren nicht erstmal zu Hause eine Frau fragen oder eine Hebamme und dann erst, wenn sie sicher sind, zu schreiben beginnen. Auf diese Weise würden sie zumindest nicht das Gelächter der Nachwelt auf sich ziehen.

Man sollte wissen, daß der Fötus im ersten Monat noch keine Plazenta hat. Erst nach dem ersten Monat, innerhalb des zweiten Monats wird die Plazenta gebildet. Wenn die Plazenta vorhanden ist, ist auch der Körper schon gefestigt. Die Plazenta selbst hat zwei Bestandteile: Eine doppelwandige dicke Schicht, die reichlich Blutgefäße enthält, und eine dünnere einschichtige Kammer, in der der Fötus wächst. Zwischen der dicken und der dünnen Schicht entspringt eine Schnur, die Nabelschnur genannt wird und führt bis zum Nabel des Fötus. Das Blut der Mutter fließt in das Blut der Plazenta und von dort in die Nabelschnur.

Der Körper und die Glieder und Organe wachsen alle gleichzeitig, nicht zuerst dies Organ und dann jenes. Ein Abort im ersten Monat ist noch ohne Plazenta, einer im zweiten Monat hat eine Plazenta, die die Form einer *Cheng-Chui*-Waage[119] hat, also oben schmal und unten breit, ihre Länge überschreitet meist nicht mehr als drei Fingerbreit. Ein Abort im dritten Monat hat bereits Ohren, Augen, Mund und Nase, nur die Finger und Fußzehen sind noch nicht getrennt.

Im letzten Monat, kurz vor der Geburt, zerreißt das Kind die Plazenta und wird mit dem Kopf nach unten geboren. Die Plazenta löst sich meist gleichzeitig mit der Geburt und das Blut oberhalb der Plazenta folgt ebenfalls. Auf diese Weise also wächst und entsteht das Kind.

Am wichtigsten ist es jedoch bei einer schweren Geburt, daß das schon im Altertum verschriebene *Kai Gu San* (Knochenerweiterndes Pulver) manchmal wirksam ist und manchmal auch nicht. Allgemein gesagt, sein knochenöffnender (geburtshelfender) Effekt beruht auf seiner blutbelebenden Wirkung, so daß keine weitere Kraftaufbringung seitens der Gebärenden nötig ist. Wenn ich also diese Rezeptur benutze, füge ich immer eine große Menge Astragalus hinzu, so daß nach kurzer Zeit schon das Kind herauskommt.

Wenn die Plazenta sich nicht löst, wurde zu früheren Zeiten immer *Mo Jie San* (Myrrha Draconis Pulver) verwendet, das zu Beginn mal mit und mal ohne Erfolg eingesetzt wird. Wenn es nicht geholfen hat, so versuche man es ein weiteres Mal mit der doppelten Menge, dann löst sich die Nachgeburt sofort. Die Bestandteile einer Rezeptur sind von großer Wichtigkeit, doch die Dosis ist noch wichtiger.

Gu Kai Gu San (Klassisches Knochenerweiterndes Pulver)

Zur Behandlung von schweren Geburten:

Dang Gui 40 g	*Chuan Xiong* 20 g	*Gui Ban* 64 g	*Xue Yu Tan* 8 g
Rx. Angelicae Sinensis	Rx. Ligustici Wallichii	Plastrum Testudinis	Crinis Carbonisat.
Man füge noch 160 g Radix Astragali (*Huang Qi*) hinzu.			

Gu Mo Jie San (Klassisches Myrrha Draconis Pulver)

Bei sich nicht lösender Nachgeburt:

Mo Yao 12 g	*Xue Jie* 12 g
Myrrha	Sanguis Draconis

Zur Verabreichung das Pulver in abgekochtes Wasser geben.

Huang Qi Tao Hong Tang (Astragalus Persica Carthamus Dekokt)

Für nach der Geburt auftretende Schüttelkrämpfe (einschließlich Puerperalfieber) sowie nach oben verdrehte Augen, unkontrollierten Speichelfluß, Opisthotonus, tiefer Bewußtlosigkeit.

Huang Qi 320 g[120]	*Tao Ren* 12 g	*Hong Hua* 8 g
Radix Astragali	Sem. Persicae	Flos. Carthami

In dieser Hinsicht ist *„Ji Yin Wang Mu“* (Katalogisierung der Frauenheilkunde) am besten, seine Rezepturen und Theorien wurden im *„Yi Zong Jin Jian“* (Goldener Spiegel der Medizin) gesammelt und zu Rezepturreimen umgeschrieben, so daß sie leicht zu lesen und zu behalten sind. Nur hinsichtlich von Schüttelkrämpfen sind die Rezepturen nicht sehr wirksam. Ich habe sie deshalb dahingehend ergänzt.

Gu Xia Yu Xue Tang (Antistasisches Aszites Dekokt[121])

Diese Rezeptur behandelt Blutstaseaszites. Wie erkennt man Blutstaseaszites? Wenn der Bauch geschwollen ist wie eine Trommel und die Haut mit hervortretenden grünlichen Adern durchsetzt, dann ist das Blutstaseaszites-Syndrom.

Tao Ren (Persica) 32 g	*Da Huang* (Rheum) 2 g
Tu Bie Chong (Eupolyphaga) 6 g	*Gan Sui* (Gansui) pulv. 2 g oder ganz 4 g

Im Wechsel mit dem zuvor beschriebenen *Ge Xia Zhu Yu Tang* (Antistasisches Bauchraum Dekokt) wird sie erst richtig wirksam.

Chou Hu Lu Jiu (Kalebassenextrakt)

Behandelt Bauchwassersucht und Ödeme am ganzen Körper. Man nehme dazu eine trokkene Kalebasse (Lagenaria Siceraria, *Ku Hu Lu*) und röste sie, bis sie pulverisierbar ist. Danach wird das Pulver mit 12 ml gelbem Wein gemischt. Ist die Kalebasse sehr groß, so kann man den gelben Wein hineinfüllen und für eine Stunde erhitzen. Danach wird der Wein getrunken. Dieses Verfahren soll das Wasser aus dem Körper ziehen.

Mi Cong Zhu Dan Tang (Zwiebel-Honig-Schweinegallen Extrakt)

Diese Rezeptur ist für Ödeme am Körper ohne Bauchwassersucht:

Zhu Dan 1 St.	*Bai Mi* 120 g-132 g	*Cong Tou* 4 St.	*Huang Jiu* ca. 300 ml

(Eine Schweinegalle, gemischt mit hellem Honig, vier Schalotten einschließlich ca. 2 cm Stengel und gelber Wein)

Die Schalotten im Wein mehrmals aufkochen lassen, dann den Wein in die Mischung aus Schweinegalle und Honig geben. Der Erfolg tritt direkt nach dem Verabreichen ein.

Ci Wei Pi San (Corium Erinacei Pulver)

Zur Behandlung aller Arten von Spermatorrhö, feuchten Träumen und Samenverlusten, egal ob durch Fülle oder Leere bedingt.

Man nehme die Haut von Erinaceum Europaeus oder Dauricus, röste sie trocken in einem Tongefäß, pulverisiere sie und verabreiche sie morgens gemischt mit gelbem Wein.

Diese Rezeptur ist absolut wirksam, aber sie schmeckt wahrhaftig gräßlich.

Xiao Hiu Xiang Jiu (Fencheltinktur)

Diese Rezeptur behandelt milchigen Urin (einschließlich Gonorrhö bedingt) auch *Xia Lin* genannt, bei Wind bzw. Kälteaffektion des Samenkanals, wenn andere Rezepturen sich unwirksam zeigen.

Xiao Hui Xiang (Fenchelsamen) 40 g wird grob pulverisiert, mit etwa 300 ml kurz aufgekochtem gelbem Wein übergossen, dann etwa eine Viertelstunde ziehen lassen. Anschließend filtern und verabreichen.

Abhandlung über *Bi*-Syndrom[122] und Blutstase

Normalerweise werden Symptome wie Schulterschmerz, Hüftschmerz, Arm- und Beinschmerz oder auch Schmerzen am ganzen Körper allgemein als *Bi*-Syndrom bezeichnet. Man sollte eigentlich wissen, daß bei Wind-Kälte-Syndrom Arzneien von wärmender oder heißer, dispergierender Natur meist nicht helfen, daß bei Nässe-Hitze-Syndrom Nässe ausleitende Feuer senkende Arzneien auch wenig Erfolg zeigen. Wenn dann nach längerer Krankheit die Muskeln schwinden, so wird dies einem Zusammenbruch des *Yin* zugeschrieben und daher *Yin* nährende Arznei verschrieben, ebenso ohne Erfolg.

In diesem Stadium heißt es dann wieder: Wenn die Krankheit in Haut und Gefäßen sitzt, so ist der Erfolg leicht zu erzielen; sind erst Sehnen und Knochen erkrankt, so ist der Erfolg nur schwer zu erreichen.

Das ist aber nur so, weil nicht gezielt bedacht wird, wo der Schmerz sitzt. Wind, Kälte, Nässe und Hitze dringen durch die Haut ein: Wenn diese pathogenen Faktoren in die Meridiane eindringen, so entsteht wandernder Schmerz, dringen sie hingegen in die Blutgefäße, dann sitzt der Schmerz fest. Was Fülle und Leere angeht, so entsteht die Leere als Folge der Krankheit, nicht die Leere läßt die Krankheit entstehen.

Wenn also ausschließlich *Yin* genährt wird, was soll dann mit dem pathogenen Faktor geschehen?

Wird ausschließlich Wind und Kälte ausgetrieben, Nässe und Hitze attackiert, so kann sich das bereits verdickte Blut noch viel weniger bewegen. Wenn Wasser der Kälte und dem Wind ausgesetzt ist, dann gefriert es. Nachdem das Eis entstanden ist, sind Wind und Kälte längst vorüber.

Warum sollte die Behandlung der *Bi*-Syndrome noch schwierig sein, wenn einem die Prinzipien erst einmal klar sind? Klassische Rezepturen gibt es recht viele; wenn diese keine Wirkung zeigen, dann sollten folgende Rezepturen eingesetzt werden:

Shen Tong Zhu Yu Tang (Antistasisches Schmerzdekokt)

Qin Jiao 4 g Rx. Gentianae Qinjiao	*Chuan Xiong* 8 g Rx. Ligustici Wallichii	*Tao Ren* 12 g Sem. Persicae	*Hong Hua* 12 g Flos. Carthami
Qiang Huo 4 g Rx. Notopterygii	*Mo Yao* 8 g Myrrha	*Dang Gui* 12 g Rx. Angelicae Sinensis	*Wu Ling Zhi* 8 g Faec. Trogopteri
Xiang Fu 4 g Rhiz. Cyperi Rotundi	*Niu Xi* 12 g Rx. Achyrantes	*Di Long* 8 g Lumbricus	*Gan Cao* 8 g Rx. Glycyrrhizae

Wenn ein leichtes Hitzesyndrom besteht, so füge man *Cang Zhu* (Atractylodes) und *Huang Bai* (Rhizoma Atractylodes Lanceae, Cortex Phellodendri) hinzu. Bei Leere und Schwäche muß eine große Menge von *Huang Qi* (Astragalus), also etwa 40–80 g, hinzugefügt werden.

Rezepturen-Reim

Antistasisch Schmerz, akut,	= Antistasisches Schmerzdekokt bei akutem Schmerz,
12 Gramm wirkt bei Rheuma gut:	= Rheuma wirkt es gut, durch seinen Anteil von 12 g
Pfirsisch, Safran, Achyrant,	= Persica, Cartamus, Achyrantis,
Danggui, alles wohlbekannt,	= Danggui, die bekannten Arzneien und
8 Gramm Myrrhe, Ligust', Lumbricus,	= 8 g Myrrha, Chuanxiong, Lumbricus,
Süßholz und Trogopterus,	= Glycyrrhiza und Trogopterus sowie
4 Gramm Notopterygi - plus	= 4 g je von Notopterygium,
Qinjiao-Enzian, Cyperus.	= Gentiana Qinjiao und Cyperus Rotundus.

Wortwörtliche Übersetzung:
Schmerzen, Stase vertreibend Achyrantes, Lumbricus
Notopterygium, Qinjiao, Cyperus, Glycyrrhiza, *Dang Gui*, Chuanxiong,
Astragalus, Atractylodes Lancea, Phellodendri als Ergänzung,
wenn akut Trogopterus, Persica, Myrrha, Carthamus.

Nao Sha Wan (Salmiacum Pille)

Diese Rezeptur behandelt Skrofula, Lymphadenitis und Geschwüre am Hals und im Brustraum, die ulzerieren und flüssigen Eiter enthalten. Diese Rezeptur wirkt hervorragend.

Nao Sha 8 g Salmiacum, pulverisiert	*Zao Jiao* ca. 100 Samen Fruct. Gleditsiae	*Gan Cu* ca. 600 ml Essig

Die beiden ersten Substanzen werden dem Essig hinzugefügt, wo man sie drei Tage ziehen läßt.

Anschließend wird das Gemisch im Steinguttopf gekocht bis es trocken ist, die am Boden des Topfes liegenden Salmiakkristalle werden mit einem Spatel umgedreht und auf die Gleditsiasamen geschaufelt bis wieder alles unter leichtem Feuer getrocknet ist, oder man kann es auch in der Nähe der Herdplatte langsam trocknen lassen.

Von den Kugeln werden jeden Abend fünf bis acht Stück mit Wasser eingenommen oder diese täglich morgens und abends oder zu anderer Zeit zweimal täglich einnehmen.

Die getrockneten Gleditsiasamen sind durch das Trocknen ziemlich hart, man kann sie daher auch pulverisieren.

Von dem Natursalmiak gibt es eine rötliche und eine weißliche Sorte. Ich benutze die rötliche Sorte und weiß daher nicht, wie effektiv die andere Sorte ist. Der rötliche Salmiak kommt aus der Grube des Nordberges, in dessen Höhle im Sommer Feuer entsteht, so daß man nicht nähertreten kann. Die Moslems gehen im Winter unbekleidet hinein und bauen ihn dort ab.

Im *„Ben Cao Gang Mu"* (Systematische Drogenkunde) heißt es, die Arznei werde in Xinjiang durch Trocknen von trübem Salzwasser gewonnen, was aber falsch ist.

Dian Kuang Meng Xing Tang (Psychose Dekokt)

Bei manisch-depressiven Psychosen, ständigem Weinen, Lachen, Schreien, Singen und Fluchen, egal in wessen Anwesenheit, mit vielen bösartigen Geisteszuständen, liegt nach wie vor eine Blutstase und *Qi*-Stauung zugrunde, bei welcher das *Qi* des Gehirns mit dem *Qi* der Organe nicht harmoniert, so daß Verwirrtheit wie im Traumzustand herrscht.

Tao Ren 32 g Sem. Persicae	*Chai Hu* 12 g Rx. Bupleuri	*Xiang Fu* 8 g Rhiz. Cyperi	*Mu Tong* 12 g Caulis Akebiae Mutong
Ban Xia 8 g Rhiz. Pinelliae	*Da Fu Pi* 8 g Peric. Arecae	*Qing Pi* 8 g Peric. Citri Reticulatae Vir.	*Chen Pi* 12 g Peric. Citri Reticulatae
Sang Bai Pi 12 g Cort. Mori A.	*Chi Shao* 12 g Rx. Paeoniae Rubrae	*Su Zi* 16 g Fruct. Perillae	*Gan Cao* 20 g Rx. Glycyrrhizae Ural.

Rezepturen-Reim

Psychose-Dekokt hilft, wenn krank,
Süßholz, Pfirsichkern sei dank,
Cortex Morus, zwei Citrus,
Bupleurum und Betelnuß,
Rotpäonie, Mutong plus,
Pinellia und Cyperus,
Perilla noch, dann geht es schon:
Nicht manisch und nicht Depression!Wortwörtliche Übersetzung
(Aus) der Psychose Alptraum erwachend Kraft der Pfirsichsamen,
Cyperus, Citrus Reticulata Viride, Bupleurum, Pinellia, Mutong
Citrus Reticulata, Pericarpium Catechu, Paeonia Rubra, Morus Alba, Perilla
Begleitet von Glycyrrhiza, das die Mitte beruhigt.

Long Ma Zi Lai Dan (Drachenpferd Pastillen)

Ma Qian Zi 320 g Semen Strychni	*Di Long* 8 St. Lumbricus	*Xiang You* ca. 600 ml Sesamöl

Das Sesamöl in die Pfanne geben und erhitzen bis es siedet, dann die Brechnußsamen darin frittieren, bis sie laute Knackgeräusche von sich geben.[123] Wenn man dann einen der Samen nimmt und mit einem Messer den Spalt an der Seite auftrennt, so daß er in zwei Hälften zerfällt, dann sollte das Innere rötlich-violett aussehen, wenn es gar ist. Anschließend sollte es zu feinem Pulver gemahlen werden und mit dem Lumbricus-Pulver gemischt werden und mit etwas Flüssigkeit zu Pillen von der Größe grüner Sojabohnen (Mungbohnen) geformt werden.

Bei jeder Verabreichung sollten vor dem Schlafen etwa 1 g mit etwas salzigem Wasser eingenommen werden. Kinder von etwa fünf bis sechs Jahren sollten etwa die Hälfte mit etwas zuckerhaltigem Wasser einnehmen. Vegetarier können Lumbricus auch weglassen.

Diese Rezeptur behandelt Epilepsie, im Volksmund auch „Lammblöken-Wind" genannt. Es sollte jeden Abend zunächst das

Wurzel der Krankheit auch mit Sicherheit zu zerstören. Die Ätiologie der Krankheit wurde im Abschnitt „Gehirn und Rückenmark" besprochen.

Huang Qi Chi Feng Tang (Astragalus-Rotwind[124]-Dekokt)

Huang Qi 80 g Rx. Astragali	*Chi Shao* 4 g Rx. Paeoniae Rubrae	*Fang Feng* 4 g Rx. Ledebouriellae

Als Dekokt verabreichen, Kindern die Hälfte. Zum Behandeln von Gliederlähmung nimmt man einen Anteil mehr, bis die Beine von selbst wieder beweglich werden, dann sollte man nicht noch mehr verabreichen.

Zur Behandlung von allerhand diversen Geschwüren und Krankheiten oder durch Krankheit entstandene *Qi*-Leere oder -Schwäche ist diese Rezeptur einsetzbar. Wenn keine Krankheit besteht und sie dennoch verabreicht wird, hat sie keinerlei negative Wirkungen. Man kann gar nicht genug Gutes über sie berichten, da sie bei so vielen Krankheiten überall wirksam ist. Sie bewirkt, daß das *Qi* des ganzen Körpers in den Fluß kommt und nicht stagniert und ebenso, daß das Blut belebt wird und sich keine Stase bildet. Wenn *Qi* und Blut also vital und lebendig sind, wie kann da auch nur eine Krankheit bestehen bleiben?

Huang Qi Fang Feng Tang (Astragalus-Ledebouriella Dekokt)

Behandelt Aftervorfall, auch wenn schon acht bis zehn Jahre bestehend, ist die Wirkung überraschenderweise vollständig.

Huang Qi 120 g Rx. Astragali	*Fang Feng* 4 g Rx. Ledebouriellae

Kinder nehmen die halbe Dosis des Dekokts.

Huang Qi Gan Cao Tang (Astragalus-Süssholz Dekokt)

Behandelt Urininkontinenz bei Senioren sowie stechende Schmerzen im Harntrakt wie von einem Messer verursacht. Sie wirkt sofort, auch wenn die Krankheit schon seit Monaten oder Jahren besteht.

Huang Qi 80 g Rx. Astragali	*Gan Cao* 32 g Rx. Glycyrrhizae

Bei schwererer Erkrankung können täglich zwei Verschreibungen verabreicht werden.

Mu Er San (Baumpilz Pulver)

Behandelt suppurative Ulzera und diverse Geschwüre mit unbeschreiblichem Erfolg. Diese Rezeptur sollte nicht unterschätzt werden.

Mu Er 40 g Auricularia Auricula	Kristallzucker 20 g

Zunächst die pulverisierten schwarzen *Mu Er*-Baumpilze für einige Zeit in warmem Wasser einweichen bis eine Art Paste entstanden ist, dann auf die zu behandelnde Stelle auftragen und festbinden. Diese Rezeptur behandelt ebenso wie *Ci Wei Pi San* (Corium Erinacei Pulver, s. o.) auch Samenverluste und ebenso wie *Chou Hu Lu Jiu* (Kalebassenextrakt, s. o.) auch Bauch-wassersucht, da sie das gleiche Prinizp verwendet. Erst wer dieses Prinzip versteht, kann Chinesische Medizin erfolgreich studieren und anwenden.[125]

Yu Long Gao (Jadedrachenpaste, auch *Shen Yu Gao* genannt)

Behandelt durch äußerliches Auftragen erfolgreich Verstauchungen und traumatische Verletzungen.

Bai Lian 16 g Rx. Ampelopsis jap.	*Sheng Ma* 16 g Rhiz. Cimicifugae	*Dang Gui* 16 g Rx. Angelicae Sin.	*Lian Qiao* 16 g Fruct. Forsythiae		
Yin Hua 16 g Flos Lonicerae	*Shan Jia* 16 g Squama Manitis	*Chuan Wu* 16 g Rx. Aconiti Carm.	*Xiang Pi* 16 g Corium eleph.	*Ru Xiang* 6 g Gummi Olibanum	
Mo Yao 6 g Myrrha	*Qing Fen* 12 g Calomelas	*Bing Pian* 1 g Borneol	*She Xiang* 1 g Moschus	*Bai Zhan* 80 g weißer Essig	*Xiang You* 800 ml Sesamöl

Die ersten acht Arzneimittel werden in Öl frittiert bis sie trocken sind. Die Unreinheiten werden dann entfernt und das Öl wird mit drei Schachteln Minium gemischt, vom Feuer genommen und etwas abgekühlt. Dann werden Olibanum, Myrrha, Calomelas, Borneol und Moschus hinzugerührt und schließlich der weiße Essig. Die Paste wird dann gleichmäßig verteilt und ausgebreitet.

Läßt man das Minium weg, so heißt die Rezeptur „Arzneipaste“ und wirkt hervorragend bei offenen Geschwüren und Ulzerationen.

Mu Er San (Baumpilz Pulver) und *Yu Long Gao* (Jadedrachenpaste) sind beides verläßliche, gute Rezepturen zur Behandlung von suppurativen Ulzera und Geschwüren aller Art. Man sollte sie auf keinen Fall unterschätzen.

Appendix zu „*Yi Lin Gai Cuo*“

Im folgendem sollen nochmals die von Wang verwendeten Arzneimittel, deren Kombination zu Rezepturen und schließlich die differentialdiagnostischen Prinzipien analysiert und zusammengefaßt werden, um dem Leser einen Gesamteindruck von Wangs eigener Konzeption der Blutstase zu geben.

1. Im „*Yi Lin Gai Cuo*“ verwendete Arzneimittel

Blutbelebende Arzneimittel	blutharmonisierende Arzneimittel	*Dang Gui* (Angelica Sin.), *Chi Shao* (Paeonia Rubra), *Mu Dan Pi* (Moutan), *Niu Xi* (Achytanthis Bidentata)
	blutbewegende und blutstaselösende Arzneimittel	*Chuan Xiong* (Ligusticum), *Hong Hua* (Carthamus), *Wu Ling Zhi* (Trogopterus), *Pu Huang* (Typha), *Mo Yao* (Myrrha), *Ru Xiang* (Olibanum), *Yuan Hu* (Corydalis)
	stasebrechende und attackierende Arzneimittel	*Da Huang* (Rheum), *Tu Bie Chong* (Eupolyphaga), *Gan Sui* (Gansui)
	blustasebrechende Arzneimittel	*Tao Ren* (Persica), *Xue Jie* (Sanguis Draconis), *Chuan Shan Jia* (Manitis), *Gan Qi* (Lacca), *Wu Ling Zhi* (Trogopterus)
Qi tonisierende Arzneimittel	*Qi* tonisierende Arzneimittel	*Huang Qi* (Astragalus), *Dang Shen* (Codonopsis), *Bai Zhu* (Atractylodes Macrocephala), *Gan Cao* (Glycyrrhiza)
	Qi bewegende Arzneimittel	*Zhi Qiao* (Citrus), *Xiang Fu* (Cyperus), *Qing Pi* (Citrus Retic. Vir.), *Chen Pi* (Citrus Retic.), *Da Fu Pi* (Areca), *Xiao Hui Xiang* (Foeniculum), *Wu Yao* (Lindera)
Andere Arzneimittel	Orifizien öffnende Arzneimittel	*She Xiang* (Moschus), *Cong Tou* (Allium)
	Oberfläche befreiende Arzneimittel	*Lian Qiao* (Forsythia), *Qiang Huo* (Notopterygium), *Fang Feng* (Ledebouriella), *Chai Hu* (Bupleurum)
	schmerzstillende Arzneimittel	*Qin Jiao* (Gentiana), *Ru Xiang* (Olibanum)*, *Mo Yao* (Myrrha)*
	Mitte wärmende Arzneimittel	*Gui Zhi* (Cinnamomum), *Gan Jiang* (Zingiberis), *Gao Liang Jiang* (Alpinia)
	Yang wiederbringende Arzneimittel	*Fu Zi* (Aconitum), *Rou Gui* (Cinnamomum Cassia)
	Yang tonisierende Arzneimittel	*Shan Zhu Yu* (Diocurides), *Hu Tao Ren* (= *He Tao Ren*) (Persica)
	bluttonisierende Arzneimittel	*Gou Qi Zi* (Lycium), *Niu Xi* (Achyranthis Bidentata)*, *Bai Shao* (Paeonia Lactiflora)
	Yin tonisierende Arzneimittel	*Gui Ban* (Testudinus)
	Leber beruhigende Arzneimittel	*Di Long* (Lumbricus), *Shi Jue Ming* (Halotidus)
	schleimlösende Arzneimittel	*Ban Xia* (Pinellia), *Jie Geng* (Platycodon), *Sang Bai Pi* (Cort. Mori), *Zao Jiao Ci* (Gleditsia), *Su Zi* (Perilla)

* = diese Arzneien haben nach neuesten pharmakologischen Erkenntnissen ebenfalls blutbelebende Wirkungen (s. Teil 2)

2. Im *„Yi Lin Gai Cuo"* verwendete blutbelebende Rezepturen

Von Wangs 33 Rezepturen waren 23 hauptsächlich blutbelebende Rezepturen. Diese Rezepturen können folgendermaßen gegliedert werden:

Art der Wirkung	Chinesischer Name	Eingedeutschter Name
Antistasische Dekokte (6)	*Xue Fu Zhu Yu Tang,* *Ge Xia Zhu Yu Tang,* *Shao Fu Zhu Yu Tang,* *Shen Tong Zhu Yu Tang,* *Tong Jing Zhu Yu Tang,* *Hui Yan Zhu Yu Tang*	Antistasisches Brustraum Dekokt, Antistasisches Bauchraum Dekokt, Antistasisches Unterbauch Dekokt, Antistasisches Schmerzdekokt, Antistasisches Exanthem Dekokt, Antistasisches Epiglottis Dekokt
Blutbelebende Dekokte (2)	*Tong Qiao Huo Xue Tang,* *Jie Du Huo Xue Tang*	Sensorien öffnendes blutbelebendes Dekokt, Entgiftendes, blutbelebendes Dekokt
Qi bewegende blutbelebende Dekokte (3)	*Dian Kuang Meng Xing Tang,* *Tong Qi San,* *Shi Xiao San*	Psychose Dekokt, *Qi* Passage Pulver, Spontanes Lächeln Pulver
Qi tonisierende oder *Yang* tonisierende blutbelebende Dekokte (7)	*Bu Yang Huan Wu Tang,* *Tong Qi San,* *Huang Qi Tao Hong Tang,* *Zhu Wei He Rong Tang,* *Huang Qi Chi Feng Tang,* *Zhu Yang Zhi Yang Tang,* *Ke Bao Li Su Tang*	*Yang* stärkendes Fünf-Zehntel Dekokt, *Qi* Passage Pulver, Astragalus Persica Carthamus Dekokt, *Wei-Ying* stärkendes Dekokt, Astragalus-Rotwind-Dekokt, Antipruritisches *Yang* stärkendes Dekokt, Garantierte Wiederbelebung Dekokt

3. Im *„Yi Lin Gai Cuo"* verwendete Behandlungsprinzipien

Einteilung der Diagnoseverfahren	**Syndrome**	**Behandlungsprinzip oder Rezeptur**
Nach Krankheitsursache geordnet	ausgeprägte Blutstase	Blut beleben und Stase beseitigen
	Qi-Leere und Blutstase	*Qi* tonisieren und Blut beleben
	Qi-Stagnation und Blutstase	*Qi* bewegen und Blut beleben
	Innere Kälte und Blutstase	die Mitte wärmen und Blut beleben
	Yang-Leere und Blutstase	*Yang* wiederbeleben und Blut beleben
	Fiebertoxin und Blutstase	entgiften und Blut beleben
Nach Krankheitsursache und Lokalisierung geordnet	Leber-*Qi*-Stauung und Blutstase	Leber glätten und Blut beleben
	Nieren-Leere und Blutstase	Nieren stärken und Blut beleben
	Blutstase in den Gefäßen	Gefäße durchgängig machen und Stase beseitigen
	abdominale Massen (*Ji Ju* oder *Zheng Jia*)	Verhärtungen aufweichen und Stase beseitigen
Nach Leere-Fülle-Prinzip geordnet	Fülle-Syndrom Blutstase	purgative und blutbelebende Arzneimittel geben
	Leere-Syndrom mit Fülle als Folge	Gleichzeitiges Tonisieren und Attackieren (z. B. *Qi* tonisieren und Blut beleben, Nieren stärken und Blut beleben, *Yang* und Blut beleben, Mitte wärmen und Blut beleben etc.)
Nach Wangs eigener anatomischen Aufteilung des Körpers geordnet	Blutstase im Rachen	Antistasisches Epiglottis Dekokt
	Blutstase im Kopf, Gesicht und Gliederbereich	Sensorien öffnendes blutbelebendes Dekokt
	Blutstase im Brustraum	Antistasisches Brustraum Dekokt
	Blutstase im Bauchraum	Antistasisches Bauchraum Dekokt
	Blutstase im Unterbauch	Antistasisches Unterbauch Dekokt

Fußnoten

[54] Die jeweiligen Kapitelüberschriften existierten noch nicht in Wangs Original; sie wurden erst später zur besseren Übersicht eingefügt.

[55] Hierzu ist die unbeabsichtigte Ambiguität des Namens *Zang Fu* (Speicherorgane, Arbeitsorgane) zu bemerken, die normalerweise nicht besteht, solange eine Trennung zwischen den anatomischen Organen unserer Medizin und den Funktionskreisen (Orbis) der Chinesischen Medizin gegeben ist. Wang bezieht sich in der Theorie natürlich auf die Chinesische Medizin, schreibt aber hier über die anatomischen Gegebenheiten der inneren Organe, die er im Laufe der Zeit durch pathologische Studien an Leichen gewonnen hat. Vor Wang gab es solche Studien kaum, was zu den (scheinbaren) Widersprüchen zwischen den Konzepten der TCM und den anatomischen Gegebenheiten geführt hat. Heute werden die beiden Konzepte nicht mehr vermischt und die Widersprüche damit ausgeschaltet. Da es Wang in erster Linie um die von ihm erforschten anatomischen Organe geht, wird der Terminus *Zang Fu* in diesem Buche mit „innere Organe" übersetzt, es sei denn, daß ausdrücklich Bezug auf die *Zang Fu*-Funktionskreise der TCM genommen wird.

[56] Wörtl. „Drachen sticken und Tiger gravieren" und „die Wolken ausschneiden, um damit den (nicht runden) Mond zu stopfen"; zwei chinesische Redensarten

[57] Hier und in den folgenden Abschnitten gebraucht er das Wort „*Wu*", d. h. Fehler, Mißverständnis.

[58] Weisheit *Zhi*, obwohl homophon, ist ein anderes Zeichen als Wille *Zhi*

[59] In dieser Passage werden die Theorien und Erläuterungen einiger historischer Mediziner erwähnt, Wang Shu He (210–285) alias Wang Xi z. B. ist der berühmte Autor des Pulsklassikers (*Mai Jing*) und Editor von Zhang Zhong-Jings „*Shang Han Lun*" und „*Jin Kui Yao Lüe*" in der heutigen Form.

[60] Wang spricht hier von „linkem und rechten *Qi-Men*" (Tor), was aber in diesem Fall nicht – wie sonst in der TCM – *Poren* bedeutet. Nach seinen Zeichnungen zu urteilen, handelt es sich um zwei röhrenförmige Gefäße beidseitig der Trachea, die in Herzhöhe zusammenlaufen; also vermutlich die beiden Karottisarterien.

[61] Hier wohl: Aorta

[62] Hier sind wohl die blasenartigen Alveolen gemeint.

[63] Je nach dem, wo man die Bronchialendsegmente abtrennt, kommt man tatsächlich auf 10–30 „Löcher", die wohl die in historischen Quellen als die „24 Löcher" angegebenen Luftdurchflußkanäle darstellen.

[64] Der obere und absteigende Teil des Zwölffingerdarms wird von Wang als Ausläufer und Teil des Magens betrachtet.

[65] Der Zeichnung nach ist hier das Segmentum anterius des rechten Leberlappens gemeint.

[66] Nach dem Klassiker des Gelben Kaisers speichert die Leber das Blut, im gleichen Sinne wie die Blase den Urin hält.

[67] Gemeint ist wohl das Mesenterium.

[68] Wörtl „*Qi*", was wie immer viele Bedeutungen haben kann, u. a. auch Luft. Hier und im folgenden Kapitel werde ich *Qi* daher sinngemäß mit der heute umgangssprachlich allgemein benutzten Bedeutung „Luft" übersetzen.

[69] Was Wang mit *Qi*-Tor bezeichnet, sind hier vermutlich die Tonsillae tubaria oder die Cartilagi arytaenoidea des Kehlkopfes als Ausgang der von außen sichtbaren Karottisarterien interpretiert und so als zusammengehörig betrachtet.

[70] Wörtl. „*Yuan-Qi* ist Feuer – Feuer ist *Yuan-Qi*"

[71] *Yin* im dritten Ton ist mit dem *Yin* (1. Ton) von *Yin* und *Yang* nicht identisch. Es wird auch mit Rheum (Wiseman), fluid retention (diverse chinesische Autoren) und thin mucus (Clavey) bezeichnet. Siehe auch Fußnote 50.

[72] Wörtl. „*Qi*", siehe Fußnote 68

[73] Wang verwendet das Zeichen *Rong* statt *Ying*, welches aber in diesem Zusammenhang austauschbar ist. Ich habe es daher mit *Ying* übersetzt, da dem Leser das Paar *Wei-Qi* (protektives *Qi*, Verteidigungsenergie) und *Ying-Qi* (Nährendes *Qi*, Bauenergie) bekannt sein dürfte. Wer die theoretischen Grundlagen der Chinesischen Medizin kennt, dem dürfte auch klar sein, daß das *Wei-Qi* dem *Qi* nähersteht und das *Ying-Qi* dem Blut, was auch Wang hier ausdrücken will.

[74] Hier wird es nun offensichtlich, daß Wang die Arterien und Venen deutlich unterschied und als *Qi*-Gefäße und Blutgefäße bezeichnete.

[75] Der extrameridiane Akupunkturpunkt *Tai Yang*, M-HN 9 (nachder Deadman Nomenklatur) ist nach dieser Stelle benannt.

76 Wang beschreibt hier drei der klassischen Pulstastungsstellen wie sie vor dem *„Nan Jing“* (Klassiker der Schwierigkeiten) üblich waren: Den Schläfenpuls (Clusa Superior), den Nierenpuls des Fußes (Rivulus Major) und den Lungenpuls oder Handgelenkspuls (am Os Polliculare).

77 Siehe „Zweiter Teil – Wangs berühmte Rezepturen und ihre Indikationen“

78 In diesem Abschnitt nimmt Wang ein heute oft auftretendes Mißverständnis vorweg, indem er ähnliche Namen von *Zang Fu*-Organen und ihren Meridianen mit anatomischen Organen oder mit der namentlich auf die Meridiane bezogenen Diagnostik des *„Shang Han Lun“* gleichsetzt. Wie wir aber heute wissen, darf man genau dies nicht tun, d. h. die Blase ist nicht gleich dem Funktionskreis Blase oder dem Blasenmeridian und auch nicht gleichzusetzen mit dem im *Shang Han* beschriebenen *Zu Tai Yang* Blasenmeridian-Syndrom. Wang erklärt, daß die angeführten Beispiele typisch seien für „die Theorie ist nicht schlüssig, aber die Rezepturen sind dennoch wirkungsvoll“. Genau das gleiche aber läßt sich vom heutigen Standpunkt aus auch über Wangs Rezepturen sagen, was auch der Grund ist, warum wir trotz aller Unzulänglichkeiten seines Anatomieverständnisses von ihm lernen können.

79 Da das chinesische Original des *„Yi Lin Gai Cuo“* tatsächlich diesen Abschnitt am Ende enthält, habe ich die Freiheit besessen, Wangs Wunsch genüge zu tun, und ihn statt am Ende des Buches im Abschnitt über Anatomie einzufügen, was also im Sinne des Autors ist.

80 Siehe Fußnote 60

81 Die hier nun folgenden Rezepturnamen sind nach wie vor nach meinem „Kürze- und Klarheitskonzept“ übersetzt, sie folgen der Konsistenz insofern, daß *„Zhu Yu“*, wörtl. „die Stase verfolgend“, immer mit „antistasisch“ übersetzt wurde. *„Xue Fu“*, wörtl. „Residenz des Blutes“, wurde nur nach seiner Bedeutung als „Brustraum“ übersetzt. So haben Wangs berühmte *„... Zhu Yu Tang“* Rezepturen die folgenden Namen:
Xue Fu Zhu Yu Tang = Antistasisches Brustraum Dekokt
Ge Xia Zhu Yu Tang = Antistasisches Bauchraum Dekokt
Shao Fu Zhu Yu Tang = Antistasisches Hypogatrium Dekokt
Shen Tong Zhu Yu Tang = Antistasisches Schmerzdekokt
Hui Yan Zhu Yu Tang = Antistasisches Epiglottis Dekokt
Tong Jing Zhu Yu Tang = Antistasisches Exanthem Dekokt
Gu Xia Yu Xue Tang = Antistasisches Aszites Dekokt

82 Die Mengenangaben im Original beziehen sich auf die Einheit *qian* (zu Zeiten der Qing-Dynastie 3,125 g). In China werden 3 *qian* meist zu 9 Gramm abgrundet, da mir das aber zu wenig erscheint, in Anbetracht der heutigen, durch Massenanbau etwas geringeren Qualität und den durch die heutige Ernährung bedingten, vergleichsweise stärkeren Körperbau, insbesondere der Kaukasier, lege ich statt 3,125 g jeweils 4 g zugrunde.

Die Angaben, wie auch die folgenden in diesem Buch, unterliegen daher einer geringfügigen Flexibilität. Viele moderne Mediziner in China erhöhen die klassischen Dosisangaben u. a. aus den oben genannten Gründen, wie man auch z. B. bei Dr. Shang Xianmins „Praktische Erfahrungen mit der Chinesischen Arzneimitteltherapie“ sehen kann. Dort wird *Chi Shao* (Radix Paeoniae Rubrae) im *Ge Xia Zhu Yu Tang* von 2 *qian* (in modernen Standardwerken Chinas mit 6 g angegeben) auf 15 g erhöht, was die antistasische Wirkung betont und durchaus legitim ist, **solange die Indikation beim Patienten gegeben ist**. Dies läßt sich natürlich nur im Einzelfall durch gründliche Syndromendifferenzierung (*Bian Zheng Lun Zhi*) feststellen. Andererseits ist es bekannt, daß viele (westliche) Patienten zu Beginn auf chinesische Arzneimittel weitaus stärker reagieren als die Chinesen, die von klein auf an diese gewöhnt sind. Daher kann man anfangs mit geringeren Dosen beginnen.
Ein letzter aber wichtiger Faktor ist schließlich die Qualität der Arznei, die in chinesischen Kliniken oft schlechter ist als die exportierte Ware. Es kommt also auch auf die Herkunft der Mittel an.

83 In der TCM heißt es zwar auch *„Qi Xue Tong Yuan“* (*Qi* und Blut kommen aus der gleichen Quelle).
Hier heißt es wörtlich *„Qi-Guan“* (*Qi*-Gefäß), doch auch hier spricht Wang von den anatomischen Gegebenheiten, daher „Luftröhre“.

84 Siehe Fußnote 82

85 Moschussekret wird heutzutage nicht mehr durch Töten des Moschustieres gewonnen, sondern durch Ausschabung der Moschusdrüse, welche sich jährlich neu bildet. Dennoch ist das Sekret eine der teuersten, daher häufig gefälschten Substanzen der chinesischen Materia Medica. Sein Wert jedoch unschätzbar, da es reich an hormonellen, kardiotonen, antibiotischen und anderen Inhaltsstoffen ist.
Falls jedoch gar nicht erhältlich, so empfiehlt Maciocia stattdessen ca. 9 g Rhizoma Acorus Gramei (*Shi Chang Pu*) pro Verabreichung zu verwenden. Doch wie Wang schon betont, für eine hervorragende Wirkung ist auch ein hervorragender Moschus notwendig. Wie klinische Versuche in China zeigen, können damit selbst lang bestehender Tinnitus und sogar Gehörverlust geheilt werden.

86 Ein chinesisches *Liang* war in der Qing-Dynastie etwa 32 g, 16 *liang* ergaben ein *Jin*. Wang schreibt, man solle ein halbes *jin* an gelben Wein nehmen, der aber bei uns nicht erhältlich ist. Unser Weißwein kommt ihm am nächsten.

87 Sogenannte *Tang-Tou-Ge* (Rezepturenreime oder -

lieder) sind in China vom Altertum bis heute **das** „Einmaleins der Eselsbrücken", um Rezepturen auswendig zu lernen. Es gibt in ganz China keinen einzigen TCM-Arzt, der nicht wenigstens die wichtigsten Rezepturen-Reime auswendig aufsagen kann. Ich habe auch nicht wenige auswendig gelernt, doch mit weitaus weniger Erfolg. Sie sind wohl für Chinesen einfacher zu behalten, da diese ein besseres Sprachgefühl für ihre Muttersprache haben. Natürlich kann man von keinem Nicht-Chinesen erwarten, die Rezepturenreime auf Chinesisch zu lernen, um die TCM zu beherrschen, da schon die Ambiguität der Schriftzeichen und der phonetisch in der Aussprache gleichen Zeichen ihm genug Mühe machen würde, geschweige denn, sie auch noch zu behalten. Ich habe daher versucht, die Reime so zu übertragen, daß der Leser zumindest ein Gefühl dafür bekommt, wie diese Reime Indikationen, Mengenanteile und Bestandteile sowie Namen der Rezepturen zu einem hochkonzentrierten Destillat vereinen, welches gleichzeitig noch ein leicht zu behaltendes Versmaß besitzt und sich reimt, kurz, ein in unserer Sprache nahezu unmögliches Unterfangen. Ich bitte daher um Nachsicht, wenn es diesem Teil der Übersetzung an Präzision mangelt.

[88] Vgl. Wangs Anmerkung über die Wichtigkeit von gutem und reinem (ungefälschtem) Moschus im vorigen Abschnitt.

[89] Eine Rezeptur dieses Namens war in keiner modernen oder klassischen Sammlung zu finden, evtl. handelt es sich um einen Druckfehler.

[90] Wang bezieht sich hier auf einige der bekannten Rezepturen aus Zhang Zhong-Jings *„Shang Han Lun"*.

[91] Wenngleich Wangs Theorie über die Enstehung des Schluckaufs wie auch manche anatomische Beschreibungen sich nicht mit unserem heutigen Wissen decken, so ist es dennoch bemerkenswert, daß sich jemand Anfang des 19. Jahrhunderts an einen solchen Erklärungsversuch gewagt hat. Wir wissen zwar heute, daß der Schluckauf ein Zwerchfellreflex infolge von einer N. phrenicusreizung ist, der u. a. oft bei Perikarditis, Asthma bronchiale und Hiatushernie auftritt – Krankheiten also, bei welchen Wang die *Xue Fu Zhu Yu Tang* empfiehlt – dies aber auch erst seit einigen Jahrzehnten und nachdem wir spezifische Diagnosemethoden wie Kontraströntgenaufnahmen und EKG zur Verfügung haben.

[92] Autor der klassischen Grundlagenwerke *„Shang Han Lun"* und *„Jin Kui Yao Lüe"*. Das Zitat stammt aus letzterem, Kapitel 5, Zeile 1 (moderne nachträgliche Kategorisierung).

[93] Auch: Liu Wan Su, einer der vier großen Mediziner der Jin- und Yuan-Dynastien, die anderen werden im Text ebenfalls erwähnt: Zhang Zi He, Zhu Dan Xi und Li Dong Yuan.

[94] Während dem Novizen diese Logik vielleicht unverständlich vorkommen mag, erkennt der mit den Grundlagen der TCM vertraute Therapeut sicher hier die Ätiologie der Krankheiten wieder. Daher sei hier nochmals betont, daß, obwohl hier die Feuchtigkeit des Wetters ein konkretes, faßbares Phänomen ist, die durch Feuchtigkeit entstehenden pathogenen Faktoren Nässe, Schleim, Hitze und Wind stattdessen Modelle der TCM sind, d. h. Beschreibungen von genau definierten körperlichen Situationen. Pathogener Schleim z. B. manifestiert sich zwar auch als konkreter „Schleim" in Rachen, Bronchien oder Nasenhöhlen, gleichzeitig aber auch als Syndromüberbegriff mit Symptomen wie körperliche Schlaffheit und Schwere, geistige Störungen, Schwellungen der Lymphknoten und Lipome, und kann selbst mit arthritischen Knochendeformationen in Verbindung gebracht werden.

Genauere Analyse von Schleim findet man z. B. in Maciocias „Grundlagen der Chinesischen Medizin" Kap. 19, Porkerts „Klinische Chinesische Pharmakologie", S. 216–273 und vor allem in der hervorragenden Analyse von Clavey „Fluid Physiology and Pathology in Traditional Chinese Medicine", Kap. 7 und 8.

[95] Diese Angaben beziehen sich auf Zhang Zhong-Jings *„Shang Han Lun"*, in welchem bestimmte Modifikationen wie die hier erwähnten *Ma Huang Tang* (Ephedra Dekokt), *Xiao Chai Hu Tang* (Kl. Bupleurum Dekokt), sowie *Zheng Qi* (*Qi* ordnende Dekokte), *Xie Xiong* (Brust entlastende Dekokte) in großer Zahl vorkommen und zu Wangs Zeiten ebenso wie heute noch häufig Verwendung finden.

[96] Nach der Theorie der Chinesischen Medizin

[97] Abwechselnd Hitze und Frieren sind die typischen Symptome einer Krankheit, die vom Äußeren ins Innere des Körpers dringt, wie es bei von außen kommenden pathogenen Faktoren der Fall sein würde.

[98] *Bi*-Syndrom, ein nach westlicher Definition dem rheumatischen Formenkreis zuzuordnendes Syndrom. Genaue Erklärung im Glossarium.

[99] Es ist uns bei diesem Vergleich nicht ganz klar, ob er nun mit dem Geräusch das der bewegten, schlaffen Körperseite meint oder ein typisches Rauschen im Ohr, das bei Schlaganfällen im vertebrobasilären Kreislauf zu finden ist.

[100] Es ist hier natürlich sehr verführerisch, die *Qi*-Gefäße als Nerven zu beschreiben und das sich durch sie bewegende *Qi* als chemoelektrische Energie der Informationsübertragung. Da aber *Qi* in anderem Kontext jeweils anders beschrieben wird, müßte man es je nach Kontext stets neu definieren. Daher wird *Qi* in

allen neueren Übersetzungen meist nicht übersetzt und stattdessen einfach so belassen wie es ist.

101 Das heißt wohl, es habe sich langsam immer mehr geschlossen.

102 Siehe Glossarium

103 Wörtl.: *Yang* suppletives die (fehlenden) Fünfe zurückholendes Dekokt. Wie Wang im Text erklärt, ist die Hemiplegie durch fehlende fünf der vollen zehn Anteile des *Qi* bedingt, was den Namen erklärt.

104 Wang kritisiert hier den Einsatz des – ansonsten bei Sommerdurchfall u. ä. hervorragenden – Mittels bei schweren choleraähnlichen Infektionen, die den Patienten erschöpfen, d. h. sein Vital-*Qi* vermindern. Die Rezeptur wirkt die Oberfläche (*Biao*, Äußeres) freimachend, was man auch als Attackiermethode (*Gong-Fa*) bezeichnen kann. Jedoch liegt ihr Schwerpunkt im Trocknen von pathogener Nässe mit warmen und trocknenden, aber auch *Qi*-bewegenden Arzneien. Nach der TCM-Theorie wirkt allerdings auch dies *Qi*-vermindernd, was bei – durch die schwere Infektion – geschwächten Patienten vermieden werden sollte.

105 Huang bedeutet gelb. Da die drei Arzneien oft zusammen verwendet werden, nennt man sie oft die „Drei Gelben“.

106 Gemeint ist hier nicht der Aderlaß im westlichen Sinne, vielmehr handelt es sich um *Fang Xue*, eine im Rahmen der Akupunktur benutzte Methode, bei der nur kleine Mengen Blut aus bestimmten Akupunkturpunkten entnommen werden.

107 Wang meint hiermit, wenn der Patient Verlangen nach Kaltem hat, so schließen viele Ärzte auf Hitze im Körper und wagen daher nicht, die heißeste aller Arzneien, *Fu Zi* (Radix Aconiti carmichaeli) zu verschreiben. Vom heutigen Standpunkt der Pharmakologie aus ist dies jedoch gerechtfertigt.

108 Im Original ist Radix Codonopsitis angegeben, jedoch muß man wissen, daß dieser im vorigen Jahrhundert schon oft den teureren Ginseng ersetzte. Falls dieser zur Hand, so ist er im Notfall noch eher zu empfehlen, da die früheren Rezepturen Ginseng und Aconitum besonders bei Schock und kalten Gliedern kombinierten wie im *Shen Fu Tang, Si Ni Jia Ren Shen Tang* oder *Hui Yang Qiu Ji Tang.*

109 Der Terminus *Chou Feng* (hier mit Krampf-Wind übersetzt, auch *Chi Zong*) benennt klonische Konvulsionen der Glieder, wie sie außer bei Epilepsie auch bei Tetanus und infolge von fiebrigen Infektionskrankheiten vorkommen. Der folgende Abschnitt bezieht sich hauptsächlich auf letztere Krankheitsursache, insbesondere bei Kindern.

110 Wörtl. *Mai Wei Xi*, bei Porkert: Pulsus evanescens et minutus

111 In einer anderen, in Shanghai veröffentlichten Ausgabe dieses Buches heißt es hier 2,5 statt 1,5 *liang*, also 25 statt 15 *qian*. Ein *qian* (s. Glossarium) ist 3,125 g, von mir (G. N.) auf 4 g aufgerundet, das hieße also 100 g Astragalus anstatt 60 g.

112 Die Bedeutung der Rezepturen ist: *Bao Yuan Tang* = den Ursprung behütendes Dekokt, *Gui Zong Tang* = Rückkehr zum Ursprung Dekokt, und *Jie Du Tang* = Entgiftendes Dekokt

113 Fötales Toxin kann zwei Bedeutungen haben: 1. Kongenitale Syphilis und 2. einen pathogenen Faktor, der mit dem Fötus in Verbindung gebracht wurde. Meist ein während der Schwangerschaft durch Hitze verursachtes Toxin, welches bei dem Kind nach der Geburt Exanthemkrankheiten bewirkt.

114 Immunisierung mit den Erregern der Pocken gab es in China schon seit 600 v. Chr. Der Erreger wurde zu dieser Zeit durch die Nasenschleimhäute inokuliert. Auch gegen andere Infektionskrankheiten wurde seit Jahrhunderten z. T. erfolgreich geimpft. Ge Hong (281–341 v. Chr.) z. B. empfiehlt in seinem Buch *„Zhou Hou Lüe Ji Fang“* (Praktische Rezepturen für Notfälle, Kapitel 7, Paragraph 54) bei einer durch tollwütigen Hundebiß herbeigeführten Infektion: „Man töte den herbeigeführten Hund, nehme das Gehirn heraus und lege es auf die Wunde. Danach wird die Krankheit nicht wieder ausbrechen.“ Da jedoch die theoretische Grundlage für Immunisierung fehlte, war die Immunisierung nur eine Methode von vielen und nicht immer erfolgreich.

115 Wenn Wang hier von Flüssigkeiten in den *Qi*-Gefäßen spricht, könnte er vielleicht die Lymphflüssigkeit in den Lymphgefäßen meinen, da die Meridiane hier nicht gemeint sein können.

116 Da die beiden Karottisarterien ja nicht nach innen zur Halsmitte hin geöffnet sind und Wang von oberen Eingängen (*Shang Kou*) spricht, läßt sich daraus wohl schließen, daß er diesen Teil der Anatomie am Torso von Enthaupteten studiert hat, zu denen er ja Zugang hatte, wie schon früher im Text beschrieben.

117 Die Monate im Chinesischen heißen heute entsprechend ihrer Zahl Erster Monat (Januar), Zweiter Monat (Februar) ... usw. Zu Wangs Zeiten war jedoch ein „Mondkalender“ mit 28 Tagen gültig. Einzelheiten dazu bei Granet: „La pensée chinoise“, Needham: „Science and Civilization in China“ Vol. II und IV sowie Porkert: „Theoretische Grundlagen der Chinesischen Medizin“ und weniger ausführlich auch bei Schipper: „Le Corps Taoïste“ und Maspero: „Le Taoïsme et les religions chinoises“. Wang betont hier allerdings die Bevorzu-

gung des noch älteren Bauernkalenders der 24 Halbmonate. Siehe auch im Glossarium unter **Vierundzwanzig Jahreszeit-Perioden.**

[118] Nach den Prinzipien der Chinesischen Medizin und Arzneimittelkunde sollten blutbelebende Arzneien und Rezepturen nicht in der Schwangerschaft benutzt werden, um nicht einen ungewollten Abort zu erzeugen. Daher ist der Einsatz des *Shao Fu Zhu Yu Tang* (Antistasisches Unterbauch Dekokt) scheinbar kontraindiziert. Wie man jedoch des weiteren sieht, kann sie bei richtigem Einsatz gerade das Gegenteil bewirken und einen drohenden Abort verhindern, was *Shao Fu Zhu Yu Tang* (Antistasisches Unterbauch Dekokt) zu einer noch heute in der Gynäkologie häufig angewendeten Rezeptur macht. Siehe in Nanjing College of Traditional Chinese Medicine: „Concise Traditional Chinese Gynecology", S. 172ff. und Shao: „The Treatment of Knotty Diseases", S. 357ff.
Wangs Erklärung ist zwar nach den Gesichtspunkten der heutigen Anatomie und Pathologie nicht überzeugend, sein Rezept wirkt aber hervorragend, wie mir von vielen Gynäkologen bestätigt wurde. Dies ist nur ein typisches Beispiel von vielen für das „Paracelsusprinzip" (Wer heilt, hat recht) in der Chinesischen Medizin, die immerhin mehr als ein Viertel der Menschheit wirkungsvoll therapiert.

[119] Die *Cheng Chui* ist eine Handwaage mit einem Maßstock für Einheiten und einem auf ihm verschiebbaren Gewicht. Die Ärzte benutzten sie früher für das Wiegen von Arzneien, daher konnte sie in einem flachen Holzkästchen zusammengelegt und mitgenommen werden. Dieser Holzkasten war birnenförmig, was Wang hier zum Vergleich anführt.

[120] Da im heutigen China selbst nur in Einzelfällen mehr als 120 g Astragalus verabreicht wird, erscheint dies eine sehr hohe Dosis. Andererseits ist Astragalus eine sehr ungiftige Arznei mit einer LD 50 von 40 g/kg bei intraperitonealer Injektion der Laborratten. Da es das Immunsystem stimuliert (Erhöhung der Lymphozyten-Blastogenese sowie Erhöhung der Leukozyten und polymorphkernigen Granulozyten) scheint die Dosis bei einer schweren Sepsis wie bei Puerperalfieber somit angemessen.

[121] Nicht zu verwechseln mit dem *Xia Yu Xue Tang* (Purgierendes Blutstase Dekokt), s. d.

[122] Der Terminus „*Bi*-Syndrom" wird heute kaum noch übersetzt, da sich seine Bedeutung zwar in vielen Bereichen mit Krankheiten des rheumatischen Formenkreises deckt, jedoch noch weiter gefaßt ist, so daß auch andere Krankheiten, die bei uns z. B. unter Herzkrankheiten oder Arthritiden eingeordnet werden, unter diesen Terminus fallen. Ausführliche Analyse aller *Bi*-Syndrome finden sich in dem Buch von Vangermeersch/Sun: *Bi*-Syndromes.

[123] Die Samen der Brechnuß Strychnos Nux-vomica oder Pierriana werden heutzutage – um die Giftigkeit des Strychnins zu zerstören – zusammen mit Sand in der Pfanne erhitzt, wie bei Phillipe Sionneaus *„Pao Zhi"* auf Seite 13 beschrieben. Ich habe während meines Studiums ebenfalls Brechnußsamen auf diese Weise zubereitet, jedoch festgestellt, daß nur absolut trockene Samen von erster Qualität das von Wang beschriebene charakteristische Knackgeräusch von sich geben. Sind sie jedoch feucht oder gar schimmelig, so verkohlen sie langsam und geräuschlos.
Wie dem auch sei, die Zubereitung der Roharzneien obliegt heute nicht mehr den Ärzten, sondern den Pharmakologen und Arzneifachkundigen, um einen Standard an Arzneigehalt zu gewährleisten und einer Vergiftung durch Unkundige vorzubeugen. Ich rate daher dringend davon ab, das oben beschriebene Verfahren der Arzneizubereitung selbst durchzuführen.

[124] „Rotwind" setzt sich aus Rotpäonie (*Chi Shao*) und Windfang (*Fang Feng*) zusammen. Der besseren Merkbarkeit halber habe ich den Namen gekürzt, wie auch bei Drachenpferd Dekokt (Erd-Drache und Pferdebrechnuß) und Psychose Dekokt, das eigentlich „aus dem (bösen) Traum der Psychose erweckendes Dekokt" heißen würde.

[125] Den Spaß am Lösen dieses kleinen Rätsels aus Wangs Buch werde ich nicht durch Erklären zerstören. Wer sich daran versuchen will, soll mir einen Brief oder eine E-mail schicken. Ich sende demjenigen dann die Auflösung zu. G. N.

KAPITEL XI

Blutstaserelevante Auszüge aus sechs anderen Klassikern

(in chronologischer Reihenfolge)

1. Auszüge aus Zhang Zhong-Jings *„Jin Kui Yao Lüe"*[126] und *„Shang Han Lun"* (Anfang 3. Jh. n. Chr.)

Zhang Zhong-Jing (150–219 n. Chr.) benutzte als erster den heutigen Namen „*Yu-Xue*" für Blutstase und beschreibt bereits einige der typischen durch sie ausgelösten Symptome. Seine noch heute für Blutstase häufig verwendeten Rezepturen sind u. a. *Di Dang Tang* (Widerstand Dekokt) und *Tao Hong Cheng Qi Tang* (*Qi* ordnendes Persica Carthamus Dekokt), beides purgative Rezepturen, da er in seiner Ätiologie die Blutstase vorwiegend von dem Füllesyndrom Hitze verursacht sieht und diese deshalb durch Purgation ausleiten kann.

Da das Originalwerk *„Shang Han Za Bing Lun"* verloren ging und heute nur die durch Wang Shu-He editierte und zu *„Shang Han Lun"* und *„Jin Kui Yao Lüe"* geteilte Fassung erhältlich ist, sind untenstehende Texte nach diesen gegliedert.

Wang Shu-He ist auch der Autor des Puls-Klassikers *„Mai Jing"*, in welchem er versucht, auch Zhangs Pulsqualitäten einzuordnen, was aber nicht immer gelingt, da Zhangs Pulsangaben häufig als Synonyme für die entsprechenden Syndrome stehen.

Auch hat die heute übliche Klassifizierung in 28 Pulsqualitäten ihren Ursprung viel später, nämlich in Li Shi-Zhens (1518–1593 n. Chr.) *„Ping Hu Mai Xue"* (Pulskunde des Ping Hu), so daß für den Unerfahrenen bei der wörtlichen Übernahme von Zhangs Pulsangaben größte Vorsicht geboten ist. Unter Beachtung dieser Voraussetzung aber, erweisen sich Zhangs *„Shang Han"* und *„Jin Kui"* als unentbehrliche Klassiker für den Anwender der Chinesischen Medizin.

Jin Kui Yao Lüe

Kap. 16 *Xue Xu*

Der Kranke verspürt ein Völlegefühl in der Brust, hat eine bläuliche Zunge und trockenen Mund, ist durstig, aber behält die Flüssigkeit im Mund ohne Schlucken zu wollen. Er hat weder Hitze- noch Kältegefühl. Er empfindet so als ob, hat aber keine abdominale Schwellung. Der Puls ist verschwindend (*Wei*) schwach, dabei aber verspätet (*Chi*) und mit großen Wellen (*Da*).

Wenn der Patient sich fieberhaft fühlt, Völlegefühl und Reizbarkeit verspürt, einen trockenen Mund und Durstgefühl hat, aber der Puls hingegen keine Hitze anzeigt (d. h. nicht beschleunigt ist, sondern auf ein *Yin*-Syndrom hinweist), dann ist dies ein Zeichen für eine übriggebliebene Resthitze (einer vergangenen Krankheit, die im Blut steckengeblieben ist), bei gleichzeitiger Blutstase. In diesem Fall sollte eine Purgation eingeleitet werden.

Shang Han Lun

„Shang Han Lun", Vers 124

Tai Yang Syndrom[127], ca. 7–8 Tage: Das Oberfläche-Syndrom ist noch vorhanden, der Puls ist schwach, dennoch aber tief (statt oberflächlich, wie beim typischen Oberfläche-Syndrom). Es besteht auch kein Druckgefühl in der Brust (d. h. im Oberen Erwärmer), doch der Patient gebiert sich wie verrückt, da die Hitze sich im Unteren Erwärmer angestaut hat. Der Unterbauch ist hart und gespannt, der Urin wird aber unbehindert ausgeschieden (d. h. es ist keine abdominale Wasser-Ansammlung vorhanden, sondern Blutstase). Wird das gestaute Blut durch Purgation gelöst, so tritt die Gesundung ein.

Der Krankheitsverlauf ist also folgender: Die pathogene Hitze gelangt durch *Tai Yang* ins Innere, wo sie die Blutstase erzeugt. Es ist also hauptsächlich *Di Dang Tang* (Widerstand Dekokt) angebracht.

„Shang Han Lun", Vers 237

Yang Ming Syndrom: Wenn der Patient vergeßlich ist, dann muß Blutstase vorliegen. Dies ist so, weil eine chronische Blutstase zu Vergeßlichkeit führt sowie zu hartem, dunklen Stuhl, der jedoch unerwarteterweise mühelos ausgeschieden wird. Hierfür geeignet ist eine Purgation mit *Di Dang Tang* (Widerstand Dekokt).

„Shang Han Lun", Vers 257

Der Kranke hat keine Oberfläche-Innen-Syndrome (d. h. keine *Shao Yang* „Halb-innen-halb-außen" Syndrome). Es besteht Fieber für etwa 7–8 Tage und obwohl ein oberflächlicher, beschleunigter Puls zu finden ist, kann hier purgiert werden.

Falls nach der Purgierung der Puls noch immer schnell ist, so deutet dies darauf hin, daß die Hitze sich im Inneren (d. h. auch im Blut und im Magen) zusammengeballt hat, was zu beschleunigter Verdauung und damit zu Hungergefühl führt (ein typisches Anzeichen für Magen-Hitze also).

Wenn aber nach ungefähr 6–7 Tagen noch immer kein Stuhlgang erfolgt, so ist (durch die Hitze im Blut) Blutstase entstanden und der Einsatz von *Di Dang Tang* (Widerstand Dekokt) ist angebracht.

2. Auszug aus Chen Wu-Zes *„San Yin Ji Yi Bing Fang Lun"* (Abhandlung über drei Kategorien von Krankheitsursachen, 1174 n. Chr.)

Frakturen und Traumen mit (akuter) Blutstase und deren Behandlung

Wenn der Patient Traumen erlitten hat, fließt das schlechte (extravasale) Blut nach innen. Oder durch große Wut entstehen Blut und Schweiß im Übermaß und sammeln sich an, ohne sich zu verteilen, so daß der Bereich in den Rippenbögen schmerzt. Die Beine krampfen, die Gelenke schwellen manchmal an, das *Qi* steigt auf, aber senkt sich nicht mehr, dies ist alles eine Folge von Blutstase im Inneren. Für jedes dieser Symptome gibt es Rezepturen.

Ji Ming San (Hahnenschrei Pulver) behandelt Stürze und Druckverletzungen durch Stein und Holz. Immer wenn Schäden durch Traumen entstehen, oder Ansammlungen durch geronnenes Blut, wenn das *Qi* nicht mehr fließt und Todesgefahr besteht; oder bei lange bestehender angesammelter Blutstase, mit Aufgeregtheit und Schmerzen, bei denen man laut schreit. All dieses kann diese Arznei durch Vertreiben der Blutstase beseitigen. Sie treibt das Alte nach außen und erzeugt die Bildung von neuem (Gewebe). Auch bei Brüchen wirkt sie hervorragend.

Ji Ming San (Hahnenschrei Pulver): 2 *liang* (ca. 60 g) in Wein gedämpftes *Da Huang* (Rheum), 37 Kerne *Xing Ren* (Prunus Armeniaca)[128] mit entfernten Spitzen. Diese zermahlen und in Wein kochen bis die Flüssigkeit auf 60 % reduziert ist, dann abfüllen und den Satz abgießen und morgens beim ersten Hahnenschrei verabreichen. Noch am gleichen Tage wird die Blutstase ausgetrieben und die Heilung tritt ein.

Im akuten Falle, bei Todesgefahr, wenn der Verletzte nicht sprechen kann und keine Zeit ist, die Arznei zuzubereiten, kann man auch seinen Mund öffnen und erhitzten Urin hineingießen.[137]

Blutstase als Folge von (langer) Krankheit und deren Behandlung

Der Patient leidet manchmal durch mangelnden Schweißfluß oder Blutungen an Stase und Blutakkumulation im Inneren, sodaß ein wächserner Teint und blasse Lippen zustandekommen. Der Stuhl ist schwarz, die Beine kraftlos und es besteht Atemnot. Bei schweren Fällen tritt Manie oder Depression auf. Dies alles ist durch Blutstase verursacht und wird jeweils durch eine bestimmte Rezeptur behandelt.

Niu Jiao Di Huang Tang (Rhino-Rehmannia Dekokt)

Zur Behandlung sowohl von *Shang Han* (Kälte induzierten Infektionskrankheiten) als auch *Wen Bing* (febrilen Infektionskrankheiten) sollte Schweißbildung erfolgen, wenn nicht, so wird die (heiße) Blutakkumulation im Inneren zu Blutstase. Auch wenn bei Nasenbluten und Bluterbrechen nicht alles (geronnene) Blut hervorkommt und noch im Inneren verbleibt, dann wird das Gesicht gelblich-wächsern und der Stuhl teerschwarz.

Niu Jiao Di Huang Tang (Rhino-Rehmannia Dekokt): 2 *liang* Rhinozeroshornpulver[129], 8 *liang Sheng Di* (Rehmannia), 3 *liang Chi Shao Yao* (Paeonia), 2 *liang Mu Dan Pi* (Moutan) zusammen pulverisieren, pro Dosis 4 *qian* in 1,5 Liter Wasser auf 70 % einkochen lassen, abseihen. Bei Geistesstörungen 2 *liang Da Huang* (Rheum) und 3 *liang Huang Qin* (Scutellaria) hinzufügen.

Wenn der Puls des Kranken groß und verlangsamt ist, der Bauch sich nicht angeschwollen anfühlt, der Patient aber ein Druckgefühl im Bauch verspürt, so besteht keine Hitze, so daß man nur die obere Rezeptur verwenden muß ohne diese Zusätze hinzufügen zu müssen.

3. Aus der lexikalischen Sammlung der Qing-Dynastie „*Yi Shu*", von Cheng Wen-You kompiliert

(ursprünglicher Text von Luo Chi-Cheng, Yuan-Dynastie, 1206-1308 n. Chr.)

Manchmal wird nach der Kombination von Schleim und Blutstase gefragt, welche Erfahrungen gibt es hierbei? Meine Ansicht ist folgende:

Viele wissen um die Entstehung von Blutstase aus Schleim, wissen aber nicht um die Entstehung von Schleim aus Blutstase:

1. Wenn durch Verletzung das Blut verkehrt fließt, so staut sich das Blut, das durch das Trauma gestaute *Qi* bringt Schleim hervor und da hierbei ist das Blut gestaut ist, nennt man dies eine Blutstase, die Schleim hervorbringt. Der erkrankte Körperteil ist lokal druckschmerzhaft, weiter bestehen Symptome wie blutiges Erbrechen, Nasenbluten oder Teerstühle; der Puls ist an der Oberfläche schlüpfrig (*Hua*), und in der Tiefe rauh (*Se*).[130] Ein solches Syndrom erfordert die Ausleitung des Schleims und das Brechen der Stase. Man benutzt also zunächst *Dao Tan Tang* (Schleim ausleitendes Dekokt) plus *Cang Zhu* (Atractylodes), *Xiang Fu* (Cyperus), *Zhi Qiao* (Citrus) und *Bai Jie Zi* (Sinapis), um die Stauung zu lösen und den Schleim auszuleiten, danach benutzt man *Chuan Xiong* (Ligusticum), *Dang Gui* (Angelica Sinensis), *Tao Ren* (Persica), *Hong Hua* (Carthamus), *Su Mu* (Sappan), *Mu Dan Pi* (Moutan)und *E Zhu* (Curcuma Ezhu), um die Stase zu brechen.

2. Wenn wie häufig zunächst der Schleim angestaut ist und daraus ein Stau des Blutes resultiert[131], der sich mit dem Schleim vereinigt, so spricht man von Schleim mit Blutstase. Hierbei ist der erkrankte Körperteil schmerzhaft, jedoch nicht immer an der gleichen Stelle, und es bestehen Symptome wie Völlegefühl und Druck in der Brust, manchmal auch Hitze- oder Kälte-Zeichen, der Puls ist oben zwiebelstengelförmig (*Kou*) und unten schlüpfrig (*Hua*)[132]. In einem solchen Falle muß man zuerst die Stase brechen und anschließend den Schleim umwandeln oder beides zur gleichen Zeit behandeln.

Manchmal wird dies falsch behandelt, indem man hier tonisiert oder kalte Arzneien einsetzt; dies führt dazu, daß sich die Krankheit verzögert und die chronische Stauung zu Lungen-Kavernen (*Cao Nang*) führt.

Eine solche Lungenkaverne ist schmerzhaft und man kann sich nicht zur Seite kehren, manchmal ist das Lungenfell geschwollen und hat Hitze, es bestehen Husten und Kurzatmigkeit und das Sputum ist übelriechend. Zhu Dan-Xi sagt hierzu: „Schleim der gestautes Blut enthält, führt zu Lungen-Kavernen, die unbehandelbar sind".[133]

4. Auszug aus Wang Ken-Tangs „Zheng Zhi Zhun Sheng" (Standardwerk der Diagnose und Behandlung, 1602 n. Chr.)

Kapitel *Xu Xue* (Blutakkumulation)

Egal, ob durch Essen, Trinken oder Wohnen, wenn die alltäglichen Lebensgewohnheiten unverhältnismäßig sind, so kann dies alles zur fehlenden Bewegung des Blutes und Blutstase führen. Aus diesem Grunde ist schlechtes Blut für eine Unmenge von Krankheiten verantwortlich.

In den medizinischen Büchern wird alles entsprechend klassifiziert, unter den Syndromen werden die sieben Affektionen genannt[134], doch gestautes Blut wird nicht erwähnt. Aus diesem Grund füge ich dies hiermit hinzu.

Aus Nase und Mund austretendes Blut weist auf Blutakkumulation im Oberen Erwärmer. Erträgt man keinen Druck im Raum unterhalb des Herzens, so besteht eine Blutakkumulation im Mittleren Erwärmer. Ist der Bauch hingegen leicht geschwollen und schmerzhaft, so ist die Blutakkumulation im Unteren Erwärmer.

Blutakkumulation im Dreifachen Erwärmer läßt sich immer am Puls der linken Hand feststellen.[135]

Bei Blutakkumulation im Oberen Erwärmer nimmt man *Hou Ren Xi Jiao Di Huang Tang* (Hanf-Rhino-Rehmannia-Dekokt); bei Blutakkumulation im Mittleren Erwärmer nimmt man *Tao Ren Cheng Qi Tang* (*Qi* ordnendes Persica Dekokt); bei Blutakkumulation im Unteren Erwärmer hingegen *Di Dang Tang* (Widerstand Dekokt), *Di Huang Tang* (Rehmannia Dekokt nach Han) oder *Sheng Qi Tang* (Rohe Euphorbia Dekokt).

Im „*Hai Zang*" heißt es daher: Bei Blutakkumulation kann man Zhang Zhong-Jings *Di Dang Tang* (Widerstand Dekokt) oder auch -*Wan* (Pille) benutzen. Es ist jedoch zu befürchten, daß ein zweitklassiger Therapeut die Temperaturqualität der Arzneimittel nicht genau kennt und dann zuviel davon verschreibt, was bei kontinuierlichem Einsatz schließlich Schaden am Blut verursacht, insbesondere bei alten oder schwachen Patienten oder solchen mit einem Leere-Syndrom.

Aus diesem Grunde wurde das *Sheng Di Huang Tang* (Rohe Rehmannia Dekokt nach Shen) entwickelt, das außer den Bestandteilen des *Di Dang Tang* (Widerstand Dekokt), nämlich *Mang Chong* (Tabanus), *Shui Zhi* (Hirudo), *Da Huang* (Rheum), *Tao Ren* (Persica) auch noch *Sheng Di Huang, Gan Qi, Sheng Mu Li, Da Qing Ye* (Rehmannia, Lacca Sinica Exsiccatae, Fol. Isatis Daqingye) enthält.

Was *Sheng Qi Tang* (Rohes Euphorbia Dekokt) angeht, so ist hier ebenso zu befürchten, daß es, wie auch *Di Dang Tang/Wan* (Widerstand-Dekokt/Pille), zu stark wirkt. *Sheng Qi Tang* ist eine blutstasebrechende Rezeptur, in der Wirkung jedoch leichter als *Di Dang Tang* (Widerstand Dekokt). Wenn sich dabei Erfolg abzeichnet, kann man sie auch in großen Dosen verschreiben. Dennoch kann sie beim Auflösen der abdominalen Massen (Resistenzen) auch zu stark wirken, da sie *Gan Qi* und *Nao Sha* (Lacca Sinica Exsiccatae, Camphora) enthält, deshalb muß zunächst feststehen, daß ein *Qi*-Fülle Syndrom vorhanden ist, ansonsten ist sie kontraindiziert.

Bei jahrelang bestehenden Symptomen wie verrottenden Zähnen usw., wenn also Blutakkumulation in den *Yang-Ming*-Meridianen[136] herrscht, dann sollte zur Behandlung

Tao Ren Cheng Qi Tang (*Qi* ordnendes Persica Dekokt) eingesetzt werden. Die Bestandteile dieser Rezeptur sollten zunächst fein gemahlen werden und dann zu Honigpillen, etwa von Dattelgröße, verarbeitet werden. Bei Trinkern mit diesem Syndrom wirkt diese Methode immer hervorragend.

Bei inneren Verletzungen durch Fallen aus großer Höhe sowie Schlag- und Stichverletzungen, bei denen sich nichtauflösende Blutakkumulationen im Brust- oder Bauchraum finden, muß auch je nach Oberem, Mittlerem und Unterem Erwärmer differenziert werden. Das Blut kann dann leicht durch bewährte Rezepturen wie *Xi Jiao Di Huang Tang* (Rhino-Rehmannia-Dekokt), *Tao Ren Cheng Qi Tang* (*Qi* ordnendes Persica Dekokt) oder *Di Dang Tang/Wan* (Widerstand Dekokt/Pille) ausgeleitet werden. Auch das Hinzufügen einer Mischung aus abgekochtem Eigenurin und Alkohol dient solchem Zweck oder auch das Hinzufügen von *Sheng Di Huang* (Rehmannia) und *Dang Gui* (Angelica Sinensis) oder aber von *Da Huang* (Rheum) zu den obigen Rezepturen ist wirksam.

Eine weitere Methode ist folgende: Bei Patienten mit Leere-Syndrom, die keine purgierenden Rezepturen vertragen, gibt man *Si Wu Tang* (Vier Bestandteile Dekokt) plus *Chuan Shan Jia* (Squama Manitis) mit ausgezeichnetem Erfolg.

Hua Rui Shi San (Ophicalcitum Pulver) in Kinderurin[137] oder Alkohol ist in solchen Fällen ebenso gut. Es muß aber die kalte Temperaturqualität dieser Rezeptur beachtet werden, *Yin* und *Yang* muß differenziert werden und eine exakte Syndromdifferenzierung (*Bian Zheng*) ist unerläßlich.

5. Auszug aus Lin Pei-Qins *„Lei Zheng Zhi Cai"*
(Sammlung der Differentialdiagnose und Behandlung, 1839 n. Chr.)

Kapitel *Xu Xue* (Blutakkumulation)

Traumen und Verletzungen aller Art, Überanstrengungen und Verausgabungen, Wutausbrüche mit verkehrt fließendem *Qi*, all diese Ursachen lassen das Blut in seinem Fluß anhalten und sich stauen. Hinweise darauf sind z. B. Hitze- und Kältegefühle, gelblicher Teint, druckempfindliche schmerzhafte Stellen oder Spannungsgefühle in der Brust, unterhalb der Rippen oder im Unterbauch.

Es empfiehlt sich, die Behandlung in den oberen, mittleren und unteren Bereich zu trennen. Beispielsweise blutiges Erbrechen oder Nasenbluten mit Blutstase gehört zum oberen Abschnitt; es muß auch das typische Syndrom Durst mit Verlangen nach Wasser zum Mundausspülen aber mit Abneigung gegen Hinunterschlucken vorhanden sein = *Xi Jiao Di Huang Tang* (Rhino-Rehmannia-Dekokt).

Wenn sich das Blut im Bereich des Zwerchfells sammelt, dann gehört das zum mittleren Abschnitt, es muß das Syndrom Durst und Reizbarkeit mit wirren Reden vorhanden sein = *Tao Ren Cheng Qi Tang* (*Qi* ordnendes Persica Dekokt).

Wenn der Unterbauch hart und gespannt ist und der Stuhl teerschwarz, dann gehört dies zum unteren Abschnitt. Es muß das Syndrom Vergesslichkeit und Geistesverwirrtheit herrschen = *Di Dang Tang* (Widerstand Dekokt), *Dai Di Dang Tang* (Ersatz Widerstand Dekokt).

Bei Blutakkumulation im Dreifachen Erwärmer bestehen mit Sicherheit manische Geistesstörungen mit Stuhlverstopfung = *Sheng Di Huang Tang* (Rehmannia Dekokt).

Bei Blutakkumulation im Anfangsstadium mit Schmerzen in Brust oder Bauch gibt man *Xiang Ke San* (Cyperus Citrus Pulver).

Bei Traumen nach einem Fall aus großer Höhe mit stockendem, geronnenen Blut (*E Xue*), das sich nicht löst und unerträgliche Schmerzen in Brust und Flanken verursacht, gibt man *Fu Yuan Huo Xue Tang* (Blutbelebendes Rekonvaleszenz-Dekokt).

Bei stagniertem Blut durch Überanstrengung/Wutausbrüche[138] gibt man *Chen Xiang Jiang Qi San* (Aquilaria *Qi* Senkendes Pulver) und bei Blutstase des Brustraumes (Frühlingszwiebel-) Schalottensaft gemischt mit Babyurin.

Bei hämorrhagischen Zuständen mit Beeinträchtigung des Geistes gibt man *Dang Gui Huo Xue Tang.*

Bei Hitze- und Kältegefühlen sowie gelblichem Teint bei saitenförmigem feinen Puls gibt man laut „*Qian Jin Fang*" (Tausend Dukaten Rezepturen von Sun Si-Miao) die Arzneien *Da Huang* (Rhizoma Rhei), *Mang Xiao* (Mirabilitum), *Dang Gui Wei* (Endwurzel von Angelica Sinensis), *Tao Ren* (Semen Persicae), *Ren Shen* (Radix Ginseng), *Gui Xin* (Rhizoma Cortex Cinnamomi) als Pulver und verabreicht dies mit etwas Wein.

Am gefährlichsten ist jedoch, wenn die Blutakkumulation als teerartiger schwarzer Stuhl auftritt; wenn aber der Geisteszustand und der Puls unverändert normal sind, so kann man durchaus mit Rezepturen behandeln.

Bei Blutstase mit Verklumpung durch Trockenheit gibt man *Yu Zhu San* (Polygonatum Odoratum Pulver).

Bei Gelbfärbung von Gesicht, Kopf oder Körper reibt man die Haut mit einem in rohem Ingwersaft getränkten Seidentuch ab. Dies ist meine eigene Empfehlung.

Rezepturen:

Oberer Bereich: *Xi Jiao Di Huang Tang* (Rhino-Rehmannia-Dekokt)

Mittlerer Bereich: *Tao Ren Cheng Qi Tang* (*Qi* ordnendes Persica Dekokt)

Unterer Bereich: *Di Dang Tang* (Widerstand Dekokt)

Unterer Bereich: *Dai Di Dang Tang* (Ersatz Widerstand Dekokt)

Dreifacher Erwärmer: *Sheng Di Huang Tang* (Rehmannia Dekokt nach Shen)

Schmerzen des Brustraums: *Xiang Ke San* (Cyperus Citrus Pulver)

Schmerzen der Flanken und des Bauchs: *Fu Yuan Huo Xue Tang* (Blutbelebendes Rekonvaleszenz-Dekokt)

Schaden durch Wutausbrüche: *Chen Xiang Jiang Qi San* (Aquilaria *Qi* senkendes Dekokt)

Geistesverwirrung wie durch das Sehen von Gespenstern: *Dang Gui Huo Xue Tang* (Blutbelebendes Angelica Dekokt)

Verklumpung durch Trockenheit: *Yu Zhu San* (Polygonatum Odoratum Pulver)

6. Auszüge aus Tang Zong-Hais „Xue Zheng Lun" (Abhandlung über Blutsyndrome, 1884 n. Chr.)

1. Blutstase-Syndrome und -Rezepturen aus dem Kapitel „Blutstase"

Egal, ob beim Erbrechen von Blut, Nasenbluten, blutigem Stuhl oder bei Lochien, das Blut verläßt immer seine Bahnen. Und immer, wenn es sich um Blut außerhalb der Adern handelt, so kann sich dieses zerstörte Blut mit dem nährenden (*Ying*-)Blut, welches im ganzen Körper fließt, nicht mehr vereinen. Wenn es in den Magen gelangt ist, so muß es durch Erbrechen oder Abführen entfernt werden. Jenes (verklumpte Blut), welches sich aber noch in den Adern und nicht im Magen befindet, sollte schnellstens mit Arzneien aufgelöst werden oder durch den Urin oder den Stuhl entfernt werden, damit es nicht stasisch wird und so auch nicht krankhaft werden kann.

Wenn dieses Blut sich noch im Körper befindet, so kann es sich nicht mehr mit dem guten Blut vereinen, ja es behindert sogar die normale Blutaktivität. Daher muß auch immer die Umwandlung der Stase beachtet werden.

Im allgemeinen wird stasisches Blut als Blutklumpen und frisches Blut als nicht stasisch bezeichnet, ebenso schwärzliches Blut als stasisch und helles Blut als nicht stasisch, doch diese Denkweise ist nicht vollständig: Sobald Blut die Adern verläßt, einschließlich frischem und hellem Blut, so handelt es sich um Blut außerhalb der Adern und auch wenn dies noch hell oder frisch sein mag, so ist es stasisches (d. h. nicht mehr zirkulierendes) Blut. Eine Weile nachdem es die Adern verlassen hat, wird dieses Blut nämlich ebenfalls dunkel.

Bei Hautverletzungen beispielsweise tritt das Blut aus der Wunde und diese ist anfangs hell und geschwollen und es ist klar, daß hier das Blut die Adern verläßt, dennoch ist es frisches Blut. Nach einigen Tagen dann wird die Wunde schwärzlich-violett, woran man sieht, daß das Blut erst dunkel wird, wenn es für längere Zeit die Adern verläßt.

Wenn das Blut noch in den Adern ist, jedoch bereits schwarz-violett, so ist es zwar noch frisches Blut und noch nicht zu Blutklumpen geronnen, weil es noch vom *Qi* bewegt werden und in Magen oder Darm gelangen kann. Von dort wird es dann durch das Erbrechen oder Abführen ausgeschieden. Denn wäre es in den Adern bereits verklumpt, wie könnte es dann noch in Magen oder Darm gelangen?

Hinsichtlich der Blutklumpen ist es so, daß das Blut, sobald es in Magen oder Darm gelangt, schon nach einer kurzen Zeit dort gerinnt.

Dazu braucht man nur das Schlachten von Schweinen oder Schafen zu beobachten: Wenn das Blut in den Schlachttrog tropft, so gerinnt es in kurzer Zeit. Dies läßt sich leicht nachprüfen.

Bei allen Arten von Blutaustritt, egal ob es sich um klares oder geronnenes, frisches oder schwärzlich-violettes Blut handelt, es bestand immer zuvor eine Blutstase. Außerdem, wenn Blutstase vorhanden ist, liegen auch Hinweise auf das Vorhandensein des Blutstasesyndroms vor, so daß der Arzt immer aufgrund dieses Syndroms behandeln kann ohne zögern zu müssen.

Wenn Blutstase den Funktionskreis Herz angreift, bestehen Symptome wie Herzschmerzen, Schwindel, Ohnmacht und tiefe Bewußtlosigkeit. Egal ob bei Gebärenden oder Patienten mit Bluterbrechen: Wann immer ein solches Syndrom besteht, besteht auch Gefahr. Man sollte schnellstens das Blut beruhigen und das Herz beschützen, indem man *Gui Xiong Shi Xiao San* (Spontanes Lächeln Pulver mit Angelica und Ligusticum) gibt und dazu *Hu Po, Zhu Sha* und *She Xiang*[139] hinzugefügt.

Oder man gibt *Gui Xiong Tang* und fügt *Xue Jie* (Sanguis Draconis) und *Ru Xiang* (Olibanum) hinzu, das ist auch sehr gut.

Wenn Blutstase im Funktionskreis Lunge sitzt, besteht ein würgender Reizhusten und Kurzatmigkeit mit rußig schwärzlichen Nasenlöchern, Mund und Augen sind auch von schwarzer Färbung. Man gibt dann *Shen Su Yin* (Codonopsis und Perilla Trank), um die Lunge zu beschützen und die Blutstase zu beseitigen, da dieses Syndrom sehr gefährlich ist.

Im allgemeinen ist es so, daß das Blutspucken ein lebensgefährliches Zeichen ist, da es in vielen Fällen auf Blutstase in der Lunge zurückzuführen ist und die Blutklumpen die Luftröhre verstopfen können. Bei Leere in der Lunge, aber ansonsten ausreichendem *Qi* ist diese Rezeptur am ausgeglichensten. Bei Fülle in der Lunge und *Qi*-Stagnation sollte man die Lunge nicht weiter tonisieren, sondern stattdessen die Blutstase beseitigen, so daß auch das *Qi* sich wieder bewegt. Zur Lebensrettung gibt man *Ting Li Da Zao Tang* (Lepidium und Jujube Dekokt) plus *Su Mu* (Sappan), *Pu Huang* (Typha), *Wu Ling Zhi* (Trogopterus) und *Tong Bian* (Infantis Urina)[137].

Ist die Blutstase zwischen den *Zang Fu*-Organen und den Meridianen, dann besteht Schmerz am ganzen Körper. Die Stase blockiert das sich bewegende *Qi* und die Stauung erzeugt Schmerzen, das ist das sogenannte „Schmerz durch fehlende Durchgängigkeit"-Syndrom. Man gibt *Fo Shou San* (Buddhahände Pulver) plus *Tao Ren* (Persica), *Hong Hua* (Carthamus), *Xue Jie* (Sanguis Draconis), *Xu Duan* (Dipsacus), *Qin Jiao* (Gentiana), *Chai Hu* (Bupleurum), *Zhu Ru* (Bambusa) und *Gan Cao* (Glycyrrhiza) mit Alkohol. Oder *Xiao Chai Hu Tang* (Kleines Bupleurum Dekokt) mit *Dang Gui* (Angelica Sinensis), *Chi Shao* (Paeonia Rubra), *Mu Dan Pi* (Moutan), *Tao Ren* (Persica) und *Jing Jie* (Schizonepeta), vor allem auch für die innere und äußere Anwendung. Diese Rezeptur ist etwas besser ausbalanciert.

Ist die Blutstase im Oberen Erwärmer, so bestehen manchmal Haarausfall mit Glatzenbildung, manchmal besteht ein hartnäckiger stechender Schmerz in den Armen und im Brustraum, auch die Sicht ist unklar und verschwommen. Man nimmt dann *Tong Qiao Huo Xue Tang* (Sensorien öffnendes blutbelebendes Dekokt) zur Behandlung. Auch *Xiao Chai Hu Tang* (Kleines Bupleurum Dekokt) mit *Dang Gui* (Angelica Sinensis), *Chi Shao* (Paeonia Rubra), *Tao Ren* (Persica), *Hong Hua* (Carthamus) und *Da Ji* (Cirsium) kann eingesetzt werden.

Ist die Blutstase im Mittleren Erwärmer, so bestehen Bauchschmerzen und Schmerzen in den Seiten, stechender ortsfester Schmerz zwischen Nabel und Hüfte und man gibt *Xue Fu Zhu Yu Tang* (Antistasisches Brustraum Dekokt) oder ebenfalls *Xiao Chai Hu Tang* (Kleines Bupleurum Dekokt) mit *Xiang Fu* (Cyperus), *Jiang Huang* (Curcuma Longa), *Tao Ren* (Persica) und *Da Huang* (Rheum).

Ist die Blutstase im Unteren Erwärmer, so bestehen Schmerzen in den Rippenbögen, der Unterbauch ist geschwollen und hat stechende Schmerzen, der Stuhl ist schwärzlich, so daß man *Shi Xiao San* (Spontanes Lächeln Pulver) plus essigsaures[140] *Da Huang* (Rheum) und *Tao Ren* (Persica) gibt oder auch *Ge Xia Zhu Yu Tang* (Antistasisches Bauchraum Dekokt).

Ist die Blutstase im Inneren, so ist Durst vorhanden. *Qi* und Blut sind voneinander abhängig: Im Inneren herrscht Blutstase, daher ist das *Qi* auch nicht durchgängig, es kann die Flüssigkeiten nicht nach oben treiben und es entsteht Durst, man nennt das auch blutbedingten Durst. Ist die Blutstase einmal beseitigt, dann geht auch der Durst weg. Mann nimmt also *Si Wu Tang* (Vier Bestandteile Dekokt) plus *Suan Zao Ren* (Zizyphus Spinosa), *Mu Dan Pi* (Moutan), *Pu Huang* (Typha), *San Qi* (Notoginseng), *Hua Fen* (Trichosanthes), *Yun Ling* (Poria), *Zhi Qiao* (Citrus) und *Gan Cao* (Glycyrrhiza). Ebenfalls möglich ist *Xiao Chai Hu Tang* (Kleines Bupleurum Dekokt) mit *Tao Ren* (Persica), *Mu Dan Pi* (Moutan) und *Niu Xi* (Achyranthis Bidentata). Hingegen *Wen Jing Tang* (Menses wärmendes Dekokt) benutzt wärmende Arzneimittel zur Beseitigung von Blutstase, so daß es auch für länger bestehende abdominale Massen (Resistenzen) geeignet ist. Die obigen Rezepturen sollten alle entsprechend ihrer Indikation eingesetzt werden.

Sitzt die Blutstase in den Poren, dann sind *Ying-Qi* und *Wei-Qi* nicht ausbalanciert: Es bestehen Hitzegefühle mit Abneigung gegen Kälte, die Poren liegen im Bereich zwischen Externem und Internem des Körpers, wo *Qi* und Blut ständig vorbeifließen. Wenn hier also Blutstase besteht, dann wird das *Ying-Qi* geschädigt, was die Abneigung gegen Kälte erzeugt, wird aber das *Wei-Qi* geschädigt, so entsteht eine Abneigung gegen Hitze, so daß Kälte und Hitze abwechseln wie bei *Nüe Ji* (malariaartiges Syndrom). Man gibt hier *Xiao Chai Hu Tang* (Kleines Bupleurum Dekokt) mit *Tao Ren* (Persica), *Hong Hua* (Carthamus), *Dang Gui* (Angelica Sinensis) und *Jing Jie* (Schizonepeta).

Wenn die Blutstase in Muskel und Fleisch sitzt, entsteht anhaltendes brütendes Fieber, spontanes oder nächtliches Schwitzen. Fleisch und Muskeln sind der Sitz der *Yang-Ming*-Meridiane (Magen- und Dickdarm-Meridiane). Wenn Trockenheit in den *Yang-Ming*-Meridianen zur Eindickung der Flüssigkeiten und somit zu Blutstase führt, dann sind *Bai Hu Tang* (Weißer Tiger Dekokt) und *Xi Jiao Di Huang Tang* (Rhino-Rehmannia-Dekokt) angebracht. Es müssen noch *Tao Ren* (Persica) und *Hong Hua* (Carthamus) hinzugefügt werden um dies zu kurieren. Aber auch *Xue Fu Zhu Yu Tang* (Antistasisches Brustraum Dekokt) plus essigsaures[140] *Da Huang* (Rhizoma Rhei) ist hier wirksam.

Ist die Blutstase zwischen den *Zang Fu*-Organen und den Meridianen, dann bestehen auch Konkretionen (*Zheng*) und Kongelationen (*Jia*).

Kongelationen (*Jia*) sind mal zusammengeballt, mal zerstreuen sie sich; und solche Zusammenballungen entstehen, weil das *Qi* durch das gestaute Blut auch gestaut ist. Umgekehrt löst sich aber die Blutstase auch auf, wenn das *Qi* sich wieder bewegt, so daß keine Massen mehr vorhanden oder sichtbar sind. Bei solchen Klumpenbildungen also ist ein Verteilen des *Qi* als Methode zur Bewegung des Blutes geeignet, d. h. man nimmt *Jiu Qi Wan* (Neun *Qi* Pille).

Wenn dieses Syndrom oberhalb des Zwerchfells im Brustraum besteht, muß man noch *Ge Gen* (Pueraria), *Zhi Ke* (Citrus), *Mu Gua* (Chaenomelis), *Sheng Jiang* (Zingiberis) und *Gan Cao* (Glycyrrhiza) hinzufügen. Wenn es rechts sitzt, muß man *Su Zi* (Perilla), *Sang Bai Pi* (Cortex Mori A.) und *Chen Pi* (Citrus Reticulata) dazugeben, sitzt es dagegen links, so fügt man *Qing Pi* (Citrus immat.), *Mu Li* (Concha Ostrae) und *Dang Gui* (Angelica Sinensis) hinzu. Ist es im Mittleren Erwärmer im Bauchraum, so gibt man *Hou Po* (Magnolia), *Zhi Ke* (Citrus), *Fang Ji* (Stephania), *Bai Shao* (Paeonia Lactiflora) und *Gan Cao* (Glycyrrhiza) hinzu, im Unterbauch hingegen *Ju He* (Citrus), *Xiao Hui Xiang* (Foeniculum), *Li Zhi He* (Litchi), *Bin Lang* (Areca), *Chuan Lian Zi* (Coptis) und *Wu Ling Zhi* (Trogopterus).

Wenn sich danach das *Qi* wieder verteilt, dann zerstreut sich auch das gestaute Blut wieder und bildet keine Zusammenballungen mehr. Ist aber dennoch zu befürchten, daß nach dem Zerstreuen des *Qi* wieder erneut Zusammenballungen entstehen, so eignet sich am besten eine Blut regulierende Therapie, um das *Qi* zu harmonisieren. In diesem Falle ist das *Qi* der Kongelationen im Blut zerstreut, reguliert man aber das Blut, dann wird auch das zerstreute *Qi* wieder harmonisiert und es entstehen keine neuen Zusammenballungen mehr. Man nimmt dazu *Xiao Yao San* (Unbeschwerte Wanderung Pulver) plus *Mu Dan Pi* (Moutan) und *Xiang Fu* (Cyperus) oder aber *Gui Pi Tang* (Milz Rekonvaleszenz Dekokt) mit *Chai Hu* (Bupleurum) und *Yu Jin Zi* (Semen Curcuma).

Konkretionen (*Zheng*) hingegen sind oft permanent zusammengeballt, ohne daß sie sich leicht zerstreuen. Sie bestehen aus mehr Blut und weniger *Qi*. Da das *Qi* hier schwächer ist, kann es auch das Blut nicht verteilen. Manchmal ist ausschließlich gestautes Blut vorhanden oder die Masse des gestauten Blutes kann Wasser umschließen. Das Blut kann sich also auch für längere Zeit ansammeln und dann in Schleim und Wasser verwandeln, wobei Wasser hier auch *Qi* bedeuten kann.[141]

Konkretionen (*Zheng*) entstehen stets durch das Verdichten von Blut und *Qi* miteinander. Hier muß man also die Blutstase aufbrechen, um das *Qi* wieder beweglich zu machen und die Verklumpung zu beseitigen. Der Ursprung der Krankheit ist hier von höchster Wichtigkeit, man darf diesen auf gar keinen Fall vernachlässigen.

Bei geschwächten Patienten mit chronischen abdominalen Massen (Resistenzen) jedoch sollte man nicht nur das eigentliche Syndrom attackieren, sondern muß gleichzeitig auch eine tonisierende Therapie einsetzen, um das Übel erfolgreich zu kurieren. Die Attacke der Blutstase erfolgt mit *Di Dang Tang* (Widerstand Dekokt), *Xia Yu Xue Tang* (Purgierendes Blutstase Dekokt) oder *Dai Di Dang Wan* (Widerstand bringende Pille). Zum Attackieren des Wassers und Schleims eignet sich *Shi Zao Tang* (Zehn Jujuben Dekokt). Will man hingegen Blut und Wasser zugleich angreifen, so eignet sich dazu *Da Huang Gan Sui Tang* (Rheum Kansui Dekokt) oder *Mi Fang Hua Qi Wan* (*Qi* Wandelndes Geheimrezept Dekokt[142]). Als externes Mittel eignet sich das Auftragen von *Guan Yin Qiu Ku Gao* (Kuanyin-überwindet-Leid-Paste[143]).

Wenn Blutstase in den *Zang Fu*-Organen und Meridianen herrscht, kann ein Gefecht zwischen dieser und dem *Qi* entstehen, so daß die verklumpte Masse zu faulen beginnt und sich daraus Eiter bilden kann. Einzelheiten hierzu unter eitriges Sputum, eitriger Stuhl und eitrige Geschwüre. (...)

Bei Blutstase in den *Zang Fu*-Organen und den Meridianen, dickt das erhitzte *Qi* die Blutstase zu trockenem Blut ein. Dieses *Qi* ist das feurige *Yang* zwischen Nieren (*Ming Men*). Bei Schwäche des *Yin* schlägt das *Yang* feurig nach oben, so daß sich sein heißes *Qi* mit dem Feuer des Herzens vereint und die *Qi*-Fülle so auch einen Überfluß an Feuer erzeugt.

Das gestaute Blut ist also durch feuriges *Qi* koaguliert und daher zu trocken. Aus diesem Grunde müssen bei diesem Syndrom fiebrige Erschöpfungszustände, trockene, spröde Haut oder schuppende Flechten auftreten, was dann als Erschöpfung durch Bluttrockenheit (*Gan Xue Lao*) bezeichnet wird. Bei Patienten mit diesem Syndrom lassen sich etwa ein

Drittel durch Zhang Zhong-Jings *Da Huang Bie Chong Wan* (Rheum Eupolyphaga Pillen) kurieren.

Solche Symptome gehören alle zum Bluttrockenheits-Syndrom: Gewöhnliche blutbewegende Arzneien reichen nicht mehr aus, da hier das vitalisierende *Qi* schon längst erschöpft ist. Daher nimmt man also tierische Arzneimittel[144], um das trockene Blut der Blutstase aufzubrechen.

Da schon bei Blutstase der Durchfluß des frischen Blutes im Gewebe behindert wird, ist bei einem solchen Bluttrockenheits-Syndrom ein Fließen des Blutes gar nicht mehr möglich. Daher ist das Behandeln des Bluttrockenheits-Syndroms hier von höchster Priorität, auch wenn gleichzeitig ein Leere-Syndrom vorhanden ist.

Wer sich aber der Leere wegen dennoch nicht wagt, nur solche Arzneien einzusetzen,[145] der mag noch gleichzeitig nährende und stärkende Arzneien zu den Rheum-Eupolyphaga Pillen hinzugeben, was ebenfalls ein erfolgreicher Kniff ist.

2. Blutstase-Syndrome und -Rezepturen aus dem Kapitel „Oberes Blutsyndrom und dessen Behandlung"

Über die Beseitigung von Blutstasen: Nachdem das Blut zum Stillstand gekommen ist, hat ein Teil des Blutes die Gefäße bereits verlassen und kann nicht mehr zurückkehren. Dieses Blut staut sich, wenn es im oberen Raum ausgetreten ist, zwischen Zwerchfell und Wirbelsäule oder wenn weiter unten, dann an der Grenze zwischen Rippen und Hüfte. Es tritt dann dort mit Sicherheit ein Schmerz auf.

Manchmal tritt dieser Zustand in den Gliedern auf, dann zeigen diese ebenfalls Schmerz und Schwellung, manchmal staut es sich auch unter der Haut oder in den Muskeln, dann entstehen daraus Hitze- oder Kälteempfindungen.

Jedenfalls immer, wenn Blutstase vorliegt, verstopft diese auch den Durchfluß des *Qi* und eine solche Blockierung der Lebensmechanismen ruft auf Dauer gesehen Zustände wie „knochendampfendes" Fieber[146], trockenes Blut (*Gan Xue*), Erschöpfungssyndrom (*Lao Zai*) hervor. Es muß daher schnellstens behandelt werden. Außerdem läßt die in den Gefäßen festsitzende Stase das frische Blut auch nicht passieren, so daß dies letztlich keine andere Wahl hat, als die Blutgefäße zu verlassen und als Hämatemesis oder andere Hämorrhagie hervorzubrechen.

Daher ist die Beseitigung der Blutstase die dringlichste Methode zur Behandlung des ganzen Blutes, man nimmt *Hua Rui Shi San* (Ophicalcitum Pulver), um die Stase in Flüssigkeit zu verwandeln und auszuleiten. Außerdem wird damit das *Qi* der fünf *Zang*-Organe nicht geschädigt, was es zu einer hervorragenden Arznei bei Blutstase macht.

Kann man *Hua Rui Shi San* (Ophicalcitum Pulver) nicht verwenden, dann empfiehlt sich *San Qi* (Notoginseng), *Yu Jin* (Curcuma), *Tao Ren* (Persica), *Niu Xi* (Achyranthis Bidentata), *Cu Da Huang* (essigsaures Rheum), das auch eine gute und schnelle, ausleitende Wirkung hat.

Wenn das alte, geronnene Blut nicht weggeht, kann auch kein neues Blut entstehen; ist aber nicht genug neues Blut vorhanden, dann kann das alte Blut auch nicht weggeschwemmt werden. Es ist sozusagen so, wenn das Gute nicht wächst, dann kann auch das Schlechte nicht weniger werden.

Man muß also wissen, daß täglich wieder neues Blut entstehen kann, wenn die Blutstase beseitigt ist. Wenn die Stase ausgetrieben wird, so daß sie keinen anderen Weg findet, dann muß sie entweder mit dem Urin oder über den Dickdarm ausgetrieben werden. *Hua Rui Shi* scheidet die Stase durch den Urin aus, *Cu Huang San* (Essigsaures Rheum Pulver) durch die Fäkalien.

Doch beseitigt man lediglich die Blutstase, ohne daß die Blutbildung angeregt wird, dann ist es, als wolle man eine Schlacht gewinnen, ohne den General zu kennen. Das korrekte *Qi* (*Zheng Qi*) ist für das Austreiben des pathogenen Einflusses verantwortlich, doch wenn man die Stase vertreiben will, ohne daß neues Blut sie forttreibt, wie soll sie da vollständig entfernt werden?

Die empfohlene Methode ist also *Sheng Yu Tang* (Weise Heilung Dekokt) zum Stärken des Blutes plus *Tao Ren* (Persica), *Mu Dan Pi* (Moutan), *Hong Hua* (Carthamus), *Zhi Ke* (Citrus), *Xiang Fu* (Cyperus), *Fu Lin* (Poria), *Gan Cao* (Glycyrrhiza); um ein gleichzeitiges Ausleiten und Stärken zu erzielen. Damit wird die Blutstase beseitigt und das korrekte *Qi* bleibt unversehrt.

Die allgemeine Behandlung von Blutstase sollte also auf diese Weise geschehen. Doch können in manchen Fällen auch wärmende Arzneimittel eingesetzt werden. Im „*Nei Jing*“ (Innerer Klassiker des Gelben Kaisers) heißt es nämlich: „Das Blut braucht *Yin*, doch fürchtet die Kälte. Die Kälte läßt seinen Fluß stocken. Doch Wärme löst es und läßt es wieder fließen.“

Außerdem gibt es Fälle, wo kühlende Arzneien keine Wirkung haben, weil eine verbliebene pathogene Resthitze (*Fu Re*) im *Yin*-Anteil verborgen ist. Dann muß man gleiches mit gleichem bekämpfen, indem man *Yang* (durch Wärme) aus dem *Yin* vertreibt, also das *Bai Ye Tang* (Biota Dekokt) von Zhang Zhong-Jing einsetzt. Das Prinzip ist hier das Austreiben von Blutstase, die durch Kälte entstanden ist oder auch solcher, die als Rückstand im *Yin*-Anteil verblieben ist. Die im Dekokt verwendeten Arzneipflanzen sind alle drei von warmer Temperaturqualität.

Trifft man aber auf eine durch pathogenes Feuer entstandene Blutstase, dann ist diese Rezeptur keinesfalls passend. Es sei denn, man plant die Rezeptur mit weiteren ausgleichenden Arzneien zu mildern, dann empfiehlt sich *Si Wu Tang* (Vier Bestandteile Dekokt) oder auch *Xie Xin Tang* (Herz entlastendes Dekokt) hinzuzufügen, deren Arzneien im Sinne eines Gegengewichtes (d. h. kühlend) wirken.

Die oben beschriebenen Methoden gelten allgemein für die Therapie der Blutstase. Diese kann sich im ganzen Körper aufhalten, d. h. oben, unten, tief innen oder mehr oberflächlich. Doch egal, in welchem Teil sie sich aufhält, da die Therapie genau auf den Fokus zielt, ist sie in jedem Falle wirksam.

Wenn man durch die Diagnose feststellt, daß die Blutstase im Oberen Erwärmer sitzt, so daß in Schultern, Brust oder Rücken Schmerzen, Taubheit, Völlegefühl oder Übelkeit usw. auftreten, dann ist *Xue Fu Zhu Yu Tang* (Antistasisches Brustraum Dekokt) oder *Ren Shen Xie Fei Tang* (Ginseng Lunge entlastendes Dekokt) plus *San Qi* (Notoginseng), *Yu Jin* (Curcuma) und *Jing Jie* (Schizonepeta) angebracht, um den Oberen Erwärmer von der Blutstase zu befreien.

Bei Blutstase im Mittleren Erwärmer besteht eine Schwellung und Völle des Bauchraums und Schmerz in der Hüfte unter den Rippenbögen. Der *Dai Mai* (Gürtelmeridian) verläuft rings um die Hüfte und ist nach unten mit den inneren Organen verbunden, bei Frauen mit dem Uterus, mit den Ovarien usw., bei Männern mit deren Vitalität, ist also für die Blutgefäße in diesem Bereich verantwortlich. Das heißt also, wann immer eine Krankheit des Blutes vorhanden ist, ist auch der *Dai Mai* mitbetroffen. Wenn also eine Blutstase in diesem

Bereich auftritt, wirkt sich ihre Behandlung auch gut auf den *Dai Mai* aus. Da der Funktionskreis Milz im Bereich des *Dai Mai* liegt, empfiehlt es sich somit, die Behandlung durch die Behandlung der Milz vorzunehmen. Man kann das z. B. an Zhang Zhong-Jings *Shen Zhuo Tang* (Blockierte Niere Dekokt) sehen, die die Milz und somit auch den *Dai Mai* behandelt.

Wenn also die Blutstase im *Dai-Mai*-Bereich vorkommt, so empfiehlt sich *Jia Ji Hua Tu Tang* (Paeonia Glycyrrhiza Dekokt) plus *Tao Ren* (Persica), *Dang Gui* (Angelica Sinensis) und *Jiang Huang* (Curcuma Longa). Bei starken Hüftschmerzen sollte man *Lu Jiao Jiao* (Gelatinum Cornu) hinzufügen, bei Schmerzen unter dem Rippenbogen *Pu Huang* (Typhus) und *Wu Ling Zhi* (Trogopterus).

Blutstase im Unteren Erwärmer mit Schmerz unterhalb der Hüfte, Spannung und Schwellung im Unterbauch usw. deutet auf Blutstase entweder des Funktionskreises Leber oder aber der Gebärmutter hin. Der Unterbauch (*Xue Hai*, Meer des Blutes) schmerzt also daher und es empfiehlt sich *Gui Xiong Shi Xiao San* (Cinnamom Ligusticum Spontanes Lächeln Pulver).

Bei gleichzeitiger Obstipation gibt man *Da Huang* (Rheum) hinzu. Zu den bei Blutstase besonders wirksamen Rezepturen Zhang Zhong-Jings gehören daher u. a. *Di Dang Tang* (Widerstand Dekokt), *Tao Ren Cheng Qi Tang* (*Qi* ordnendes Persica Dekokt) usw. Diese enthalten alle bittere, kalte Arzneien mit purgierender und dispergierender Wirkung, um die Blutstase dieserart auszutreiben.

Wenn man aber warme Arzneien einsetzen muß, dann ist *Sheng Hua Tang* (Wandel gebärendes Dekokt) und *Niu Xi San* (Achyranthis Pulver) angebracht. Diese Rezepturen sind ursprünglich in der Gynäkologie zur Behandlung von postartial im Uterus verbliebenem Restblut und sich nicht lösender Nachgeburt eingesetzt worden, doch meiner Meinung nach können sie trotz der Unterschiede für beide Geschlechter eingesetzt werden, da das Blut auf gleiche Weise bei beiden Geschlechtern im Unteren Erwärmer gestaut ist. Daher sind beide Rezepturen in diesem Falle meist von großem Erfolg.

Außerdem gehört der Untere Erwärmer zum *Yin*-Bereich des Körpers und Hitze im Oberen Erwärmer gehört zu den *Yang*-Hitze-Syndromen, so daß in diesem Fall keine warmen Arzneien eingesetzt werden, hingegen gehört die Blutstase im Unteren Erwärmer meistens zu den *Yin*-Syndromen, was auch erklärt, weshalb Wöchnerinnen Wärme als angenehm und Kälte als unangenehm empfinden. Wenn man dies überdenkt, so wird einem klar, weshalb in den meisten Fällen wärmende Arzneien im Falle von Blutstase im Unteren Erwärmer angebracht sind.

Dennoch muß man immer erst eine durch Kälte gestockte Blutstase diagnostizieren, bevor man wärmende Arznei einsetzt. Wenn stattdessen im Unterbauch Hitze herrscht, dann muß nach wie vor *Tao Ren Cheng Qi Tang* (*Qi* ordnendes Persica Dekokt) eingesetzt werden.

Wenn Blutstase vorhanden ist und die Glieder schmerzen und geschwollen sind, dann muß die Stase beseitigt und die Schwellung behoben werden, indem man *Xiao Tiao Jing Tang* (Kleines Menses Regulierendes Dekokt) plus *Zhi Mu* (Anemarrhena), *Yun Ling* (Poria), *Sang Bai Pi* (Cortex Mori A.) und *Niu Xi* (Achyranthis Bidentata) verabreicht.

Bei Blutstase in Haut und Muskelbereich, bei welcher der Fluß von *Ying-Qi* und *Wei-Qi* gestört ist, entstehen Hitze- und Kälteempfindungen, brechdurchfallartige Anfälle, „knochendampfendes" Fieber, Nachtschweiß, abwechselnd Husten- und Würgereiz, so daß

Xiao Chai Hu Tang (Kleines Bupleurum Dekokt) plus *Dang Gui* (Angelica Sinensis), *Tao Ren* (Persica), *Mu Dan Pi* (Moutan) und *Bai Shao* (Paeonia Lactiflora) zur Behandlung eingesetzt werden.

Ist das Kältesyndrom sehr ausgeprägt, so gibt man noch *Ai Sui* (Artemisia pulv.), *Xi Xin* (Asarum) hinzu, ist aber das Hitzesyndrom sehr ausgeprägt, so gibt man *Hua Fen* (Trichosanthes pulv.), *Ge Gen* (Pueraria), *Zhi Mu* (Anemarrhena) und *Qing Hao* (Artemisia Qinghao) hinzu.

Bei Husten mit Schleim und Hitze gibt man *Gua Lou Shuang* (Trichosanthes pulv. condens.), *Xing Ren* (Pruni Armeniaca), *Mai Men Dong* (Ophipogonis), *Wu Wei Zi* (Schisandra), *Yun Ling* (Poria) und *Zhi Mu* (Anemarrhena) dazu.

Bei dünnflüssigem Mukus, der nach oben steigt, fügt man *Ting Li Zi* (Lepidium) hinzu.

Xiao Chai Hu Tang (Kleines Bupleurum Dekokt) wirkt ursprünglich von der Mitte aus das *Qi* der Leber horizontal glättend, um es von der Stagnation zu befreien, so daß *Ying-Qi* und *Wei-Qi* wieder ungestört durch Haut und Muskeln fließen können. Gibt man nun zu dieser Rezeptur blutbelebende Arzneien hinzu, dann wirkt sie mehr Blutstase beseitigend. Wenn nun die Stase, wie oben beschrieben, das *Ying-* und *Wei-Qi* in Haut und Muskeln blockiert, dann wirkt eine solche Rezeptur mit sofortigem und großem Erfolg.

Zusammenfassend kann man also sagen, wenn Blutstase in *Zang Fu*-Organen und Meridianen sitzt, so wird sie leicht zu trockenem Blut (*Gan Xue*) und Schwindsuchtwürmern[147]. Sitzt die Blutstase hingegen mehr im äußeren Körperbereich, dann entstehen Hemiplegie oder Geschwüre. Bei Blutstase im Haut- und Muskelbereich entsteht „knochendampfendes" Fieber, trockene Haut und Haare.

All diese Symptome werden durch die schädliche Wirkung der Blutstase verursacht. Daher ist das oberste Gebot bei der Behandlung von Krankheiten des Blutes die Behandlung von Blutstase.

3. Blutstase-Syndrome und -Rezepturen aus dem Kapitel „Über die Umwandlung der Stase und die Bildung des neuen Blutes"

Das Blut in der Gebärmutter wird jeden Monat erneuert; das alte wird ausgeschieden, das neue gebildet. Altes Blut ist stasisches Blut; wenn dies nicht ausgeschieden wird, so blockiert es die Bildung des neuen.

Alle Ärzte kennen die Methode des Stasebrechens zur Regulierung der Menses, aber wenn das Blut bei Männern oder Frauen erbrochen wird oder durch die Nase austritt, so denkt niemand daran, zur Bildung von neuem Blut die Methode der Blutstaseumwandlung einzusetzen, denn wenn das Blut sich durch die Stase schlecht zirkuliert, so behindert dies den ganzen Blutbildungsprozeß. Vergleicht man dies mit der Menstruation, so wird es einem klar.

Wenn in der Traumatologie Wundabszesse behandelt werden, so wird ebenfalls zuerst das verfaulte Fleisch entfernt, damit sich neues bilden kann. Wird das verfaulte Fleisch nicht entfernt, so behindert dies ebenfalls die Bildung von neuem Fleisch und Blut. Bei eiternden Fisteln muß das faule Gewebe geöffnet werden, damit der Eiter austritt, sonst gibt es ebenfalls keine Neubildung.

Wenn nun also jemand den Blutverlust behandelt ohne die Stase zu beseitigen, so ist das wie die Gewebsbildung zu fördern ohne das verfaulende Fleisch zu beseitigen! Daher kann man die Stasebehandlung nicht von der Blut-Leere-Behandlung trennen. Die Erneuerung des

Blutes kann erst stattfinden, wenn die Stase beseitigt ist: Blutstasebehandlung und Bluttonisierung gehören unbedingt zusammen, so wie die Menstruation das alte Blut austreibt und zur gleichen Zeit die Erneuerung des Blutes bewirkt. Wenn das Blut ausgetrieben ist, kann im Meer des Blutes auch schon kurz darauf eine neue Schwangerschaft erfolgen und nicht erst lange nach dem Ende der Menstruation. Daran erkennt man, daß durch die Austreibung der Stase die Erneuerung des Blutes erfolgen kann, aber auch die Erneuerung des Blutes eine Austreibung der Stase bewirkt.[148]

Wie oben beschrieben geht die Erneuerung des Blutes vor sich und die Quelle der Bluterneuerung liegt in Milz und Magen. In den Klassikern heißt es: „Im Mittleren Erwärmer wird das *Qi* erfasst und die Säfte gesammelt; was sich aus diesen als rote Flüssigkeit bildet nennt man das Blut." Diese Aussage läßt sich auch beobachten: Die Milch der Brustdrüsen bei Frauen entsteht ebenfalls aus dem Getrunkenen und Gegessenen, das heißt es ist ebenfalls eine im Mittleren Erwärmer aus dem gesammelten *Qi* und den Säften gebildete Flüssigkeit. Wenn sich bei Frauen in der Brust die Milch bildet, so hört die Menstruation auf, denn die gebildete Flüssigkeit tritt als Milch aus der Brust anstatt nach unten als Blut auszutreten.

Es ist zwar bekannt, daß man Milz und Magen tonisieren muß, um den Milchfluß zu stimulieren, jedoch weiß niemand, daß man, um das Blut zu nähren, ebenfalls Milz und Magen tonisieren muß. Da Blut und Milch die gleiche Quelle haben und die Stimulation des Milchflusses bekannt ist, kann man diese Methode auch ebenso zum Nähren des Blutes verwenden.

Doch bei der Stärkung von Milz und Magen muß zwischen *Yin* und *Yang* unterschieden werden. Fehlt das *Yang* der Milz, so mangelt es an der Transformation der Speisen und Getränke, doch wenn das *Yin* der Milz fehlt, so kommt es ebenso nicht recht zur Transformation der Speisen und Getränke.

Dies ist beispielsweise wie das Kochen von Reis in einem Topf: Fehlt es an Feuer, so wird der Reis nicht gar. Fehlt es aber an Wasser, so wird er auch nicht gar. Ich habe es selbst oft erlebt, daß bei Appetitlosigkeit durch Milz-Leere diese bei der Anwendung von wärmenden Arzneien schlimmer wurde und bei Einsatz von kühlenden besser[149]. Auch habe ich erlebt, daß die Milchbildung stärker wurde, nachdem mittels *Huang Qi* (Astragalus), *Bai Zhu* (Atractylodes Macrocephala) und *Lu Rong* (Cornu Cervi) zur Stimulation eingesetzt wurden, habe aber auch selbst erlebt, daß nach dem Einsatz dieser Arzneien die Milchbildung abnahm. Einmal war es also richtig, und einmal nicht!

Zur Tonisierung des Milz-*Yang* eignen sich also *Gan Jiang* (Zingiberis) oder *Fu Zi* (Aconitum), die die Säfte anregen; zum Nähren des Milz-*Yin* eignen sich *Zhi Mu* (Anemarrhena) oder *Shi Gao* (Gypsum), die den Magen befreien.

Von früheren Autoren wurde die Methode des Stärkens des Milz-*Yang* schon besprochen, nur über das Nähren des Milz-*Yin* wurde nichts erklärt, deshalb möchte ich es hier besonders betonen: Die Milz besitzt *Yin* und besitzt *Yang*, man darf also (beim Behandeln) nicht nur zu einem der beiden neigen.

Fußnoten

[126] In Südchina auch *„Jin Gui Yao Lüe"*

[127] *Tai* heißt „das Größte", *Yang* ist der eine Pol der bipolaren *Yin/Yang* Einheit. *Tai Yang* kann also als „das größte *Yang*" im symbolischen Gegensatz zu *Tai Yin* d. h. „das größte *Yin*" übersetzt werden. Diese Wortbedeutungen stammen aus der *Yi-Jing*-Schule aus der Zeit der östlichen Zhou-Dynastie (770–256 v. Chr.). Im modernen Chinesisch, und nur dort, steht die Wortkombination *Tai Yang* auch für die Sonne. Es ist eine der Grotesken in der angelsächsischen TCM-Literatur, daß manche Autoren, die wohl die Wörterbücher lesen können, aber sonst offenbar kein Chinesisch verstehen, für den *Tai-Yang*-Meridian die Übersetzung „Sunlight"-Meridian gewählt haben. Meine Wortwahl beläßt es daher beim Original, um nicht noch mehr Verwirrung hinzuzufügen.

[128] Diese Zahl 37 ist sehr ungewöhnlich, ich vermute eine numerologische Bedeutung, die eine Verbindung mit der bei Blutstase und Verletzung verwendeten Arzneipflanze *San Qi* (= 37) darstellt.

[129] Im Jahre 1174 gab es noch genügend Nashörner, da dies vor der Erfindung des Schnellfeuergewehrs durch den Westen und dessen Verkauf an afrikanische und asiatische Länder war. Auch die Safari war noch nicht erfunden und Nashornpulver wurde einer einzigen Bestimmung zugeführt: Menschenleben zu retten. Heute können wir die 100fache Menge Wasserbüffelhorn verwenden.

[130] Daß die theoretisch widersprüchlichen Pulse „rauh" und „schlüpfrig" am gleichen Situs auf zwei Ebenen vorkommen können, zeigt die Praxis. Dies jedoch nur, wenn man ebenso präzise differenziert, wie Luo es vor 700 Jahren getan hat.

[131] Durch den Schleim wird das *Qi* am Fließen behindert und wenn das *Qi* stagniert treibt es das Blut nicht mehr an.

[132] Dieses Pulsbild ist noch komplizierter: Der Puls ist oben gerade und straff, fehlt völlig in der Mitte und ist in der unteren Ebene wieder schlüpfrig tastbar.

[133] Hier ist der substanzielle Schleim beim Abhusten gemeint, der extravasales und somit gestautes Blut enthält. Die gesamte Symptomatik der *„Cao Nang"* (wörtl.: schleimige Nester in der Lunge) deutet auf Lungentuberkulose oder Emphyseme hin.

[134] Die sieben Affektionen im *„Huang Di Nei Jing"* sind: Kälte, Hitze, Freude, Wut, Angst, Grübeln und Sorgen, d. h. also die fünf Emotionen der *Zang Fu*-Organe plus Kälte und Hitze.

[135] Da die linke Hand das Blut und die rechte Hand das *Qi* widerspiegelt. (G. N.)

[136] Siehe auch *„Shang Han Lun"*, Vers 237: Blutstase in den *Yang-Ming*-Meridianen und Verwendung von *Di Dang Tang*

[137] So unappetitlich es auch manchem erscheinen mag, der Urin von Kleinkindern und Kindern bis etwa 6 Jahren wurde schon in Li Shi Zhens *„Ben Cao Gang Mu"* (Materia Medica) und noch viel früher als Arznei eingesetzt. Man weiß heute, daß der normalerweise sterile Urin – und zwar besonders der von Kleinkindern – außer Urokinase und Hormonen wie 17-Ketosteroiden, Östrogen, 17-Oxycorticosteron und Gonadotropinen auch noch Vitamine (B_1, B_2, B_6 und C) und wichtige Mineralien enthält.

[138] Während Lin anfangs sowohl von Blutansammlung durch Überanstrengung (*Nu*) als auch durch Zorn (*Nu*) spricht, verwendet er hier nur das erste Zeichen *„Nu"* Überanstrengung, hingegen im Rezepturenteil das zweite Zeichen *„Nu"* Zorn. Die Schreibweise beider Zeichen ist fast identisch. Da der Name der Rezeptur auf ein Senken des *Qi* hinweist und die Arzneien auf ein Bewegen von gestautem Leber-*Qi* hin wirken, nehme ich an, daß hier tatsächlich Blutansammlung durch Zorn gemeint ist und es sich um einen Schreib- oder Druckfehler handelt.

[139] Succinium, Cinnabaris und Moschus

[140] D. h. in Essig präpariertes Da Huang, das durch die hitzebedingte Zerstörung der Sennoside vorwiegend blutbelebend im Leberbereich wirkt.

[141] Tangs Definition von Feuer und Wasser weicht von der herkömmlichen Definition ab: Er betont den *Yang*- und *Yin*-Aspekt des Körpers. So erklärt er an anderer Stelle: *„Yin* und *Yang* sind Wasser und Feuer; Wasser und Feuer sind *Qi* und Blut. Wasser verwandelt sich in *Qi* und Feuer in Blut." Seine Interpretation von Wasser bedeutet das Wasser der Niere, das durch das Feuer des Herzens in *Yuan-Qi* und *Wei-Qi* verwandelt wird.

[142] Da selbst in der zehnbändigen Ausgabe von *Zhong Guo Yao Fang Da Zi Dian* (Große Enzyklopädie der Chinesischen Rezepturen) kein Rezept mit diesem Namen auftaucht, ist anzunehmen, daß es sich um einen Fehler handelt und hier das blutbelebende und abdominale Massen (Resistenzen) auflösende Rezept *Mi Fang Hua Chi Wan* (Stagnation wandelndes Geheimrezept Dekokt) gemeint ist.

[143] Ein heute seltenes Rezept, enthält *Lue Dou Fen, Huang Lian* und *Huang Bai.*

[144] Die meisten tierischen Arzneimittel zur Blutstasebehandlung gehören zur Kategorie III, Blutstasebrechende Arzneien, so auch der oben erwähnte *Tu Bie Chong* (Eupolyphaga). Einzelheiten zur Blutstaseforschung siehe Kapitel VII: Blutstaserelevante Arzneimittel, ihre Anwendung und Kombination.

[145] Wörtl. „Wer nicht den Mut und das Wissen dazu hat ..." bedeutet, daß die blutstasebrechenden Arzneimittel aufgrund ihrer Intensität den durch *Qi*-Leere geschwächten Patienten theoretisch noch weiter schwächen könnten.

[146] Knochendampfendes Syndrom (*Gu Zheng*) ist ein *Yin*-Leere-Syndrom mit Überaktivität von innerer Hitze (als ob die Knochen selbst kochen würden), das sich durch Fieber, Nachtschweiß, Schwäche, Reizbarkeit, Schlaflosigkeit, Hitzegefühle in den Handflächen oder Fußsohlen u. a. auszeichnet. Es könnte hier ein Zusammenhang mit einer Disregulierung der in der Chronobiologie bekannten zweiten inneren Uhr vorliegen. Näheres dazu in meinem Aufsatz über die im *Jin Kui* beschriebene „Lily Disorder" (*Bai He Bing*) (siehe Bibliographie).

[147] Da zu Tangs Zeiten noch keine kleineren Mikroorganismen bekannt waren, stellte er die Theorie auf, daß Tuberkulose und ähnliche Krankheiten durch übertragbare „Würmer" (*Chong*) verursacht seien. Auch als die Lehre von Krankheitserregern in China bekannt war, übersetzte man diese anfangs noch als „Würmer", da sich ein solcher Vergleich eingebürgert hatte und der Begriff sämtliche Kleinstlebewesen wie Insekten, Würmer, Einzeller und daneben noch kleinere Lebewesen umfaßte.

[148] Tangs Beispiele sind zwar in sich logisch, aber im Angesicht der modernen Physiologie zugegeben manchmal etwas merkwürdig konstruiert. Doch wenn auch die Erklärungen nicht immer mit unserem heutigen Wissen übereinstimmen, so sind sie dennoch gute Eselsbrücken für Behandlungsprinzipien in der TCM, wie auch der folgende Abschnitt zeigt.

[149] Normalerweise kennt man es umgekehrt, da bei Milz-Leere immer an Milz-*Qi*- oder Milz-*Yang*-Leere gedacht wird.

ANHANG

Hier findet sich das Glossarium der Termini aus der Hämorheologie und der Traditionellen Chinesischen Medizin, Listen zum schnellen Nachschlagen von pharmakologischen Arzneimittelwirkungen, die gesamten Rezepturzusammensetzungen dieses Buches, das Literaturverzeichnis und ein umfassender Index.

Liste chinesischer Arzneimittel und ihre Wirkungen im Sinne westlicher Pharmakologie

Die untenstehende Liste chinesischer Arzneimittel (in *Pinyin*-Schreibweise, da etliche der neueren oder lokal bekannten Arzneimittel noch keine normierte pharmakologische Bezeichnung haben) gibt einen kurzen Überblick über die bereits erwiesenen pharmakologischen Wirkungen chinesischer Arzneimittel. Sie erhebt aber keinen Anspruch auf Vollständigkeit und sollte auch nur als Referenz für den pharmakologisch interessierten Therapeuten oder Apotheker eingesetzt werden, da erstens keine Aussage über die Stärke der Wirkung gemacht wird (diese muß im Detail nachgesehen werden) und zweitens der Anwendung dieser Arzneimittel eine gründliche Diagnose und Syndromdifferenzierung nach den Prinzipien der TCM vorausgehen muß. **Die blutbelebenden Arzneimittel sind durch Fettdruck hervorgehoben.** Sie dient daher zum raschen Nachschlagen der pharmakologischen Wirkung blutbelebender u. a. Arzneien.
Siehe dazu auch in der „Einführung: Denkweise und Denkmodelle in der chinesischen Medizin“.

LISTE CHINESISCHER ARZNEIMITTEL UND IHRE WIRKUNGEN IM SINNE WESTLICHER PHARMAKOLOGIE

mit Hervorhebung von Arzneien mit blutbelebender Wirkung

Adrenokortikal stimulierende Wirkung *Ren Shen, Gan Cao,* ***Sheng Di Huang*** **(Rehmannia)**, *He Shou Wu, Chuan Xin Lian, Chai Hu*
AIDS-Therapie relevante Arzneimittel oder HIV hemmende Wirkung *Tian Hua Fen, Wu Zhen Song, Xiang Xun, Gan Cao, Mian Hua Gen, Zi Hua Di Ding, Niu Bang Zi, Chuan Xin Lian, Zi Cao, Kung Xin Lian Zi Cao, Jin Yin Hua, Chuang Lian, Yin Yang Huo, Guo Ji Jue Guan Zhong, Xia Ku Cao, Qian Li Guang, Di Er Cao, Huang Qin, Da Qing Ye,* ***Hu Zhang*** **(Polygonum Cuspidati)**, *Yun Zhi, Bai Hua She She Cao, Qing Dai, Chang Chun Hua, Zhen Zhu Cai, Xi Shu, Zhong Jie Feng,* ***E Zhu*** **(Curcuma Ezhu)**, *Ya Dan Zi*
Dem Alterungsprozeß entgegenwirkender Effekt (Freie Radikale-Fänger u. a.) *Ren Shen,* ***San Qi*** **(Notoginseng)**, *Shan You, Wu Mei, Dong Chong Xia Cao,* ***Sheng Di Huang*** **(Rehmannia)**, *Xiang Ri Hui Zi, Hong Qi, He Shou Wu, Ci Shen Ren, Luo Bu Ma, Cha Ye, Jiao Gu Lan, Hai Ma, Tu Si Zi, Ju Hua, Yin Er, Yin Yang Huo, Ge Jie, Ji Li, Shou Di*
Antiallergische, antihistaminartige Wirkung *Ba Jiao Hui Xiang, Da Zao, Shan Nai, Mao Gen, Wu Yao, Wu Mei, Mu Ju, Di Long, Xi He Liu, Bai He, Fang Feng, Du Heng, Lian Qiao, Xin Yi, Chen Xiang, Qiang Huo, Ling Zhi, E Wei, Chi Lao Ya, Yu Xing Cao, Xi Xin, Zhi Shi, Jing Jie, Bi Cheng Qie, Qing Jiao, Qing Pi,* ***Tao Ren*** **(Persica)**, *Xu Chang Qing, Fen Fang Ji, Huang Jing Jie, Zhu Dan, Ma Huang, Bo Luo Hui, E Bu Shi Cao, Chan Tui, She Xiang*
Antiamöbielle Wirkung *Da Suan, Ba Dou, Bai Tou Weng, Ya Dan Zi, Chan Shan*
Antiarteriosklerotische Wirkung *Wen Jing,* ***Chi Shao*** **(Paeonia Rubra)**, ***Mu Dan Pi*** **(Moutan)**, *He Shou Wu, Gui Ban, Chen Pi, Kun Bu, Nan Tian Zhu Zi, Gu Sui Bu, Xiang Xun, Chuan Shan Long, Jiao Gu Lan, Xu Chang Qing, Nian Bi Xie*
Antiarythmische Wirkung auf Herz ***San Qi*** **(Notoginseng)**, *San Ke Zhen, Shan Dou Gen, Guang Zao, Tian Xian Zi, Shui Qing, Gan Song, Gan Cao, Shi Suan, Bei Dou Gen, Gua Lou, Di Long, Xi Yang Shen, Yang Jiao Ao, Mai Men Dong,* ***Mu Dan Pi*** **(Moutan)**, *He Shou Wu, Sha Ji, Qiang Huo, Ling Zhi, Fu Zi, Ku Shen, Ku Dou Zi, Luo Bu Ma, Nao Yang Hua, Shi Di, Bi Bo, Bi Cheng Qie, Gou Teng, Du Huo, Yang Jing Hua, Lian Zi Xin, Tang Song Cao, Fen Fang Ji, Huang Lian, Huang Bai, She Chuang Zi, Yin Yang Huo, Ge Gen, Fu Shou Cao, Jie Cao, Hu Ji Shen*

Antiasthmatische Wirkung
Shun Dou Gen, Xiao Hui Xiang, Xiao Ye Pi Pa, Ma Qian Zi, Ma Dou Ling, Yun Zhi, Che Qian Cao, Ai Ye, Shi Diao Lan, Shi Chang Pu, Bai Song Ta, Bai Qu Cai, Di Long, Lao Guan Cao, Bai He, Bai Bu, ***Dang Gui*** **(Angelica Sinensis)**, *Hua Shan Shen,* ***Si Gua Luo*** **(Luffa),** *Mu Jing Zi, Mu Jing Ye, Fo Shou, Han Xiu Cao, Ling Zhi, Chen Pi, Ren Dong Teng, Qing Pi, Pi Pa Ye, Ku Xing Ren, Yun Xiang Cao,* ***Hu Zhang*** **(Polygonum Cuspidati)**, *Kun Bu, Ye Jiao Teng, Pao Tong Guo, Hu Tui Zi, Jing Jie, Jing Tiao, Bi Chen Qie, Gou Teng, Qing Pi, Hua Mu Pi, Huang Jing Zi, She Chuang Zi, Zhu Dan, Mao Yan Cao, Xuan Fu Hua, Shang Lu, Ma Huang, Mian Hua Gen, Guang Dong Hua, Zi Su Ye, Ge Jie, E Bu Shi Cao, Zao Shan Bai, Jin Ji Er, Ai Di Cha, Han Cai, Zang Hui Xiang, Gao Ben, Can Su*

Antikarzinogene Wirkung
Ren Shen, Er Cha, Dao Dou, ***San Qi*** **(Notoginseng)**, *San Jian Shan, San Ke Zhen, Da Zao,* ***Da Huang*** **(Rheum)**, *Da Suan, Da Ma Yao, San Dou Gen, Shan You Gan, Qian Jin Zi, Chuan Wu, Nü Zhen Zi, Xiao Hui Xiang, Ma Qian Zi, Ma Lin Zi, Tian Dong, Tian Hua Fen, Tian Nan Xing, Wu Hua Guo, Yun Zhi,* ***Yunnan Baiyao****, Mu Gua, Niu Bang Zi, Mao Gen, Chang Chun Hua, Gan Cao, Gan Sui, Shi Suan, Long Yan Rou, Xian He Cao, Bai Ji, Bai Zhu, Bai Qu Cai, Bai Xian Pi, Gua Lou, Dong Ling Cao, Dong Chong Xia Cao, Di Long, Di Yu, Di Er Cao, Lao Guan Cao,* ***Dang Gui*** **(Angelica Sinensis)**, *Deng Xin Cao, Nong Ji Li, Xun Gu Feng, Hong Qi, Hong Dou Kou, Hong Che Zhou Cao, Yuan Zhi, Ling Mian Zhen, Lu Hui, Lu Sun,* ***Su Mu*** **(Sappan)**, ***Chi Shao*** **(Paeonia Rubra)**, *Gui Ban, Bu Gu Zhi, Ling Zhi, Pi Pa Ye, Ci Wu Jia, Ku Shen, Ku Xing Ren,* ***Hu Zhang*** **(Polygonum Cuspidati)**, *Kun Bu, Kun Ming Shan Hai Tang, Jing Qiao Mai, Jin Qian Bai Hua She, Zhong Jie Feng, Yu Xing Cao, Ye Jiao Teng, Guan Zhong, Nan She Teng, Cao Wu, Fu Ling, Cha Ye, Ya Dan Zi, Gou Wen, Qiu Shui Xian, Xiang Xun, Xiang Jia Pi, Gui Jiu, Du Huo, Chuan Xin Lian, Mei Deng Mu,* ***Jiang Huang*** **(Curcuma Longa),** *Luo Tuo Peng Zi, Jiao Gu Lan, Can Sha,* ***Tao Ren*** **(Persica)**, *Tao Er Qi,* ***E Zhu*** **(Curcuma Ezhu),** *Chai Hu, Dang Shen, Chou Cao, Lang Du, Tang Song Cao, Hai Long, Hai Shen, Fen Fang Ji, Yi Zhi, Ba Qia, Tu Si Zi, Ju San Qi, Xue Lian, Chang Shan, Ying Er, Zhu Ling, Zhu Ya Zao, Lu Rong, Ban Mao, Mian Hua Gen, Zong Lü Tan, Lü Cao, Cong Bai, Xi Shu, Zi Shan, Zi Cao, Zi Wan, Ge Qiao, Bi Ma Zi, Lei Gong Teng, Feng Du, Xi Sheng Teng, Chan Tui, Fu She, Jiang Can, Jie Cao, Yi Yi Ren, Teng Huang, Can Su, Bie Jia*

Anticholinesteraseartige Wirkung
Yi Ye Qiu, Gan Cao, Shi Suan

Anticholinerge Wirkung
Jing Zhi, Yang Jin Hua, Huang Qin

Antiemetische Wirkung
Gan Jiang, Sheng Jiang, Ban Xia, Fu Long Gan, Lian Qiao, Huo Xiang

Antiischämische Wirkung am Herzmuskel *Ren Shen, **San Qi*** **(Notoginseng)**, *San Ke Zhen, **Chuan Xiong*** **(Ligusticum)**, *Guang Zao, **Yuan Hu*** **(Corydalis)**, ***Yunnan Baiyao, Mao Dong Qing*** **(Ilex Pubescens)**, *Gan Song, Bei Dou Gen, Gua Lou, **Dang Gui*** **(Angelica Sinensis)**, *Rou Gui, Bing Pian, **Hong Hua*** **(Carthamus)**, *Mai Men Dong, **Mu Dan Pi*** **(Moutan)**, *He Shou Wu, Qiang Huo, Mei Gui Hua, Ci Wu Jia, Ci Lao Ya, Ku Shen, Gou Ji, Bi Bo, Bi Cheng Qie, Xia Ye Hong Jing Tian, **Jiang Huang*** **(Curcuma Longa)**, *Zhu Shi Ma, Jiao Gu Lan, Dang Shen, Tang Song Cao, Fen Fang Ji, **Yi Mu Cao*** **(Leonurus)**, *Huang Jing, Ye Ju Hua, Yin Yang Huo, Ge Gen, Rei Xiang*
Antikonvulsive Wirkung *Ding Xiang, Qi Ye Lian, Tian Ma, Tian Nan Xing, Niu Huang, Shen Ma, Shi Chang Pu, Long Chi, Long Gu, Sheng Jiang, Xian Mao, Di Long, Xi Yang Shen, Zhu Sha, Quan Xie, Qing Cai, **Chi Shao*** **(Paeonia Rubra)**, ***Mu Dan Pi*** **(Moutan)**, *Ling Zhi, Ji Shi Teng, Hu Jiao, Gou Teng, Yu Bai Fu, Qing Pi, Gui Zhi, Dang Shen, Sang Bai Pi, Ju San Qi, Ling Yang Jiao, Peng Sha, Wu Gong, Suan Zao Ren, Can Tui, Xiong Dan, Jiang Can, Jie Cao, Bi Hu*
Antikörperproduktion hemmend ***Dang Gui*** **(Angelica Sinensis)**, *Gan Cao, Da Zao, Bu Gu Zhi*
Antikörperproduktion stimulierend *Huang Qi, Yin Yang Huo, Xiang Xun, Ren Shen, Zi He Che, He Shou Wu, **Sheng Di Huang*** **(Rehmannia)**
Antimalariawirkung ***Ma Bian Cao*** **(Verbena)**, *Qing Hao, Kun Ming Shan Hai Tang, Wei Ling Xian, Ya Dan Zi, Chang Shan, He Chao Ya*
Antimikrobielle Wirkung *Ding Xiang, Ba Jiao Hui Xiang, Er Cha, Jiu Xiang Chong, Gan Jiang, Tu Mu Xiang, Xing Pi, Tu Jing Jie, **Da Huang*** **(Rheum)**, *Da Suan, Da Ji, Da Feng Zi, Da Qing Ye, Shan Nai, **Shan Zha*** **(Crategus)**, *Shan Dou Gen, Chuan Bei Mu, Chuan Lian Zi, Guang Zao, Xiao Ji, Xiao Hui Xiang, Xiao Ye Pi Pa, Ma Qian Zi, Ma Dou Ling, Ma Ti Jin, Lü Ti Cao, **Ma Bian Cao*** **(Verbena)**, *Tian Dong, Tian Hua Fen, **Yunnan Baiyao**, Mu Gua, Mu Xiang, Mu Zei, Mu Fu Rong Ye, Wu Wei Zi, Wu Bei Zi, Niu Bang Zi, **Mao Dong Qing*** **(Ilex Pubescens)**, *Sheng Yao, Shen Ma, **Dan Shen*** **(Salvia Miltiorrhiza)**, *Wu Yao, Wu Mei, Ai Ye, Gan Song, Shi Wei, Shi Diao Lan, Shi Liu Pi, Long Dan, Long Yan Rou, Si Ji Qing, Sheng Jiang, Bai Ji, Bai Zhu, Bai Shao, Bai Zhi, Bai Fan, Bai Guo, Bai Tou Weng, Bai Jie Zi, Bai Song Ta, Bai Mao Gen, Bai Qu Cai, Bai Bian Dou, Bai Xian Pi, Gua Lou, Dong Ling Cao, Xuan Shen, Di Jiao, Di Yu, Di Er Cao, Di Fu Zi, Di Gu Pi, Di Jing Cao, Lao Guan Cao, Xi He Liu, Bai Bu, **Dang Gui*** **(Angelica Sinensis)**, *Rou Gui, Rou Dou Kou, Zhu Ru, **Xue Jie*** **(Sanguis Draconis)**, *Xue Yu Tan, He Huan Pi, Jue Ming Zi, Bing Pian, Yang Ti, Guan Mu Tong, Xun Gu Feng,*

Fang Feng, Hong Mao Qi, Hong Dou Kou, Hong Ci Teng, Hong Che Zhou Cao, ***Si Gua Luo*** **(Luffa)**, *Mai Dong, Yuan Zhi, Wu Yi, Hua Jiao, Cang Er Zi, Lu Hui,* ***Su Mu*** **(Sappan)**, *Su He Xiang,* ***Chi Shao*** **(Paeonia Rubra)**, *Chi Xiao Dou, Lian Qiao, Bian Qian Cao, Wu Zhu Yu,* ***Mu Dan Pi*** **(Moutan)**, *He Shou Wu, Han Xiu Cao, Xin Yi, Qiang Huo, Bu Gu Zhi, Ling Zhi, E Wei, Ren Dong Teng, Ji Shi Teng, Ji Guan Gua, Qing Hao, Qing Mu Xiang, Pi Pa Ye, Ban Lan Gen, Song Luo, Ku Mu, Ku Shen, Ku Xing Ren, Yun Xiang Cao, Qing Ma Zi, Qi Ning, Zhu Ma Gen, Mao Mei,* ***Hu Zhang*** **(Polygonum Cuspidati)**, *Zhi Mu, Jing Qian Cao, Jin Yin Hua, Zong Jie Feng, Yu Xing Cao, Ye Jiao Teng, Lu Gan Shi, Pao Tong Guo, Ze Qi, Xi Xin, Guan Zhong, Wu Tui Zi, Jing Jie, Nan She Teng, Nan Tian Zhu Zi, Bi Bo, Bi Cheng Qie, Yin Cheng, Fu Ling, Cha Ye, Pi Shi, Hou Po, Wei Ling Xian, Gu Sui Bu, Xiang Mao, Xiang Fu, Xiang Ru, Yang Cong, Chuan Xin Lian, Mei Deng Mu,* ***Jiang Huang*** **(Curcuma Longa),** *Luo Tuo Peng Zi, Qing Jiao, Qing Pi, Can Sha, Gui Zhi, Hua Mu Pi, He Tao Ren, An Ye, Lian Fang,* ***E Zhu*** **(Curcuma Ezhu),** *Yan Fu Mu, Gan Feng Cai, Xia Ku Cao, Chai Hu, Dang Shen, Qian Dan, She Gan, Chao Cao, Xu Chang Qing, Gao Liang Jiang, Hai Zao, Hai Jin Sha, Fen Fang Ji, Yu Zhi Zi, Sang Ye, Shan Ji Sheng, Ji Mu, Ba Qie, Tu Si Zi, Ju Hua, Huang Qin, Huang Lian, Huang Bai, Huang Jing Zi, Huang Jing Ye, Huang Yao Zi, Pi Jiu Hua, Ye Ju Hua, Ye Dong Qing Guo, Zhu Ling, Zhu Dan, Zhu Ya Zao, Mao Yan Cao, Xuan Fu Hua, Ma Huang, Lu Xian Cao, Yin Yang Huo, Duan Xue Liu, Xu Duan, Bo Luo Hui, Mian Hua Gen, Lü Cao, Cong Bai, Bian Xu, Xiong Huang, Liu Huang, Zi Cao, Zi Zhu, Zi Qi, Zi Wan, Zi Jin, Zi Su Zi, Zi Su Ye, Zi Du Juan, Jing Tian San Qi, Fan Xie Ye, Hua Shi, Rei Xiang, Huai Hua, Pu Gong Ying, Peng Sha, Feng Fang, Feng Du, Wu Gong, Jing Ji Er, Ai Di Cha, Man Jing Zi, Han Cai, La Jiao, Mo Han Lian, He Shi, Xie Bai, Shu Liang, Bo He, Zang Hui Xiang, Gao Ben, Qu Mai, She Xiang Cao*

Antimykotische Wirkung

San Qi **(Notoginseng)**, ***Da Huang*** **(Rheum)**, *Da Suan, Wu Bei Zi, Sheng Ma, Wu Mei, Bai Zhi, Bai Xian Pi, Xuan Shen, Mu Ju,* ***Sheng Di Huang*** **(Rehmannia)**, *Qing Cai, Lu Sun, Qing Hao, Ci Ren Shen, Ku Shen, Ku Lian Pi, Shi Jun Zi, Hu Huang Lian, Nan Sha Shen, Hai Shen, Zhi Zi, Ju Hua, Huang Lian, Huang Bai, Ban Mao, Cong Bai, Zi Su Ye, Fan Qie, Bin Lang, Zhang Nao, Jie Cao, Huo Xiang*

Antioxidative Wirkung

Ren Shen, Da Zao, Da Suan, ***Shan Zha*** **(Crategus)**, *Nü Zhen Zi, Wu Wei Zi, Wu Bei Zi, Gan Cao, Lao Guan Cao, Xi Yang Shen,* ***Dang Gui*** **(Angelica Sinensis)**, *Zhu Ye Shen Ren, Lu Sun,Chen Pi, Ci Lao Ya,* ***Hu Zhang*** **(Polygonum Cuspidati)**, *Hu Sui, Cha Ye, An Ye, Chai Hu, Xu Chang Qing, Gao Shan Hong Jing Tian, Zi Shi, Huang Jing, Lu Rong, Zi Su Zi, Huai Hua, Hu Ji Shen*

Antidarmparasitäre Wirkung

Ding Xiang, Tu Mu Xiang, Tu Jing Jie, Shan Dao Nian Hao, Chuan Lian Zi, Wu Mei, Shi Liu Pi, Sheng Jiang, Xian He Cao, Lü Song Jiu Mao, He Huan Pi, Hua Jiao, Ku Lian Pi, Shi Jun Zi, Guan Zhong, Hu Lu Ba, Nan Gua Zi, Yin Chen, Ya Dan Zi, Qian Dan, Hai Ren Cao, Lei Wan, Fei Zi, Bin Lang, He Shi, He Cao Ya, Ze Gu Cai

Antischistosomalische Wirkung
Gan Jiang, Ba Dou, Xian He Cao, Qing Hao, Ku Lian Pi, Nan Gua Zi, Hai Zao, Xuan Cao Gen, Xiong Huang, He Cao Ya, Qu Mai

Antitrichomonadische Wirkung
Da Suan, Bai Fan, Bai Tou Weng, Bai Xian Pi, Ku Shen, Bi Cheng Xie, Lei Wan, He Cao Ya

Antitussive Wirkung
Da Zao, Chuan Bei Mu, Xiao Ye Pi Pa, Ma Qian Zi, Ma Dou Ling, ***Ma Bian Cao*** **(Verbena)**, *Che Qian Cao, Ai Ye, Gan Cao, Shi Wei, Shi Diao Lan, Shi Chang Pu, Bai Song Ta, Ba Qu Cai, Ban Xia, Lao Guan Cao, Xi He Liu, Bai He, Bai Bu, Hua Shan Shen, An Hui Bei Mu,* ***Si Gua Luo*** **(Luffa)**, *Mu Jing Zi, Mu Jing Ye, Ren Dong Teng, Qing Feng Teng, Pi Pa Ye, Pi Pa He, Ku Xing Ren, Yun Xiang Cao,* ***Hu Zhang*** **(Polygonum Cuspidati)**, *Kun Bu, Jin Qiao Mai, Pao Tong Guo, Jing Tiao, Bi Chen Qie, Qing Pi, Tie Gen, Hua Mu Pi,* ***Tao Ren*** **(Persica)**, *Tao Er Qi, Du Xian Zi, Chai Hu, Zhe Bei Mu, Sang Bai Pi, Zhu Dan, Mao Yan Cao, Xuan Fu Hua, Shang Lu, Mian Hua Gen, Guang Dong Hua, Zi Wan, Zi Su Ye, Zi Du Juan, E Bu Shi Cao, Zhao Shan Bai, Ai Di Cha, Man Shan Hong, Xian Zhu Li, Xiong Dan, Zang Hui Xiang, Can Su*

Antiulzerative Wirkung
Ding Xiang, Ren Shen, Gan Jiang, ***Da Huang*** **(Rheum)**, *San Dou Gen, Xiao Hui Xiang,* ***Yuan Hu*** **(Corydalis)**, *Yun Zhi, Mu Xiang, Wu Jia Pi, Wu Wei Zi, Gan Cao, Sheng Jiang, Bai Ji, Bai Zhu, Gua Lou, Mu Ju, Rou Gui, Hong Dou Kou, Hua Jiao, Cang Zhu, Lian Qian Cao, Wu Zhu Yu, Ku Shen, Zhong Jie Feng, Bi Bo, Bi Cheng Qie, Qi Cai, Hou Po, Ya Dan Zi, Luo Tuo Peng Zi, Jiao Gu Lan, Chai Hu, Dang Shen, Hai Piao Xiao, Huang Bai, Ying Er, Lu Rong, Huai Hua, Pu Gong Ying, Fu She, She Xiang*

Antivirale Wirkung
San Qi **(Notoginseng)**, ***Da Huang*** **(Rheum)**, *Da Suan, Da Qing Ye, Yun Zhi, Wu Bei Zi, Hua Ju Hong, Gan Cao, Shi Liu Pi, Lao Guan Cao, Xi Yang Shen, Bai Bu, Hong Mao Qi, Lian Qiao, Wu Zhu Yu, Han Xiu Cao, Chen Pi, Qing Hao, Ban Lan Gen, Jin Yin Hua, Guan Zhong, Hu Tui Zi, Nan She Shen Teng, Bi Bo, Bi Cheng Xie, Yin Chen Hao, Xiang Ru,* ***Jiang Huang*** **(Curcuma Longa),** *Can Sha, Gui Zhi, Chai Hu, Gao Shan Hong Jing Tian, Hai Shen, Sang Ji Shen, Huang Lian, Huang Yao Zi, Chang Shan, Ye Ju Hua, Shang Lu, Ma Huang, Yin Yang Huo, Ban Mao, Mian Hua Gen, Zi Cao, Ai Di Cha, Bin Lang, Man Jing Zi, Bo He, Teng Huang*

Beruhigende Wirkung
Qi Ye Lian, Xiao Ji, Xiao Ye Pi Pa, Tian Ma, Tian Nan Xing, ***Yuan Hu*** **(Corydalis)**, *Yun Zhi, Mu Zei, Wu Wei Zi, Niu Huang, Sheng Ma, Yu Mi Xu, Ai Ye, Gan Song, Shi Suan, Shi Diao Lan, Shi Chang Pu, Lung Chi, Lung Gu, Sheng Jiang, Xian Mao, Bai Shao, Bai Tou Weng, Bai Song Ta, Dong Chong Xia Cao, Di Long, Bai He, Zhu Sha, Hua Shan Shen, He Huan Hua, Wen Jing, Yang Jiao Ao, Fang Feng,* ***Hong Hua*** **(Carthamus)**, *Hong Qi, Mai Jiao, Yuan Zhi,*

Du Zhong, Du Heng, Liang Mian Zhen, Qing Cai, ***Chi Shao*** **(Paeonia r.)**, ***Mu Dan Pi*** **(Moutan)**, *Mu Jing Zhi, Gui Ban, Ling Zhi, Ji Shi Teng, Ching Mu Xiang, Qing Feng Teng, Chi Wu Jia, Ku Dou Zi, Luo Bu Ma, Nao Yang Hua, Xi Xin, Shi Di, Hu Jiao, Nan She Teng, Fu Ling, Gou Teng, Yu Bai Fu, Zhu Shi Ma, Jiao Gu Lan, Zhu Zi Shen, Qing Pi, Gui Zhi, Du Xian Zhi, Chai Hu, Dang Shen, Chou Wu Tong, Xu Chang Xing, Gao Shan Hong Jing Tian, Shang Bai Piu, Zhi Zi, Ju San Qi, Huang Qin, Pi Jiu Hua, Ling Yang Jiao, Zi Cao, Zi Su Ye, Jing Tian San Qi, Rei Xiung, Ai Di Cha, Suan Zao Ren, Chan Tui, Xiong Dan, Jiang Can, Bi Hu, Gao Ben*

Blutdrucksenkende Wirkung

Ba Li Ma, Ren Shen, Er Cha, ***San Qi*** **(Notoginseng)**, *San Ke Zhen, Da Ji,* ***Shan Zha*** **(Crategus)**, *Shan Dou Gen, Chuan Wu, Chuan Bei Mu, Xiao Ye Pi Pa, Tian Ma, Mu Zei, Che Qian Zi, Niu Huang, Niu Bang Zi, Chang Chun Hua, Huo Ma Ren, Shui Niu Jiao, Yu Zhu, Yu Mi Xu, Gan Song, Shi Suan, Shi Diao Lan, Bei Dou Gen, Tian Xuan Hua, Shen Jiang, Bai Guo, Bai Qu Cai, Xuan Sheng, Di Long, Di Yu, Di Gu Pi, Yi Bei Mu, Wen Jing, Jue Ming Zi, Hong Mao Qi, Nai Jiao, Yuan Zhi, Du Zhong, Hua Sheng Yi, Qing Cai,* ***Chi Shao*** **(Paeonia Rubra)**, *Fu Shan Hua, Wu Zhu Yu,* ***Mu Dan Pi*** **(Moutan)**, *Mu Jing Ye, Fo Shou, Xing Yi, Sha Yuan Zi, Chen Xiang, Ling Zhi, Ren Dong Teng, Ji Shi Teng, Qing Hao, Qing Mu Xiang, Qing Feng Teng, Chi Wu Jia, Ku Mu, Ku Lian Pi, Lun Huan Teng,* ***Hu Zhang*** **(Polygonum Cuspidati)**, *Kun Bu, Luo Bu Ma, Nao Yang Hua, Bi Bo, Bi Cheng Qie, Cha Ye, Gou Teng, Xiang Fu, Pang Da Hai, Liang Jun, Yang Jin Hua, Zhu Shi Ma, Zhu Zi Shen, He Tao Ren, Du Xian Zi, Lai Fu Zi, Lian Zi Xin, Xia Ku Cao, Chou Wu Tong, Xu Chang Qing, Tang Song Cao, Hai Zhe, Sang Bai Pi, Sang Ji Sheng, Tu Si Zi, Huang Qin, Huang Lian, Huang Bai, Chang Shan, Ye Ju Hua, Lu Rong, Yin Yang Huo, Ling Yang Jiao, Duan Xue Liu, Ge Gen, Jin Tian San Qi, Huai Hua, Ji Li, Feng Du, Zhao Shan Bai, Jin Ji Er, Suan Zao Ren, Man Jing Zi, Xi Qian Cao, La Jiao, Hu Ji Shen, Fu She, Jie Cao, Ze Gu Cai, Gao Ben*

Blutdrucksteigernde Wirkung

Han Xiu Cao, Chen Pi, Qing Pi, Ze Xie, Zhi Ke, Zhi Shi, Ying Yu, Ma Huang, Kuan Dong Hua, Can Su

Blutfettsenkende Wirkung

Da Suan, ***Shan Zha*** **(Crategus)**, *Shan Dou Gen, Nü Zhen Zi, Yun Zhi, Sheng Ma,* ***Dan Shen*** **(Salvia Miltiorrhiza)**, *Yue Jian Cao Zi, Huo Ma Ren,* ***Shui Zhi*** **(Hirudo)**, *Shui Fei Ji, Shui Niu Jiao, Yu Zhu, Di Gu Pi, Xi Yang Shen,* ***Dang Gui*** **(Angelica Sinensis)**, *Hui Hui Dou, Wen Jing, Jue Ming Zi,* ***Hong Hua*** **(Carthamus)**, *Hong Che Zhou Cao, Du Zhong, Du Heng, Lu Sun, He Shou Wu, Gui Ban, Sha Ji, Sha Yuan Zi, Ren Dong Teng, Chi Lao Ya, Ku Dou Zi, Mu Su,* ***Hu Zhang*** **(Polygonum Cuspidati)**, *Kun Bu, Luo Bu Ma, Jin Yin Hua, Ye Jiao Teng, Ze Xie, Gou Qi Zi, Bi Bo, Cha Ye, Yang Cong,* ***Jiang Huang*** **(Curcuma Longa)**, *Zhu Shi Ma, Jiao Gu Lan, He Tao Ren, Xu Chang Qing, Hai Zao, Huang Qin, Huang Lian, Huang Jing, Yin Er,* ***Yin Xing Ye*** **(Ginkgo)**, *Ying Yang Huo, Ge Gen, Zi Su Zi, Ha Ma You, Hei Zhi Ma, Huai Hua, Suan Zao Ren, Xiong Dan, Fu She*

Blutgerinnung und Blutthrombusbildung fördernde Wirkung ***San Qi*** **(Notoginseng)**, *Tu Jing Pi,* ***Da Huang*** **(Rheum)**, *Da Ji, Xiao Ji,* ***Ma Bian Cao*** **(Verbena)**, *Yunnan Bai Yao, Ai Ye, Shi Liu Pi, Long Chi, Long Gu, Xian He Cao, Bai Ji, Bai Mao Gen, Di Yu, Di Jing Cao, Xi Yang Shen, Fu Long Gan, Xue Yu Tan, Yang Ti, Hong Ci Teng, Hua Sheng Yi, Hua Rei Shi,* ***Su Mu*** **(Sappan)**, *Song Hua Fen, Qi Cai, Zhu Ma Gen, Mao Mei,* ***Hu Zhang*** **(Polygonum Cuspidati)**, *Jin Yin Hua, Guan Zhong, Lian Fan, Gan Feng Cai, Ji Mu, Ju San Qi, Yin Yang Huo, Duan Xue Liu, Zong Lü, Zong Lü Tan, Zi Cao, Zi Zhu, Jing Tian San Qi, Huai Hua, Feng Fan, Muo Han Lian, Shu Liang, Ou Jie*
Blutgerinnung und Blutthrombusbildung hemmende Wirkung *Ding Xiang, Jiu Li Xiang, San Ke Zhen, Gan Jiang, Da Fu Pi,* ***Chuan Xiong*** **(Ligusticum)**, *Xiao Hui Xiang, Tian Zhu Huang, Mu Xiang, Mu Zei,* ***Mao Dong Qing*** **(Ilex Pubescens)**, *Shen Ma,* ***Dan Shen*** **(Salvia Miltiorrhiza)**, *Wu Yao,* ***Shui Zhi*** **(Hirudo)**, *Bai Zhu, Bai Bian Dou, Di Long,* ***Dang Gui*** **(Angelica Sinensis)**, ***Xue Jie*** **(Sanguis Draconis)**, *Deng Zhan Xi Xin,* ***Hong Hua*** **(Carthamus)**, *Hua Jiao, Su He Xing,* ***Chi Shao*** **(Paeonia Rubra)**, ***Mu Dan Pi*** **(Moutan)**, *Xin Yi, Ling Zhi, Fu Zi, Kun Bu, Jin Qian Baqi Hua She, Nan Sha Shen, Bi Cheng Qie, Cha Ye, Gou Teng, Du Huo, Zhu Shi Ma, Gui Zhi,* ***Tao Ren*** **(Persica)**, ***E Zhu*** **(Curcuma Ezhu),** *Yan Fu Mu, Xia Tian Wu, Dang Shen, Gao Liang Jiang, Hai Zao,* ***Yi Mu Cao*** **(Leonurus)**, *Ma Huang, Feng Du, Wu Gong, Man Jing Zi, Xi Qian Cao, Xiong Dan, Fu She, Bi Hu*
Blutzuckersenkende Wirkung *Ren Shen, San Bai Cao, Tu Mu Xiang, Da Suan, Shan Yao, Chuan Wu, Liu Bang Zi, Chang Chun Flower, Yu Zhu, Gan Cao, Bai Zhu, Di Gu Pi, Mai Ya, Cang Zhu, Cang Er Zi, Ling Zhi, Ku Xing Ren,* ***Hu Zhang*** **(Polygonum Cuspidati)**, *Zhi Mu, Ze Xie, Gou Qi Zi, Li Zhi He, Yang Cong, Du Xian Zi, Xia Ku Cao, Gao Shan Feng Jing Tian, Sang Ye, Huang Lian, Huang Jing, Ye Dong Qing Guo, Yin Er, Yin Yang Huo, Ge Gen, Zi Cao, Ge Jie, Yi Yi Ren*
Blutzuckersteigernde Wirkung *Xuan Shen, Xia Ye Hong Jing Tian, Qing Jiao, Chai Hu, Dang Shen, Zi Su Ye, She Xiang Cao*
Cholagoge Wirkung *Ding Xiang, Gan Jiang,* ***Da Huang*** **(Rheum)**, *Guang Zao, Xiao Hui Xiang, Niu Huang, Ai Ye, Long Dan, Sheng Jiang, Yang Ti, Cang Zhu, Jin Qian Cao, Jin Yin Hua, Bu Huang Lian, Bi Cheng Xie, Yin Chen, Wei Ling Xian, Liang Jun, Mei Ren Jiao,* ***Jiang Huang*** **(Curcuma Longa),** *Hai Jin Sha, Zhi Zi, Bian Xu, Pu Gong Ying, Xiong Dan, Bo He*
Cholinerge Wirkung *Shi Suan, Xiang Jia Pi, Bin Lang*

Diuretische Wirkung
Da Ma Yao, Chuan Mu Tong, Ma Ti Jin, Che Qian Zi, Che Qian Cao, Yu Mi Xu, Shi Wei, Bai Zhu, Bai Mao Gen, Di Fu Zi, Wen Jing, Yang Jiao Ao, Guan Mu Tong, Du Zhong, Lian Qian Cao, Wu Zhu Yu, ***Mu Dan Pi*** **(Moutan)**, *Qing Ma Zi, Qi Cai, Luo Bu Ma, Jin Qian Cao, Jin Bian Long She Lan, Ze Xie, Fu Ling, Hai Jing Sha, Fu Ping, Sang Bai Pi, Sang Ji Shen, Zi Shi, Huang Qi, Zhu Ling, Shang Lu, Ma Huang, Hu Lu, Ting Li Zi, Bian Xu, Feng Fang, Lou Gu, Qu Mai*

Emetische Wirkung
Shi Suan, Qing Mu Xiang, Chang Shan

Entgiftende Wirkung
Wu Wei Zi, Wu Bei Zi, Gan Cao, Bai Bian Dou, Ban Xia, Di Jin Cao, Cang Zhu, Mei Gui Hua, Song Ruo, Jin Ying Hua, Lai Fu Zi, Gao Shan Hong Jing Tian, Huang Qi, Ge Gen

Entzündungshemmende Wirkung
Ding Gong Teng, Jiu Li Xiang, ***San Qi*** **(Notoginseng)**, *Gan Jiang,* ***Da Huang*** **(Rheum)**, *Da Qing Ye, Shan Dou Gen, Chuan Wu, Guan Zao, Guan Jin Qian Cao, Nü Zhen Zi, Xiao Ji, Ma Dou Ling,* ***Ma Bian Cao*** **(Verbena)**, *Tian Ma, Yun Zhi,* ***Yunnan Baiyao****, Mu Fu Rong Ye, Wu Jia Pi, Liu Huang,* ***Niu Xi*** **(Achyranthis Bidentata)**, ***Mao Dong Qing*** **(Ilex Pubescens)**, *Sheng Ma, Hua Jie Hong,* ***Dan Shen*** **(Salvia Miltiorrhiza)**, *Ba Ji Tian, Shi Suan, Shi Diao Lan, Long Dan, Bei Dou Gen, Tian Xuan Hua, Si Ji Qing, Sheng Jiang, Xian Mao, Xian He Cao, Bai Shao, Bai Zhi, Bai Song Ta, Dong Ling Cao, Mu Ju, Di Yu,* ***Dang Gui*** **(Angelica Sinensis)**, *Zhu Jie Ren Shen,* ***Xue Jie*** **(Sanguis Draconis)**, *Xue Yu Tan, Bing Pian, Xun Gu Feng, Fang Feng,* ***Hong Hua*** **(Carthamus)**, *Hong Qi, Hong Mao Qi, Du Zhong, Cang Er Zi, Ru Hui,* ***Su Mu*** **(Sappan)**, ***Chi Shao*** **(Paeonia Rubra)**, *Lian Qiao,* ***Mu Dan Pi*** **(Moutan)**, *Xin Yi, Sha Yuan Zi, Jiang Huo, Fu Zi, Ren Dong Teng, Qing Feng Teng, Pi Pa Ye, Ci Ren Shen, Ci Lao Ya, Ku Mu, Ku Shen, Ku Dou Zi, Qi Cai,* ***Hu Zhang*** **(Polygonum Cuspidati)**, *Kun Ming Shan Hai Tang, Jin Qiao Mai, Jin Qian Cao, Jin Yin Hua, Yu Xing Cao, Ze Xie, Xi Xin, Jing Jie, Cao Wu, Gu Sui Bu, Qiu Sui Xian, Xiang Fu, Xiang Jia Pi, Yui Bai Fu, Du Huo, Chuan Xin Lian,* ***Jiang Huang*** **(Curcuma Longa),** *Zhu Shi Ma, Zhu Zi Shen, Qing Jiao, Qing Pi, Jie Geng,* ***Tao Ren*** **(Persica)**, *He Tao Ren, An Ye, Du Xian Zi, Lai Fu Zi, Xia Ku Cao, Chai Hu, Dang Shen, She Gan, Chou Wu Tong, Xu Chang Qing, Gao Shan Hong Jing Tian, Fen Fang Ji, Sha Luo Zi, Zhi Zi, Ba Qi, Ju San Qi, Huang Qin, Huang Qi, Huang Lian, Huang Jing Ye, Xue Lian, She Tui, Ye Ju Hua, Yin Er, Shang Lu, Ma Huang, Lu Rong, Ying Yang Huo, Duan Xue Liu, Kuan Dong Hua, Liu Huang, Zi Cao, Zi Du Juan, Ge Qiao, Ge Jie, He Zhi Ma, Fan Qie, Rei Xiang, Huai Hua, Shuo Diao, Lei Wan, Lei Gong Teng, Feng Fang, Feng Du, Jing Ji Er, Man Shan Hong, Man Jing Zi, Xi Qian Cao, Xiong Dan, Fu She, Gao Ben, Can Su, She Xiang*

Erschöpfung und Müdigkeit entgegenwirkend *Ren Shen, Wu Mei, Xi Yang Shen, Lu Sun, E Jiao, Ci Wu Jia, Xia Ye Hong Jing Tian, Gao Shan Hong Jing Tian, Ma Huang, Bie Jia*
Fieber-und temperatursenkende Wirkung *Gan Jiang, Da Qing Ye, San Dou Gen, Niu Huang, Sheng Ma, Shi Suan, Shi Gao, Bei Sha Shen, Sheng Jiang, Bai Zhi, Di Long, Di Gu Pi, Xi He Liu, Rou Gui, Fang Feng,* ***Chi Shao*** **(Paeonia Rubra)**, *Lian Qiao,* ***Mu Dan Pi*** **(Moutan)**, *Qiang Huo, Qing Hao, Ku Mu, Ku Shen, Ku Dou Zi, Qi Cai, Kun Ming Shan Hai Tang, Zhi Mu, Jin Qiao Mai, Jin Ying Hua, Ze Qi, Xi Xin, Jing Jie, Yin Chen, Xiang Fu, Chuan Xing Lian, Gui Zhi, Du Xian Zi, Chai Hu, She Gan, Xu Chang Qing, Fu Ping, Sang Bai Pi, Chang Shan, Ye Ju Hua, Ma Huang, Ling Yang Jiao, Ge Gen, Zi Cao, Zi Su Ye, Suan Zao Ren, Chan Tui, Xiong Dan, Gao Ben, Ma Huang*
Gebärmutterstimulierende Wirkung *Jiu Li Xiang, Wu Wei Zi,* ***Niu Xi*** **(Achyranthis Bidentata)**, *Di Long, Yang Jiao Ao,* ***Hong Hua*** **(Carthamus)**, *Hong Mao Qi, Mai Jiao, Yuan Zi, Du Zhong, Gui Ban, Xin Yi, Qi Cai, Guan Zhong, Chong Lou Pai Cao,* ***Tao Ren*** **(Persica)**, *Chou Cao, Hai Long,* ***Yi Mu Cao*** **(Leonurus)**, *Ji Mu, Xue Lian, Chang Shan, Duan Xue Liu, Xu Duan, Fei Zi, Shu Liang, Bo He, Qu Mai*
Glatte Muskulatur hemmende, krampflösende Wirkung *Ding Xiang, Qi Ye Lian, Gan Jiang, Shan Yao, Shan Do Gen, Chuan Bei Mu, Guang Zao, Xiao Ye Pi Pa, Tian Xian Zi, Mu Xiang, Niu Huang, Sheng Ma, Wu Mei, Gan Song, Bai Zhi, Mu Ju, Di Jiao, Yi Bei Mu, Hua Shan Shen, Du Heng, Liang Mian Zhen,* ***Chi Shao*** **(Paeonia Rubra)**, *Fu Sang Hua, Fo Shou, Chen Xiang, Ling Zhi, Chen Pi, Ren Dong Teng, Qing Pi, Yun Xiang Cao, Xi Xin, Zhi Ke, Bi Bo, Zhi Wei Ling Xian, Xiang Mao, Xiang Ru, Mei Ren Jiao, Xia Tian Wu, Chou Cao, Hai Shen, Yi Zhi, Huang Yao Zi, Xue Lian, She Chuang Zi,* ***Yin Xing Ye*** **(Ginkgo)**, *Ma Huang, Guang Dong Ye, Guang Dong Hua, Ge Gen, Zi Du Juan, Rei Xiang, Huai Hua, Zhao Shan Bai, Xiong Dan, Bo He, Zang Gui Xiang, Gao Ben, Huo Xiang, Can Su*
Glatte Magen- und Darmmuskulatur erregende Wirkung *Ba Jiao Feng, Shan Yao, Chuan Lian Zi, Xiao Ji, Xiao Hui Xiang, Ba Dou, Shi Suan, Lü Song Jiu Mao, Ji Nei Jin, Hu Lian Pi, Qi Cai, Luo Han Guo, Nao Yang Hua, Chien Niu Zi, Gan Feng Chai, Ya Dan Zi, Lai Fu Zi, Gao Shan Hong Jing Tian, Sang Bei Pi, Zhi Zi, Zi Su Ye, Suo Yang, Feng Du, Xi Sheng Teng, Zang Hui Xiang, Qu Mai*
Hämatopoese fördernde Wirkung *Niu Huang,* ***Dang Gui*** **(Angelica Sinensis)**, *He Shou Wu, E Jiao, Chan Sha, Dang Shen, Shang Shen, Yin Er, Ma Huang, Xi Su*

Hepatoprotektive Wirkung (bewahrt Leberzellen vor Schäden)

Er Cha, ***San Qi*** **(Notoginseng)**, ***Da Huang*** **(Rheum)**, *Da Suan, Shan Dou Gen, Nü Zhen Zi, Xiao Ji, Mu Gua, Wu Wei Zi, Sheng Ma,* ***Dan Shen*** **(Salvia Miltiorrhiza)**, *Shui Qing, Shui Fei Ji, Gan Cao, Long Dan, Sheng Jiang, Bai Zhu, Bai Shao, Di Er Cao, Lao Guan Cao, Xi He Liu,* ***Dang Gui*** **(Angelica Sinensis)**, *Dang Yao, Wen Jing, Hua Jiao, Lu Hui, Lian Qiao, Wu Zhu Yu, He Shou Wu, Sha Ji, Sha Yuan Zi, Ling Zhi, Qing Hao, Qing Ye Dan, Ci Lao Ya,* ***Hu Zhang*** **(Polygonum Cuspidati)**, *Chui Pen Cao, Jing Yin Hua, Ze Xie, Gou Qi Zi, Yin Chen, Fu Ling, Yang Jin Hua, Chuan Xin Lian, Mei Ren Jiao,* ***Jiang Huang*** **(Curcuma Longa)**, *Chai Hu, Dang Shen, Zhi Zi, Zi Shi, Zhu Ling, Pu Gong Ying, Mo Han Lian, Jie Cao, Bie Jia*

Herzkranzgefäße erweiternde Wirkung

Ba Li Ma, ***San Qi*** **(Notoginseng)**, *Shan Za,* ***Chuan Xiong*** **(Ligusticum)**, ***Yuan Hu*** **(Corydalis)**, *Wu Wei Zi,* ***Shui Zhi*** **(Hirudo)**, ***Dan Shen*** **(Salvia Miltiorrhiza)**, *Shi Chang Pu, Si Ji Qing, Xuan Sheng,* ***Hong Hua*** **(Carthamus)**, *Su He Xiang,* ***Chi Shao*** **(Paeonia Rubra)**, *Mu Jing Zi, He Shou Wu, Bu Gu Zhi, Ling Zhi, Fu Zi, Mao Mei, Zhi Shi, Ying Yu, Hai Feng Teng,* ***Yi Mu Cao*** **(Leonurus)**, *Ju Hua, Huang Jing, Ying Xing Ye, Lu Xian Cao, Ying Yang Huo, Jing Tian San Qi, Ji Li, Hu Ji Shen, Jie Cao, She Xiang*

Herzstärkende Wirkung

Ren Shen, ***Shan Zha*** **(Crategus)**, *Chuan Wu,* ***Chuan Xiong*** **(Ligusticum)**, *Ma Li Jing, Niu Huang, Shui Fei Ji, Yu Zhu, Tain Xuan Hua, Sheng Jiang, Jia Zhu Tao, Yang Jiao Ao, Hong Qi, Mai Men Dong, Du Zhong,* ***Chi Shao*** **(Paeonia Rubra)**, *He Shou Wu, Fo Shou, Ling Zhi, Fu Zi, Qing Pi, Ci Lao Ya, Xi Xin, Zhi Ke, Zhi Shi, Nan Sha Shen, Xiang Fu, Xiang Jia Pi, Chuan Shan Long, Gui Zhu Tang Jie, Gao Shan Hong Jing Tian, Yi Zhi, Huang Qi, Huang Jin, Huang Hua Jia Zhu Tao, Xue Lian, Ma Huang, Yin Yang Huo, Ling Yang Jiao, Ting Li Zi, Feng Fang, Feng Du, Wu Gong, Fu Shou Cao, Suan Zao Ren, Hu Ji Shen, Zhang Nao, Can Su, She Xiang*

Histaminausschüttung stimulierende Wirkung

Wu Jiu, Qing Feng Teng, Feng Du, Xi Sheng Teng

Hypoxietoleranz steigernde Wirkung (allgemein)

Ding Xiang, Ren Shen, Gan Jiang, Guang Zao, Nü Zhen Zi, Tian Ma, ***Dan Shen*** **(Salvia Miltiorrhiza)**, *Gan Song, Si Ji Qing, Bai Shao, Bai Song Ta, Gua Lou, Xi Yang Shen, Bai He,* ***Dang Gui*** **(Angelica Sinensis)**, *Deng Zan Xi Xin, Hong Qi, Mai Men Dong, Gui Ban, Ling Zhi, Er Jiao, Ci Wu Jia, Ci Lao Ya, Bi Bo, Gao Liang Jiang, Gao Shan Hong Jing Tian, Hai Long, Hai Feng Teng, Yin Yang Huo, Ge Gen, Suan Zao Ren, Mo Han Lian, Bie Jia*

Immundepressive Wirkung *San Jian Shan, Shan Dou Gen, Chuan Wu, Tian Dong, Tian Hua Fen, Wu Jia Pi, Wu Wei Zi, Gan Sui, Shi Diao Lan, Bei Sha Shen,* ***Hong Hua*** **(Carthamus)**, *Ku Shen, Ku Dou Zi, Kun Ming Shan Hai Tang, Chui Pen Cao, Zhong Jie Feng, Ze Xie, Xiang Xun, Chuan Shan Long, Chuan Xin Lian, Zu Shi Ma, Luo Tuo Peng Zi, Xia Ku Cao, Chai Hu, Huang Qin, She Chuang Zi, Pi Ma Zi, Lei Gong Teng, Chan Tui,* ***Shou Di*** **(Rehmannia)**
Immunstimulative Wirkung *Ren Shen,* ***San Qi*** **(Notoginseng)**, *Da Suan, Shan Yao,* ***Shan Zha*** **(Crategus)**, *Guang Zao, Nü Zhen Zi, Tian Ma, Yun Zhi,* ***Yunnan Baiyao****, Wu Mei, Ba Ji Tian, Gan Cao, Shi Gao, Long Dan, Long Yan Rou, Xian Mao, Bai Shao, Bai Bian Dou, Dong Chong Xia Cao, An Di Jiao, Di Er Cao,* ***Dang Gui*** **(Angelica Sinensis)**, *Fang Feng, Hong Qi, Mai Dong, Du Zhong, Lu Sun, Mu Jing Ye, He Shou Wu, Gui Ban, Sha Ji, Sha Yuan Zi, Ling Zhi, E Jiao, Fu Zi, Qing Jiao, Qing Mu Xiang, Ban Lan Gen, Ci Wu Jia, Ci Lao Ya, Ku Xing Ren, Luo Bu Ma, Jin Yin Hua, Yu Xing Cao, Gou Qi Zi, Fu Ling, Qi Cai, Xiang Ru, Jiao Gu Lan, Zhu Zi Shen, Dang Shen, Hai Shen, Sang Shen, Tu Si Zi, Huang Qi, Huang Lian, Huang Jing, Hung Jing Ye, Yin Er, Zhu Ling, Lu Rong, Lu Xian Cao, Yin Yang Huo, Zi He Che, Ge Jie, Ge Qiao, Suo Yang, Ge Shan Xiao, Pu Gong Ying, Feng Du, Jing Ji Er, Suan Zao, Wu Ji Sheng, Yi Yi Ren, Can Su, Bie Jia, She Xiang*
Immunglobuline stimulierend *Huang Qi, Ling Zhi, Yin Yang Huo, Zi He Che, He Shou Wu,* ***Sheng Di Huang*** **(Rehmannia)**
Insektizide, antiexoparasitäre Wirkung *Mu Fu Rong Ye, Zhi Xie Mu Pi, Bai Bu, Wu Yi, Bu Gu Zhi, Yu Teng, Hu Jiao, Pi Shi, Gui Jiu, Yang Cong, Chu Chong Ju, Luo Tuo Peng Zi, Buo Luo Hui, Liu Huang, La Jiao*
Interferonproduktion stimulierend *Huang Qi, Bai Dou*
Kontrazeptive oder abortive Wirkung *Jiu Li Xiang, Tu Jing Pi, Ma Dou Ling,* ***Wang Bu Liu Xing*** **(Vaccaria)**, *Mu Jing Pi, Wu Bei Zi,* ***Niu Xi*** **(Achyranthis Bidentata)**, ***Shui Zhi*** **(Hirudo)**, *Gan Sui, Ban Xia, Di Long, He Huan Pi, Bing Pian, Xun Gu Feng, Fu Shan Hua,* ***Mu Dan Pi*** **(Moutan)**, *Mu Jing Zi, E Wei, Kun Ming Shan Hai Tang, Jing Ying Hua, Jin Bian Long She Lan, Guan Zhong, Cha Ye, Wei Ling Xian, Chuan Xing Lian, Luo Tuo Peng Zi,* ***E Zhu*** **(Curcuma Ezhu)**, *Chou Cao, Huang Jing Zi, Xue Lian, Lu Xian Cao, Mian Hua Gen, Zhong Lü Tan, Xiong Huang, Zhi Cao, Lei Gong Teng, Xi Qian Cao, She Xiang*
Lern- und gedächtnisfördernde Wirkung *Ren Shen, Qing Cai, Ling Zhi, Dang Shen, Lu Rong*

Leukozytenbildung steigernde Wirkung *San Ke Zhen, Nü Zhen Zi, Di Yu, Bai He, Rou Gui, Bu Gu Zhi,* ***Hu Zhang*** **(Polygonum Cuspidati)**, *Liang Jun, Sang Shen, Ban Mao, Muo Han Lian, Can Su*
Lokalanästhetische Wirkung *Chuan Wu, Tian Zhu Huang, Bai Qu Cai, Di Jiao, Du Heng, Hua Jiao, Fo Shou, Xin Yi, Ji Chi Teng, Xi Xin, Cao Wu, Xiang Fu, An Ye, Ju San Qi, Xue Shang Yi Zhi Hao, She Chuang Zhi, Bo Luo Hui, Can Su*
Lymphoblasten-Transformation fördernde Wirkung ***Dang Gui*** **(Angelica Sinensis)**, *Huang Qi, Bai Zhu, Dang Shen, Yi Yi Ren, Yin Yang Huo, Ling Zhi, E Jiao, Nü Zhen Zi, Ren Shen, Bai Dou, He Shou Wu, Huang Jing*
Mutationshemmende Wirkung *Da Zao, Niu Bang Zi, Sheng Jiang, Lao Guan Cao, Xi Yang Shen, Xiang Ri Kui Zi, Ku Xing Ren, Cha Ye, Xiang Xun,* ***Jiang Huang*** **(Curcuma Longa),** *Chai Hu, She Chuang Zi, Zhu Ling, E Bu Shi Cao*
Periphere Blutgefäße erweiternde Wirkung *Ren Shen, Chuan Wu,* ***Chuan Xiong*** **(Ligusticum)**, *Mu Zei, Shui Fei Ji, Bai Shao, Gua Lou,* ***Dang Gui*** **(Angelica Sinensis)**, *Du Zhong, Xin Yi, Shi Wu Jia, Luo Bu Ma, Mei Ren Jiao, Zhu Shi Ma, Zhu Zi Shen, Gui Zhi,* ***Tao Ren*** **(Persica)**, *Yan Fu Mu, Hai Feng Teng, Sang Ji Shen, Ji Mu,* ***Yin Xing Ye*** **(Ginkgo)**, *Ge Gen, Fu She, Jie Cao*
Periphere Blutgefäße verengende Wirkung *Yi Zhi, Ma Huang, Duan Xue Liu, Xi Sheng Teng*
Phagozytose fördernde Wirkung *Wu Jia Pi,* ***Dang Gui*** **(Angelica Sinensis)**, *Huang Qi, Bai Zhu, Dang Shen, Yin Yang Huo, Du Zhong, Ling Zhi, Xiang Xun, Ren Shen, Fu Ling,* ***Sheng Di Huang*** **(Rehmannia)**, *Bu Gu Zhi, Shan Yao, Gan Cao*
Purgative oder abführende Wirkung ***Da Huang*** **(Rheum)**, *Qian Jin Zi, Wu Hua Guo, Huo Ma Ren, Gan Sui, Gua Lou, Mang Xiao, Yang Ti, Lu Hui, Jin Bian Long She Lan, Qian Niu Zi, Pang Da Hai,* ***Tao Ren*** **(Persica)**, *Liu Huang, Fan Xie Ye, Bi Ma Zi*
Quergestreifte Muskulatur entspannende Wirkung *Ba Jiao Feng, Xin Yi, Lun Huan Teng, Nan Tian Zhu Zi, Feng Fang Ji, Xi Sheng Teng*

Schleimlösende Wirkung *Da Zao, Shan Gen Cai, Shan Zi Wan, Chuan Bei Mu, Guan Zao, Xiao Hui Xiang, Xiao Ye Pi Pa, Ma Qian Zi, Ma Dou Ling, Tian Nan Xiang, Che Qian Cao, Ai Ye, Gan Cao, Shi Wei, Shi Diao Lan, Bai Jie Zi, Bai Song Ta, Bai Qu Cai, Gua Lou, Ban Xia, Lao Guan Cao, Bai Bu, Hua Shan Shen, An Hui Bei Mu, Hong Dou Kou,* ***Si Gua Luo*** **(Luffa)**, *Yuan Zhi, Hua Rei Shi, Mu Jing Zi, Mu Jing Ye, Fo Shou, Han Xiu Cao, Ling Zhi, Chen Pi, Ren Dong Teng, Ji Shi Teng, Qing Pi, Pi Pa Ye, Pi Pa He, Mu Ma Dou, Jing Qiao Mai, Pao Tong Guo, Ze Qi, Jing Jie, Jing Tiao, Di Cheng Qie, Yu Bai Fu, Qing Pi, Jie Geng, Hua Mu Pi, Tao Er Qi, Ye Dong Qing Guo, Zhu Dan, Zhu Ya Zao, Mao Yan Cao, Shang Lu, Mian Hua Gen, Guang Dong Ye, Guang Dong Hua, Liu Huang, Zhi Wan, Zi Su Ye, Zi Du Juan, Er Bu Shi Cao, Zao Shan Bai, Ai Di Cha, Man Shan Hong, Han Cai, Xian Zhu Li, Bo He, Chan Su, She Xiang Cao*
Schmerzstillende Wirkung *Ding Xiang, Qi Ye Lian, Ba Li Ma,* ***San Qi*** **(Notoginseng)**, *Gan Jiang, Chuan Wu, Xiao Hui Xiang, Tian Ma, Tian Zhu Huang,* ***Yuan Hu*** **(Corydalis)**, *Yun Zhi, Mu Zei,* ***Niu Xi*** **(Achyranthis Bidentata)**, *Sheng Ma, Shi Suan, Bei Dou Gen, Bei Sha Shen, Sheng Jiang, Bai Shao, Bai Zhi, Bai Tou Weng, Dong Ling Cao, Bai Bu,* ***Dang Gui*** **(Angelica Sinensis)**, *Rou Gui, Quan Xie, Bing Pian, Xun Gu Feng, Fang Feng,* ***Hong Hua*** **(Carthamus)**, *Hong Qi, Mai Jiao, Du Zhong, Du Heng, Liang Mian Zhen, Hua Jiao,* ***Chi Shao*** **(Paeonia Rubra)**, *Wu Zhu Yu,* ***Mu Dan Pi*** **(Moutan)**, *Xin Yi, Qiang Huo, Ling Zhi, Fu Zi, Ji Shi Teng, Qing Feng Teng, Ku Dou Zi, Kun Ming Shan Hai Tang, Jin Qian Cao, Jin Qian Bai Hua She, Nao Yang Hua, Xi Xin, Jing Jie, Bi Cheng Jing, Cao Wu, Yin Yu, Wei Ling Xian, Gou Wen, Xiang Fu, Du Huo, Yang Jing Hua, Zhu Shi Ma, Jiao Gu Lan, Zhu Zi Shen, Qing Pi, Gui Zhi, Chai Hu, Dang Shen, Chou Wu Tong, Xu Chang Qing, Lang Du, Gao Liang Jiang, Hai Shen, Fen Fang Ji, Sang Bai Pi, Bi Qi, Ju San Qi, Xue Lian, Xue Shang Yi Zhi Hao, Liu Huang, Ruei Xiang, Feng Fang, Feng Du, Ai Di Cha, Suan Zao Ren, Man Jing Zi, Chan Tui, La Jiao, Gao Ben, Can Su, She Xiang*
Schockbekämpfende Wirkung *Tian Xian Zi, Fo Shou, E Jiao, Fu Zi, Qing Pi, Nao Yang Hua,* ***San Qi*** **(Notoginseng)**
Sexualhormonartige Wirkung *Xiao Hui Xiang, Wu Jia Pi, Ba Ji Tian, Xian Mao, Hong Che Zhou Cao, Gui Ban, Bu Gu Zhi, Guan Zhong, Xiang Fu, Hai Ma, Tu Si Zi, Huan Jing Zi, Pi Jiu Hua, She Chuang Zi, Lu Rong, Ying Yang Huo, Ban Mao, Ge Jie, Ha Ma You, Suo Yang, Ji Li, She Xiang*
Steinlösende und Steinabgang fördernde Wirkung *Shi Wei, Chen Pi, Jin Qian Cao, Hai Jin Sha, Xiong Dan*
Stoffwechselfördernde Wirkung *Ren Shen,* ***San Qi*** **(Notoginseng)**, *Wu Jia Pi, Wu Wei Zi,* ***Niu Xi*** **(Achyranthis Bidentata)**, *Long Yan Rou, Bai Zhu, Xi Yang Shen, Gui Ban, Ci Wu Jia, Gou Qi Zi, Huang Qi, Yin Er, Lu Rong, Ha Ma You*

Strahlungstoleranz steigernde Wirkung *Ren Shen*, ***San Qi*** **(Notoginseng)**, ***Chuan Xiong*** **(Ligusticum)**, *Wu Mei, Shui Fei Ji*, ***Dang Gui*** **(Angelica Sinensis)**, *Rou Gui, Ling Zhi, E Jiao, Kun Bu, Mu Ma Dou, Cha Ye, Xiang Jia Pi, Liang Jun, Can Sha, He Tao Ren, Chai Hu, Gao Shan Hong Jing Tian, Hai Shen, Hai Piao Xiao, Zi Shi, Yin Er, Zhu Ling, Huai Hua, Feng Du, Can Su*
Streßtoleranz steigernde Wirkung *Ren Shen*, ***San Qi*** **(Notoginseng)**, *Wu Wei Zi, Ba Ji Tian, Long Yuan Rou, Dong Chong Xia Cao, Xi Yang Shen, Hua Jiao, Guo Ji Zi, Huang Qi, Lu Rong, Ha Ma You*
T-Lymphozytenproduktion steigernde Wirkung *Tian Men Dong, Bai Zhu, Yi Yi Ren, Yin Yang Huo, Ling Zhi, Nü Zhen Zi, Ren Shen, Bai Xiao Dou, Huang Jing*
Thrombozytenaggregation hemmende Wirkung *Ding Xiang, Ren Shen, San Bai Cao, Gan Jiang, Da Suan, San Geng Cai, Guang Zao, Tian Xian Zi, Niu Huang, Hua Ju Hong, Shui Fei Ji, Ai Ye, Bei Dou Gen, Si Ji Qing, Sheng Jiang, Gua Lou*, ***Dang Gui*** **(Angelica Sinensis)**, *Rou Gui*, ***Xue Jie*** **(Sanguis Draconis)**, *Fang Feng, Su He Xiang*, ***Chi Shao*** **(Paeonia Rubra)**, *Xin Yi, Ling Zhi, Ban Lang Gen*, ***Hu Zhang*** **(Polygonum Cuspidati)**, *Luo Bu Ma, Zhi Mu, Cha Ye, Gou Teng, Xiang Xun, Du Huo, Chuan Xin Lian*, ***Jiang Huang*** **(Curcuma Longa),** *Jiao Gu Lan, Gui Zhi, Xia Tian Wu, Dang Shen, Gao Liang Jiang, Fen Fang Ji, Huang Lian, Ye Ju Hua, Ge Gen, Suan Zao Ren, Hu Ji Shen, Xie Bai*
Thrombolytische Wirkung *Yuan Zhi, Feng Du, Qu Mai*, ***Yunnan Baiyao***
Umweltadaption steigernde (adaptogene) Wirkung *Ren Shen, Wu Jia Pi, Xian Mao, Dang Shen, Gao Shan Hong Jing Tian*
Wund- und Verbrennungsschäden heilende Wirkung *Shan Yao, Si Ji Qing, Lu Hui, Di Yu, Gu Sui Bu, Lu Rong*
ZNS erregende Wirkung *Yi Ye Qiu, Ba Jiao Feng, San Geng Cai, Ma Sang, Ma Qian Zi, Wu Wei Zi, Bai Zhi, Xin Yi, Ci Lao Ya, Mu Ma Dou, Bi Bo, Xiang Jia Pi, Xia Tian Wu, Ma Huang, Zhang Nao, She Xiang*

Bibliographie

Aufgeführt werden nur die im Buch erwähnten oder verwendeten Texte, von welchen sich jeweils ein Exemplar in meiner eigenen Bibliothek befindet. Weiterführende Literatur kann hier aufgrund des Umfangs nicht aufgeführt werden. Ich empfehle dem interessierten Leser aber die ausführliche Bibliographie und das Autorenverzeichnis in Steven Claveys Buch „Fluid Physiology and Pathology in Traditional Chinese Medicine".

Chinesische Texte

Werke über Chinesische Medizintheorien und klinische Praxis

Ge, Hong (Jin-Dynastie):
Bao Pu Zi Nei Pian
Zhong Gou Chuantong Wen Hua Du Ben, Beijing, Beijing Yan Shan Press 1995

Zhou Hou Lue Ji Fang
Beijing, Peoples Health Publishing 1963, 1996

Guo, Ai-Chun (mod. ed.):
Huang Di Nei Jing Su Wen Yu Yi
Beijing, Peoples Health Publishing 1992, 1995

Ha, Li-Tian, (heutiges China):
Fu Ke Yi An Yi Hua Xuan
Tianjin, Science & Technology Press Tianjin, 1982

Li, Dong-Yuan (Jin-Dynastie):
Pi Wei Lun und *Hou Fa Ji Yao* in *Dong Yuan Yi Ji*,
Beijing, Peoples Health Publishing 1993, 1996

Lin, Pei-Qin (Qing-Dynastie):
Lei Zheng Zhi Cai
Beijing, Peoples Health Publishing 1988, 1996

Tang, Zong-Hai (Qing-Dynastie):
Xue Zheng Lun in *Zhuan Shi Cang Shu - Zi Ku - Yi Bu*, Bd. 3,
Hainan, Hainan Intl. News Press Center, 1995

Wang, Ken-Tang (Ming-Dynastie):
Zheng Zhi Zhun Sheng, Bd. 1- Za Bing,
Shanghai, Science & Technology Press 1959, 1995

Wang, Qing-Ren (Qing-Dynastie):
Yi Lin Gai Cuo
1. *Zhong Guo Yi Xue Da Cheng*, Bd. 22, Shanghai, Science & Technology Press 1937, 1990, 1992
2. *Zhuan Shi Cang Shu - Zi Ku - Yi Bu*, Bd. 6, Hainan, Hainan Intl. News Press Center, 1995
3. *Ming Ching Zhong Yi Lin Zheng Xiao Cong Shu*, Beijing, China, Chinese Medicine Press 1995

Ye, Tian Shi (Qing-Dynastie):
Lin Zheng Zhi Nan Yi An editiert von Xu Ling Tai,
Shanghai, Shanghai Peoples Publishing 1959, 1976

Zhang, Lu (Qing-Dynastie):
Zhang Shi Yi Tong
Beijing, China, Chinese Medicine Press 1995

Zhang, Xi-Chun (1860–1933):
Yi Xue Zhong Zhong Can Xi Lu
Shijiazhuang, Hebei Science & Technology Press 1985, 1994

Zhang, Jie-Bin (Ming-Dynastie):
Jing Yue Chuan Shu
Beijing, Chinese Medical Press 1994, 1996

Zhang, Zhong-Jing (Han-Dynastie):
Shang Han Za Bing Lun später von Wang Su-He in *Shang Han Lun* und *Jin Kui Yao Lüe* editiert. Verwendet wurden diese in der Taiwan-(Vollzeichen-)Version als *Gao Deng Zhong Yi Yan Jiu Can Kao Cong Shu*, Bd. 11 und 12, Taipei, Zhi Yin Publishers 1990

Zhang, Zi-He (Jin-Dynastie):
Ru Men Shi Qin in *Zi-He Yi Ji*, Beijing, Peoples Health Publishing 1994, 1996

Zhu, Dan-Xi (Yuan-Dynastie):
Ge Zhi Yu Lun und *Ju Fang Fa Hui*, beide in *Dan Xi Yi Ji*,
Beijing, Peoples Health Publishing 1993, 1995

Werke über Blutstase

Chen, Ke-Ji, et al.:
Huo Xue Hua Yu Yao Hua Xue Yao Li Yu Lin Chuang
Jinan, Shan Dong Science & Technology Press 1995

Zhong Guo Yi Yao Xue Yuan, (Taiwan) und Zhong Gou Zhong Xi Yi Jie He Xue Hui (China):
Hai Xia Liang An: Huo Xue Hua Yu Yu Chuan Zheng Fang Yoa Yan Jiu
Chinese Medicine & Pharmacy Technology Publishing, Beijing 1994

Nei, Long-Dao (Gunter Neeb):
Man Xing Xue Yu Zheng Tu Mo Xing De Zhi Lüe Ji Gong Neng Xing Tai Xue De Guan Cha Yan Jiu („Experimentelle Langzeitstudie der chronischen Blutstase/Hyperviskositätssyndrom – Pathomorphologie und funktionelle Störungen der inneren Organe") (Dissertation in Chinesisch), International College for Traditional Chinese Medicine and Pharmacology Tianjin, Research Division, Tianjin 1998

Zhong Guo Zhong Xi Yi Jie He Xue Hui (Society for Integrated Chinese and Western Medicine),
Huo Xue Hua Yu Yan Jiu Xue Hui (Society for Research of Bloodinvigorating and Bloodstasis):
Huo Xue Hua Yu Yan Jiu
Chinese Medicine & Pharmacy Technology Publishing, Beijing 1995

Werke über Chinesische Arzneimittel

Li, Yi-Kui, et al.:
Zhong Yao, Bd. 2, *Xian Dai Zhong Yi Yao Ying Yong Yu Yan Jiu Da Xi*
Shanghai, Shanghai University of TCM Press 1995

Li, Shi-Zhen:
Ben Cao Gang Mu in *Bai Hua Ben Cao Gang Mu*, Vol. I–III,
Beijing, Xue Yuan Press, 1994

Shen Nong (zugeschrieben):
Shen Nong Ben Cao Jing
Beijing, Science & Technology Press 1996

Xu, Zheng-Hua, et al.:
Zhong Yao Xue, Vol. I–II, (Taiwan-Version) *Gao Deng Zhong Yi Yan Jiu Can Kao Cong Shu*, Bd. 14 und 15,
Taipei, Zhi Yin Publishers 1991

Yin, Jian, et al.:
Zhong Yao Xian Dai Yan Jiu Yu Lin Chuang Ying Yong
Vol. I, Beijing, Xue Yuan Press 1993, 1995 und Vol. II, Beijing, Chinese Medical Classical Works Press 1995

Zhong Yi Yao Da Ci Dian, Vol. I–III,
Jiang Su New Medical College, Shanghai, Shanghai Science & Technology Press 1977, 1995

Zhang, Ben-Xiang et al.:
Xian Dai Zhong Yao Yao Li Xue,
Tianjin, Sciene & Technology Press Tianjin, 1997

ANDERE MODERNE WERKE

Nei, Long-Dao (Gunter Neeb):
Gu Jin Yi Xue Dui Bai He Bing Zhi Yan Jiu in *Zhong Yi Chuan Tong Yi Yao Yan Jiu*, Vol. I, S. 94 ff.,
Beijing, Chinese Medical Classics Press 1997, ISBN 7-80013-741-4/R737

Tang, Wen-Hua (Ed.):
Huo Xue Hua Yu Wen Xian Zhuan Ji (1949–1986),
Shanghai, University of Medical Science Shanghai Publishing, 1989

Qin, Bo-Wei:
Qian Zhai Yi Xue Jiang Gao
Shanghai, Shanghai Science & Technology Press 1964

Ren, Ying-Chiu:
Shang Han Lun Zheng Zhi Lei Quan
Hong Kong Won Yit Publishing, Hong Kong 1980

Wu, Yu-Xiang, et al.:
Shi Yong Zhong Yi Xue Ye Xue
Shanghai, Shanghai College of TCM Press 1989

Wu, Min-Yu et al.:
Yi Xue Mian Yi Xue, Vol. II,
Hefei, Chinese Science & Technology University Press 1995

Wang, Wen-Jian, et al.:
Shi Yan Yan Jiu, Bd. 20, *Xian Dai Zhong Yi Yao Ying Yong Yu Yan Jiu Da Xi*,
Shanghai, Shanghai University of TCM Press 1995

Wang, Yong-Yan, et al.:
Lin Chuang Zhong Yi Nei Ke Xue, Vol. I–II,
Beijing Press 1994

Yang, Si-Shu, et al.:
Zhong Yi Lin Chuang Da Chuan
Beijing, Science & Technology Press 1991, 1994

Yang, Yu-Zhou:
Shang Han Lun Liu Zheng Bing Bian
Beijing, Peoples Health Publishing 1991

Zhan, Jian-Fei, et al.:
Xian Dai Zhong Yi Nei Fen Mi Bing Xue
Shanghai, Medical Science University Press 1994

Zong, Chuan-He (Ed.) et al:
Zhong Yi Fang Ji Tong Ze
Hebei, Science and Technology Publishing 1995

Deutsche Texte

Bensky, Dan und Barolet, R.:
Chinesische Arzneimittelrezepte und Behandlungsstrategien
Kötzting, Verlag für Ganzheitliche Medizin Dr. Erich Wühr GmbH 1996

Maciocia, Giovanni:
Die Grundlagen der Chinesischen Medizin
Kötzting, Verlag für Ganzheitliche Medizin Dr. Erich Wühr GmbH 1994

Maciocia, Giovanni:
Die Gynäkologie in der Praxis der Chinesischen Medizin
Kötzting, Verlag für Ganzheitliche Medizin Dr. Erich Wühr GmbH 2000

Maciocia, Giovanni:
Die Praxis der Chinesischen Medizin
Kötzting, Verlag für Ganzheitliche Medizin Dr. Erich Wühr GmbH 1997

Nover, Arno:
Der Augenhintergrund – Untersuchungstechnik und typische Befunde
Stuttgart, Schattauer Verlag 1964, 1987

Paulus, Ernst und Ding, Yu-He:
Handbuch der traditionellen chinesischen Heilpflanzen
Heidelberg, Haug Verlag 1987[1]

Porkert, Manfred:
Klassische Chinesische Rezeptur
Zug, Acta Medicinae Sinensis 1984[1]

Porkert, Manfred:
Klinische Chinesische Pharmakologie
Heidelberg, Verlag für Medizin Fischer 1978[1]

Porkert, Manfred:
Neues Lehrbuch der chinesischen Diagnostik
Dinkelscherben, Phainon Editions & Media GmbH 1993[1]

Porkert, Manfred:
Die theoretischen Grundlagen der chinesichen Medizin
Stuttgart, S. Hirzel Verlag 1982[2]

Shang Xianmin, et al.:
Praktische Erfahrungen mit der Chinesischen Arzneimitteltherapie
Kötzting, Verlag für Ganzheitliche Medizin Dr. Erich Wühr GmbH 1993[1]

Schnorrenberger, Claus C.:
Lehrbuch der chinesischen Medizin für westliche Ärzte, Die theoretischen Grundlagen der chinesischen Akupunktur und Arzneiverordnung
Stuttgart, Hippokrates Verlag 1979[1], 1985[3]

Englische Texte

Bensky, Dan und Gamble, A.:
Chinese Herbal Medicine: Materia Medica, Revised Edition,
Seattle, Eastland Press 1986[1], 1993[2]

Bensky, Dan und Barolet, R. :
Chinese Herbal Medicine: Formulas und Strategies
Seattle, Eastland Press 1990[1]

Chase, Charles (Übers.) und Zhang Ting Liang:
A Qin Bo-Wei Anthology
Brookline, Paradigm Publications 1997

Clavey, Steven:
Fluid Physiology und Pathology in Traditional Chinese Medicine
Melbourne, Churchill Livingstone 1995
(Die deutsche Übersetzung ist beim Verlag für Ganzheitliche Medizin Dr. Erich Wühr GmbH in Vorbereitung)

Ehrly, Albrecht M.:
Therapeutic Hemorheology
Berlin, Springer Verlag, 1991

Kaptschuk, Ted J.:
Chinese Medicine: The Web that has no Weaver
London, Rider 1983[1], London, Random Century Group 1991[7]

Maciocia, Giovanni:
The Foundations of Chinese Medicine
London, Churchill Livingstone 1989

Maciocia, Giovanni:
The Practice of Chinese Medicine
London, Churchill Livingstone 1994

Maciocia, Giovanni:
Obstetrics & Gynecology in Chinese Medicine
London, Churchill Livingstone 1998

Nanjing College of TCM:
Concise Traditional Chinese Gynecology
Nanjing, Jingsu Science & Technology Publishing House 1988

Needham, Joseph:
Science und Civilization in China, Vol. II und IV (Taiwan Edition),
Taipei, Caves Books 1985/86, Original bei Cambridge University Press 1983

Shao, Nian-Fang:
The Treatment of Knotty Diseases
(*Zhong Guo Zhen Jiu Zhong Yao Zhi Liao Yi Nan Bing Zheng*)
Jinan, Shandong Science und Technology Press, 1990

Sionneau, Philippe:
Pao Zhi: An Introduction to the Use of Processed Chinese Medicinals
Boulder, Blue Poppy Press 1995

Vangermeersch, L. und Sun, P. L.:
Bi-Syndromes or Rheumatic Disorders treated by TCM
Brussels, SATAS s.a. 1994

Ware, James R. (Übers.):
Alchemy, Medicine, Religion in the China of A.D. 320 (Taiwan Edition)
Taipei, Southern Materials Center 1984, Original bei Cambridge, MA, M.I.T. Press 1966

Unschuld, P. U.:
Medicine in China – A History of Ideas (Taiwan Edition)
Taipei, Southern Materials Center 1987

Yang, Shou-Zhong und Flaws, B.:
The Heart & Essence Of Dan-Xi's Methods of Treatment
Boulder, Blue Poppy Press 1993

Zhou, Jinhuang et al.:
Recent Advances in Chinese Herbal Drugs – Actions and Uses
Beijing, Science Press und Brussels, SATAS 1991

Französische Texte

Granet, Marcel:
La Pensée chinoise
Paris, Albin Michel 1934

Maspero, Henri:
Le Taoïsme et les religions chinoises
Paris, Gallimard 1971

Kristofer Schipper:
Le Corps Taoïste
Paris, Librairie Arthème Fayard 1982

Verwendete Wörterbücher

An English-Chinese Medical Dictionary (*Ying Han Yi Xue Ci Dian*),
Shanghai, Science & Technology 1984, 1996

Chinese-English Dictionary of Traditional Chinese Medicine, Ou Ming et al.,
Hong Kong, Joint Printing Co. 1988

Chinese-English Manual of Common-Used (Drugs) Chinese Medicine, Ou Ming et al.,
Hong Kong, Joint Printing Co. 1989

Dictionary of Traditional Chinese Medicine, Commercial Press,
Hong Kong, Joint Printing Co. 1984

English-Chinese Chinese-English Dictionary of Traditional Chinese Medicine,
Nigel Wiseman, Hunan Science & Technology Press 1996

Er Ya Jin Zhu, Xu Chao Hua, Tianjin, Nan Kai University Press 1987, 1994

Gu Jin Yu Chang Yung Zi Zi Dian, Beijing, Commercial Publishing House 1993, 1995

Huang Di Nei Jing Ci Dian, Guo, Ai-Chun, et al.,
Tianjin, Science und Technology Publishers 1991, 1995

Shuo Wen Jie Zi Zhu (Han-Dynasty),
Shanghai, Shanghai Publisher for Classical Works 1981, 1995

The Chinese-English Medical Dictionary (*Han Ying Yi Xue Da Ci Dian*),
Beijing, Ren Min Wei Sheng Chu Ban She 1987, 1993, 1996

Western Names For Chinese Disease Classes by Hung-Yen Hsu,
Taiwan, Oriental Healing Arts Institute 1990

Yeong Dah Concise Medical Dictionary (*Yong Da Jian Ming Dao Min Yi Xue Ci Dian*), Taipei 1992

Zhongguo Yixuedacidian, Xie Guan et al., Beijing, Zhong Guo Zhong Yi Yao Chu Ban She 1994

Zhong Hua Ben Cao, Guo Jia Zhong Yi Yao Guan Li Ju, Shanghai, Shanghai Ke Xue Ke Ji Chu Ban She, 1998

Glossarium der wichtigsten Termini aus der Hämorheologie

Blutfluß, Eigenschaften des Blutes:

Die Fließeigenschaften des Blutes setzen sich aus seiner Gesamtviskosität (Hämatokrit), der Viskosität des Plasmas, der Erythrozytenaggregation (s. u.) und der Erythrozytenverformbarkeit zusammen. Diese Faktoren bestimmen die Stärke der Reibung (Viskosität) des Blutes zu sich selbst und den Gefäßwänden. Eine pathologisch hohe Viskosität erzeugt eine Verlangsamung und Behinderung des Blutflusses mit Folgen wie Unterversorgung des Gewebes mit Sauerstoff, Nährstoffen und Botenstoffen. Ein solcher Zustand wird im Sinne der Traditionellen Chinesischen Medizin (TCM) als Blutstase bezeichnet.

Aggregation, auch Thrombozytenaggregation, Erythrozytenaggregation:

Ein Zusammenhaften einzelner Teilchen zu einer größeren Masse bezeichnet man als Aggregation. Eine Aggregation der Blutblättchen zu einem Blutgerinnsel (Thrombus) ist eine erwünschte und physiologische Reaktion bei Verletzungen der Gefäßwände, z. B. durch Traumen. Eine übermäßige Thrombozytenaggregation, z. B. durch Veränderung der Blutzusammensetzung, ist pathologisch und kann zu Embolien und Durchblutungsstörungen im Sinne einer Blutstase führen.

Auch eine Aggregation der Erythrozyten zu einer Geldrollenstruktur und weiteren Verzweigungen derselben kommt im gesunden Körper vor. Bei bestimmten Krankheiten jedoch, wie z. B. Diabetes mellitus, entsteht oft eine unorganisierte Verklumpung der roten Blutkörperchen, was sich ebenfalls negativ auf den Blutfluß auswirkt.

Erythrozytenverformbarkeit:

Normale Erythrozyten können und müssen sich beim Passieren von feinsten Kapillargefäßen zu langgestreckten schmalen Formen dehnen, da diese Gefäße schmaler sind als der Durchmesser der Erythrozyten. Mit zunehmendem Alter der etwa 120 tägigen Lebensspanne nimmt diese Flexibilität ab und die nicht verformbaren Erythrozyten werden vorwiegend beim Passieren durch die Milz herausgefiltert und von den Makrophagen (Freßzellen) zerstört.

Wenn jedoch durch Überalterung oder chemische Blutveränderungen die Verformbarkeit allgemein abnimmt, so entstehen Blutflußstörungen in den Kapillaren, was ebenfalls zum Syndrom der Blutstase führt.

Fibrinolyse:

Hierunter versteht man die Auflösung von Fibrin oder Fibrinogenmolekülen durch Streptokinase, Urokinase oder ähnlichen Enzymen. Die Fibrinolyse ist bei der Entstehung und dem Abbau von Blutgerinnseln von größter Bedeutung. Viele Blutstase-Arzneimittel enthalten fibrinolytische Bestandteile.

Hämokonzentration:

Durch Verlust von Körperflüssigkeiten wie Blut, Schweiß, Urin (Dehydration) usw. kann die notwendige Menge an Blutplasma sinken und sich das Verhältnis von festen zu flüssigen Bestandteilen (Zellen/Plasma) so verändern, daß das Blut „eindickt", was einen verminderten Blutfluß zur Folge hat.

Ein solcher Dehydrationszustand oder eine Exsikkose wird in der TCM als *Yin*-Leere oder Leere der Körperflüssigkeiten bezeichnet, die eine Blutstase erzeugen kann.

Hyperviskosität, hohe Blutviskosität:

Viskosität bezeichnet die Reibung in Gasen oder Flüssigkeiten. Eine hohe Blutviskosität bedeutet also einen Anstieg an Reibung und somit eine Verschlechterung der Fließeigenschaften des Blutes. Diese Fließeigenschaften werden sowohl durch die Gefäße als auch durch die Zusammensetzung des Blutes bestimmt. Dazu gehören Parameter wie Blutdruck, Gefäßdurchmesser, Gefäßwandbeschaffenheit (z. B. glatt, vernarbt oder sklerotisch) und Architektur der Gefäße (Verzweigung, Kreuzung usw.). Auch das Verhältnis Zellen/Plasma, die chemische Abstoßung oder Haftungsneigung der Erythrozyten, der Blutfettspiegel, die Verformbarkeit der Blutzellen u. a. spielen eine bedeutende Rolle.

Die Viskosität des Plasmas wird vorwiegend durch den Anteil an Proteinen bestimmt, wie z. B. von Fibrinogen.

Viskosimeter:

Viskosimeter in der Hämorheologie sind Instrumente zur Messung der Blutviskosität, wie sie z. B. von der Firma Hauke in Karlsruhe hergestellt werden. Sie spielen in der Diagnose von Blutstase in der integrierten Chinesischen Medizin eine große Rolle.

Glossarium der wichtigsten TCM-Termini

Dieses Glossarium stellt den Anfang eines größeren Projektes dar, in dem ich versuche, die im Chinesischen relativ einheitlichen Termini auch in der deutschen Sprache zu standardisieren, ähnlich wie es Andrew Ellis und Nigel Wiseman 1986 in ihrer Erstausgabe des „Fundamentals of Chinese Medicine“ versucht haben.

Ich ziehe bei diesem Vorhaben trotz (und gerade wegen) meiner Erfahrungen im Übersetzen von Fachtexten während der Jahre in Taiwan gelegentlich den Rat professioneller Übersetzer hinzu und orientiere mich vorwiegend, aber nicht ausschließlich an der funktionalen Übersetzungstheorie, wie in dem von Reiß/Vermeer (1984) in der Skopostheorie vorgeschlagenen Ansatz, da mir aus der Neuorientierung der Übersetzungstheorie[150] hervorgehende Ansätze am geeignetsten für eine zweckgerichtete Translation in der professionellen Praxis der Chinesischen Medizin erscheinen.[151]

Dennoch ist ein solches Unterfangen äußerst schwierig (s. in der Einführung meine Anmerkungen zur Übersetzungsweise und zur Terminologie) und steckt noch in den Kinderschuhen. Alle Verbesserungsvorschläge sind daher willkommen und werden – sofern vernünftig und überzeugend – in späteren Auflagen berücksichtigt.

Wie schon im Vorwort erklärt, ist bei Nennung der Namen Leber, Herz, Milz etc. immer der entsprechende Funktionskreis *einschließlich* des anatomischen Organs gemeint, da es in diesem Buch vorwiegend um TCM geht. Wenn einmal als Ausnahme ausschließlich das anatomisch definierte Organ im Sinne der Schulmedizin gemeint ist, so wird besonders darauf hingewiesen.

A

abfließen: *Xie*
Ein entweder pathologischer Zustand, bei dem ein Verlust von Körperflüssigkeiten, z. B. Durchfall besteht, oder (häufiger) gebraucht im Sinne einer therapeutischen Ausleitung eines pathogenen Faktors durch nach unten induziertes **Ausleiten**, d. h. diuretisch oder purgativ. Wenn im Sinne einer therapeutischen Maßnahme gebraucht, als **Ausleiten** übersetzt. Siehe auch unter **Purgieren** und **Ausleiten**.

Abortvorbeugung: *An Tai*
Wörtl.: „Den Fötus beruhigen“. Die Verhütung von habituellen Aborten und Sichern der gesunden Schwangerschaft durch Chinesische Arzneimittel.

Acht Leitkriterien: *Ba Gang*
Die acht Hauptkriterien der Syndromdifferenzierung bei der Einordnung von Symptomen. Es sind dies die Oberkriterien *Yang* und *Yin* sowie die Subkriterien Außen und Innen, Hitze und Kälte, Fülle und Leere.

Acht Methoden: *Ba Fa*

Die acht Behandlungsmethoden in der Chinesischen Medizin: Diaphorese (*Han Fa*), Emesis (*Tu Fa*), Purgation (*Xie Fa*), Regulation (*He Fa*), Erwärmung (*Wen Fa*), Kühlung (*Qing Fa*), **Dispersion** (*Xiao Fa*) und **Supplementation** (*Bu Fa*).

Anhäufungen und Ansammlungen: *Ji* und *Ju*

Syndrome, die abdominale Massen (Resistenzen) oder Zusammenballungen bezeichnen, insbesondere von Speise im Verdauungstrakt; wobei Anhäufungen (*Ji*) auf unbewegliche feste abdominale Massen hinweisen, im Gegensatz zu Ansammlungen (*Ju*), welche bewegliche weiche Massen im Abdomen bezeichnen. Ansammlungen werden oft mit stagniertem *Qi* in den *Zang*-Organen in Verbindung gebracht, dagegen Anhäufungen eher mit gestautem Blut in den *Fu*-Organen. Beide treten mit Schmerz und Völlegefühl auf.

Eine andere, oft mit Anhäufungen und Ansammlungen verwechselte Form abdominaler Massen (Resistenzen), sind **Konkretionen und Kongelationen**. Beide sind verwandte Syndrome und werden auch oft nicht mehr unterschieden. Dennoch untenstehend ein Vergleich:

<table>
<tr><th colspan="2">Konkretionen und Kongelationen
(Zheng Jia)</th><th colspan="2">Anhäufungen und Ansammlungen
(Ji Ju)</th></tr>
<tr><td colspan="2">vorwiegend im Mittleren Erwärmer und durch Ernährungsfehler vorkommend</td><td colspan="2">vorwiegend im Unteren Erwärmer und durch emotionalen Stau bedingt (bei Frauen häufiger nach gynäkologischen Erkrankungen)</td></tr>
<tr><td>Konkretionen (Zheng)</td><td>Kongelationen (Jia)</td><td>Anhäufungen (Ji)</td><td>Ansammlungen (Ju)</td></tr>
<tr><td>in Zang-Organen</td><td>in Fu-Organen</td><td colspan="2">Blutstase zwischen Organen und Meridianen</td></tr>
<tr><td>mehr Blutanteile</td><td>mehr Qi-Anteile</td><td>mehr Blutanteile</td><td>mehr Qi-Anteile</td></tr>
<tr><td>fest, unbeweglich</td><td>weich, beweglich</td><td>fixer Ort</td><td>beweglicher Ort</td></tr>
<tr><td>fester Schmerz</td><td>wandernder Schmerz</td><td>fester Schmerz</td><td>wandernder Schmerz</td></tr>
<tr><td>tastbar</td><td>nicht tastbar</td><td>tastbar</td><td>nicht tastbar</td></tr>
<tr><td>bleiben tastbar</td><td>lösen sich wieder auf</td><td>bleiben tastbar</td><td>lösen sich wieder auf</td></tr>
</table>

Die Ätiologie beider Syndromarten ist gleich: Sie entstehen entweder durch **emotionalen Stau** und andere Ursachen, die zur Stagnation des Leber-*Qi* führen, oder durch Ernährungsfehler, die die Milz schädigen und die Verdauung beeinträchtigen. Letzteres wird eher in Verbindung mit Akkumulationen und Ansammlungen (*Ji Ju*), ersteres eher mit Konkretionen und Kongelationen (*Zheng Jia*) in Verbindung gebracht. Allerdings kann auch pathogener Schleim eine Ursache für alle vier Arten von Massen sein.

Die anfänglich noch nicht lokalisierte und materialisierte Stagnation des energieartigen *Qi*, die sich als veränderliche Ansammlung oder als Kongelation manifestiert, verursacht durch chronisches Vorhandensein schließlich eine Blutstase, die das substantielle Blut zu einer fühlbaren Masse mit fester Lokalisation und Schmerzort, also zu Anhäufung oder zu Konkretion macht.

Dies ist eines der typischsten Beispiele in der TCM, wie funktionale Störungen in organische Störungen übergehen können und sich somit von subjektiven in objektivierbare Krankheiten wandeln.

Siehe dazu auch **Zusammenballungen** und in Kapitel XI, 5. Tang Zong-Hais Definition im *Xue Zheng Lun* (Abhandlung über Blutsyndrome)

anreichern: *Yi*
Stärkendes oder supplementives Therapieverfahren. Anreichern (*Yi*) wird meist im Zusammenhang mit Supplementation von *Qi* verwendet. Siehe **Supplementation**.

Anurie: *Long Bi*
Long Bi wird durch erschwertes Harnlassen oder nur langsam herauströpfelnden Urin sowie verminderter Urinmenge oder Schmerz definiert. „*Long*" bedeutet hier das erschwerte Urinieren, ein Tröpfeln verminderter Harnmenge und indiziert eine eher langsame oder chronische Erkrankung. „*Bi*" hingegen bedeutet eine völlige Anurie mit bestenfalls wenigen Tropfen abgehenden Urins und indiziert einen akuten Zustand. Heutzutage wird hierunter jegliche organische oder funktionelle Veränderung der Blase oder des Harnsystems, die zu tröpfelndem oder ausbleibenden Urin führt, sowie jede Nieren bedingte Störung mit gleicher Symptomatik unter dieser Krankheit aufgeführt.

Die Lokalisation dieser Krankheit liegt nach der TCM in erster Linie in der Blase, ist aber auch mit Lunge, Milz, Niere oder Dreifachem Erwärmer verbunden. Die Energetisierung (*Qi-Hua*, in diesem Falle) des Harns erfolgt innerhalb des Dreifachen Erwärmers, wird aber von Lunge, Milz oder Niere unterstützt. Die Lunge ist für die Ausbreitung und Senkung des *Qi* sowie für die Regulierung der Wasserwege zuständig. Wenn sie in ihrer Ausbreitungs- und Senkungsfunktion gestört ist, so gerät auch die Regulation der Wasserwege durcheinander. Die Milz reguliert Transport und Umwandlung – und daher auch Transport und Umwandlung der Flüssigkeiten und des Wassers. Wenn sie in dieser Funktion gestört ist, so wird aus der Speise das Klare nicht nach oben und das Trübe nicht nach unten getrennt und befördert. Die Niere reguliert das gesamte Wasser und ist für die Öffnung und Schließung zuständig. Wenn die Energetisierung (*Qi-Hua*, in diesem Falle) des Harns durch die Niere gestört ist, so wird die Verteilung und Ausscheidung des Wassers im Körper gestört, die Öffnung und Schließung wird behindert. Wenn auch nur eine der o. g. Funktionen gestört ist, so kann daraus *Long Bi* entstehen. Daneben können auch emotional bedingter Leber-Stau (*Yü*), Blockade der Adern und Gefäße, äußere Verletzungen, Krebs sowie Harnsteine die Energetisierung (*Qi-Hua*, in diesem Falle) des Harns im Dreifachen Erwärmer beeinflussen und so zu *Long Bi* führen.

Anurie kann sowohl plötzlich auftreten oder allmählich entstehen. Sie ist als *Long Bi* eine Störung des Harnlassens, mit Tröpfeln oder absoluter Anurie, die sich durch *völlige Abwesenheit von Schmerz auszeichnet.* Wenn Schmerz vorhanden ist, so gehört das Syndrom zum „*Lin-Zheng*", der dem schmerzhaften Urinieren.

Vgl. **Schmerzhaftes Urinieren** und **Hämaturie**

Arzneimittelstärke: *You Du, Wu Du*
Nach der klassischen Definition, daß eine milde Medizin besser ist als eine drastische und daß hochdrastische Mittel nur bei kritischen und hochakuten Syndromen eingesetzt werden sollten, wurden alle mehr oder minder drastischen Mittel mit „leicht giftig", „giftig" oder auch „stark giftig" bezeichnet.

Giftig bedeutet hier **nicht** „toxisch" wie in der westlichen Medizin, aber deckt sich natürlich im Falle mit einer als „stark giftig" bezeichneten Arznei, wie z. B. Radix Aconiti, auch mit dem „toxischen" Begriff.

Da sowohl in China wie auch im Westen der Begriff „giftig" sehr dehnbar ist, muß bei den

Mitteln, die nicht als „ungiftig" angegeben sind, nicht nur die Dosis, sondern auch die Konstitution, Alter des Patienten und Stärke der Erkrankung in Betracht gezogen werden. Außerdem sollte die Arznei nach deutlicher Besserung abgesetzt werden, um die größtmögliche Sicherheit zu gewährleisten.
Als Anhaltspunkt läßt sich jedoch noch sagen, daß aus o. g. Gründen der Begriff der Giftigkeit weit unter dem des Westens liegt. Würde man die modernen Chemotherapeutika nach chinesischen Gesichtspunkten klassifizieren, so müßten sie fast *alle* als „giftig" eingestuft werden, wie schon bei Porkert[152] erwähnt.
Die Giftigkeit kann durch Verarbeitung der Arznei deutlich vermindert werden. Richtig gekochter und als Arznei zubereiteter Aconitum z. B. ist um das fünf- bis zehntausendfache ungiftiger als die Droge in frischem Zustand.

Aszites: *Fu Shui*
Akkumulation von pathogenem Wasser im Abdomen. Bei Wang Qing-Ren heißt dies allerdings nur „*Gu*", d. h. Trommel, was sich leicht mit , (Meteorismus) verwechseln läßt. Bei dieser ist der Bauch zwar auch aufgedunsen, doch ist eher Luft und nicht Wasser dafür verantwortlich. Auch die typischen Venenschwellungen (Medusenhäupter) die Wang im Abschnitt *Gu Xia Yu Xue Tang* („Klassisches" Antistasisches Aszites Dekokt) beschreibt, weisen auf Aszites hin. Siehe auch unter **Tympanie** und **Mukus-Schleim**.

Atemnot: *Qi Shao*
Kurzatmigkeit, z. B. flaches, schnelles Atmen. Tritt häufig im Zusammenhang mit *Qi*-Leere auf.

attackieren: *Gong*
Therapieform der TCM, die sich durch Dezimieren von pathogenem *Qi* auszeichnet, z. B. mittels purgierender Arzneien, die den pathogenen Faktor angreifen und nach unten austreiben.

auflösen: *Jie*
Allgemeine Bezeichnung für die Beseitigung von pathogenen Faktoren oder pathogenen Energien, wie Toxinen (Entgiftung = *Jie Du*).

auflösen, dispergieren: *Xiao* (*Fa*)
Allgemeine therapeutische Methode, bei der pathogene Faktoren, meist Blutstase oder Schleim, eliminiert werden. Eine stärkere Form des Auflösens ist das Brechen der Blutstase, wozu blutstasebrechende Arzneimittel (Gruppe 3) verwendet werden. S. a. **Acht Methoden**.

ausleiten: *Xie*
Elimination von pathogenen Faktoren, meist Hitze oder Feuer. S. a. **abfließen**.

außen, Oberfläche: *Biao* (3. Ton)
Bezieht sich auf die äußerste Schicht des menschlichen Körpers, im Gegensatz zu **Innen, interior** (s. d.). Exogene pathogene Faktoren wirken zunächst auf die äußerste Schicht des Körpers ein und dringen weiter nach innen vor, wenn sie nicht durch das an der Oberfläche fließende ***Wei-Qi* (Abwehr-*Qi*)** oder durch Therapie (z. B. Diaphorese) beseitigt werden.

äußerlich, exogen: *Wai*
Von außerhalb des Körpers stammend. Bezieht sich auf pathogene Faktoren, die aus der Umwelt stammen und auf den menschlichen Körper einwirken.

Austrocknung: *Ku*
Dehydration, ein durch Verlust von Körperflüssigkeiten (Blutungen, Schwitzen, Durchfall usw.) verursachter Zustand, der in der TCM auch einen chronisch-latenten Zustand bezeichnen kann. Man spricht dann von *Yin*-Leere oder – spezifischer – von *Jin-Ye*-Leere (Leere von Körperflüssigkeiten).

B

Beleben der *Luo*-Gefäße: *Huo Luo*
Meist bei ***Bi*-Syndrom**, **Blutstase, Wind-Schlag** u. a. **Blockaden** verwendetes Verfahren des Durchgängigmachens der Leitbahnen und *Luo*-Gefäße, bei Schmerz und Paralyse. Hierbei werden viele blutbelebende und blutstasebrechende Arzneien, wie z. B. ***Chong*-Drogen**, und häufig auch heiße Arzneien eingesetzt. Beispiel: *Huo Luo Dan* (Pille zur Belebung der *Luo*-Gefäße)

Beruhigen des Leber-Windes: *Ping Gan Xi Feng*
Eine therapeutische Methode die die Hyperaktivität des Leber-*Yang* behandelt. Leber-Wind beruhigende Arzneimittel sind meist blutdrucksenkend. Obwohl aufsteigendes (auch: nach oben schlagendes) Leber-*Yang* (*Gan Yang Shang Kang*) nicht absolut mit Hypertonie identisch ist, bestehen dennoch große Überschneidungen (Kopfschmerz oder -druckgefühl, Schwindel, gerötete Augen etc.). Der aus aufsteigendem Leber-*Yang* oder extremer Hitze (*Re Ji Sheng Feng*) hervorgehende Leber-Wind hat außer Kopfschmerz, Schwindel, geröteten Augen usw. zusätzlich auch noch Zittern oder Konvulsionen der Glieder als Symptome.

Beruhigung des Geistes: *An Shen*
Eine Therapiemethode, bei der beruhigende oder supplementive Arzneimittel eingesetzt werden, um Nervosität, Reizbarkeit, Schlaflosigkeit u. a. zu behandeln. Die meisten Arzneimittel dieser Gruppe wirken jedoch weniger direkt als Sedativa oder Hypnotika der westlichen Pharmakologie, so daß auch weniger Nebenwirkungen (wie z. B. Tagesmüdigkeit) zu erwarten sind.

blaßweiß: *Dan Bai*
Meist mit blasser Gesichtsfarbe assoziiert. Blaß steht meist für Blutleere, also ein Blut-Leere-Syndrom. Weiß wird nach der Fünf-Phasen-Lehre mit Metall und dem Lungenfunktionskreis assoziiert.

Block, Obstruktion: *Bi*
Schmerz und/oder Taubheit, die durch eine Unterbrechung des *Qi*-Flusses in den Meridianen hervorgerufen wurden. Siehe unter **Blockaden** und **Verschluß-Syndrom**.

***Bi*-Syndrom:** *Bi Zheng*

Ein Krankheitszustand, bei dem durch pathogene Fakoren, wie z. B. Wind, Kälte, Nässe oder Hitze, eine Blockierung des *Qi* in den Meridianen oder Organen hervorgerufen wurde.

1. Das *Bi*-Syndrom der Meridiane manifestiert sich anatomisch in den Gliedern oder Gelenken durch starken Schmerz und z. T. durch Schwellung, Schweregefühl oder auch Entzündungszeichen. Krankheiten des rheumatischen Formenkreises, wie Weichteilrheumatismus, rheumatische Arthrose u. a., stimmen zwar nicht vollständig mit dem *Bi*-Syndrom überein, dennoch bestehen viele Gemeinsamkeiten und Überschneidungen.

Andere schmerzhafte Blockaden werden je nach topographischer Lage z. B. als Brust-*Bi* (Herzkrankheiten), Knochen-*Bi* oder Haut-*Bi* bezeichnet.

2. Ferner gibt es die heute eher seltene Bezeichnung der *Bi*-Syndrome der *Zang*-Organe. Sie werden als Leber-*Bi*, Herz-*Bi*, Milz-*Bi*, Lungen-*Bi* oder Nieren-*Bi* bezeichnet.
Siehe auch unter **Blockaden**.

Blockaden: *Bu Tong*

Blockaden sind generell alle Stasen der normalerweise fließenden Körperanteile, wie *Qi*, Blut, Körperflüssigkeiten (*Jin* und *Ye*). Letztere produzieren durch Eindicken Schleim und mukösen Schleim. Die Blockade einer vormals fließenden Substanz vermag auf Dauer auch die anderen Substanzen zum Stillstand zu bringen, wie z. B. Blutstase und *Qi*-Stagnation gegenseitig sowohl Ursache als auch Folge sein können.

Stagnation bezeichnet eine Blockade von *Qi*, Stase eine von Blut. Leber-*Qi*-Stauung oder Leber-Stauung ist eine spezifische Form der Stagnation, die durch Emotionen, gelegentlich auch durch interne Hitze hervorgerufen wird. Siehe unter **Stauung des Leber-Qi, Blut-Stauung, sechs Stauungen** und **emotionaler Stau**.

Blut beleben: *Huo Xue*

Den Blutfluß stimulieren. Eine Gruppe chinesischer Arzneimittel, die auf verschiedene Weise die Verlangsamung oder den Stau des Blutflusses behandeln. Man klassifiziert blutbelebende Arzneien heute in drei verschiedene Kategorien: blutharmonisierende Arzneien, blutbewegende Arzneien und blutstasebrechende Arzneien.

Blut regulieren: *Li Xue*

Therapiemethode, bei der Krankheiten auf der Blut-Ebene behandelt werden. Obwohl auch Blut nähren (*Bu Xue*), Blut kühlen (*Liang Xue*) und Blut wärmen (*Wen Xue*) gemeint sein kann, verwenden die meisten chinesischen Texte diesen Begriff für Blut stillen (*Zhi Xue*) und Blut beleben (*Huo Xue*). Blut beleben (*Huo Xue*) kann wiederum in drei Grade eingeteilt werden, nämlich 1. Blut harmonisieren (*He Xue*), 2. Blut beleben (*Huo Xue* oder *Hua Yu*) und 3. Blutstase brechen (*Po Xue* oder *Po Yu*).

Blut-*Lin*-Syndrom: *Xue Lin*

Schmerzhaftes Urinieren mit Trübung des Urins und Blutbeimischung. Siehe auch ***Lin*-Syndrom**.

Blutakkumulation: *Xù Xue*
Dieser Begriff wurde zuerst von Zhang Zhong-Jing im *Shang Han Za Bing Lun* (dem heutigen *Shang Han Lun*) gebraucht und zwar für eine Blutstase durch pathogene Hitze im Unteren Erwärmer mit Symptomen wie Schmerzen im unteren Abdomen und teilweisen psychischen Störungen (siehe Übersetzung *Jin Kui*, Kap. 16 und *Shang Han*, Vers 124 in Teil Drei dieses Buches „Klassische Texte zur Blutstase").

Nach Zhang wurde der Begriff generalisiert und stand als Oberbegriff sowohl für alle Arten von **Blutstase** als auch für **Blut-Stauung**. Erst nach Wang Qing-Ren und Tang Zhong-Hai wurde der Begriff wieder mehr in seiner ursprünglichen Bedeutung gebraucht.

blutig nadeln, Blut lassen: *Fang Xue, Ci Luo Fa*
Die *Ci Luo Fa* (Methode des Stechens der kleinen Gefäße) oder *Fang Xue Fa* (Blut ablassen), wie sie in Taiwan heißt, ist vielleicht älter als die Akupunktur selbst. Prof. Unschuld ist der Meinung, daß zur Zeit des *„Nei Jing"* im Altertum Chinas die Akupunkturpunkte vorwiegend auf diese Weise behandelt wurden, da sich die Nadelung mit feinen Nadeln erst später verbreitete. Der im westlichen Mittelalter so verbreitete und später als „unwissenschaftliche Wunderkur" verpönte Aderlaß hat nur wenig mit dieser Methode gemeinsam.

Die im *„Huang Di Nei Jing"* (*„Ling Shu"*: Xiao Zhen Jie, u. a.) ausführlich beschriebene Methode ist damals wie heute eine der schnellsten und effektivsten Methoden der manuellen Techniken. So beschrieb z. B. Zhang Zi-He, einer der vier Meister der Jin/Yuan Dynastien (12. Jh.), daß von allen Methoden, einschließlich Akupunktur, die blutige Nadelung die rascheste Genesung bei Schwindel, Augenkrankheiten und Kopf-Wind (Trigeminusneuralgie, Gesichtslähmung etc.) hervorbringt.

In Taiwan und Südchina ist diese Methode noch heute sehr weit verbreitet. Aus Angst vor Ansteckung mit HIV oder Hepatitisviren hat sie sich im Westen noch nicht weit verbreiten können. Doch dies könnte bei ungenügender Sorgsamkeit ebensogut bei der Blutabnahme und Akupunktur passieren.

Blutklumpen: *Yu Kuai*
Verklumpung des Menstruationsblutes, meist ein Hinweis auf Blutstase.

Blutstase: *Yu Xue*
Verlangsamung oder Anhalten des Blutflusses. Dieses kann sowohl durch exogene Einflüsse, wie Traumen, pathogene Kälte und Hitze, entstehen wie auch durch interne Leere-Syndrome, wie Blut-Leere durch Blutverlust, *Qi*-Leere, *Yang*-Leere, Erschöpfung duch lange Krankheit, Schwäche nach Verausgabung, und durch interne Fülle-Syndrome, wie *Qi*-Stagnation, emotionale Ausbrüche und körperliche Überanstrengung.

Das Blut kann sich in den Blutgefäßen stauen und dadurch unzählige pathogene Einflüsse auf den Körper und die Organe nehmen, es kann auch die Blutgefäße verlassen und entweder als hämorrhagische Diathese in Form von Unterhautblutungen usw. auftreten oder als Blutung den Körper verlassen. Dazu gehören Blutstühle, übermäßige Menstruation, Nasenbluten u. v. a.

Siehe auch unter „Hyperviskosität" im Hämorheologie-Glossarium.

blutstasebedingter Meteorismus: *Xue Gu*
Schwere abdominale Stauung durch Blutstase, indiziert durch Symptome wie schwarzer Stuhl, dunkler Urin und Caput Medusae. Da viele blutstaserelevante Arzneimittel einen guten Effekt auf Hepatitiden zeigen, ist auch hier ein Zusammenhang feststellbar.

Blut-Stauung: *Xue Yù*
Die Blut-Stauung ist eine Form der **Blockade**, die zu den **sechs Stauungen** gehört. Sie entsteht meist durch übermäßigen Ärger oder innere Verletzungen oder Verausgabung. Zhang Xi-Chun beschreibt in seinem *Yi Xue Zhong Zhong Can Xi Lu* (Essentielle Aufzeichungen über Chinesische und Westliche Medizin) im Abschnitt „Über *San Qi*" den Fall eines Hirtenjungen aus dem Nachbardorf, dem durch einen ziemlich derben Streich seiner Hirtenkollegen alle drei Ursachen für Blut-Stauung gleichzeitig widerfuhren:

Nachdem man ihn niedergehalten und die Hände auf den Rücken gefesselt hatte, bog man ihn weit nach vorn und steckte seinen Kopf in den Hosenlatz, der anschließend zugeschnürt wurde, so daß er stundenlang in dieser Position, die im Volksmund „die Gurke anschauen" heißt, in der Sonnenhitze auf der Weide verweilen mußte. Als man ihn fand, war er bereits ohnmächtig, konnte aber wieder zu Bewußtsein gebracht werden. Danach litt er jedoch unter einem ständigen Druck im Brustraum und konnte nicht mehr tief einatmen. Gelegentlich wurde er auch wieder ohnmächtig.

Als Zhang ihn behandelte folgerte er, daß die hilflosen Anstrengungen, sich aus der stickigen Hose zu befreien, zusammen mit der Wut und dem durch die Sonnenhitze bereits erhitzten Blut dazu führten, daß das Blut nach oben in den Brustraum stieg und dort stillstand, weil es nicht mehr zirkulieren konnte, so daß daraus ein Blut-Stau entstand.

Nach zwei Verabreichungen von pulverisiertem *San Qi* (Radix Notoginseng) kam das Blut wieder in Bewegung und es traten keine Symptome mehr auf.

Wie man an diesem Krankenbericht sieht, sind hier sowohl pathogene exogene Hitze des Blutes, Verausgabung, Stau des Leber-*Qi* durch Ärger und evtl. auch innere Verletzungen vorhanden (Zhang beschreibt zwar nicht, ob der Hirtenjunge auch getreten oder verprügelt wurde, aber es scheint relativ wahrscheinlich), so daß man ebensogut auf Blutstase schließen könnte. Daher läßt es sich in der klassischen Literatur oft nicht genau unterscheiden, ob der Autor Blutstase oder Blut-Stauung meint, da letztere erst seit Wang Qing-Ren genauer definiert wurde. Solange jedoch eine Anamnese und genaue Syndromdifferenzierung gemacht wird, bestehen therapeutisch keine Probleme. Siehe auch unter **Blockade**, **sechs Stauungen, Blutakkumulation** und **Blutstase**.

brechen: *Po*
Siehe **dispergieren**.

Brust-Bi: *Xiong Bi*
Die *Brust-Bi-Erkrankung*, im Chinesischen „*Xiong Bi*", wie sie im *Jin Kui Yao Lüe* beschrieben wurde, äußert sich in erster Linie durch ein Druck- oder Spannungsgefühl im Brustraum, weniger durch intensiven Schmerz. Dies entspricht bei der Koronaren Herzkrankheit dem leichten Anfangsstadium bzw. einer untypischen Erkrankung, wie z. B. bei schmerzlosen Angina-pectoris-Anfällen oder stummen Myokardischämien und -infarkten. Schwerere Erkrankungen und solche, die sich durch mehr Schmerz auszeichnen, stimmen eher mit den

Syndromen „Herz-Schmerzen“ *„Xin Tong“* überein, wie im *„Nei Jing Su Wen“* beschrieben (Schmerz in der Brustmitte, bis unter die Rippen, Schmerzen bis in die Schultern und Rücken ziehend, usw.), oder aber mit dem „vernichtenden Herzschmerz“ *„Jue Xin Tong“*, der im *„Ling Shu“* erwähnt wird (Schmerz, wie ein Stich in das Herz, mit kalten Händen und Füßen, kaltem Schweißausbruch und Schwächegefühl ..). Diese beiden Formen entsprechen also eher instabiler Angina pectoris oder akutem Myokardinfarkt.

Noch schwerer wiegt demnach der „absolute (wörtl. wahre) Herzschmerz“ *„Zhen Xin Tong“*, der in seiner Symptomatik absolut dem akuten Infarkt entspricht. Er wurde ebenfalls schon im *„Ling Shu“* wie folgt beschrieben: „Zyanose der Hände und Füße bis an die Gelenke, extremer Schmerz, am Morgen beginnend führt er am Abend schon zum Tode und am Abend beginnend folgt der Tod am Morgen ...“. Die in den Klassikern genannten Namen der Krankheiten werden also nach ihrem Schweregrad in Brust-*Bi*, Herzschmerzen, dem vernichtenden Herzschmerz und schließlich den absoluten Herzschmerz eingeteilt.

C

***Chong*-Drogen, Insektendrogen**: *Chong Lei*
Arzneidrogen, die aus Reptilien, Arthropoden und Krustentieren gewonnen werden. Die meisten darunter gelten als stark blutbelebend oder blutstasebrechend.

***Cun*, Fingerzoll:** *Cun*
Eine zum Körper proportionale Meßeinheit zur ungefähren Lokalisation von Akupunkturpunkten. Ein *Cun* entspricht etwa der Länge der medialen Phalangen des Mittelfingers.

Cun, Guan, Chi oder ***„Cun Kou“*** (Öffnung des *Cun*)
Drei Pulsstellen über der A. radialis: *Cun* ist die distale Position, *Guan* die mittlere Position und *Chi* proximale Position. *Guan* liegt direkt über dem Radiusfortsatz auf der Arterie, *Cun* distal und *Chi* proximal davon.

D

Dekokt: *Tang*
Eine arzneiliche Darreichungsform, bei welcher die Arzneimittel in Wasser gekocht werden, um ihnen ihre aktiven Wirkstoffe zu entziehen.

Diaphorese: *Fa*
Ausfließen von pathogenen Faktoren zusammen mit dem Schweiß, entweder als Reaktion des Körpers auf pathogene Faktoren oder mittels schweißtreibenden Arzneimittel als Therapie induziert.

Disharmonie: *Bu He*
Funktionelles Ungleichgewicht zwischen Organen oder Bereichen (*Ying, Wei, Qi* und Blut).

dispergieren: *San*
Das therapeutische Verteilen von gestautem *Qi* oder pathogenen Faktoren.

Drehschwindel, Schwindel: *Yun*
Ein subjektives Drehgefühl, in der TCM oft mit aszendierendem Leber-*Yang* in Verbindung gebracht.

durchgängig machen: *Shu*
Therapeutisches Prinzip mit zwei Bedeutungen:

1. Das Öffnen eines verstopften Kanals, wie z. B. eines *Luo*-Gefäßes, durch das z. B. nach Wind-Schlag kein natürliches *Qi* mehr fließt und daher taub und bewegungsunfähig wird.

2. Die Förderung des Flusses von stagniertem Leber-*Qi* (*Gan Qi Yu Jie*), das sich, z. B. durch aufgestaute **Emotion** (unterdrückter Ärger), als Syndrom manifestiert. Siehe auch **emotionaler Stau**

E

Elixier: *Dan*
Ursprüglich eine Bezeichnung für alchemistische Formeln zur Lebensverlängerung, die von der sog. *Wai-Dan* (Äußeres Elixier)-Schule verwendet wurden und sich vorwiegend aus z. T. giftigen Metallen zusammensetzten. Später stand die Bezeichnung *„Dan"* für Arzneizubereitungen in Pillen- oder Pulverform, die aus besonders edlen oder teuren Bestandteilen hergestellt wurden. Diese Bezeichnung hat sich bis heute erhalten, so daß man Fertigarzneien wie z. B. *Tian Wang Bu Xin Dan* sowohl mit „Herz tonisierendes Elixier des Himmelskönigs" als auch mit „Herzstärkende Pille des Himmlischen Kaisers" übersetzen könnte. Die erste Übersetzung ist wortgetreuer, die zweite hört sich besser an.

Emotion: *Qing Zhi*
Hier verwendet für die Gefühle als Teil des menschlichen Körper/Geist-Komplexes im Sinne der TCM-Physiologie und -Pathologie.

Die im *„Huang Di Nei Jing"* genannten sieben Emotionen sind: *Xi, Nu, Bei, Si, Kong* und *Jing*, d. h. Überschwang, Ärger, Trübsal, Grübelei, Sorgen, Angst und Schreck (bei anderen Autoren teilweise auch anders übersetzt). Im Fünf-Wandlungszustände-Modell werden sie folgenden Wandlungszuständen (Elementen) zugeordnet:

Überschwang = Feuer, Ärger = Holz, Trübsal und Sorge = Metall, Grübelei = Erde, Angst und Schreck = Wasser. Nach der TCM-Pathologie schadet ein Übermaß an diesen Emotionen dem entsprechenden Organ, also z. B. überschwengliche Freude schadet dem Herz (Feuer), übermäßige Wut der Leber (Holz) usw.

Das *„Nei Jing Su Wen"* (Innerer Klassiker, Abschnitt: Einfache Fragen), im Kapitel *Sheng Tong Lun* sagt ferner über den schädlichen Einfluß der Emotionen auf das physiologische *Qi*, bzw. den *Qi*-Fluß:

„Ärger läßt das Qi hochwallen, Überschwang zerstreut das Qi, bei Trübsal verwittert das Qi, Angst läßt das Qi nach unten schießen, bei Kälte zieht sich das Qi zusammen, Hitze läßt das Qi ausfließen, Schreck bringt den Qi-Fluß durcheinander, Verausgabung verbraucht das Qi, Grübelei läßt das Qi stocken."

emotionaler Stau: *Qing Zhi Bu Shu*
Störung der normalen Gefühlsaktivität, wie Frustration, Depression, unterdrückter Ärger usw., die sich als funktionelle oder organische Störung manifestiert. Siehe auch **durchgängig machen**.

erbrechen: *Ou Tu*
Wörtlich „Würgen (*Ou*) und Erbrechen (*Tu*)", also Übelkeit mit Brechreiz ohne Vomitus und Erbrechen von Mageninhalt. Da im modernen Chinesisch zusammen gebraucht, wird es auch meist nicht getrennt übersetzt. Im Gegensatz dazu steht der Ausdruch „*Gan Ou*", trockenes Würgen, der immer dann gebraucht wird, wenn keine Substanzen, außer evtl. vermehrte Speichelbildung, ausgespuckt werden.

Erschöpfung: *Lao*
Erschöpfung entsteht durch lange Krankheit, starke emotionale Überanstrengung (s. **Emotion**) oder falsche Ernährungs- oder Lebensgewohnheiten, die das *Qi* der *Zang*-Organe, besonders der Milz, schädigen und zu pathogenem **Feuer** (siehe dort) führen können.

Typische Symptome sind allgemeine Schwäche, Kurzatmigkeit schon bei kleinen Anstrengungen, erhöhte Temperatur, spontane Schweiße ohne Anstrengung, Rastlosigkeit und Reizbarkeit.

erweichen (von Verhärtungen): *Ruan Jian*
Therapeutische Maßnahme, bei der Verhärtungen und Verklumpungen wie abdominale Massen (Resistenzen) durch erweichende Arzneien verkleinert und aufgelöst werden. Diese Methode wird oft bei Tumoren (z. B. Lymphomen) angewendet. Siehe auch unter **Anhäufungen und Ansammlungen, Konkretionen und Kongelationen** und **Klumpen**.

erweichen der Leber: *Rou Gan*
Therapeutisches Verfahren mit blutnährenden Arzneien zur Behandlung von Leber-*Yin*-Leere oder Blut-Leere der Leber. Typische Symptome sind u. a. trockene Augen und Mund, schlechter Schlaf mit vielen Träumen, Schwindel und Ohrensausen und ein schwacher oder feiner Puls.

F

Fen: *Fen*
In der TCM Chinas heute ein Hundertstel eines *liang*, oder 0,3 Gramm. Überblick der Gewichtseinheiten s. u. **Gewichtseinheiten**.

Feuer, pathogenes: *Huo*
Im Gegensatz zum ministeriellen Feuer des Lebenstores *Ming Men*[153], das als Quelle der Lebensernergie gilt und dem Feuer der fünf Wandlungszustände, ist das Feuer in der Pathologie der TCM einer der sechs (pathogenen) Exzesse (*Liu Yin*), der als eine Form der Hitze gilt, jedoch im Gegensatz zu Wind, Trockenheit, Nässe und Kälte nur als internes Pathogen auftritt. Dennoch kann sich z. B. exogener WIND auch in „endogenes" FEUER[154]

verwandeln. Pathogenes Feuer ist wie Wind, Trockenheit und Sommerhitze ein *Yang*-Pathogen, das sich durch die Hyperaktivität oder Entzündung eines Organs äußert.

Auch endogene pathogene Einflüsse können zu Feuer führen: Intensive emotionale Reize wie die fünf **Emotionen** (Überschwang, Ärger, Trübsal, Sorgen und Angst) können ebenfalls zur Bildung von pathogenem Feuer führen. Siehe auch unter **Hitze** und **Hitzeerzeugung**.

Flüssigkeiten erzeugen: *Zeng Ye* oder *Sheng Jin*
Therapeutische Methode der Supplementation zur Behandlung von innerer Trockenheit oder Leere der Körperflüssigkeiten.

***Fu*-Organe:** *Fu*
Die *Fu*-Organe oder Arbeitsorgane stehen für die sechs dem *Yang* zugeordneten Organe Gallenblase, Dünndarm, Magen, Dickdarm, Blase und Dreifacher Erwärmer), deren Funktion es ist, Nahrung zu verdauen, deren essentielle Bestandteile zu absorbieren und deren überflüssige Bestandteile auszuscheiden. Eine Ausnahme bildet die zwar an der Verdauung beteiligte Gallenblase, die aber außerdem auch Gallensaft *speichert* wie die *Zang*-Organe (Speicherorgane) und daher auch gleichzeitig zu den außergewöhnlichen Organen gehört.

fühlbare Hitze: *Zhuo Re*
Hitze, die auch objektiv durch Palpation wahrgenommen werden kann, im Gegensatz zu subjektiven Hitzegefühlen, wie z. B. durch *Yin*-Leere erzeugte **Hitze der fünf Zentren**.

Fülle und Leere: *Xu Shi*
Leere (*Xu*, auch Inanitas oder Depletion, in englisch – je nach Autor – asthenia-syndrome, vacuity, emptiness, weakness etc. pp.) bedeutet im Sinne der Acht Parameter Syndromdifferenzierung die Schwäche des **korrekten *Qi*** im Gegensatz zu Fülle (*Shi*, Repletion, in englisch sthenia-syndrome, repletion, fullness usw.), das für die Stärke des pathogenen Faktors steht.

Je nach betroffenem Organ äußert sich Leere und Fülle anders; Leere häufig durch Unterfunktion, Schwäche und verringerter Widerstandskraft gegenüber pathologischen Einflüssen, Fülle dagegen häufig durch Überfunktion, Stauung (Blut, *Qi*, Verdauung), entzündliche Prozesse oder Anstauen von Substanzen (muköser Schleim, Schleim, **Anhäufungen** und **Ansammlungen, Konkretionen** und **Kongelationen**). So ist z. B. Fieber ein typisches Fülle-Symptom und Kraftlosigkeit ein typisches Leere-Symptom.

Fünf Arten der Erschöpfung: *Wu Lao Suo Shang*
Funktionelle Störungen von *Qi*, Blut, Muskeln, Knochen und Sehnen, die durch Überanstrengung derselben entstehen. Siehe auch **Erschöpfung**

G

Gallopierendes Schweinchen-Syndrom: *Beng Tun*
Ein erstmals von Zhang Zhong-Jing im *Shang Han Lun* genanntes Syndrom, das meist auf Nieren-Leere hinweist. Es wird als ein Gefühl beschrieben, als ob eine Substanz oder ein Gas

vom Abdomen aus nach oben durch den Brustkorb bis in die Kehle aufsteigen würde. Es gehört, wie auch das *Pi*-Klumpengefühl (s. **Klumpen**), zu den fünf **Akkumulationen** (*Wu Ji*).

***Gan* des Zahnfleisches:** *Ya Gan*
Schwellung, Rötung und Ulzeration des Zahnfleisches, deren Ursache häufig Wind-Hitze-Pathogene sind. Siehe auch unter ***Gan*-Mangelsyndrom**.

***Gan*-Mangelsyndrom:** *Gan Ji*
Was bei Erwachsenen ein **Erschöpfungs**-Syndrom (*Lao*) der Milz bildet, führt bei Kindern zum *Gan*-Mangelsyndrom. Seine Zeichen sind u. a. ein gelber Teint (= Wandlungsphase Erde, Milz), trockene Haut und Haare, Müdigkeit und ausdruckslose Augen.
Wang Qing-Ren schrieb dazu:

„... da die Krankheitsursache meist in der Überfütterung mit Milch zu finden ist. Wenn zuviel Fettes und Süßes nicht mehr absorbiert werden kann, staut es sich im Magen, der Nahrungstransport wird gestört und der Magen-Darm-Trakt nimmt allmählich Schaden. Auf diese Weise entwickelt sich aufstauende Hitze. Wird diese Hitze immer größer, so entwickelt sich das Gan-Mangelsyndrom, Qi und Blut werden reduziert, die Körperflüssigkeiten (Jin-Ye) trocknen aus."

Siehe dazu Wang Qing-Rens Beschreibung im *„Yi Lin Gai Cuo"*, zweiter Teil unter Indikationen für *Tong Qiao Huo Xue Tang* (Sensorien öffnendes blutbelebendes Dekokt), Nr. 14. Infantile Malnutrition (*Gan*-Syndrom, Mangelernährung).

Es bestehen hierbei Überschneidungen mit schulmedizinisch definierten Krankheiten wie Malnutrition und Wurmbefall bei Kleinkindern.

Gefäß: *Mai* (*Mo*)
Eine Ader, in der das Blut oder *Qi* fließt. *„Mai"* kann auch in anderem Zusammenhang **Puls** bedeuten.

Geist: *Shen*
Abstraktes Prinzip, das für gesundes physiologisches Arbeiten des Geistes, d. h. des Bewußtseins, steht.

In weiterem Sinne steht das Wort *Shen* in der TCM-Diagnose auch für die gesunde physiologische Funktion von Organen, deren Ausdruck sich z. B. im *Shen* der Zunge und dem *Shen* des Pulses widerspiegelt.

Geschmacksqualität, sapor: *Wei*
Urprünglich wahrscheinlich die reine geschmackliche Wahrnehmung von Speisen und Arzneisubstanzen, die im Laufe der Jahrtausende weiter abstrahiert wurde und heute meist für bestimmte Eigenschaften von Arzneimitteln steht. Aus diesem Grunde empfinden wir manche als süßlich eingeordnete Substanzen nicht als süß. *Bai Zhu* (Rhizoma Atractylodis Macrocephalae) z. B. wird als bitter und süß beschrieben, schmeckt aber eher bitter, so daß von süß hier nicht die Rede sein kann. Der Grund ist, daß das „süß" hier gleichbedeutend mit tonisierend (*Bu*) ist, da *Bai Zhu* ein *Qi* supplementives Mittel ist. Es gibt insgesamt sieben Geschmacksqualitäten, die alle den fünf Wandlungsphasen zugeordnet werden können:

Scharf (*Xin*): Zerstreut pathogenes *Qi* (*Xie Qi*) welches die äußere Körperschicht (*Biao*) befallen hat, fördert die Zirkulation von *Qi* und Blut (*Xue*). Daher geeignet für die Behandlung von Krankheiten des Äußeren (z. B. mit *Ma Huang* oder *Gui Zhi*, d. i. Ephedra, Zimtzweige) sowie *Qi*-Stagnation (z. B. *Chen Pi, Mu Tan*, also Orangenschalen, Sandelholz) und Blutstase (z. B. *Hong Hua*, Carthamus).

Süß (*Gan*): Stärkt, nährt und tonisiert, besonders Magen und Milz, die es auch harmonisiert, ferner beruhigt das Süße akute Symptome wie Schmerz und Spasmen. Daher geeignet für die meisten Leere-Syndrome, Magen-Milz-Dysfunktionen und akute Störungen (typische Vertreter dieser Gattung sind z. B. Ginseng und Süßholz)

Geschmacklos (*Dan*): Vertreibt Nässe und wirkt diuretisch, was diese Geschmacksqualität geeignet macht für alle den Flüssigkeitshaushalt betreffenden Syndrome wie Harnverhaltung, Ödeme u. ä. (*Lai Fu Zi* und *Che Qian Zi*, also getrockneter Rettich und Breitwegerichsamen sind zwei seiner typischen Vertreter).

Sauer (*Suan*): Wirkt sammelnd und adstringierend, festigend und stopfend und wird daher u. a. für Diarrhö, chronisch vermehrten Urin, Ausfluß, Schweißbildung und andere Flüssigkeitsverluste verwendet (z. B. *Rou Dou Kou, Wu Wei Zi* also Muskatnuß, Fructus Schisandrae)

Adstringierende Mittel sind in ihrer Wirkung den saueren etwa gleichzusetzen (z. B. Galläpfel *Wu Bei Zi*), doch werden sie besonders bei Verlust von Körperflüssigkeiten eingesetzt.

Bitter (*Ku*): Wirkt Nässe trocknend (*Long Dan Cao*, chinesischer Enzian), Hitze und Feuer purgierend (*Shi Gao*, kristalliner Gips und *Lu Gen*, Schilfrohr), senkt kontravektives aufsteigendes *Qi* (*Xing Ren*, Bittermandeln) und wirkt abführend im Sinne der Darmentspannung (*Da Huang*, Rhabarber, *Fan Xie Ye*, Sennesblätter). Diese Gruppe ist zum Behandeln von Fülle-Syndromen wie Hitze und Kälte, also z. B. Husten mit Dyspnoe, Vomitus und Obstipation geeignet.

Salzig (*Xian*): Erweicht Verfestigungen und Verhärtungen wie Lymphdrüsenschwellungen und Gicht (*Hai Zao*, Seetang und *Hai Ge Ke*, Muschelschalenpulver) und hat ebenfalls (wie bitter) z. T. ausleitende Wirkung im Sinne der Lösung und Beseitigung abdominaler Massen (Resistenzen) (z.B. *Mang Xiao*, Glaubersalz).

Zusammenfassend hier Geschmacksqualität, zugeordnetes Organ und Wandlungszustand und therapeutische Wirkung im Sinne der chinesischen Pharmakologie:

Sauer (oder zusammenziehend)	Bitter	Süß (oder fade)	Scharf	Salzig
Leber, Holz	Herz, Feuer	Milz, Erde	Lunge, Metall	Niere, Wasser
sammelnd, festigend, stopfend	trocknend, kühlend	nährend, tonisierend, (diuretisch)	zerstreuend	erweichend, ausleitend

Gewichtseinheiten in China und Taiwan

1 *Jin* = 500 g = 10 *liang*	1 *Jin* = 500 g = 16 *liang*	1 *Jin* = 600 g = 16 *liang*
1 *liang* = 50 g	1 *liang* = 31, 25 g	1 *liang* = 37,5 g
1 *qian* = 5 g	1 *qian* = 3,125 g	1 *qian* = 3,75 g
1 *fen* = 0,5 g	1 *fen* = 0,3125 g	1 *fen* = 0,375 g
1 *li* = 0,05 g	1 *li* = 0,03125 g	1 *li* = 0,0375 g
1 *hao* = 0,005 g	1 *hao* = 0,003125 g	1 *hao* = 0,00375 g
Heute in der VR China (Markt)	China vor 1979 und heute in der TCM	Taiwan heute in TCM und allgemein

Gliederschwere: *Kun*
Rein körperliche Müdigkeit oder Abgeschlagenheit, die oft bei Nässe-Syndromen oder Milz-Leere auftritt und durch die mangelnde Umwandlung von Flüssigkeiten seitens der Milz entsteht. Die geistige Leistungsfähigkeit ist davon nicht betroffen, was differentialdiagnostisch von Bedeutung ist.

Globusgefühl: *Mei He Qi*
In der Homöopathie als „Globus hystericus" bezeichnetes subjektives Fremdkörpergefühl im Schlund oder im Brustraum unterhalb des Halsansatzes, das sich weder verschieben noch auflösen läßt. Es tritt meist bei emotional bedingtem Stau des Leber-*Qi* auf. Dieses Symptom wurde zuerst von Zhang Zhong-Jing in seinem *Shang Han Za Bing Lun* (heute: *Jin Kui Yao Lüe*) beschrieben und dort mit *Ban Xia Hou Po Tang* (Pinellia und Magnolia Dekokt) behandelt.

grauweiß: *Cang Bai*
Von *Cang*, schwarzblau; *Bai*, weiß: Ein blasser Teint mit leicht zyanotischem Einschlag. Eine solche Gesichtsfarbe tritt oft bei bewußtlosen oder Schock-Patienten auf.

H

Hämatemesis: *Ou Xue*
Das Erbrechen von Blut aus dem Magen oder der Speiseröhre. Oft ein Zeichen von Hitze des Blutes (*Xue Re*).

Hämaturie: *Niao Xue*; *Sou Xue*
Blut im Urin.

halten, des Blutes in den Gefäßen: *She Xue*
Die Eigenschaft, das Blut in den Gefäßen zu halten, wird in der TCM dem *Qi* und der Milzfunktion zugeschrieben. Aus der Sicht der Hämatologie handelt es sich hierbei um die physiologische Gefäßwanddichte, die z. B. durch bestimmte Infektionskrankheiten nachläßt und zu Hämorrhagien in die Gefäßumgebung führt.

Harnblock: *Niao Bi, Long Bi*
Harnverhaltung, die Unfähigkeit zu urinieren trotz voller Blase.

Hemiplegie: *Ban Shen Bu Sui*
Im Altertum sprach man vom Vertrocknen (*Ku*) einer Körperseite nach dem Apoplex (s. **Wind-Schlag**), weil das *Yuan-Qi* die eine Körperhälfte nicht mehr ernähre. Wang Qing-Rens berühmte Rezeptur „ *Bu Yang Huan Wu Tang*“ (Fünf-Zehntel Dekokt) bedeutet daher wörtlich: *Yang* suppletives, die (fehlenden) Fünfe zurückholendes Dekokt. Wie Wang im Text erklärt, ist die Hemiplegie durch fehlende fünf von den vollen zehn Anteilen des *Yuan-Qi* bedingt, was den Namen erklärt.

herausbringen: *Tou*
Das therapeutische Heraustreiben eines latenten Pathogens auf die äußere Ebene oder die Hautebene, wie z. B. das Fördern der Masereruptionen zur schnelleren Abheilung und Vorbeugung des Fortschreitens auf eine innere Ebene.

Herz: *Xin*
1. *Zang*-Organ, das außer der Funktion des Herzens im Sinne der Schulmedizin auch verschiedene geistige Funktionen hat (siehe ***Shen***).
2. Region unterhalb des unteren Endes des Sternums, das sowohl das anatomische Organ Herz als auch das anatomische Organ Magen miteinbeziehen kann, da der Ausdruck „*Xin Xia*“, also „unter dem Herz“ sich auf das Epigastrium bezieht. Auch im *Xie Xin Tang* (Epigastrium entlastendes Dekokt) ist dies der Fall.
3. In feststehenden Ausdrücken wie „*Wu Xin*“ (wörtl. Fünf Herzen) bedeutet das Wort „*Xin*“ Zentrum oder Sammelpunkt. Siehe auch unter **Hitze der fünf Zentren**.

Herzjagen: *Zheng Chong*
Herzjagen bezeichnet ein deutlich spürbares, beschleunigtes Klopfen des Herzens im gesamten Brustraum, das im ganzen Brustraum wie ein „Pumpen“ spürbar ist. Dieses Gefühl ist stärker als **Herzklopfen** und hält auch länger an. Während letzeres sowohl auf Fülle wie auch auf Leere hindeuten kann, gehört Herzjagen zu den Symptomen eines Leere-Syndroms.

Herzklopfen: *Xin Ji*
Ein spürbares, deutliches Klopfen des Herzens, manchmal mit Erschöpfung oder emotionalen Einflüssen verbunden. Siehe auch **Herzjagen**.

Hitze: *Re*
1. Hitze kann sich auf pathogene Faktoren wie Sommerhitze, Wind-Hitze, Nässe-Hitze beziehen, aber auch auf eine durch Überaktivität des *Yang-Qi* entstandene endogene Hitze, die sich im Körper in Feuer umwandeln kann. Ganz allgemein deutet Hitze als pathogener Faktor auf Temperaturerhöhung oder Fieber, Entzündungen oder Rötung der Haut oder subjektive Hitzegefühle.
2. Hitze als Gegensatz zu Kälte, im Sinne der acht Arten von Syndromdifferenzierung: Hier

weist Hitze auf eine *Yang*-Erkrankung und oft (außer bei falscher Hitze durch *Yin*-Leere) auch auf einen Füllezustand hin. Typische Symptome sind Abneigung gegen Hitze oder heiße Getränke (auch: Vorliebe für kühle Raumtemperatur und kalte Getränke), ein roter Zungenkörper mit gelbem Belag und ein beschleunigter Puls sowie Hautrötungen usw.

Hitze der fünf Zentren: *Wu Xin Fan Ri*
(wörtl. „Hitze der fünf Herzen", wobei Herz hier für Zentrum steht) *Yin*-Leere-Syndrom, das sich z. B. oft zur *Yin*-Zeit, also nachts durch heiße Fußsohlen zeigt.

Hitzeerzeugung: *Hua Re*
Dieser Begriff bezieht sich meist auf die Pathogenese von Feuer. So kann z. B. Wind oder ein exogener pathogener Faktor sich im Körper in Hitze oder Feuer verwandeln. Letzteres ist der Fall, wenn eine fiebrige Infektionskrankheit (*Wen Re Bing*) in die *Qi*-Ebene eindringt und hohes Fieber entsteht. Weitere Symptome sind erhöhte Reizbarkeit und Abneigung gegen Hitze, trockener Mund und trockene Lippen, mit Durst, beschleunigtem Puls und rotem Zungenkörper, oft mit gelbem Belag. Bei Schädigung der Körpersäfte finden sich auch dunkler, spärlicher Urin und harter, trockener Stuhl oder Stuhlverstopfung.

Eine Überaktivität des *Yang-Qi* kann jedoch auch zu endogener Hitzebildung führen, welche sich meist als **Feuer** manifestiert. Siehe auch unter **Hitze** und **Feuer**.

Hyperaktivität: *Kang*
Fast immer bezogen auf eine überstarke Aktivität des *Yang*-Anteils eines Organs, z. B. durch ungenügende Kontrolle eines schwachen *Yin*-Anteils wie bei emporschießendem *Yang* der Leber (*Gan Yang Shang Kang*). Es beruht auf Verlust der Balance von *Yin* und *Yang*, wie sie in den theoretischen Grundlagen der TCM beschrieben ist.

I

Ikterus: *Huang Dan*
Ein Ikterus, wie in der Schulmedizin definiert, ist nicht absolut mit der Gelbsucht (*Huang Dan*) der Chinesischen Medizin identisch. Zum einen wird sie in der TCM weiter in *Yin*-.und *Yang*-Gelbsucht unterteilt, zum anderen muß sich die *Yin*-Gelbsucht (*Yin-Huang Dan*) nicht unbedingt durch eine deutliche Gelbfärbung auszeichnen, sondern definiert sich auch durch andere Symptome.

***Yang*-Gelbsucht (*Yang-Huang Dan*)**	***Yin*-Gelbsucht (*Yin-Huang Dan*)**
Gelbfärbung der Haut und Skleren, Fieber, Appetitlosigkeit und Übelkeit, trockener Mund mit bitterem Mundgeschmack, Schmerz im Rippenbogenbereich, ein gelber, klebriger Zungenbelag (*Huang Ni Tai*) und ein saitenförmiger beschleunigter oder schlüpfriger beschleunigter Puls.	Evtl. Gelbfärbung der Skleren und fahle, glanzlose Gelbfärbung der Haut (kann auch nicht vorhanden sein), erhöhte Tagesmüdigkeit und leichte Ermüdbarkeit, Inappetenz (dennoch auch oft Gewichtszunahme), ein blasser Zungenkörper und ein dicker, klebriger Zungenbelag sowie ein feiner und tiefer, schwacher oder langsamer Puls

Während die *Yang*-Gelbsucht meist in akuten Fällen, z. B. von Virus-Hepatitis, zu finden ist, tritt die *Yin*-Gelbsucht vorwiegend bei chronischen Leberentzündungen auf.

innen, interior: *Li*

Dieser Begriff bezieht sich auf tieferliegende Schichten des Körpers, wie z. B. die *Zang Fu*-Organe, im Gegensatz zu den Meridianen. In der aus Zhang Zhong-Jings *Shang Han Lun* entstandenen Diagnose der sechs Doppelmeridiane (*Liu Jing Bian Zhen*) bezieht sich **innen** auf den *Yang-Ming*-Doppelmeridian und die drei *Yin*-Doppelmeridiane (*Tai Yin, Shao Yin, Jue Yin*). Der *Shao-Yang*-Doppelmeridian wird als halb-außen-halb-innen angesehen. Siehe auch unter **außen, Oberfläche**.

Insuffizienz: *Bu Zu*

Abwesenheit einer Substanz oder Unvollständigkeit einer Funktion, z. B. Milz-Magen-Insuffizienz oder Insuffizienz des Abwehr-*Qi*.

Integrierte Chinesische Medizin: *Zhong Xi Yi Jie He*

Eines der drei medizinischen Systeme Chinas, bei welcher die Integration von Wissenschaft und Schulmedizin in die Traditionelle Chinesische Medizin als Weiterentwicklung und Ergänzung der Chinesischen Medizin betrieben wird.

Ihr Ziel ist eine Steigerung der Diagnose und Therapieeffizienz durch eine breitere Auswahl und gegenseitige Ergänzung der westlichen und östlichen Medizinsysteme. Widersprüche der, in ihren theoretischen Grundlagen, verschiedenen Systeme werden dadurch vermieden, daß der Anwender der Integrierten Chinesischen Medizin lernt, sein Denken so flexibel zu schulen, daß er eine Krankheit oder einen pathologischen Zustand abwechselnd aus beiden Perspektiven betrachten kann.

Dazu folgendes Beispiel: Das klassische *Yang* tonisierende Arzneimittel, das bei männlicher Unfruchtbarkeit, einem typischen *Yang*-Leere-Zeichen, in der TCM eingesetzt wurde, ist *Lu Rong* (Cornu Cervi Parvum). Handelt es sich nun um Aberglaube oder haben die Hörner des brünstigen Hirsches tatsächlich eine Wirkung auf die Fruchtbarkeit?

Laut verschiedener Forschungsberichte von japanischer und chinesischer Seite enthält das als Arzneimittel zubereitete Horn außer MAO-Hemmern, Lysophosphat-1-cholin, Chondroitin Sulfat A, Gangliosiden und organischen Glucosen auch weibliche Sexualhormone, jedoch keine männlichen Sexualhormone. Männliche Ratten und Mäuse mit Resektion der Gonaden zeigten, wie Bensky zitiert, keine typischen sexuellen Reaktionen nach Gaben von *Lu Rong*. Heißt das also, daß *Lu Rong* ein *Yin*-Tonikum ist?

Neueste schottische und amerikanische Studien, in NATURE[155] veröffentlicht, zeigen, daß sich Östrogen bei Männern in den ausführenden Samengängen gehäuft findet und dort für die Eindickung des Spermas durch Reabsorption der wässrigen (Wasser = *Yin*) Flüssigkeiten sorgt und wahrscheinlich auch für die Reifung der Spermien (Nähren = *Yin*) verantwortlich ist. Eine Abwesenheit von Östrogen oder dessen Rezeptoren resultiert in mangelnder männlicher Fruchtbarkeit (*Yang*-Leere).

Gibt man also *Lu Rong* oder *Yin Yang Huo* (Herba Epimedii), *Tu Si Zi* (Semen Cuscutae), alles *Yang*-Tonika, die u. a. Phytohormone und Östrogen stimulierende Substanzen enthalten, so können viele Infertilitätsstörungen bei Männern beseitigt werden. Natürlich muß eine durch Syndromdifferenzierung abgeklärte Indikation vorliegen, da es ja auch andere Fruchtbarkeitsstörungen gibt. Dennoch zeigt dieser Exkurs von der TCM über die Pharmakologie in die Physiopathologie wie leicht sich ein solcher Kreis in der Integrierten Chinesischen Medizin schließen läßt.

K

kalt: *Han*

(Adj.) Eigenschaft bestimmter Arzneimittel, die zum Kühlen von Hitze eingesetzt werden.

Kälte: *Han*

Einer der sechs pathogenen Exzesse. Siehe auch unter **sechs Exzesse, Hitze und Feuer**.

Kältesyndrom: *Zheng Han*

Durch pathogene **Kälte** verursachte Zeichen wie z. B. Abneigung gegen Kälte, Verlangen nach Wärme und warmen Getränken, kalte Glieder, zusammengekrümmte Haltung usw.

kühlen, klären: *Qing*

Eine therapeutische Methode zur Beseitigung von pathogener Hitze.

klar: *Qing*

Pur oder nichtmateriell (z. B. klare Nahrungsessenzen aus der Milz), im Gegensatz zu **trüb**, das auf unreine und substantielle Eigenschaften hinweist.

Klumpen: *Pi*

Gefühl einer Ballung im oberen Bauchraum (meist nicht tastbar) oder eines „Klumpens im Magen". Ursache ist eine Leere oder Stagnation des Milz-*Qi* oder, wenn tastbar, eine Blutstase oder Verhärtung. Siehe auch unter **Anhäufungen und Ansammlungen** und **Galloppierendes Schweinchen-Syndrom**.

„Knochendampfendes" Fieber, Knochen-Hitze-Syndrom: *Gu Zheng Chao Re*

Yin-Leere bedingtes Fieber mit Nachmittagsgipfel, bei dem sowohl subjektives Hitzegefühl wie auch objektiv fühlbare heiße Glieder vorkommen, die sich anfühlen, als würden sie von innen her erhitzt. So ist die Haut kühl, erwärmt sich aber beim Tasten „von innen heraus" als isoliere sie die tieferliegenden warmen Gewebsschichten. Gleichzeitig bestehen andere typische *Yin*-Leere-Symptome wie Nachtschweiß, heiße Handflächen und Fußsohlen, blasses Gesicht mit geröteten Wangen etc.

Körperflüssigkeiten: *Jin Ye*

Allgemeiner Name für alle flüssigen Substanzen des Körpers wie Speichel, Spucke, Tränen, Schweiß, Urin, Nasensekret, aber im modernen Sinne auch Hormone, Blutanteile, Liquor usw., also alle wassergebundenen Exkrete, Inkrete und flüssige Substanzen.

Hierbei wird gelegentlich noch weiter unterschieden zwischen den dem *Yang* zugeordneten feineren dünnflüssigen Flüssigkeiten *Jin* (z. B. Schweiß, Urin) und den dem *Yin* zugeordneten groberen dickflüssigen Flüssigkeiten *Ye* (z. B. Spucke, Nasensekret).

Therapeutisch macht diese Differenzierung jedoch keinen Unterschied, da zwar zwischen Blut tonisierenden und Körperflüssigkeit erzeugenden Arzneimitteln unterschieden werden kann, aber nicht zwischen *Jin* erzeugenden oder *Ye* erzeugenden Arzneimitteln. Wörtlich heißt es zwar im chinesischen *Sheng Jin* (d. h. Erzeugen von *Jin*), in der Definition jedoch heißt es immer, daß diese Kurzform für *Sheng Yang Jin Ye* (d. h. Erzeugen und Nähren von *Jin* und *Ye*) stehe.

Nach der Lehre der fünf Wandlungsphasen gehören die fünf Sekretionen zu folgenden Wandlungszuständen: Tränen zur Leber (Holz), Schweiß zum Herz (Feuer), dünnflüssiger Speichel zur Milz (Erde), Nasenschleim zur Lunge (Metall) und dickflüssige Spucke zur Niere (Wasser). Zur Unterscheidung von Spucke und Speichel siehe weiter unten unter **Spucke** und **Speichel**.

Da Blut und Körperflüssigkeiten einander nähren, kann ein Mangelzustand des einen auch eine Leere des anderen bedingen und vice versa. Beispielsweise schädigt übermäßiges chronisches Schwitzen das Blut (= Blut-Leere), andererseits führt Blutverlust durch starke, langanhaltende Monatsblutungen oder andere Ursachen auch zu innerer Trockenheit oder Leere der Körperflüssigkeiten, welche auch weitgehend mit *Yin*-Leere übereinstimmt, da Blut und Körperflüssigkeiten beide zu den *Yin*-Anteilen des Körpers gehören. Siehe auch unter **Flüssigkeiten erzeugen** und ***Yin-Yang* der Flüssigkeiten**.

Konkretionen und Kongelationen: *Zheng Jia Ji Ju*

Siehe unter **Anhäufungen und Ansammlungen**

Korrektes *Qi*, Aufrechtes *Qi*: *Zheng Qi*

Zheng bedeutet im Chinesischen „geordnet" oder „korrekt". Korrekt bedeutet hier normal, im Sinne von physiologisch. Wenn ein exogener pathogener Faktor in den Körper eindringt, so spricht man von pathologischem *Qi* (*Xie Qi*). Nach der TCM entsteht Fieber oder Temperaturerhöhung durch den Kampf zwischen diesem pathologischen *Qi* und dem „geordneten", also korrekten *Qi*.

Krankheitsprozeß: *Bing Ji*

Der Prozeß, in dem sich eine Krankheit entwickelt und fortschreitet. Wird in der inneren Chinesischen Medizin stets angegeben, da seine Kenntnis das Fortschreiten der Krankheit abfangen kann (z. B. in der Schule der febrilen Krankheiten werden z. T. Rezepturen verschrieben, die bereits auf der nachfolgenden Krankheitsebene wirken, d. h. wenn die Krankheit noch auf der *Wei-Qi*-Ebene ist, wird schon eine Rezeptur verschrieben, die ein Vordringen des pathogenen Faktors auf die *Ying*-Ebene verhindert).

L

latente Hitze, versteckte Hitze: *Fu Re*
Durch unzureichende Ausheilung, z. B. einer febrilen Erkrankung (*Wen Bing*), im Körper versteckt residierende Hitze mit Reizbarkeit, Durst, Mundgeruch, dunklem Urin und hartem Stuhl, u. a. typische Hitzesymptome. Viele Rückfallserkrankungen oder Reinfektionen fallen unter diese Kategorie.

Li: *li*
Gewichtseinheit, die heute etwa 0,031 g entspricht.

Liang: *liang*, chin. Unze
Gewichtseinheit, die von der Qing-Dynastie bis heute etwa 31,25 Gramm entsprach. Seit der chinesischen Reform im Jahre 1979 abgerundet auf 30 Gramm. Traditionell entsprechen 16 *liang* einem *jin* (chin. Pfund), das noch heute in Taiwan und Hongkong 600 g entspricht. Aufgrund der Abrundung in China müßten 16 *liang*, also ein *jin* nur 480 g entsprechen, doch wurde das *jin* ebenfalls auf 500 g festgelegt, so daß hier keine Einheitlichkeit mehr herrscht. Ein *liang* hat aber in jedem Falle 10 *qian*, 100 *fen* oder 1000 *li*. Siehe auch ***li***.

***Lin*-Syndrom:** *Lìn*
Diese Art Strangurie ist durch schmerzhaftes und schwieriges Urinieren gekennzeichnet und entsteht meist durch Hitze-Nässe in der Blase, durch Unterfunktion und Leere des Nieren-*Qi*, oder z. T. auch durch Absenken des *Qi* der **Mitte**. Der Begriff umfaßt zwar jede Dysurie, ist aber in seiner Bedeutung breiter gefaßt, als **schmerzhaftes Urinieren und Dysurie** (siehe dort und unter **Anurie**).

Lochien: *E Lou*
Starke anhaltende Blutungen der Mutter nach der Geburt des Kindes. Oft vorkommend bei vor der Geburt bestehender Blutstase. Vgl. **Metrorrhagien**.

M

makulopapuläre Eruptionen: *Ban Zhen*
Makeln sind flache Hautrötungen, Papeln dagegen erhöhte Eruptionen der Haut. Beide werden mit exogenen Hitzekrankheiten (z. B. Masern) in Verbindung gebracht.

Manie und Depression: *Dian Kuang*
Manie und Depression sind beides Störungen des Geistes. Manie ist ein *Yang*-Syndrom, da es extraversive aktive Symptome umfaßt, wie z. B. Aggression, Schreien, lautes, grundloses Lachen oder Singen usw., Depression hingegen ist ein *Yin*-Syndrom, da dieses mehr intraversive inaktive Symptome wie Gleichgültigkeit, leise Selbstgespräche, Flucht in dunkle und abgeschlossene Räume, Appetitlosigkeit usw. umfaßt. Obwohl Manie oft ein *Yang-Qi*-Füllesyndrom des Herzens ist und Depression sowohl ein *Qi*-Leere-Syndrom von Milz oder Herz als auch ein Fülle-Syndrom wie **Stauung des Leber-Qi** oder Schleim sein kann, sollte bei psychischen Störungen immer auch an **Blutstase** gedacht werden.

manische Erregung: *Kuang Zao*
Agitation oder Aggression mit typisch manischen Verhaltensweisen. Siehe **Manie und Depression**.

Metrorrhagie: *Beng Lou*
Blutungen (auch leichte) der Gebärmutter, die zwischen der Menstruation vorkommen. Oft ein Zeichen für Blutstase. Das hintere Zeichen „*Lou*" kommt auch bei „*E Lou*" **Lochien** vor und bedeutet einen ständigen geringen Ausfluß von Blut aus dem weiblichen Geschlechtskanal. „*Beng*" hingegen bedeutet „Zusammenbruch" und steht für eine massive Blutung aus dem Uterus in unregelmäßigen Abständen. Genau genommen müßte man „*Beng*" mit Metrorrhagie und „*Lou*" mit Metrostaxis übersetzen, doch in der klassischen Literatur findet sich keine solche exakte Trennung der Begriffe, was dazu geführt hat, daß man in der modernen chinesischen Literatur beide Zeichen zusammen verwendet.

Milzstärkung: *Jian Pi*
Milzstärkung, auch Stärkung der Mitte genannt, bezieht sich auf eine supplementive therapeutische Methode, die vorwiegend *Qi*-stärkende Arzneimittel mit **Tropismus** auf den Funktionskreis Milz, wie z. B. Radix Codonopsitis Pilosulae (*Dang Shen*) und Rhizoma Atractylodis Macrocephalae (*Bai Zhu*).

Ministerielles Feuer: *Xiang Huo*
Das Feuer des Herzens (*Jun Huo*) gilt als königliches Feuer, welches zusammen mit dem aus dem *Ming Men* (Lebenstor) stammenden ministeriellen Feuer die Aktivitäten der *Zang Fu*-Organe unterstützt. Es existiert außerdem auch in Leber, Gallenblase und Dreifachem Erwärmer. Siehe dazu auch Fußnote bei **Feuer, pathogenes**.

Mitte: *Zhong*
Die Milz und der Magen, der Mittlere Erwärmer.

Muskeln und Fleisch: *Ji Fu*
Die Muskeln und das sie umgebende Fleisch, beurteilt nach ihrem Aspekt inwieweit sie die Gesundheit und die körperlichen Reserven reflektieren.

N

nach oben verdrehte Augen: *Dai Yan*
Dieses Symptom kann ein Hinweis sein sowohl auf Kollaps des *Tai Yang*-Doppelmeridian *Qi*, also auch Krampf-Wind (*Jing Feng*) bei Kindern, oder Wind-Schleim im *Jue Yin*-Doppelmeridian.
Wang Qing-Ren beschreibt diese Indikation außer in seinem Essay über Krampf-Wind auch in folgenden Rezepturen: *Huang Qi Tao Hong Tang* (Astragalus Persica Carthami Dekokt), *Zhu Wei He Rong Tang* (*Wei-Ying* Stärkendes Dekokt) und *Ke Bao Li Su Tang* (Garantierte Wiederbelebung Dekokt).

Nachtschweiß: *Dao Han*

Spontane Perspiration während des Schlafes, das beim Erwachen endet. Meist eine Folge von innerer Hitze durch *Yin*-Leere. Siehe auch **spontaner Schweiß**.

nähren, befeuchten: *Zi, Yang*

Supplementationstherapie, insbesondere bei *Yin*- oder Blut-Leere verwendet (= Nähren des *Yin*). Siehe auch unter **Supplementation**.

Nässe, Feuchtigkeit: *Shi* (*Shi Xie*)

Einer der sechs exogenen pathogenen Faktoren, die aber auch durch Nieren- und/oder Milz-*Yang*-Leere entstehen kann, wenn die unzureichende Metabolisierung des Wasserhaushaltes zu Flüssigkeitsretention führt. Typische Nässe-Symptome sind Verdauungsstörungen, wie Blähungen, Borborygmen, Übelkeit, Inappetenz sowie schwere Glieder und Schwächegefühl, verbunden meist mit schlüpfrigem oder dickem Zungenbelag und schlüpfrigem Puls.

Während Hitze, Kälte und Trockenheit physio-pathologisch leichter verständlich sind, wurde die Bedeutung von Nässe in der modernen Medizin oft nicht leicht interpretiert. In den letzten Jahren wurde hierzu jedoch viel geforscht und die Nässe ist nun auch besser verständlich für TCM-Laien, bzw. Patienten:

Dr. Li Lian-Cheng aus der Stadt Shijiazhuang in Hebei untersuchte im Jahr 1992 insgesamt 1005 Patienten, von welchen 10,55 % nach der TCM dem Nässe-Syndrom zugeordnet wurden. Da die Provinzhauptstadt von Hebei ein für den Norden Chinas typisches trockenes Klima besitzt und die betroffenen Patienten keine deutlichen Unterschiede in Geschlecht, Alter und Beruf zeigten, kann man davon ausgehen, daß in diesem Fall weniger das Klima, sondern mehr Temperament (gestautes Leber-*Qi* stört Milzfunktion) und Ernährung (Übermaß, unregelmäßiges, zu schnelles Essen sowie ein hoher Anteil an Fett und Zucker) zu Nässe führten.

Im feuchten Südchina spielt das Klima bei der Nässe-Entstehung eine größere Rolle. Die Symptome der Patienten dieser Untersuchung waren in erster Linie sehr langsam entstanden und betrafen vorwiegend die Milz und sekundär auch die Lunge, die Zunge wies meist einen dicken, kleisterartigen Belag auf und auch die anderen typischen Anzeichen für Nässe, wie Müdigkeit und Schwäche, dumpfes Turbangefühl, Klumpengefühl im Bauch, aufgedunsenes Abdomen, traten bei den betroffenen Patienten zu 70 % als Schlüsselsymptome auf. Die in dieser Untersuchung aufgetretene Nässe gehört zur „inneren Nässe", die nicht durch klimatische Faktoren entstand. Doch in der TCM wird auch von „äußerer Nässe" gesprochen. Dazu einige andere Berichte:

Im Jahr 1995 wurde im TCM-Krankenhaus der Provinz Hubei ein künstliches feuchtes Klima im Großversuch erzeugt und verschiedene in diesem Klima mit hoher Luftfeuchtigkeit lebende Versuchstiere über einen langen Zeitraum beobachtet. Auch hier traten die beim Menschen typischen Nässe-Symptome auf, wie verringerter Bewegungsdrang und herabgesetzte Motorik, verringerter Appetit, Schwellungen der Gelenke, Beinödeme, dünner, ungeformter Stuhl und sogar (soweit feststellbar war) ein weißer, feuchter Zungenbelag. Dies zeigte, daß, wie schon in der Theorie der TCM indiziert, sowohl innere, wie auch äußere Umstände zum Nässe-Syndrom führen können.

Aufgrund dieser Untersuchungen wurde in den folgenden Jahren (1994–1996) eine genauere Analyse dessen vorgenommen, was im Körper eines durch Nässe affizierten Organismus vor sich geht. Man stellte dabei fest, daß die Nässe sich wissenschaftlich in vier verschiedenen Bereichen untersuchen läßt, nämlich in Veränderungen der Darmflora (Verdauung), des Immunsystems (Abwehr), des Energiestoffwechsels (geistige und körperliche Aktivität) und in der Pathomorphologie von Lunge, Darm, Leber und Gelenken.

Meine eigenen Erfahrungen sprechen häufig für Mykosen der Haut, Schleimhäute und des Darms, die daher gut auf Nässe-Arzneien ansprechen.

nässebedingte Hitzebildung: *Shi Cong Re Hua*
Nässe kann sowohl zu Hitze als auch zu Feuerbildung führen. Dabei kann die pathogene Nässe sowohl exogen als auch endogen sein. Letzteres ist öfter der Fall durch Konsum von vielen süßen oder fetten Speisen, die zu **Schleim** oder zu **Nässe** führen können. Während Nässe mit Vorliebe den Mittleren Erwärmer (Magen, Milz) als Verdauungsstörung affiziert, sammelt sich Nässe-Hitze eher im Unteren Erwärmer und erzeugt sowohl Nässe-typische Symptome wie „Körperschwere"-Gefühl und einen dicken „rahmartigen" Zungenbelag als auch Hitze-typische Symptome wie gelben Zungenbelag und Fieber (durch den *Yin*-Faktor Nässe mit Fieberspitze am späten Nachmittag, wenn das *Yang* zur Neige geht).

Exogene Nässe durch feuchte Umgebung, wie in Kellerwohnungen oder in Meernähe, haben die gleichen Folgen. So ist z. B. der Anteil an Patienten mit Nässe-Syndrom in Taiwan (durchschnittliche Luftfeuchtigkeit 85%-95%) enorm hoch, tritt aber in Tianjin (durchschnittliche Luftfeuchtigkeit 25%-55%) eher selten als exogener Faktor auf.

nässebedingte Kältebildung: *Shi Cong Han Hua*
Das *Yang-Qi* der Niere und der Milz sind für die Transformation und den Transport von Wasser zuständig. Besteht eine Nieren- oder Milz-*Yang*-Leere oder dringt exogene Kälte ein, dann entsteht durch den Überfluß an unverarbeitetem Wasser und durch die Kälte ein Nässe-Kälte-Syndrom im Unteren Erwärmer, da beide pathogene Faktoren in ihrer Natur *Yin* sind und daher mit Vorliebe den unteren Körperbereich affizieren.

Typische Symptome sind dann z. B. Beinödeme oder -schmerzen, Miktionsstörungen u. ä.

nässebedingte Schleimbildung: *Shi Tan*
Durch mangelnde Transportfunktion aufgrund von Milz-Leere stauen sich die Körpersäfte immer mehr an und bilden zunächst pathogene Nässe. Aus dieser kann sich dann durch weiteres Aufstauen Schleim bilden.

Typische Symptome sind u. a. dünner, weißer Schleim und Druckgefühl in Brust oder Bauch, Übelkeit, z. T. auch Husten und Kurzatmigkeit, aber auf jeden Fall ein vergrößerter Zungenkörper mit Zahnabdrücken und glänzendem oder „schlüpfrigen" Zungenbelag (*Hua Tai*).

Nykturie, Nokturie: *Ye Jian Duo Niao*
Übermäßiger oder häufiger nächtlicher Urinabgang. In der TCM meist im Zusammenhang mit Nieren-*Yang*-Leere auftretendes Symptom, das sich häufig nach dem Synchronisieren der „inneren Uhren" (d. h. dem Schlaf-Wach-Zyklus der Chronobiologie) wieder einstellt, wenn man die richtigen adstringierenden und *Yang* stärkenden Arzneien einsetzt (z. B. *Yin Yang Huo* (Herba Epimedii), *Sang Piao Xiao* (Ootheca Mantidis) und *Yi Zhi Ren* (Fr Alpiniae Oxyphyllae)).

O

offensive Therapie: *Gong*
Siehe **attackieren**.

Oligurie: *Niao Shao*
Abnormal geringe Urinmenge.

orales *Gan*, *Gan* des Mundes: *Kou Gan*
Eines der *Gan*-Mangelsyndrome bei Kindern, bei welchem eine Ulzeration der oralen Mukosa auftritt. Häufig bei Candidiasis (Soor). Siehe unter ***Gan*-Mangelsyndrom**.

Orifizien: *qiao*
Siehe unter **Sinnesöffnungen**.

P

Papeln: *Ban*
Siehe **makulopapuläre Eruptionen**.

Paralyse: *Tan Huan*
Verlust der Muskelkraft und der Sensitivität.

Pathogen: *Xie*
Jeglicher schädlicher Einfluß, der dem heteropathischen (physiologischen) Ablauf entgegenläuft. Pathogene Faktoren sind Abstraktionen von krankmachenden Einflüssen oder Strukturen, die von innerhalb oder außerhalb auf den Körper einwirken.

pathogenes *Qi*: *Xie Qi*
Siehe unter ***Qi***.

Pillen: *Wan*
Hierbei handelt es sich um eine Art der Arzneimittelzubereitung, bei der entweder die gemahlenen Arzneisubstanzen oder deren, durch langes Kochen eingedickten, Extrakte mit Bindemitteln zu kugelförmigen Darreichungsformen verarbeitet werden. Die sog. Honigboli oder Honigkugeln sind meist von supplementiver Art und werden mit eingedicktem Honig hergestellt.

Polyurie: *Niao Duo, Niao Pin*
Übermäßiger Urinabgang oder vielfacher Urinabgang in kleinen Mengen.

Pulse: *Mai*
Die Pulstastung stellt einen der vier Grundpfeiler der diagnostischen Methodik der Traditionellen Chinesischen Medizin dar. Hierzu ein Überblick über die 28 klassischen Pulse der Chinesischen Medizin:

Chinesisch, Deutsch	**Qualität, Eigenschaften**	**hauptsächliche Bedeutung**
Kou Mai, hohler Puls	oben und unten deutlich spürbar, in der Mitte hohl	Blutverlust (durch Blutung), starke Schweißausbrüche
Fu Mai, oberflächlicher Puls	oben am stärksten, nach unten immer weniger tastbar	kraftvoll: Fülle an Oberfläche, kraftlos: Blut-Leere/*Yin*-Leere
Ge Mai, trommelförmiger Puls	an der Oberfläche saitenförmig, hart, groß. Mitte und unten hohl	Oberfläche-Kälte bei Mitte-Leere, *Qi-* oder *Yin*-Verlust (Blut, *Jing*)
Ru Mai, nachgiebiger Puls	an der Oberfläche deutlich spürbar, Welle kraftlos, fein und weich	*Yin*-Leere, Erschöpfung des Nieren-*Jing*, pathogene Nässe
San Mai, zerstreuter Puls	arrhythmisch, nur oberflächlich, dort undeutlich, kein *Chi*-Puls, kraftlos	*Yuan-Qi* der Niere zerstreut, *Yang-Qi* nicht gefestigt; bei schwerer Krankheit
Hong Mai, überflutender Puls	Welle steigt stark und kraftvoll hoch, ebbt langgezogen und schwach ab	große Hitze, oberflächlich: *Yang*-Fülle; beschleunigt: pathogenes Feuer
Chen Mai, tiefer Puls	wird erst beim tiefen Pressen deutlich fühlbar	kraftvoll: Fülle im Inneren, kraftlos: Leere im Inneren
Lao Mai, haftender Puls	nur in größter Tiefe spürbar, dort lang, kraftvoll, saitenförmig	abdominale Ansammlungen durch Kälte, Herzschmerz, Arteriosklerose
Ruo Mai, weicher Puls	in Tiefe deutlich spürbar, Welle jedoch kraftlos, fein und weich	*Qi* oder *Yang*-Leere, *Yang*-Senkung, Erschöpfung, hohes Senium
Fu Mai, versteckter Puls	in Tiefe, am Knochen, selbst bei größtem Druck kaum spürbar	Fülle: pathogene Energie im Inneren blockiert, extremer Schmerz
Xuan Mai, saitenförmiger Puls	schmal, lang und glatt (tief), Welle gerade ohne Gipfel, strichförmig	Leber-Wind/Feuer und *Qi*-Stau (*Yù*), Schmerz, Schleim, Magen-Leere
Chi Mai, verlangsamter Puls	kommt und geht langsam, Puls kleiner als 70/min. (bis 3 Pulse)	oberflächlich: *Yang*-Leere (*Wei*) tief: Leere des *Ming Men* (*Yang*)
Jie Mai, hängender Puls	kommt verlangsamt, arrhythmisch einen Schlag aussetzend	Kälte, Blockaden: *Qi*, Blut, Speise, kalter Schleim; *Qi-*/Blut-Leere

Chinesisch, Deutsch	**Qualität, Eigenschaften**	**hauptsächliche Bedeutung**
Se Mai, rauher Puls	kommt und geht widerstrebend und unbefriedigend, flach	kraftlos: Chronisches, Schwäche kraftvoll: *Qi*-Stagnation, Blutstase
Huan Mai, behäbiger Puls	gelassen und entspannt (Puls!), kommt und geht etwas behäbig	normal, in Kombination mit anderen pathologisch (z. B. Nässe), dann meist weich (Ruan)
Shuo Mai, beschleunigter Puls	beschleunigter Puls, größer als 90/min. (ab 6–7 Pulse /Atemzug)	oberflächlich, kraftlos: *Yin*-Leere, tief, kräftig: Hitze im Inneren
Cu Mai, hetzender Puls	schnell (>90/min.), arrhythmisch einen Schlag aussetzend	starke Fülle-Hitze/Feuer, Blockade von *Qi*, Blut, Speise oder Schleim
Dong Mai, beweglicher Puls	kraftvoll, schlüpfrig, schnell, kein Kommen und Gehen, nur kurze Wellenspitze zuckend spürbar	Schmerz, Schreck, *Yin*/ *Yang* nicht in Harmonie, Medikamente, starke Tonika
Ji Mai, rasender Puls	Pulsfrequenz rasend <140/min. (7–8 Pulse /Atemzug)	*Yin*-Zusammenbruch bei *Yang*-Ausbruch, drohender *Yuan-Qi*-Zusammenbruch
Xu Mai, leerer Puls	alle drei Stellen kraftlos, nur in einer Ebene spürbar, weich	Leere-Syndrome aller Art, wenn kraftlos: *Yang*, wenn hohl: *Yin*
Wei Mai, verschwindender Puls	extrem dünn und weich; mal tastbar, dann wieder verschwunden	*Yang*-Kollaps, Zusammenbruch des Blutes und *Qi* (= *Ginseng*)
Xi Mai, feiner Puls	fein (= schmal), weich, wie Seidenfaden, aber deutlich	*Qi*- und Blut-Leere, oft Leber/ Niere-*Yin*, Erschöpfung (*Lao*)
Duan Mai, kurzer Puls	geht kaum über „*Guan*" hinaus, Welle flach mit kleiner Spitze	kraftlos: *Qi*-Leere kraftvoll: *Qi*-Stagnation
Dai Mai, intermittierender Puls	setzt regelmäßig 1–3 Schläge aus: Herzarrythmien u. Blockaden,	*Qi*-Zusammenbruch der *Zang*, Kälte der Mitte, Trauma, Schmerz
Shi Mai, voller Puls	alle Ebenen spürbar, lang, Welle kommt und geht kraftvoll	Fülle-Syndrome aller Art
Chang Mai, langer Puls	beim Hin- und Herrollen lang, stark, geht über normale Pulsstelle hinaus	gesundes *Qi* der Mitte,wenn saitenförmig: Leber-*Yang*-Feuer

Chinesisch, Deutsch	**Qualität, Eigenschaften**	**hauptsächliche Bedeutung**
Jin Mai, gespannter Puls	fühlt sich kraftvoll elastisch an (Ball), Welle vibriert fein	Schmerz, Kälte (Innen, Außen, *Shang Han*), Verdauungsstillstand
Hua Mai, schlüpfriger Puls	gleitet glatt, fast elegant unter den tastenden Fingern durch, meist kraftvoll	gesund: Schwangerschaft, Blut-Fülle, Medikation krank: Schleim
Da Mai, großer Puls	Breit, lang, kraftvoll wie *Hong Mai*, Welle gleichmäßiger, wallt nicht	kraftvoll: exogene Hitze; kraftlos: *Lao*-Erschöpfung (Blut, *Qi*), leeres *Yang*

Die pathologische Bedeutung der Pulse:

Leere-Pulse:	Fülle-Pulse:
Yang-Leere: *Ruo Mai, Chi Mai, Xu Mai, Wei Mai* *Yin*-Leere: *Ji Mai, Ru Mai, Fu Mai, Xi Mai, Lao Mai* *Qi*-Leere: *Dai Mai, Jie Mai, Duan Mai, Ruo Mai, Ge Mai, Xi Mai, Da Mai* Blut: *Kou Mai, Jie Mai, Fu Mai, Ge Mai, Xi Mai, Wei Mai, Da Mai* Andere: *Se Mai* = Kollaps, *Ru Mai* = Nieren-*Jing*, *Ge Mai* = Mitte, *Xuan Mai* = Magen	Hitze: *Hong Mai, Shuo Mai, Cu Mai, Da Mai* Feuer: *Xuan-Chang Mai* (bei Leber-Feuer), *Hong Mai, Cu Mai* Kälte: *Lao Mai, Jin Mai, Jie Mai, Dai Mai* Nässe: *Ru Mai, Hua Mai* Schleim: *Xuan Mai, Hua Mai* *Qi*-Stagnation: *Se Mai , Duan Mai* Blockade, Stase, *Yù*: *Cu Mai, Jie Mai, Fu Mai, Jin Mai* (Nahrungsstagnation), *Se Mai* (Blut, *Qi*), *Xuan Mai* Schmerz: *Jin Mai, Fu Mai, Dong Mai, Dai Mai, Xuan Mai* Andere: *Dong Mai* = Schreck
Eindeutige Leere-Pulse:	Eindeutige Fülle-Pulse:
Dai Mai: *Qi*-Leere *Kou Mai*: Blutverlust, Blut-Leere *Ji Mai*: *Yin*-Leere *Xuan Mai*: Magen *Se Mai*: Kollaps durch chronische Verausgabung *Duan Mai* (kraftlos): *Qi*-Leere	*Lao Mai*: Kälte-Akkumulation *Ru Mai*: Nässe *Duan Mai*: *Qi*-Stagnation *Fu Mai*: Fülle der Oberfläche *Chen Mai*: Fülle der Tiefe *Shuo Mai*: Hitze der Tiefe *Hua Mai*: Schleim *Da Mai*: äußere Hitze-Pathogene *Xuan Mai* und *Chang Mai*: hyperaktives Leber-*Yang*

Leere-Pulse mit zwei Bedeutungen:	Fülle-Pulse mit zwei Bedeutungen:
Ruo Mai: *Qi*-Leere, *Yang*-Leere *Ru Mai*: *Yin*-Leere, Nieren-*Jing*-Leere *Fu Mai*: (wenn kraftlos) *Qi*-Leere, *Yin*-Leere *Xu Mai*: (wenn kraftlos) *Yang*-Leere, *Yin*-Leere *Jie Mai*: *Qi*-Leere, Blut-Leere *Da Mai*: (wenn kraftlos) *Qi*-Leere, Blut-Leere bei *Xu-Lao* (Verausgabung)	*Se Mai*: Blutstase, *Qi*-Stagnation *Fu Mai*: Schmerz, Blockade *Cu Mai*: Hitze (Feuer), einer der sechs Staus (*Yù*) *Dong Mai*: Schmerz, Schreck *Jie Mai*: Kälte, einer der sechs Staus (*Yù*) *Dai Mai*: Kälte, Schmerz

Purgieren: *Xia Fa*
Von „*Xia*", nach unten gehen und „*Fa*" Methode: Therapeutische Methode, bei der abführende Arzneimittel die pathogenen Faktoren (z. B. Hitze) durch Darmentleerung ausleiten. Einige purgierende Mittel wirken auch diuretisch, so daß auch gleichzeitig eine **Ausleitung** durch den Urin stattfindet. Siehe auch **Acht Methoden**.

Q

***Qi*:** *Qi*
Dieser Begriff - ausgesprochen *Tschi* und bei Wade-Giles *ch`i* geschrieben, entzieht sich jeder exakten Definition. Man kann sich *Qi* am besten als eine Art Bioenergie vorstellen, die in allen Variationen und Formen durch das ganze Universum wie auch durch den menschlichen Körper fließt.

Im heutigen China wird *Qi* jedoch als Substanz beschrieben, da es nicht nur rein energetische, sondern teils auch materielle Eigenschaften hat.[156]

Wiseman und Ellis vergleichen die für den menschlichen Körper entscheidenden Unterarten von *Qi* – *Yuan-Qi, Jing-Qi, Zhen-Qi* – mit folgenden Konzepten:

Tian-Qi (kosmisches *Qi*) repräsentiert Luft mit dem lebenswichtigen Sauerstoff, *Gu-Qi*[157] (Nahrungs-*Qi*) repräsentiert die essentiellen Nährstoffe. *Jing Qi*, das Essenz- oder Sperma-*Qi*, repräsentiert die genetische Information, die die Eltern den Nachkommen weitergeben und mit deren Hilfe *Tian-Qi* und *Gu-Qi* in den Zellen zu einem lebendigen Organismus umgesetzt werden. *Yuan-Qi*, das angeborene *Qi* (oder mystischer: vorhimmlisches *Qi*), ist schließlich die Kombination dieser drei *Qi*-Formen, die den Organismus leben und wachsen läßt.

Von *Zhen-Qi* spricht man als Gegensatz zum pathogenen *Qi*, dem *Xie-Qi*, es ist jedoch mit dem Verteidigungsaspekt des *Qi*, dem korrekten Qi (***Zheng-Qi***), identisch

Siehe auch **Korrektes *Qi*, Wahres *Qi*, *Wei-Qi*** und ***Ying-Qi***.

***Qi* regulieren:** *Li Qi*
Sammelbegriff für alle Therapien der TCM, die das *Qi* betreffen. Dazu gehören *Qi* stärken (tonisieren) bei *Qi*-Leere, *Qi* bewegen (*Xing Qi*) bei *Qi*-Stagnation, durchgänging machen

(*Tong Qi*) bei Stau des Leber-*Qi* und *Qi*-Fluß harmonisieren (*He Qi*) bei **Umkehrung des *Qi*-Flusses** (*Qi Ni*).

***Qi*-Schmerz:** *Qi Tong*
Schmerz, der durch *Qi*-Stagnation verursacht wurde. Im Gegensatz zu Schmerz durch Blutstase, der stechend empfunden wird, erscheint dieser Schmerz eher dumpf und großflächiger.

***Qian*:** *qian*
Gewichtseinheit, die einem Zehntel eines ***liang*** entspricht. Entsprach von der Qing-Dynastie bis heute etwa 3,125 g. Seit der chinesischen Reform im Jahre 1979 abgerundet auf 3 g, was aufgrund der Arzneimittelqualität in China nicht immer zu idealen Ergebnissen führt. Viele Nichtchinesen reagieren jedoch zu Anfang etwas stärker auf die chinesische Arzneimitteltherapie, so daß hier wieder ein Ausgleich stattfindet.

Wie auch immer, die Dosis muß ohnehin sorgfältig auf den einzelnen Patienten abgestimmt werden.

Siehe auch ***liang***.

R

Reizbarkeit: *Xin Fan*
Ruhelosigkeit oder erhöhte Reizbarkeit durch Krankheitsprozesse, die den Funktionskreis des Herzens betreffen, z. B. Hitze des Herzens.

Resthitze: *Fu Re*
Siehe unter **latente Hitze, versteckte Hitze**.

Rezeptur: *Fang* (*Fang Zi*)
Zusammenstellung von Arzneimitteln zur therapeutischen Anwendung. Man unterscheidet klassische Rezepturen (*Jing Fang*) und moderne Rezepturen (*Shi Fang*). *Jing Fang*, die klassischen Rezepturen, die ausschließlich aus der Hand Zhang Zhong-Jings stammen und im *Shang Han Za Bing Lun* (später in *Shang Han Lun* und *Jin Kui Yao Lüe* getrennt) aufgezeichnet wurden, werden heute vorwiegend in Japan und teilweise in China verwendet. Die überwiegende Mehrheit der chinesischen Ärzte verwendet jedoch heutzutage *Shi Fang*, die modernen Rezepturen, zu welchen jede Rezeptur nach dem 2. Jh. bis zum heutigen Tage zählt.

S

Säfte: *Ye*
Die dickeren Formen der Körperflüssigkeiten, wie z. B. Nasensekret, Sperma, Spucke, siehe auch **Körperflüssigkeiten, Speichel**.

Schaben, *Guasha*: *Gua Sha*

Die *Gua-Sha*-Methode (*Gua Sha Fa*) nimmt eine lokale Hautreizung durch Schaben oder Kratzen mit einem flachen, breiten Gegenstand, wie einer Münze oder einem Löffel, vor und gehört noch mehr zur Volksmedizin als die *Ba-Guan*-Methode. Während das Schröpfen noch in Kliniken und Praxen auf Taiwan und in China angewendet wird, verwendet man die Schabe-Methode praktisch ausschließlich zu Hause. Dennoch gab es in den letzten Jahren einen Boom von *Gua-Sha*-Büchern in Asien und die Methode wurde so populär, daß sie nun auch gelegentlich von Ärzten als „Hausaufgabe" an die Patienten gestellt wird.

Man reibt hierbei über den schmerzenden Muskeln (meist im Schulter- und Nackenbereich) mit einer dicken Münze, oder – aus hygienischen Gründen besser – mit einem etwas dicken, z. B. silbernen, Eßlöffel in *eine* Richtung fest über die Haut, beim Löffel ist es die nach außen gewölbte Richtung, um ein „Schneiden" zu vermeiden. Dieses Schaben kann von einer leichten Hautrötung bis hin zum leichten Bluten fortgesetzt werden. Im letzteren Falle sollte man das anschließende Desinfizieren nicht vergessen. Man kann auch großflächige Stellen beschaben, wie z. B. Hautreizzonen (Head'sche Zonen u. a.), doch dafür eignet sich die unten beschriebene *Zou-Guan* (Gezogener Schröpfkopf)-Methode besser, da sie ein größeres Hautareal zu erfassen vermag. *Gua Sha* empfiehlt sich also nur an kleinen oder unebenen Hautarealen, die mit der *Zou Gan Fa* (Methode des über die Haut gezogenen Schröpfkopfs) nicht erreichbar sind.

Schaden: *Sun*

Verlust und Schädigung, z. B. von Blut, Flüssigkeiten etc. durch Austrocknung, Verausgabung, pathogene Faktoren usw.

Schlag: *Zhong*

Plötzlicher oder schwerer akuter Krankheitszustand durch pathogene Energie, wie zum Beispiel Wind-Schlag.

Schleim: *Tan*

„Schleim ist die Mutter aller Krankheiten" heißt es in der TCM. Im *„Nei Jing"* wird aber nur das **Schleim-Mukus**-Syndrom (*Tan Yin Zheng*) „angesammelter Mukus" erwähnt, wobei der Name „Schleim-Syndrom" nicht vorkommt, da das *„Nei Jing"* dieses noch nicht hervorhebt. Dies hat den Grund, daß der Name Schleim erst von Zhang Zhong-Jing geprägt und bis heute weitergegeben wurde. Schleim ist ein Produkt der Körperflüssigkeiten (*Jin-Ye*), die wiederum aus den Speisen und Getränken gebildet werden. Da Schleim ebenfalls durch Umwandlung entsteht, kann es nicht als „untransformierte Substanz" bezeichnet werden. Normale Transformation kräftigt den Körper und resultiert in genügend *Wei-Qi* und *Ying-Qi* (Abwehr-*Qi* und Nähr-*Qi* oder Schutzenergie und Bauenergie). Doch auch die Grundlagen zur Bildung von schleimigen Substanzen sind *Qi* und Blut; wenn aber die Umwandlung abnormal wird und die *Zang Fu*-Organe erkranken, dann sind die Körperflüssigkeiten gestört und aus *Qi* und Blut entstehen Schleim und dickflüssige Substanzen. Siehe auch **Schleim-Mukus**.

Schleim-Mukus: *Tan Yin*
Schleim (*Tan*) und Schleim-Mukus (*Tan Yin*) entstehen durch Eindicken der **Körperflüssigkeiten** aufgrund von mangelnder Transportfunktion des Lungen-, Nieren- oder Milz-*Qi* (**nässebedingte Schleimbildung**) sowie durch *Yang*-Leere oder *Qi*-Stagnation.

Hierbei ist Schleim dickflüssiger und trüber als Schleim-Mukus und kann sowohl zu psychischen als auch physischen Krankheiten führen. Im engeren Sinne ist Schleim mit dem westlichen Begriff identisch, er wird dann auch äußerer Schleim (*Wai Tan*) genannt. Im weiteren Sinne umfaßt Schleim jedoch ein weites Spektrum an Krankheiten.

Schleim-Mukus hingegen manifestiert sich rein physisch durch Anhäufung von pathogenem Wasser (Ödembildung) in den Körperhöhlen, z. T. auch in Armen oder Beinen.

Nach der Definition von Zhang Zhong-Jing (*Jin Kui Yao Lüe*) ist Schleim-Mukus im engeren Sinn eine Wasserretention in Magen und Darm, die sich durch Boborygmus (gurgelnde Darmgeräusche), Inappetenz, dünnflüssigen Stuhl, Abmagerung und Brechreiz auszeichnet.

Eine ausführliche Darstellung der Ätiologie, Pathogenese, Diagnose und Therapie von Schleim, Schleim-Mukus und pathogener Wasserbildung findet sich in Steven Claveys: „Fluid Physiology and Pathology in Traditional Chinese Medicine."

schmerzhaftes Urinieren, Dysurie: *Niao Tong*
Schmerzhaftes Urinieren ist oft ein Zeichen für pathogene Hitze im Unteren Erwärmer oder für das sog. ***Lin*-Syndrom** (siehe dort).

Schröpfen: *Ba Guan*
Komplementärmethode der Akupunktur, die im Altertum mit Tierhörnern, heute mit Glas- oder Plastikschröpfköpfen, das Blut an bestimmten Hautarealen und Akupunkturpunkten ansaugt und so eine Stimulation, erhöhte Durchblutung und z. T. ein künstliches Hämatom erzeugt. Die Wirkung beruht auf dieser Art „Eigenblutbehandlung", die das Immunsystem via Makrophagenaktivität anregt, dem erhöhten Metabolismus und Lymphfluß und der via Hautsegmente induzierten Reiztherapie. Die Schnelligkeit der Hämatombildung gibt auch diagnostischen Aufschluß über die Permeabilität der Gefäße. Das Schröpfen zeigt im Labor eine lokale 2–5fache Erhöhung der Monozyten im Vergleich zu nicht geschröpften Stellen.

Sechs Exzesse: *Liu Yin*
Dieser Begriff wird leider in großen Teilen der angelsächsischen Literatur häufig mit „six exogenous pathogenic factors" oder „six environmental factors" übersetzt, eine nicht nur irreführende, sondern meiner Ansicht nach auch falsche Übersetzung.

Das Wort „*Yin*" taucht in der heutigen Schreibweise bereits im „*Li Ji*" (Klassiker der Riten) der Zhou-Dynastie auf, wo es schon im negativen Sinne Überfluß oder Zuviel bedeutete. Auch bei Sima Qian in den historischen Aufzeichnungen „*Shi Ji*" bedeutete es ein Zuviel an Nässe, wonach es später oft mit langandauerndem Regen identifiziert wurde, wie im ältesten Wörterbuch Chinas, dem „*Shuo Wen*". Im medizinischen Kontext des „*Nei Jing*" (Innerer Klassiker) taucht es vierzehnmal auf, aber nur einzeln und noch nicht in Verbindung mit der Zahl sechs, auf und bedeutet hier ein Übermaß an *Qi* oder pathogener Nässe.

Dagegen wird der Begriff der „*Liu Qi*" d. h. der sechs Arten von *Qi* schon im „*Nei Jing*" gebraucht und bedeutet erstens sechs Arten von Energien im Körper, nämlich *Qi*, Essenz (auch: Sperma), Blut, dünnflüssige und dickflüssige **Körperflüssigkeiten** und Meridiane. Zweitens bedeutet es eine jahreszeitliche Einteilung, nämlich in Wind-Zeit (Frühling), Sommerhitze, Feuer-Zeit (evtl. spätsommerliches Abbrennen der Felder durch die Bauern), Feuchtigkeits-Zeit (Monsunzeit), Trockenheits-Zeit (Herbst) und Kälte-Zeit (Winter).

Das „*Nei Jing*" enthält viele solche Analogien im Sinne von „so wie im Äußeren, so auch im Inneren" oder „wie oben, so auch unten", wo Naturereignisse mit der menschlichen Physiologie verglichen werden.

Die heutige Interpretation, daß die sechs Exzesse (*Liu Yin*) ein Übermaß der sechs Umweltfaktoren (*Liu Qi*) sind, stammt aus modernen Quellen und ist so nicht akzeptabel, da der pathogene Faktor **Feuer** nicht als exogener Faktor vorkommt, sondern nur innerhalb des Körpers aus anderen endogenen oder exogenen Faktoren entstehen kann.

Die anderen fünf der sechs Exzesse sind Wind, Sommerhitze, Nässe, Trockenheit und Kälte.

Siehe auch unter **Feuer, Hitze** und **Hitzeerzeugung**.

Sechs Stauungen: *Liu Yu*

Da es sich bei Verdauungsbrei, Blut, *Qi* und Körperflüssigkeiten um fließende Substanzen handelt, läuft jede Art von Behinderung dieses Flusses den physiologischen Prozessen entgegen. Das *Qi*, verantwortlich für die Beförderung aller anderen Substanzen, ist als gestautes *Qi* (**Stauung des Leber-*Qi***) demnach auch Grundlage für alle anderen Stauungen, nämlich **Blut-Stauung**, Nässe-Stauung, Hitze-Stauung, Schleim-Stauung und Verdauungs-Stagnation und sollte daher immer gleichzeitig mitbehandelt werden.

Die sechs Stauungen lassen sich meist auf emotionale Stauung zurückführen, was ebenfalls eine Behandlung der vorausgegangenen **Emotion** indiziert. Siehe dazu auch **Stauung des Leber-*Qi*** und **Emotion**.

Sehnen : *Jin*

Rein physisch, in seiner heutigen anatomischen Interpretation, steht das Wort *Jin* mal für Sehnen, mal für Bänder und mal für Faszien. Diese „*Jin*" korrespondieren in der TCM mit der Leber und treten daher in klassischen Texten bei einer durch Leberkrankheit verursachten Aszites als Caput medusae auf der Bauchdecke auf, wo sie als grüne, hervortretende Sehnen (*Jin*) beschrieben sind. In Wirklichkeit sind sie dort aber Adern und keine Sehnen, wie schon Wang Qing-Ren richtig beobachtete.

Andererseits heißt es in der westlichen *Qi-Gong*-Literatur, daß das gesammelte *Qi* in den Faszien (wiederum *Jin*) gespeichert werde. Dies zeigt aber die Problematik solcher Übersetzungen, daß nämlich Bezeichungen aus der TCM nicht ohne weiteres in anatomische Termini umgesetzt werden können. Im „*Nei Jing*" heißt es nur „*Die Jin sind das Harte*", so daß das Standardwerk „*Zhong Guo Yi Xue Da Ci Dian*" (Lexikon der chinesischen Medizin) nur lakonisch erklärt: „*Jin* das ist das, was Kraft hat im Fleisch".

Sieben Rezepturformen: *Qi Fang*

Klassische Einteilung der Rezepturarten in starke Rezepturen (*Da Fang*), milde Rezepturen (*Xiao Fang*), schnelle Rezepturen (*Ji Fang*), retardierte Rezepturen (*Huan Fang*), geradzahlige Rezepturen (*Qi Fang*), ungeradzahlige Rezepturen (*Ou Fang*) und zusammengesetzte Rezepturen (*Fu Fang*), die zwei oder mehr Grundrezepturen in sich vereinen. Viele moderne Rezepturen gehören der letzten Gattung an, die wie die „Compound Prescriptions" z. B. bei AIDS von der WHO als Rezepturart des 21. Jhr. angesehen werden.

Sinnesöffnungen, Orifizien, Portale: *Qiao*
Die sieben Sinnesöffnungen bezeichnen die Außenverbindungen der *Zang Fu*-Organe, nämlich Augen (Leber), Ohren (Nieren), Nase (Lunge) und Mund (Milz) mit Zunge (Herz), die sowohl diagnostisch (z. B. Rhinitis = an Lungenfunktionskreis denken) als auch therapeutisch von Bedeutung sind (Sinnesöffnung freimachende Arzneien = Bewußtsein wiedererlangen nach Bewußtlosigkeit). Wang Qing-Rens *Tong Qiao Huo Xue Tang* wirkt bei Blutstase des Kopfes, die zu Krankheiten der Sinnesöffnungen geführt hat, wie z. B. Tinnitus und Gehörsturz.

Somnolenz: *Shi Shui*
Körperliche Müdigkeit und übermäßiges Schlafbedürfnis; oft als *Qi*-Leere oder Nässe-Fülle klassifiziert, kommt jedoch auch als Zeichen für *Yin*-Leere-Blutstase vor.

Speichel: *Xian*
Der dünnflüssige Anteil der im Mund gebildeten Körperflüssigkeiten, welcher nach der TCM-Theorie als Flüssigkeit der Milz zugeordnet wird. Siehe dazu auch **Spucke**.

Spontaner Schweiß: *Zi Han*
Spontanes Schwitzen, auch in Ruhe, während des Tages. Meist eine Schwäche des *Yang* oder Leere des *Wei-Qi* (Abwehr-*Qi*), die das Schließen der Poren an der Oberfläche nicht zureichend reguliert.

Spucke: *Tuo*
Der dickflüssige Anteil der im Mund gebildeten vorhandenen Körperflüssigkeiten, welcher nach der TCM-Theorie als Flüssigkeit der Niere zugeordnet wird. Manche moderne Quellen unterscheiden auch nach Exkretionsort und ordnen Spucke den Unterzungenspeicheldrüsen und Speichel den anderen Speicheldrüsen zu. Diagnostisch und therapeutisch macht eine solche Unterscheidung jedoch keinen Unterschied. Siehe dazu auch **Speichel**.

Stärken des *Yang*: *Zhu Yang*
Eine therapeutische Methode, bei der das *Yang-Qi* tonisiert wird.

Stärkung, Tonisierung: *Jian*
Supplementation eines *Zang Fu*-Organs (Magen, Milz, Mitte usw.). Siehe auch unter **Milzstärkung** und **Supplementation**.[154]

Stagnation: *Zhi*
Verlangsamung der Fließbewegung bis hin zum Stillstand. Im Gegensatz zu „Stase", die eher blutspezifisch bezogen ist, wird dieser Begriff meist für Speisebrei (Verdauungsstagnation) und *Qi* (*Qi*-Stagnation) verwendet.

Stase: *Yu*
Von statisch (adj.): Verlangsamung oder Stillstand von Bewegung, meist auf das Blut bezogen.

Staseflecken: *Yu Ban*
Violettblaue oder dunkle Flecken oder Streifen des Zungenkörpers, welche die Anwesenheit von Blutstase indizieren.

Stasepunkte: *Yu Dian*
Violettblaue oder dunkle Punkte des Zungenkörpers, welche die Anwesenheit von Blutstase indizieren.

Stauung des Leber-*Qi*: *Gan Qi Yu Jie*
Nicht nur nach der Theorie der fünf Wandlungsphasen ist die Leber für Ärger besonders empfindlich, auch nach der *Zang Fu*-Theorie können Streß, Ärger und emotionaler Druck für eine Behinderung des freien *Qi*-Flusses verantwortlich sein. Da die Leber für den glatten Fluß des *Qi* verantwortlich ist, kann eine Behinderung dessen wiederum zu einem Stauungszustand des Leber-*Qi* führen, der sich symptomatisch als Schmerz oder Druck in der unteren seitlichen Rippengegend (uni- oder auch bilateral) und in einem saitenförmigen Puls äußert.
Daraus können wiederum folgende andere Syndrome entstehen: Bei **Umkehrung des *Qi*-Flusses** (*Qi Ni*) kann ein **Globusgefühl** entstehen. Bei einer Schwäche des Magens kann nach der Theorie der fünf Wandlungsphasen ein übermäßig starkes Kontrollieren des Milz-*Qi* durch das gestaute Leber-*Qi* erfolgen („Erde wird von Holz unterdrückt" oder „Leber-Stau bedingt Milz-Leere"), was sich ebenfalls als Schmerz im Rippenraum, Blähungen, Appetitlosigkeit und Müdigkeit äußert. Wenn ein Stau des Leber-*Qi* über längere Zeit besteht, so konkretisiert sich der Zustand als *Qi*-Stagnation oder **Blutstase** und aus diesen können wiederum abdominale Massen (Resistenzen) wie **Anhäufungen und Ansammlungen, Konkretionen und Kongelationen** entstehen. Außerdem können auch Menstruationsstörungen, wie eine ausbleibende oder zu früh einsetzende Regel, direkte Folgen von gestautem Leber-*Qi* sein.

Steifheit: *Jiang Zhi*
Starke Unbeweglichkeit des Genicks oder des Rückens, oft bei Anwesenheit von pathogenem Wind vorhanden.

Supplementation: *Yi*
Die Supplementation ist ein therapeutisches Verfahren, bei dem durch tonisierende Arzneimittel *Zang Fu*-Organe gestärkt oder *Yang* oder *Qi* tonisiert oder *Yin* oder Blut genährt[158] werden.

Syndrom: *Zheng*
Ein Syndrom in der TCM besteht aus einer bedeutungsvollen Kombination verschiedener Symptome, die auf eine bestimmte Erkrankung hinweisen.

Syndromdifferenzierung und Therapiediskussion: *Bian Zheng Lun Zhi*
„*Bian Zheng*" ist die Erkennung der Erkrankung, während „*Lun Zhi*" das Finden der Methode zur Behandlung ist. Sie sind die praktische Anwendung der Theorie der TCM und

somit eine Grundlage auf dem Weg zur Behandlung der Krankheiten.

Sie besteht aus Theorie und Therapieprinzip, die wiederum mit Arzneimittelauswahl und Rezepturfindung in Zusammenhang stehen. Diese vier Bestandteile sind so eng verbunden, daß darunter kein Bestandteil fehlen darf. Fehlt auch nur einer, so ist das Ergebnis falsch. *Bian Zheng Lun Zhi* geht aus der ganzheitlichen Betrachtung und Analyse der vier Diagnosearten (*Si Zhen*) und acht Leitkriterien (*Ba Gang*) hervor, d. h. die Herkunft und Entwicklung der Krankheit wird als Grundlage genommen, die zur Findung der passenden Therapie, wie Rezepturzusammensetzung oder Akupunkturpunktkombination, dient. Wenn die Krankheitssituation nicht exakt differenziert, sondern nur einzelne Aspekte der Situation betrachtet werden, so kann die Qualität der Krankheit nicht genau erkannt werden und somit kann auch die Therapie und Arzneimittelauswahl der Rezeptur nicht korrekt verwendet werden.

T

Taubheitsgefühl: *Ma*
Unter Taubheitsgefühl wird in der klassischen Literatur sowohl ein „Kribbeln wie von Ameisen" als auch ein pulsierendes Stechen und auch absolute Unempfindlichkeit (*Ma Mu*) gegenüber jeglicher Sensation und Schmerz verstanden. Schon Wang Qing-Ren listete dies als eines der Vorzeichen von **Wind-Schlag** (entspricht weitgehend unserem Apoplexie-Begriff) auf und trug damit zur Diagnose desselben in großem Maße bei. Im *„Yi Lin Gai Cuo"*, Kapitel „Zustand vor der Erkrankung – Apoplektische Prodromalsymptome" heißt es:

„... der Arm sei plötzlich taub geworden. Andere sagten, ihr Bein sei unvermittelt taub geworden oder ihre Muskeln hätten plötzlich gezuckt, und manche sagten, sie hätten immer wieder ein Kältegefühl in den Fingerspitzen verspürt ..."

Tonisieren, Tonisation: *Bu* (*Fa*)
Siehe **Supplementation**.[154]

Toxin: *Du*
Toxine sind laut TCM pathogene oder giftige Einflüsse durch Hitze-Erkrankungen wie Hitzetoxine, die die typischen Entzündungszeichen Rötung, Hitze, Schwellung und Schmerz sowie seröse Absonderungen (Eiter, Lymphe) hervorrufen. Sie werden mit Hitze kühlenden und entgiftenden Arzneimitteln behandelt, wie z. B. Forsythia, Taraxacum etc. Diese haben laut neueren pharmakologischen Forschungen häufig starke antimikrobielle und virustatische Wirkungen. Man könnte im übertragenen Sinne bei Toxinen also von pathogenen Mikroorganismen und deren Folgen im Körper sprechen. Doch auch hier umfaßt der chinesische Begriff mehr als der sich mit ihm überschneidende westliche Terminus.

Trank: *Yin* (im Gegensatz zu *„Yin* und *Yang"* nicht im ersten, sondern im dritten Ton)
Ein Arzneimittelabsud, der kalt getrunken wird, weil oft kühlende Arzneien verwendet wurden, z. B. in *Xian Fang Huo Ming Yin* (Belebender Trank der Unsterblichen) bei Furunkel, Hautentzündungen usw.

Tropismus: *Gui Jing*
Der Tropismus eines Arzneimittels definiert seinen Wirk-„Ort“ in Bezug auf die Funktionskreise, d. h. in welcher Hinsicht sich seine Wirkung im Körper, im Sinne der Meridian- und Funktionskreistheorien der TCM, am deutlichsten entfaltet. Es darf dabei nicht vergessen werden, daß die ganzheitliche Einheit des Systems „Körper“ niemals nur selektiv beeinflußt werden kann, sondern daß stets das *ganze System* verändert wird (z. B. wird beim Therapieren des Speicherorgans (*Zang*) Leber auch das Arbeitsorgan (*Fu*) Galle mitbeeinflußt). Der Tropismus zeigt also nur den Hauptwirkbereich an. Auch hier muß immer der Bezug zu den theoretischen Grundlagen und den anderen Aspekten der Arzneimittelnatur hergestellt werden.

Beispiel: Ingwer, Tigerlilienzwiebel, Senfkörner und Schalotten (*Jiang, Bai He, Jie Zi, Cong Bai*) sind alle scharf, bis auf die Tigerlilie, und wirken alle auf den Funktionskreis Lunge dennoch völlig verschieden: Ingwer wärmt Kälte der Lunge, Tigerlilie tonisiert die defiziente *Yin*-Leere der Lunge, Senfkörner lösen den Schleim und die Schalotte gleicht eine Fülle in der Lunge aus.

trübe: *Zhuo*
Trübe Flüssigkeiten werden in der *Yin-Yang*-Theorie dem *Yin* zugeordnet, während **klare** Flüssigkeiten dem *Yang* zugehören. In der Physiologie sind die klaren Nahrungsbestandteile energetische Essenzen, die der Nahrung von der Milz entzogen werden, und trübe Nahrungsbestandteile sind die den Därmen zur Ausscheidung zugeführten Nahrungsbestandteile. In der Pathologie werden **Schleim** und **Schleim-Mukus** als trübste aller Pathogene aufgeführt. Siehe auch unter **klar** und **Schleim-Mukus**.

Tympanie, Meteorismus: *Gu Zhang*
Während in der zeitgenössischen Literatur Chinas „*Gu Zhang*“, d. h. trommelartige Schwellung, für Meteorismus und Schwellung des Bauches durch Darmgase steht, wurde in der klassischen Literatur die Grenze zwischen Meteorismus und Aszites nicht so eng gezogen. Manche Autoren beschrieben u. a. Aszites-Symptome wie hervortretende Venen, nannten sie aber „*Gu Zhang*“.

Aszites hingegen wurde meist mit dem Begriff „*Fu Shui*“, d. h. Bauchwasser bezeichnet.

Es muß also immer überprüft werden, ob mit „*Gu*“ oder „*Gu Zhang*“ Tympanie oder Aszites gemeint ist. Siehe auch unter **Aszites**.

U

Umkehrung des *Qi*-Flusses, kontravektives *Qi* (*Ni Qi*): *Qi Ni*
Außer Störungen wie *Qi*-Leere, *Qi*-Stau und *Qi*-Stagnation kann auch die Fließrichtung des *Qi* gestört sein. Man spricht dann von Umkehrung des *Qi*-Flusses. Das *Qi* des Magens z. B. sollte normalerweise zum Transport der Speisen nach unten fließen. Kehrt es sich um, dann entstehen Symptome wie Schluckauf oder Erbrechen. Auch das Lungen-*Qi* oder das Leber-*Qi* kann in die falsche Richtung fließen, dann treten Symptome wie z. B. Asthma und Kurzatmigkeit auf (Lungen-*Qi*) oder Kopfschmerz und Schwindel (Leber-*Qi*).

Umwandlung: *Hua*

Das Wort „*Hua*“ hat vielerlei Bedeutungen in der TCM: Physiologisch steht „*Hua*“, Umwandlung, für einen Wandlungsprozeß, z. B. die Zuführung von Energie aus dem Nieren-*Qi* zur Blase, die dadurch erst die Kraft hat, den Urin zu sammeln und auszuscheiden.

Pathologisch ist die progressive Umwandlung einer pathogenen Energie in eine andere gemeint, wie z. B. „Schleim wandelt sich in Feuer“.

Therapeutisch ist die regressive Umwandlung eines Pathogens in einen nichtpathogenen Zustand gemeint, wie z. B. in die „Umwandlung von Schleim“ (nämlich in normale Körpersäfte).

V

Vaginalfluß, Fluor: *Dai Xia*

In der Diagnose wird in erster Linie zwischen weißem und gelbem Fluor unterschieden. Ersterer weist oft auf Kälte hin, letzerer auf Hitze. Bei rotem oder braunem Vaginalfluß handelt es sich oft um Zwischenblutungen, so daß z. B. eine Blutstase zugrunde liegen kann (man muß natürlich auch immer an Neoplasmen denken). Alles in allem läßt sich aber ohne weitere Informationen nur aufgrund des Ausflusses keine genaue Diagnose oder **Syndromdifferenzierung** stellen.

Verknotung: *Jie*

Lokale Ansammlung von Pathogenen (z. B. Schleim). Pathomorphologisch deckt sich die Verknotung häufig mit Gewebsverhärtung und Lymphknotenschwellung.

Verlust: *Bu Gu*

Dieser Begriff bezieht sich auf den Verlust durch Auslaufen von Körpersäften (Diarrhö, Spermatorrhö, Fluor und Hidrosis) oder Blut, die durch stabilisierende oder bindende (*Gù Se*) Arzneien konsolidiert und so zurückgehalten werden können. Wenn z. B. das ***Wei-Qi*** geschwächt ist (*Wei Qi Bu Gu*), dann entsteht Flüssigkeitsverlust durch übermäßige Schweißbildung, was wiederum zu innerer Trockenheit oder *Yin*-Leere führen kann.

Siehe auch unter **Körperflüssigkeiten**.

Verschluß-Syndrom: *Bi-Zheng*

Im Zusammenhang mit Wind-Schlag gebrauchter Begriff, der normalerweise zu den **Blockade**-Syndromen gehört. Darunter fallen im weiteren Sinne z. B. auch Menstrualblock (Amenorrhö) und Darm-Block (Verstopfung). Im engeren Sinne ist damit aber das Verschluß-Syndrom nach dem Wind-Schlag gemeint, das sich durch Bewußtlosigkeit mit Krämpfen und schnellem und saitenförmigem Puls zeigt. Siehe auch unter **Wind-Schlag** und **Blockaden**.

verdickflüssigen: *Ning*

Hitze und Kälte (z. T. auch Nässe) können alle durch Eindicken den Blutfluß verlangsamen und so eine **Blutstase** auslösen.

Vier Jahreszeiten: *Si Ji*
Die aus dem chinesischen Volksbrauch und der daoistischen Philosophie stammenden Ratschläge zur Gesundheit empfehlen in jeder Jahreszeit andere Lebensgewohnheiten:

Ratschläge des „*Huang Di Nei Jing*" gemäß den vier Jahreszeiten:				
Tätigkeit:	**Frühling**	**Sommer**	**Herbst**	**Winter**
Schlafen/ Aufstehen	Dämmerung/ frühmorgens	Dämmerung/ früh	früh/ früh	früh/spät
empfohlene Kleidung	locker und bequem kleiden, luftige Kleidung bevorzugen	feuchte (verschwitzte) Kleidung vermeiden	keine kühle oder feuchte Unterwäsche	Kopf kühl, Rücken und Füße warm halten
gesunde/ ungesunde Speise, zu vermeidendes Essen	+ süß/ - sauer, Alkohol –fett, klebrig	+ scharf/ - sauer, –roh, kalt, zu satt essen	+sauer/ - scharf, –zu heiß oder zu trocken	+ bitter/ - sauer, –sauere Gewürze
körperliche Bewegung	langsame Spaziergänge machen	auf Berge steigen, Bewegung	Mäßigung üben	Anstrengung vermeiden
Gemütszustand	entspannt und munter	unverzagt, kein Zorn	in sich gehen	meditative Stille üben

Siehe auch unter **Vierundzwanzig Jahreszeit-Perioden**

Vier Meister der Jin-Yuan-Dynastien: *Si Xue Pai*
Die vier Schulen des 13./14. Jh. und ihre Gründer sind:

1. Liu Wan-Su (Schule der Kühlung), der in seinem Werk „*San Xiao Lun*" die damals amtlichen Rezepturen als zu heiß kritisiert und stattdessen kühlende, bittere Arzneien empfiehlt.

2. Zhang Cong-Zheng (Schule der Purgierung) propagiert im Werk „*Rumen Shiqin*" den Einsatz von Purgativa, Emetika und Diaphoretika und den Einsatz psychologischer Methoden, wenn emotionale Krankheitsursachen vorliegen.

3. Li Dong-Yuan (Schule der Erde-Stärkung), der im „*Pi Wei Lun*" (Milz-Magen-Abhandlung) u. a. Werken die Stärkung der Mitte mit Tonika propagiert.

4. Zhu Dan-Xi (Schule der *Yin*-Nährung), der in „*Dan-Xi Xinfa*" (Dan-Xis beste Methoden) u. a. Werken therapeutisch eine Kombination der drei Schulen repräsentiert, jedoch als eigene Methode den theoretischen Ansatz, daß das *Yin* genährt werden muß, propagiert.

Vierundzwanzig Jahreszeit-Perioden : *Jie Qi*
Die nach dem antiken chinesischen Bauernkalender eingeteilten 15tägigen Perioden, die sowohl in der *Wen-Bing*-Schule (febrile Krankheiten) als auch in der Blutstase eine wichtige Rolle spielen. Siehe auch in Wang Qing-Rens „*Yi Lin Gai Cuo*": Die 13. Indikation für

Tong Qiao Huo Xue Tang (Sensorien öffnendes blutbelebendes Dekokt).

Die 24 Jahreszeit-Perioden sind:
1. Frühlingsanfang (*Li Chun*), ca. am 5.2.
2. Regenwasser (*Yu Sui*), ca. am 20.2.
3. Insektenerwachen (*Jing Zhi*), ca. am 7.3.
4. Frühlingsäquinoktium (*Chun Fen*), ca. am 22.3.
5. Helle Klarheit (*Qing Ming*), ca. am 6.4.
6. Saatregen (*Gu Yu*), ca. am 21.4.
7. Sommeranfang (*Li Xia*), ca. am 6.5.
8. Kleine (Getreide-)Fülle (*Xiao Man*), ca. am 22.5.
9. Ährenansatz (*Man Zhong*), ca. am 7.6.
10. Sommersonnenwende (*Xia Zhi*), ca. am 22.6.
11. Kleine Sommerhitze (*Xiao Shu*), ca. am 8.7.
12. Große Sommerhitze (*Da Shu*), ca. am 24.7.
13. Herbstanfang (*Li Qiu*), ca. am 8.8.
14. Ende der Hitze (*Chu Shu*), ca. am 24.8.
15. Weißer Tau (*Bai Lu*), ca. am 8.9.
16. Herbstäquinoktium (*Qiu Fen*), ca. am 24.9.
17. Kalter Tau (*Han Lu*), ca. am 9.10.
18. Fallender Rauhreif (*Shuang Jiang*), ca. am 24.10.
19. Winteranfang (*Li Dong*), ca. am 8.11.
20. Kleiner Schnee (*Xiao Xue*), ca. am 23.11.
21. Großer Schnee (*Da Xue*), ca. am 7.12.
22. Wintersonnenwende (*Dong Zhi*), ca. am 22.12.
23. Kleine Kälte (*Xiao Han*), ca. am 6.1.
24. Große Kälte (*Da Han*), ca. am 21.1.

W

Wahres *Qi*: *Zhen Qi*
Wahres *Qi* ist ein Synonym für **korrektes *Qi*** (*Zhen Qi*), das physiologische *Qi* des Körpers als Gegenstück zum pathogenen *Qi* „*Xie Qi*“. Siehe auch unter ***Qi*** und **Korrektes *Qi***.

Wasser-Mukus: *Shui Yin*
siehe unter **Schleim-Mukus**

***Wei-Qi*:** *Wei Qi*
Das defensive (Abwehr-) oder *Wei-Qi* entsteht wie das *Ying-Qi* aus der Extraktion der feineren Nahrungsmittelbestandteile. Es ist im Vergleich zum *Ying-Qi* mehr *Yang* und da *Qi* im Vergleich zum Blut bereits *Yang* ist, gehört es zu einem der stärksten *Yang*-Aspekte des Körpers: Es ist schnell, beweglich und aggressiv und fließt in der äußersten Schicht des Körpers außerhalb der Meridiane. Außer der Verteidigung gegen exogene pathogene Einflüsse gehört auch das Öffnen und Schließen der Hautporen zu seinen Aufgaben und

damit auch die Thermoregulation durch Schweiß. Außerdem wärmt es die *Zang Fu*-Organe und durchfeuchtet Haut und Haar. Wenn es geschwächt oder gestört ist, wird der Körper anfälliger gegen Pathogene oder neigt zu übermäßigem Schwitzen, es entsteht eine sogenannte *Ying-Wei*-Disharmonie.
Siehe auch unter ***Yin* und *Yang*, *Ying-Qi*, *Ying-Wei*-Disharmonie** und ***Wei* und *Ying***.

***Wei* und *Ying*:** *Wei Ying*
Wei oder *Wei-Qi* ist der am meisten *Yang*-bezogene Aspekt des *Qi*: Es fließt unter der Oberhaut, also im äußersten Körperbereich; es wärmt und es beschützt und kontrolliert Öffnung und Schluß der Poren, also alles *Yang*-Funktionen.

Ying hingegen nährt und ist so eng mit dem Blut (*Yin*) verbunden, daß oft keine Unterscheidung zwischen Blut und ***Ying*** gemacht wird. Siehe auch unter ***Wei-Qi*, *Ying-Qi*** und ***Ying-Wei*-Disharmonie**.

Wind-Schlag : *Zhong Feng*
Die klassische Bedeutung von Wind-Schlag bei Zhang Zhong-Jing ist eine erkältungsähnliche Affektion durch pathogenen Wind mit Fieber, Kopfschmerz und oberflächlichem Puls. Diese Bedeutung gilt allerdings heute nur noch im Zusammenhang mit dem *Shang Han Lun*. Die heutige Bedeutung bezeichnet einen inneren **Schaden** aufgrund von *Qi*- und Blut-Leere, der durch **Emotion,** falsche Ernährung oder Lebensweise ausgelöst wurde und zu einer Disharmonie von ***Yin* und *Yang*** in den ***Zang Fu*-Organen** geführt hat. Betroffen sind meist beide Geschlechter mittleren bis höheren Alters.

Die Folgen und Symptome sind je nach Art des Wind-Schlages verschieden, entsprechen jedoch denen der Apoplexie.

Ursachen oder auslösende Faktoren	**führen zu**	**auslösender Faktor führt dann zu**	**Schäden von Gefäß/Gehirn differenziert in**	**Diese haben folgende Symptome (Schweregrad zunehmend)**
emotionale Exzesse (Ärger, Streß, usw.)	*Yin*/*Yang* Disharmonie	Disharmonie von Blut- oder *Qi*-Fluß	1. leichter Schlag, TIA, vorübergehende Folgesymptome	1. Sprach-, Schluckstörungen, Sensibilitätsstörungen, Fazialisparesen u. a.
falsche Ernährung (Fett, Zucker usw.)	oder zu	oder Wind-, Feuer-,	2. Schlag in *Jing Luo* (Leitbahnen, *Luo*-Gefäße)	2. Hemiplegie, Bewußtseinsstörungen
Verausgabung oder Überanstrengung	Blut/*Qi* Disharmonie	Schleim- oder Blutstase-	3. Schlag in *Zang Fu*-Organe	3. Bewußtlosigkeit, spastisches oder paralytisches Koma
Leere/Abwesenheit von *Zheng-Qi*		Syndromen	4. Tod	4. Tod

Die oben aufgeführten Ursachen des Wind-Schlages können sein:

1. Bei *Yin*-Leere der Leber durch Überaktivität des Leber-*Yang* hervorgerufener pathogener Wind der Leber, der durch Emotion, wie z. B. Ärger, ausgelöst wurde.

2. Durch übermäßigen Konsum von Fett, Zucker, Alkohol usw. entstandener pathogener Schleim, der pathogene Hitze oder Blutstase erzeugt und bei Überschreitung des für den Körper tragbaren Maßes in pathogenen Wind umschlägt.

3. Durch bestehende Blut- oder *Qi*-Leere, die durch einen weiteren auslösenden Faktor, wie z. B. sexuelle Verausgabung, in Leere-Wind umschlagen.

4. Durch bestehende *Qi*-Leere des **korrekten *Qi*,** die nach Affektion durch pathogenes *Qi* das gesamte *Yuan-Qi* zusammenbrechen läßt.

Der daraus entstehende Wind-Schlag wird je nach Schwere klassifiziert in

• einen leichten Windschlag (ähnlich dem klinischen Bild des TIA oder PRIND[159]) mit vorübergehenden Folgesymptomen,

• einen Schlag in die *Luo*-Gefäße mit permanenten leichten Lähmungen und Sensibilitätsstörungen (etwa unserem Schweregrad Stadium III entsprechend),

• einen Schlag in die *Jing*-Hauptmeridiane mit Hemiplegie (etwa unserm Schweregrad Stadium IV entsprechend),

• einen Schlag in die *Fu*-Organe (Arbeitsorgane) mit spastischen Lähmungen und Bewußtlosigkeit, auch **Verschluß-Syndrom** (*Bi-Zheng)* genannt,

• einen Schlag in die *Zang*-Organe (Speicherorgane) mit paralytischen Lähmungen und Bewußtlosigkeit, auch Verlassenheitssyndrom (*Tuo Zheng)* genannt, (beide etwa unseren intrazerebralen Blutungen entsprechend)

und schließlich

• der letzte Schweregrad mit Koma und Tod.

Therapeutisch wird der Wind-Schlag je nach Schweregrad folgendermaßen behandelt: Falls Bewußlosigkeit besteht, so werden – syndromdifferenziert nach Wärme oder Kälte – **Orifizien** öffnende Rezepturen, wie z. B. *An Gong Niu Huang Dan* (Calculus Bovis Pille des Friedlichen Palastes), verordnet und wenn notwendig über Magensonde verabreicht. Der bewußtlose – und oft auch sogar der komatöse – Patient kommt dann wieder zu sich und man verabreicht (je nach dem, ob das Computertomogramm einen ischämischen Insult oder eine intrazerebrale Blutung zeigt) blutbelebende Rezepturen, wie z. B. *Da Huo Luo Dan.* Diese sind, je nach Art der Erkrankung, eher durchblutungsfördernd oder thrombolytisch und enthalten chinesische Arzneimittel, die die Hirnzellen vor Ischämieschäden schützen.

Nachdem der Patient aus dem akuten Stadium und außer Gefahr ist, beginnt bei Lähmungen und Hemiplegien gleich im Krankenhaus die tägliche Akupunktur, die, wenn früh genug begonnen, oft schon nach 2–3 Monaten zur Vollrekonvaleszenz führt.

Siehe dazu auch die Kapitel „Vorwort zur Theorie der halbseitigen Lähmung (Hemiplegie)" bis „Theorie hinsichtlich der Paralyse und Atrophie" in Wang Qing-Rens *„Yi Lin Gai Cuo"* sowie die Stichworte **Verschluß-Syndrom** und **Schaden**.

würgen: *Ou*
Siehe **Erbrechen**.

Y

***Yang* senken**: *Qian Yang, Jiang Yang*
Therapeutische Methode bei aufsteigendem Leber-*Yang* (*Gan Yang Shang Kang*), das meist auf Leere des Nieren-*Yin* (indirekt) oder des Leber-*Yin* (direkt) zurückgeht. Symptome von aufsteigendem Leber-*Yang* sind Schwindel, Kopfschmerz, Hörstörungen, wie Tinnitus oder Taubheit, und gerötete Augen. Siehe auch unter **Beruhigen des Leber-Windes**.

***Yang* aufbauen:** *Zhuang Yang*
Eine Stärkung, meist des *Yang-Qi* der Niere mit suppletiven oder wärmenden Arzneimitteln, die oft auch eine Wirkung auf das Endokrinum und die Sexualfunktion haben, wie z. B. Herba Epimedium (*Yin Yang Huo*). Siehe auch unter **Supplementation**.

***Yin* und *Yang*:** *Yin Yang*

Eigenschaften von *Yin* und *Yang*		**Korrespondenz von *Yin* und *Yang* in TCM**	
Yang	*Yin*	*Yang*	*Yin*
links	rechts	*Qi*	*Xue* (Blut)
oben	unten	*Shen* (Geist)	*Jing* (Essenz)
äußeres	inneres	*Wei* (schützendes)	*Ying* (nährendes)
warm, heiß	kühl, kalt	*Fu*-Organe (*Yin*-Funktionskreis)	*Zang*-Organe (*Yang*-Funktionskreis)
bewegt	still	Körperäußeres	Körperinneres
hell	dunkel	Rücken	Bauch
männlich plus	weiblich minus	Mitternacht bis Mittag	Mittag bis Mitternacht
anabol	katabol	tonifizieren	ausleiten

Im *„Nei Jing Su Wen"*, Kap. 2, heißt es:

„Yin und Yang und die 4 Jahreszeiten sind der Anfang und das Ende eines jeden Dinges; sie sind die Wurzel von Leben und von Tod. Wer gegen das Prinzip von Yin und Yang lebt wird sein Leben zerstören, wer mit ihm lebt wird in Harmonie leben."

Es gibt heutzutage sicher kaum noch jemanden, der noch nichts von *Yin* und *Yang* gehört hat und doch handelt es sich hierbei um ein Konzept, das im Westen oft mißverstanden wird. Zum Beispiel lese ich oft, daß das *Yin*-und-*Yang*-Konzept eine Art „binäres System" sei, wie Computer es anwenden. Richtig? Es könnte nicht falscher sein: In einem digitalen elektronischen System ist der Stromfluß <u>immer</u> gleich 1 (oder „an") oder 0 (= „aus"). Es ist ein rigides, unveränderliches Konzept.

Jegliches Objekt, nach dem Konzept von *Yin* und *Yang* klassifiziert, ist aber zugleich *Yin* wie auch *Yang*; ferner ist es mal mehr *Yin* und mal mehr *Yang*, je nach dem Standpunkt, von dem aus man es betrachtet. Dies ist also ein flexibles, relatives Konzept.

Doch wie kann man sich ein solches Prinzip konkret vorstellen?

Nehmen wir einmal Sonnenstrahlen als Beispiel für das Prinzip *Yang*. Sie kommen vom HIMMEL, also von OBEN, sind WARM, TAGSÜBER, HELL, LICHT und eine nicht anfaßbare, dennoch spürbare subtile ENERGIE.

Diese Energie wird mittels Chlorophyll in den Pflanzen in Zucker umgesetzt, der wiederum als Träger und Speicher von Energie für die Pflanze selbst sowie auch für alle Pflanzenfresser und indirekt auch alle anderen Lebewesen notwendig ist. Ohne Licht gäbe es also auch kein Leben wie wir es kennen.

Dennoch benötigt dieser Prozeß auch ein Substrat, ein materielles Gegenstück, nämlich Kohlendioxid und Wasser, die wiederum in den Pflanzenzellen für die Umwandlung des Lichtes in chemische Energie benötigt werden.

Nehmen wir also einmal WASSER als Beispiel für das *Yin*-Prinzip:

Es fließt immer nach UNTEN, ist KÜHL und DUNKEL als Meer, NACHTS erscheint es als Tau und wenn seine Dichte weiter zunimmt, wird es zu festem Eis. Auch ohne Wasser wäre das Leben nicht denkbar, wie auch LICHT ohne WASSER sowie WASSER ohne Licht nicht zu organischem Leben führen können.

Beide müssen in ausgewogener Präsenz vorhanden sein, wie auch *Yang* und *Yin*.

Dennoch bleiben alle konkreten Beispiele immer relativ: Das obige Wasser als Beispiel für das *Yin*-Prinzip kann wiederum als *Yang* interpretiert werden, wenn es in Relation zum Eis gesehen wird. Eis ist dichter, seine Moleküle bewegen sich langsamer, es ist schwerer und kühler als Wasser usw., also alles *Yin*-Eigenschaften.

Kurz, es geht also nicht darum, starre Definitionen für etwas festzulegen, sondern dieses *Yin-Yang*-Denkmodell dient in erster Line dazu, *Relationen* zu interpretieren. Dieses gilt ebenso für das fünf-Wandlungszustände-Modell und ebenso für viele andere Abstraktionen in der TCM.

Anatomische Aspekte von *Yin* und *Yang* in der TCM:

Yang	***Yin***
Kopf	Torso und Glieder
peripher (Haut, Muskeln)	zentral (Organe)
Rückseite (Hinterkopf, Rücken, Gesäß)	Vorderseite (Gesicht, Brust, Bauch usw.)
oberhalb der Hüfte	unterhalb der Hüfte
lateraler Aspekt der Gliedmaßen	medialer Aspekt der Gliedmaßen
Fu-Organe (DÜ, DI, MG, BL, GB)	*Zang*-Organe (HE, LU, MP, NI, LE)
Yang-Aspekt der Organe	*Yin*-Aspekt der Organe
Qi	Blut, Körperflüssigkeiten
Wei (verteidigender Aspekt)	*Ying* (ernährender Aspekt)
linke Körperhälfte	rechte Körperhälfte

Forschungen im Zusammenhang mit der *Yin-Yang*-Theorie

Der amerikanische Forscher L. Goldberg hat im Jahre 1973, basierend auf den Erkenntnissen der Zellphysiologie, die Hypothese aufgestellt, daß die Grundprinzipien der *Yin-Yang*-Beziehungen den Beziehungen der zyklischen Nukleotide cAMP und cGMP entsprechen, also gegenseitige Abhängigkeit, Kontrolle und Balance (nicht aber Transmutation) voneinander. Nach dem Stand der heutigen Forschung jedoch, kann dem jedoch nur bedingt zugestimmt werden.

So hat z. B. die Zweite Medizinische Universität Shanghai die Beziehung von cAMP und cGMP bei Patienten mit *Yang*-Defizienz (Depletion, Leere) untersucht und festgestellt, daß keine definitive Veränderung der absoluten Werte im Blut stattfindet.

Dennoch wurde festgestellt, daß die relativen Werte (normales Verhältnis cAMP/cGMP etwa 1:5) sich um die Hälfte verringern (1:2,5) sowohl bei *Yang*-defizienten als auch *Yin*-defizienten Patienten. Auch wurde durch eine Verhältnisveränderung eine deutliche Tendenz zu cAMP-Dominanz bei *Yin*-Defizienz und cGMP-Dominanz bei *Yang*-Defizienz berichtet. Nach der Gabe von *Yang* tonisierenden Arzneimitteln bei *Yang*-definzienten Patienten wurde das cAMP/cGMP-Verhältnis wieder normalisiert.[160]

Auch in der Chronobiologie, die sich mit den biologischen Uhren und Zyklen im Menschen und in anderen Lebewesen befaßt, finden sich mehrere Systeme, die der *Yin-Yang*-Theorie und seinen Prinzipien entsprechen. So sind z. B. die beiden „Hauptuhren" des menschlichen Körpers ein derartiges sich gegenseitig kontrollierendes und balancierendes System:

Vergleich der Funktionen der biologischen Uhren

Uhr eins (im suprachismatischen Nukleus des Hypothalamus) reguliert:	**Uhr zwei (vermutet im lateralen hypothalamischen oder ventromedialen Nukleus) reguliert:**
Delta-Wellen, Tiefschlafphase (regloser Schlaf)	REM-Schlaf (Augenbewegungen, Träume)
Ausschüttung des Wachstumshormon (STH: Anaboler Effekt, „Nähren")	Ausschüttung von Cortisol (kataboler Effekt, Erregung)
Kalziumausscheidung im Urin	Kaliumausscheidung im Urin
Hauttemperatur des Körpers	Kerntemperatur des Körpers
Ähnlichkeit mit *Ying* (Bauenergie, *Yin*)?	Ähnlichkeit mit *Wei* (Wehrenergie, *Yang*)?

Auch hier zeichnet sich Ähnlichkeit mit dem *Yin-Yang*-Prinzip ab, wenngleich auch hier keine absolute Übereinstimmung zu finden ist. Ein universelles Prinzip wie *Yin-Yang* spiegelt sich demnach auf vielerlei Art in den „Variationen zum Thema" der Biologie wider.

***Ying-Qi*:** *Ying*
Das *Ying-Qi* ist ein *Yin*-Aspekt des *Qi*, das in den Gefäßen als Bauenergie zusammen mit dem Blut fließt und aus den Nahrungsessenzen (*Shui Gu Zhi Jing*) gebildet wird. Siehe auch unter ***Wei-Qi*, Wei-*Ying*, *Ying-Wei*-Disharmonie** und ***Yin* und *Yang***.

***Ying-Wei*-Disharmonie:** *Ying Wei Bu He*
Ein externes Syndrom, das sich durch starke spontane Schweiße auszeichnet. Dieser Mangel an Balance zwischen ***Ying*** und ***Wei*** kann sowohl durch ein zu starkes oder zu schwaches

Ying/ *Wei* zustandekommen: Bei zu schwachem *Ying* und starkem *Wei* besteht bei Schweißbildung gleichzeitig Fieber, da das *Yang-Qi* den Schweiß (*Yin*) nach außen treibt. Bei schwachem *Wei* und starkem *Ying*, kann das für die Öffnung und Schließung der Poren verantwortliche *Wei-Qi* den Porenschluß nicht kontrollieren und der Schweiß fließt auch ohne Fieber ungehindert hinaus. Siehe auch unter ***Wei* und *Ying***.

***Yin-Yang* der Flüssigkeiten:** *Xue, Qi, Jin, Ye*
Blut als nährende und befeuchtende Substanz ist *Yin*. *Qi* ist *Yang* in Relation zu Blut, da es wärmt, vor Außeneinflüssen schützt und transformierende Funktionen hat. Auch die Körperflüssigkeiten sind wie Blut eine dichtere, struktivere Substanz und daher *Yin*, im Gegensatz zum energetischen ätherischen *Qi*.
Die Körperflüssigkeiten können wie die Organe wieder in *Yin*-Aspekte und in *Yang*-Aspekte unterteilt werden: „*Jin*", d. h. klare dünnflüssige Säfte wie Tränen, Schweiß usw. sind *Yang*-Flüssigkeiten, hingegen „*Ye*", d. h. trübe dickflüssige Säfte wie Nasenschleim, Intersynovialflüssigkeit usw. Meist jedoch, außer wenn es für dignostische Aspekte notwendig ist, faßt man beide unter „*Jin-Ye*", also Körperflüssigkeiten zusammen, die in Relation zum *Qi* als *Yin*-Substanzen gesehen werden.
Yuan-Qi: *Yuan Qi*
siehe unter ***Qi***

Z

***Zang*-Organe:** *Zang*
Die fünf dem *Yang* zugeordneten Organe (Funktionskreise) der TCM, die vorwiegend Speicherfunktion haben und daher auch Speicherorgane genannt werden. Es sind dies Leber, Nieren, Herz, Milz und Lunge. Das „*Huang Di Nei Jing*" beschreibt sie als „voll, aber nicht gefüllt" im Gegensatz zu den *Fu*-Organen (Arbeitsorganen), die nur vorübergehend Speise oder Verdauungssekrete (Gallensaft) aufnehmen, normalerweise aber hohl und nicht voll sind. Sie werden im „*Nei Jing*" als „gefüllt, aber nicht voll" bezeichnet.

***Zang Fu*-Organe:** *Zang Fu*
Zusammenfassender Begriff für die fünf *Zang*-Organe und die sechs *Fu*-Organe. Siehe auch unter ***Zang*-Organe** und ***Fu*-Organe**.

zusammenballen: *Jie*
Zusammenballen bezieht sich meist auf Pathogene, die sich an einer Stelle lokaliseren und konkrete Form annehmen. Zu diesen Zusammenballungen gehören u. a. **Anhäufungen und Ansammlungen, Konkretionen und Kongelationen**.

Fußnoten

[150] vgl. Snell-Hornby 1986

[151] Literatur: W. Koller: Einführung in die Übersetzungswissenschaft, 1992^4, UTB für Wissenschaft, Christiane Nord: Einführung in das funktionale Übersetzen, 1993, UTB für Wissenschaft und M. Snell-Hornby (Hrsg): Übersetzungswissenschaft: Eine Neuorientierung, 1986, UTB, Francke

[152] Manfred Porkert: Klassische Chinesische Pharmakologie, Heidelberg 1978

[153] Eine ausführliche Untersuchung der historischen und physiologischen Bedeutung des *Ming Men* findet sich in einem 1962 von Qin Bo-Wei veröffentlichten Artikel, der kürzlich auch von Charles Chase ins englische übersetzt wurde und in dessen „A Qin Bo-Wei Anthology" zu finden ist.

[154] „Endogen" ist hier in Anführungszeichen gesetzt, weil es so etwas wie exogenes Feuer, wie es Nigel Wiseman in seinen „Theoretical Foundations of Chinese Medicine" bezeichnet, einfach nicht gibt. Feuer ist *immer* endogen, auch wenn es aus exogenen Faktoren entstehen kann.

[155] Nature (1997; 390:449–450, 509–512)

[156]Zu Einzelheiten der modernen *Qi*-Forschung siehe meinen in Englisch erschienenen populärwissenschaftlichen Artikel „Qigong, Tai-chi chuan and encounters of the third kind", Yu Xiang Magazine, Taipei 1993

[157] Ein in der angelsächsischen Literatur oft fälschlich als „Grain-*Qi*" übersetztes Wort, da das Wort „*Gu*" Getreide bedeutet und im klassischen Sinne mit Grundnahrungsmittel übersetzt werden sollte. Das taoistische Fasten „*Bi Gu*", wie es sowohl Sun Si-Miao in seinem Buch „*Qian Jin Yi Fang*" als auch Ge Hong in seinem „*Bao Pu Zi*" beschreibt, bedeutet das sich Enthalten von allen Nahrungsmitteln, also Fasten und nicht nur die eine Getreide-Abstinenz. Auch wird das Zeichen im „*Nei Jing*" oft zusammen mit dem Wort Wasser (*Shui*) gebraucht, „*Shui Gu*" heißt also Speisen und Getränke und nicht Getreide und Getränke.
Zur Konfusion beigetragen hat es sicher auch, daß die moderne volksrepublikanische Kurzschreibweise das Zeichen Tal (homonym mit *Gu*, Getreide) verwendet, so daß ich in sechs Übersetzungen nur eine richtige Übersetzung des Abschnitts 5, Manifestation von *Yin* und *Yang* aus dem *Nei Jing* gefunden habe, da dort beide Zeichen (Tal und Getreide) vorkommen. Dort heißt es: „*Das Qi des Tales (Gu) manifestiert sich in der Milz, das Qi des Regens in der Niere.*" Da die Milz an anderer Stelle auch „*Shui Gu Zhi Hai*", also der Speicher der Speisen und Getränke, genannt wird (und nicht etwa „Meer des Getreides und des Wassers") und die „*Gu*"-Zeichen in der Kurzform identisch sind, findet man kaum eine richtige Übersetzung dieses Abschnittes, außer bei dem in den USA aufgewachsenen Chinesen Ni Maoshang. Siehe auch meinen Artikel in Naturheilkunde 1/2001: „Pulsdiagnose: Der Atem des Patienten oder der Atem des Therapeuten als Maßstab" (R. Pflaum Verlag)

[158] Tonisieren, Stärken, Nähren oder Supplementieren sind sinngemäß das gleiche. Es hat sich allerdings in China die Sprachgewohnheit eingebürgert, beim Supplementieren (*Yi*) von Organen von „Stärken" (*Jian*) zu sprechen, bei *Yin* und Blut von „Nähren" (*Yang*) oder „Befeuchten" (*Zi*) und bei *Qi* und *Yang* von „Tonisieren" (*Bu*) oder „Aufbauen" (*Zhuang*).

[159] TIA = Transiente Ischaemische Attacke, vorübergehende Durchblutungsstörung der Zerebralgefäße.

PRIND = Prolonged Ischaemic Neurological Deficit, Neurologischer Ausfall durch längere Ischämie

[160] „Clinical and Experimental Studies on *Yang*-Deficiency" in ZHOU: Recent Advances in Chinese Herbal Drugs, Science Press, Beijing und S.A.T.A.S. Brüssel, Belgien 1991

Arzneimittel- und Rezepturenindex

Was die Übersetzungen von Rezepturnamen angeht, so ist es manchmal schwer zu entscheiden, ob man lieber lachen oder weinen soll. Von fehlerhaften Übersetzungen wie in Benskys „Acht Schätze Pille für Mütter", wo das Zeichen für Leonuris (*Yi Mu Cao*) im Chinesischen das Wort für Mutter enthält, über Wortungetüme, wie *Sclerotioum Poria Cocos, Ramulus Cinnamomi Cassiae, Rhizoma Atractylodis Macrocephalae und in Honig gebratene Radix Glycyrrhizae Uralensis Dekokt,* bis hin zu ungewollt humorvollen Rezepturen, wie die *Pille des fünften und sechsten himmlichen Stengels* oder das *Pulver mit zehn halbverkohlten Arzneien,* das *Dekokt das Dachziegel errichtet,* usw.

Ich stimme im allgemeinen mit angelsächsischen Übersetzern (Flaws et al.) nicht überein, daß es notwendig ist, Chinesisch zu können, um Chinesische Medizin zu lernen, bin aber mittlerweile der Meinung, daß es es von Nöten ist, die Sprache und ihre Anwendung in der Praxis zu kennen, wenn man Rezepturnamen übersetzt.

Ich habe hier nun die beiden gängigen deutschen Übersetzungen (Bensky, Maciocia) aufgelistet und meine eigene hinzugefügt, um dem Leser den größtmöglichen Lesekomfort zu bieten und dennoch gleichzeitig die z. T. falschen Übersetzungen nicht kritiklos weiterzugeben.

Beim Übersetzen bin ich von folgenden Kriterien ausgegangen:

1. Systematik und Logik:

Nach der funktionalen Übersetzungstheorie (Reiß/Vermeer, 1984) stellt die zweckgerichtete Translation für die professionelle Praxis der Chinesischen Medizin die erste Grundlage dar. Das heißt, es geht hierbei in erster Linie um die Anwendbarkeit der Übersetzung! Sie soll leicht verständlich in der Muttersprache des Lesers und in diesem Falle auch leicht merkbar sein, soll systematisch und mit inhärenter Logik ausgestattet sein.

Dies habe ich z. B. im System von Wang Qing-Rens verwandten Rezepturen vorgenommen. Da sie alle die Worte „...*Zhu Yu Tang*", d. h. „vertreiben Blutstase...Dekokt" enthalten, beginnen diese sechs Rezepturen alle mit den Worten „Antistasisches ...Dekokt". Ich verwende hier bewußt die Wortneuschöpfung „antistasisch", um es von dem in der Physik bekannten Begriff „antistatisch" zu unterscheiden, der sich auf Elektrizität, nicht aber auf die Stase des Blutes bezieht. Nach Wangs anatomischen Unterscheidungen ergeben sich daher das

Xue Fu Zhu Yu Tang = Antistasische Brustraum Dekokt

Ge Xia Zhu Yu Tang = Antistasische Bauchraum Dekokt

Shao Fu Zhu Yu Tang = Antistasische Unterbauch Dekokt

Shen Tong Zhu Yu Tang = Antistasische Schmerzdekokt

Hui Yan Zhu Yu Tang = Antistasische Epiglottis Dekokt

Tong Jing Zhu Yu Tang = Antistasische Exanthem Dekokt und das

Gu Xia Yu Xue Tang = Antistasische Aszites Dekokt.

Auch bei verwandten Rezepturen wie z. B. den Variationen der „Rehmannia Sechs Bestandteile Dekokte" (... *Wei Di Huang Tang*) habe ich namentlich die Verwandtschaft hergestellt, wenn sie im Chinesischen vorhanden war.

2. Kürze und Prägnanz:

Wie man in der folgenden Tabelle sieht, sind meine Übersetzungen immer so kurz wie möglich, d. h. der gesamte botanische Name in adjektiviertem Latein wurde durch den Hauptgattungsnamen ersetzt, denn es geht hier um eine semantische Information (d. h. welche Rezeptur ist gemeint), nicht um die exakten Bestandteile und ihre Zubereitung (roh, erhitzt, karbonisiert etc.), die man ohnehin nicht vollständig aus dem Titel übernehmen kann. Auch im Chinesischen werden die langen Namen häufig abgekürzt, indem sie auf eine Silbe reduziert werden, wie z. B. in der „*Ma (Huang) Xing (Ren) Shi (Gao) Gan (Cao) Tang*", die mit den noch längeren botanischen Namen wörtlich „Herba Ephedrae, Semen Armeniacae Amarum, Gypsum Fibrosum, Radix Glycyrrhizae Uralensis Dekokt" heißen müßte, bei mir dann aber zum „Ephedra, Prunus, Gypsum, Glycyrrhiza Dekokt" wird.

3. Semantische Verwandtschaft:

In Anlehnung an die Information, die im Chinesischen vermittelt wird. Wenn es z. B. *Tang* (Dekokt) heißt, so ist das nicht gleich mit *Yin* (Trank), da letzterer vorwiegend kalt verabreicht wird. Andererseits ist es dem Chinesen immer deutlich, daß die Anspielung auf *Jin* (Gold, Metall) sich auf den Funktionskreis der Lunge bezieht. Im Deutschen habe ich diese Verbindung durch informative anstatt wörtliche Übersetzung hergestellt.

Dennoch habe ich den historischen Bezug so weit wie möglich belassen. Wenn es in alten Rezepturen „*Zi Gong*" heißt (in „*Ai Fu Nuan Gong Wan*"), also „Palast des Kindes", so ist zwar der Uterus gemeint, aber dieses anatomische Konzept existierte damals noch nicht, so daß ich dafür das alte deutsche Wort „Gebärmutter" gewählt habe. Das gleiche Wort „*Gong*" in der modernen Rezeptur „*Gong Wai Huai Yun Fang*" (Rezeptur für extrauterine Schwangerschaft), die die in den siebziger Jahren bekannte Anatomie voraussetzt, konnte ich hier also mit Uterus übersetzen.

4. Perfektion?

Leider nicht. Mit einigen meiner Übersetzungen bin ich selbst noch unzufrieden, wie z. B. dem „Spontanes Lächeln Pulver" (*Shi Xiao San*), das mir zwar vom Wortklang her natürlicher vorkommt wie „Plötzliches Lächeln Pulver", aber immer noch nicht die Idee des chinesischen Originals vermittelt. Aus diesem Grunde bin ich für Anregungen offen und werde diese auch gerne in neue Entwicklungen der Übersetzung miteinbeziehen. Selten habe ich den Namen völlig unabhängig von der wörtlichen Bedeutung ausschließlich nach der inhaltlichen Bedeutung geändert, wie z. B. bei *Si Ni San* (Kalte Glieder Pulver) und *Si Ni Tang* (Kollaps Dekokt), wörtlich „Vier Kontravektionen Pulver" und „Vier Kontravektionen Dekokt", die durch ihre Gleichheit der Zeichen, doch Verschiedenheit der Indikationen in China zu vielen Mißverständnissen und Unfällen geführt haben. Ein Problem, das sich durch die unterschiedliche Übersetzung vermeiden läßt, denke ich.

Im Zweifelsfalle sollte der Anwender der Rezepturen die chinesischen Namen in Pinyin nachschlagen, da sie, wie auch die Pinyin-Akupunkturnamen, einen internationalen Standard bieten, den die Übersetzungen in Englisch oder Deutsch nicht gewährleisten.

Rezepturenliste Deutsch-Chinesisch mit Aliasnamen

Die folgenden Rezepturen wurden in diesem Buch und anderen Veröffentlichungen bereits von mir verwendet. Als Referenz zwei andere deutsche Übersetzungen aus Benskys und Maciocias Büchern.

Rezepturname (Neeb)	**Rezepturname (Pinyin)**	**Rezepturname (Bensky)**	**Rezepturname (Maciocia)**
Achyranthis Pulver	*Xi Jiao San*		Dekokt mit Cornu Rhinoceri
Acht Schätze Dekokt	*Ba Zhen Tang*	Acht Schätze Dekokt	Acht Schätze Dekokt
Aconit Mitte-Regulationsdekokt	*Fu Zi Li Zhong Tang*		
Analgetisches Myrrhenpulver mit Zusatz	*Zhi Tong Mo Yao San*		
Antelopis Uncaria Trank	*Ling Jiao Gou Teng Yin*	Cornu Antelopis und Ramulus Uncariae cum Uncis Dekokt	Dekokt mit Cornu Saigae tataricae und Ramulus cum Uncis Uncariae
Antidiarrhetisches Mitte regulierendes Dekokt	*Zhi Xie Tiao Zhong Tang*		
Antipruritisches *Yang* Stärkendes Dekokt	*Zhu Yang Zhi Yang Tang*		
Antistasisches Aszites Dekokt	*Gu Xia Xu Xue Tang*		
Antistasisches Bauchraum Dekokt	*Ge Xia Zhu Yu Tang*	Dekokt, das Blut-Stasen unterhalb des Diaphragmas eliminiert	Dekokt, das Blut-Stasen unterhalb des Diaphragmas eliminiert
Antistasisches Brustraum Dekokt	*Xue Fu Zhu Yu Tang*	Dekokt, das Stasen aus dem Haus des Blutes treibt	Dekokt, das Stasen aus dem Haus des Blutes treibt
Antistasisches Epiglottis Dekokt	*Hui Yan Zhu Yu Tang*		

Rezepturname (Neeb)	**Rezepturname (Pinyin)**	**Rezepturname (Bensky)**	**Rezepturname (Maciocia)**
Antistasisches Exanthem Dekokt	*Tong Jing Zhu Yu Tang*		
Antistasisches Schmerzdekokt	*Shen Tong Zhu Yu Tang*	Dekokt, das Blut-Stasen aus einem schmerzenden Körper treibt	Dekokt, das Blut-Stasen aus einem schmerzenden Körper treibt
Antistasisches Unterbauch Dekokt	*Shao Fu Zhu Yu Tang*	Dekokt, das Blut-Stasen im unteren Abdomen eliminiert	Dekokt, das Blut-Stasen im unteren Abdomen eliminiert
Aquilaria *Qi* senkendes Dekokt	*Cheng Xiang Jiang Qi San*		Pulver mit Lignum Aquilariae zum Bezähmen des *Qi*
Astragalus Dekokt	*Huang Qi Tang*		Dekokt mit Radix Astragali
Astragalus Ledebouriella Dekokt	*Huang Qi Fang Feng Tang*		
Astragalus Persica Carthami Dekokt	*Huang Qi Tao Hong Tang*		
Astragalus Vier Bestandteile Dekokt	*Huang Qi Si Wu Tang*		
Astragalus-Cinnamom fünf Bestandteile Dekokt	*Huang Qi Gui Zhi Wu Wu Tang*		
Astragalus-Rotwind-Dekokt	*Huang Qi Chi Feng Tang*		
Astragalus-Süßholz Dekokt	*Huang Qi Gan Cao Tang*		
Aurantium Bambusa Dekokt	*Chen Pi Zhu Ru Tang*		
Baumpilz Pulver	*Mu Er San*		
Belebender Trank der Unsterblichen	*Xian Fang Huo Ming Yin*		

Rezepturname (Neeb)	**Rezepturname (Pinyin)**	**Rezepturname (Bensky)**	**Rezepturname (Maciocia)**
Biota Dekokt	*Bai Ye Tang*		
Blockierte Niere Dekokt	*Shen Zhuo Tang*		
Blutbelebendes Angelica Dekokt	*Dang Gui Huo Xue Tang*		
Blutbelebendes Rekonvaleszenz-Dekokt	*Fu Yuan Huo Xue Tang*		
Buddhahände Pulver	*Fo Shou San*		
Caryophyllus Kaki Dekokt	*Ding Xiang Shi Di Tang*		
Citrus-Allium-Cinnamom Dekokt	*Zhi Shi Xie Bai Gui Zhi Tang*		Dekokt mit Fructus Aurantii immaturus, Bulbus Allii macrostemi und Ramulus Cinnamomi
Codonopsis und Perilla Trank	*Shen Su Yin*	Radix Ginseng und Folium Perillae Frutescentis Dekokt	Dekokt mit Radix Ginseng und Folium Perillae
Coptidis Galle wärmendes Dekokt	*Huang Lian Wen Dan Tang*	Rhizoma Coptidis Dekokt zur Erwärmung der Gallenblase	Dekokt mit Rhizoma Coptidis zum Erwärmen der Gallenblase
Corium Erinacei Pulver	*Ci Wei Si San*		
Cyperus Citrus Pulver	*Xiang Ke San*		
Den Ursprung behütendes Dekokt	*Bao Yuan Tang*		
Detox Bluttonikum Dekokt	*Du Huo Xue Tang*		
Drachenpferd Pastillen	*Long Ma Zi Lai Dan*		
Drei *Bi* Dekokt	*San Bi Tang*		

Rezepturname (Neeb)	**Rezepturname (Pinyin)**	**Rezepturname (Bensky)**	**Rezepturname (Maciocia)**
Drei Durchbrüche Dekokt	*San Ao Tang*	Drei Befreiungen Dekokt	Dekokt der drei Durchbrüche
Drei Wunderarzneien Pille	*San Miao San*	Drei Wunder Pille	Pulver aus drei wundersamen Arzneien
Entgiftendes, blutbelebendes Dekokt	*Jie Du Huo Xue Tang*		
Erddrachen-Tiger-Dekokt	*Fu Fang Di Hu Tang*		Stellvertretendes Pulver zum Fernhalten
Ersatz Widerstand Pulver/Pille	*Dai Di Dang San/ Wan*		
Euphorbia Herz Pille	*Sui Xin Dan*		
Fencheltinktur	*Xiao Hui Xiang Jiu*		
Fünf Akkumulationen Pulver	*Wu Ji San*	Fünf Akkumulationen Pulver	Pulver der fünf Anhäufungen
Fünf Samen Zeugungspille	*Wu Zi Yan Zong Wan*		Pille aus fünf Samen zum Entwickeln der Ahnen
Galle wärmendes Dekokt	*Wen Dan Tang*	Dekokt, das die Gallenblase wärmt	Dekokt, das die Gallenblase wärmt
Garantierte Wiederbelebung Dekokt	*Ke Bao Li Su Tang*		
Gastrodia Uncaria Trank	*Tian Ma Gou Teng Yin*	Rhizoma Gastrodiae Elatae und Ramulus Uncariae cum Uncis Dekokt	Dekokt mit Rhizoma Gastrodiae und Ramulus cum Uncis Uncariae
Gebärmutter wärmende Artemisia Cyperus Pille	*Ai Fu Nuan Gong Wan*	Folium Artemisiae Argyi und Rhizoma Cyperi Rotundi Pille zur Wärmung des Schoßes	Pille zum Wärmen des Uterus mit Folium Artemisiae Argyi und Rhizoma Cyperi
Gefäße entspannendes Dekokt	*Shu Jing Huo Xue Tang*		

Rezepturname (Neeb)	**Rezepturname (Pinyin)**	**Rezepturname (Bensky)**	**Rezepturname (Maciocia)**
Gelbe Rhino Pillen (ohne Rhino)	*Xi Huang Wan*		
Gentiana Pulver	*Qin Jiao San*		
Gentiana Leber entlastendes Dekokt	*Long Dan Xie Gan Tang*	Radix Gentianae Longdancao Dekokt, das die Leber entlastet	Dekokt zum Entlasten der Leber mit Radix Gentianae
Ginseng Aconit Dekokt	*Shen Fu Tang*	Radix Ginseng und Radix Lateralis Aconiti Carmichaeli Praeparata Dekokt	Dekokt mit Radix Ginseng und Radix lateralis Aconiti praeparata
Ginseng Lunge entlastendes Dekokt	*Ren Shen Xie Fei Tang*		
Glehnia Ophiopogo-nis Dekokt	*Sha Shen Mai Dong Tang*	Radix Adenophorae seu Glehniae und Tuber Ophiopogonis Dekokt	Dekokt mit Radix Glehniae und Radix Ophiopogonis
Große *Yin* stärkende Pille	*Da Bu Yin Wan*	Pille, die das *Yin* großartig tonisiert	Dekokt zum intensiven Tonisieren des *Yin*
Große, umfassende Zehn Tonika Pille	*Shi Quan Da Bu Tang*	Allumfassendes großes Tonisierungs-dekokt	Umfassendes, großes Dekokt zum Tonisieren mit zehn Zutaten
Großes Brust entlastendes Dekokt	*Da Xie Xiong Tang*		
Großes Yuan Tonikum	*Da Bu Yuan Jian*		
Hahnenschrei Pulver	*Ji Ming San*		
Hämatit Inula Dekokt	*Dai Zhe Xuan Fu Tang*		
Handgemachte Pille	*Shou Nian Wan*		
Harmonie Pille	*Bao He Wan*	Pille, welche die Harmonie erhält	Pille, welche die Harmonie erhält
Herz entlastendes Dekokt	*Xie Xin Tang*	Dekokt, das das Epigastrium entlastet	Dekokt zum Entlasten des Herzareals

Rezepturname (Neeb)	**Rezepturname (Pinyin)**	**Rezepturname (Bensky)**	**Rezepturname (Maciocia)**
Himmlische Herztonikum Pille	*Tian Wang Bu Xin Dan*	Besondere Pille des himmlischen Kaisers, die das Herz tonisiert	Pille des Himmelskaisers zum Tonisieren des Herzens
Hustenkeuchen stillendes Dekokt	*Ding Chuan Tang*	Dekokt, das dem Keuchen Einhalt gebietet	Dekokt, das dem Keuchen Einhalt gebietet
Hustenkeuchen stillendes Pulver	*Ding Chuan San*	Pulver, das dem Keuchen Einhalt gebietet	Pulver, das dem Keuchen Einhalt gebietet
Hustenstillendes Pulver	*Zhi Sou San*	Pulver, das den Husten stoppt	Pulver, das den Husten stoppt
Inula Dekokt	*Xuan Fu Hua Tang*		
Jade Paravent Pulver	*Yu Ping Feng San*	Jade Windschutz Pulver	Pulver des Jade-Windschilds
Jadedame Dekokt	*Yu Nu Jian*	Jade-Frau Dekokt	Dekokt der Jade-Frau
Jadedrachenpaste	*Yu Long Gao*		
Kalebassenextrakt	*Chou Hu Lu Jiu*		
Kalte Glieder Pulver	*Si Ni San*	Kalte Extremitäten Pulver	Pulver für kalte Extremitäten
Klassisches Knochenerweiterndes Pulver	*Gu Kai Gu San*		
Klassisches Myrrha Draconis Pulver	*Gu Mo Jie San*		
Kleine Gefäßbelebende Pille	*Xiao Huo Luo Dan*		
Kleines Brust entlastendes Dekokt	*Xiao Xian Xiong Tang*	Kleineres Dekokt, das in den Thorax sinkt	Kleineres Dekokt, das in den Thorax sinkt
Kleines Bupleurum Dekokt	*Xiao Chai Hu Tang*	Kleineres Radix Bupleuri Dekokt	Kleineres Dekokt mit Radix Bupleuri
Kleines Grüner-Drache Dekokt	*Xiao Qing Long Tang*		Kleineres Dekokt des Blaugrünen Drachens

Rezepturname (Neeb)	**Rezepturname (Pinyin)**	**Rezepturname (Bensky)**	**Rezepturname (Maciocia)**
Kleines Menses regulierendes Dekokt	*Xiao Tiao Jing Tang*		
Kollaps Dekokt	*Si Ni Tang*		
Kühlendes Entgiftendes Pulver	*Qing Re Xiao Du San*		
Langlebigkeitspille der Acht Unsterblichen	*Ba Xian Chang Shou Wan*	Achtfache Unsterblichkeitspille für Langlebigkeit	Pille der Acht Unsterblichen für langes Leben
Lepidium und Jujube Dekokt	*Ting Li Da Zao Tang*		
Lonicera Forsythia Pulver	*Yin Qiao San*	Flos Lonicerae Japonicae und Fructus Forsythia Suspensae Pulver	Pulver mit Flos Lonicerae und Fructus Forsythiae
Lunge entlastendes Pulver	*Xie Bai San*	Pulver, das das Weiße abfließen läßt	Pulver, das das Weiße abfließen läßt
Lunge kühlendes, schleimlösendes Dekokt	*Qing Jin Hua Tan Tang*		Dekokt zum Klären des Metalls und zum Auflösen von Schleim
Lycium Chrysanthe-mum Rehmannia Achter Dekokt	*Qi Ju Di Huang Wan*	Fructus Lycii, Flos Chrysanthemi Morifolii und Radix Rehmanniae Glutinosae Conquitae Pille	Pille mit Fructus Lycii, Flos Chrysan-themi und Radix Rehmanniae praeparatae
Magen erfrischendes Pulver	*Qing Wei San*	Pulver, das den Magen klärt	Pulver, das den Magen klärt
Magen-Beruhigungspulver	*Ping Wei San*	Beruhige den Magen Pulver	Pulver zum Beruhi-gen des Magens
Menses wärmendes Dekokt	*Wen Jing Tang*	Wärme die Menses Dekokt	Dekokt zum Wärmen der Menses
Milz wärmendes Dekokt	*Wen Pi Tang*	Wärme die Milz Dekokt	Dekokt zum Wärmen der Milz

Rezepturname (Neeb)	**Rezepturname (Pinyin)**	**Rezepturname (Bensky)**	**Rezepturname (Maciocia)**
Milz Nieren tonisierendes Dekokt	*Pi Shen Shuang Bu Tang*		Dekokt zum gleichzeitigen Tonisieren von Milz und Niere
Milz Rekonvaleszenz Dekokt	*Gui Pi Tang*	Dekokt, das die Milz wiederherstellt	Dekokt zum Stärken der Milz
Mitte regulierendes Dekokt	*Li Zhong Wan*	Pille, die die Mitte reguliert	Pille, die die Mitte reguliert
Mitte stärkendes *Qi* Tonikum	*Bu Zhong Yi Qi Tang*	Dekokt, das die Mitte tonisiert und das *Qi* vermehrt	Dekokt, das die Mitte tonisiert und das *Qi* vermehrt
Morus Dekokt	*Sang Bai Pi Tang*		Dekokt mit Cortex Mori
Morus Armeniaca Dekokt	*Sang Xing Tang*	Folium Mori Albae und Semen Pruni Armeniacae Dekokt	Dekokt mit Folium Mori und Semen Armeniacae
Morus Chrysanthemum Dekokt	*Sang Ju Yin*	Folium Mori Albae und Flos Chrysanthemi Morifolii Dekokt	Dekokt mit Folium Mori und Flos Chrysanthemi
Neun *Qi* Pille	*Jiu Qi Wan*		
Nieren *Yang* Pille	*You Gui Wan*	Pille, welche die Rechte (Niere) wiederherstellt	Pille, welche die Rechte (Niere) wiederherstellt
Nieren *Yang* Trank	*You Gui Yin*	Dekokt, das die Rechte (Niere) wiederherstellt	Dekokt, welches die Rechte (Niere) wiederherstellt
Nieren *Yin* Pille	*Zuo Gui Wan*	Pille, die die Linke (Niere) wiederherstellt	Pille, die die Linke (Niere) wiederherstellt
Nieren *Yin* Trank	*Zuo Gui Yin*	Dekokt, das die Linke (Niere) wiederherstellt	Dekokt, das die Linke (Niere) wiederherstellt
Notfall *Yang*-Rekonvaleszenz Dekokt	*Ji Qiu Hui Yang Tang*		
Ophicalcitum Pulver	*Hua Rui Shi San*		
Paeonia Dekokt	*Shao Yao Tang*	Radix Paeoniae Dekokt	Dekokt mit Radix Paeoniae

Rezepturname (Neeb)	**Rezepturname (Pinyin)**	**Rezepturname (Bensky)**	**Rezepturname (Maciocia)**
Paeonia Glycyrrhiza Dekokt	*Jia Ji Hua Tu Tang*		
Patchouli *Qi* ordnendes Pulver	*Huo Xiang Zheng Qi San*	Herba Agastaches seu Pogostemi Pulver, das das *Qi* korrigiert	Pulver mit Herba Agastachis rugosae für das Aufrechte *Qi*
Perlmutt Pille	*Zhen Zhu Mu Wan*	Perlmutter Pille	Pille mit Concha Margaritiferae
Persica Carthamus Trank	*Tao Hong Yin*		Dekokt mit Semen Persicae und Flos Carthami
Persica-Carthamus Vier Bestandteile Dekokt	*Tao Hong Si Wu Tang*	Vier Substanzen Dekokt mit Flos Carthami Tinctorii und Semen Persicae	Dekokt aus vier Zutaten mit Flos Carthami und Semen Persicae
Persica-Paeonia Dekokt	*Tao Ren Shao Yao Tang*		
Pinellia Atractylodes Gastrodia Dekokt	*Ban Xia Bai Zhu Tian Ma Tang*	Rhizoma Pinelliae Ternatae, Rhizoma Atractylodis Macrocephalae und Rhizoma Gastrodiae Elatae Dekokt	Dekokt mit Rhizoma Pinelliae, Rhizoma Atractylodis macrocephalae und Rhizoma Gastrodiae
Polyporus Dekokt	*Zhu Ling Tang*	Sclerotium Polypori Umbellati Dekokt	Dekokt mit Polyporus
Psychose Dekokt	*Dian Kuang Meng Xing Tang*		
Pueraria Dekokt	*Ge Gen Tang*		
Puls erzeugendes Pulver	*Sheng Mai San*	Pulver, das den Puls erzeugt	Pulver, das den Puls erzeugt
Pulsatilla Dekokt	*Bai Tou Weng Tang*	Radix Pulsatillae Chinensis Dekokt	Dekokt mit Radix Pulsatillae
Purgierendes Blutstase Dekokt	*Xia Yu Xue Tang*		

Rezepturname (Neeb)	**Rezepturname (Pinyin)**	**Rezepturname (Bensky)**	**Rezepturname (Maciocia)**
Qi ordnendes Persica Carthamus Dekokt	*Tao Hong Cheng Qi Tang/ Tao He Cheng Qi Tang*	Semen Persicae Dekokt, das das *Qi* ordnet	Dekokt zum Leiten des *Qi* mit Semen Persicae
Qi Passage Pulver	*Tong Qi Tang*		
Rehmannia Dekokt nach Shen	*Sheng Di Huang Tang*		
Rehmannia Sechser Pille	*Liu Wei Di Huang Wan*	Sechs Bestandteile Pille mit Radix Rehmanniae Gluti-nosae Conquitae	Pille aus sechs Bestandteilen mit Radix Rehmanniae praeparatae
Rezeptur für extrauterine Schwangerschaft	*Gong Wai Huai Yun Fang*		
Rheum Eupolyphaga Pillen	*Da Huang Zhe Chong Wan*		
Rhino-Rehmannia-Dekokt	*Xi Jiao Di Huang Tang*	Cornu Rhinoceri und Radix Rehmanniae Glutinosae Dekokt	Dekokt mit Cornu Rhinoceri und Radix Rehmanniae
Salmiacum Pille	*Nao Sha Wan*		
Salvia Trank	*Dan Shen Yin*	Radix Salviae Miltior-rhizae Dekokt	Dekokt mit Radix Salviae miltiorrhizae
Schleim ausleitendes Dekokt	*Dao Tan Tang*	Dekokt, das Schleim ausleitet	Dekokt, das Schleim ausleitet
Schleim vertreibende Pille	*Gun Tan Wan*	Pille, die Schleim verdampft	Pille zum Vertreiben von Schleim
Schwarze Gold Pille	*Wu Jin Tang*		
Sechs Gentlemen Dekokt	*Liu Jun Zi Tang*	Sechs Gentlemen Dekokt	Dekokt der sechs Edlen
Sensorien öffnendes blutbelebendes Dekokt	*Tong Qiao Huo Xue Tang*	Dekokt, das Blocka-den in den Sinnes-öffnungen auflöst und das Blut belebt	Dekokt zum Freima-chen der Öffnungen und zum Bewegen des Blutes

Rezepturname (Neeb)	**Rezepturname (Pinyin)**	**Rezepturname (Bensky)**	**Rezepturname (Maciocia)**
Sieben *Li* Pulver	*Qi Li San*		
Spinosa Dekokt	*Suan Zao Ren Tang*	Semen Zizyphi Spinosae Dekokt	Dekokt mit Semen Ziziphi spinosae
Spontanes Lächeln Pulver	*Shi Xiao San*	Plötzliches Lächeln Pulver	Pulver des plötzlichen Lächelns
Spontanes Lächeln Pulver mit Angelica und Ligusticum	*Gui Xiong Shi Xiao San*		
Sprudelnde Quelle Pulver	*Yong Quan San*		
Stagnation Überwindungspille	*Yue Ju Wan*	Flucht aus der Einschnürung Pille	Pille mit Fructus Gardeniae und Radix Ligustici Wallichii
Styrax Pille	*Su He Xiang Wan*	Styrax Liquidis Pille	Pille mit Styrax
Trauma Pille	*Die Da Wan*		
Treusorgendes Drei Samen Dekokt	*San Zi Yang Qin Tang*	Drei Samen Dekokt, das die Eltern ernährt	Dekokt aus drei Samen zum Nähren der Eltern
Trichosanthes Allium Pinellia Dekokt	*Gua Lou Xie Bai Ban Xia Tang*	Fructus Trichosanthis, Bulbus Allii und Rhizoma Pinelliae Ternatae Dekokt	Dekokt mit Fructus Trichosanthis, Bulbus Allii macrostemi und Rhizoma Pinelliae Trichosanthes Allium
Trichosanthes Allium Reiswein Dekokt	*Gua Lou Xie Bai Bai Jiu Tang*	Fructus Trichosanthis, Bulbus Allii und Weißwein Dekokt	Dekokt mit Fructus Trichosanthis, Bulbus Allii macrostemi und weißem Wein
Unbeschwerte Wanderung Pulver	*Xiao Yao San*	Umherstreifen Pulver	Pulver des freien und entspannten Wanderers
Ursprungsprotektives Antiruhrdekokt	*Bao Yuan Hua Chi Tang*		
Verbindungsdekokt	*Yi Guan Jian*	Verbindungsdekokt	Verbindungsdekokt

Rezepturname (Neeb)	**Rezepturname (Pinyin)**	**Rezepturname (Bensky)**	**Rezepturname (Maciocia)**
Vier Bestandteile Dekokt	*Si Wu Tang*	Vier Substanzen Dekokt	Dekokt aus vier Zutaten
Vier Wunderbare Dekokt	*Si Miao San*		Pulver aus vier wundersamen Arzneien
Wahrer Krieger Dekokt	*Zhen Wu Tang*	Wahrer Krieger Dekokt	Dekokt des Wahren Kriegers
Wandel gebärendes Dekokt	*Sheng Hua Tang*		
Weise Heilung Dekokt	*Sheng Yu Tang*	Dekokt, das wie ein Weiser heilt	Dekokt, das wie ein Weiser heilt
Weißer Tiger Dekokt	*Bai Hu Tang*	Weißer Tiger Dekokt	Weißer Tiger Dekokt
Wei-Ying Stärkendes Dekokt	*Zhu Wei He Rong Tang*		
Widerstand Dekokt	*Di Dang Tang*		
Willen festigendes Beruhigungsdekokt	*An Shen Ding Zhi Wan*		Pille zum Beruhigen des Geistes und der Willenskraft
Wind stillendes Dekokt	*Xi Feng Tang*		
Wundersame Gefäßbelebende Pille	*Huo Luo Xiao Ling Dan*	Phantastisch effektiv wirkende Pille zur Belebung der Kollateralen	Wundersam wirkende Pille zum Beleben der Verbindungsleitbahnen
Yang stärkendes Fünf-Zehntel Dekokt	*Bu Yang Huan Wu Tang*	Dekokt, das das *Yang* tonisiert, um die Fünf (Zehntel) wiederherzustellen	Dekokt, das das *Yang* tonisiert, um die Fünf (Zehntel) wiederherzustellen
Yin-nährendes *Bi*-lösendes Dekokt	*Yang Yin Tong Bi Tang*		
Zehn Tonika Pille	*Shi Bu Wan*	Zehn Tonika Pille	Pille aus zehn tonisierenden Arzneien

Rezepturname (Neeb)	**Rezepturname (Pinyin)**	**Rezepturname (Bensky)**	**Rezepturname (Maciocia)**
Zimt und Poria Pille	*Gui Zhi Fu Ling Wan*	Ramulus Cinnamomi Cassiae und Sclero-tium Poriae Cocos Pille	Pille mit Ramulus Cinnamomi und Poria
Zingiber Herz entlastendes Dekokt	*Sheng Jiang Xie Xin Tang*		
Zwei „*Di*" Dekokt	*Liang Di Tang*		Dekokt der beiden „*Di*"
Zwei Göttlichkeiten Pille	*Er Shen Wan*		
Zwei Göttlichkeiten Pulver	*Er Shen San*		Pulver der beiden Geister
Dekokt der zwei Alten	*Er Chen Tang*	Zweifach behan-deltes Dekokt	Dekokt der zwei alten Arzneien
Zwiebel-Honig-Schweinegallen Dekokt	*Mi Cong Zhu Dan Tang*		

Rezepturenliste dieses Buches Chinesisch-Deutsch mit Mengenangaben

Einige der hier gelisteten Rezepturen wurden im Buch nur am Rande erwähnt und sind heute obsolet oder selten eingesetzt. Rezepturen dieser Art, die z. T. selbst verarbeitete Arzneien enthalten, dienen nur als Referenzmaterial. Sie enthalten deshalb teilweise keine Mengenangaben.

Ai Fu Nuan Gong Wan (Artemisia Cyperus Gebärmutter wärmende Pille)

9 g Folium Artemisiae Argyi (*Ai Ye*)
18 g Rhizoma Cyperi (*Xiang Fu*)
9 g Fructus Evodiae (*Wu Zhu Yu*)
9 g Radix Ligustici Wallichii (*Chuan Xiong*)
9 g Radix Paeoniae Lactiflorae (*Bai Shao*)
9 g Radix Astragali (*Huang Qi*)
4,5 g Radix Dipsaci (*Xu Duan*)
3 g Radix Rehmanniae (*Sheng Di Huang*)
1,5 g Cortex Cinnamomi (*Rou Gui*)
9 g Radix Angelicae Sinensis (*Dang Gui*)

Ba Zhen Tang (Acht Schätze Dekokt)

9 g Radix Angelicae Sinenis (*Dang Gui*)
9 g Radix Ginseng (*Ren Shen*)
9 g Radix Paeoniae Albae (*Bai Shao*)
9 g Rhizoma Atractylodis Macrocephalae (*Bai Zhu*)
9 g Sclerotium Poria coc. (*Fu Ling*)
12 g Radix Rehmanniae Praeparatae (*Shou Di Huang*)
6 g Radix Ligustici Wallichii (*Chuan Xiong*)
3 g Radix Glycyrrhizae Tosta (*Zhi Gan Cao*)

Bai Hu Tang (Weisser Tiger Dekokt)

9 g Rhizoma Anemarrhenae (*Zhi Mu*)
30 g Gypsum Fibrosum (*Shi Gao*)
3 g Radix Glycyrrhizae (*Gan Cao*)
9 g Semen Oryzae Nonglutinosae (*Jing Mi*)

Bai Tou Weng Wang (Pulsatilla Dekokt)

15 g Radix Pulsatilla chin. (*Bai Tou Weng*)
12 g Cortex Phellodendri (*Huang Bai*)
12 g Rhizoma Coptidis (*Huang Lian*)
12 g Cortex Fraxini (*Qin Pi*)

Bai Ye Tang (Biota Dekokt)

30 g	Folia Biotae orientalis (*Ce Bai Ye*)
30 g	Rhizoma Zingiberis (*Gan Jiang*)
30 g	Folia Artemisia sinensis (*Ai Ye*)

Bao Yuan Hua Chi Tang (Ursprungsprotektives Antiruhrdekokt)

80 g Astragalus (*Huang Qi*) und 40 g Talkum (*Hua Shi*) abends mit 20 g Zucker einnehmen.

Bao Yuan Tang (Den Ursprung behütendes Dekokt)

20 g	Radix Astragali (*Huang Qi*)
20 g	Radix Panax Ginseng (*Ren Shen*)
8 g	Cortex Cinnamom Cassia (*Rou Gui*)
5 g	Radix Glycyrrhizae Uralensis (*Gan Cao*)

Bu Yang Huan Wu Tang (Yang stärkendes Fünf-Zehntel Dekokt)

20 g	Radix Astragali (*Huang Qi*)
6 g	Radix Angelicae Sinensis (*Dang Gui Wei*)
3 g	Radix Ligustici Wallichii (*Chuan Xiong*)
6 g	Radix Paeoniae Rubrae (*Chi Shao Yao*)
3 g	Semen Persicae (*Tao Ren*)
3 g	Flos Carthami (*Hong Hua*)
3 g	Lumbricus (*Di Long*)

Chen Pi Zhu Ru Tang (Aurantium Bambusa Dekokt)

15 g	Pericarpium Aurantii (*Chen Pi*)
15 g	Glycyrrhiza Uralensis (*Gan Cao*)
15 g	Bambusa in Taeniam (*Zhu Ru*)
7,5 g	Radix Panax Ginseng (*Ren Shen*)
3 Scheiben	Zingiberis Recens (*Sheng Jiang*)
1 St.	Fructus Zizyphi Jujubae (*Da Zao*)

Chen Xiang Jiang Qi San (Aquilaria Qi senkendes Pulver, nach Shen)

Je ein Anteil zu Pulver gemahlenem
Lignum Aquilariae (*Chen Xiang*)
Radix Aucklandia lappa (*Mu Xiang*)
Herba Bupleurum (*Chai Hu*)
Radix Paeoniae Lactiflorae (*Bai Shao*)
Radix Asarum (*Xi Xin*)
Pericarpium Citri Reticulatae Viride (*Qing Pi*)
Fructus Perillae fructenis (*Zi Su Zi*)
mit einem Ingwerdekokt herunterspülen.

Chou Hu Lu Jiu (Kalebassenextrakt)

Eine trockene Kalebasse (Lagenaria siceraria, *Ku Hu Lu*) wird geröstet sie bis sie pulverisierbar ist. Das Pulver mit 12 ml Reiswein gemischt und eingenommen.

Ci Wei Pi San (Corium Erinacei Pulver)

Die Haut von Erinaceum europaeus od. Dauricus (*Ci Wei*) wird trocken geröstet, pulverisiert und morgens gemischt mit Reiswein verabreicht.

Da Huang Zhe Chong Wan (Rheum Eupolyphaga Pille)

40 g	Rhizoma et Radix Rhei (*Da Huang*)
80 g	Radix Scutellaria (*Huang Qin*)
120 g	Radix Glyzhyrriza (*Gan Cao*)
80 g	Semen Persicae (*Tao Ren*)
80 g	Semen Pruni Armeniacae (*Xing Ren*)
160 g	Radix Paeoniae Lactiflorae (*Bai Shao Yao*)
400 g	Radix Polygoni (*He Shou Wu*)
40 g	Lacca Sinica Exsiccatae (*Gan Qi*)
80 g	Tabanus (*Mang Chong*)
80 g	Hirudo (*Shui Zhi*)
80 g	Holotrichia (*Qi Cao*)
40 g	Eupolyphaga (*Tu Bie Chong*)

Da Xian Xiong Tang (Grosses Brust entlastendes Dekokt)

10 g	Radix Rhizoma Rhei (*Da Huang*) – Zuerst kochen, auf 1/3 der Flüssigkeit reduzieren –
10 g	Mirabillitum (*Mang Xiao*) – am Ende des Kochvorgangs hinzufügen –
1 g	Euphorbia kansui (*Gan Sui*) – Pulverisiert zuletzt mit dem Dekokt hinunterspülen –

Dai Di Dang Tang (Ersatz Widerstand Dekokt)

12 g	Radix et Rhizoma Rhei (*Da Huang*)
3 g	Mirabillitum (*Mang Xiao*)
3 g	Radix Angelicae Sinensis (*Dang Gui*)
3 g	Radix Rehmannia Glut. (*Sheng Di Huang*)
3 g	Squama Manitis (*Chuan Shan Jia*)
1,5 g	Ramulus Cinnamomi Cassia (*Gui Zhi*)
6 St.	Semen Persicae (*Tao Ren*)

Dan Shen Yin (Salvia Trank)

30 g	Radix Salviae Miltiorrhizae (*Dan Shen*)
5 g	Lignum Santali Albi (*Tan Xiang*)
5 g	Fructus Amomi (*Sha Ren*)

Dang Gui Huo Xue Tang (Blutbelebendes Angelica Dekokt)

9 g	Radix Angelicae Sinensis (*Dang Gui*)
4,5 g	Radix Paeoniae Rubrae (*Chi Shao*)
4,5 g	Radix Rehmannia Glut. (*Sheng Di Huang*)
4,5 g	Ramulus Cinnamomi Cassia (*Gui Zhi*)
2,5 g	Sclerotum Poria Cocos (*Fu Ling*)
2,5 g	Fructus Citri Aurantii (*Zhi Ke*)
2,5 g	Radix Bupleuri (*Chai Hu*)
1,5 g	Radix Glycyrrhizae Uralensis (*Gan Cao*)
1,2 g	Rhizoma Zingiberis Off. (*Gan Jiang*)
0,6 g	Flos Carthami (*Hong Hua*)
20 St.	Semen Persicae (*Tao Ren*)

Mit Reiswein einzunehmen.

Di Dang Tang (Widerstand Dekokt)

30 St.	Hirudo (*Shui Zhi*)
30 St.	Tabanus (*Meng Chong*)
20 St.	Semen Persicae (*Tao Ren*)
48 g	Rhizoma et Radix Rhei (*Da Huang*)

Dian Kuang Meng Xing Tang (Psychose Dekokt)

32 g	Semen Persicae (*Tao Ren*)
12 g	Radix Bupleuri (*Chai Hu*)
8 g	Rhizoma Cyperi (*Xiang Fu*)
12 g	Caulis Akebiae Mutong (*Mu Tong*)
12 g	Radix Paeoniae Rubrae (*Chi Shao*)
8 g	Rhizoma Pinelliae (*Ban Xia*)
8 g	Pericarpium Arecae (*Da Fu Pi*)
8 g	Pericarpium Citri Reticulatae (*Qing Pi*)
12 g	Pericarpium Citri Reticulatae Viride (*Chen Pi*)
12 g	Cortex Mori Lactiflorae (*Sang Bai Pi*)
16 g	Fructus Perilla (*Su Zi*)
20 g	Radix Glycyrrhizae Uralensis (*Gan Cao*)

Die Da Wan (Trauma Pille)

In Wein gekochtes Rhizoma Rhei (*Jiu Jun*)
In Wein gekochtes Rhizoma Cyperi (*Jiu Xiang Fu*)
Radix Notoginseng (*San Qi*)
Flos Carthami (*Hong Hua*)
Eupolyphaga (*Tu Bie Chong*)
Pyritum (*Zi Ran Tong*)
In Wein gekochte Radix Angelicae (*Jiu Dang Gui*)

Radix Paeoniae Rubrae (*Chi Shao*)
Lignum Sappan (*Su Mu*)
Radix Rehmannia (*Sheng Di Huang*)
Bestandteile in gleicher Menge mahlen und mit Honig zu ca. 3 g schweren Boli formen.

Ding Xiang Shi Di Tang (Caryophyllus Kaki Dekokt)

6 g	Flos Cayophyllus (*Ding Xiang*)
9 g	Calix Kaki (*Shi Di*)
3 g	Radix Ginseng (*Ren Shen*)
6 g	Rhizoma Zingiberis Recens (*Sheng Jiang*)

Du Qi Wan (Pathogenes Qi Dekokt)

15 g	Radix Rehmanniae Praeparatae (*Shou Di Huang*)
9 g	Radix Dioscoreae Opp. (*Shan Yao*)
9 g	Sclerotum Poria Cocos (*Yun Ling*)
9 g	Cortex Moutan Radicis (*Mu Dan Pi*)
9 g	Fructus Corni Off. (*Shan Yu Rou*)
9 g	Rhizoma Alismatis Orient. (*Ze Xie*)
3 g	Fructus Schisandrae (*Wu Wei Zi*)

Er Chen Tang (Dekokt der zwei Alten)

6 g	Pericarpium Citri Reticulatae (*Chen Pi*)
6 g	Rhizoma Pinelliae (*Ban Xia*)
9 g	Sclerotum Poria Cocos (*Fu Ling*)
1,5 g	Radix Glycyrrhizae Tostae (*Zhi Gan Cao*)

Er Shen Wan (Zwei Göttlichkeiten Pillen)

120 g	Fructus Psoralea (*Bu Gu Zhi*)
60 g	Semen Myristicae fragr. (*Rou Dou Kou*)
120 g	Rhizoma Zingiberis Off. (*Gan Jiang*)
49 St.	Fructus Zizyphi Jujubae (*Da Zao*)

Zu erbsengroßen Pillen verarbeiten.

Fo Shou San (Buddhahände Pulver)

9 g	Radix Ligustici Wallichii (*Chuan Xiong*)
15 g	Radix Angelicae Sinensis (*Dang Gui*)

Fu Fang Di Hu Tang (Erddrachen-Tiger-Dekokt)

Lumbricus (*Di Long*)
Radix Et Rhizoma Polygonum Cuspidati (*Hu Zhang*)
Caulis Akebiae (*Mu Tong*)

Herba Plantago (*Che Qian Zi*)
Semen Rhaphanus Sat. (*Lai Fu Zi*)
Radix Astragali (*Huang Qi*)
Squama Manitis (*Chuan Shan Jia*)
Radix Glycyrrhizae Uralensis (*Gan Cao*)
(Zur Dosierung fanden sich keine Angaben.)

Fu Yuan Huo Xue Tang (Blutbelebendes Rekonvaleszenz-Dekokt)

30 g	Rhizoma Radix Rhei (*Da Huang*)
15 g	Radix Bupleuri (*Chai Hu*)
9 g	Radix Angelicae Sinensis (*Dang Gui*)
9 g	Semen Persicae (*Tao Ren*)
6 g	Flos Carthami (*Hong Hua*)
6 g	Squama Manitis (*Chuan Shan Jia*)
9 g	Radix Trichosanthis (*Tian Hua Fen*)
6 g	Radix Glycyrrhizae (*Gan Cao*)

Fu Zi Li Zhong Tang (Aconit Mitte-Regulationsdekokt)

6 g	Radix Aconiti Lateralis Praeparata (*Zhi Fu Zi*)
7,5 g	Rhizoma Zingiberis off. (*Gan Jiang*)
7,5 g	Rhizoma Atractylodis macro. (*Bai Zhu*)
7,5 g	Radix Ginseng (*Ren Shen*)
7,5 g	Radix Glycyrrhizae Uralensis praep.(*Zhi Gan Cao*)

Ge Gen Tang (Pueraria Dekokt)

12 g	Radix Pueraria (*Ge Gen*)
6 g	Herba Ephedra (*Ma Huang*)
6 g	Ramulus Cinnamomi Cassia (*Gui Zhi*)
6 g	Radix Paeoniae Lactiflorae (*Shao Yao*)
6 g	Radix Glycyrrhizae Uralensis (*Gan Cao*)
9 g	Rhizoma Zingiberis Recens (*Sheng Jiang*)
3 St.	Fructus Zizyphi Jujubae (*Da Zao*)

Ge Xia Zhu Yu Tang (Antistasisches Bauchraum Dekokt)

9 g	Faeces Trogopteri (*Wu Ling Zhi*)
9 g	Radix Angelicae Sinensis (*Dang Gui*)
6 g	Radix Ligustici Wallichii (*Chuan Xiong*)
9 g	Semen Persicae (*Tao Ren*)
6 g	Cortex Moutan Radicis (*Mu Dan Pi*)
6 g	Radix Paeoniae Rubrae (*Chi Shao Yao*)
6 g	Radix Lindorae (*Wu Yao*)
3 g	Rhizoma Corydalis (*Yan Hu Suo*)

6 g Radix Glycyrrhizae (*Gan Cao*)
3 g Rhizoma Cyperi (*Xiang Fu*)
9 g Flos Carthami (*Hong Hua*)
5 g Fructus Citri Aurantii (*Zhi Ke*)

Gong Wai Huai Yun Fang (Rezeptur für extrauterine Schwangerschaft)

15 g Radix Salviae Miltiorrhizae (*Dan Shen*)
9 g Radix Paeoniae Rubrae (*Chi Shao*)
9 g Semen Persicae (*Tao Ren*)
9 g Resinum Olibani (*Ru Xiang*)
9 g Myrrha (*Mo Yao*)

Guan Xin Er Hao Fang (Koronardekokt Nr. 2)

15 g Radix Ligustici Wallichii (*Chuan Xiong*)
15 g Radix Paeoniae Rubrae (*Chi Shao*)
30 g Radix Salviae Miltiorrhizae (*Dan Shen*)
15 g Flos Carthami (*Hong Hua*)
15 g Lignum Dalbergiae Odiferae (*Jiang Xiang*)

Gu Kai Gu San (Klassisches knochenerweiterndes Pulver)

40 g Radix Angelica Sinensis (*Dang Gui*)
20 g Radix Ligustici Wallichii (*Chuan Xiong*)
64 g Plastrum Testudinis (*Gui Ban* Xue)
8 g Crinis Carbonisat. Homin. (*Xue Yu Tan*)
160 g Radix Astragali (*Huang Qi*)

Gu Mo Jie San (Klassisches Myrrha Draconis Pulver)

12 g Myrrha (*Mo Yao*)
12 g Sanguis Draconis (*Xue Jie*)
Zu Verabreichung die Pulver in abgekochtes Wasser geben.

Gu Xia Yu Xue Tang (Antistasisches Aszites Dekokt)

32 g Semen Persicae (*Tao Ren*)
2 g Radix Rhizoma Rhei (*Da Huang*)
6 g Eupolyphaga (*Tu Bie Chong*)
4 g Euphorbia kansui (*Gan Sui*)

Gua Lou Xie Bai Bai Jiu Tang (Trichosanthes Allium Reiswein Dekokt)

15 g Fructus Trichosanthis (*Gua Lou*)
9 g Bulbus Allii Macrostemi (*Xie Bai*)
~300 ml Vinum (Reiswein oder trockenen Weißwein)

Gua Lou Xie Bai Ban Xia Tang (Trichosanthes Allium Pinellia Dekokt)

12 g Fructus Trichosanthis (*Gua Lou*)
9 g Bulbus Allii Macrostemi (*Xie Bai*)
12 g Pinellia (Rhizoma Pinelliae ternatae (*Ban Xia*))
~300 ml Vinum (Reiswein oder trockenen Weißwein)

Gui Pi Tang (Milz Rekonvaleszenz Dekokt)

9 g Radix Astragali (*Huang Qi*)
9 g Rhizoma Atractylodis Macrocephalae (*Bai Zhu*)
9 g Scerotum Poria Cocos (*Fu Ling*)
9 g Arillus Longan (*Long Yan Rou*)
9 g Semen Zizyphi Spinosae (*Suan Zao Ren*)
9 g Radix Codonopsitis Pilosulae (*Dang Shen*)
3 g Radix Aucklandiae (*Mu Xiang*)
3 g Radix Glycyrrhizae Praep. (*Zhi Gan Cao*)

Gui Xiong Shi Xiao San (Spontanes Lächeln Pulver mit Angelica und Ligusticum)

Pollen Typhae (*Pu Huang*)
Faeces Trogopteri (*Wu Ling Zhi*)
Angelica Sinensis (*Dang Gui*)
Ligusticum Wallichii (*Chuan Xiong*)
In gleicher Menge pulverisieren.

Gui Zhi Fu Ling Wan (Zimt und Poria Pillen)

9 g Ramulus Cinnamomi (*Gui Zhi*)
9 g Poria Cocos (*Fu Ling*)
9 g Cortex Moutan Radicis (*Mu Dan Pi*)
9 g Semen Persicae (*Tao Ren*)
9 g Radix Paeoniae Rubrae (*Chi Shao*)

Hua Rui Shi San (Ophicalcitum Pulver)

120 g Ophicalcitum (*Hua Rui Shi*)
30 g Calculus Bovis (*Niu Huang*)
Portionsweise mit Alkohol und Urina infantes (*Tong Niao*) einzunehmen.

Huang Qi Chi Feng Tang (Astragalus-Rotwind-Dekokt)

80 g Radix Astragali (*Huang Qi*)
4 g Radix Paeoniae Rubrae (*Chi Shao*)
4 g Radix Ledebouriellae (*Fang Feng*)

Huang Qi Fang Feng Tang (Astragalus Ledebouriella Dekokt)

120 g Radix Astragali (*Huang Qi*)
4 g Radix Ledebouriellae (*Fang Feng*)

Huang Qi Gan Cao Tang (Astragalus-Süssholz Dekokt)

80 g Radix Astragali (*Huang Qi*)
32 g Radix Glycyrrhizae (*Gan Cao*)

Huang Qi Gui Zhi Wu Wu Tang (Astragalus und Cinnamom fünf Bestandteile Dekokt)

9 g Radix Astragali praep. (*Zhi Huang Qi*)
9 g Radix Paeoniae Lactiflorae (*Shao Yao*)
9 g Ramulus Cinnamomi Cassia (*Gui Zhi*)
18 g Rhizoma Zingiberis Recens (*Sheng Jiang*)
12 St. Fructus Zizyphi Jujubae (*Da Zao*)

Huang Qi Si Wu Tang (Astragalus Vier Bestandteile Dekokt)

Radix Astragali (*Huang Qi*)
Radix Ginseng (*Ren Shen*)
Rhizoma Atractylodis Macrocephalae (*Bai Zhu*)
Sclerotum Poria Cocos (*Fu Ling*)
Radix Paeoniae Lactiflorae (*Shao Yao*)
Radix Glycyrrhizae Uralensis (*Gan Cao*)
Rhizoma Zingiberis Recens (*Sheng Jiang*)
Radix Angelicae Sinensis (*Dang Gui*)
Radix Rehmannia glutin. (*Sheng Di Huang*)
Radix Ligustici Wallichii (*Chuan Xiong*)
Flos Lonicera japon. (*Jin Yin Hua*)

Huang Qi Tao Hong Tang (Astragalus Persica Carthami Dekokt)

320 g Radix Astragali (*Huang Qi*)
12 g Semen Persicae (*Tao Ren*)
12 g Flos Carthami (*Hong Hua*)
8 g Radix Astragali (*Huang Qi*)
8 g Semen Persicae (*Tao Ren*)
8 g Flos Carthami (*Hong Hua*)

Hui Yan Zhu Yu Tang (Antistasisches Epiglottis Dekokt)

15 g Sem Persica (*Tao Ren*)
15 g Flos. Carthami (*Hong Hua*)
9 g Radix Glycyrrhizae (*Gan Cao*)
12 g Radix Platycodi (*Jie Geng*)
12 g Rhizoma Rehmannia (*Sheng Di*)
6 g Radix Angelicae (*Dang Gui*)
3 g Radix Scrophularia (*Xuan Shen*)
3 g Radix Bupleuri (*Chai Hu*)
6 g Fructus Citri Aurantii (*Zhi Ke*)
6 g Radix Paeoniae Rubrae (*Chi Shao*)

Huo Luo Xiao Ling Dan (Wundersame Gefässbelebende Pille)

15 g Radix Angelicae Sinensis (*Dang Gui*)
15 g Radix Salviae Miltiorrhizae (*Dan Shen*)
15 g Resina Olibani (*Ru Xiang*)
15 g Myrrha (*Mo Yao*)

Huo Xiang Zheng Qi San (Patchouli Qi ordnendes Pulver)

90 g Herba Agastachis (*Huo Xiang*)
30 g Folium Perillae (*Zi Su Ye*)
30 g Radix Angelicae Dahuricae (*Bai Zhi*)
30 g Pericarpium Arecae (*Da Fu Pi*)
30 g Scerotum Poria (*Fu Ling*)
60 g Rhizoma Atractylodis Macrocephalae (*Bai Zhu*)
60 g Rhizoma Pinelliae praep. (*Zhi Ban Xia*)
60 g Pericarpium Citri Reticulatae (*Chen Pi*)

Ji Ming San (Hahnenschrei Pulver)

30 g Radix Rhizoma Rhei (*Da Huang*)
9 g Radix Angelicae Sinensis (*Dang Gui*)
27 St. Semen Persicae (*Tao Ren*)

Ji Qiu Hui Yang Tang (Notfall Yang-Rekonvaleszenz Dekokt)

32 g Radix Aconiti Lateralis Praeparata (*Fu Zi*)
16 g Rhizoma Zingiberis (*Gan Jiang*)
16 g Rhizoma Atractylodis mac. (*Bai Zhu*)
12 g Radix Glycyrrhizae Uralensis (*Gan Cao*)
8 g Sem Persica (*Tao Ren*)
8 g Radix Ginseng (*Ren Shen*)
8 g Flos Carthami (*Hong Hua*)

Jia Ji Hua Tu Tang (Paeonia Glycyrrhiza Dekokt)

Radix Glycyrrhizae Uralensis (*Gan Cao*)
Radix Paeoniae Lactiflorae (*Bai Shao*)

Jie Du Huo Xue Tang (Entgiftendes, blutbelebendes Dekokt)

8 g	Fructus Forsythia (*Lian Qiao*)
8 g	Radix Pueraria (*Ge Gen*)
12 g	Radix Bupleuri (*Chai Hu*)
8 g	Radix Angelicae Sinensis(*Dang Gui*)
20 g	Radix Rehmannia (*Sheng Di Huang*)
12 g	Radix Paeoniae Rubrae (*Chi Shao*)
32 g	Semen Persicae (*Tao Ren*)
20 g	Flos Carthami(*Hong Hua*)
4 g	Fructus Citri Aurantii (*Zhi Ke*)
8 g	Radix Glycyrrhizae (*Gan Cao*)

Jiu Qi Wan (Neun *Qi* Pille)

9 g	Rhizoma Curcuma Longae (*Jiang Huang*)
12 g	Rhizoma Cyperi rotund. (*Xiang Fu*)
6 g	Radix Glycyrrhizae Uralensis (*Gan Cao*)

Kai Gu San (Knochenerweiterndes Pulver)

siehe *Gu Kai Gu San*

Ke Bao Li Su Tang (Garantierte Wiederbelebung Dekokt)

60 g	Radix Astragali (*Huang Qi*)
12 g	Radix Ginseng (*Ren Shen*)
8 g	Rhizoma Atractylodis macro. (*Bai Zhu*)
8 g	Radix Glycyrrhizae Uralensis (*Gan Cao*)
8 g	Radix Angelicae Sinensis (*Dang Gui*)
8 g	Radix Paeoniae Lactiflorae (*Shao Yao*)
12 g	Semen Zizyphi Spinosae (*Suan Zao Ren*)
8 g	Fructus Lycii (*Gou Qi Zi*)
4 g	Fructus Psoralea (*Bu Gu Zhi*)
4 g	Fructus Corni Offic. (*Shan Zhu Yu*) 4 g

Liu Wei Di Huang Wan (Rehmannia Sechser Pille)

24 g	Radix Rehmanniae Praeparatae (*Shou Di Huang*)
12 g	Fructus Corni (*Shan Zhu Yu*)
12 g	Rhizoma Dioscoreae (*Shan Yao*)
9 g	Rhizoma Alismatis (*Ze Xie*)
9 g	Cortex Moutan (*Mu Dan Pi*)
9 g	Sclerotum Poria (*Fu Ling*)

LONG MA ZI LAI DAN (DRACHENPFERD PASTILLEN)

320 g Semen Strychni (*Ma Qian Zi*)
8 St. Lumbricus (Di Long)
600 ml Sesamöl (*Xiang You*)

Zitat Wang: „Das Sesamöl in die Pfanne geben und erhitzen bis es siedet, dann die Brechnußsamen darin frittieren, bis sie laute Knackgeräusche von sich geben[161]. Wenn man dann einen der Samen nimmt und mit einem Messer den Spalt an der Seite auftrennt, so daß er in zwei Hälften zerfällt, dann sollte das Innere rötlich-violett aussehen, wenn es gar ist. Anschließend sollte es zu feinem Pulver gemahlen werden und mit dem Lumbricus-Pulver gemischt werden und mit etwas Flüssigkeit zu Pillen von der Größe grüner Soyabohnen (Mungbohnen) geformt werden."

MI CONG ZHU DAN TANG (ZWIEBEL-HONIG-SCHWEINEGALLEN EXTRAKT)

120–132 g Mel (*Bai Mi*)
4 St. Alium fistulosum (*Cong Tou*)
ca. 300 ml Reiswein (*Huang Jiu*)
Eine Schweinegalle (*Zhu Dan*)

MU ER SAN (BAUMPILZ PULVER)

40 g Auricularia auricula (*Mu Er*) oder Tremella Fuciformis (*Bai Mu Er*)
20 g Kristallzucker (Bing Tang)

NAO SHA WAN (SALMIACUM PILLE)

8 g Salmiacum, pulverisiert (*Nao Sha*)
~100 Samen Fructus Gleditsiae (*Zao Jiao*)
ca. 600 ml Essig (*Gan Cu*)

Die beiden ersten Substanzen werden dem Essig hinzugefügt, wo man sie drei Tage ziehen läßt.

Anschließend wird das Gemisch im Steinguttopf gekocht bis es trocken ist, die am Boden des Topfes liegenden Salmiakkristalle werden mit einem Spatel umgedreht und auf die Gleditsiasamen geschaufelt bis wieder alles unter leichtem Feuer getrocknet ist, oder man kann es auch in der Nähe der Herdplatte langsam trocknen lassen.

NIU XI SAN (ACHYRANTHIS PULVER)

30 g Radix Achyranthis Bidentatae (*Niu Xi*)
23 g Radix Paeoniae Rubrae (*Chi Shao*)
23 g Semen Persicae (*Tao Ren*)
23 g Ramulus Cinnamomi Cassia (*Gui Zhi*)
23 g Rhizoma Corydalis yanhusuo (*Yuan Hu*)
23 g Radix Angelicae Sinensis (*Dang Gui*)
23 g Cortex Moutan radicis (*Mu Dan Pi*)
23 g Radix Aucklandia lappa (*Mu Xiang*)
Portionsweise (3 g) mit warmem Reiswein herunterspülen.

Qi Li San (Sieben *Li* Pulver)

30 g	Sanguis Draconis (*Xue Jie*)
5 g	Flos Carthami (*Hong Hua*)
5 g	Resina Olibani (*Ru Xiang*)
5 g	Myrrha (*Mo Yao*)
0,4 g	Moschus (*She Xiang*)
0,4 g	Borneolum (*Bing Pian*)
7,5 g	Catechu (*Er Cha*)
4 g	Cinnabaris (*Zhu Sha*) (in modernen Rezepturen obsolet)

Qin Jiao San (Gentiana Pulver)

30 g	Radix Gentiana Qinjiao (*Qin Jiao*)
30 g	Radix Glycyrrhizae Uralensis (*Gan Cao*)
15 g	Herba Mentha haplo. (*Bo He*)

Qing Re Xiao Du San (Kühlendes Entgiftendes Pulver)

Dosis für Kinder:

1,5 g	Rhizoma Coptidis (*Huang Lian*)
1,5 g	Fructus Gardenia jasmin. (*Zhi Zi*)
1,5 g	Fructus Forsythia (*Lian Qiao*)
1,5 g	Radix Angelicae Sinensis (*Dang Gui*)
1,8 g	Radix Ligustici Wallichii (*Chuan Xiong*)
1,8 g	Radix Paeoniae Lactiflorae (*Shao Yao*)
1,8 g	Radix Rehmannia glut. (*Sheng Di Huang*)
0,5 g	Radix Glycyrrhizae Uralensis (*Gan Cao*)
3 g	Flos Lonicera jap. (*Jin Yin Hua*)

Ren Shen Xie Fei Tang (Ginseng Lunge entlastendes Dekokt)

Radix Ginseng (*Ren Shen*)
Radix Scutellaria bai. (*Huang Qin*)
Fructus Gardenia jasmin. (*Zhi Zi*)
Fructus Citri Aurantii (*Zhi Ke*)
Herba Mentha haplo. (*Bo He*)
Radix Glycyrrhizae Uralensis (*Gan Cao*)
Fructus Forsythia (*Lian Qiao*)
Semen Pruni armeniacae (*Xing Ren*)
Cortex Mori Alba radicis (*Sang Bai Pi*)
Radix Rhizoma Rhei (*Da Huang*)
Radix Platycodi Grandiflori (*Jie Geng*)
(Zur Dosierung fanden sich keine Angaben.)

San Bi Tang (Drei Bi Dekokt)

3 g	Radix Ginseng (*Ren Shen*)
3 g	Radix Astragali (*Huang Qi*)
3 g	Rhizoma Atractylodis macro. (*Bai Zhu*)
3 g	Radix Angelicae Sinensis (*Dang Gui*)
3 g	Radix Ligustici Wallichii (*Chuan Xiong*)
3 g	Radix Paeoniae Lactiflorae (*Shao Yao*)
3 g	Sclerotum Poria Cocos (*Fu Ling*)
1,5 g	Radix Glycyrrhizae Uralensis (*Gan Cao*)
1,5 g	Ramulus Cinnamomi Cassia (*Gui Zhi*)
1,5 g	Radix Stephania tetrandrae (*Fang Ji*)
1,5 g	Radix Ledebouriellae div. (*Fang Feng*)
1,5 g	Radix Aconiti (*Wu Tou*)
1,5 g	Herba et Radix Asari (*Xi Xin*)
3 Scheiben	Zingiberis Recens (*Sheng Jiang*)
2 St.	Fructus Zizyphi Jujubae (*Da Zao*)

Shao Fu Zhu Yu Tang (Antistasisches Unterbauch Dekokt)

3 g	Fructus Foeniculi (*Xiao Hui Xiang*)
6 g	Rhizoma Zingiberis (*Gan Jiang*)
9 g	Rhizoma Corydalis (*Yan Hu Suo*)
6 g	Myrrha (*Mo Yao*)
6 g	Radix Angelicae Sinensis (*Dang Gui*)
6 g	Radix Ligustici Wallichii (*Chuan Xiong*)
3 g	Cortex Cinnamomi (*Rou Gui*)
9 g	Radix Paeoniae Rubrae (*Chi Shao*)
9 g	Pollen Typhae (*Pu Huang*)
9 g	Faeces Trogopteri (*Wu Ling Zhi*)

Shen Fu Tang (Ginseng Aconit Dekokt)

12 g	Radix Ginseng (*Ren Shen*)
9 g	Radix Aconiti Lateralis Praeparata (*Fu Zi*)

Shen Su Yin (Codonopsis und Perilla Trank)

7,5 g	Radix Ginseng (*Ren Shen*)
7,5 g	Folium Perilla fruct. (*Zi Su Ye*)
7,5 g	Radix Pueraria (*Ge Gen*)
7,5 g	Radix Peucedani (*Qian Hu*)
7,5 g	Rhizoma Pinelliae ternatae (*Ban Xia*)
7,5 g	Sclerotum Poria Cocos (*Fu Ling*)
5 g	Pericarpium Citri Reticulatae (*Chen Pi*)
5 g	Radix Glycyrrhizae Uralensis (*Gan Cao*)

5 g	Radix Platycodi Grandiflori (*Jie Geng*)
5 g	Fructus Citri Aurantii (*Zhi Ke*)
5 g	Radix Aucklandia lappa (*Mu Xiang*)
3 St.	Fructus Zizyphi Jujubae (*Da Zao*)
3 Scheiben	Rhizoma Zingiberis Recens (*Sheng Jiang*)

Shen Tong Zhu Yu Tang (Antistasisches Schmerzdekokt)

4 g	Radix Gentiana Qinjiao (*Qin Jiao*)
8 g	Radix Ligustici Wallichii (*Chuan Xiong*)
12 g	Semen Persicae (*Tao Ren*)
12 g	Flos Carthami (*Hong Hua*)
8 g	Radix Glycyrrhizae (*Gan Cao*)
4 g	Radix Notopterygii (*Qiang Huo*)
8 g	Myrrha (*Mo Yao*)
12 g	Radix Angelicae Sinensis (*Dang Gui*)
8 g	Faeces Trogopteri (*Wu Ling Zhi*)
4 g	RhizomaCyperi (*Xiang Fu*)
12 g	Radix Achyrantes (*Niu Xi*)
8 g	Lumbricus (*Di Long*)

Shen Zhuo Tang (Blockierte Niere Dekokt)

6 g	Radix Glycyrrhizae Uralensis (*Gan Cao*)
6 g	Rhizoma Atractylodis macro. (*Bai Zhu*)
12 g	Sclerotum Poria Cocos (*Fu Ling*)
12 g	Rhizoma Zingiberis off. (*Gan Jiang*)

Sheng Di Huang Tang (Rehmannia Dekokt nach Shen)

6 g	Rhizoma Rehmannia exsiccata (*Gan Di Huang*)
1,5 g	Lacca Sinica Exsiccatae (*Gan Qi*)
~30 ml	*Ou Zhi* (Preßsaft aus Lotoswurzeln)
~30 ml	*Shen Lan Ye* (Preßsaft aus Folia Isatis)
3 St.	Tabanus (*Mang Chong*)
2 St.	Hirudo (*Shui Zhi*)
3 g	Radix Rhizoma Rhei (*Da Huang*)
1,5 g	Semen Persicae (*Tao Ren*)

Sheng Hua Tang (Wandel gebärendes Dekokt)

25 g	Radix Angelicae Sinensis (*Dang Gui*)
9 g	Radix Ligustici Wallichii (*Chuan Xiong*)
6 g	Semen Persicae (*Tao Ren*)
2 g	Rhizoma Zingiberis (*Gan Jiang*)
2 g	Radix Glycyrrhizae Praeparatae (*Zhi Gan Cao*)

Sheng Jiang Xie Xin Tang (Zingiber Herzentlastendes Dekokt)

12 g Rhizoma Zingiberis Recens (*Sheng Jiang*)
9 g Radix Glycyrrhizae Uralensis (*Gan Cao*)
9 g Radix Ginseng (*Ren Shen*)
3 g Rhizoma Zingiberis Off. (*Gan Jiang*)
9 g Radix Scutellaria Baicalensis (*Huang Qin*)
6 g Rhizoma Pinelliae Ternatae (*Ban Xia*)
3 g Rhizoma Coptidis (*Huang Lian*)
2 St. Fructus Zizyphi Jujubae (*Da Zao*)

Sheng Mai Tang (Puls erzeugendes Dekokt)

10 g Radix Ginseng (*Ren Shen*)
15 g Radix Ophiopogonis (*Mai Dong*)
6 g Fructus Schisandrae (*Wu Wei Zi*)

Sheng Yu Tang (Weise Heilung Dekokt)

6 g Radix Rehmannia Recens (*Sheng Di Huang*)
6 g Radix Rehmannia praep. (*Shou Di Huang*)
6 g Radix Astragali (*Huang Qi*)
6 g Radix Ginseng (*Ren Shen*)
3 g Radix Angelicae Sinensis (*Dang Gui*)
3 g Radix Ligustici Wallichii (*Chuan Xiong*)

Shi Xiao San (Spontanes Lächeln Pulver)

Pollen Typhae (*Pu Huang*)
Faeces Trogopteri (*Wu Ling Zhi*)
Gleiche Mengen gemischt und zu einem Pulver verarbeitet, 6 g pro Gabe

Shou Nian Wan (Handgemachte Pille)

6 g Rhizoma Corydalis (*Yan Hu Suo*)
6 g Faeces Trogopteri (*Wu Ling Zhi*)
6 g Fructus Tsaoko (*Cao Guo*)
6 g Myrrha (*Mo Yao*)

Shu Jing Huo Xue Tang (Gefässe entspannendes Dekokt)

5 g Radix Angelicae Sinensis (*Dang Gui*)
4 g Radix Paeoniae Lactiflorae (*Bai Shao*)
4 g Radix Rehmanniae (*Sheng Di Huang*)
3 g Radix Ligustici Wallichii (*Chuan Xiong*)
4 g Semen Persicae (*Tao Ren*)
3 g Poria Cocos (*Fu Ling*)
4 g Rhizoma Atractylodes (*Cang Zhu*)

4 g	Pericarpium Citri Reticulatae (*Chen Pi*)
3 g	Rhizoma et Radix Notopterygii (*Qiang Huo*)
3 g	Radix Angelicae Dahuricae (*Bai Zhi*)
4 g	Radix Clematidis (*Wei Ling Xian*)
3 g	Radix Stephaniae Tetrundrae (*Fang Ji*)
3 g	Radix Ledebouriellae (*Fang Feng*)
3 g	Radix Gentianae (*Long Dan Cao*)
4 g	Radix Achyranthis Bidentatae (*Niu Xi*)
2 g	Radix Glycyrrhizae (*Gan Cao*)

Si Ni San (Kalte Glieder Pulver)

Radix Bupleuri (*Chai Hu*)
Radix Paeoniae Albae (*Bai Shao*)
Fructus Citri Aurantii Immaturus (*Zhi Shi*)
Radix Glycyrrhizae Tosta (*Zhi Gan Cao*)
Gleiche Mengen gemischt und zu Pulver verarbeitet, bis 12 g pro Gabe.

Si Ni Tang (Kollaps Dekokt)

12 g	Radix Glycyrrhizae Tosta (*Zhi Gan Cao*)
9 g	Rhizoma Zingiberis (*Gan Jiang*)
9 g	Radix Aconiti Lateralis Praeparata (*Fu Zi*)

Si Shen Wan (Vier Göttlichkeiten Pillen)

200 g	Semen Myristicae (*Rou Dou Kou*)
400 g	Fructus Psoralae (*Bu Gu Zhi*)
200 g	Fructus Schisandrae (*Wu Wei Zi*)
100 g	Fructus Evodiae (*Wu Zhu Yu*)

Gemischt, pulverisiert und zu Arzneipillen verarbeitet, mit chinesischen Datteln (200 g) und Saft aus 200 g frischem Ingwer (Zingiberis Recens, *Sheng Jiang*), 6–9 g zweimal täglich.

Si Wu Tang (Vier Bestandteile Dekokt)

12 g	Radix Rehmanniae Praeparatae (*Shou Di Huang*)
9 g	Radix Angelicae Sinensis (*Dang Gui*)
6 g	Radix Ligustici Wallichii (*Chuan Xiong*)
9 g	Radix Paeoniae (*Shao Yao*)

Sui Xin Dan (Euphorbia Herz Pille)

9 g	Euphobia Gansui pulv. (*Gan Sui*)
~100 ml	Sanguis suis (*Zhu Xue*)

Tao Hong Si Wu Tang (Persica-Carthamus Vier Bestandteile Dekokt)

9 g Radix Angelicae (*Dang Gui*)
9 g Semen Persicae (*Tao Ren*)
9 g Radix Paeoniae Rubrae (*Chi Shao*)
6 g Radix Ligustici Wallichii (*Chuan Xiong*)
6 g Flos Carthami (*Hong Hua*)
15 g Radix Rehmannia (*Sheng Di Huang*)

Tao Hong Cheng Qi Tang (*Qi* ordnendes Persica Carthamus Dekokt)

12 g Semen Persicae (*Tao Ren*)
12 g Rhizoma et Radix Rhei (*Da Huang*)
6 g Ramulus Cinnamomi (*Gui Zhi*)
6 g Mirabilitum Depuratum (*Mang Xiao*)
6 g Radix Glycyrrhizae Praeparatae (*Zhi Gan Cao*)

Tao Ren Shao Yao Tang (Persica-Paeonia Dekokt)

7,5 g Semen Persicae (*Tao Ren*)
6 g Radix Paeoniae Lactiflorae (*Shao Yao*)
6 g Radix Ligustici Wallichii (*Chuan Xiong*)
6 g Radix Angelicae Sinensis (*Dang Gui*)
6 g Ramulus Cinnamomi Cassia (*Gui Zhi*)
6 g Lacca Sinica Exsiccatae (*Gan Qi*)
6 g Radix Glycyrrhizae Uralensis (*Gan Cao*)

Tao Ren Cheng Qi Tang (*Qi* ordnendes Persica Dekokt)

15 St. Semen Persicae (*Tao Ren*)
12 g Radix Rhizoma Rhei (*Da Huang*)
9 g Radix Glycyrrhizae Uralensis (*Gan Cao*)
9 g Ramulus Cinnamomi Cassia (*Gui Zhi*)
9 g Mirabillitum (*Mang Xiao*, nachträglich hinzufügen)

Ting Li Da Zao Tang (Lepidium und Jujube Dekokt)

15 g Lepidium (*Ting Li Zi*)
5 St. Fructus Zizyphi Jujubae (*Da Zao*)

Tong Jing Zhu Yu Tang (Antistasisches Exanthem Dekokt)

32 g Semen Persicae (*Tao Ren*)
16 g Flos Carthami (*Hong Hua*)
12 g Radix Paeoniae Rubrae (*Chi Shao*)
16 g Squama Manitis (*Chuan Shan Jia*)

12 g	Spina Gleditsiae Sinensis (*Zao Jiao Ci*)
12 g	FructusForsythia (*Lian Qiao*)
12 g	Lumbricus (*Di Long*)
4 g	Radix Bupleuri (*Chai Hu*)
0,3 g	Moschus (*She Xiang*)

Tong Qi San (Qi Passage Pulver)

38 g	Radix Bupleuri (*Chai Hu*)
38 g	Rhizoma Cyperi (*Xiang Fu*)
38 g	Radix Ligustici Wallichii (*Chuan Xiong*)

Tong Qiao Huo Xue Tang (Sensorien öffnendes blutbelebendes Dekokt)

3 g	Radix Paeoniae Rubrae (*Chi Shao Yao*)
3 g	Radix Ligustici Wallichii (*Chuan Xiong*)
9 g	Semen Persicae (*Tao Ren*)
9 g	Flos Carthami (*Hong Hua*)
3 g	Herba Allii Fistulosum (*Lao Cong*)
5 g	Fructus Ziziphi Jujubae (*Da Zao*)
0,15 g	Moschus (*She Xiang*)
250 ml	Wein (*Huang Jiu*)

Wen Jing Tang (Menses wärmendes Dekokt)

9 g	Fructus Evodiae (*Wu Zhu Yu*)
6 g	Ramulus Cinnamomi (*Gui Zhi*)
9 g	Radix Angelicae Sinensis (*Dang Gui*)
6 g	Radix Ligustici Wallichii (*Chuan Xiong*)
6 g	Radix Paeoniae Lactiflorae (*Bai Shao*)
6 g	Cortex Moutan Radicis (*Mu Dan Pi*)
9 g	Colla Corii Asini (*E Jiao*)
9 g	Radix Ophiopogonis (*Mai Men Dong*)
6 g	Radix Ginseng (*Ren Shen*)
6 g	Rhizoma Pinelliae (*Ban Xia*)
6 g	Radix Glycyrrhizae (*Gan Cao*)
6 g	Rhizoma Zingiberis Recens (*Sheng Jiang*)

Wu Jin Wan (Schwarze Gold-Pille)

120 g	Rhizoma Cyperi (*Xiang Fu*)
15 g	Radix Aucklandia lappa (*Mu Xiang*)
15 g	Olibanum (*Ru Xiang*)
15 g	Myrrha (*Mo Yao*)
15 g	Ramulus Cinnamomi Cassia (*Gui Zhi*)

30 g Faec. Trogopteri (*Wu Ling Zhi*)
30 g Semen Persicae pulv. (*Tao Ren Fen*)
30 g Rhizoma Corydalis (*Yan Hu Suo*)
30 g Radix Linerda strych. (*Wu Yao*)
30 g Rhizoma Curcuma Ezhu (*E Zhu*)
90 g Radix Angelicae Sinensis (*Dang Gui*)

Zur Pille verarbeitet mit 90 g Lignum Sappa (*Su Mu*), 60 g Flos Carthami (*Hong Hua*), ca. 1 Liter schwarzen Bohnen *Hei Dou*. Portionsweise mit warmem Reiswein herunterspülen.

Wu Zi Yan Zong Wan (Fünf Samen Zeugungspille)

24 g Semen Cuscutae (*Tu Si Zi*),
24 g Fructus Lycii (*Gou Qi Zi*)
3 g Fructus Schisandrae (*Wu Wei Zi*)
12 g Fructus Rubi chingii (*Fu Pen Zi*)
6 g Herba Plantago maj. (*Che Qian Zi*)

Xi Feng Tang (Wind stillendes Dekokt)

9 g Radix Achyranthis Bidentatae (*Huai Niu Xi*)
9 g Haematitum (*Dai Zhe Shi*)
6 g Os Draconis (*Long Gu*)
6 g Concha Ostrae (*Mu Li*)
6 g Plastrum Testudinis (*Gui Ban*)
6 g Radix Scrophulariae Ningpoensis (*Xuan Shen*)
6 g Tuber Asparagi Cochinchinensis (*Tian Men Dong*)
6 g Radix Paeoniae Lactiflorae (*Bai Shao*)
3 g Herba Artemisiae Yinchenhao (*Yin Chen Hao*)
3 g Fructus Meliae Toosendan (*Chuan Lian Zi*)
3 g Fructus Hordei Vulgaris Germinantus (*Mai Ya*)
3 g Radix Glycyrrhizae Uralensis (*Gan Cao*)

Xi Huang Wan (Gelbe Rhino Pillen)

1 g Calculus Bovis (*Niu Huang*)
4,5 g Moschus (*She Xiang*)
30 g Olibanum (*Ru Xiang*)
30 g Myrrha (*Mo Yao*)
30 g Hirse (*Huang Mi*)

Xi Jiao Di Huang Tang (Rhino-Rehmannia-Dekokt)

10–30 g Cornu Bubali (*Shui Niu Jiao*)
24 g Radix Rehmanniae Glutinosae (*Sheng Di Huang*)
9 g Radix Paeoniae (*Shao Yao*)
6 g Cortex Moutan Radicis (*Mu Dan Pi*)

Xia Yu Xue Tang (Antistasisches Aszites Dekokt)

siehe *Gu Xia Yu Xue Tang*

Xia Yu Xue Tang (Purgierendes Blutstase Dekokt)

9 g	Radix et Rhizoma Rhei (*Da Huang*)
9 g	Semen Persicae (*Tao Ren*)
9 g	Eupolyphaga (*Bie Chong*)

Xian Fang Huo Ming Yin (Belebender Trank der Unsterblichen)

3 g	Radix Angelicae Dahuricae (*Bai Zhi*)
3 g	Bulbus Fritillaria (*Zhe Bei Mu*)
3 g	Radix Ledebouriellae div. (*Fang Feng*)
3 g	Radix Paeoniae Rubrae (*Chi Shao*)
3 g	Radix Angelicae (*Sheng Gui Wei*)
3 g	Radix Glycyrrhizae Uralensis (*Gan Cao*)
3 g	Spina Gleditsiae Sinensis (*Zao Jiao Ci*)
3 g	Squama Manitis (*Chuan Shan Jia*)
3 g	Radix Trichosanthis (*Tian Hua Fen*)
3 g	Olibanum (*Ru Xiang*)
3 g	Myrrha (*Mo Yao*)
9 g	Flos Lonicera jap. (*Jin Yin Hua*)
9 g	Pericarpium Citri Reticulatae (*Chen Pi*)

Xiang Ke San (Cyperus Citrus Pulver)

9 g	Rhizoma Cyperi (*Xiang Fu*)
6 g	Fructus Citri Aurantii (*Zhi Ke*)
3 g	Pericarpium Citri Reticulatae viride (*Qing Pi*)
3 g	Pericarpium Citri Reticulatae (*Chen Pi*)
3 g	Radix Lindera strich. (*Wu Yao*)
3 g	Radix Paeoniae Rubrae (*Chi Shao*)
3 g	Rhizoma Curucmae Ezhu (*E Zhu*)
9 g	Radix Angelicae Sinensis (*Dang Gui Wei*)
1,5 g	Flos Carthami (*Hong Hua*)
1,5 g	Radix Glycyrrhizae Uralensis (*Gan Cao*)

Xiao Chai Hu Tang (Kleines Bupleurum Dekokt)

12 g	Radix Bupleuri (*Chai Hu*)
9 g	Radix Scutellariae (*Huang Qin*)
9 g	Rhizoma Pinelliae (*Ban Xia*)
9 g	Radix Codonopsitis Pilosulae (*Dang Shen*)
6 g	Radix Glycyrrhizae Praep. (*Zhi Gan Cao*)
9 g	Rhizoma Zingiberis Recens (*Sheng Jiang*)
4 Stück	Fructus Zizyphi Jujubae (*Da Zao*)

Xiao Hui Xiang Jiu (Fencheltinktur)

40 g Semen Foeniculi (*Xiao Hui Xiang*)
wird grob pulverisiert mit etwa 300 ml kurz aufgekochtem Reiswein übergossen, dann etwa eine Viertelstunde ziehen lassen. Anschließend filtrieren und verabreichen.

Xiao Huo Luo Dan (Kleine Gefässbelebende Pille)

180 g Radix Aconiti Carmichaeli (*Chuan Wu*)
180 g Radix Aconiti Kusnezoffii (*Cao Wu*)
180 g Lumbricus (*Di Long*)
180 g Rhizonma Arisaematis (*Tian Nan Xing*)
66 g Olibanum (*Ru Xiang*)
66 g Myrrha (*Mo Yao*)
Zu Pillen à 3 g verarbeitet, portionsweise eingenommen.

Xiao Tiao Jing San (Kleines Menses Regulierendes Dekokt)

3 g Myrrha (*Mo Yao*)
3 g Succinium (*Hu Po*)
3 g Ramulus Cinnamomi Cassia (*Gui Zhi*)
3 g Radix Paeoniae Lactiflorae (*Shao Yao*)
3 g Radix Angelicae Sinensis (*Dang Gui*)
1,5 g Radix Asarum (*Xi Xin*)
1,5 g Moschus (*She Xiang*)
Pulver mit warmem Reiswein herunterspülen.

Xiao Xian Xiong Tang (Kleines Brust entlastendes Dekokt)

12 g Rhizoma Pinelliae ternatae (*Ban Xia*)
6 g Rhizoma Coptidis (*Huang Lian*)
30 g Fructus Trichosanthis (*Gua Luo Shi*)

Xiao Yao San (Unbeschwerte Wanderung Pulver)

9 g Radix Bupleuri (*Chai Hu*)
9 g Radix Angelicae Sinensis (*Dang Gui*)
9 g Radix Paeoniae Lactiflorae (*Bai Shao*)
9 g Rhizoma Atractylodis Macrocephalae (*Bai Zhu*)
9 g Sclerotium Poriae Cocos (*Fu Ling*)
6 g Radix Glycyrrhizae Uralensis (*Zhi Gan Cao*)
6 g Rhizoma Zingiberis Officinalis Recens (*Sheng Jiang*)
3 g Herba Mentha Haplocalycis (*Bo He*)

Xie Xin Tang (Herz entlastendes Dekokt)

9 g Radix et Rhizoma Rhei (*Da Huang*)
6 g Rhizoma Copitidis (*Huang Lian*)
9 g Radix Scutellariae (*Huang Qin*)

Xuan Fu Dai Zhe Tang (Hämatit Inula Dekokt)

9 g	Flos Inula (*Xuan Fu Hua*)
6 g	Radix Ginseng (*Ren Shen*)
10 g	Rhizoma Zingiberis Recens (*Sheng Jiang*)
9 g	Haematitum (*Dai Zhe Shi*)
6 g	Radix Glycyrrhizae Uralensis (*Zhi Gan Cao*)
9 g	Rhizoma Pinelliae ternatae (*Ban Xia*)
10 St.	Fructus Zizyphi Jujubae (*Da Zao*)

Xuan Fu Hua Tang (Inula Dekokt)

90 g	Flos Inula (*Xuan Fu Hua*)
14	Stengel Allium (*Cong*)
2–3 Scheiben	Ingwer (Zingiberis Recens, *Sheng Jiang*)

Xue Fu Zhu Yu Tang (Antistasisches Brustraum Dekokt)

9 g	Radix Angelicae Sinensis (*Dang Gui*)
9 g	Radix Rehmanniae (*Sheng Di Huang*)
12 g	Semen Persicae (*Tao Ren*)
9 g	Flos Carthami (*Hong Hua*)
6 g	Fructus Aurantii (*Zhi Qiao*)
6 g	Radix Paeoniae Rubra (*Chi Shao*)
3 g	Radix Bupleuri (*Chai Hu*)
3 g	Radix Glycyrrhizae (*Gan Cao*)
5 g	Radix Ligustici Wallichii (*Chuan Xiong*)
5 g	Radix Platycodi (*Jie Geng*)
9 g	Radix Achyranthis Bidentatae (*Niu Xi*)

Yang Yin Tong Bi Tang (*Yin*-nährendes *Bi*-lösendes Dekokt)

9 g	Semen Persicae (*Tao Ren*)
9 g	Flos Cartham.(*Hong Hua*)
12 g	Radix Rehmanniae (*Sheng Di Huang*)
15 g	Semen Ligustri (*Nü Zhen Zi*)
30 g	Semen Trichosanthes (*Gua Lou*)
9 g	Radix Codonopsitis (*Dang Shen*)
9 g	Rhizoma Cyperi (*Xiang Fu*)
9 g	Tuber Ophiopogones (*Mai Men Dong*)
9 g	Rhizoma Corydalis (*Yuan Hu*)

Yong Quan San (Sprudelnde Quelle Pulver)

9 g	Semen Vaccaria (*Wang Bu Liu Xing*)
4,5 g	Radix Trichosanthis (*Tian Hua Fen*)
9 g	Radix Glyzyrrhizae (*Gan Cao*)
4,5 g	Radix Angelicae (*Dang Gui*)
9 g	Squama Manitis (*Chuan Shan Jia*)

You Gui Yin (Nieren Yang Trank)

8–50 g Radix Rehmanniae Praeparatae (*Shou Di Huang*)
3 g Fructus Corni (*Shan Zhu Yu*)
6 g Rhizoma Dioscoreae (*Shan Yao*)
6 g Fructus Lycii (*Gou Qi Zi*)
5 g Radix Glycyrrhizae (*Gan Cao*)
6 g Cortex Eucommiae (*Du Zhong*)
4 g Cortex Cinnamomi (*Rou Gui*)
7 g Radix Aconiti Lateralis Praeparata (*Fu Zi*)

Yu Long Gao (Jadedrachenpaste, auch *Shen Yu Gao* genannt)

16 g Radix Ampelopsis jap. (*Bai Lian*)
16 g Rhizoma Cimicifugae (*Sheng Ma*)
16 g Radix Angelicae Sinensis (*Dang Gui*)
16 g Fructus Forsythia (*Lian Qiao*)
16 g Flos Lonicera (*Yin Hua*)
16 g Squama Manitis (*Chuan Shan Jia*)
16 g Radix Aconit. Car. (*Chuan Wu*)
16 g Corium elephas (*Xiang Pi*)
6 g Gummi olibanum (*Ru Xiang*)
6 g Myrrha (*Mo Yao*)
12 g Calomelas (*Qing Fen*)
1 g Borneol (*Bing Pian*)
1 g Moschus (*She Xiang*)
80 g Weißer Essig (*Bai Zhan*)
800 ml Sesamöl (*Xiang You*)

Yu Zhu San (Polygonatum Odoratum Pulver)

Si Wu Tang (Vier Bestandteile Dekokt) plus *Yiao Wei Cheng Qi Tang* (Magen regulierendes *Qi* ordnendes Dekokt)

12 g Radix Rehmanniae Praeparatae (*Shou Di Huang*)
9 g Radix Angelicae Sinensis (*Dang Gui*)
6 g Radix Ligustici Wallichii (*Chuan Xiong*)
9 g Radix Paeoniae (*Shao Yao*)
12 g Radix Rhizoma Rhei (*Da Huang*)
12 g Mirabillitum (*Mang Xiao*)
6 g Radix Glycyrrhizae Uralensis (*Gan Cao*)

Zhen Wu Tang (Wahrer Krieger Dekokt)

9 g Radix Paeoniae (*Shao Yao*)
9 g Rhizoma Zingiberis Recens (*Sheng Jiang*)
6 g Rhizoma Atractylodis Macrocephalae (*Bai Zhu*)
9 g Radix Aconiti Lateralis Praeparata (*Fu Zi*)

Zhi Shi Xie Bai Gui Zhi Tang (Citrus-Allium-Cinnamom Dekokt)

12 g	Fructus Citri Aurantii (*Zhi Ke*)
12 g	Cortex Magnolia off. (*Hou Po*)
9 g	Bulbus Allii Macrostemi (*Xie Bai*)
6 g	Ramulus Cinnamomi Cassia (*Gui Zhi*)
12 g	Fructus Trichosanthis (*Gua Lou*)

Zhi Tong Mo Yao San (Analgetisches Myrrhenpulver mit Zusatz)

9 g	Myrrha (*Mo Yao*)
9 g	Sanguis Draconis (*Xue Jie*)
6 g	Rhizoma Rhei (*Da Huang*)
6 g	Mirabillitum (*Mang Xiao*)
9 g	Concha Os calcif. (*Shi Jue Ming*)

Zhi Xie Tiao Zhong Tang (Antidiarrhetisches Mitte regulierendes Dekokt)

32 g	Radix Astragali (*Huang Qi*)
12 g	Radix Codonopitis (*Dang Shen*)
8 g	Radix Glycyrrhizae (*Gan Cao*)
8 g	Radix Angelicae (*Dang Gui*)
8 g	Radix Atractyl. mac. (*Bai Zhu*)
8 g	Rhizoma Paeonia alb. (*Bai Shao*)
4 g	Radix Ligustici Wallichii (*Chuan Xiong*)
12 g	Flos Carthami (*Hong Hua*)
4 g	Radix Aconiti Lateralis Praeparata (*Fu Zi*)
2 g	Rhizoma Alpinia offz. (*Gao Liang Jiang*)
2 g	Cortex Cinnamomi (*Guan Gui*)

Zhu Wei He Rong Tang (Wei-Ying stärkendes Dekokt)

80 g	Radix Astragali (*Huang Qi*)
8 g	Radix Glycyrrhizae Uralensis (*Gan Cao*)
8 g	Rhizoma Atractylodis macro. (*Bai Zhu*)
12 g	Radix Ginseng (*Ren Shen*)
8 g	Radix Paeoniae Lactiflorae (*Shao Yao*)
4 g	Radix Angelicae (*Dang Gui*)
8 g	Semen Zizyphi Spinosae (*Suan Zao Ren*)
6 g	Semen Persicae (*Tao Ren*)
6 g	Flos Carthami (*Hong Hua*)

Zhu Yang Zhi Yang Tang (Antipruritisches Yang stärkendes Dekokt)

40 g Radix Astragali (*Huang Qi*)
8 g Semen Persicae (*Tao Ren*)
8 g Flos Carthami (*Hong Hua*)
4 g Spina Gleditsiae Sinensis (*Zao Jiao Ci*)
4 g Radix Paeoniae Rubrae (*Chi Shao*)
4 g Squama Manitis (*Chuan Shan Jia*)

Fußnoten

[161] Die Samen der Brechnuß Strychnos Nux vomica oder Pierriana werden heutzutage — um die Giftigkeit des Strychnins zu zerstören — zusammen mit Sand in der Pfanne erhitzt, wie bei Philippe Sionneaus „*Pao Zhi*" auf Seite 13 beschrieben. Ich habe während meines Studiums ebenfalls Brechnußsamen auf diese Weise zubereitet, jedoch festgestellt, daß nur absolut trockene Samen von erster Qualität das von Wang beschriebene charakteristische Knackgeräusch von sich geben. Sind sie jedoch feucht oder gar schimmelig, so verkohlen sie langsam und geräuschlos.

Wie dem auch sei, die Zubereitung der Roharzneien obliegt heute nicht mehr den Ärzten, sondern den Pharmakologen und Arzneifachkundigen, um einen Standard an Arzneigehalt zu gewährleisten und einer Vergiftung durch Unkundige vorzubeugen. Ich rate daher dringend davon ab, das oben beschriebene Verfahren der Arzneizubereitung selbst durchzuführen.

Autoren und Bücherliste

Die hier folgenden berühmten Ärzte, die in diesem Buch vorkommen, sind alphabetisch gelistet. Der im Chinesischen zuerst genannte Nachname ist jeweils in Großbuchstaben. Nach dem Buchtitel folgt jeweils die Nennung des modernen Nachdrucks (soweit erhältlich).

CHEN Shi-Gong (Ming-Dynastie, 1555–1636)

Wai Ke Zheng Zong, Tianjin, Science & Technology Press, 1993, 1996

Eines der einflußreichsten Bücher über Chirurgie, das der Autor nach 40 Jahren Erfahrung zusammenstellte. Es enthält Diagnose, Therapien, Operationen, Krankenberichte und Rezepturen.

CHEN Shi-Duo (Qing-Dynastie)

Bian Zheng Lu, Beijing, Peoples Health Publishing 1989, 1996

Ein großartiges theoretisches Werk, das alle möglichen Arten von Syndromdifferenzierung mit Diagnose und Therapie ausführlich beschreibt.

CHENG Guo-Peng (Qing-Dynastie)

Yin Xue Xin Wu, Chinese Beijing, Publisher for Chinese Medicine and Herbs 1996

Cheng Zhong-Ling faßte 30 Jahre klinische Erfahrung straff und praktisch in diesem nützlichen Werk zusammen.

FU Qing-Zhu (Ming/Qing-Dynastie, 1607–1684)

Fu Qing-Zhu Nü Ke, *Fu Qing-Zhu Nan Ke* und *Bian Zheng Lu*

Der Taoist Fu Shan war sicher der berühmteste Gynäkologe in der chinesischen Medizin. Er schrieb so viel, daß noch nach seinem Tod Manuskripte von ihm veröffentlicht wurden, wie z. B. Bian Zheng Lu, Yu Shi Mi Lu und Dong Tian Ao Zhi, editiert und herausgegeben von Chen Shi-Duo.

GE Hong (Jin-Dynastie 281–341)

Bao Pu Zi Nei Pian,

Zhong Guo Chuantong Wen Hua Du Ben, Beijing, Beijing Yan Shan Press 1995

Taoistisch-Medizinisches Werk mit Bezug zu Nei-Dan und Wai-Dan Praktiken, Diätetik und Magie.

Zhou Hou Lue Ji Fang,

Beijing, Peoples Health Publishing 1963, 1996

Einfache Rezepturen und Gebräuchliche Arzneimittel. Die erste Impfungspraktik wurde von Ge Hong entwickelt.

GONG Yan-Shen (Ming-Dynastie)

Shou Shi Bao Yuan, Shenyang, Liao Ning Science & Technology Publishers 1997

Der taoistische Autor begründete mit seinem Werk gewissermaßen die Geriatrie und Gerontologie in der TCM. In seinem Buch betont er die Erhaltung und Stärkung des Yuan-Qi, wie auch viele andere taoistische Autoren, und beschreibt viele Syndrome und Krankheiten und deren Therapie.

HA Li-Tian, (heutiges China)

Fu Ke Yi An Yi Hua Xuan, Tianjin, Science & Technology Press Tianjin 1982

Ausgezeichnetes Werk für die klinische Praxis von einem Arzt, dessen Familie seit Generationen Chinesische Medizin betreibt.

HUA TUO (zugeschrieben)

Zhong Zang Jing Beijing, Hua Xia Publishers Beijing 1995

Dieses dem legendären Arzt Hua Tuo zugeschriebene Werk stammt in Wirklichkeit aus der Zeit der Sechs Reiche (4.-7. Jh.) Es enthält außer 49 Artikeln über Diagnose und Therapie eine genaue Analyse der Krankheitszeichen, aus der die fauste oder infauste Prognose abgeleitet werden kann.

HUANG-FU Mi (Han-Dynastie)

Zhen Jiu Jia Yi Jing (259 A.D.) Beijing, Peoples Health Publishing 1994, 1996

Der Taoist Huang-Fu Shi-An schrieb diese erste detaillierte Akupunktur Monographie.

LI Dong-Yuan (Jin-Dynastie 1180–1251)

Pi Wei Lun, Yong Yao Fa Xiang und Hou Fa Ji Yao in *Dong Yuan Yi Ji*, Beijing, Peoples Health Publishing 1993, 1996

Die Werke von Li Gao, einem der vier Meister des 13. Jh., der die „Schule der Magen-Milz-Stärkung" begründete. Im Yong Yao Fa Xiang werden die Arzneien nach den vier Richtungsqualitäten aufgelistet, nämlich emporhebend, absenkend, aufsteigend und herabsinkend.

LI Shi-Zhen (Ming-Dynastie, 1518–1655)

Ben Cao Gang Mu in *Bai Hua Ben Cao Gang Mu*, Vol. I-III, Beijing, Xue Yuan Press, 1994

Das Monumentalwerk Li Yan-Wens, das in 30 Jahren teils durch Feldstudien vor Ort, teils bei Reisen durch ganz China von ihm erstellt wurde. Lange Zeit ungeschlagen in seiner Kompetenz.

Bin Hu Mai Xue Beijing, Xue Yuan Press, 1997

Der Pulsklassiker, der die Pulsdiagnose, wie sie heute angewendet wird, am stärksten prägte und bis heute kaum verändert angewendet wird. Li listet darin 27 Pulse auf.

LI Zong-Zi (Ming-Dynastie, 1588–1655)

Yi Zong Bi Du Beijing, Peoples Health Publishing 1995, 1996

Li Shi-Cai kombinerte die eigene Erfahrung mit dem Wissen aus den frühen Klassikern. Er beschrieb in diesem Werk Arzneimittel, medizinische Theorien und diverse Syndrome, zu denen jeweils der passende Kontext aus „Nei Jing", „Shang Han" usw. zitiert wird.

LIN Pei-Qin (Qing-Dynastie)

Lei Zheng Zhi Cai (1851) Beijing, Peoples Health Publishing 1988, 1996

Hevorragender Kenner der Klassiker, der seine praktische Erfahrung und Fallbeispiele in diesem Buch niederlegte.

QIN Bo-Wei (Qing-Dynastie bis Mitte des 20. Jh.)

Qian Zhai Yi Xue Jiang Gao, (Sammlung von Vorträgen) Shanghai, Shanghai Science & Technology Publishers 1964

Berühmtester Arzt der ersten Jahrhunderthälfte, der bis in die 60er Jahre Beiträge zur Entwicklung der modernen TCM geleistet hat. Sein umfassendes theoretisches Wissen gab er an Chinas Universitäten an unzählige Studenten weiter.

SHEN NONG (zugeschrieben)

Shen Nong Ben Cao Jing, Beijing, Science & Technology Press 1996

Ältester Arzneimittelklassiker aus dem 1. Jh. mit 365 Arzneimitteln, die in drei Klassen eingeteilt wurden (wertvoll, gewöhnlich und von geringem Wert), der die Effizienz und Sanftheit der Mittel beurteilte.

SUN Si-Miao (Tang-Dynastie, 581–682)

Qian Jin Fang, Beijing, Hua Xia Press 1994

Der berühmte Taoist der Tang-Dynastie, der sogar 141 Jahre alt gworden sein soll, hat hier das gesamte medizinische und dietätische Wissen seiner Zeit in zwei Werken kompiliert. Das zweite hat er erst in seinen Neunzigern zu schreiben begonnen. Der taoistische Einfluß ist deutlich spürbar.

Yin Hai Jing Wei, Shanghai Gu Ji Publishers, 1991, 1994

Dieses wichtige Werk über Ophtalmologie wird Sun Si-Mo zwar zugeschrieben, stammt aber wahrscheinlich von Gao Bao-Wei aus dem 13. Jahrhundert.

TANG Zong-Hai (Qing-Dynastie, 1862–1918)

Xue Zheng Lun, Beijing,Chinese Publisher for Chinese Medicine and Herbs 1996

Diagnose und Therapie von Hämorrhagien aller Art mit 170 Krankheiten. Tang Rong-Chuan erschloß ein neues Gebiet in der TCM.

WANG Ken-Tang (Ming-Dynastie, 1549–1613)

Zheng Zhi Zhun Sheng Bd. 1–6, Shanghai, Science & Technology Press 1959, 1995

Umfangreiches Werk mit viel Erfahrungen und detaillierter Beschreibung in 6 Bänden, nämlich diverse internistische Krankheiten, Shang Han, Rezepturen, Traumatologie, Pädiatrie und Gynäkologie.

WANG Shu-He (Han-Dynastie, 3 Jh.)

Mai Jing, Beijing, Science & Technology Press Beijing 1996

Der erste Pulsklassiker, der von Wang aus dem „Nei Jing“ abgeleitet wurde.

WANG Qing-Ren (Qing-Dynastie, 1768–1831)

„Yi Lin Gai Cuo“

1. *Zhong Guo Yi Xue Da Cheng*, Bd. 22, Shanghai, Science & Technology Press 1937, 1990, 1992
2. *Zhuan Shi Cang Shu - Zi Ku - Yi Bu*, Bd. 6, Hainan, Hainan Intl. News Press Center, 1995
3. *Ming Ching Zhong Yi Lin Zheng Xiao Cong Shu*, Beijing, China Chinese Medicine Press 1995

Dieses Buch enthält anatomische Forschung und praktische Erfahrung in der Behandlung von allen durch Blutstase bedingten Krankheiten sowie Apoplexien und postapoplektische Hemiplegie. Ein mutiges Werk.

WU Ju-Tong (Qing-Dynastie, 1758–1836)

Wen Bing Tiao Bian, Zhong Guo Yi Xue Da Cheng, Shanghai, Science & Technology Press 1937, 1990, 1992

Der bekannteste Klassiker der „Febrile-Infektionen-Schule“, Wu Tang faßte die Werke seiner Vorgänger wie Wu You-Ke, Ye Tian-Shi und Xue Xue zusammen und entwickelte die „Dreifacher-Erwärmer-Theorie“ beim Eindringen von Pathogenen detailliert weiter.

WU Zhi Wang (Ming-Dynastie)

Ji Yin Gang Mu, Beijing,Science & Technology Press 1996

Wu Shu-Qings gynäkologisches Werk basiert auf Wang Ken-Tangs früheres Werk und ist eine Weiterentwicklung dessen, ebenfalls mit der Beschreibung von Diagnose und Therapie von Frauenkrankheiten.

XU Da-Chun (Qing-Dynastie, 1693–1771)

Yi Xue Yuan Liu Lun, *Hui Xi Bing An*, *Yi Guan Bian* u. v. a. in *Xu Dan-Chun Yi Shu Quan Ji*, Beijing,Peoples Health Publishing 1988, 1996

Xu Ling-Tai (weiteres Synonym: Xu Da-Ye) war ein Universalgenie, studierte außer Medizin auch Astronomie, Wasser-Ingenieurswesen, Poesie und Literatur. Er vertrat sehr eigene, oft originelle Ideen über TCM, wie z. B. den sparsamen Gebrauch von Arzneibestandteilen und die Reduzierung der klassischen Rezepturen auf die direkt der Syndromdifferenzierung entsprechenden Bestandteile. Er war ein großer Gegner des Gebrauchs von warmen oder purgativen Arzneien, was er in seiner Kritik Yi Guan Bian recht polemisch darstellte. Nach 50 Jahren Medizinpraxis ging er in den selbstgewählten Ruhestand und zog sich nach taoistischer Manier in die Berge zurück. Ein außergewöhnlicher Mensch.

XUE Xue (Qing-Dynastie, 1681–1770)

Shi Re Lun, Beijing, Chinese Medicine Press 1995

Xue Sheng Bai alias Yi Piao war ein Zeitgenosse von Ye Tian-Shi, der ebenfalls zur Theorie der febrilen Infektionskrankheiten beitrug und sich besonders mit den Nässe-Hitze-Krankheiten beschäftigte.

YANG Ji-Zhou (Ming-Dynastie, 1522–1620)

Zhen Jiu Da Cheng, Tianjin, Science & Technology Press 1993, 1995

Der letzte große Klassiker über Akupunktur, der die uneinheitlichen Standpunkte zu Meridianen und Punkten klärte und vereinheitlichte. Dieses System ist bis heute nahezu unverändert geblieben.

YE Tian Shi (Qing-Dynastie, 1667–1746)

Lin Zheng Zhi Nan Yi An, editiert von XU Ling Tai, Shanghai, Shanghai Peoples Publishing 1959, 1976

Diagnose und Behandlung der febrilen Erkrankungen. Ye Gui etablierte die 4-Phasen-Theorie: der pathogene Faktor dringt nacheinander in Wei-, Qi-, Ying- und Blut-Bereich ein.

ZHANG Lu (Qing-Dynastie, 1617–1700)

Zhang Shi Yi Tong, Beijing, Chinese Medicine Press 1995

Zhang Lu-Yu schrieb 50 Jahre an seinem 16-bändigen Werk, das u. a. Impfungsmethoden beschreibt. Er war ein Anhänger der Wärme Stärkenden und Tonisierenden Schule, deren Stärken er beschrieb.

ZHANG Xi-Chun (1860–1933)

Yi Xue Zhong Zhong Can Xi Lu, Shijiazhuang, Hebei Science & Technology Press 1985, 1994

War einer der frühen Advokaten der Integration westlicher mit Traditioneller Chinesischer Medizin. Er entwickelte viele neue Rezepturen, darunter auch solche wie chinesische Arzneimittel mit Aspirin kombinert. Zhang Shou-Fu lebte bis in dieses Jahrhundert.

ZHANG Jie-Bing (Ming-Dynastie, 1563–1640)

Jing Yue Chuan Shu, Beijing, Chinese Medical Press 1994, 1996

Umfassendes Werk des großen Gelehrten Zhang Jing-Yue in 64 Bänden. Zhang gehörte als Taoist der „Yang ist nie zuviel - Yin ist nie genug"-Schule an, die warme, tonisierende Arzneien in den Vordergrund stellt. Er erfand viele neue Rezepturen und schrieb in einem gelehrten, sehr literarischen Stil.

Lei Jing, Beijing, Peoples Health Publishing 1964, 1995

Eines der besten Referenzwerke für das „Huang Di Nei Jing". Zhang ordnete das gesamte „Nei Jing" in Klassen wie Yin-Yang, Organe, Pulse, Meridiane, Theorien, Akupunktur etc. ein, die sich somit leicht vergleichen lassen.

ZHANG Zhong-Jing (Han-Dynastie, Mitte 2. Jh. bis Anfang 3. Jh.)

Shang Han Za Bing Lun, später von WANG Su-He in *Shang Han Lun* und *Jin Kui Yao Lue* editiert. Verwendet wurden diese in der Taiwan-(Vollzeichen-)Version als *Gao Deng Zhong Yi Yan Jiu Can Kao Cong Shu*, Bd. 11 und 12, Taipei, Zhi Yin Publishers 1990

Das Shang Han behandelt vorwiegend Infektionen und stellte die „Sechs-Doppelmeridian-Theorie" auf, nach der das Pathogen von ganz außen (Tai Yang) bis nach ganz Innen (Jue Yin) vordringt. Das Jin Kui dagegen behandelt verschiedene Krankheiten aller Art und ist somit das erste Werk über Innere Medizin.

ZHANG Zi-He (Jin-Dynastie, 1156–1228)

Ru Men Shi Qin in *Zi-He Yi Ji*, Beijing, Peoples Health Publishing 1994, 1996

Wahrscheinlich von indischen Heilverfahren wie der Verwendung von Purgativa, Diaphoretika und Emetika beeinflußt begründete Zhang Cong-Zheng die „Purgative Schule" zur Attackierung von pathogenen Faktoren. Auch legte er viel Wert auf die Pathogenese durch und Therapie mit Emotionen und legte so einen weiteren Grundstein für die Entwicklung der TCM-Psychologie.

ZHU Dan-Xi (Yuan-Dynastie, 1281–1358)

Ge Zhi Yu Lun und *Ju Fang Fa Hui*, beide in *Dan Xi Yi Ji*, Beijing, Peoples Health Publishing 1993, 1995

Zhu Zhen-Heng, ein moralischer Anhänger des Neokonfuzianismus, begründete die Yin-Nährende-Schule, vereinigte aber die Standpunkte seiner drei älteren Zeitgenossen Li Gao, Zhang Yuan-Su und Zhang Zi-He, die zusammen „die vier Meister der Jin-Yuan-Periode" genannt werden. Er kritisierte in Ju Fang Fa Hui die damals populäre, aber unsachgemäße Anwendung der Ju-Rezeptursammlung, die ohne Syndromdifferenzierung angewendet wurde.

Allgemeiner Index

A

C

D

G

H

I

J

K

L

M

Q

R

S

T

U

V

W

X

Y

Z

Epilog: Inspektor Weißkittel

Kennen Sie Inspektor Weißkittel? Nein? Er ist der Forscher, der Spürhund, der Kriminalist in uns allen. Wenn Sie mal auf eine Krankheit trafen, die keiner kannte – und Sie fühlten sich beim Ehrgeiz gepackt, alle Fachliteratur, alle Informationen darüber aufzuspüren, die Krankheit auf ihren Spuren zu folgen, allen Verdachtsmomenten nachzugehen und sie schließlich zu stellen und zu sagen: „Das ist es. Ich hab's, der Täter ist klar und so wird er dingfest gemacht!“ Nun, das war Inspektor Weißkittel in Ihnen. Wir wollen ihm heute mal in einem aufregenden Fall folgen.

Inspektor Weißkittel wird ins Krankenhaus gerufen, drei angebliche Morde zu untersuchen. Ein thrombotischer Apoplex, ein ischämischer Myokardinfarkt und ein Leberkarzinom nach Virushepatitis wurden gefunden. Zunächst bestand scheinbar kein Zusammenhang, doch die MTA aus dem Blutlabor gab einen Hinweis, nachdem alle drei Fälle regelmäßig vom gleichen Besucher aufgesucht wurden, der sich auch sonst öfter in Krankenhaus herumschleiche. Auch die Nachtwache berichtete, daß dieser Typ besonders in den Abendstunden auftauche und auch schon mal verbotenerweise nachts auf den Gängen herumschleiche.

Inspektor Weißkittel begann sofort nachzuforschen und Fragen zu stellen und sah auch plötzlich jemand in dunkelroter Kleidung um die Ecke verschwinden. Er durchsuchte die Besucherliste der drei Ermordeten, bei Apoplex und Infarkt hatte jemand anderes unterschrieben, den die Schwester als den schleimigen Typen im gelben Anzug beschrieb, ein gewisser A. Sklerose. Dieser Typ wurde wegen seiner verbrecherischen Umtriebe schon lange gesucht. Wenn die beiden zusammen auftauchen, dann konnte es nichts Gutes bedeuten. Doch beim Karzinom war nur eine Unterschrift, die lautete H.Viskosität. Auch die MTA aus dem Blutlabor erinnerte sich den Namen gehört zu haben.

Weißkittel ging der Spur nach, doch es erwies sich als eine Finte. Die Brüder Viskosität waren eine große Familie, die alle Alibis hatten. Der Älteste der Brüder, Plasma, wies den Detektiv zur Tür mit den Worten: „Kommen Sie wieder, wenn Sie etwas gefunden haben, wir kennen hier keinen namens Hyper.“

Als Weißkittel nach Hause zu seiner Mutter Melli kam – Melli stand für den altmodischen Namen Mellitus – erzählte sie ihm von einem netten jungen Mann in violetter Kleidung, der ihr einen Besuch gemacht hätte. Doch nachdem er gegangen war, begann ihr Bein schwarz zu werden. Inspektor Weißkittel erschrak, denn es sah wie ein Gangrän aus und fragte sie, ob ihr etwas besonderes an ihm aufgefallen wäre. „Er bewegte sich sehr langsam und wollte überall im Haus herumlaufen, aber das habe ich natürlich nicht erlaubt.“, sagte Melli. In diesem Augenblick kam Weißkittels kleine Schwester Mense herein und hielt sich den Bauch vor Schmerz. Was ist denn los, fragten Weißkittel und Melli besorgt. „Ach, ist schon o. k., ein Bekannter namens Stase besuchte mich schon früher immer einmal im Monat, aber heute hat er mir wehgetan, ich weiß auch nicht, warum. Es sticht, wie mit dem Messer ...“

Nach einigem hin und her stellte sich heraus, das der Mann, der Melli besucht hatte, der gleiche war, der Mense den Schmerz zugefügt hatte. „Also bedroht er jetzt, wo ich ihm auf der Spur bin, meine Familie, dieser Schuft!“

Weißkittel hatte eine Idee: er fuhr wieder ins Krankenhaus und begann systematisch überall nach dem unheimlichen Besucher zu fragen. In der Kardiologie, Neurologie, Onkologie hatte er ohnehin schon Hinweise gefunden, doch er ging nun auch in die Gynäkologie, Traumatologie, Dermatologie und die immunologische Abteilung, sogar in der geschlossenen fand er Einträge ins Gästebuch. Er zählte eins und eins zusammen und kam auf folgende Täterbeschreibung: Der sich mal unter dem Namen Stase, mal als Viskosität auftretende Täter benutzte viele Masken, trug immer violett oder dunkelrot und bewegte sich sehr langsam und kam auch manchmal mit anderen schrägen Typen wie Sklerose oder Rheuma hierher. Weißkittel stellte diesen dürftigen Steckbrief auf und wurde sogar fündig: Ein Pfleger von der Urogenitalabteilung hatte ihn sogar auf dem Nachhauseweg über die Brücke nach Chinatown verschwinden sehen.

Der alte Brückenwart Ragune bestätigte dies mit den Worten: „Ja, der Herr geht hier jeden Tag hin und wieder zurück, vielleicht besucht er drüben in Chinatown jemanden." Weißkittel ging hinüber und fragte in den kleinen Lebensmittelläden nach dem Verdächtigen seiner Beschreibung, doch ohne Erfolg: „Hier kommen viele Leute rein und raus, wie soll da einer auffallen?" Plötzlich stand er vor einer der imposanten chinesischen Apotheken, die so gut nach Kräutern rochen und innen viele kleine Holzschubladen hatten. „Warum nicht, sagte der Detektiv zu sich selbst, „Wer in Krankenhäuser geht, der kommt vielleicht auch in Apotheken."

Weißkittel lieferte seine Beschreibung und erntete ein unvermutetes Lachen von dem alten Apotheker: „Nein, der kommt überall hin, aber bestimmt nicht zu uns."

„Sie *kennen* ihn?"

„Und ob. Er heißt *Yu Xue*, oder auch andersherum *Xue Yu* und ist ein uralter Dämon, der seit mehr als 2000 Jahren in China sein Unwesen treibt." Weißkittel lächelte innerlich, ob der Abergläubigkeit der Chinesen.

„Und warum sollte er nicht hierherkommen?"

„Weil wir hier das einzige haben, das ihn vertreibt: Kräuter und Akupunktur."

„Kann ich eine paar von den Kräutern als Muster bekommen?"

„Also, ja … warum nicht? Wie wäre es mit Hämatit, Mastix und Räuchermyrrhe[162]?"

„Äh, was? Exorzieren wollte ich ihn ja nun nicht. Haben Sie keine Kräuter?"

„Jaaa, doch sicher. Weißdornfrüchte, rote Päonienblätter und Kuhschellenkrautsamen[163]."

„Naja, das bekomme ich doch auch in jedem Park, oder? Ich dachte mehr an was Östliches."

„Klar, Mister. Hier haben Sie Safran aus Tibet, Pfirsichkerne aus Persien und Eisenkraut aus Ostfrankreich[164]."

„Ach," sagte Weißkittel etwas enttäuscht „ich hatte eigentlich etwas Exotischeres erwartet."

„Oh, auch kein Problem, Sie können auch Regenwürmer, Küchenschaben und Blutegel[165] haben. Das hilft ebenfalls ganz gut, die Gefäße durchgängig zu machen."

„Ehh, also dann doch lieber die Kräuter, bitte.... Die Pfirsichkerne und so …"

„Oder lieber Skorpione, Hundertfüßler und [166] …"

„Neinnein! Ich nehme den Safran und die Pfirsiche und so. Packen Sie's bitte ein."

Der alte Apotheker zuckte mit den Schultern. „Bitte, wie Sie wollen …"

„Was heißt eigentlich Üüüü schiäää?"

„Wie bitte?"

„Na, den Namen, den Sie vorhin sagten: Üüüü schjööer oder Schjööä Üüüü?"

Der Chinese grinste breit (aber höflich). „Sie meinen *Yu Xue*?" Das bedeutet in Ihrer Sprache soviel wie Stau des Blutes oder auch Blutstase."

„Blut ... Stase ... hmm ...", sinnierte Weißkittel vor sich hin.

Weißkittel kam später noch einige Male und holte sich Rat und Arznei in der chinesischen Apotheke (Gerüchten zufolge sogar Blutegel ...). Er gab sie seine Mutter und Schwester, die daraufhin auch nichts mehr von dem unheimlichen Besucher zu sehen bekamen. Weißkittel verfaßte anschließend nach Angaben des Chinesen folgenden Steckbrief:

Gesucht wird Blut Stase, alias Hyper Viskosität, alias Blut Stau, alias Yu Xue oder Xue Yu wegen Mordverdacht und Gewaltverbrechen in vielen Fällen.

Der Täter zeichnet sich durch seine vielfältigen Masken aus, trägt jedoch mit Vorliebe violett oder dunkelrot und hat einen rauhen Charakter. Er kommt mit Vorliebe abends und nachts, besucht gerne mittelalte und ältere Mitbürger und Frauen zu bestimmten Zeiten. Er hinterläßt stichwundenartige Schmerzen (immer am gleichen Ort) oder trockene Haut oder Blutungen. Besonders markant ist sein Geheimzeichen, das er bei seinen Opfern unter der Zunge hinterläßt. Er kommt mit Vorliebe zusammen mit andern Tätern, wie A. Sklerose, T. Rauma, C. Hronisch oder den chinesischen Unholden namens Hitze, Qi-Stagnation, Kälte, Trockenheit und Schleim. Seine Untaten wurden überall dort begangen, wo es Blut gibt.

Auch im Krankenhaus ließ er nun diesen genaueren Steckbrief verteilen und gab die Arzneien überall dort, wo Stase aufgetaucht war. Er lernte in seiner Freizeit sogar ein wenig Akupunktur, auch wenn er nicht so recht daran glaubte, daß es ein Dämon war, den man damit vertreiben könne. Doch es hieß, der Kerl suche mit Vorliebe Leute mittleren und älteren Semesters heim. Und Weißkittel war auch keine 18 mehr.

Seither jedenfalls konnte er vielen Leuten helfen, diesen gefährlichen Plagegeist, der unter höchstem Mordverdacht steht, loszuwerden. Doch es gibt noch immer viele Krankenhäuser und private Praxen, in denen B. Stase sich herumtreibt und unerkannt Schäden anrichtet. An die Bevölkerung ergeht daher folgender Rat:

„Nehmen Sie sich in acht! Bleiben Sie und Ihr Blut immer in Bewegung, denn Blut Stase lauert überall!"

Für sachdienliche Hinweise, die zu seiner endgültigen Verhaftung führen, wartet eine Belohnung vom internationalen Ausschuß für Nobelpreise.

Fußnoten

162 *Zi Ran Tong* (Pyritum), *Ru Xiang* (Pistatia Lentisus, DAB), *Mo Yao* (Myrrha)

163 *Shan Zha* (Fructus Crategi), *Chi Shao* (Herba Paeoniae Rubrae), *Wang Bu Liu Xing* (Semen Vaccariae)

164 *Hong Hua* (Flos Cartami), *Tao Ren* (Semen Persicae), *Ma Bian Cao* (Herba Verbenae Offic.)

165 *Di Long* (Lumbricus), *Tu Bie Chong* (Eupolyphaga), *Shui Zhi* (Hirudo)

166 *Quan Xie* (Scorpio), *Wu Gong* (Scolopendra)

Über den Autor

Dr. med. sin. (China) Gunter Ralf Neeb, geb. 1959 in Wiesbaden, interessierte sich schon früh für die Chinesische Kultur. Als Student las er die Übersetzungen der chinesischen Philosophen und engagierte sich sich später in seinem dreijährigen Studium der Naturheilkunde besonders in chinesischer Akupunktur und westlicher Phytotherapie.

Nach seiner Heilpraktikerprüfung betrieb er in den Jahren 1985 und 86 eine Studie über vergleichende Arzneimittel in der Traditionellen Chinesischen und traditionellen westlichen Medizin. Um die Chinesische Medizin in China selbst zu lernen, begann er 1987 und '88 die dreistufigen Chinesischsprachkurse am Sinikum der Universität Bochum zu absolvieren und ging anschließend im Jahre 1988 nach Taiwan.

Dort studierte er drei Jahre an der Taiwan National Normal University modernes und klassisches Chinesisch in Langzeichen bis zur höchsten Ausbildungsstufe und wurde mit zwei Stipendien des Kultusministeriums der Republik China auf Taiwan ausgezeichnet, die den besten 3% der Studenten vorbehalten sind.

1991 bis 1993 arbeitete er gleichzeitig als Akupunkteur in der Klinik von Prof. Dr. Dr. med. Chang Cung-Gwo und machte eine zweijährige Ausbildung in Qi-Gong und taoistischen Techniken bei Meister Li Feng-Shan in Taipei.

1994 studierte er zunächst an der Hochschule für Chinesische Medizin der Provinz Yunnan und später an der Internationalen Hochschule für Traditionelle Chinesische Medizin Tianjin, wo er auch sein Magisterstudium aufnahm. Im Jahre 1998 graduierte er als erster Nicht-Asiate mit einem Magistergrad in Chinesischer Innerer Medizin. Sein Dissertationsthema war „Physiologie und Pathologie der akuten und chronischen Blutstase und deren Behandlung". Seit 1996 arbeitete er als Arzt für Chinesische Medizin im Klinikum des Forschungsinstitutes der Universität Tianjin und übersetzte außerdem zahlreiche klassische Texte ins Deutsche.

Mit seiner Dissertation im Januar 2001 über geomedizinische Aspekte der Chinesischen Medizin beendete er seinen 12-jährigen Studienaufenthalt in den beiden Chinas und kehrte als erster Nicht-Chinese mit einem Doktorgrad der Chinesischen Medizin nach Deutschland zurück. Durch seine Lehrtätigkeit an der Universität Tianjin wurde er 1998 als Dozent in den Universitätslehrkörper aufgenommen und unterrichtet nun u. a. in der Universität Witten-Herdecke und in verschiedenen medizinischen Institutionen in Deutschland, in der Schweiz, in Schweden, Holland und Spanien.

Er veröffentlichte bislang Artikel über Chinesische Medizin in Englisch und Chinesisch und mehrere Artikel und Buchbeiträge in Deutsch, darunter „Das Blutstasesyndrom". Seine bekannte Homepage „www.TCMinter.net" veröffentlichte eine große Menge neuen Materials aus modernen wissenschaftlichen wie auch aus klassischen Quellen der Chinesischen Medizin.

Sein Ziel sieht er darin, traditionelle Erfahrung aus klassischen Originalquellen mit den neuesten Ergebnissen aus Forschung und Wissenschaft zu einer Medizin zu vereinen, die den Anforderungen des Dritten Milleniums gerecht werden kann.

Kleine Bibliographie des Autors (chronologisch)

Chinesisch:

Nei, Long Dao (Gunter Neeb): „Experimentelle Langzeitstudie der Chronischen Blutstase/Hyperviskositätssyndrom – Pathomorphologie und funktionelle Störungen der inneren Organe" (Magisterdissertation in Chinesisch), International College for Traditional Chinese Medicine and Pharmacology Tianjin, Research Division, Tianjin, China 1998

Nei, Long-Dao (Gunter Neeb): „Klassische und moderne Ansätze der Behandlung des Lily-Syndromes" (*Gu Jin Yi Xue Dui Bai He Bing Zhi Yan Jiu*) in: *Zhong Yi Chuan Tong Yi Yao Yan Jiu* Vol. I, S. 94 ff., Beijing, Chinese Medical Classics Press 1997, ISBN 7-80013-741-4/R737

Nei, Long-Dao (Gunter Neeb): „ Experimentelle Erforschung des Chronischen Blutstasesyndroms am Tier" (*Man Xing Yu Xue Zheng Dong Wu Mo Xing de Zhi Zuo ji Shi Yan Yan Jiu*) in: Kongress-Papers of the 2nd International Congress of TCM in Tianjin, China, 1998, S. 351 ff.

Nei, Long-Dao (Gunter Neeb): „Erforschung der chronischen Blutstase als experimentelle Modellstudie – Seine funktionell-organischen und pathomorhologischen Auswirkungen am Hasen" (*Man Xing Xue Yu Zheng Tu Mo Xing de Zhi Bei ji Gong Neng Xing Tai Xue de Guan Zha Yan Jiu*) in: Thesis and Research-Papers of Lecturers at the 5th Chinese Congress of the Society of Integrated Chinese Medicine, Sept. 1999, Beijing, China, S. 47 ff.

Nei, Long-Dao (Gunter Neeb): „Vergleich zweier Therapiesysteme in Geschichte, Zellkultur, am Tiermodell und 200 chinesischen und deutschen Patienten im klinischen Ausdruck, Diagnoseergebnis und Therapieergebnis." (*Chuantong Yixue zai Zhongguo he Ouzhou de Tongyidian yu Bingli Biaoshi, Zhenduan, Zhiliao Fanying he Tongji*), (Doktordissertation in Chinesisch), International College for Traditional Chinese Medicine and Pharmacology Tianjin, Research Division, Tianjin, China, Januar 2001

Englisch:

„Trick or treat ? – Westerners encounter Traditional Chinese Medicine"
in: TCM Quarterly, 2/1994, Taipei, Taiwan, S. 23 ff.

„The Geomedicine of TCM" in: Orientation – The Magazine of the Anglo-Dutch Institute of Oriental Medicine, Amsterdam, Niederlande, 11/99, S. 42 ff.

„The TCM-Model: Defining the profession for the 21th Century" in: Orientation – The Magazine of the Anglo-Dutch Institute of Oriental Medicine, Amsterdam, Niederlande, 1/2000

„Non-Linear Medicine: Prospects of a future medicine and the role of TCM in its development" in: Congress papers of the Congress of TCM in The Netherlands, Maastricht, Niederlande, June 2000

Deutsch:

Fernsehsendung:

„Schlaf als Schlüssel des Alterungsprozesses" in: Archimedes, ARTE am 24.8.2000

Bücher:

Mitarbeit am „Leitfaden Traditionelle Chinesische Medizin" (Hg. Claudia Fockes, Norman Hillenbrand, Kapitel 1 und 6 und Glossarium, Verlag Urban & Fischer, München 2000

Das Blutstasesyndrom – Chinas klassisches Konzept in der modernen Medizin, Verlag für Ganzheitliche Medizin Dr. Erich Wühr GmbH, Kötzting, 2001

Zweitausend Jahre Erfahrung: Klassische Texte aus der chinesischen Medizin, Verlag für Ganzheitliche Medizin Dr. Erich Wühr GmbH, Kötzing, voraussichtlich 2002

Wen Bing – Infektionskrankheiten in der traditionellen Chinesischen und Neuen Humanmedizin, Verlag für Ganzheitliche Medizin Dr. Erich Wühr GmbH, Kötzing, voraussichtlich 2003

Artikel:

„Schlaf als Schlüssel des Alterungsprozesses" in Zeitschrift für Traditionelle Chinesische Medizin 1/98, Verlag für Ganzheitliche Medizin Dr. Erich Wühr GmbH, Kötzting, S. 55 ff.

„Zusammenhänge in der Diagnose von TCM-Blutstase-Syndromen und schulmedizinisch definierten Laborparametern" mit Bi-Hsia Yeh in Zeitschrift für Traditionelle Chinesische Medizin 2/99, Verlag für Ganzheitliche Medizin Dr. Erich Wühr GmbH, Kötzting, S. 107 ff.

„Experimentelle Erzeugung des chronischen Blutstase-Syndroms und Erforschung seiner pathologischen Folgen am Tiermodell" in: Zeitschrift für Traditionelle Chinesische Medizin 1/99, Verlag für Ganzheitliche Medizin Dr. Erich Wühr GmbH, Kötzting, S. 48 ff.

„Wie man chinesische Medizin studiert und dennoch ein sturer Hesse bleibt" in Zeitschrift für Traditionelle Chinesische Medizin 2/98, Verlag für Ganzheitliche Medizin Dr. Erich Wühr GmbH, Kötzting, S. 129 ff.

„Adressen und Angebote von TCM-Hochschulen oder Universitäten in China"in: Zeitschrift für Traditionelle Chinesische Medizin 2/98, Verlag für Ganzheitliche Medizin Dr. Erich Wühr GmbH, Kötzting, S. 132 ff.

„Praktische Anwendung chinesischer Arzneimittel, Teil 1" in: Zeitschrift für Traditionelle Chinesische Medizin 1/98, Verlag für Ganzheitliche Medizin Dr. Erich Wühr GmbH, Kötzting, S. 43 ff.

„Praktische Anwendung chinesischer Arzneimittel, Teil 2" in: Zeitschrift für Traditionelle Chinesische Medizin 2/98, Verlag für Ganzheitliche Medizin Dr. Erich Wühr GmbH, Kötzting, S. 120 ff.

„Praktische Anwendung chinesischer Arzneimittel, Teil 3" in: Zeitschrift für Traditionelle Chinesische Medizin 3/98, Verlag für Ganzheitliche Medizin Dr. Erich Wühr GmbH, Kötzting, S. 187 ff.

„Praktische Anwendung chinesischer Arzneimittel, Teil 4" in: Zeitschrift für Traditionelle Chinesische Medizin 3/99, Verlag für Ganzheitliche Medizin Dr. Erich Wühr GmbH, Kötzting, S. 177 ff.

„Zur Frage der Blutstase" in: Die Volksheilkunde/Der Heilpraktiker April 2000

„Akupunktur bei Blutstase", „Kleine Geschichte der Blutstase" und „Taoisten in der chinesischen Medizin" in: Kongreßheft des 31. Internationalen Kongresses für Akupunktur und Traditionelle Chinesische Medizin in Rothenburg, Juni 2000

„Akupunkturtechniken und Nadeltechniken" in: Naturheilkunde, Spezialthema TCM, August 2000, Richard Pflaum Verlag, München

„Pulsdiagnose – Atem des Arztes oder des Patienten" in Naturheilkunde 1/2000, Richard Pflaum Verlag, München

„Die Terra incognita der modernen Medizin: Mykosen – Nässe-Krankheiten der TCM" in: Zeitschrift für Traditionelle Chinesische Medizin 1/01, Verlag für Ganzheitliche Medizin Dr. Erich Wühr GmbH, Kötzting, S. 51 ff.

„Praktische Anwendung chinesischer Arzneimittel, Teil 5" voraussichtlich in: Zeitschrift für Traditionelle Chinesische Medizin 4/01, Verlag für Ganzheitliche Medizin Dr. Erich Wühr GmbH, Kötzting